Verschiedene **Bildtypen**:
- Realitätsnahe und detailgetreue anatomische Illustrationen für vertiefende Einblicke
- Schemazeichnungen für funktionelle Zusammenhänge
- Fotos zur Oberflächenanatomie
- Orientierungsskizzen
- Aufnahmen aus Bildgebenden Verfahren

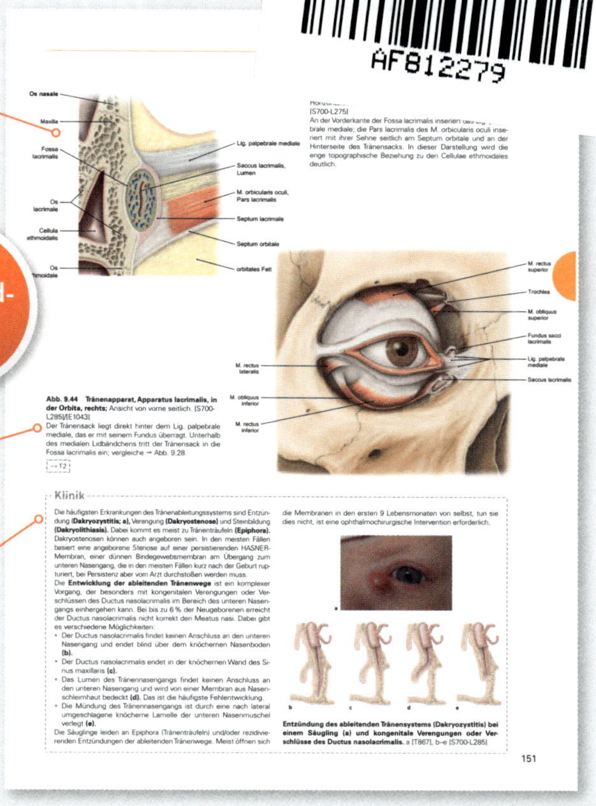

Die Abbildungen

Ausführliche Bildlegenden erklären die wichtigsten Strukturen und die topographischen Zusammenhänge.

Der **bebilderte Klinikkasten** zeigt die erkrankte Struktur. So verankert sich das Gelernte im Gedächtnis.

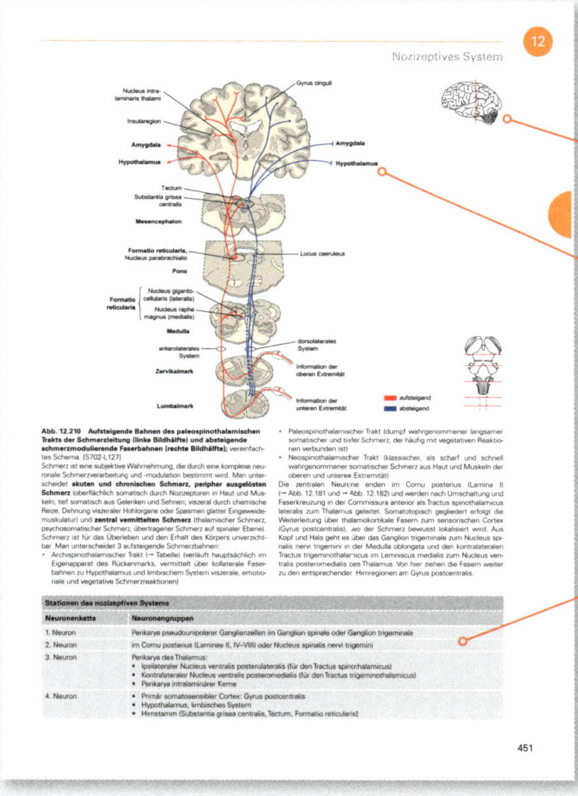

Orientierungsskizzen zeigen auf einen Blick den Ausschnitt der anatomischen Abbildung.

Lerntipp: Wichtige Strukturen sind **fett** hervorgehoben.

Tabellen bringen Zusammenhänge auf den Punkt.

Beispielfragen aus der Prüfung

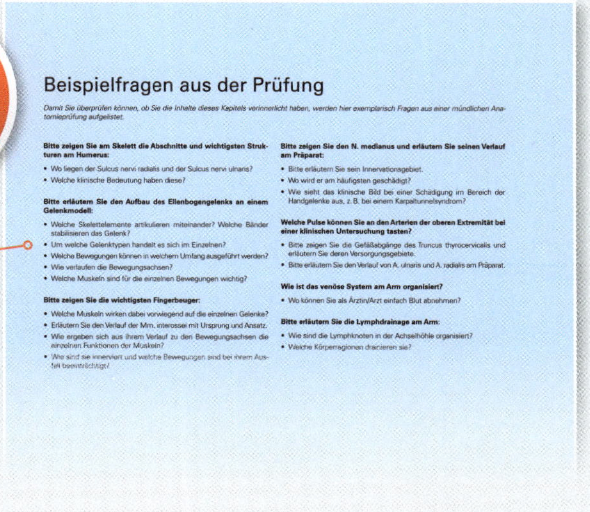

Beispielfragen aus der Prüfung

Fragen aus einer **mündlichen Anatomieprüfung** stehen exemplarisch zur Wissensüberprüfung am Kapitelende.

Das finden Sie in der 25. Auflage:

F. Paulsen, J. Waschke

Sobotta

Atlas der Anatomie

Friedrich Paulsen, Jens Waschke (Hrsg.)

Sobotta

Atlas der Anatomie

Innere Organe

25. Auflage

ELSEVIER

Elsevier GmbH, Bernhard-Wicki-Str. 5, 80636 München, Deutschland
Wir freuen uns über Ihr Feedback und Ihre Anregungen an:
kundendienst@elsevier.com

ISBN 978-3-437-44140-0

Wichtiger Hinweis für den Benutzer
Die medizinischen Wissenschaften unterliegen einem sehr schnellen Wissenszuwachs. Der stetige Wandel von Methoden, Wirkstoffen und Erkenntnissen ist allen an diesem Werk Beteiligten bewusst. Sowohl der Verlag als auch die Autorinnen und Autoren und alle, die an der Entstehung dieses Werkes beteiligt waren, haben große Sorgfalt darauf verwandt, dass die Angaben zu Methoden, Anweisungen, Produkten, Anwendungen oder Konzepten dem aktuellen Wissensstand zum Zeitpunkt der Fertigstellung des Werkes entsprechen.
Der Verlag kann jedoch keine Gewähr für Angaben zu Dosierung und Applikationsformen übernehmen. Es sollte stets eine unabhängige und sorgfältige Überprüfung von Diagnosen und Arzneimitteldosierungen sowie möglicher Kontraindikationen erfolgen. Jede Dosierung oder Applikation liegt in der Verantwortung der Anwenderin oder des Anwenders. Die Elsevier GmbH, die Autorinnen und Autoren und alle, die an der Entstehung des Werkes mitgewirkt haben, können keinerlei Haftung in Bezug auf jegliche Verletzung und/oder Schäden an Personen oder Eigentum, im Rahmen von Produkthaftung, Fahrlässigkeit oder anderweitig übernehmen.

Bibliografische Information der Deutschen Nationalbibliothek
Die Deutsche Nationalbibliothek verzeichnet diese Publikation in der Deutschen Nationalbibliografie; detaillierte bibliografische Daten sind im Internet über https://www.dnb.de abrufbar.

22 23 24 25 26 5 4 3 2 1

In ihren Veröffentlichungen verfolgt die Elsevier GmbH das Ziel, genderneutrale Formulierungen für Personengruppen zu verwenden. Um jedoch den Textfluss nicht zu stören sowie die gestalterische Freiheit nicht einzuschränken, wurden bisweilen Kompromisse eingegangen. Selbstverständlich sind **immer alle Geschlechter** gemeint.

Planung: Sonja Frankl
Projektmanagement: Dr. Andrea Beilmann, Sibylle Hartl
Redaktion: Martin Kortenhaus, Senden
Rechteklärung: Sophia Höver
Herstellung: Dr. Andrea Beilmann, Sibylle Hartl
Layout: Nicola Kerber, Olching
Satz: abavo GmbH, Buchloe
Druck und Bindung: Drukarnia Dimograf Sp. z o. o., Bielsko-Biała, Polen
Umschlaggestaltung: Stefan Hilden, hilden_design, München; SpieszDesign, Neu-Ulm

Der Begründer dieses Atlaswerkes, Professor Dr. med. Johannes Sobotta †, war zuletzt o. ö. Professor der Anatomie und Direktor des Anatomischen Instituts der Universität Bonn.

Deutsche Ausgaben mit Erscheinungsjahr:
1. Auflage: 1904–1907 J. F. Lehmanns Verlag, München
2.–11. Auflage: 1913–1944 J. F. Lehmanns Verlag, München
12. Auflage: 1948 und folgende Auflagen
Urban & Schwarzenberg, München
13. Auflage: 1953, Hrsg. H. Becher
14. Auflage: 1956, Hrsg. H. Becher
15. Auflage: 1957, Hrsg. H. Becher
16. Auflage: 1967, Hrsg. H. Becher
17. Auflage: 1972, Hrsg. H. Ferner und J. Staubesand
18. Auflage: 1982, Hrsg. H. Ferner und J. Staubesand
19. Auflage: 1988, Hrsg. J. Staubesand
20. Auflage: 1993, Hrsg. R. Putz und R. Pabst
Urban & Schwarzenberg, München
21. Auflage: 2000, Hrsg. R. Putz und R. Pabst
Urban & Fischer, München
22. Auflage: 2006, Hrsg. R. Putz und R. Pabst
Urban & Fischer, München
23. Auflage: 2010, Hrsg. F. Paulsen und J. Waschke
Urban & Fischer, Elsevier, München
24. Auflage: 2017, Hrsg. F. Paulsen und J. Waschke
Urban & Fischer, Elsevier, München

Lizenzausgaben:
Arabische Ausgabe
Chinesische Ausgabe (complex characters)
Chinesische Ausgabe (simplified Chinese edition)
Englische Ausgabe (Nomenklatur Englisch)
Englische Ausgabe (Nomenklatur Latein)
Französische Ausgabe
Griechische Ausgabe (Nomenklatur Griechisch)
Griechische Ausgabe (Nomenklatur Latein)
Holländische Ausgabe
Indonesische Ausgabe
Italienische Ausgabe
Japanische Ausgabe
Koreanische Ausgabe
Kroatische Ausgabe
Polnische Ausgabe
Portugiesische Ausgabe (Nomenklatur Portugiesisch)
Portugiesische Ausgabe (Nomenklatur Latein)
Russische Ausgabe
Spanische Ausgabe
Tschechische Ausgabe
Türkische Ausgabe
Ukrainische Ausgabe
Ungarische Ausgabe

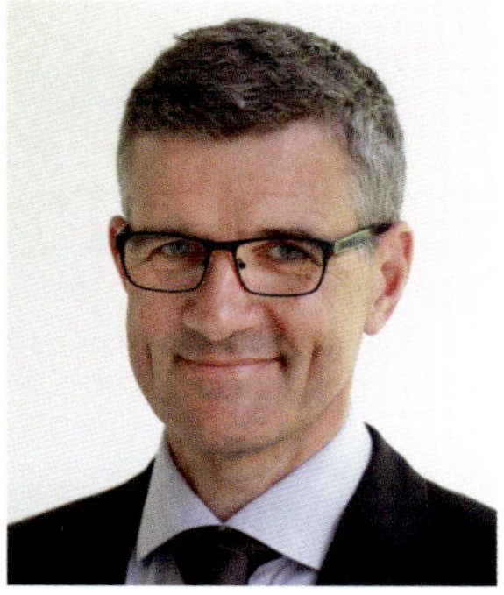

Prof. Dr. Friedrich Paulsen

Präparierkurse für Studierende

In der Lehre legt Friedrich Paulsen größten Wert darauf, dass die Studierenden im Präparierkurs tatsächlich an Körperspendern arbeiten können. *„Das eigene Präparieren ist nicht nur außerordentlich wichtig für das dreidimensionale Verständnis der Anatomie und bildet die Basis für praktisch jedes medizinische Fach, im Präparierkurs erfährt man auch erstmals die Haptik des Körpers, der Organe und der einzelnen Gewebe und setzt sich in den meisten Fällen auch zum ersten Mal intensiv mit dem Thema Tod und Sterben sowie den klinischen Ursachen des Todes auseinander. Man lernt im Team nicht nur Anatomie, sondern auch den Umgang mit einer besonderen Situation. So einen engen Kontakt hat man später nie wieder zu seinen Kommiliton*innen und zu seinen Lehrenden."*
Friedrich Paulsen wurde 1965 in Kiel geboren und absolvierte nach dem Abitur in Braunschweig zunächst eine Ausbildung als Krankenpfleger. Anschließend studierte er Humanmedizin an der Christian-Albrechts-Universität zu Kiel (CAU). Nach dem AiP an der Uniklinik für Mund-, Kiefer- und Gesichtschirurgie und einer Zeit als Assistenzarzt in der Universitäts-HNO-Klinik erhielt er während der „Ärzteschwemme" 1998 eine Assistentenstelle am Anatomischen Institut der CAU, wo er sich 2001 für das Fach Anatomie bei Prof. Dr. med. Bernhard Tillmann habilitierte. 2003 folgten Rufe auf C3-Professuren für Anatomie an die LMU München und die MLU Halle-Wittenberg. In Halle gründete er ein Weiterbildungszentrum für Klinische Anatomie. Es folgten Rufe auf Ordinariate an die Universitäten des Saarlands, Tübingen und Wien sowie an die Friedrich-Alexander-Universität Erlangen-Nürnberg (FAU), wo er seit 2010 Professor für Anatomie und Institutsdirektor ist. Von 2016 bis 2018 war er Vizepräsident für Lehre und von 2018 bis 2022 Vizepräsident People und damit Teil der Universitätsleitung der FAU. Seit 2006 ist er Herausgeber der Zeitschrift Annals of Anatomy und gehört seit 2014 zur Sachverständigenkommission des IMPP.
Friedrich Paulsen ist Ehrenmitglied der Anatomical Society (Great Britain and Ireland) sowie der Societatea Anatomistilor (Rumänien). Seit 2006 ist er Schriftführer der Anatomischen Gesellschaft, war von 2009–2019 Generalsekretär der International Federation of Associations of Anatomy (IFAA), dem internationalen Dachverband der Anatom*innen und ist seit 2021 Präsident der European Federation of Experimental Morphology (EFEM), dem Dachverband der europäischen Anatom*innen. Außerdem ist er Gastprofessor am Department Topographic Anatomy and Operative Surgery der Sechenov-University (Moskau/Russland) und war Visiting Professor an der Wroclaw Medical University (Breslau/Polen) und der Khon-Kaen University (Khon-Kaen/Thailand). Er hat zahlreiche Wissenschaftspreise erhalten, unter anderem den Dr. Gerhard Mann SICCA-Forschungspreis, den SICCA-Forschungspreis des Berufsverbands der Augenärzte Deutschlands, den Goldenen Löwen der Deutschen Ophthalmochirurgen, die Commemorative Medal der Comenius-Universität Bratislava sowie mehrere Preise für ausgezeichnete Lehre.
Seine Forschungsschwerpunkte sind die Augenoberfläche, die Proteine und Peptide in den Tränen und des Tränensystems sowie die Ursachen des trockenen Auges.

Prof. Dr. med. Friedrich Paulsen

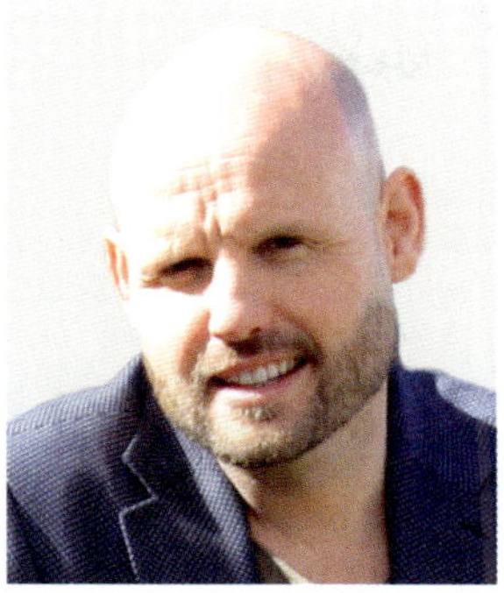

Prof. Dr. Jens Waschke

Mehr Klinisches in der Lehre

Für Jens Waschke ist es eine der wichtigsten Herausforderungen der modernen Anatomie, ihre Lehre an den aktuellen Anforderungen der klinischen Ausbildung und Tät igkeit auszurichten. *„Die klinischen Aspekte im Atlas führen die Studierenden bereits in den ersten Fachsemestern zur Anatomie hin und zeigen, wie wichtig das Fach für die spätere klinische Tätigkeit ist. Dabei ist die Fokussierung auf die relevanten Lernziele die größte Herausforderung für eine moderne Anatomie. Wir wollen in unseren Büchern die wichtigen anatomischen Details vertiefen, ohne unnötiges klinisches Spezialwissen für Fachärzte zu vermitteln. Da die Studierenden am Anfang ihrer Ausbildung nicht zwischen relevanten Grundlagen und Spezialwissen unterscheiden können, wollen wir eine Überforderung vermeiden und den jungen Kolleg*innen helfen, sich auf das Wesentliche zu konzentrieren".*
Jens Waschke (geb. 1974 in Bayreuth) hat an der Universität Würzburg Medizin studiert und 2000 in der Anatomie promoviert. Nach dem AiP in der Anatomie und Inneren Medizin habilitierte er sich 2007 für das Fach Anatomie und Zellbiologie. Zwischen 2003 und 2004 verbrachte er einen neunmonatigen Forschungsaufenthalt in der Physiologie an der University of California in Davis. Von 2008 an war er Inhaber des neu gegründeten Lehrstuhl III an der Universität Würzburg, bevor er an die Ludwig-Maximilians-Universität in München berufen wurde. Dort leitet er seit 2011 an der Anatomischen Anstalt den Lehrstuhl I. Weitere Rufe nach Wien (MUW) und Hannover (MHH) lehnte er ab. Seit 2012 leitet er mit Dr. Andreas Dietz die Software-Firma quoWADIs-Anatomie. Im Jahr 2018 wurde Jens Waschke zum Präsidenten der Anatomischen Gesellschaft gewählt und ist bis 2022 Mitglied in deren Vorstand. Daneben ist er Gründungs-Ehrenmitglied der Anatomischen Gesellschaft von Äthiopien und Mitglied der Sachverständigenkommission des IMPP.
Im Jahr 2019 veröffentlichte Jens Waschke das Buch „Mensch – einfach genial", um die Anatomie für eine breite Leserschaft verständlich zu erklären. Im Jahr 2021 erschien sein erster Anatomie-Krimi „Einbein".
In seiner Forschung untersucht Jens Waschke als Zellbiologe die Mechanismen, die die Haftung zwischen Zellen und die Schrankenfunktion an den äußeren und inneren Barrieren des menschlichen Körpers kontrollieren. Hier stehen die Mechanismen, die bei der blasenbildenden Hauterkrankung Pemphigus, der arrhythmogenen Kardiomyopathie oder bei Morbus Crohn zu einer gestörten Zellhaftung führen, im Zentrum seines Interesses. Ziel ist es, die Zellhaftung besser zu verstehen und neue Therapieansätze zu entdecken.

Prof. Dr. med. Jens Waschke

Vorwort

Im Vorwort zur 1. Auflage seines Atlas schreibt Johannes Sobotta im Mai 1904: *„Langjährige Erfahrungen bei den anatomischen Präparierübungen haben den Verfasser veranlasst, bei der Darstellung des peripherischen Nervensystems und der Blutgefäße so zu verfahren, dass der Student auf den Abbildungen des Buches die betreffenden Teile derart vorgeführt erhält, wie er sie am Präparate zu sehen gewohnt ist, d.h. Gefäße und Nerven derselben Region gleichzeitig. Außerdem enthält der Atlas abwechselnd Text und Tafelblätter. Letztere enthalten die hauptsächlichen Figuren des Atlas, erstere außer Hilfs- und schematischen Zeichnungen und den Tafelerklärungen einen kurzen, in knapper Darstellung gehaltenen Text zur schnellen Orientierung beim Gebrauche des Buches im Präpariersaal."*

Wie die Mode, so ändern sich auch die Lese- und Lerngewohnheiten der Studierenden regelmäßig. Die multimediale Präsenz und die Verfügbarkeit von Informationen und Reizen sind sicherlich die Hauptgründe dafür, warum dies heute in einem viel schnelleren Ausmaß als jemals zuvor geschieht. Diesen Entwicklungen und damit auch den z.T. veränderten Anforderungen von Studierenden an Atlanten und Lehrbücher, die sie verwenden möchten, sowie der digitalen Verfügbarkeit der Inhalte ist vonseiten der Autoren, Herausgeber und Verlage Rechnung zu tragen. Gespräche mit und systematische Befragungen von Studierenden dienen dazu, ihre Erwartungen einschätzen zu können. Bisweilen ist aber auch der Lehrbuchmarkt ein Indikator für Veränderungen: Detaillierte Lehrbücher mit dem Anspruch auf Vollständigkeit werden zunehmend verlassen – an ihre Stelle treten Lernbücher und Vorlesungsskripte, die auf die didaktischen Bedürfnisse der Studierenden an der jeweiligen Universität und die Inhalte des Studiums der Human-, Zahn- und Biomedizin sowie deren Prüfungen abgestimmt sind. Ebenso werden Abbildungen in Atlanten wie dem Sobotta, dessen exakte naturalistische Darstellung echter Präparate viele Generationen von Ärzten und medizinassoziierten Berufen auf der gesamten Welt fasziniert hat, von den Studierenden als teilweise zu kompliziert und detailliert empfunden. Diese Einsicht verlangt nach der Überlegung, wie die Stärken eines Atlas, der in seiner über hundertjährigen Tradition mit 25 Auflagen zu einer Referenz an Exaktheit und Qualität gereift ist, an moderne didaktische Konzepte angepasst werden kann, ohne dass das Gesamtwerk dabei sein Alleinstellungsmerkmal und seine Originalität verliert.

Unter didaktischen Gesichtspunkten haben wir das Konzept eines dreibändigen Atlas, wie Sobotta es schon in der ersten Auflage verwendet hat, beibehalten. Nach wie vor gibt es die Bände Allgemeine Anatomie und Bewegungsapparat (1), Innere Organe (2) sowie Kopf, Hals und Neuroanatomie (3). Das eingangs im Vorwort zur 1. Auflage erwähnte Konzept der Verknüpfung von Atlasbild und erklärendem Text liegt aktuell wieder im Trend und wurde von uns in modifizierter Weise aufgegriffen. So ist jedes Bild mit einem kurzen erklärenden Text versehen, der dazu dient, den Studierenden an die Abbildung heranzuführen und zu erläutern, warum die jeweilige Präparation und Darstellung einer Region gewählt wurde. Die einzelnen Kapitel wurden systematisch im Hinblick auf den NKLM/NKLZ (Nationaler Kompetenzbasierter Lernzielkatalog Medizin [www.nklm.de]/Zahnmedizin [www.nklz.de]) und die aktuellen Lerngewohnheiten gegliedert, diverse Abbildungen ergänzt und ersetzt. Ein Großteil dieser neuen Abbildungen ist so konzipiert, dass das Lernen besonders relevanter Versorgungs- und Innervationswege unter didaktischen Gesichtspunkten erleichtert wird. Ferner haben wir zahlreiche bestehende Abbildungen überarbeitet, die Beschriftungen reduziert und durch Fettungen gewichtet, um den Zugang zu den anatomischen Inhalten zu vereinfachen. Viele Hinweise zur Klinik, die nun auch in den meisten Fällen bebildert sind, sollen aus der manchmal „trockenen Anatomie" eine klinische und lebendige Anatomie machen, die dem Anfänger die Relevanz der Anatomie für die spätere berufliche Tätigkeit vor Augen führt und einen Vorgeschmack auf die Klinik gibt. Einstiegsseiten zu den einzelnen Kapiteln geben in aller Kürze einen Überblick über den Inhalt und die wichtigsten Themen und enthalten einen aus dem Alltag gegriffenen klinischen Fall. Jedes Kapitel endet darüber hinaus mit einer Sammlung an Fragen, wie sie typischerweise in mündlichen Anatomie-Testaten und Staatsexamensprüfungen gestellt werden. Wie bereits in der 24. Auflage enthält jedes Kapitel eine kurze Einführung in die Embryologie zum jeweiligen Thema. Neu sind die lebensgroßen Poster Skelett und Muskulatur einer Frau und eines Mannes sowie die Lernposter.

Zwei Dinge seien hervorgehoben:

1. Der Atlas in der 25. Auflage ersetzt kein begleitendes Lehrbuch.
2. Egal, wie gut ein didaktisches Konzept ist, es kann dem Studierenden das Lernen nicht abnehmen, es aber zumindest anschaulicher machen. Anatomie zu lernen ist nicht schwer, benötigt jedoch viel Zeit. Zeit, die zu opfern sich lohnt, denn sowohl die Ärztin und der Arzt als auch ihre/seine Patient*innen werden später davon profitieren. Die 25. Auflage des Sobotta-Atlas hat nicht nur zum Ziel, das Lernen zu erleichtern, sondern auch, diese Zeit des Lernens spannend und interessant zu gestalten, sodass man den Atlas während des Studiums, aber auch im Lauf der beruflichen Tätigkeit immer wieder gerne in die Hand nimmt.

Erlangen und München im Sommer 2022,
genau 118 Jahre nach Erscheinen der ersten Auflage

Friedrich Paulsen und Jens Waschke

Fehler gefunden?

https://else4.de/978-3-437-44140-0

An unsere Inhalte haben wir sehr hohe Ansprüche. Trotz aller Sorgfalt kann es jedoch passieren, dass sich ein Fehler einschleicht oder fachlich-inhaltliche Aktualisierungen notwendig geworden sind. Sobald ein relevanter Fehler entdeckt wird, stellen wir eine Korrektur zur Verfügung. Mit diesem QR-Code gelingt der schnelle Zugriff.

Wir sind dankbar für jeden Hinweis, der uns hilft, dieses Werk zu verbessern. Bitte richten Sie Ihre Anregungen, Lob und Kritik an folgende E-Mail-Adresse: kundendienst@elsevier.com

Danksagung

Die Arbeit an der 25. Auflage des Sobotta-Atlas hat wieder sehr viel Spaß gemacht und weiter dazu geführt, dass man sich intensiv mit dem Sobotta identifiziert.
Ein umfangreicher Atlas wie der Sobotta erfordert heute mehr denn je ein eingespieltes Team unter der Koordination des Verlags. Den Grundstein zur 25. Auflage hat die Content-Strategin Sonja Frankl gelegt, die den Prozess umfangreich koordiniert hat. Dafür sind wir ihr sehr dankbar. Ohne die langjährige und umfassende Erfahrung von Frau Dr. Andrea Beilmann, die schon mehrere Auflagen des Sobotta-Atlas betreut hat und die den ruhenden Pol des Sobotta-Teams bildete, wäre vieles nicht möglich gewesen. Für all ihre Hilfe und Unterstützung danken wir ihr wieder sehr. Wir denken gerne an die monatlichen Telefonkonferenzen zurück, in denen uns Frau Dr. Beilmann und Frau Frankl bei der Gestaltung zur Seite standen und es auf bemerkenswerte Weise verstanden haben, zwei von ihrer Persönlichkeit verschiedene Köpfe zu einem einheitlichen Arbeitsstil zu erziehen. Frau Sibylle Hartl hat das Projekt gemeinsam mit Frau Dr. Beilmann koordiniert und war für die gesamte Herstellung verantwortlich. Dafür danken wir ihr sehr. Ohne die Durchsetzungskraft und die schützende Hand von Frau Kathrin Nühse wäre diese Auflage in der vorliegenden Form nicht möglich gewesen. Weitere Personen, die an der Bearbeitung und dem Gelingen beteiligt waren und denen wir ganz herzlich danken, sind Herr Martin Kortenhaus (redaktionelle Bearbeitung), das Team der abavo GmbH (formale Bildbearbeitung und Satz) und Frau Nicola Kerber (Layoutentwicklung).
Besonderer Dank gilt unseren Zeichnerinnen und Zeichnern, Frau Dr. Katja Dalkowski, Frau Anne-Kathrin Hermanns, Herrn Martin Hoffmann, Frau Sonja Klebe und Herrn Jörg Mair, die mit uns viele bestehende Abbildungen überarbeitet und auch eine Vielzahl neuer Abbildungen entwickelt haben.
Für die Hilfe bei der Erstellung klinischer Bilder sei herzlich gedankt: Herrn PD Dr. med. Frank Berger, Institut für Klinische Radiologie der Ludwig-Maximilians-Universität München; Herrn Prof. Dr. med. Christopher Bohr, Klinik und Poliklinik für Hals-Nasen-Ohrenheilkunde, Universitätsklinikum Regensburg – früher UK-Erlangen/FAU; Frau Dr. med. Eva Louise Bramann, Klinik für Augenheilkunde der Heinrich-Heine-Universität Düsseldorf; Herrn Prof. Dr. med. Andreas Dietz, Direktor der Klinik und Poliklinik für Hals-Nasen-Ohrenheilkunde, Universität Leipzig; Herrn Prof. Dr. med. Arndt Dörfler, Institut für Radiologie, Neuroradiologie, Friedrich-Alexander-Universität Erlangen-Nürnberg; Herrn Prof. Dr. med. Gerd Geerling, Klinik für Augenheilkunde der Heinrich-Heine-Universität Düsseldorf; Frau Dr. med. Berit Jordan, Universitätsklinik und Poliklinik für Neurologie, Martin-Luther-Universität Halle-Wittenberg; Herrn Prof. Dr. med. Dr. med. dent. Marco Kesting, Mund-, Kiefer- und Gesichtschirurgische Klinik, Friedrich-Alexander-Universität Erlangen-Nürnberg; Herrn PD Dr. med. Axel Kleespies, Chirurgische Klinik, Ludwig-Maximilians-Universität München; Herrn Prof. Dr. med. Norbert Kleinsasser, Universitätsklinik für Hals-Nasen-Ohrenkrankheiten, Julius-Maximilians-Universität Würzburg; Herrn PD Dr. med. Hannes Kutta, HNO-Praxis Hamburg-Altona/Ottensen; Herrn Dr. med. Christian Markus, Klinik für Anästhesiologie, Julius-Maximilians-Universität Würzburg; Frau MTA Hong Nguyen und Herrn PD Dr. rer. nat. Martin Schicht, Institut für Funktionelle und Klinische Anatomie, Friedrich-Alexander-Universität Erlangen-Nürnberg; Herrn Jörg Pekarsky, Institut für Anatomie, Funktionelle und Klinische Anatomie, Friedrich-Alexander-Universität Erlangen-Nürnberg; Herrn Dr. med. Dietrich Stövesandt, Klinik für Diagnostische Radiologie, Martin-Luther-Universität Halle-Wittenberg; Herrn Prof. Dr. med. Jens Werner, Chirurgische Klinik, Ludwig-Maximilians-Universität München; Herrn Dr. med. dent. Tobias Wicklein, Erlangen, und Herrn Prof. Dr. med. Stephan Zierz, Direktor der Universitätsklinik und Poliklinik für Neurologie, Martin-Luther-Universität Halle-Wittenberg.
Nicht zuletzt danken wir unseren Familien, die uns im Rahmen der 25. Auflage nicht nur mit dem Sobotta-Atlas teilen mussten, sondern uns auch bei vielen Fragen mit Ratschlägen zur Seite standen und uns intensiv unterstützt haben.

Erlangen und München im Sommer 2022

Friedrich Paulsen und Jens Waschke

Adressen der Herausgeber

Prof. Dr. med. Friedrich Paulsen
Institut für Anatomie, Lehrstuhl Funktionelle und Klinische Anatomie
Friedrich-Alexander-Universität Erlangen-Nürnberg
Universitätsstraße 19
91054 Erlangen

Prof. Dr. med. Jens Waschke
Anatomische Anstalt der LMU München
Lehrstuhl Anatomie I – vegetative Anatomie
Pettenkoferstraße 11
80336 München

Naturgetreue Darstellung als höchste Priorität

Sabine Hildebrandt, Friedrich Paulsen, Jens Waschke*

Eine Tätigkeit als Ärztin oder Arzt ist ohne profundes anatomisches Wissen nicht denkbar. Für Diagnostik, Therapie und Prognose von Erkrankungen sind Detailwissen zu Bau, Lagebeziehungen und den versorgenden Leitungsbahnen der Körperregionen und Organe zentral. Anatomisches Wissen wird – außer auf kognitive und haptische Weise – vor allem visuell erworben und kann optimal letztlich nur durch die Inspektion, Palpation und Präparation des menschlichen Körpers erlernt werden. Bilder, Zeichnungen und dreidimensionale Programme, welche die wesentlichen Elemente darstellen, helfen dabei, im Gehirn eine dreidimensionale Vorstellung der Verhältnisse des menschlichen Körpers zu entwickeln, langfristig abzuspeichern und die Strukturen mit Namen zu versehen.

Das visuelle Prinzip galt in der anatomischen Lehre nicht immer. Die Schriften der großen Anatomen des Altertums, wie der Schule des **Hippokrates von Kos** (460–370 v. Chr.) und **Galen von Pergamon** (131–200), waren reiner Text ohne jegliche Abbildungen, da weder eine naturgetreue Darstellung in Buchform technisch möglich war, noch Sektionen am Menschen vorgenommen wurden.[1,2,3,4] Selbst **Mondino di Luzzi** (1270–1326), der in Bologna als Reformator der Anatomie die Präparation von Leichen in den Anatomie-Unterricht einführte und 1316 das erste „Buch" der Anatomie verfasste, musste auf Abbildungen verzichten. Bei seinem Werk handelte es sich um eine 77 Seiten umfassende Blattsammlung, die über mehrere Jahrhunderte das Standardwerk für die Ausbildung in der Medizin darstellte.[1,4] Zur Anschaulichkeit wurden aus einem anderen zeitgenössischen Medizinkompendium einzelne Abbildungen angehängt, die aufgrund mangelnder Detailtreue und erheblicher Fehler geringen praktischen Nutzen besaßen.

Die Renaissance stellte die Bedeutung der Naturtreue in den Vordergrund. Hier war es **Leonardo da Vinci** (1452–1519), der die visuelle Darstellung anatomischer Inhalte betonte, wobei er selbst Körper von Leichen anatomisch präparierte, um diese dann in Skizzen abzubilden[5]. Bedauerlicherweise stellte er sein geplantes Anatomie-Werk aber nicht fertig, sondern hinterließ lediglich eine Vielzahl anatomischer Zeichnungen seiner Studien. So wurde 1543 *„De humani corporis fabrica libri septem"* von **Andreas Vesalius** (1514–1564) als das erste Buch veröffentlicht, das die Anatomie vollständig darstellte, basierend auf der Präparation menschlicher Körper und bebildert mit zahlreichen hochwertigen Holzschnittdrucken.[6,7] Letztere waren allerdings nicht koloriert. Diese Praxis änderte sich über die Jahre, und die Abbildungsqualität erreichte in einem vom Anatomen **Jean Marc Bourgery** (1797–1849) und seinem Zeichner **Nicolas Henri Jakob** (1782–1871) herausgegebenen Werk einen ersten Höhepunkt. Bourgery und Jakob erschufen in einer wohl zum ersten Mal gleichberechtigten expliziten Koautorenschaft von Anatom und Zeichner gemeinsam einen achtbändigen Anatomie-Atlas über einen Zeitraum von mehr als 20 Jahren. Nachteil dieses Werkes und des von Vesalius geschaffenen war aber, dass diese großformatigen Bücher so teuer und unhandlich waren, dass sie zwar von wohlhabenden Mediziner*innen und Kunstkenner*innen ihrer Zeit – und bis in die Gegenwart – sehr geschätzt wurden und werden, für die grundlegende Ausbildung in der Medizin aber untauglich waren. Als auch für Studierende erschwingliche Alternative setzte sich im englischsprachigen Raum schnell das von **Henry Gray** (1827–1861) 1858 herausgegebene Lehrbuch *„Anatomy Descriptive and Surgical"* durch, das zwar auf Sektionen basierende Illustrationen enthielt, aber nicht koloriert war.[8]

Um 1900 publizierten **August Rauber** (1841–1917) mit **Friedrich Wilhelm Kopsch** (1868–1955), **Carl Heitzmann** (1836–1896) sowie **Carl Toldt** (1840–1920), **Werner Spalteholz** (1861–1940) und mehrere andere Autoren in verschiedenen Verlagen Anatomiebücher, die als Handatlanten oder in Kombination mit einem Lehrbuch den Anspruch hatten, die Anatomie vollständig darzustellen. Der in Würzburg tätige Anatom **Johannes Sobotta** (1869–1945) bemängelte allerdings, dass diese zu ausführlich und daher für die Verwendung im Medizinstudium ungeeignet wären. Außerdem war der Preis in seinen Augen ungerechtfertigt hoch für die Qualität der Abbildungen. Daher strebte Sobotta an, einen *„mit naturgetreuen Abbildungen versehenen und für den Gebrauch der Medizinstudierenden im Präpariersaal geeigneten Atlas herzustellen".*[9] Diesem Grundprinzip folgen seitdem alle Herausgeber des Sobotta-Atlas.

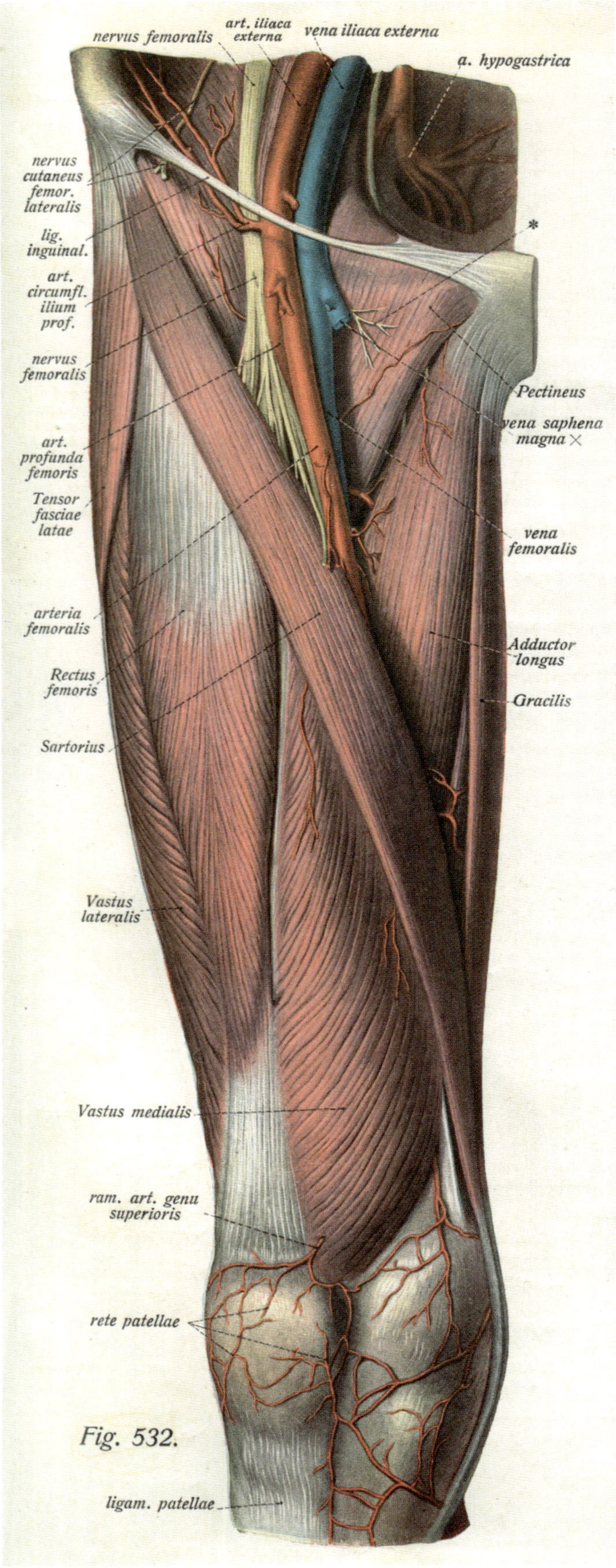

Abb. 1 Zeichnung der ventralen Oberschenkelmuskulatur auf Basis eines Präparats (1. Auflage des Sobotta-Atlas).

Die erste, 1904 veröffentlichte Auflage des Sobotta-Atlas erschien im Verlag J. F. Lehmanns unter dem Titel „Atlas der deskriptiven Anatomie des Menschen in 3 Bänden" und enthielt 904 großenteils farbige Abbildungen, die Johannes Sobotta weitgehend zusammen mit dem Zeichner **Karl Hajek** (1878–1935) erstellte, der damit einen großen Anteil an der Qualität und dem Erfolg des Sobotta-Atlas hatte. Tatsächlich scheint der Atlas nach seinem Erscheinen eine disruptive Wirkung gehabt zu haben, der die Weiterentwicklung anatomischer Lehrbücher und Atlanten einen großen Schritt voranbrachte. Zur Zeit der 1. Auflage des Sobotta-Atlas waren in vielen der genannten anderen Atlanten Muskeln koloriert und einzelne Leitungsbahnen farblich hervorgehoben. Eine vollständige, möglichst lebensnahe Kolorierung ganzer Abbildungen eines Situs oder eines Extremitätenabschnitts war allerdings nur im Sobotta-Atlas vorhanden und auch erst durch eine auf höchstem Niveau umgesetzte Drucktechnik möglich geworden. Dies soll hier mit einer Zeichnung aus der 1. Auflage anhand eines Präparats von einem Oberschenkel beispielhaft hervorgehoben werden (→ Abb. 1). Auch mehr als 100 Jahre später sehen diese Abbildungen immer noch frisch und naturnah aus und sind damit zeitlos.

Über die folgenden Auflagen hinweg wurden von den Herausgebern viele Abbildungen ergänzt, und auch die bestehenden Abbildungen wurden stetig überarbeitet und an die jeweils aktuellen Wahrnehmungsgewohnheiten und das ästhetische Empfinden angepasst. Leider können hier nicht alle Zeichnerinnen und Zeichner in angemessener Weise erwähnt werden, die über die 25 Auflagen hinweg den Sobotta-Atlas zu dem gemacht haben, was er heute ist. Daher sollen einzelne Künstlerinnen und Künstler stellvertretend herausgegriffen werden. Von 1925 an arbeitete **Erich Lepier** (1898–1974) als Zeichner bei Urban & Schwarzenberg, zunächst für verschiedene Kliniker und dann für den Anatomen Eduard Pernkopf. Nach dem Zweiten Weltkrieg, und nachdem Urban & Schwarzenberg die Publikation des Sobotta-Atlas vom Verlag J. F. Lehmanns übernommen hatte, war Lepier dann auch für zahlreiche Abbildungen in diesem Werk verantwortlich.

Für die späteren Auflagen soll ab der 20. Auflage 1993 stellvertretend **Sonja Klebe** hervorgehoben werden, mit der die Herausgeber auch heute noch sehr vertrauensvoll zusammenarbeiten, wie → Abb. 2 anhand einer Darstellung zur Topographie des Kopfes verdeutlicht.

Für spätere Auflagen wurden auch Abbildungen aus anderen anatomischen und klinischen Werken des Elsevier-Verlags in den Sobotta-Atlas aufgenommen. Seit der Jahrtausendwende werden die anatomischen Abbildungen in den Werken aller Verlage überwiegend digital erstellt. Die technischen Fortschritte erlaubten es seitdem, anatomische Abbildungen in umgekehrter Vorgehensweise zu erstellen, wie es früher der Fall war. Ursprünglich wurden wie im Sobotta-Atlas neue Abbildungen ausschließlich anhand echter Präparate gezeichnet.

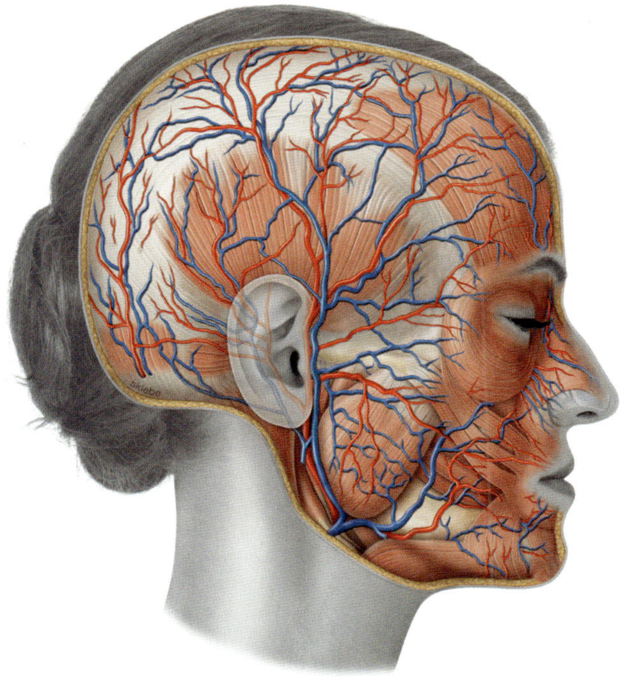

Abb. 2 Zeichnung von Sonja Klebe zum Verlauf der Gefäße am Kopf (25. Auflage des Sobotta-Atlas, → Abb. 8.83). [S700-L238]

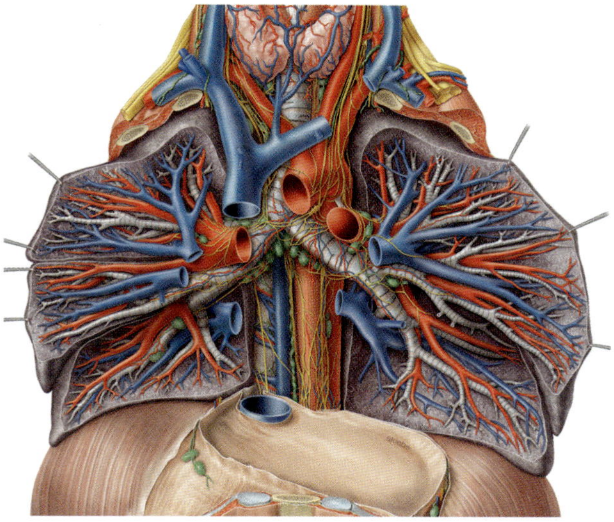

Abb. 3 Zeichnung eines Lungenpräparats aus dem Pernkopf-Atlas (25. Auflage des Sobotta-Atlas, → Abb. 5.113). [S700-L238]/[Q300]

Schematische Darstellungen zur Vereinfachung wurden in einem deduktiven Prinzip abgeleitet. Heute werden einfache Strichzeichnungen und Schemata mit Computerprogrammen durch Einarbeitung der Texturen verschiedener Gewebe nach einem induktiven Prinzip so ausgearbeitet, dass am Ende der Eindruck entsteht, es würde sich um eine echte anatomische Abbildung eines Präparats handeln. Die Ergebnisse sind beeindruckend anschaulich, bleiben aber „unecht". Die Herangehensweise ist aus organisatorischen und ökonomischen Gründen sehr attraktiv: Im Unterschied zu der Zeit bis nach dem Zweiten Weltkrieg verfügt heute kaum ein anatomisches Institut noch über eigene Illustrator*innen, die zusammen mit den Anatom*innen am Präparat die Abbildungen in derselben Qualität erstellen könnten, wie es früher möglich war. Hinzu kommt, dass es an den anatomischen Instituten kaum noch Präparator*innen gibt, die die Zeit aufbringen können, anatomische Präparate in höchster Qualität herzustellen. Und auch die Anatom*innen sind heute nicht mehr nur Hochschullehrer*innen und Lehrbuch-Autoren*innen, sondern Wissenschaftler*innen, die Forschung betreiben und darüber hinaus von leistungsorientierten Mitteln abhängen. Aufgrund dieser Entwicklungen ist es heute kaum noch möglich, dass Anatom*innen mit ihren Zeichnern*innen für mehrere Monate gemeinsam an einer einzelnen Abbildung arbeiten, um diese zu optimieren. Folglich ist diese Art der Abbildungserstellung nahezu verlassen worden und es gibt praktisch keine Darstellungen, welche die Abbildungen in den Atlanten früherer Jahre übertreffen oder auch nur mit diesen konkurrieren könnten. Daher wird im Sobotta-Atlas auch weiterhin auf Abbildungen aus Atlanten wie dem Pernkopf-Atlas als Vorlage zurückgegriffen, wenn deren Inhalte und deren Darstellungsqualität als unübertroffen eingeschätzt wird, wie → Abb. 3 anhand eines Präparats der Lungen exemplarisch zeigen soll: Den Herausgebern ist keine andere vergleichbare Abbildung der Lungenstruktur und der mit ihr verbundenen Leitungsbahnen bekannt, die alle vaskulären Details einschließlich der Lymphbahnen darstellt.

Diese Entscheidung für die Reproduktion von Illustrationen aus dem Pernkopf-Atlas ist allerdings nur auf dem Boden der bewussten Auseinandersetzung mit dem Unrechtskontext[10] ihrer Entstehung im Nationalsozialismus zu rechtfertigen – im Andenken an die Opfer des Nationalsozialismus, deren Körper hier abgebildet wurden. Da dies für alle Vorlagen aus Atlanten gilt, die in diesem Zeitraum schon existierten und weiterentwickelt wurden, soll auf diesen historischen Hintergrund näher eingegangen werden.[11]

Anatomisches Arbeiten in Lehre und Forschung, wie auch in der Produktion neuer Lehrmaterialien, zu denen Atlanten gehören, war und ist von einer ausreichenden Versorgung mit Leichen abhängig. Die traditionelle anatomische Leichenversorgung beruhte in Deutschland, wie auch weltweit, auf Leichen von Menschen, die in öffentlichen Institutionen starben und deren Verwandte sie nicht für ein Begräbnis beanspruchten. Dies änderte sich in Deutschland und in einigen anderen Ländern der Welt erst gegen Ende des 20. Jahrhunderts grundlegend mit dem Wirksamwerden von Körperspende-Programmen.[12,13] Davor handelte es sich um Leichen vor allem aus psychiatrischen An-

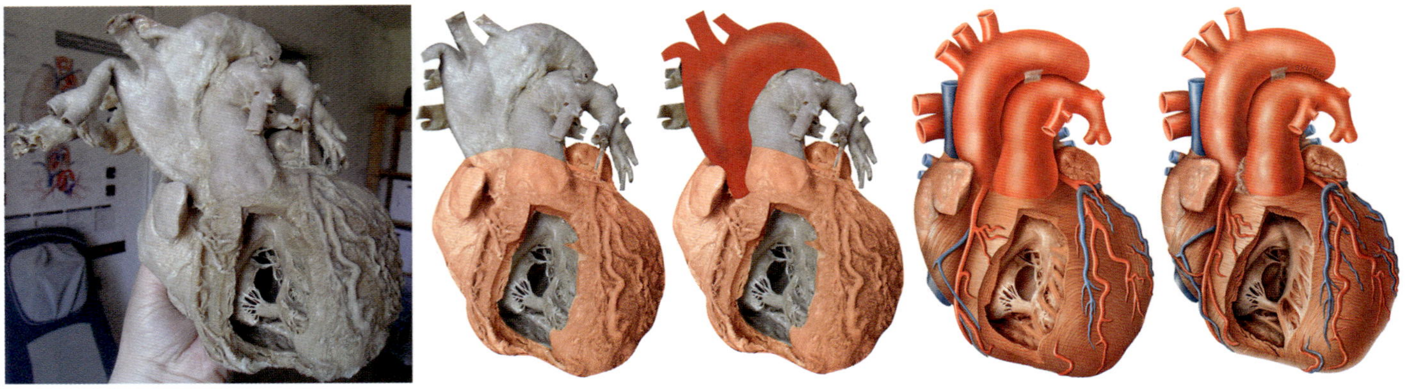

Abb. 4 Schrittweise Entwicklung einer Zeichnung von Sonja Klebe zur Topographie des Herzens, ausgehend von einem Plastinat und Photos. [L238]

stalten und Gefängnissen oder um Leichen von Menschen, die Selbstmord begingen, und, als historisch erste gesetzlich geregelte anatomische Versorgung, von Hingerichteten. Entsprechende gesetzliche Regelungen wurden von den jeweiligen Regierungen immer wieder angepasst, so auch im „Dritten Reich".[14,15] Bis auf seltene Ausnahmen war der Mangel an Leichen für Lehre und Forschung ein durchgehendes Thema in der Anatomiegeschichte. Das änderte sich im Nationalsozialismus deutlich. In den ersten Jahren nach 1933 gab es noch die üblichen Eingaben von Anatomen (Anatominnen in leitenden universitären Funktionen gab es erst nach 1945) bei den zuständigen Behörden um Verbesserung der Leichenversorgung. Sehr bald aber wurden ihre Anfragen konkret, und sie erbaten Zugang zu Hinrichtungsstätten und den Leichen von Hingerichteten, oder fragten nach Lieferung der Leichen von Kriegsgefangenen. Anatomen waren also nicht nur passive Rezipienten der Leichen von Opfern, sondern bemühten sich aktiv um diese für die Lehre, aber vor allem auch für die Forschung.[16]

Im „Dritten Reich" waren unter den Leichen aus den Psychiatrien solche von Menschen, die im Rahmen des „Euthanasie"-Programms ermordet wurden, wie dies für verschiedene anatomische Institute dokumentiert ist.[17,18] Unter den Menschen, die Selbstmord begingen, gab es ab 1933 eine Zunahme verfolgter jüdischer Menschen.[19] Aufgrund der Änderungen in der nationalsozialistischen Gesetzgebung und der Verfolgung der sog. „Feinde des deutschen Volkes" nahmen die Gefangenenzahlen zu, und zwar nicht nur im normalen Strafvollzug und in den Gestapo-Gefängnissen, sondern vor allem auch im sich ständig weitenden Netz von Konzentrationslagern und dezentralen Lagern für Kriegsgefangene und Zwangsarbeiter*innen. Aufgrund der eskalierenden Gewalt und der unmenschlichen Lebensbedingungen in diesen Einrichtungen kam es zu hohen Sterberaten, und diese Toten wurden an viele anatomische Institute geliefert. Auch die Hinrichtungszahlen nach Zivil- und Militärprozessen stiegen im Nationalsozialismus exponentiell, besonders in den Kriegsjahren.[20] Alle anatomischen Institute erhielten die Leichen von Hingerichteten, und zwar ohne Ausnahme, und auch unabhängig davon, welcher politischen Überzeugung die einzelnen Anatomen waren, die mit diesen Toten arbeiteten.

Zwar waren mehr als 80% der im nationalsozialistischen Deutschland verbliebenen Anatomen der NSDAP beigetreten, aber nicht alle waren solch überzeugte nationalsozialistische Ideologen wie der Wiener Dekan der Medizinischen Fakultät und Ordinarius der Anatomie **Eduard Pernkopf** (1888–1955). Er nutzte den uneingeschränkten Zugang zu Leichen von hingerichteten Opfern des Nationalsozialismus nicht vor allem für wissenschaftliche Studien, wie das viele seiner Kollegen taten, sondern schuf gemeinsam mit seinen Assistenten und einer Gruppe von medizinischen Illustratoren die nächsten Bände seiner schon Anfang der 1930er Jahre begonnenen „Topographischen Anatomie des Menschen." Mit hoher Wahrscheinlichkeit zeigen ein Großteil der während der Kriegsjahre entstandenen Bilder des Atlas Opfer des nationalsozialistischen Regimes, denn die Anatomie der Universität Wien hatte zwischen 1938 und 1945 Zugang zu den Leichen von mindestens 1.377 Hingerichteten aus dem Wiener Gefängnissystem erhalten, davon mehr als die Hälfte wegen Hochverrats Verurteilte.[21] Erich Lepier, wie auch seine Illustratoren-Kollegen Karl Endtresser (1903–1978) und Franz Batke (1903–1983), hinterließen deutliche Zeichen ihrer politischen Sympathien mit dem Nationalsozialismus in ihren Signaturen von Bildern, die während des Krieges entstanden. Lepier integrierte oft ein Hakenkreuz in seinen Schriftzug, und Endtresser und Batke SS-Runen – Auffälligkeiten, die zunächst unkommentiert blieben. Das Werk erfreute sich vielmehr großer Beliebtheit bei Anatom*innen, Chirurg*innen und medizinischen Illustrator*innen gleichermaßen. Gründe dafür waren die naturnahen Details, eine durch ein neues Druckverfahren intensivierte Farbpalette und die von Pernkopf sogenannte „stratigraphische" Darstellungsweise einer Körperregion von der Oberfläche bis in die Tiefe in einer Sequenz von Präparationen. Nach dem Krieg kopierte Lepier dann etliche Pernkopf-Originale für den Sobotta-Atlas, als Ersatz für Illustrationen von Karl Hajek. Interessanterweise wurden dabei die sehr detailgetreuen Abbildungen zu den Körperhöhlen mit ihren Organen, die auch die Lymphbahnen darstellten, nicht abgezeichnet. Das Fehlen entsprechender Zeichnungen über viele Auflagen des Sobotta-Atlas hinweg ist dadurch zu erklären, dass die Bedeutung der Lymphbahnen für die Diagnostik und Behandlung von bösartigen Tumoren für lange Zeit nicht vollständig erforscht war. Da diese wichtige Funktion der Lymphbahnen inzwischen bekannt ist, sehen die aktuellen Herausgeber die Aufnahme der hochwertigen Pernkopf-Abbildungen als ein gutes Beispiel dafür an, dass eine weitere Verwendung von Zeichnungen aus diesem Werk gerechtfertigt ist.

Bereits nach der Veröffentlichung der ersten amerikanischen Ausgabe des Pernkopf-Atlas in den Jahren 1963/64 kamen Fragen nach dem politischen Hintergrund des Werkes auf, denen aber erst in den 1980er Jahren Untersuchungen amerikanischer Autoren folgten,[22] bevor dann in der Mitte der 1990er Jahre eine öffentliche Debatte um die Ethik der Nutzung des Pernkopf-Atlas geführt wurde. Dabei reichten die Empfehlungen von der vollständigen Entfernung des Atlas aus Bibliotheken bis zu dessen historisch-informiertem Gebrauch.[23] Urban & Schwarzenberg stellte die Publikation des Werkes ein, was aber seine Nutzung, besonders durch Chirurg*innen, nicht beendete.[24,25] Im Rahmen der systematischen Untersuchung der Anatomie im Nationalsozialismus kam es dann im Jahr 2016 zu einer neuen Anfrage zur ethischen Nutzung der Pernkopf-Abbildungen in speziellen chirurgischen Situationen.[26] Diese Anfrage fand eine auf dem Boden jüdischer Medizinethik formulierte Antwort im Responsum *„Vienna Protocol"* von Rabbi Joseph Polak.[27,28,29] Ein Responsum ist eine traditionelle Gelehrten- und Rechtsantwort auf eine an einen Rabbi gestellte Frage. Rabbi Polak schlussfolgerte, dass die meisten Autoritäten die Nutzung der Pernkopf-Bilder sicherlich erlauben würden, wenn sie helfen, menschliches Leben zu retten (nach dem Prinzip *„piku'ach nefesh"*: dem Vorrang des Gebotes der Erhaltung von Leben gegenüber allen anderen Geboten). Allerdings sei diese Nutzung an die absolute Bedingung geknüpft, dass aller Welt bekannt gemacht werde, was diese Bilder sind. Nur auf diese Weise werde den Toten wenigstens ein Teil der Würde gewährt, auf die sie ein Anrecht hätten.

Auf dem Boden des *„Vienna Protocol"* und der Bedingung, dass der Opfer des Nationalsozialismus, deren Körper in den Abbildungen des Pernkopf-Atlas gezeigt werden, in expliziter Weise gedacht wird, halten es die Herausgeber der hier vorgelegten neuen Auflage des Sobotta-Atlas für gerechtfertigt, wenn sie einige der Pernkopf-Bilder, in neuer Weise nachgezeichnet, wieder verwenden: **zur Behandlung und Rettung zukünftiger Patientinnen und Patienten durch die bestmögliche anatomische visuelle Instruktion, im Gedenken an die Opfer.**

In der 25. Auflage ist die Gesamtzahl der Abbildungen inzwischen auf über 2.500 angewachsen. Auch heute bleibt oberstes Gebot, mit den verschiedenen Zeichner*innen und Graphiker*innen weiterhin Bilder zu erstellen, die echten Präparaten so nahe wie möglich kommen. Dies ist beispielhaft in → Abb. 4 demonstriert. Hier wurde von einem Körperspenderherz ein Plastinat angefertigt, das der Illustratorin und Zeichnerin Frau Klebe – zusammen mit Fotografien aus verschiedenen Perspektiven – zur Erstellung einer neuen Abbildung diente. Die räumliche Tiefe, die bei der Betrachtung eine Erfassung der dreidimensionalen Anatomie erlaubt, ist das Ergebnis des Erkundungsprozesses der Künstlerin, der ohne ein eigenes Betrachten und ein „Begreifen" des Präparats so nicht möglich gewesen wäre.

Die Herausgeber danken allen beteiligten Illustrator*innen, Zeichner*innen und Künstler*innen sowie dem Elsevier-Verlags-Team, ohne die der Atlas in dieser Form nicht möglich gewesen wäre.

Boston, Erlangen und München 2022
Sabine Hildebrandt, Friedrich Paulsen und Jens Waschke*

Literatur

1 Persaud TVN. Early history of human anatomy. Springfield: Charles C Thomas, 1984.
2 Persaud TVN. A history of human anatomy: the post-Vesalian era. Springfield: Charles C Thomas, 1997: 298, 309.
3 Rauber A, Kopsch F. Anatomie des Menschen. 7. Aufl. Leipzig: Thieme, 1906.
4 Roberts KB, Tomlinson JDW. The fabric of the body. Oxford: Oxford University Press, 1992.
5 Clayton M, Philo R. Leonardo da Vinci Anatomist. London: Royal Collection Trust, 2017.
6 Garrison DH, Hast MH. The fabric of the human body (kommentierte Übersetzung des Werks von Andreas Vesalius). Basel: Karger, 2014.
7 Vollmuth R. Das anatomische Zeitalter. München: Verlag Neuer Merkur, 2004.
8 Hayes B. The Anatomist: A True story of Gray's Anatomy. Ballantine, 2007. ISBN 978-0-345-45689-2.
9 Sobotta, J. Atlas der Anatomie des Menschen. 1. Aufl. München: J. F. Lehmanns-Verlag, 1904–1907.
10 Arbeitskreis »Menschliche Präparate in Sammlungen« (2003): Empfehlungen zum Umgang mit Präparaten aus menschlichem Gewebe in Sammlungen, Museen und öffentlichen Räumen, in: Deutsches Ärzteblatt 2003; 100: A1960–A1965. Dort heißt es unter anderem: „Ergibt sich, dass der Verstorbene aufgrund seiner Abstammung, Weltanschauung oder wegen politischer Gründe durch staatlich organisierte und gelenkte Gewaltmaßnahmen sein Leben verloren hat oder besteht die durch Tatsachen begründete Wahrscheinlichkeit dieses Schicksals, ist dies eine schwere Verletzung seiner individuellen Würde. Wurde ein solcher Unrechtskontext im Einzelfall festgestellt, sind die Präparate aus den einschlägigen Sammlungen herauszunehmen und würdig zu bestatten, oder es ist in vergleichbar würdiger Weise damit zu verfahren." Dabei ist insbesondere bei Präparaten aus der NS-Zeit „einem differenzierten Umgang mit den einzelnen Präparaten – nach ausführlicher Recherche zur Provenienz – vor einer unterschiedslosen Entfernung aller zwischen 1933 und 1945 entstandenen Präparate aus Sammlungen eindeutig Vorrang zu geben." Für Präparate ungeklärter Herkunft und Datierung gelten folgende Empfehlungen: „Bestände, die nach einer ersten Begutachtung ungeklärter Herkunft und allem Anschein nach im 20. Jahrhundert entstanden sind, sollten zunächst separiert und einer eingehenden Überprüfung unterzogen werden. Wenn sich nach einer Untersuchung keine Eindeutigkeit der Zuordnung ergibt, sind diese Präparate grundsätzlich zu bestatten, es sei denn, es bestehen dem zuwiderlaufende übergeordnete Gesichtspunkte, die im Einzelfall darzulegen, zu dokumentieren und zu begründen sind."
11 Eine ausführliche Darstellung der Geschichte der Anatomie im Nationalsozialismus findet sich bei: Hildebrandt S. The Anatomy of Murder: Ethical Transgressions and Anatomical Science in the Third Reich. New York: Berghahn Books, 2016.
12 Garment A, Lederer S, Rogers N, et al. Let the Dead Teach the Living: The Rise of Body Bequeathal in 20th-century America. Academic Medicine 2007; 82, 1000–1005.
13 Habicht JL, Kiessling C, Winkelmann A. Bodies for anatomy education in medical schools: An overview of the sources of cadavers worldwide. Acad Med 2018; 93: 1293–1300.
14 Stukenbrock K. Der zerstückte Coerper: Zur Sozialgeschichte der anatomischen Sektionen in der frühen Neuzeit (1650–1800). Stuttgart: Franz Steiner Verlag, 2001.
15 Hildebrandt S. Capital Punishment and Anatomy: History and Ethics of an Ongoing Association. Clinical Anatomy 2008; 21: 5–14.
16 Noack T, Heyll U. Der Streit der Fakultäten. Die medizinische Verwertung der Leichen Hingerichteter im Nationalsozialismus. In: Vögele J, Fangerau H, Noack T (Hrsg.). Geschichte der Medizin – Geschichte in der Medizin. Hamburg: Literatur Verlag, 2006: 133–142.
17 Eine ausführliche Darstellung der Geschichte der Anatomie im Nationalsozialismus findet sich bei: Hildebrandt S. The Anatomy of Murder: Ethical Transgressions and Anatomical Science in the Third Reich. New York: Berghahn Books, 2016.
18 Czech H, Brenner E. Nazi victims on the dissection table – the anatomical institute in Innsbruck. Ann Anat 2019; 226: 84–95.
19 Goeschel C. Suicide in Nazi Germany. Oxford: Oxford University Press, 2009.
20 Zahlen zusammengestellt in Hildebrandt 2016 → 17.
21 Angetter DC. Anatomical Science at University of Vienna 1938–45. The Lancet 2000; 355: 1445–57.
22 Weissmann G. Springtime for Pernkopf. Reprinted 1987. In: Weissmann G (ed.). They All Laughed at Christopher Columbus. New York: Times Books; Williams, 1988: 48–69.
23 Hildebrandt S. How the Pernkopf Controversy Facilitated a Historical and Ethical Analysis of the Anatomical Sciences in Austria and Germany: A Recommendation for the Continued Use of the Pernkopf Atlas. Clinical Anatomy 2006; 19: 91–100.
24 Yee A, Coombs DM, Hildebrandt S, et al. Nerve surgeons' assessment of the role of Eduard Pernkopf 's Atlas of Topographic and Applied Human Anatomy in surgical practice. Neurosurgery 2019; 84: 491–498.
25 Yee A, Li J, Lilly J, et al. Oral and maxillofacial surgeons' assessment of the role of Pernkopf's atlas in surgical practice. Ann Anat 2021; 234: 1–10.
26 Vollständige Dokumentation zu dieser Anfrage und der Geschichte der Rezeption des Pernkopf Atlas sowie des „Vienna Protocol" in: Vol. 45 No. 1 (2021): Journal of Biocommunication Special Issue on Legacies of Medicine in the Holocaust and the Pernkopf Atlas, https://journals.uic.edu/ojs/index.php/jbc/article/view/10829 (letzter Zugriff: 27. November 2021).
27 Polak JA. Vienna Protocol for when Jewish or possibly-Jewish human remains are discovered. Wiener Klinische Wochenschrift 2018; 130: S239–S243.
28 Vienna Protocol 2017. How to deal with Holocaust era human remains: recommendations arising from a special symposium. „Vienna Protocol" for when Jewish or Possibly-Jewish Human Remains are Discovered. Im Internet: https://journals.uic.edu/ojs/index.php/jbc/article/view/10829/9795 (letzter Zugriff: 21. Oktober 2021).
29 Hildebrandt S, Polak J, Grodin MA, et al. The history of the Vienna Protocol. In: Hildebrandt S, Offer M, Grodin MA (eds.). Recognizing the past in the present: medicine before, during and after the Holocaust. New York: Berghahn Books, 2021: 354–372.

* Sabine Hildebrandt, MD;
Associate Scientific Researcher, Assistant Professor of Pediatrics, Harvard Medical School; Boston, U.S.A.

1. Abkürzungsverzeichnis

Singular:			Plural:					
A.	=	Arteria	Aa.	=	Arteriae	♀	=	weiblich
Lig.	=	Ligamentum	Ligg.	=	Ligamenta	♂	=	männlich
M.	=	Musculus	Mm.	=	Musculi			
N.	=	Nervus	Nn.	=	Nervi			
Proc.	=	Processus	Procc.	=	Processus			
R.	=	Ramus	Rr.	=	Rami			
V.	=	Vena	Vv.	=	Venae			
Var.	=	Variation						

Prozentangaben:

Angesichts der großen Streubreite individueller Körpermaße sind die prozentualen Größenangaben nur als grobe Richtwerte aufzufassen.

2. Allgemeine Richtungs- und Lagebezeichnungen des Körpers

Die folgenden Termini bezeichnen die gegenseitige Lage von Organen und Teilen des Körpers zueinander, z.T. ohne Rücksicht auf die Stellung des Körpers im Raum, sowie Lage und Richtung an den Extremitäten. Diese Begriffe werden nicht nur der menschlichen Anatomie, sondern auch der praktischen Medizin und der vergleichenden Anatomie zugerechnet.

Allgemeine Bezeichnungen

anterior – posterior = vorne – hinten (z. B. Arteriae tibiales anterior et posterior)
ventralis – dorsalis = bauchwärts – rückenwärts gelegen
superior – inferior = oben – unten (z. B. Conchae nasales superior et inferior)
cranialis – caudalis = kopfwärts – schwanzwärts gelegen
dexter – sinister = rechts – links (z. B. Arteriae iliacae communes dextra et sinistra)
internus – externus = innen liegend – außen liegend
superficialis – profundus = oberflächlich gelegen – tief gelegen (z. B. Musculi flexores digitorum superficialis et profundus)
medius, intermedius = in der Mitte zwischen zwei anderen Gebilden liegend (die Concha nasalis media z. B. liegt in der Mitte zwischen Concha nasalis superior und inferior)
medianus = in der Mittellinie gelegen (Fissura mediana anterior des Rückenmarks). Durch einen „medianen Sagittalschnitt" wird der Körper in zwei spiegelbildlich gleiche Teile zerlegt.
medialis – lateralis = gegen die Mitte des Körpers gelegen, gegen die Seite zu gelegen (z. B. Fossae inguinales medialis et lateralis)
frontalis = in der Stirnebene (Frontalebene) liegend, auch zur Stirn ziehend (z. B. Processus frontalis der Maxilla)
longitudinalis = längs verlaufend (z. B. Musculus longitudinalis superior der Zunge)
sagittalis = in einer Sagittalebene liegend
transversalis = in einer Transversalebene liegend
transversus = quer verlaufend (z. B. Processus transversus des Brustwirbels)

Richtungs- und Lagebezeichnungen für die Extremitäten

proximalis – distalis = gegen die Extremitätenwurzel zu gelegen – gegen das Extremitätenende zu gelegen (z. B. Articulationes radioulnares proximalis et distalis)

für die Brustgliedmaße:
radialis – ulnaris = auf der Radialseite – auf der Ulnarseite gelegen (z. B. Arteriae radialis et ulnaris)

für die Hand:
palmaris – dorsalis = hohlhandwärts – handrückenwärts gelegen (z. B. Aponeurosis palmaris, Musculus interosseus dorsalis)

für die Beckengliedmaße:
tibialis – fibularis = auf der Tibial-, auf der Fibularseite gelegen (z. B. Arteria tibialis anterior)

für den Fuß:
plantaris – dorsalis = fußsohlenwärts – fußrückenwärts gelegen (z. B. Arteriae plantares lateralis et medialis, Arteria dorsalis pedis)

3. Verwendung von Klammern

[ ]: In eckige Klammern gesetzte lateinische Namen sind Alternativbegriffe, wie sie in der Terminologia Anatomica (1998) angegeben sind, z. B.: Ren [Nephros]. Um aber die Bildlegenden nicht zu sehr zu überladen, sind im Wesentlichen nur solche Alternativbegriffe aufgenommen, die Abweichungen in den Wortstämmen beinhalten und auch international zum Verständnis notwendig erscheinen. Ihre Verwendung wurde weitgehend auf die Abbildungen beschränkt, in denen sie Hauptinhalte bezeichnen.

( ): Runde Klammern wurden mit unterschiedlicher Zielsetzung verwendet:
- Für Fachbegriffe, die auch in der Terminologia Anatomica in runden Klammern aufgeführt sind, z. B.: (M. psoas minor).
- Für Fachbegriffe, die zwar nicht in der offiziell gültigen Auflistung der Nomenklatur enthalten sind, die von den Herausgebern aber als praktisch notwendige und hilfreiche lateinische Begriffe betrachtet werden, z. B.: (Crista zygomatico-alveolaris).
- Für Angaben zur näheren Beschreibung des übergeordneten Bezugs, z. B.: R. spinalis (A. vertebralis).

4. Farbtafel

Concha nasalis inferior
Mandibula
Maxilla
Os ethmoidale
Os frontale
Os lacrimale
Os nasale
Os occipitale
Os palatinum
Os parietale
Os sphenoidale
Os temporale
Os zygomaticum
Vomer

Beim Neugeborenen sind folgende Schädelknochen zu einer Farbe zusammengefasst.

Os nasale, Os temporale, Mandibula
Maxilla, Os incisivum
Os occipitale, Os palatinum

Abbildungsnachweis

Der Verweis auf die jeweilige Abbildungsquelle befindet sich bei allen Abbildungen im Werk am Ende des Legendentextes in eckigen Klammern. Die Sonderzeichen verstehen sich wie folgt:

[...]/[...]	= nach Vorlage von
[.../...]	= Kollaboration zwischen Autor und Zeichner
[...~...]	= modifiziert von Autor bzw. Zeichner
[...-...]	= Werk kombiniert mit Zeichner

B500 Benninghoff-Archiv: Benninghoff A, Drenckhahn D. Anatomie, div. Bd. und Aufl. Elsevier/Urban & Fischer

B501 Benninghoff. Drenckhahn D, Waschke J. Taschenbuch Anatomie, div. Aufl. Elsevier/Urban & Fischer

C155 Földi M, Kubik S. Lehrbuch der Lymphologie. 3. A. Gustav Fischer, 1993

C185 Voss H, Herrlinger R. Taschenbuch der Anatomie. Gustav Fischer, 1963

E102-005 Silbernagl S. Taschenatlas der Physiologie. 3. A. Thieme, 2009

E107 Blechschmidt E. Die vorgeburtlichen Entwicklungsstadien des Menschen. S. Karger AG, 1961

E262-1 Rauber A, Kopsch F. Anatomie des Menschen. Band I. Thieme, 1987

E282 Kanski, J. Clinical Ophthalmology: A Systematic Approach. 5th ed. Butterworth-Heinemann, 2003

E288 Forbes C, Jackson W. Color Atlas and Text of Clinical Medicine. 3rd A. Elsevier/Mosby, 2003

E329 Pretorius ES, Solomon JA. Radiology Secrets Plus. 3rd ed. Elsevier/Mosby, 2011

E336 LaFleur Brooks, M.: Exploring Medical Language. 7th ed. Elsevier/Mosby, 2008

E339-001 Asensio JA, Trunkey DD. Current Therapy of Trauma and Surgical Critical Care. 1st ed. Elsevier/Mosby, 2008

E347-09 Moore KL, Persaud TVN, Torchia MG. The Developing Human. 9th ed. Elsevier/Saunders, 2013

E347-11 Moore KL, Persaud TVN, Torchia MG. The Developing Human. 11th ed. Elsevier/Saunders, 2020

E377 Eisenberg RL, Johnson N. Comprehensive Radiographic Pathology, Skeletal System. Elsevier/Mosby, 2012

E380 Eiff MP, Hatch RL. Fracture Management for Primary Care. 3rd ed. Elsevier/Saunders, 2012

E393 Adam A, Dixon AK. Grainger & Allison's Diagnostic Radiology. 5th ed. Elsevier/Churchill Livingstone, 2008

E402 Drake R, Vogl AW, Mitchell A. Gray's Anatomy for Students. 1st ed. Elsevier, 2005

E402-004 Drake R, Vogl AW, Mitchell A. Gray's Anatomy for Students. 4th ed. Elsevier, 2020

E404 Herring JA. Tachdijan's Pediatric Orthopaedics. 4th ed. Elsevier/Saunders, 2008.

E458 Kelley LL, Petersen C. Sectional Anatomy for Imaging Professionals. 2nd ed. Elsevier, 2007

E460 Drake R, et al. Gray's Atlas of Anatomy. 1st ed. Elsevier, 2008

E475 Baren JM, et al. Pediatric Emergency Medicine. 1st ed. Elsevier/Saunders, 2008

E513-002 Herring W. Learning Radiologie – Recognizing the Basics. 2nd ed. Elsevier/Saunders, 2012

E530 Long B, Rollins J, Smith B. Merrill's Atlas of Radiographic Positioning and Procedures. 11th ed. Elsevier/Mosby, 2007

E563 Evans R. Illustrated Orthopedic Physical Assessment. 3rd ed. Elsevier/Mosby, 2008

E602 Adams JG, et al. Emergency Medicine. Expert Consult. Elsevier/Saunders, 2008

E625 Myers E, Snyderman C. Operative Otolaryngology: Head and Neck Surgery. 3rd ed. Elsevier/Saunders, 2008

E633-002 Tillmann BN. Atlas der Anatomie. 2. A. Springer, 2010

E633-003 Tillmann BN. Atlas der Anatomie. 3. A. Springer, 2017

E684 Herrick AL, et al. Orthopaedics and Rheumatology in Focus. 1st ed. Elsevier/Churchill Livingstone, 2006

E708 Marx J, Hockberger RS, Walls RM. Rosen's Emergency Medicine 7th revised ed. Elsevier/Mosby, 2009

E748 Seidel H, et al. Mosby's Guide to Physical Examination. 7th ed. Elsevier/Mosby, 2011

Alle nicht besonders gekennzeichneten Graphiken und Abbildungen © Elsevier GmbH, München.

Den nachstehend benannten klinischen Kolleg*innen sind die Herausgeber für die Bereitstellung von Ultraschall-, Computertomographie- und Magnetresonanztomographiebildern sowie endoskopischen Aufnahmen und Farbfotos von Operationssiten und Patient*innen zu sehr großem Dank verpflichtet.

E761 Fuller G, Manford MR. Neurology. An Illustrated Colour Text. 3rd ed. Elsevier/Churchill Livingstone, 2010

E813 Green M, Swiontkowski M. Skeletal Trauma in Children. 4th ed. Elsevier/Saunders, 2009

E821 Pauwels F. Gesammelte Abhandlungen zur funktionellen Anatomie des Bewegungsapparates. Springer, 1965

E838 Mitchell B, Sharma R. Embryology. An Illustrated Colour Text. 1st ed. Elsevier/Churchill Livingstone, 2005

E867 Winn HR. Youmans Neurological Surgery. 6th ed. Elsevier/Saunders, 2011

E908-003 Corne J, Pointon K. Chest X-ray Made Easy. 3rd ed. Elsevier/Churchill Livingstone, 2010

E943 Kanski J. Clinical Ophthalmology. A Systemic Approach. 6th ed. Butterworth-Heinemann, 2007

E984 Klinke R, Silbernagl S. Lehrbuch Physiologie. 5. A. Thieme; 2005

E993 Auerbach P, Cushing T, Harris NS. Auerbach's Wilderness Medicine. 7th ed. Elsevier, 2016

E1043 Radlanski RJ, Wesker KH. Das Gesicht. Bildatlas klinische Anatomie. 2. A. KVM, 2012

F201-035 Abdul-Khaliq H, Berger F. Angeborene Herzfehler: Die Diagnose wird häufig zu spät gestellt. Dtsch Arztebl 2011;108:31–2

F264-004 Hwang S. Imaging of Lymphoma of the Musculoskeletal System. Radiologic Clinics of North America 2008;46/2:75–93

F276-005 Frost A, Robinson C. The painful shoulder. Surgery 2006;24/11:363–7

F276-006 Marsh H. Brain tumors. Surgery. 2007; 25/12:526–9

F276-007 Hobbs C, Watkinson J. Thyroidectomy. Surgery 2007;25/11:474–8

F698-002 Meltzer CC, et al. Serotonin in Aging, Late-Life Depression, and Alzheimer's Disease: The Emerging Role of Functional Imaging. Neuropsychopharmacology 1998;18/:407–30

F702-006 Stelzner F, Lierse W. Der angiomuskuläre Dehnverschluss derterminalen Speiseröhre. Langenbecks Arch. klin. Chir. 1968;321:35–64

F885 Senger M, Stoffels HJ, Angelov DN. Topography, syntopy and morphology of the human otic ganglion: A cadaver study. Ann Anat 2014;196:327–35

F1062-001 Bajada S, Mofidi A, Holt M, Davies AP. Functional relevance of patellofemoral thickness before and after unicompartmental patellofemoral replacement. The Knee. 2012;19/3:155–228

F1067-001 Lee MW, McPhee RW, Stringer MD. An evidence-based approach to human dermatomes. Clin Anat 2008;21(5):363–73

F1082-001 Weed LH. Forces concerned in the absorption of cerebrospinal fluid. Am J Physiol1935;114/1:40–5

G056 Hochberg MC, et al. Rheumatology. 5th ed. Elsevier/Mosby, 2011

G123 DeLee JC, Drez D, Miller MD. DeLee & Drez's Orthopaedic Sports Medicine. 2nd ed. Elsevier/Saunders, 2003

G159 Forbes A. et al. Atlas of Clinical Gastroenterology. 3rd ed. Elsevier/Mosby, 2004

G198 Mettler F. Essentials of Radiology. 2nd ed. Elsevier/Saunders, 2005

G210 Standring S. Gray's Anatomy. 42nd ed. Elsevier, 2020

G211 Ellenbogen R, Abdulrauf S, Sekhar L. Principles of Neurological Surgery. 3rd ed. Elsevier/Saunders, 2012

G217 Waldman S. Physical Diagnosis of Pain. 2nd ed. Elsevier/Saunders, 2009

G305 Hardy M, et al.: Musculoskeletal Trauma. A guide to assessment and diagnosis. 1st ed. Elsevier/Churchill Livingstone, 2011
G322 Larsen WJ. Human embryology. 1st ed. Elsevier/Churchill Livingstone, 1993
G343 Netter FH. Atlas of Human Anatomy. 5th ed. Elsevier/Saunders, 2010
G435 Perkin GD, et al. Atlas of Clinical Neurology.3rd ed. Elsevier/Saunders, 2011
G463 DeLee JC, Drez D, Miller MD. DeLee & Drez's Orthopaedic Sports Medicine. Principles and Practices. 3rd ed. Elsevier/Saunders, 2010
G465 Tang JB, et al. Tendon Surgery of the Hand. 1st ed. Elsevier/Saunders, 2012
G548 Swartz MH. Textbook of Physical Diagnosis. 7th ed. Elsevier, 2014
G568 Applegate E. J. The Sectional Anatomy Learning System-Concepts. 3rd ed. Elsevier/Saunders, 2009
G570 Wein AJ, et al. Campbell-Walsh Urology. 10th ed. Elsevier/Saunders, 2012
G617 Folkerth RD, Lidov H. Neuropathology. Elsevier, 2012
G645 Douglas G, Nicol F, Robertson C. Macleod's Clinical Examination. 13th ed. Elsevier/Churchill Livingstone, 2013
G704 Hagen-Ansert SL. Textbook of Diagnostic Sonography. 7th ed. Elsevier/Mosby, 2012
G716 Pagorek S, et al. Physical Rehabilitation of the Injured Athlete. 4th ed. Elsevier/Saunders, 2011
G717 Milla S, Bixby S. The Teaching Files- Pediatrics. 1st ed. Elsevier/Saunders, 2010
G718 Soto J, Lucey B. Emergency Radiology-The Requisites. 1st ed. Elsevier/Mosby, 2009
G719 Thompson SR, Zlotolow A.: Handbook of Splinting and Casting (Mobile Medicine). 1st ed. Elsevier/Mosby, 2012
G720 Slutsky DJ. Principles and Practice of Wrist Surgery. 1st ed. Elsevier/Saunders, 2010
G721 Canale ST, Beaty J. Campbell's Operative Orthopaedics (Vol.1). 11th ed. Elsevier/Mosby, 2008
G723 Rosenfeld JV. Practical Management of Head and Neck Injury. 1st ed. Elsevier/Churchill Livingstone, 2012
G724 Broder J. Diagnostic Imaging for the Emergency Physician. 1st ed. Elsevier/Saunders, 2011
G725 Waldmann S, Campbell R. Imaging of Pain. 1st ed. Elsevier/Saunders, 2011
G728 Sahrmann S. Movement System Impairment Syndromes of the Extremities, Cervical and Thoracic Spines. 1st ed. Elsevier/Mosby, 2010
G729 Browner BD, Fuller RP. Musculoskeletal Emergencies. 1st ed. Elsevier/Saunders, 2013
G744 Weir J, et al. Imaging Atlas of Human Anatomy. 4th ed. Elsevier/Mosby, 2011
G749 Le Roux P, Winn H, Newell D. Management of cerebral aneurysms. Elsevier/Saunders, 2004
G1060-001 Schünke M, Schulte E, Schumacher U. Prometheus. Allgemeine Anatomie und Bewegungsapparat. Band 1. 5. A. Thieme, 2018
G1060-002 Schünke M, Schulte E, Schumacher U. Prometheus. Innere Organe. Band 2. 5. A. Thieme, 2018
G1060-003 Schünke M, Schulte E, Schumacher U. Prometheus. Kopf, Hals, Neuroanatomie. Band 3. 5. A. Thieme, 2018
G1061 Debrunner HU. Orthopädisches Diagnostikum. 4. A. Thieme, 1982
G1062 Liniger H, Molineus G. Der Unfallmann. J.A. Barth, 1974
G1063 Vossschulte KF, et al. Lehrbuch der Chirurgie. Thieme, 1982
G1064 Schmidt H-M, Lanz U. Chirurgische Anatomie der Hand. Hippokrates, 1992
G1065 Tubiana R. The Hand, Vol. 1. Saunders, 1981
G1066 Gegenbaur C, Göpfert E. Lehrbuch der Anatomie des Menschen, Band III/1: Das Blutgefäßsystem. W. Engelmann, 1913
G1067 Baumgartl E. Das Kniegelenk. Springer, 1964
G1068 Tandler J. Lehrbuch der systematischen Anatomie, 3. Band. Das Gefäßsystem. F.C.W. Vogel, 1926
G1069 Loeweneck H, Feifel G. Bauch. In: Praktische Anatomie (begründet von von Lanz T, Wachsmuth W). Springer, 2004
G1070 Debrunner HU, Jacob AC. Biomechanik des Fußes. 2. A. Ferdinand Enke, 1998
G1071 Carpenter MB. Core Text of Neuroanatomy. 2nd ed. Williams & Wilkins, 1978
G1072 Schultze O, Lubosch W. Atlas und kurzgefasstes Lehrbuch der topographischen und angewandten Anatomie. 4. A. Lehmanns, 1935
G1073 Kubik S. Visceral lymphatic system. In: Viamonte Jr M, Rüttmann A (eds.). Atlas of Lymphography. Thieme, 1980
G1076 Schiebler TH, Korf H-W. Anatomie. 10. A. Steinkopff bei Springer, 2007
G1077 Zilles K, Rehkämper G. Funktionelle Neuroanatomie. 3. A. Springer, 1998
G1078 Stelzner F. Die anorectalen Fisteln. 3. A. Springer, 1981
G1079 Bourgery JM, Jacob NH. Atlas of Human Anatomy and Surgery. TASCHEN, 2007
G1080 Tillmann B. Farbatlas der Anatomie: Zahnmedizin- Humanmedizin. Thieme, 1997
G1081 Purves D, et al. NeuroScience. 3rd ed. Sinauer Associates Inc, 2004
G1082 von Hagens G, Whalley A, Maschke R, Kriz W. Schnittanatomie des menschlichen Gehirns. Steinkopff, 1990
G1083 Braus H, Elze C. Anatomie des Menschen, Band 3. Periphere Leitungsbahnen II, Centrales Nervensystem, Sinnesorgane. Springer, 1960
G1084 Martini FH, Timmons MJ, Tallitsch RB. Anatomie. 1. A. Pearson, 2017
G1085 Brodmann K. Vergleichende Lokalisationslehre der Großhirnrinde in ihren Prinzipien, dargestellt aufgrund des Zellenbaues. J.A. Barth, 1909
G1086 Rohen JW. Anatomie für Zahnmediziner. Schattauer, 1994
G1087 Spoendlin H. Strukturelle Organisation des Innenohres. In: Oto-Rhino-Laryngologie in Klinik und Praxis. Band 1. (Hrsg. Helms J, Herberhold C, Kastenbauer E). Thieme, 1994:32–74
G1088 Nieuwenhuys R, Voogd J, van Huijzen C. Das Zentralnervensystem des Menschen. Ein Atlas mit Begleittext. 2. A. Springer, 1991
G1089 Berkovitz KB, et al. Oral Anatomy, Histology and Embryology. 5th ed. Elsevier/Mosby, 2017
G1091 Kandel ER, Koester JD, Mack SH, Siegelbaum SA. Principles of Neuroscience. 6th ed. McGraw Hill, 2021
H043-001 Mutoh K, Hidaka Y, Hirose Y, Kimura M. Possible induction of systemic lupus erythematosus by zonisamide. Pediatr Neurol 2001;25(4):340–3
H061-001 Dodds SD, et al. Radiofrequency probe treatment for subfailure ligament injury: a biomechanical study of rabbit ACL. Clin Biomech 2004;19(2):175–83
H062-001 Sener RN. Diffusion MRI: apparent diffusion coefficient (ADC) values in the normal brain and a classification of brain disorders based on ADC values. Comput Med Imaging Graph 2001;25(4):299–326
H063-001 Heller AC, Kuether T, Barnwell SL, Nesbit G, Wayson KA. Spontaneous brachial plexus hemorrhage-case report. Surg Neurol 2000;53(4):356–9
H064-001 Philipson M, Wallwork N. Traumatic dislocation of the sternoclavicular joint. Orthopaedics and Trauma 2012;26(6):380–4
H081 Yang B, et al. A Case of Recurrent In-Stent Restenosis with Abundant Proteoglycan Component. Korean Circulation 2003;33(9):827–31
H084-001 Custodio C, et al. Neuromuscular Complications of Cancer and Cancer Treatments. Physical Med Rehabilitation Clin North America 2008;19(1):27–45
H102-002 Armour JA, et al. Gross and microscopic anatomy of the human intrinsic cardiac nervous system. Anat Rec 1997;247:289–98
H230-001 Boyden EA. The anatomy of the choledochoduodenal junction in man. Surg Gynec Obstet 1957;104:641–52
H233-001 Perfetti R, Merkel P. Glucagon-like peptide-1: a major regulator of pancreatic b-cell function. Eur J Endocrinol 2000;143:717–25.
H234-001 Braak H. Architectonics as seen by lipofuscin stains. In: Peters A, Jones EG (eds.): Cerebral Cortex. Cellular Components of the Cerebral Cortex. Cellular Components of the Cerebral Cortex, Vol I. Plenum Press, 1984:59–104

J787	Colourbox.com
J803	Biederbick & Rumpf
K383	Cornelia Krieger, Hamburg
L106	Henriette Rintelen, Velbert
L126	Dr. med. Katja Dalkowski, Buckenhof
L127	Jörg Mair, München
L131	Stefan Dangl, München
L132	Michael Christof, Würzburg
L141	Stefan Elsberger, Planegg
L157	Susanne Adler, Lübeck
L190	Gerda Raichle, Ulm
L231	Stefan Dangl, München
L238	Sonja Klebe, Löhne
L240	Horst Ruß, München
L266	Stephan Winkler, München
L271	Matthias Korff, München
L275	Martin Hoffmann, Neu-Ulm
L280	Johannes Habla, München
L281	Luitgard Kellner, München
L284	Marie Davidis, München
L285	Anne-Katrin Hermanns, „Ankats Art", Maastricht, NL
L303	Dr. med. Andreas Dietz, Konstanz
L316	Roswitha Vogtmann, Würzburg
L317	H.-C. Thiele, Gießen
L318	Tamas Sebesteny, Bern, CH
L319	Marita Peter, Hannover
M282	Prof. Dr.med. Detlev Drenckhahn, Würzburg
M492	Prof. Dr. med. Peter Kugler, Würzburg
M502	Prof. Dr. med O. Trentz, Zürich
M519	Prof. Dr. G. A. Wanner, Zürich
M526	T.H.K. Schiedeck, Ludwigsburg
M580	Prof. Dr. med. W. Kriz, Heidelberg
M614	Prof. Dr. Wolfgang Rüther, Hamburg
M1091	Prof. Dr. Reinhard Pabst, Hannover
O534	Prof. Dr. Arnd Dörfler, Erlangen
O548	Prof. Dr. med Andreas Franke, Kardiologie, Klinikum Region Hannover
O892	Priv.-Doz. Dr. med. habil. L. Mirow, Landkreis Mittweida Krankenhaus GmbH
O1107	Dr. Helmuth Ferner- Privatklinik Döbling, Wien
O1108	Prof. Hans-Rainer Duncker, Gießen
O1109	August Vierling (1872–1938), Heidelberg
P310	Prof. Dr. med. Friedrich Paulsen, Erlangen
P319	Frau Dr. med Berit Jordan, Uniklinik Halle
P320	Prof. Dr. med Frank Hanisch, Uniklinik Halle
P498	Prof. Dr. med. Philippe Pereira, SLK-Kliniken Heilbronn, Klinik für Radiologie
Q300	Pernkopf-Archiv: Pernkopf E. Atlas der topgraphischen und angewandten Anatomie des Menschen, div. Bd. und Aufl. Elsevier/Urban & Fischer
R170-5	Welsch U, Kummer W, Deller T. Histologie- Das Lehrbuch: Zytologie, Histologie und mikroskopische Anatomie. 5. A. Elsevier/Urban & Fischer, 2018
R234	Bruch H-P, Trentz O. Berchtold Chirurgie. 6. A. Elsevier/Urban & Fischer, 2008
R235	Böcker W, Denk H, Heitz P, Moch H. Pathologie. 4. A. Elsevier/Urban & Fischer, 2008
R236	Classen M, Diehl V, Kochsiek K. Innere Medizin. 6. A. Elsevier/Urban & Fischer, 2009
R242	Franzen A. Kurzlehrbuch Hals-Nasen-Ohren-Heilkunde 3. A. Elsevier/Urban & Fischer, 2007
R247	Deller T, Sebesteny T. Fotoatlas Neuroanatomie. 1. A. Elsevier/Urban & Fischer, 2007
R252	Welsch U. Atlas Histologie. 7. A. Elsevier/Urban & Fischer, 2005
R254	Garzorz N. Basics Neuroanatomie. 1. A. Elsevier/Urban & Fischer, 2009
R261	Sitzer M, Steinmetz H. Neurologie. 1. A. Elsevier/Urban & Fische2011
R306	Illing St, Classen M. Klinikleitfaden Pädiatrie.8. A. Elsevier/Urban & Fischer, 2009
R314	Böckers T, Paulsen F, Waschke J. Sobotta Lehrbuch Anatomie. 2. A. Elsevier/Urban & Fischer, 2019
R316-007	Wicke L. Atlas der Röntgenanatomie. 7. A. Elsevier/Urban & Fischer, 2005
R317	Trepel M. Neuroanatomie. 5. A. Elsevier/Urban& Fischer, 2011
R331	Fleckenstein P, Tranum-Jensen J. Röntgenanatomie. 1. A. Elsevier/Urban & Fischer, 2004
R333	Scharf H-P, Rüter A. Orthopädie und Unfallchirurgie. 2. A. Elsevier/Urban & Fischer, 2018
R349	Raschke MJ, Stange R. Alterstraumatologie- Prophylaxe, Therapie und Rehabilitation 1. A. Elsevier/Urban & Fischer, 2009,
R388	Weinschenk S. Handbuch Neuraltherapie. Diagnostik und Therapie mit Lokalanästhetika. 1. A. Elsevier/Urban & Fischer, 2010
R389	Gröne B. Schlucken und Schluckstörungen: Eine Einführung. 1. A. Elsevier/Urban & Fischer, 2009
R419	Menche N. Biologie- Anatomie- Physiologie. 9. A. Elsevier/Urban & Fischer, 2020
R449	Hansen JT. Netter's Clinical Anatomy. 4th ed. Elsevier/Urban & Fischer, 2018
S002-5	Lippert H. Lehrbuch Anatomie. 5. A. Elsevier/Urban & Fischer, 2000
S002-7	Lippert H. Lehrbuch Anatomie. 7. A. Elsevier/Urban & Fischer, 2006
S008-4	Kauffmann GW, Sauer R, Weber WA. Radiologie. 4. A. Elsevier/Urban & Fischer, 2008
S100	Classen M, et al. Differentialdiagnose Innere Medizin 1. A. Urban & Schwarzenberg, 1998
S124	Breitner B. Chirurgische Operationslehre, Band III, Chirurgie des Abdomens. 2. A. Urban & Schwarzenberg, 1996
S130-6	Speckmann E-J, Hescheler J, Köhling R. Physiologie. 6. A. Elsevier/Urban & Fischer, 2013
S133	Wheater PR, Burkitt HG, Daniels VG. Funktionelle Histologie. 2. A. Urban & Schwarzenberg, 1987.
S700	Sobotta-Archiv: Sobotta. Atlas der Anatomie des Menschen, div. Aufl. Elsevier/Urban & Fischer
S701	Sobotta-Archiv: Hombach-Klonisch S, Klonisch T, Peeler J. Sobotta. Clinical Atlas of Human Anatomy. 1st ed. Elsevier/Urban & Fischer
S702	Sobotta-Archiv: Böckers T, Paulsen F, Waschke J. Sobotta. Lehrbuch Anatomie, div. Aufl. Elsevier/Urban & Fischer
T127	Prof. Dr. Dr. Peter Scriba, München
T419	Jörg Pekarsky, Institut für Anatomie LST II, Universität Erlangen-Nürnberg
T534	Prof. Dr. med. Matthias Sitzer, Klinik für Neurologie, Klinikum Herford
T663	Prof. Dr. Kurt Fleischhauer, Hamburg
T719	Prof. Dr. Norbert Kleinsasser, HNO-Klinik, Universitätsklinikum Würzburg
T720	PD Dr. med. Hannes Kutta, Universitätsklinikum Hamburg-Eppendorf
T786	Dr. Stephanie Lescher, Institut für Neuroradiologie, Klinikum der Goethe-Universität, Frankfurt, Prof. Joachim Berkefeld, Institut für Neuroradiologie, Klinikum der Goethe-Universität, Frankfurt
T832	PD Dr. Frank Berger, Institut für Klinische Radiologie der LMU, München
T863	C. Markus, Uniklinik Würzburg
T867	Prof. Dr. Gerd Geerling, Universitätsklinikum Düsseldorf
T872	Prof. Dr. med. Micheal Uder, Universitätsklinikum Erlangen
T882	Prof. Dr. med Christopher Bohr, Universitätsklinikum Regensburg
T884	Tobias Wicklein, Erlangen
T887	Prof. Dr. med Stephan Zierz, Dr. Jordan, Uniklinik Halle
T893	Prof. Galanski, Dr. Schäfer, Abteilung Diagnostische Radiologie, Med. Hochschule Hannover
T894	Prof. Gebel, Abteilung Gastroenterologie und Hepatologie, Med. Hochschule Hannover
T895	Dr. Greeven, St.-Elisabeth-Krankenhaus, Neuwied
T898	Prof. Jonas, Urologie, Med. Hochschule Hannover
T899	Prof. Kampik, Prof. Müller, Augenklinik, Universität München
T900	Dr. Kirchhoff, Dr. Weidemann, Abteilung Diagnostische Radiologie, Med. Hochschule Hannover
T901	Dr. Meyer, Abteilung Gastroenterologie und Hepatologie, Med. Hochschule Hannover

T902	Prof. Pfeifer, Radiologie Innenstadt, Institut für radiologische Diagnostik, Universität München
T903	Prof. Possinger, Prof. Bick, Medizinische Klinik und Poliklinik II mit Schwerpunkt Onkologie und Hämatologie, Charité Campus Mitte, Berlin
T904	Prof. Ravelli (verstorben), ehem. Institut für Anatomie, Universität Innsbruck
T905	Prof. Reich, Klinik für Mund-Kiefer-Gesichtschirurgie, Universität Bonn
T906	Prof. Reiser, Dr. Wagner, Institut für radiologische Diagnostik, LMU, München
T907	Dr. Scheibe, Chirurgische Abteilung, Rosman-Krankenhaus Breisach
T908	Prof. Scheumann, Klinik für Viszeral- und Transplantationschirurgie
T909	Prof. Schillinger, Frauenklinik, Universität Freiburg
T910	Prof. Schliephake, Mund-Kiefer-Gesichtschirurgie, Universität Göttingen
T911	Prof. Schlösser, Zentrum Frauenheilkunde, Med. Hochschule Hannover
T912	cand. med. Carsten Schröder, Kronshagen
T916	PD Dr. Vogl, Radiologische Poliklinik, Universität München
T917	Prof. Witt, Klinik für Neurochirurgie, Universität München
T975	Dr. Noam Millo, Department of Radiology, Health Sciences Centre, University of Manitoba
T1129	Prof. Dr. med. Dr. med. dent. Marco Kesting, Erlangen
T1157	Priv. Doz. Dr. R. Fuhrmann, Bad Neustadt a. d. Saale
T1188	Prof. Dr. med. Horst-Werner Korf, Frankfurt
T1189	Prof. Dr. med. Esther Asan, Julius-Maximilians-Universität Würzburg
T1190	Prof. Dr. Dr. Robert Nitsch, WWU, Münster
T1191	Prof. Dr. Dr. Dr. Günter Rager, Fribourg
X338	Visible Human Data® Project, US National Library of Medicine
X389	Kummer B. Funktionelle Anatomie des Vorfußes. Verhandl Deutsch Orthop Ges. 53. Kongr. Hamburg 1966, Enke, 1987:482–93

Inhalt

Organe der Brusthöhle

Organe der Bauchhöhle

Retroperitonealraum und Beckenhöhle

Organe der Brusthöhle

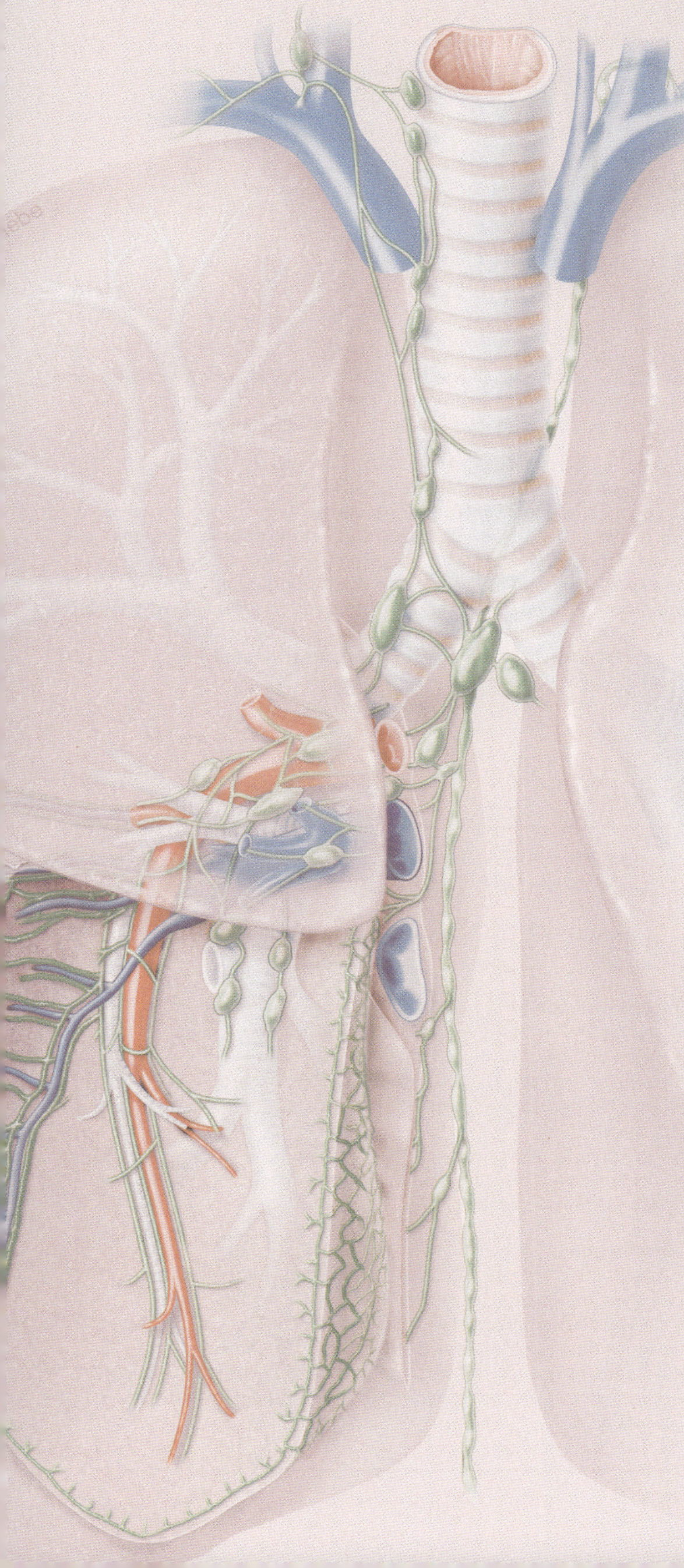

5

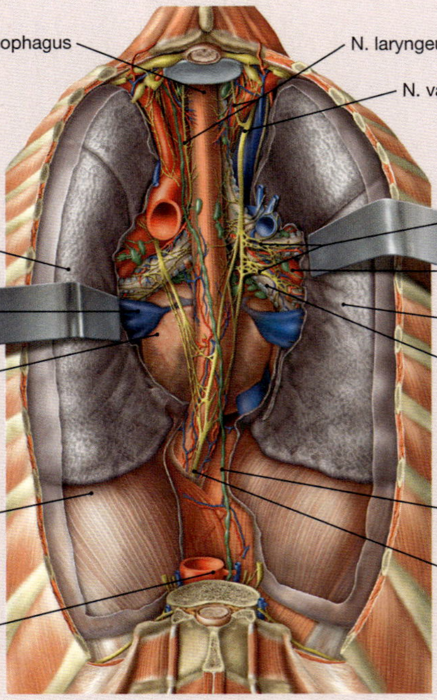

Der Überblick

Die Eröffnung der **Brusthöhle** ist im Präparierkurs eine der zentralen Handlungen, die von den Lehrenden und den Studierenden mit einer Mischung aus Ehrfurcht, Spannung und Interesse vorgenommen wird. Die Freilegung von Herz und Lungen sowie die Berechtigung, diese lebensnotwendigen Organe des Körpers mit den eigenen Händen (be)greifen zu dürfen, wird in diesen Unterrichtsstunden allgemein als großes Privileg empfunden.

Die Brusthöhle (Cavitas thoracis) ist vom Brustkorb (Cavea thoracis) aus Rippen, Brustwirbelsäule und Brustbein umgeben. Nach **unten** wird sie durch das **Zwerchfell** (Diaphragma) abgetrennt, nach **oben** ist **keine scharfe** Begrenzung zum Hals auszumachen. Wird die vordere Brustwand entfernt, die durch wichtige **Atemhilfsmuskulatur** aufgebaut ist, wird die Gliederung der Brusthöhle in **2 Pleurahöhlen** (Cavitates pleurales) mit den darin liegenden Lungen und dem dazwischen liegenden Bindegewebsraum des **Mediastinums** sichtbar.

In das Mittelfell ist direkt hinter dem Brustbein der **Thymus** eingebettet. Die **obere Hohlvene (V. cava superior)** ist nach rechts verschoben. Die gebogene **Hauptschlagader (Aorta)** dominiert das obere Mediastinum. Unter den großen Gefäßen liegen die **Luftröhre (Trachea),** die sich in den rechten und linken Hauptbronchus (Bronchi principales) teilt, und dorsal von ihr die **Speiseröhre (Oesophagus).** In dem Zwerchfell zugewandten unteren Mediastinum dominiert das **Herz (Cor)** in seinem Herzbeutel (Pericardium), der breit auf dem Diaphragma ruht. In den beiden Pleurahöhlen befinden sich die **Lungen (Pulmones).**

Die wichtigsten Themen

In Anlehnung an die Lernziele des Nationalen Kompetenzbasierten Lernzielkatalogs Medizin (NKLM) finden Sie hier eine Zusammenfassung der wichtigsten Themen dieses Kapitels. Nach Bearbeitung dieses Kapitels sollten Sie in der Lage sein:

Brusthöhle
- die Gliederung der Brusthöhle mit Mediastinum und Pleurahöhlen einschließlich deren Leitungsbahnen am Präparat zu beschreiben;
- Lage und Funktion des Thymus zu beschreiben;

Herz
- die Herzentwicklung einschließlich des fetalen Kreislaufs mit möglichen Fehlbildungen in Grundzügen zu erklären;
- Lage, Ausrichtung und Projektion des Herzens mit randbildenden Strukturen am Präparat und im Röntgenbild zu erläutern;
- die innere und äußere Struktur der Herzhöhlen sowie die Wandschichten einschließlich des Herzbeutels und das Herzskelett am Präparat zu beschreiben;
- Bau, Funktion und Projektion sowie Auskultationsorte der verschiedenen Herzklappen mit deren Fehlfunktionen am Präparat zu erklären;
- das Reizleitungssystem mit genauer Lokalisation von Sinus- und AV-Knoten am Präparat zu zeigen und die vegetative Innervation des Herzens zu verstehen;
- die Herzkranzgefäße mit allen wichtigen Ästen am Präparat zu zeigen und deren Bedeutung bei Entstehung, Diagnostik und Therapie der koronaren Herzerkrankung zu beschreiben; bei den Venen genügen Grundzüge;

Trachea und Lunge
- die Gliederung der unteren Atemwege mit Entwicklung und die Abschnitte der Trachea zu erläutern;
- die Projektion der Lungen und deren Gliederung in Lappen und Segmente sowie die Systematik des Bronchialbaums am Präparat zu zeigen;
- Vasa publica und privata der Lungen mit Herkunft, Verlauf und Funktion sowie die Lymphgefäßsysteme und die vegetative Innervation zu beschreiben;

Oesophagus
- Abschnitte und Engstellen des Oesophagus mit ihren Lagebeziehungen am Präparat zu zeigen;
- die Verschlussmechanismen des proximalen und distalen Oesophagus mit ihrer klinischen Bedeutung zu beschreiben;
- die Leitungsbahnen der verschiedenen Abschnitte des Oesophagus einschließlich der Beziehung der Venen zum Pfortadersystem zu erklären.

Der Bezug zur Klinik

Um bei den vielen anatomischen Details nicht den Bezug zum späteren Klinikalltag zu verlieren, wird im Folgenden ein typischer Fall geschildert, der zeigt, warum die Inhalte dieses Kapitels so wichtig sind.

Lungenembolie

Anamnese

Eine 22-jährige Studentin wird vom Notarzt morgens in die Notaufnahme gebracht. Sie berichtet, mit Luftnot und Husten aufgewacht zu sein, nachdem sie am Vortag von einer Flugreise in die USA zurückgekehrt war. Beim Aufstehen sei ihr aufgefallen, dass der linke Unterschenkel deutlich dicker gewesen sei.

Untersuchungsbefund

Herz- (120/min) und Atemfrequenz (35/min) sind deutlich erhöht. Die Patientin ist bei Bewusstsein, wach und voll orientiert. Sie hat starke Schmerzen in der linken Beinregion und klagt über Atemnot und Brustschmerz. Das linke Bein ist am Unterschenkel gerötet und zeigt erweiterte Venen, der Umfang ist am Knöchel und am Oberschenkel vergrößert.

Diagnostik

Die Blutgasanalyse zeigt eine Absenkung des Sauerstoffgehalts im Blut. Wegen Verdacht auf Lungenembolie werden bei der Blutentnahme vor allem die Gerinnungswerte und die D-Dimere bestimmt, die durch Spaltprodukte von Blutgerinnseln (Thromben) gebildet werden. Die CT-Angiographie der Brusthöhle zeigt, dass mehrere Äste der Lungenarterien verlegt sind. Die Ultraschalluntersuchung des Herzens (Echokardiographie) weist auf eine Rechtsherzbelastung hin. Ein farbcodierter Duplexultraschall bestätigt, dass die tiefen Beinvenen im Bereich der V. femoralis auf der linken Seite durch ein Blutgerinnsel (Thrombus) verlegt sind.

Diagnose

Lungenembolie bei tiefer Beinvenenthrombose (→ Abb. a). Das Gerinnsel aus der V. femoralis scheint sich z.T. abgelöst und als Embolus die Lungenarterien blockiert zu haben. Als Risikofaktoren ergeben sich bereits vor dem Ausschluss einer Gerinnungsstörung der Transatlantikflug, die Einnahme von oralen Kontrazeptiva („Pille") und Rauchen.

Therapie

Über einen venösen Zugang wird eine Auflösung (Lyse) der Blutgerinnsel mit einem Plasminogenaktivator eingeleitet. Zusätzlich wird die Patientin über eine Nasensonde mit Sauerstoff versorgt. Die Lyse ist erfolgreich und die Patientin nach einer Woche weitgehend beschwerdefrei.

Aus dem Präpsaal

Zum Verständnis dieses klinischen Falls müssen wir uns 2 Körperregionen ansehen: die Venen des Beins und die Organe der Brusthöhle. Venen werden grundsätzlich im anatomischen Unterricht ein wenig vernachlässigt und meist nur auf Begleitstrukturen der Arterien reduziert, die diesen im Verlauf und daher meist auch in der Bezeichnung entsprechen. In manchen Regionen gibt es allerdings Abweichungen von dieser Regel oder bestimmte klinische Bezüge, die eine Erläuterung erfordern. An den Extremitäten gibt es ein **oberflächliches (epifasziales)** Venensystem, das unabhängig von den Arterien verläuft, und ein **tiefes (subfasziales) Venensystem,** bei dem distal (am Unterarm/-schenkel) meist 2 Venen die entsprechende Arterie begleiten und sich weiter proximal vereinigen. Da die oberflächlichen Venen aber über **Perforansvenen** mit dem tiefen Venensystem verbunden sind, die im Inneren Taschenklappen aufweisen und damit den Blutfluss nur in Richtung der tiefen Venen zulassen, fließt ein Großteil (ca. 75 %) des venösen Bluts über das tiefe Venensystem zurück zum Herzen.

Thromben in den tiefen Venen sind potenziell lebensgefährlich, da sie durch den Blutstrom abgelöst werden können. Sie gelangen dann als Emboli über die **untere Hohlvene (V. cava inferior)** in den rechten Vorhof des Herzens (Atrium dextrum) und über die **rechte Herzkammer (Ventriculus dexter)** in die Lungenarterien **(Aa. pulmonales),** die das sauerstoffarme Blut in die Lunge leiten.

Auf der rechten Seite liegt der Hauptbronchus über der Arterie, die Venen ganz vorne unten. Die schwarzen Knoten auf der Schnittfläche einer entnommenen Lunge sind die Hilumlymphknoten der Lunge.

Wenn man das Parenchym der Lunge vom Hilum aus entfernt, sieht man, dass die Lungenarterien sich auch im weiteren Verlauf den Aufzweigungen des Bronchialbaums anschließen, während die **Lungenvenen (Vv. pulmonales)** eigenständig verlaufen. Die gelbliche Farbe der Lungenarterien ist charakteristisch, da sie wie alle herznahen Arterien aufgrund der vielen elastischen Fasern in ihrer Muskelschicht zum elastischen Typ zählen. Wenn bei einer Lungenembolie ein erheblicher Teil der Gefäßdurchmesser verlegt wird, kommt es akut zu einer drastischen Abnahme der Gasaustauschfläche und dadurch zu Atemnot. Lebensgefährlich aber ist der Druckanstieg im Lungenkreislauf, dem der rechte Ventrikel entweder sofort oder auf Dauer nicht gewachsen ist, sodass es durch Rechtsherzinsuffizienz (Cor pulmonale) zum Tod kommen kann. Daher achtet man im Präpariersaal bei der Präparation des Herzens

Das Herz zum ersten Mal in der Hand zu halten ist ein besonderes Gefühl! Um dich orientieren zu können, musst du das Herz immer so halten, wie es im Mediastinum liegt. Dann ist der rechte Ventrikel vorne!

immer auf die Wandstärke des rechten Ventrikels, die normal mit 3–5 mm ungefähr ein Drittel der Dicke der linken Wand ausmacht. Ein größerer Wanddurchmesser kann Hinweis auf eine chronische Rechtsherzbelastung sein.

Zurück in der Klinik

Die Therapie wird auf eine sechsmonatige orale Einnahme von Marcumar® zur Gerinnungshemmung umgestellt. Die molekularbiologische Untersuchung ergibt eine Mutation des Gerinnungsfaktors V und damit ein erblich bedingtes erhöhtes Risiko von Thrombosen. Daher wird der Patientin von „Pille" und Rauchen abgeraten. Bei längeren Reisen und bei einer geplanten Schwangerschaft werden ihr die subkutane Injektion von niedermolekularem Heparin und das Tragen von Kompressionsstrümpfen empfohlen.

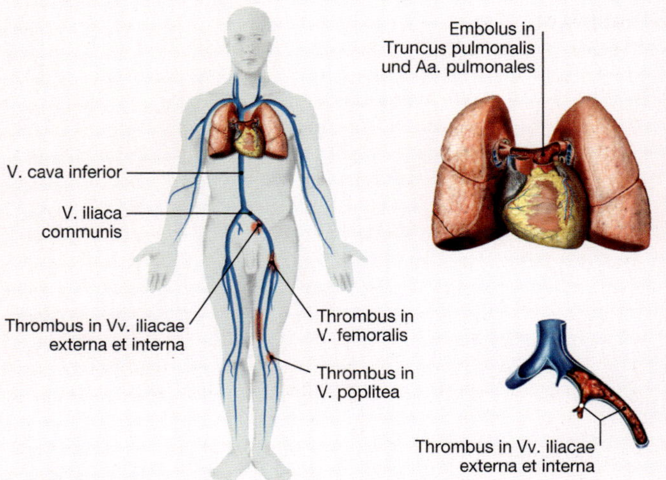

Abb. a Tiefe Beinvenenthrombose mit der Komplikation einer Lungenembolie. [S702-L266]

Topographie

Oberflächenanatomie

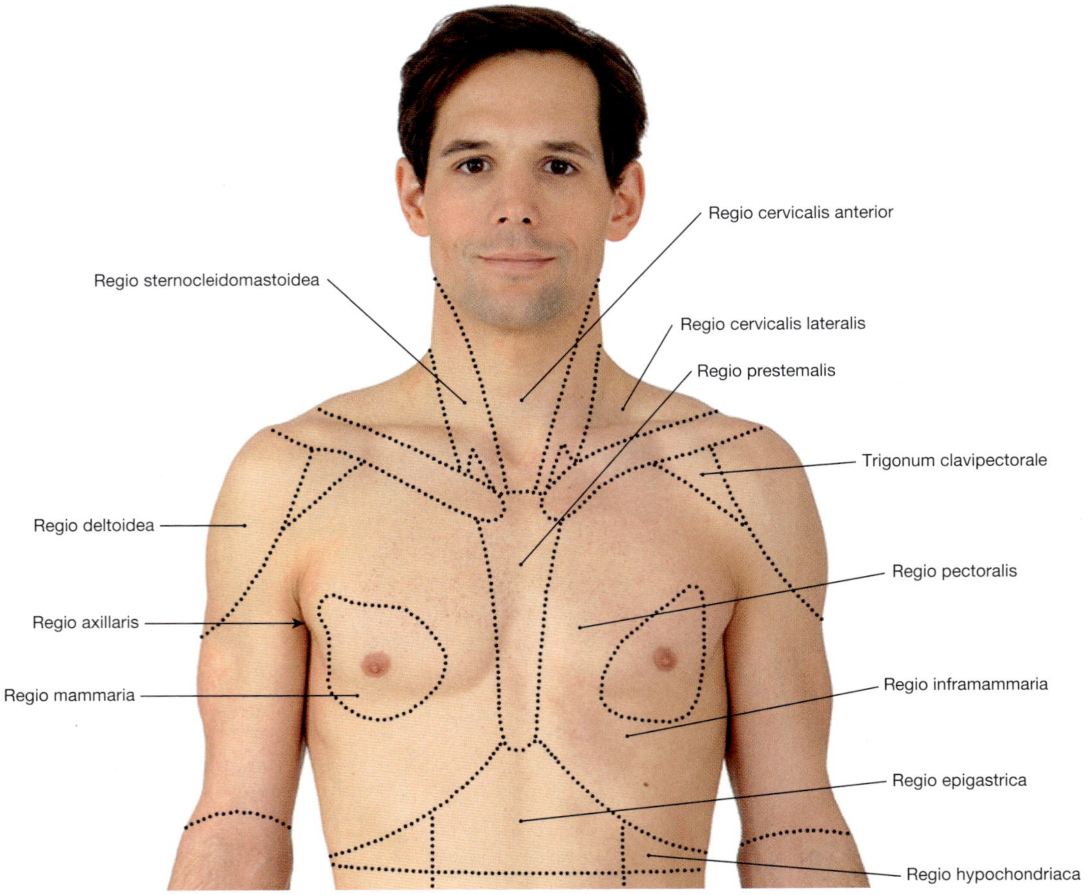

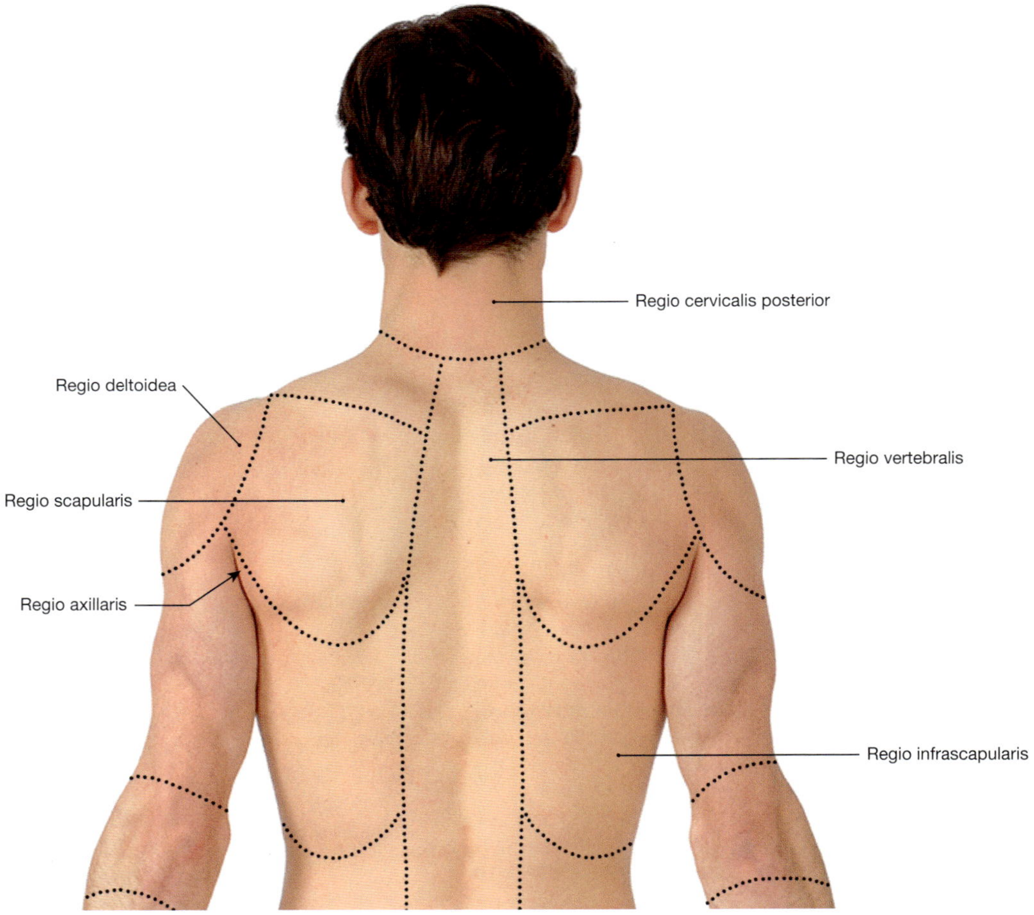

Abb. 5.1 a und b Regionen des Thorax. [S701-J803]
a Ansicht von ventral.
b Ansicht von dorsal.

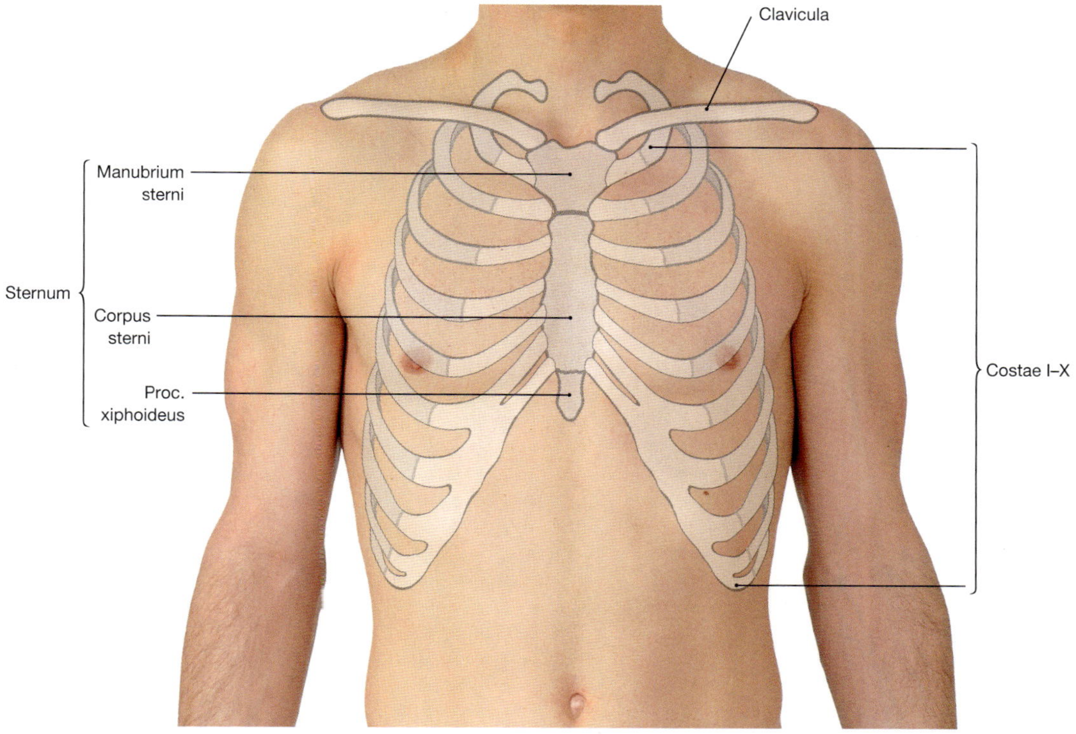

Abb. 5.2 Projektion des knöchernen Brustkorbs, Cavea thoracis, auf die vordere Thoraxwand; Ansicht von ventral. [S701-L271-L126]

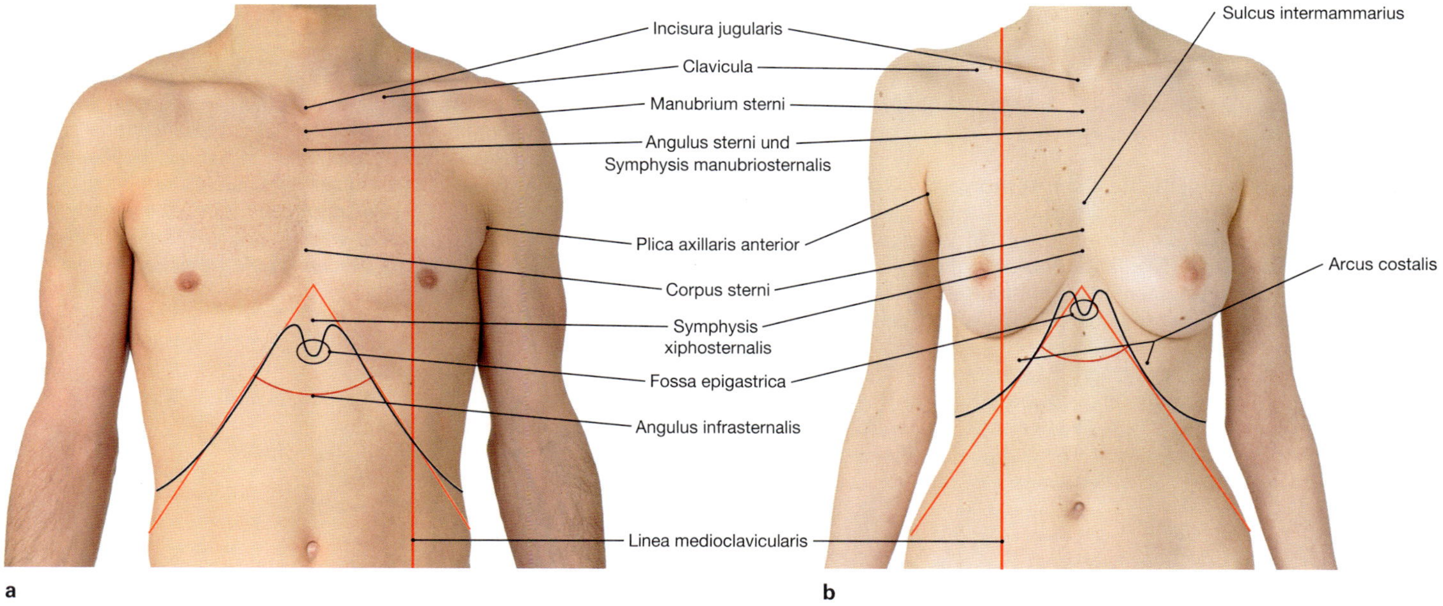

Abb. 5.3 a und b Oberflächen-Landmarken auf der vorderen Thoraxwand; Ansicht von ventral. [S701-J803]

a Ansicht beim Mann.
b Ansicht bei der Frau.

Pleurahöhlen und Mediastinum

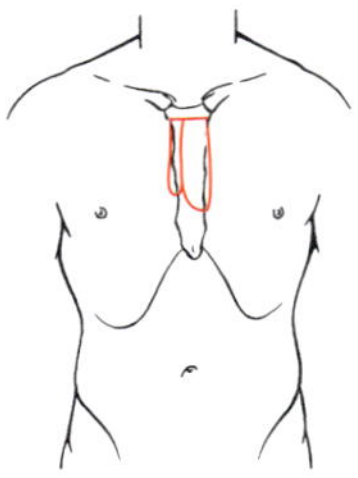

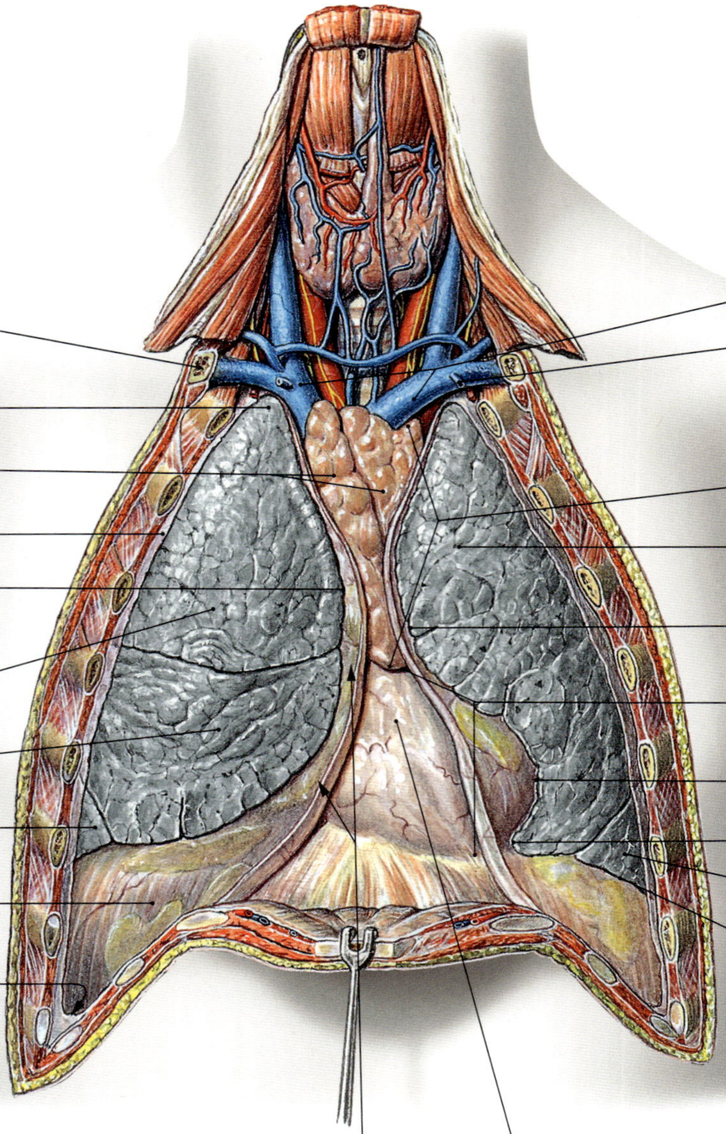

Abb. 5.4 Mittelfell, Mediastinum, und Pleurahöhlen, Cavitates pleurales, eines Jugendlichen; Ansicht von ventral; nach Entfernung der Brustwand. [S700]

Nach Eröffnung der **Brusthöhle, Cavitas thoracis,** werden die beiden Pleurahöhlen sichtbar, in denen die beiden Lungen gelegen sind. Die Pleurahöhlen werden in der Mitte durch einen Bindegewebsraum getrennt, der als **Mittelfell (Mediastinum)** bezeichnet wird. Das Mediastinum enthält das Herz, das in den **Herzbeutel, Pericardium,** eingebettet ist, sowie den **Thymus** und eine Reihe von **Leitungsbahnen,** welche die Brusthöhle durch die obere Thoraxöffnung mit dem Hals sowie durch das Zwerchfell mit dem Bauchraum verbinden.

Die Pleurahöhle (Cavitas pleuralis) wird vom Rippenfell **(Pleura parietalis)** bedeckt. Die Pleura parietalis gliedert sich in Pars mediastinalis, Pars costalis und Pars diaphragmatica. Das Lungenfell **(Pleura visceralis)** bedeckt die äußere Oberfläche der Lungen. Beide Pleurablätter bilden einen kapillären Spaltraum, der insgesamt 5 ml seröse Flüssigkeit enthält, welche die Haftung der Lunge an der Rumpfwand vermittelt.

Oben überragen die Pleurahöhlen auf beiden Seiten mit der Pleurakuppel **(Cupula pleurae)** die obere Thoraxapertur um 2,5 cm bis zu 5 cm. Die medialen Pleuragrenzen lassen oben das Trigonum thymicum und unten das Trigonum pericardiacum zwischen sich frei. Die Pleurahöhlen weisen 4 paarige **Reserveräume (Recessus pleurales)** auf, in die sich die Lunge bei tiefer Inspiration ausdehnt:

- **Recessus costodiaphragmaticus:**
  lateral, in der mittleren Axillarlinie bis 5 cm tief
- **Recessus costomediastinalis:**
  beidseits ventral zwischen Mediastinum und Brustwand
- **Recessus phrenicomediastinalis:**
  kaudal zwischen Zwerchfell und Mediastinum
- **Recessus vertebromediastinalis:**
  dorsal neben der Wirbelsäule (→Abb. 5.139b)

Klinik

Eine Vermehrung der Flüssigkeit im Pleuraspalt **(Pleuraerguss)** kann bei einer Lungenentzündung durch entzündliche Beteiligung der Pleura (Pleuritis), durch Rückstau bei (Links-)Herzinsuffizienz oder bei Tumoren der Lunge und der Pleura auftreten. Daneben gibt es chylöse Pleuraergüsse, bei denen sich Lymphe aus dem Ductus thoracicus in die Pleurahöhle ergießt. Pleuraergüsse verursachen einen dumpfen Klopfschall. Sie werden im Recessus costodiaphragmaticus punktiert, um die Ursache abzuklären und die Atemexkursion zu verbessern.

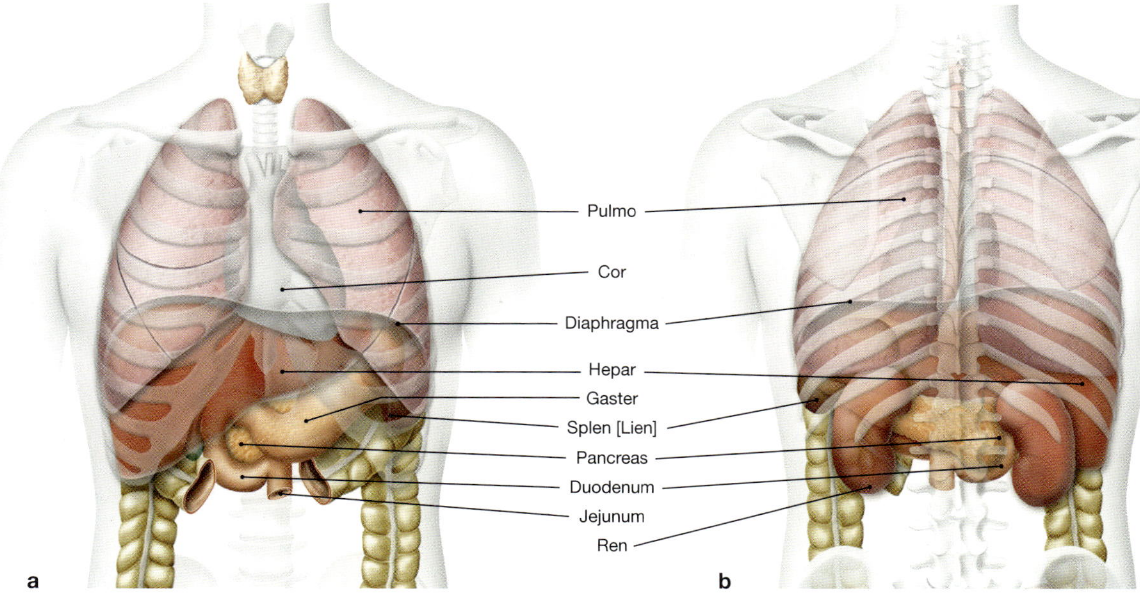

Abb. 5.5 a und b Brusthöhle, Cavitas thoracis, und Organe des Oberbauchs; schematische Darstellung. [S700-L275]
a Ansicht von ventral.
b Ansicht von dorsal.
In der Brusthöhle liegt das **Herz, Cor,** in seinem Herzbeutel im **Mittelfell, Mediastinum,** und damit zwischen den beiden **Pleurahöhlen, Cavitates pleurales,** welche die rechte und linke **Lunge, Pulmo dexter und Pulmo sinister,** beherbergen. Da die Zwerchfellkuppeln relativ hoch stehen (rechts bei Exspiration im 4. Interkostalraum, ICR, links einen halben bis ganzen ICR tiefer), bedecken die Rippen neben den Organen der Brusthöhle auch die **Organe des Oberbauchs** (rechts Leber und Gallenblase, links Magen und Milz, beidseits dorsal Nieren und Nebennieren). Diese Organe sind damit relativ gut vor mechanischen Einwirkungen geschützt.

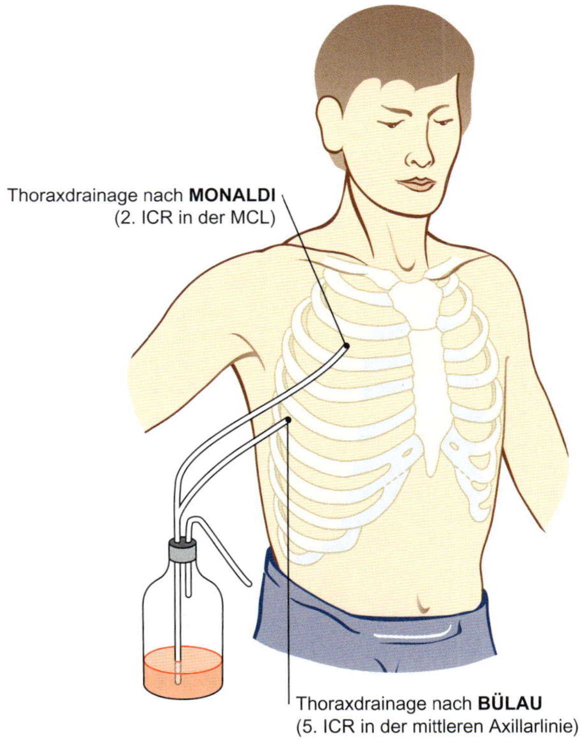

Abb. 5.6 Thoraxdrainage; Ansicht von rechts ventral; schematische Darstellung. [S702-L126]
Bei der Thoraxdrainage unterscheidet man 2 Zugangswege: Nach **MONALDI** wird die Punktion im 2. Zwischenrippenraum (2. ICR) in der Medioklavikularlinie (MCL) angelegt, bei der Anlage nach **BÜLAU** im 5. ICR in der mittleren Axillarlinie.

Klinik

Wenn durch Blutansammlung in der Pleurahöhle (Hämatothorax) oder durch Stauung von Luft in der Pleurahöhle (Spannungspneumothorax) die Lungenexkursion beeinträchtigt oder bei einem Pneumothorax die Lunge kollabiert ist, wird eine **Thoraxdrainage** angelegt, um das Blut abzusaugen und die Lunge wieder zu entfalten. Dazu gibt es 2 Zugangswege, bei denen die Gefahr der Schädigung umliegender Organe möglichst gering ist:

- **MONALDI-Drainage:** im 2. ICR in der MCL. Weiter medial sollte nicht eingestochen werden, um die parasternal verlaufende A./V. thoracica interna nicht zu schädigen. Lateral dagegen liegen die axillären Leitungsbahnen und die Nn. intercostobrachiales.
- **BÜLAU-Drainage:** im 5. ICR in der mittleren Axillarlinie. Hier darf nicht die Leber punktiert werden, die sich unter der rechten Zwerchfellkuppel befindet. Letztere kann sich bei maximaler Exspiration bis in den 4. ICR erstrecken.

In der präklinischen Notfallversorgung sind beide Zugangswege sinnvoll, bei einem Pneumothorax wird in der Klinik dagegen der MONALDI-Zugang gewählt.

Mediastinum

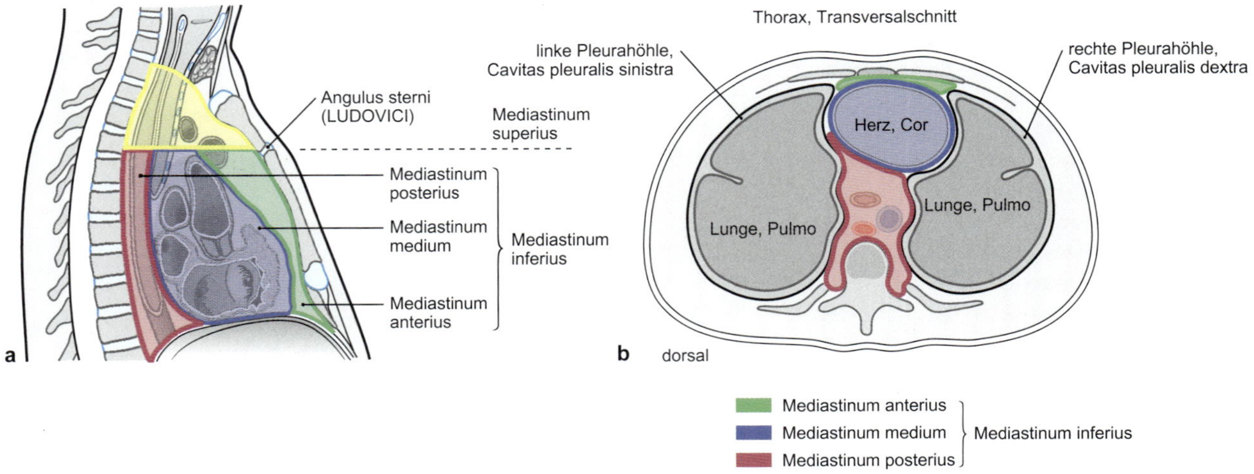

Abb. 5.7 a und b Gliederung des Mediastinums; schematische Darstellung.
a Sagittalschnitt mit Ansicht von rechts. [S700-L126]
b Transversalschnitt mit Ansicht von unten. [S701-L126]
Der Bindegewebsraum, der die beiden Pleurahöhlen trennt, wird als **Mittelfell, Mediastinum,** bezeichnet. Das Mediastinum gliedert sich in ein Mediastinum inferius, in dem das Herz liegt, und in ein Mediastinum superius. Das untere Mediastinum wird weiter in ein Mediastinum anterius vor dem Herzen, in ein Mediastinum medium mit dem Herzbeutel und in ein Mediastinum posterius hinter dem Herzbeutel eingeteilt.
Klinischer Hinweis: Der Angulus sterni (LUDOVICI) ist eine tastbare Oberflächen-Landmarke für die Grenze zwischen oberem und unterem Mediastinum.

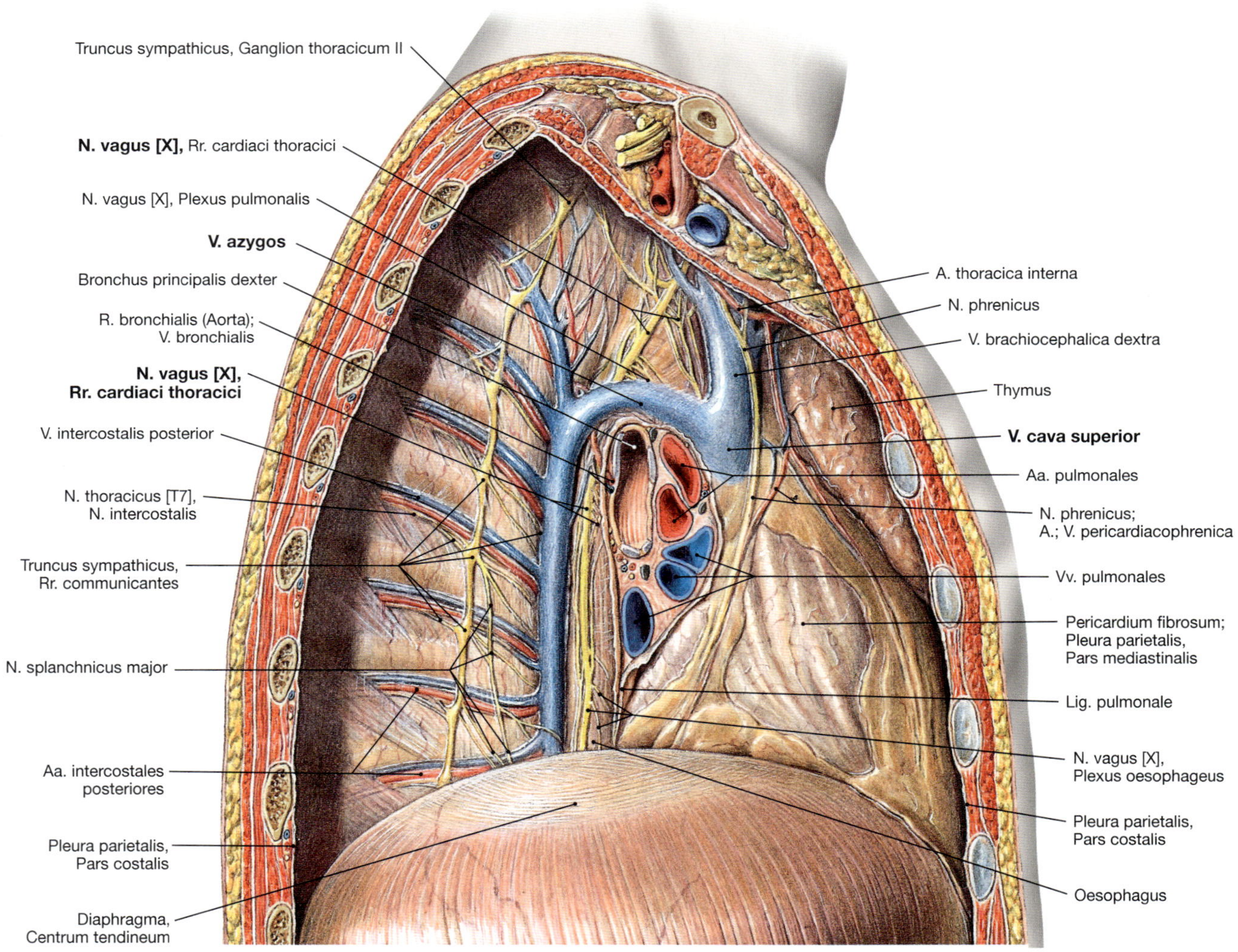

Abb. 5.8 Mediastinum und Pleurahöhle, Cavitas pleuralis, eines Jugendlichen; Ansicht von rechts; nach Entfernung der seitlichen Brustwand und der rechten Lunge. [S700]
Bei Ansicht von rechts fällt im hinteren Mediastinum besonders die **V. azygos** auf, die neben der Wirbelsäule aufsteigt, die rechte Lungenwurzel überquert und dann auf Höhe des 4./5. Brustwirbels von dorsal in die V. cava superior einmündet. Die übrigen Strukturen sind im Verlauf ähnlich wie in der linken Pleurahöhle (→ Abb. 5.9). Der **N. vagus [X]** zieht hinter dem Hauptbronchus (Bronchus principalis dexter) zum Oesophagus, während der **N. phrenicus** vor der V. cava superior auf den Herzbeutel gelangt.

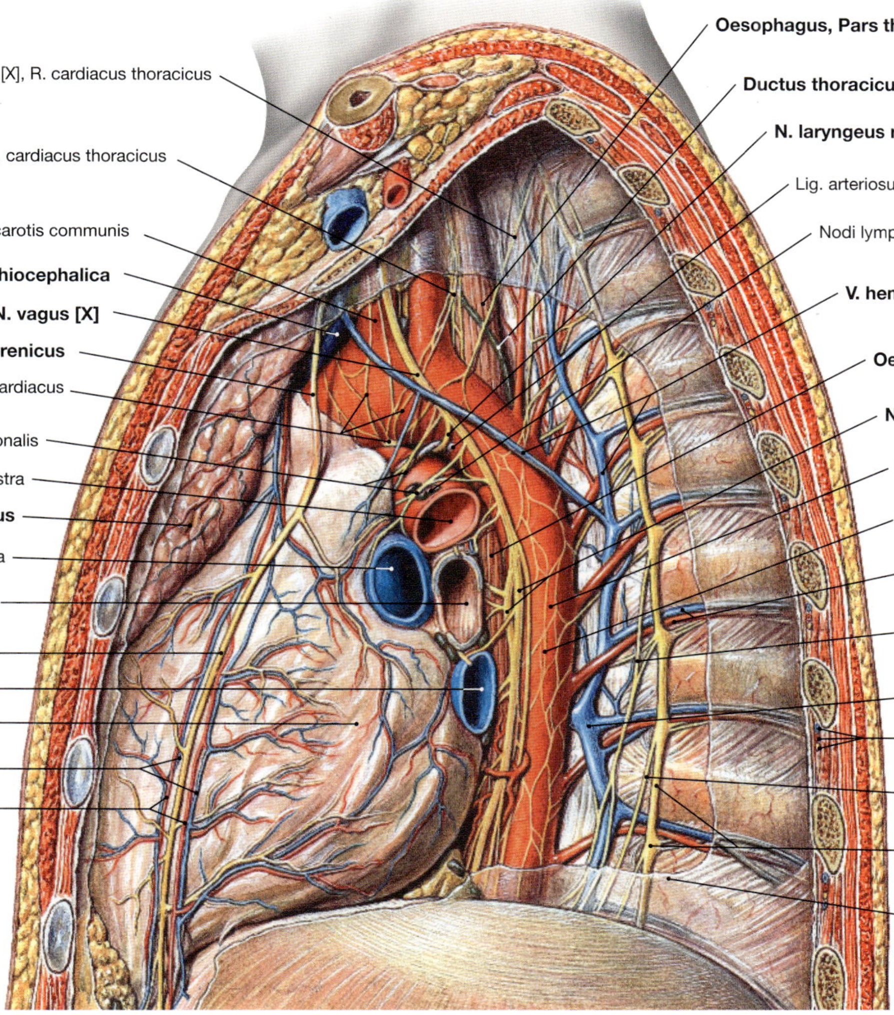

Abb. 5.9 Mediastinum und Pleurahöhle, Cavitas pleuralis, eines Jugendlichen; Ansicht von links; nach Entfernung der seitlichen Brustwand und der linken Lunge. [S700]

Bei Ansicht von links wird das hintere Mediastinum durch die **Aorta (Pars thoracica)** dominiert, die links vor der Wirbelsäule absteigt. Seitlich auf den Wirbelkörpern liegt die **V. hemiazygos,** die zwischen dem 10. und 7. Brustwirbel in die V. azygos mündet. Sie kommuniziert meist mit der **V. hemiazygos accessoria,** die das Blut der oberen Interkostalvenen aufnimmt. Noch weiter lateral, auf den Köpfchen der Rippen, liegen die Ganglien des **Grenzstrangs** des sympathischen Nervensystems **(Truncus sympathicus),** aus denen die **Nn. splanchnici major und minor** abgehen. Der **N. vagus [X]** zieht hinter der Lungenwurzel an den Oesophagus heran, nachdem er den **N. laryngeus recurrens** abgegeben hat, der sich auf der linken Seite um den Aortenbogen herumschlingt. Im mittleren Mediastinum liegt der Herzbeutel und auf diesem der **N. phrenicus,** der von den **A./V. pericardiacophrenica** begleitet wird. Im oberen Mediastinum bedeckt der Thymus die großen Gefäße von ventral.

Inhalte des Mediastinums	
Inhalt des Mediastinum superius	**Inhalt des Mediastinum inferius**
• Thymus • Trachea • Oesophagus • Arcus aortae • Vv. brachiocephalicae und V. cava superior • Lymphbahnen: Lymphstämme (Ductus thoracicus, Trunci bronchomediastinales) und mediastinale Lymphknoten • Vegetatives Nervensystem (Truncus sympathicus, N. vagus [X] mit N. laryngeus recurrens) • N. phrenicus	• **Mediastinum anterius:** retrosternale Lymphabflüsse der Brustdrüse, vordere mediastinale Lymphknoten • **Mediastinum medium:** Herzbeutel mit herznahen Gefäßen (Aorta ascendens, Truncus pulmonalis, V. cava superior), N. phrenicus mit Vasa pericardiacophrenica, mittlere mediastinale Lymphknoten • **Mediastinum posterius:** Aorta descendens, Oesophagus mit Plexus oesophageus des N. vagus, N. vagus (Truncus vagalis anterior und posterior), Ductus thoracicus, Truncus sympathicus mit Nn. splanchnici, V. azygos und V. hemiazygos sowie interkostale Leitungsbahnen, hintere mediastinale Lymphknoten

Thymus

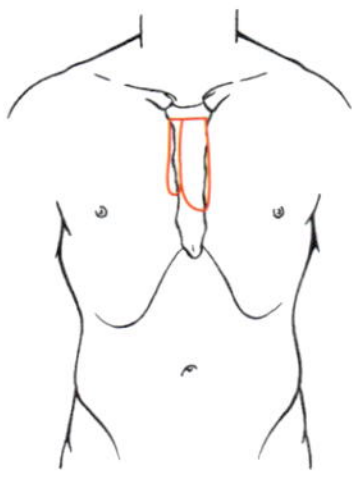

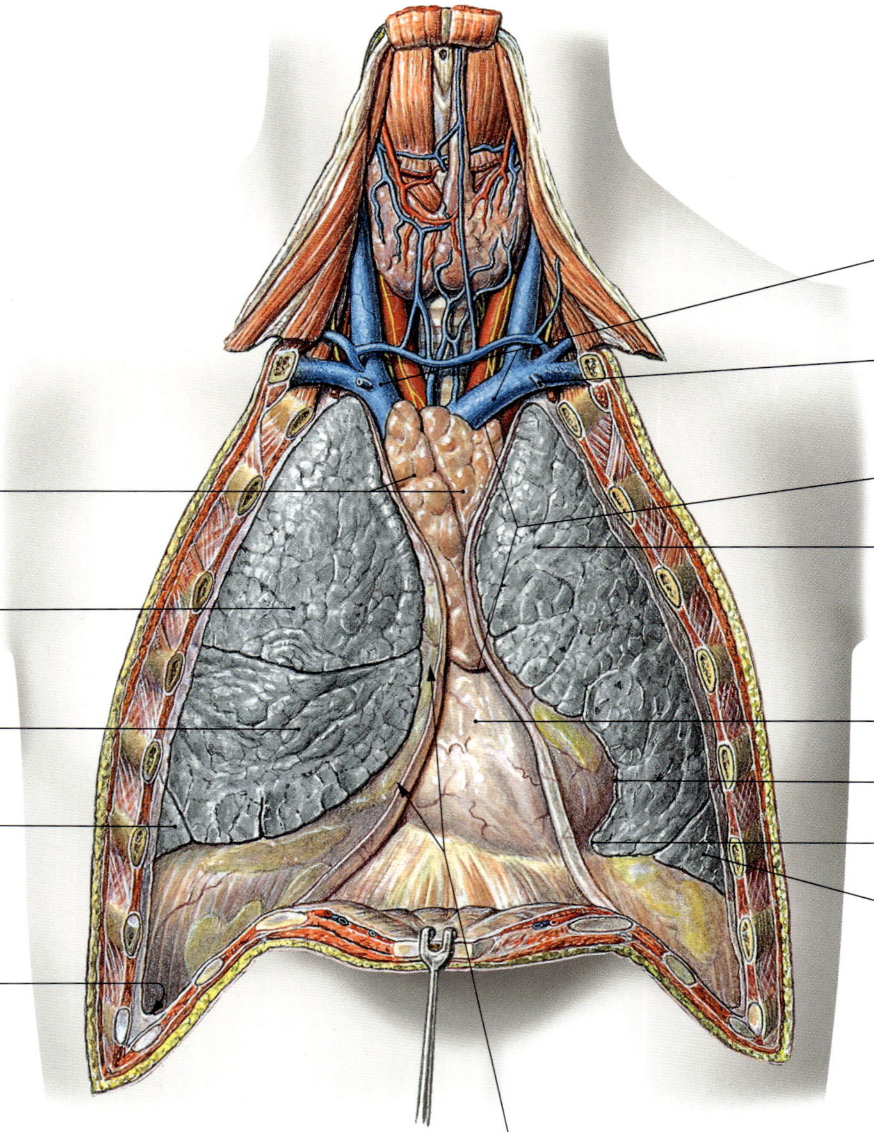

Abb. 5.10 Oberes Mediastinum mit Bries, Thymus, eines Jugendlichen; Ansicht von ventral; nach Entfernung der vorderen Rumpfwand. [S700]

Das **Bries (Thymus)** liegt im oberen Mediastinum im Trigonum thymicum zwischen den medialen Rändern der Pleurahöhlen. Der Thymus wiegt beim Erwachsenen ca. 20 g und verändert sich zeitlebens in seiner geweblichen Zusammensetzung. Da sich sein Gesamtvolumen (5 cm × 3 cm × 1 cm) dabei kaum ändert, ist er beim Neugeborenen relativ gesehen viel größer als beim Erwachsenen (→ Abb. 5.12). Bei einem jungen Erwachsenen ist der Thymus noch relativ groß. Nach der Pubertät wird das spezifische Thymusgewebe zunehmend durch Fettgewebe ersetzt, sodass der Thymus als Organ beim alten Menschen oft schwer zu identifizieren ist. Beim alten Menschen ist er fast vollständig durch 2 Fettlappen ersetzt. Daher findet man an den Präparaten oft nur Thymusrestkörper, die makroskopisch lediglich anhand kleiner arterieller Äste aus der A. thoracica interna/A. thyroidea:inferior und venöser Verbindungen zu den Vv. brachiocephalicae identifiziert werden können, die meist am oberen Pol des Thymus eintreten. Trotzdem bleibt immer spezifisches Thymusgewebe erhalten, um eine Immunabwehr zu ermöglichen.

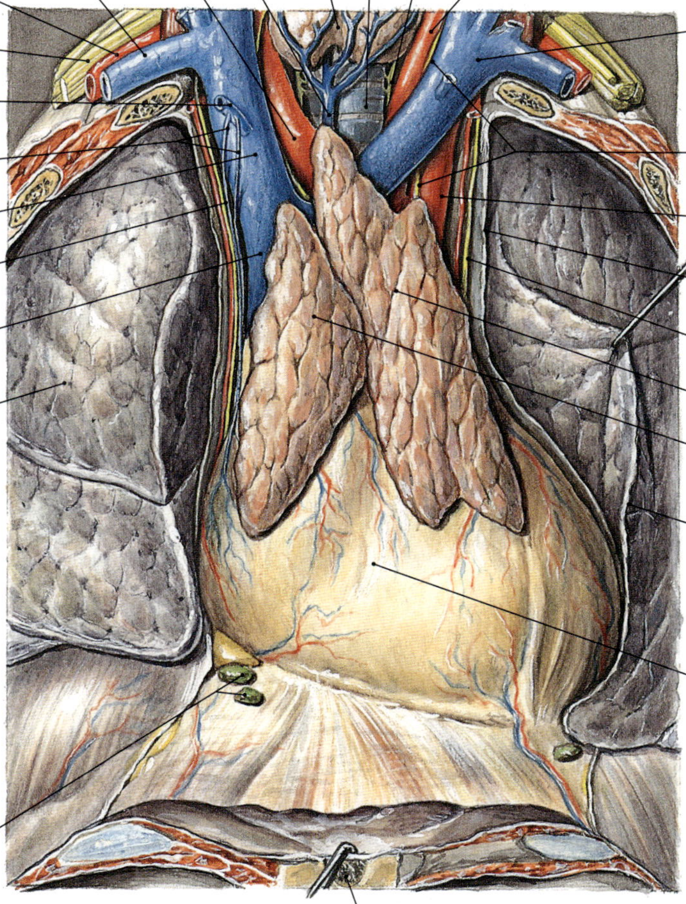

Abb. 5.11 Bries, Thymus, eines Jugendlichen; Ansicht von ventral. [S700]

Der Thymus ist ein **primäres lymphatisches Organ.** Er dient der Vermehrung und Selektion von T-Lymphozyten, die anschließend den Thymus verlassen, um in den sekundären lymphatischen Organen die spezifische zelluläre Immunabwehr zu übernehmen.

Der Thymus entwickelt sich aus dem Entoderm der 3. Schlundtasche und dem Ektoderm der 3. Schlundfurche. Makroskopisch besteht er aus 2 Lappen (Lobi dexter und sinister), die im vorderen Abschnitt des oberen Mediastinums den großen Gefäßen aufliegen. Diese Lappen sind mikroskopisch in Läppchen untergliedert.

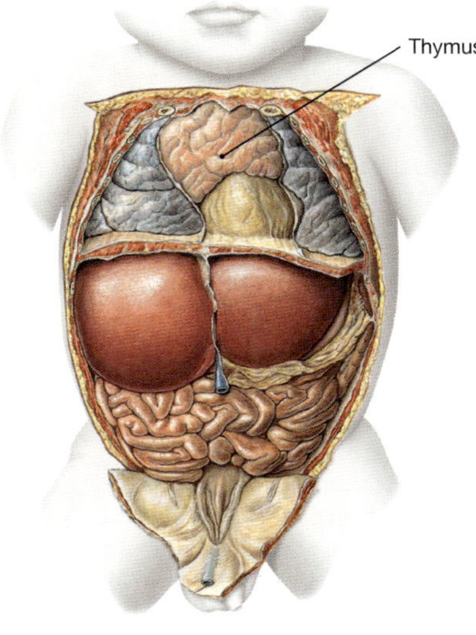

Abb. 5.12 Lage des Bries, Thymus, eines Neugeborenen; Ansicht von ventral; nach Entfernung der vorderen Rumpfwand. [S700]

N. phrenicus

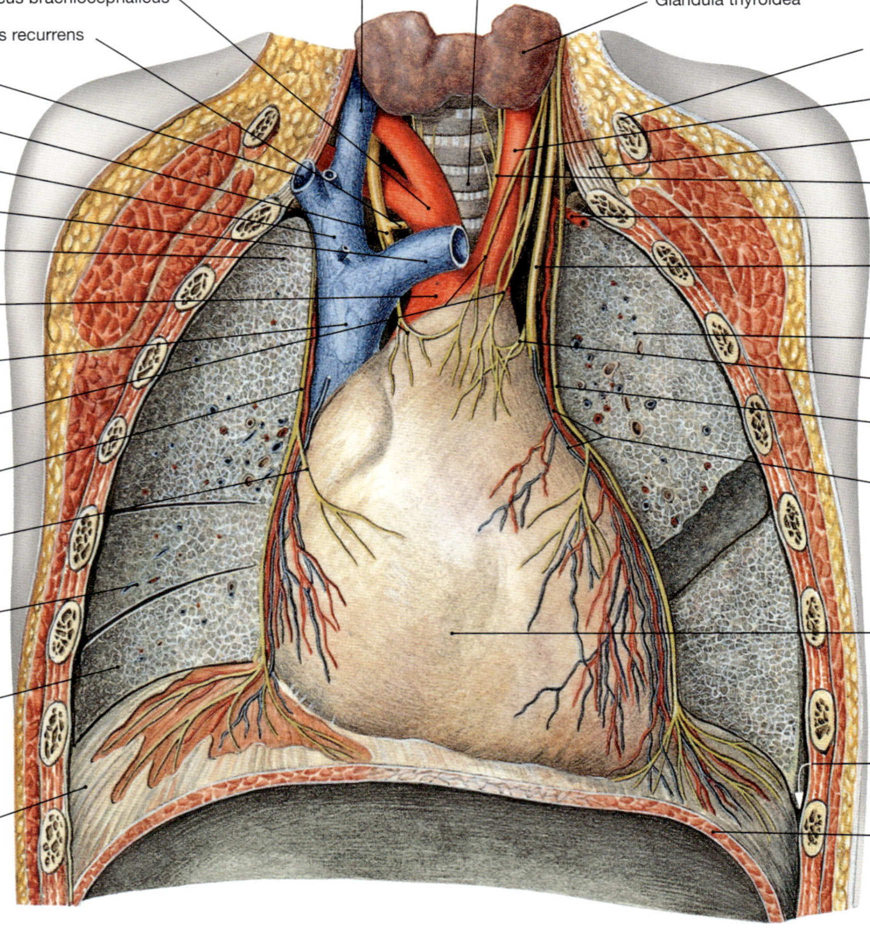

Abb. 5.13 Mittleres Mediastinum; Ansicht von ventral; nach Entfernung der vorderen Brustwand, Lungen in der Frontalebene durchgeschnitten. [S700]

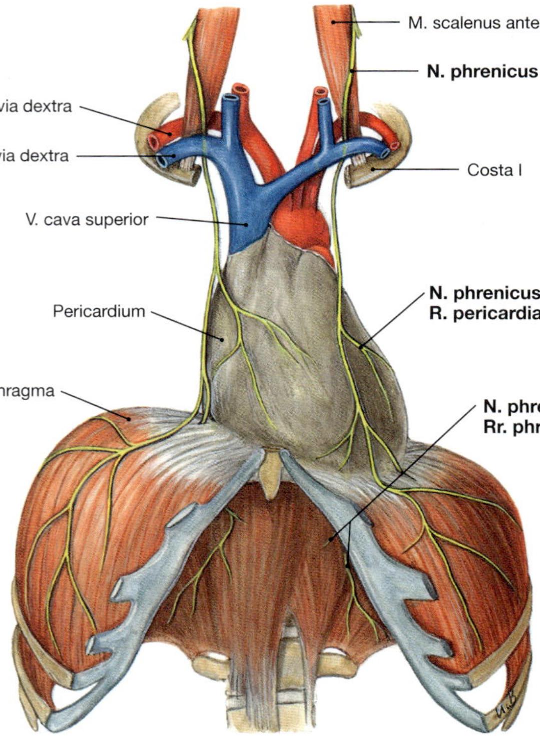

Abb. 5.14 Verlauf des N. phrenicus. [S700]
Der **N. phrenicus** entspringt den Segmenten C3 bis C5 (hauptsächlich C4) des Plexus cervicalis, zieht am Hals auf dem M. scalenus anterior nach kaudal (Leitmuskel!) und gelangt dann im unteren **mittleren Mediastinum** vor der Lungenwurzel auf den Herzbeutel **(Pericardium),** wo er in Begleitung der Vasa pericardiacophrenica, bedeckt von der Pleura mediastinalis, zum Zwerchfell absteigt, das er motorisch innerviert. Daneben besitzt er sensorische Äste zum Herzbeutel (R. pericardiacus), für die Pleura diaphragmatica sowie das Peritoneum parietale auf der Unterseite des Zwerchfells (Rr. phrenicoabdominales). Die Rr. phrenicoabdominales innervieren auch das Peritoneum viscerale auf Leber und Gallenblase.

Klinik

Der entwicklungsgeschichtlich bedingte Verlauf des N. phrenicus hat bei **Querschnittslähmungen** klinische Bedeutung. Schädigungen des Rückenmarks kaudal von C4 führen nicht zu Atemstörungen, während eine Verletzung des Segments C4 zum Ersticken führen kann.

Die Innervation von **Leber und Gallenblase** durch die Rr. phrenicoabdominales kann zu einer **Schmerzübertragung in die rechte Schulter** (bei Leberpunktion, Entzündung der Gallenblase) führen. Bei Rupturen der Milz gibt es eine ähnliche Schmerzausstrahlung in die linke Schulter.

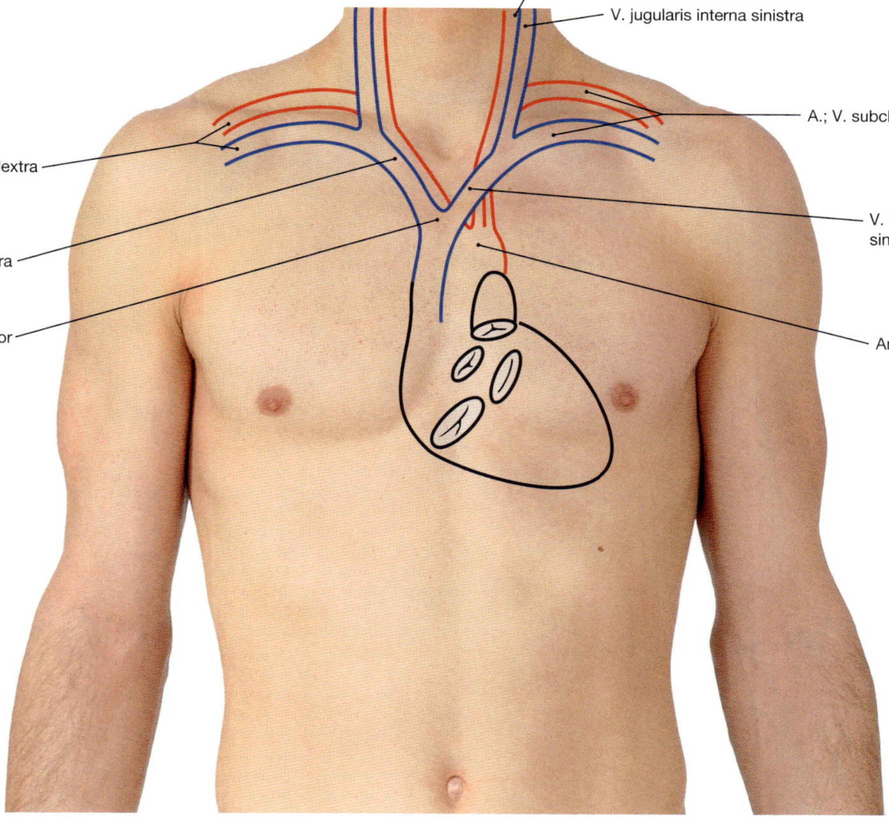

Abb. 5.15 Projektion der großen Gefäße des oberen Mediastinums auf die vordere Thoraxwand; Ansicht von ventral. [S701-J803-L126]

Die V. brachiocephalica sinistra durchquert das obere Mediastinum hinter dem Manubrium sterni und vereinigt sich hinter dem ersten Sternokostalgelenk mit der V. brachiocephalica dextra zur **oberen Hohlvene (V. cava superior).**

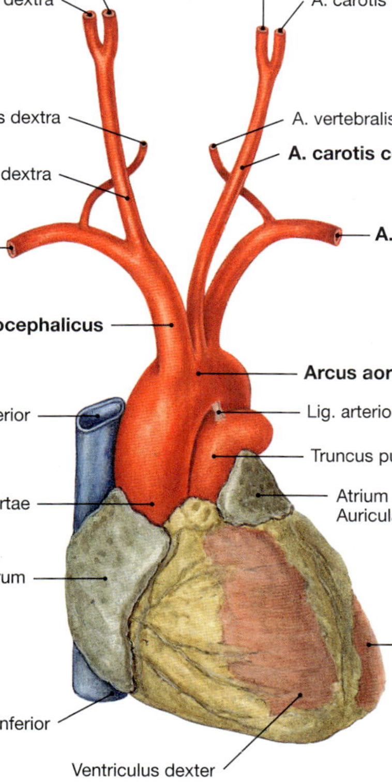

Abb. 5.16 Aorta ascendens und Aortenbogen, Arcus aortae, mit Abgängen der großen Arterien; Ansicht von ventral. [S700]

Die **aufsteigende Aorta (Pars ascendens aortae** oder **Aorta ascendens)** liegt noch im Herzbeutel und damit im unteren Mediastinum. Sie geht im oberen Mediastinum in den **Aortenbogen, Arcus aortae,** über, der über das Lig. arteriosum mit dem Truncus pulmonalis verbunden ist, und setzt sich dann im absteigenden Schenkel (Pars descendens aortae) der Aorta thoracica fort (→ Abb. 5.20). Der Aortenbogen gibt folgende Äste ab:

- Truncus brachiocephalicus (rechts), der sich in die A. subclavia dextra und die A. carotis communis dextra aufzweigt
- A. carotis communis sinistra
- A. subclavia sinistra

Topographie

Aortenbogen mit Abgängen

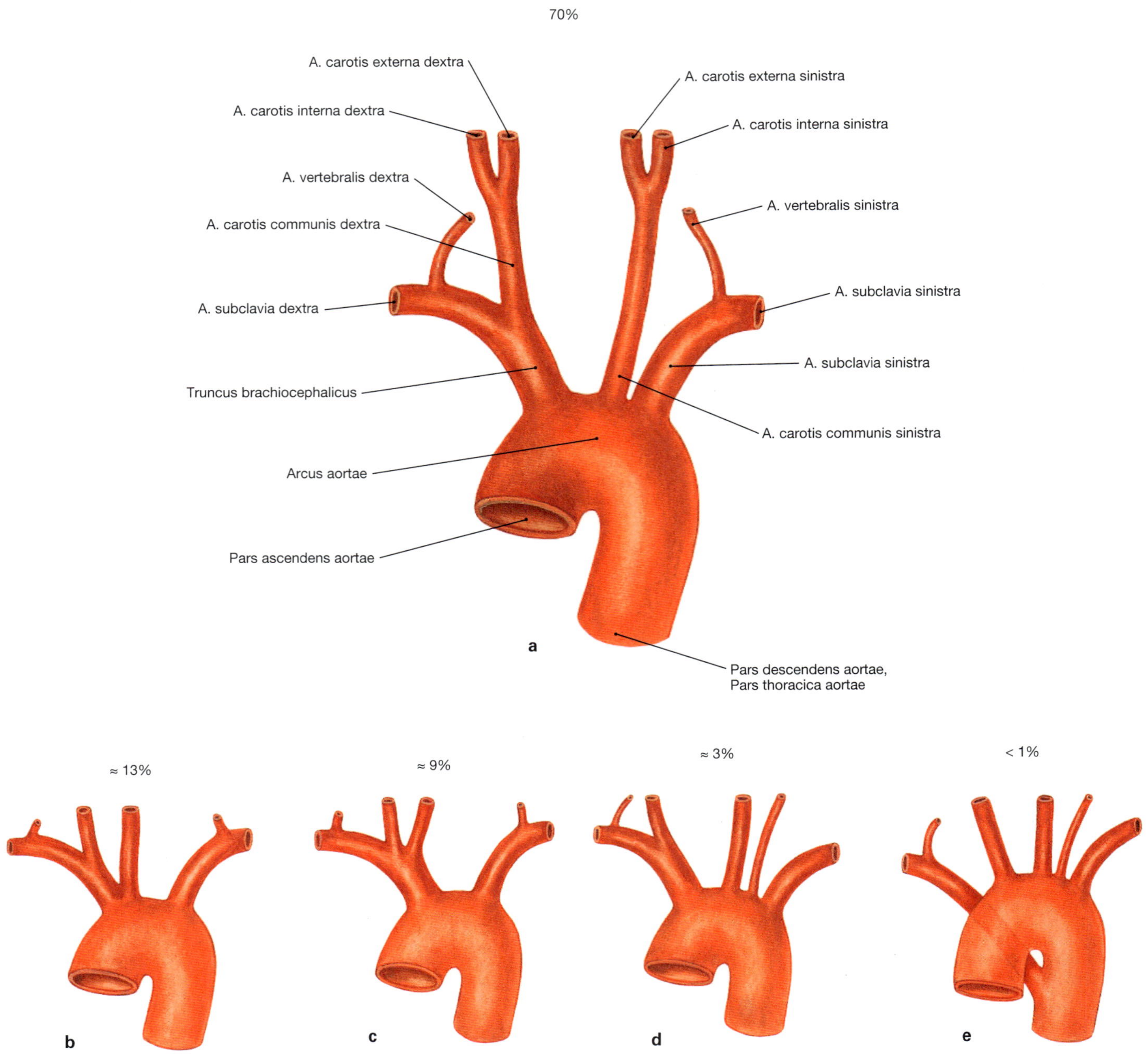

Abb. 5.17 a–e Varietäten der Abgänge der großen Arterien vom Aortenbogen. [S700]
a „Lehrbuchfall"
b gemeinsamer Ursprung von Truncus brachiocephalicus und A. carotis communis sinistra
c gemeinsamer Stamm für Truncus brachiocephalicus und A. carotis communis sinistra
d selbstständiger Abgang der A. vertebralis sinistra aus dem Arcus aortae
e Abgang der A. subclavia dextra als letzter Ast aus dem Arcus aortae. Diese abnorme Arterie verläuft meist hinter dem Oesophagus nach rechts und kann Schluckbeschwerden (Dysphagie) hervorrufen **(A. lusoria).**
Das Vorkommen einer eigenständigen, zur Schilddrüse ziehenden **A. thyroidea ima,** die dem Truncus brachiocephalicus oder als zweiter Ast dem Aortenbogen entspringt, ist relativ selten.

Klinik

Für den Herz-Thorax-Chirurgen ist es bei **operativen Eingriffen am Aortenbogen** wichtig, den Verlauf der Nerven zu kennen, die den Aortenbogen überqueren. Eine Verletzung des **linken N. laryngeus recurrens** kann zu Heiserkeit und Luftnot bei Belastung führen, und eine Schädigung des **linken N. phrenicus** eine Ateminsuffizienz verursachen. Der N. phrenicus zieht auf der linken Seite **lateral** der A. carotis communis sinistra **ventral** über die A. subclavia sinistra, wobei er **dorsal** der V. subclavia sinistra bleibt, und überquert **ventral** den Aortenbogen und auch die Gefäße am Hilum der Lunge (Lungenstiel) (→ Abb. 5.81). Der linke N. vagus zieht **dorsal** der V. brachiocephalica sinistra **lateral** der A. carotis communis sinistra und **medial** der A. subclavia sinistra **ventral** über den Aortenbogen, an dessen Unterrand er den N. laryngeus recurrens abgibt. Der N. vagus wendet sich dann nach **dorsal** und steigt hinter den Gefäßen am Lungenhilum ab.

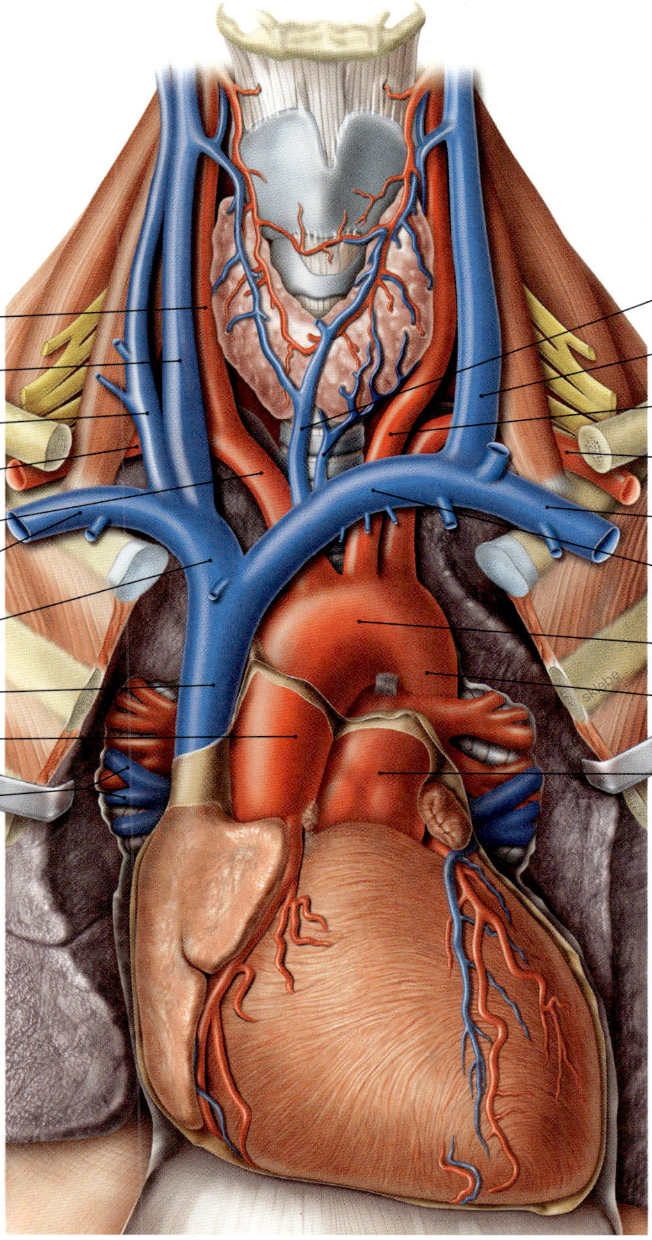

Abb. 5.18 Blutgefäße des oberen Mediastinums und obere Thoraxapertur, Apertura thoracis superior; Ansicht von ventral. [S701-L238]

Die A. subclavia tritt beidseits zusammen mit dem Plexus brachialis durch die **Skalenus-Lücke,** die zwischen dem M. scalenus anterior und dem M. scalenus medius gelegen ist und unten durch den Ansatz der Muskeln an der ersten Rippe begrenzt wird.

Klinik

Die Skalenus-Lücke kann zu eng sein, wenn eine zusätzliche Halsrippe am 7. Halswirbel vorhanden ist. Dabei ist der Proc. transversus des Wirbels verlängert, dessen Fortsätze am Ende Rippenrudimente darstellen. Alternativ kann ein zusätzlicher M. scalenus minimus die Lücke einengen. Die Folge ist ein **Thoracic-Outlet-Syndrom,** bei dem der Plexus brachialis und die A. subclavia besonders bei Elevation des Arms komprimiert werden, was zu einem Pulsdefizit und Taubheit im Arm führen kann.
[E402]

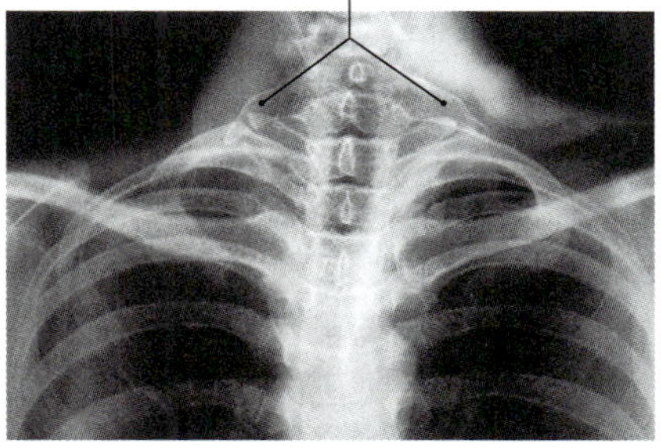

Aortenbogen mit Abgängen

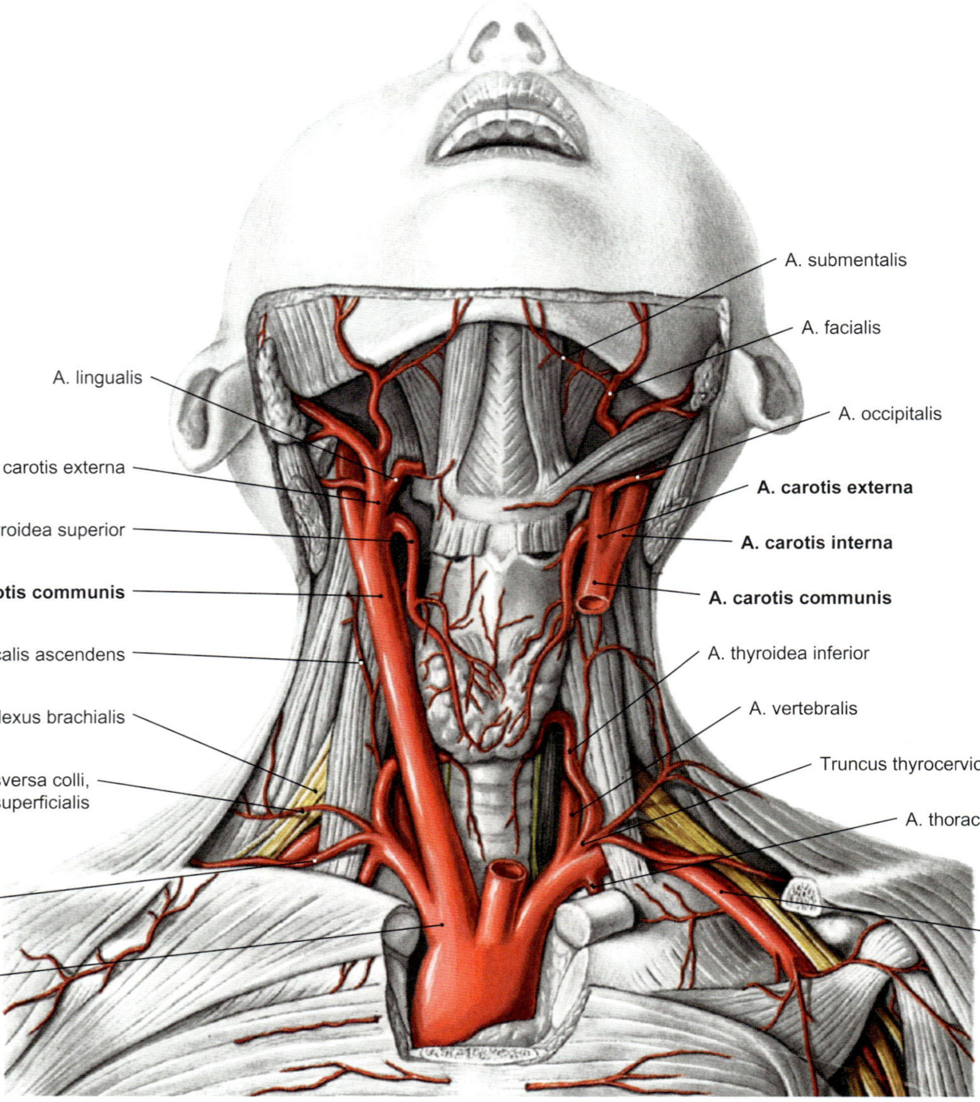

Abb. 5.19 Aortenbogen, Arcus aortae, mit Abgängen der großen Arterien; Ansicht von ventral nach Entfernung des Manubrium sterni. [B500-L238]/[G1068]

Im oberen Mediastinum gibt der **Aortenbogen, Arcus aortae,** zunächst rechts den Truncus brachiocephalicus ab, der sich in die A. subclavia dextra und die A. carotis communis dextra teilt. Dann folgen als Abgänge die A. carotis communis sinistra und die A. subclavia sinistra.
Man unterscheidet einen **Brustabschnitt** der Aortae (Pars thoracica aortae oder Aorta thoracica) und einen **Bauchabschnitt** (Pars abdominalis aortae oder Aorta abdominalis).

Die **Aorta thoracica** gliedert sich in:

- **Aufsteigende Aorta** (Pars ascendens aortae oder Aorta ascendens) mit den Herzkranzarterien (Aa. coronariae)
- **Aortenbogen** (Arcus aortae): s. o.
- **Absteigende Aorta** (Pars descendens aortae oder Aorta descendens) mit parietalen Ästen zur Versorgung der Rumpfwand und visceralen Ästen für die Brustorgane

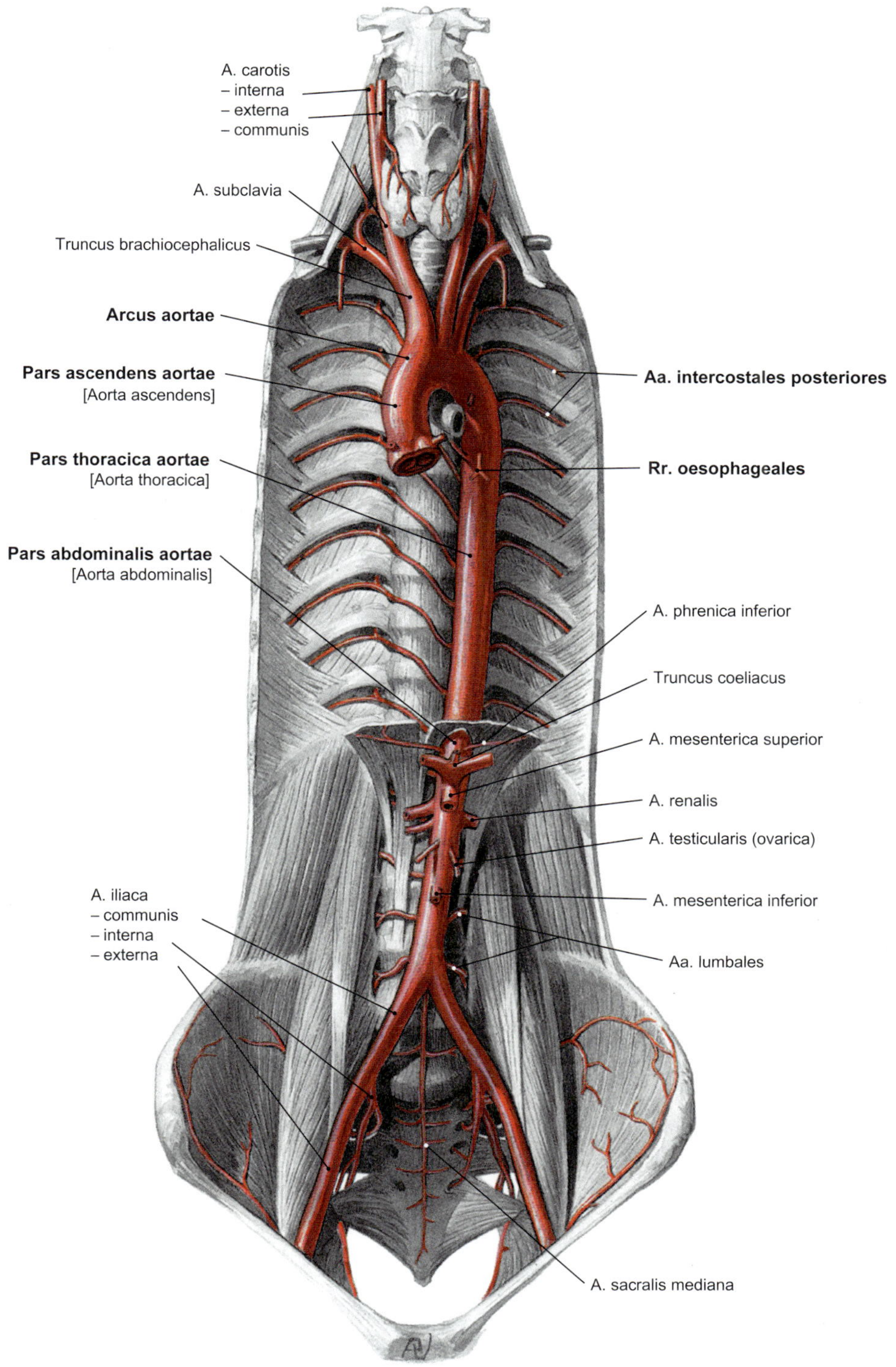

Abb. 5.20 Abschnitte der Aorta mit Abgängen der großen Arterien; Ansicht von ventral nach Entfernung der vorderen Rumpfwand, aller Organe und aller übrigen Leitungsbahnen von Brust-, Bauch- und Beckenhöhle. [G1066-O1109]

Parietale Äste der Brustaorta sind:
- **Aa. intercostales posteriores** (9 Paare; die beiden ersten Interkostalarterien gehen aus dem Truncus costocervicalis der A. subclavia hervor)
- **A. subcostalis** (unter der 12. Rippe)
- **A. phrenica superior:** zur Oberseite des Zwerchfells

Viszerale Äste der Brustaorta:
- **Rr. bronchiales:** Vasa privata der Lunge
- **Rr. oesophageales:** 3–6 Äste zur Speiseröhre
- **Rr. mediastinales:** feine Äste zur Versorgung des Mediastinums und des Herzbeutels

Die Aorta tritt auf Höhe des 12. Brustwirbels durch den Hiatus aorticus des Zwerchfells, der von den beiden lumbalen Schenkeln des Zwerchfells gebildet wird, und setzt sich in der **Bauchaorta** fort. Diese hat auch parietale und viszerale Äste, wobei die parietalen Äste die Systematik der Äste im Brustabschnitt fortsetzen, und teilt sich dann in Höhe des 4. Lendenwirbels in ihre Endäste.

Parietale Äste der Bauchaorta sind:
- **A. phrenica inferior:** zur Unterseite des Zwerchfells
- **Aa. lumbales** (4 Paare; das letzte Paar entspringt der A. sacralis mediana)

Viszerale Äste der Bauchaorta:
- **Truncus coeliacus:** erster unpaarer Ast auf Höhe des 12. Brustwirbels direkt unterhalb des Hiatus aorticus (→ Abb. 5.20)
- **Aa. suprarenales mediae:** feine Äste zu den Nebennieren
- **A. mesenterica superior:** unpaares Gefäß auf Höhe des 1. Lendenwirbels (→ Abb. 5.20)
- **Aa. renales:** Die Nierenarterien entspringen auf Höhe des 2. Lendenwirbels
- **Aa. testiculares/ovaricae:** absteigende Gefäße zur Versorgung der Hoden beim Mann bzw. der Eierstöcke bei der Frau
- **A. mesenterica inferior:** unpaares Gefäß auf Höhe des 3. Lendenwirbels (→ Abb. 5.20)

Endäste der Bauchaorta sind die beiden **Beckenarterien (Aa. iliacae communes)** und die unpaare **A. sacralis mediana** auf der Vorderseite des Kreuzbeins.

Venen des hinteren Mediastinums

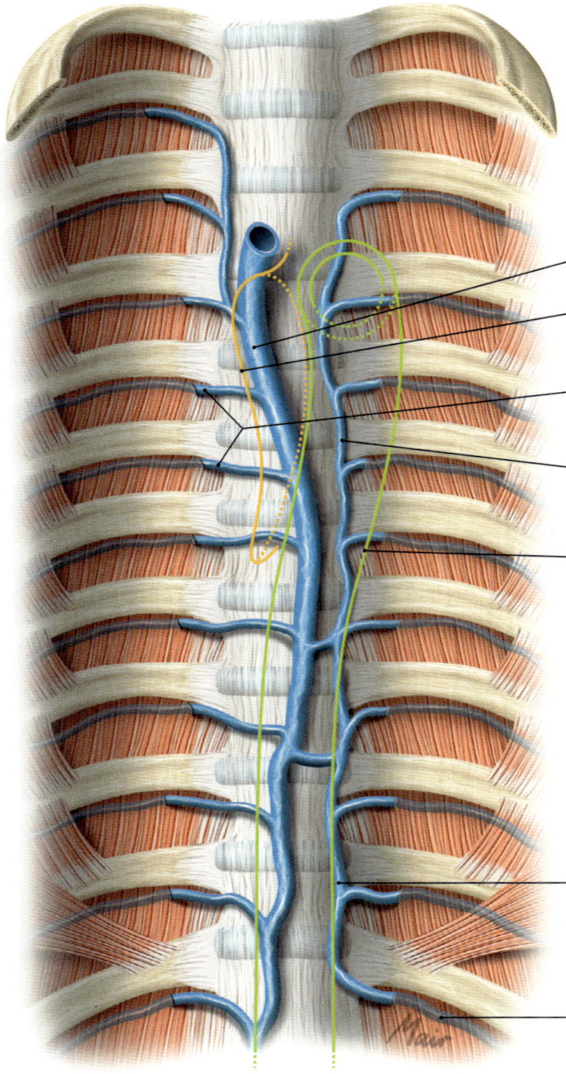

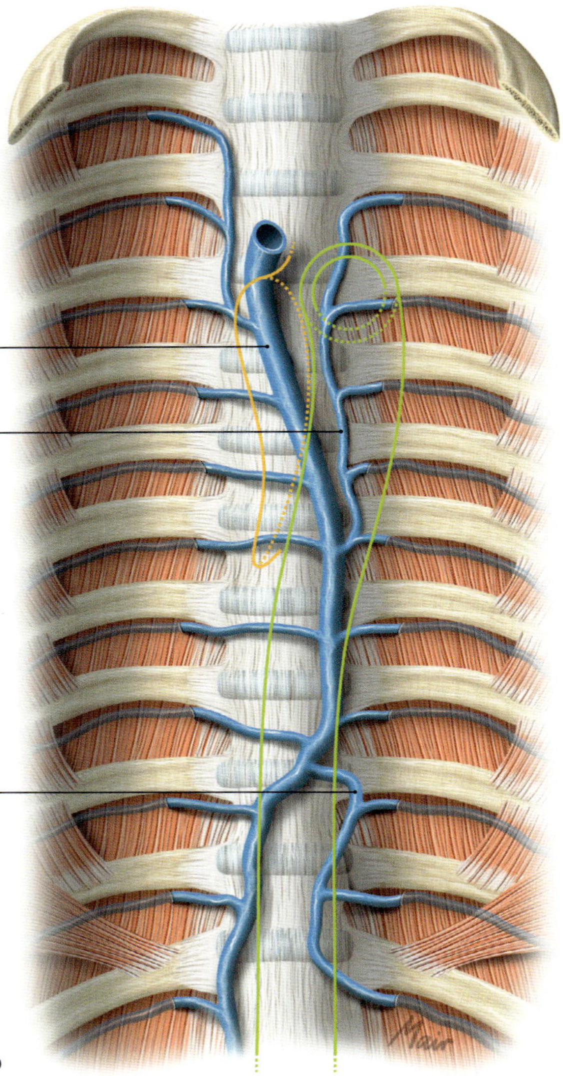

Abb. 5.21 a und b Azygos-Venensystem; Ansicht von ventral nach Entfernung der vorderen Rumpfwand, aller Organe und aller übrigen Leitungsbahnen der Brusthöhle. [S700-L127]/[G210]

a Die **obere Hohlvene, V. cava superior,** bildet sich rechts der Wirbelsäule hinter dem ersten Sternokostalgelenk durch die Vereinigung der beiden Vv. brachiocephalicae (→ Abb. 5.22). Sie nimmt vor der Einmündung in den rechten Vorhof des Herzens in Höhe des 4. und 5. Brustwirbels die V. azygos auf, die vorher den rechten Hauptbronchus überquert. Die V. azygos bildet mit der korrespondierenden V. hemiazygos das **Azygos-System.** Das System entspricht mit seinen parietalen und viszeralen Zuflüssen den Ästen der Aorta descendens.

Parietale Äste der V. azygos:

- Vv. intercostales posteriores: von der hinteren Rumpfwand
- V. subcostalis: unter dem untersten Rippenpaar
- Vv. phrenicae superiores: von der Oberseite des Zwerchfells

Viszerale Äste der V. azygos:

- Venöse Zuflüsse vom Mediastinum mit all seinen Organen (Vv. mediastinales, Vv. oesophageales, Vv. bronchiales, Vv. pericardiacae)

b Die V. azygos verläuft in der unteren Hälfte des Mediastinums oft ventral der Wirbelsäule oder sogar auf ihrer linken Seite, sodass in diesem Abschnitt nicht immer eine **V. hemiazygos** ausgebildet ist. Wenn vorhanden, mündet diese zwischen dem 10. und 7. Brustwirbel in die V. azygos, wobei ihr Verlauf nach oben durch die **V. hemiazygos accessoria** fortgesetzt wird.

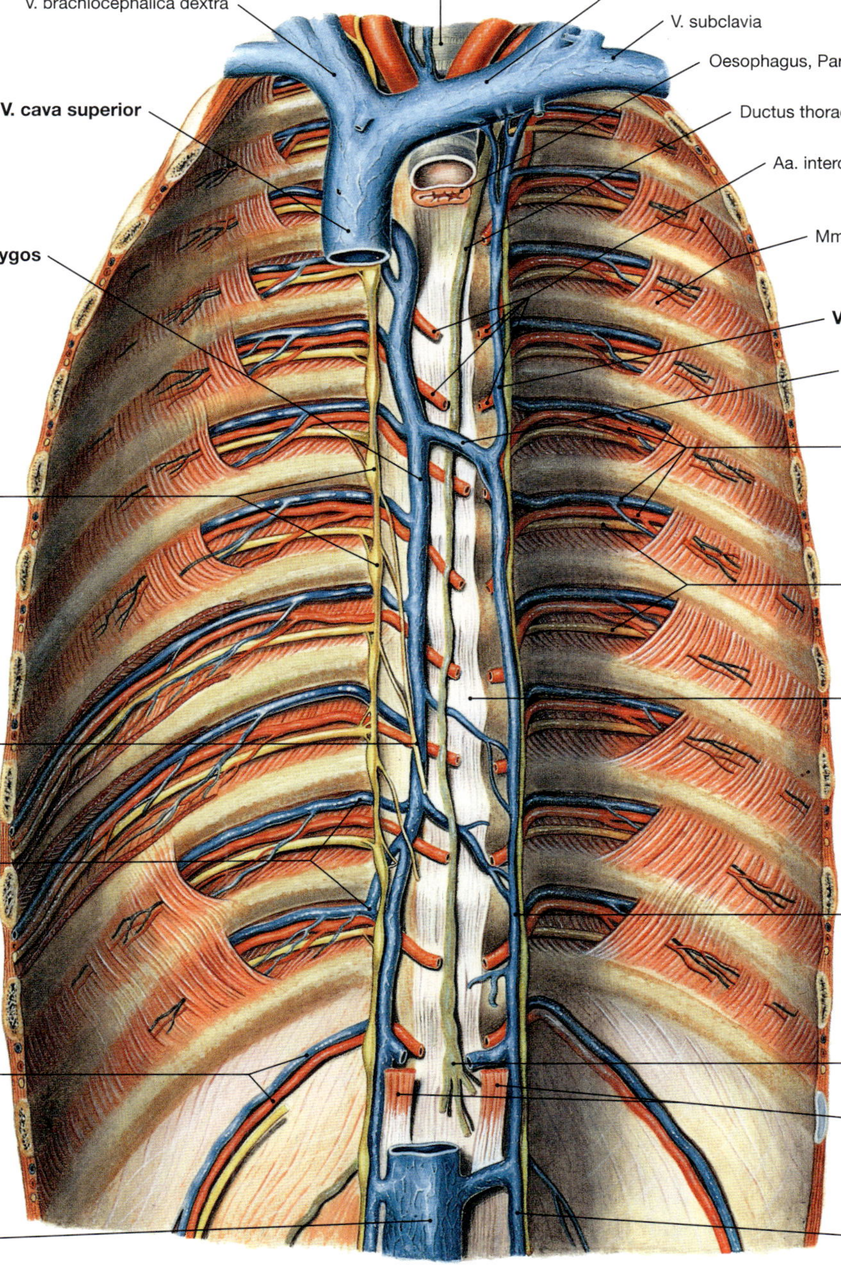

Abb. 5.22 Venen des Azygos-Systems; Ansicht von ventral auf die hintere Rumpfwand; nach Entfernung des Zwerchfells. [S700]

Das Azygos-System verbindet die Vv. cavae superior und inferior miteinander und entspricht in seinen Zuflüssen den Ästen der Brustaorta. Auf der **rechten Seite** der Wirbelsäule steigt die **V. azygos** auf und mündet auf Höhe des 4./5. Brustwirbels von dorsal in die V. cava superior. **Links** entspricht ihr die **V. hemiazygos,** die ihrerseits zwischen dem 10. und 7. Brustwirbel in die V. azygos mündet. Aus den oberen Interkostalvenen nimmt eine **V. hemiazygos accessoria** das Blut auf. Unterhalb des Zwerchfells setzt rechts und links jeweils eine V. lumbalis ascendens den Verlauf der Azygos-Venen fort und hat Anschluss an die V. cava inferior. Dadurch ist das Azygos-System an einem Umgehungskreislaufsystem zwischen den beiden Hohlvenen beteiligt. Zu diesen **kavokavalen Anastomosen** zählen folgende **Zuflüsse:**

- **V. epigastrica superior** (Anschluss an V. thoracica interna) und V. epigastrica inferior (Anschluss an V. iliaca externa)
- **V. thoracoepigastrica** (Anschluss an V. axillaris) und **V. epigastrica superficialis** (Anschluss an V. femoralis)
- **Vv. azygos/hemiazygos** (Einmündung in V. cava superior) und **Vv. lumbales** (Einmündung in V. cava inferior)
- **Plexus venosus vertebralis** der Wirbel mit Einmündung über Interkostalvenen/Lumbalvenen in das Azygos-System, in die V. iliaca interna oder direkt in die V. cava inferior.

Arterien des hinteren Mediastinums

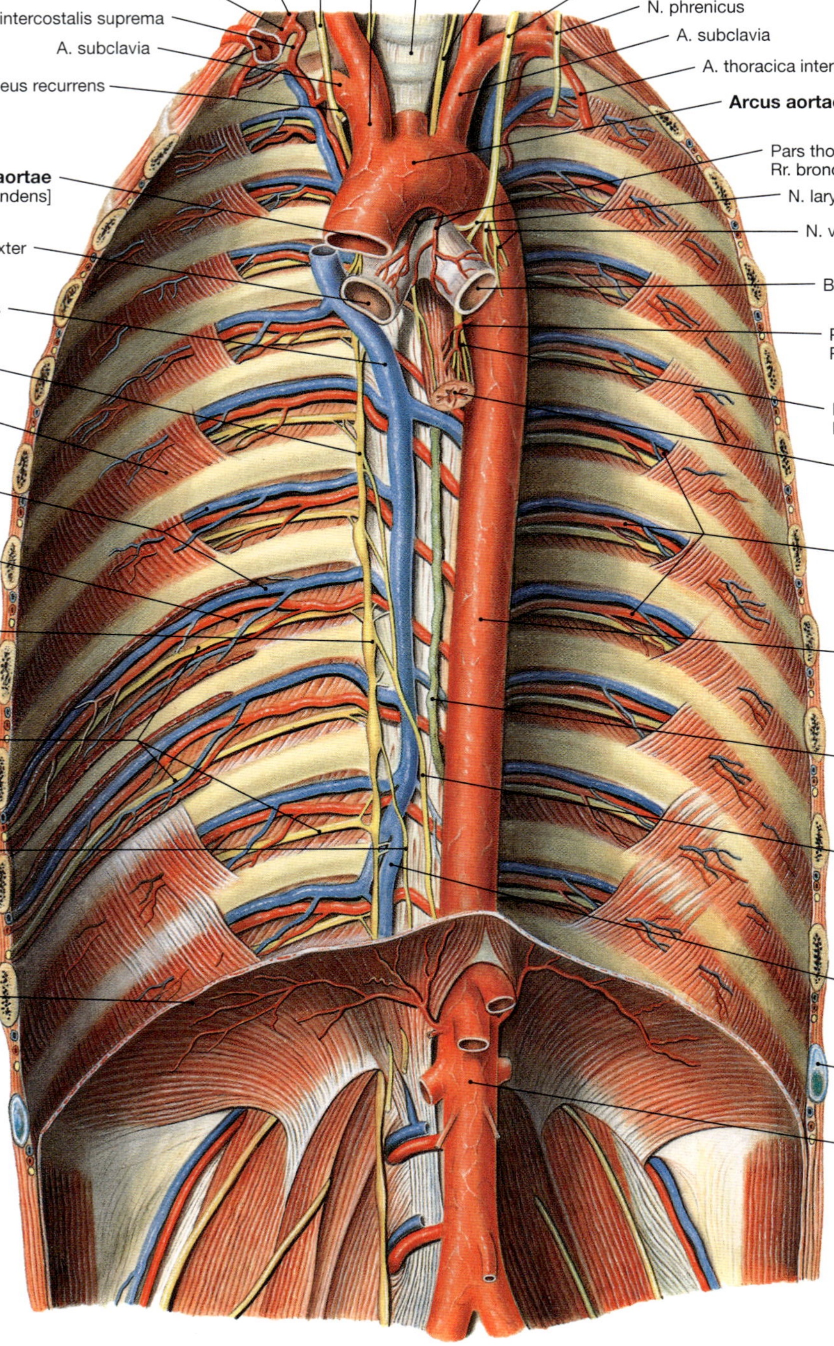

Abb. 5.23 Aorta descendens im Brustabschnitt; Ansicht von ventral auf die hintere Rumpfwand. [S700]

Die Pars descendens der Aorta steigt im hinteren Mediastinum ab **(Pars thoracica aortae)** und tritt dann durch das Zwerchfell **(Pars abdominalis aortae).**

Äste der Pars thoracica aortae [Aorta thoracica]	
Äste	**Arterien im Einzelnen**
parietale Äste zur Rumpfwand	• Aa. intercostales posteriores: 9 Paare (die ersten beiden sind Äste des Truncus costocervicalis der A. subclavia) • A. subcostalis: das letzte Paar unter der XII. Rippe • A. phrenica superior: zur Oberseite des Zwerchfells
viszerale Äste zu den Brusteingeweiden	• Rr. bronchiales: Vasa privata der Lunge (rechts meist aus der A. intercostalis posterior dextra III) • Rr. oesophageales: 3–6 Äste zur Speiseröhre • Rr. mediastinales: kleine Äste zu Mediastinum und Perikard

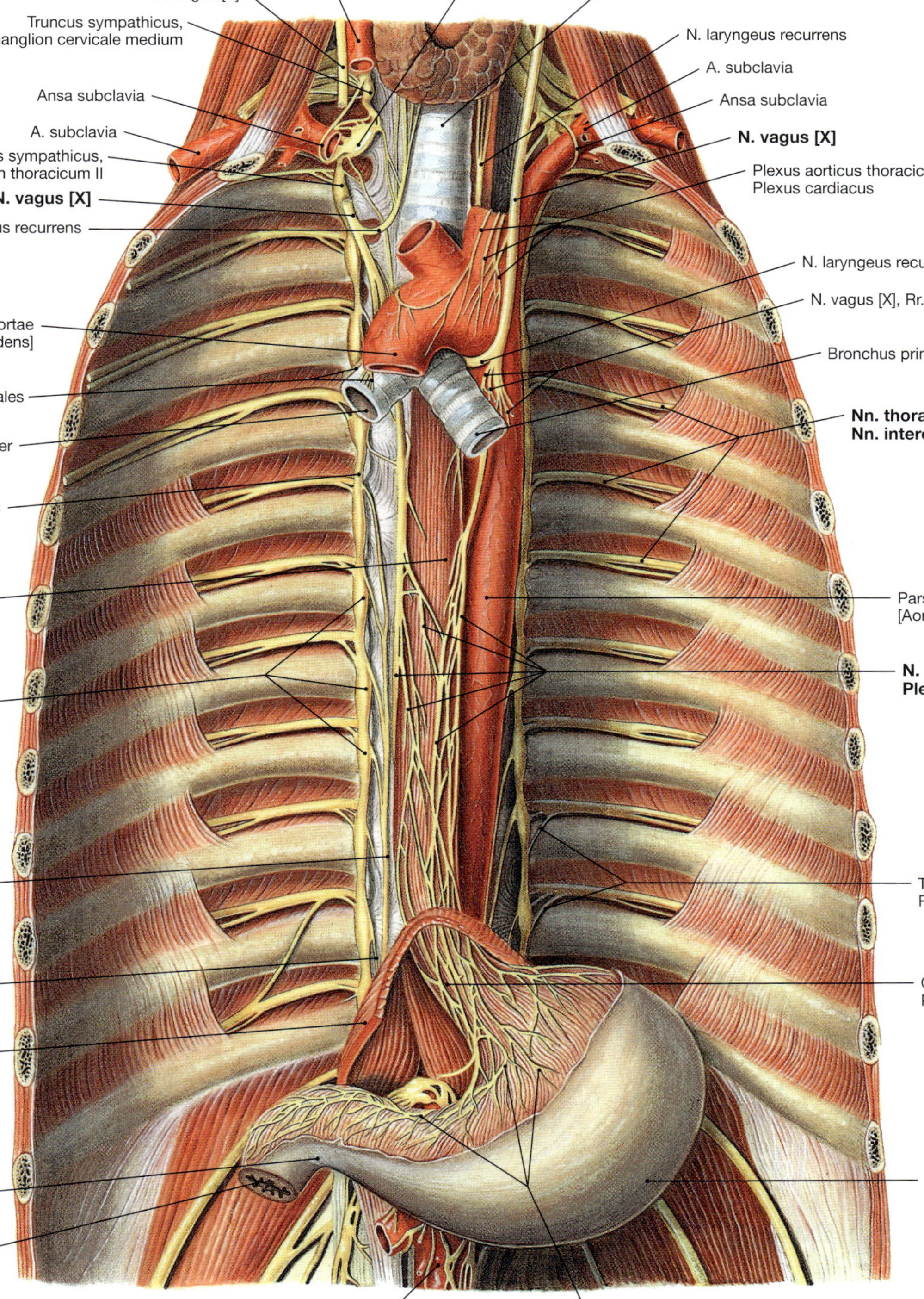

Abb. 5.24 Nerven des hinteren Mediastinums; Ansicht von ventral auf die hintere Rumpfwand; nach Entfernung des Zwerchfells. [S700]
Im hinteren Mediastinum liegen zum einen die Interkostalnerven (Nn. intercostales) des **somatischen Nervensystems** und zum anderen Abschnitte des Sympathicus (Truncus sympathicus) und des Parasympathicus (Nn. vagi) als Bestandteile des **vegetativen Nervensystems.** Der **Grenzstrang** (Truncus sympathicus) bildet im hinteren Mediastinum eine paravertebrale Kette aus 12 thorakalen Ganglien, die über Rr. interganglionares verbunden sind. Die präganglionären Neurone des Sympathicus sitzen in den Seitenhörnern (C8–L3) des Rückenmarks und treten mit den Spinalnerven aus dem Wirbelkanal aus. Die Rr. communicantes albi führen die Fasern zu den Ganglien des Truncus sympathicus, in denen die Perikarya der postganglionären Neurone sitzen. Deren Axone gelangen über Rr. communicantes grisei zu den Spinalnerven und ihren Ästen zurück. Einige präganglionäre Neurone werden nicht im Grenzstrang umgeschaltet, sondern ziehen mit den Nn. splanchnici major und minor zu den Nervengeflechten auf der Aorta abdominalis, wo die Umschaltung erfolgt. Die präganglionären Neurone der **Nn. vagi** ziehen hinter der Lungenwurzel an die Speiseröhre heran und bilden hier den Plexus oesophageus. Aus diesem formieren sich 2 Stämme (Trunci vagales anterior und posterior), die mit der Speiseröhre durch das Zwerchfell zu den vegetativen Nervengeflechten der Bauchaorta verlaufen. Hier erfolgt allerdings keine Verschaltung, da die postganglionären Neurone meist in der Umgebung der jeweiligen Organe liegen.

Lymphgefäße und Lymphknoten des Mediastinums

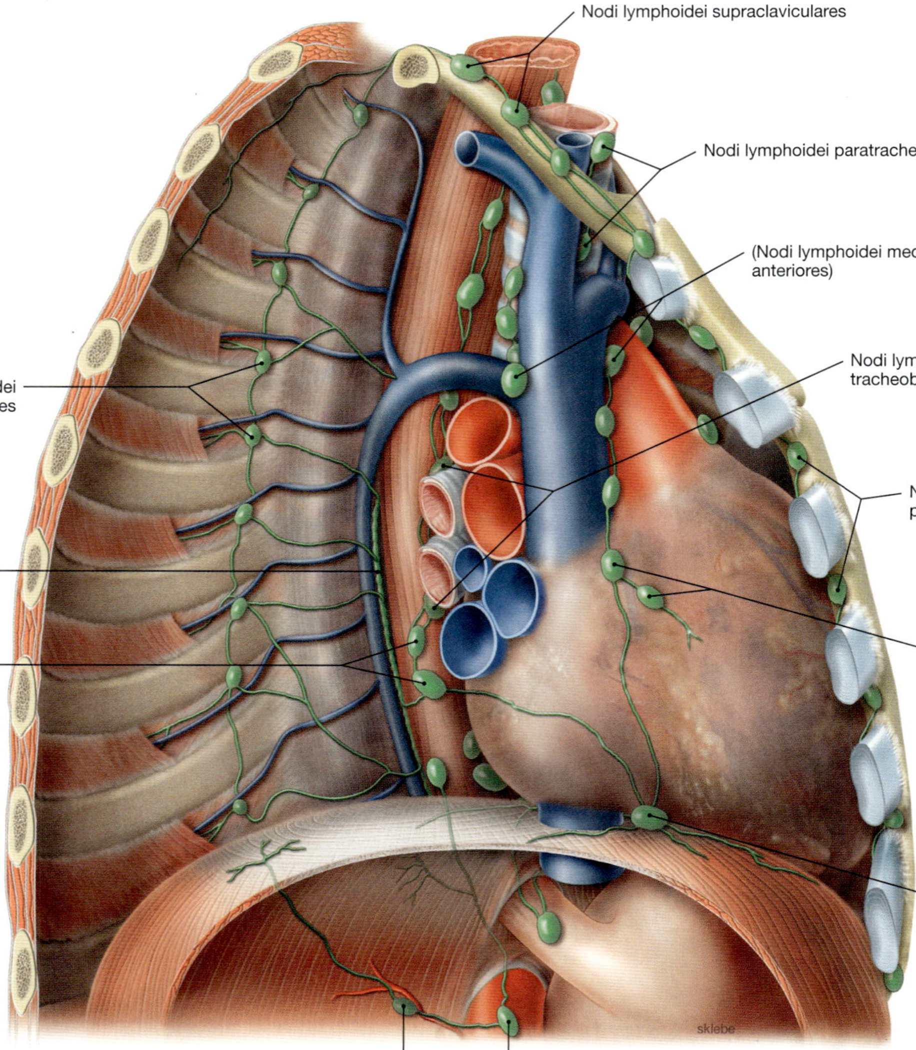

Abb. 5.25 Lymphgefäße und Lymphknoten des Mediastinums; Ansicht von rechts ventrolateral nach Entfernung der seitlichen Brustwand. [S700-L238]/[C155]

Im Mediastinum liegen verschiedene Gruppen von Lymphknoten, die man in parietale Lymphknoten (Drainage der Rumpfwände) und viszerale Lymphknoten (Drainage der Brusteingeweide) einteilen kann. Von dort fließt die Lymphe in die großen Lymphstämme.

Parietale Lymphknoten:

- **Nodi lymphoidei parasternales:** beidseits des Brustbeins. Sie nehmen Lymphe aus der vorderen Rumpfwand, der Brustdrüse und vom Zwerchfell auf. Von ihnen gelangt die Lymphe in den Truncus subclavius.
- **Nodi lymphoidei intercostales:** zwischen den Rippenköpfchen. Sie filtern Lymphe der hinteren Brustwand. Die efferenten Lymphbahnen münden direkt in den Ductus thoracicus.

Viszerale Lymphknoten mit Anschluss an die Trunci bronchomediastinales:

- **Nodi lymphoidei mediastinales anteriores:** beidseits der großen Gefäße, Zufluss aus Lungen und Pleura, Zwerchfell (Nodi lymphoidei phrenici superiores), Herz und Perikard (Nodi lymphoidei pericardiaci) sowie Thymus
- **Nodi lymphoidei mediastinales posteriores:** an Bronchien und Trachea (Nodi lymphoidei tracheobronchiales und paratracheales) und Oesophagus (Nodi lymphoidei juxtaoesophageales)

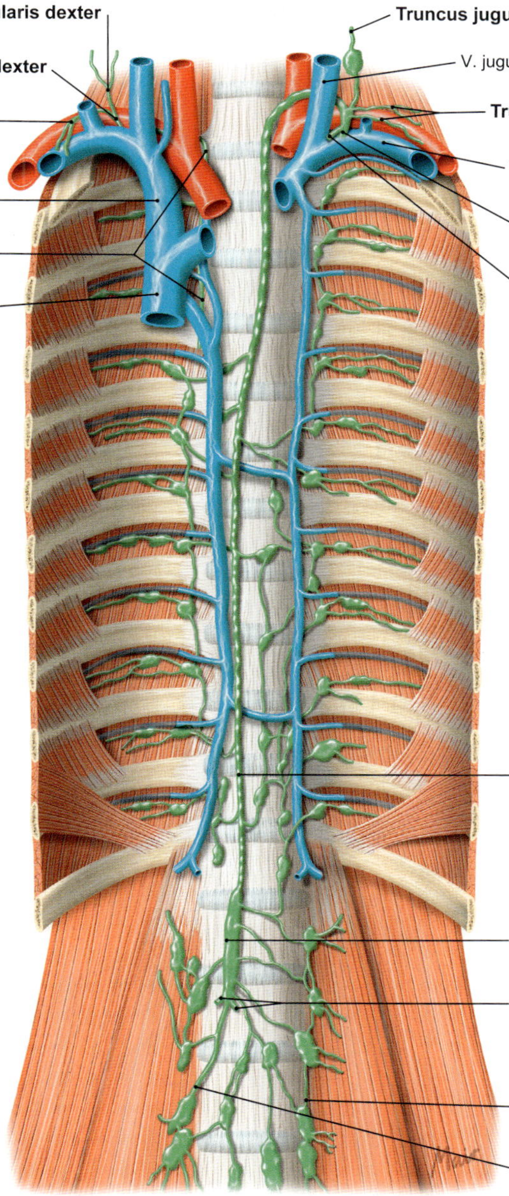

Abb. 5.26 Lymphstämme der Brusthöhle, Cavitas thoracis; Ansicht von ventral auf die hintere Rumpfwand nach Entfernung des Zwerchfells. [S700-L127]/[G210]

Der **Ductus thoracicus** bildet sich unter dem Zwerchfell durch die Vereinigung der **Trunci intestinales** mit den **Trunci lumbales.** Die Vereinigungsstelle ist oft zur **Cisterna chyli** erweitert, die in der Lage sehr variabel, aber meist auf Höhe des 2. Lendenwirbels gelegen ist. Der Ductus thoracicus tritt vorne auf der Wirbelsäule auf Höhe des 12. Brustwirbels durch das Zwerchfell und steigt im hinteren Mediastinum zunächst hinter der Aorta und dann hinter dem Oesophagus bis zum 4. Brustwirbel auf, überquert die linke Pleurakuppel und mündet von dorsal im Bereich des linken Venenwinkels (zwischen V. subclavia und V. jugularis interna). Er übersteigt dabei die Clavicula um 3–4 cm. Kurz vor seiner Einmündung nimmt er den **Truncus bronchomediastinalis sinister** auf, der eigenständig im Mediastinum verläuft, sowie den **Truncus subclavius sinister** (vom Arm) und den **Truncus jugularis sinister** (vom Hals). Rechts vereinigt meist ein kurzer (1 cm) **Ductus lymphaticus dexter** die entsprechenden Lymphstämme und mündet in den rechten Venenwinkel.

Klinik

Wenn der Ductus thoracicus bei Operationen an Oesophagus oder Aortenbogen oder durch Tumore des Oesophagus oder Lymphome im hinteren Mediastinum verletzt wird, tritt die Lymphe aus dem Bauchraum in die Pleurahöhlen aus. Es bildet sich dann ein **chylöser Pleuraerguss (Chylothorax)**, der die Fette aus der im Darm aufgenommenen Nahrung enthält und daher milchig trüb ist. Daher wird der Ductus thoracicus auch „Milchbrustgang" genannt. Da jeden Tag 1–2 Liter Lymphe den Ductus thoracicus passieren, bilden sich die Pleuraergüsse meist täglich nach und müssen punktiert werden. Zusätzlich ist für die Patienten belastend, dass sie bis zum Verheilen des Lecks im Ductus thoracicus wochenlang parenteral ernährt werden müssen und oral keine Nahrung zu sich nehmen dürfen.

Hinteres Mediastinum

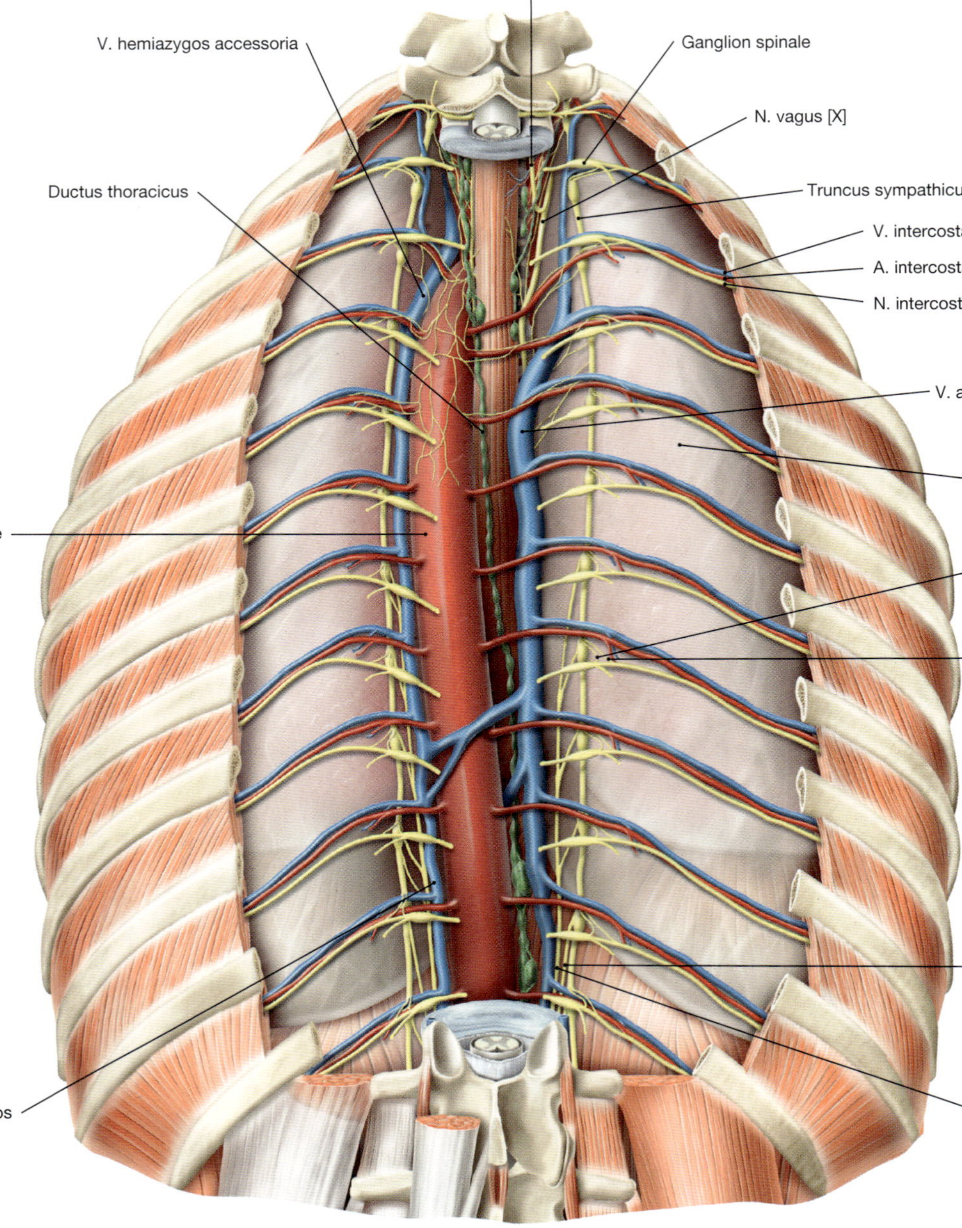

Abb. 5.27 Hinteres Mediastinum, Mediastinum posterius; Ansicht von dorsal; nach Entfernung der hinteren Rumpfwand einschließlich der Wirbelsäule. [S700-L275]/[Q300]

Diese Ansicht erläutert die Topographie der Leitungsbahnen im hinteren Mediastinum. Weil diese Darstellung in der Regel nicht im Präparierkurs eingesetzt wird, ist sie für das Verständnis der Lageverhältnisse besonders nützlich. Die interkostalen Leitungsbahnen (von kranial nach kaudal: **V.** intercostalis, **A.** intercostalis, **N.** intercostalis; **VAN**), die am Unterrand der jeweiligen Rippen gelegen sind, verlaufen dorsal der Pleura costalis nach lateral. Die Aa. intercostales entspringen segmental aus der **Aorta descendens,** die links von der Medianebene verläuft. Rechts der Wirbelsäule, die im Lumbal- und Zervikalbereich abgesetzt wurde, steigt die **V. azygos** auf, die die Vv. intercostales aufnimmt. Ihr entsprechen auf der linken Seite die **V. hemiazygos,** die hier auf Höhe der VIII. und IX. Rippe Anastomosen mit der V. azygos aufweist, und kranial die **V. hemiazygos accessoria.** Die Nn. intercostales entsprechen den Rr. anteriores der Spinalnerven. Von den Spinalnerven ziehen die Rr. communicantes als Verbindungsäste zum Grenzstrang des vegetativen Nervensystems **(Truncus sympathicus).** Zwischen Aorta und V. azygos steigt der Hauptlymphstamm des menschlichen Körpers, der **Ductus thoracicus,** ventral der Wirbelsäule auf. Im oberen Mediastinum liegt der Oesophagus direkt der Wirbelsäule an.

Klinik

Eine **operative Unterbrechung (Sympathikotomie)** oder **Resektion (Sympathektomie)** des thorakalen Grenzstrangs wird in seltenen Fällen vorgenommen, wenn eine medikamentöse Therapie des starken Schwitzens (Hyperhidrose) an Gesicht, Hals oder Arm nicht anschlägt oder eine überschießende Vasokonstriktion bei RAYNAUD-Syndrom zu schmerzenden Fingern bei Kälte führt. Dies ist möglich, weil die **sudomotorischen Neurone,** die über den Grenzstrang zu den Schweißdrüsen verlaufen, aus den Segmenten T2–T7 aufsteigen, und dann mit den **vasokonstriktorischen Fasern** verlaufen. Auch viszeroafferente Fasern verlaufen in den Grenzsträngen.

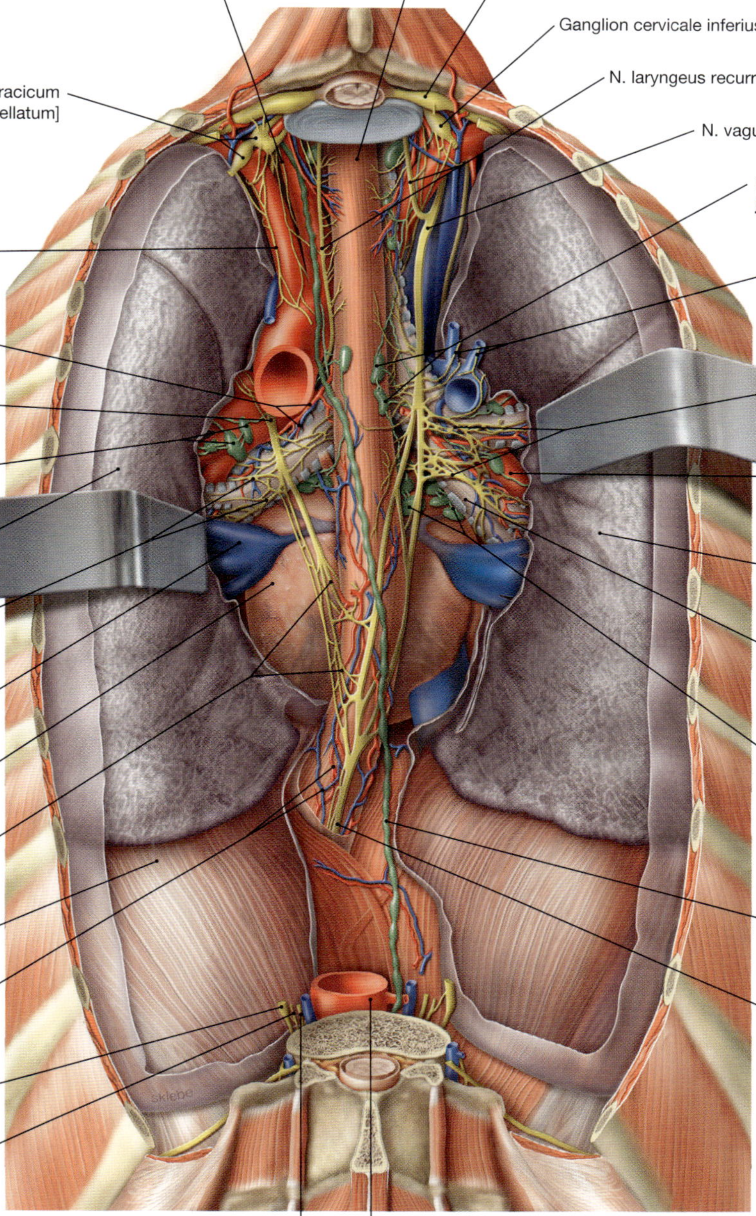

Abb. 5.28 Hinteres Mediastinum, Mediastinum posterius; Ansicht von dorsal; nach Entfernung der hinteren Rumpfwand einschließlich der Wirbelsäule. Die Pleura costalis ist eröffnet, und die Lungen werden beidseits nach lateral fixiert. Zusätzlich sind die Aorta descendens und das Azygos-System sowie der Grenzstrang an ihrem Durchtritt durch das Zwerchfell abgesetzt worden. [S700-L238]/[Q300]
Der **Ductus thoracicus** steigt ventral der Wirbelsäule auf. Er wird unter dem Zwerchfell aus den Trunci lumbales und intestinales gebildet und tritt rechts dorsal der Aorta durch den Hiatus aorticus. Durch die Darstellung sind der gesamte Brustabschnitt des **Oesophagus** und ventral von diesem der **Herzbeutel (Pericardium)** und die **Lungenwurzel (Radix pulmonis)** sichtbar. Der Oesophagus tritt durch den Hiatus oesophageus im lumbalen Abschnitt des Zwerchfells. Dabei wird er von einem vegetativen Nervengeflecht **(Plexus oesophageus)** begleitet, dessen parasympathische Anteile sich oberhalb des Hiatus oesophageus zu den **Trunci vagales** verdichten. Der hier sichtbare Truncus vagalis posterior geht aufgrund der Magendrehung bei der Entwicklung überwiegend aus Fasern des rechten N. vagus hervor. Der vegetative **Plexus pulmonalis** ist besonders dorsal stark ausgebildet und begleitet die Hauptbronchien zum Lungenhilum. Er erhält seine parasympathischen Fasern von den Nn. vagi und seine sympathischen Neurone vom Grenzstrang (hier nicht dargestellt).

Obere Thoraxapertur

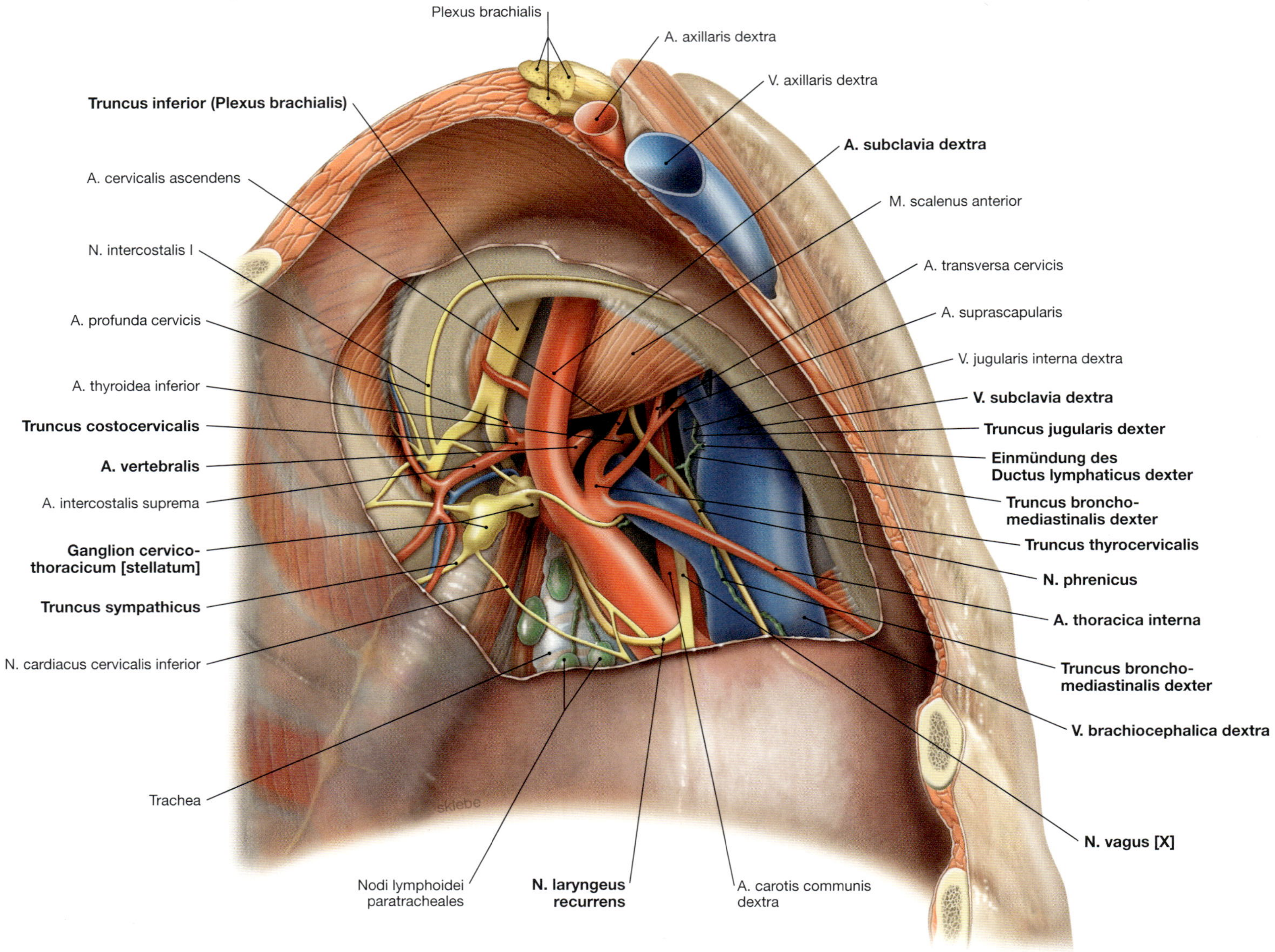

Abb. 5.29 Leitungsbahnen der oberen Thoraxapertur, rechts; Ansicht von kaudal; nach Entfernung der Pleurakuppel. [S700-L238]/[Q300]

Die Pleurakuppel wird vor dem M. scalenus anterior von der V. subclavia und hinter dem Muskel **(Skalenuslücke)** von der A. subclavia und dem Plexus brachialis überbrückt. Der A. subclavia entspringen die **A. thoracica interna,** die zur Seitenfläche des Brustbeins absteigt, die **A. vertebralis** sowie der **Truncus thyrocervicalis** mit seinen Ästen. Dorsal des M. scalenus anterior geht der **Truncus costocervicalis** hervor, der sich in die A. profunda cervicis und die A. intercostalis suprema teilt. Der **N. phrenicus** liegt ventral auf der V. brachiocephalica. Weiter dorsal gibt der **N. vagus** auf seinem Verlauf den **N. laryngeus recurrens** ab, der sich auf der rechten Seite um die A. subclavia herumschlingt, bevor er wieder zum Hals aufsteigt. Hinter der A. subclavia liegt der **Truncus sympathicus** mit seinem **Ganglion cervicothoracicum** (stellatum). Am schwierigsten zu identifizieren ist der kurze **Ductus lymphaticus dexter,** der nach Vereinigung des Truncus bronchomediastinalis und des Truncus subclavius in den rechten Venenwinkel (zwischen V. subclavia und V. jugularis interna) einmündet.

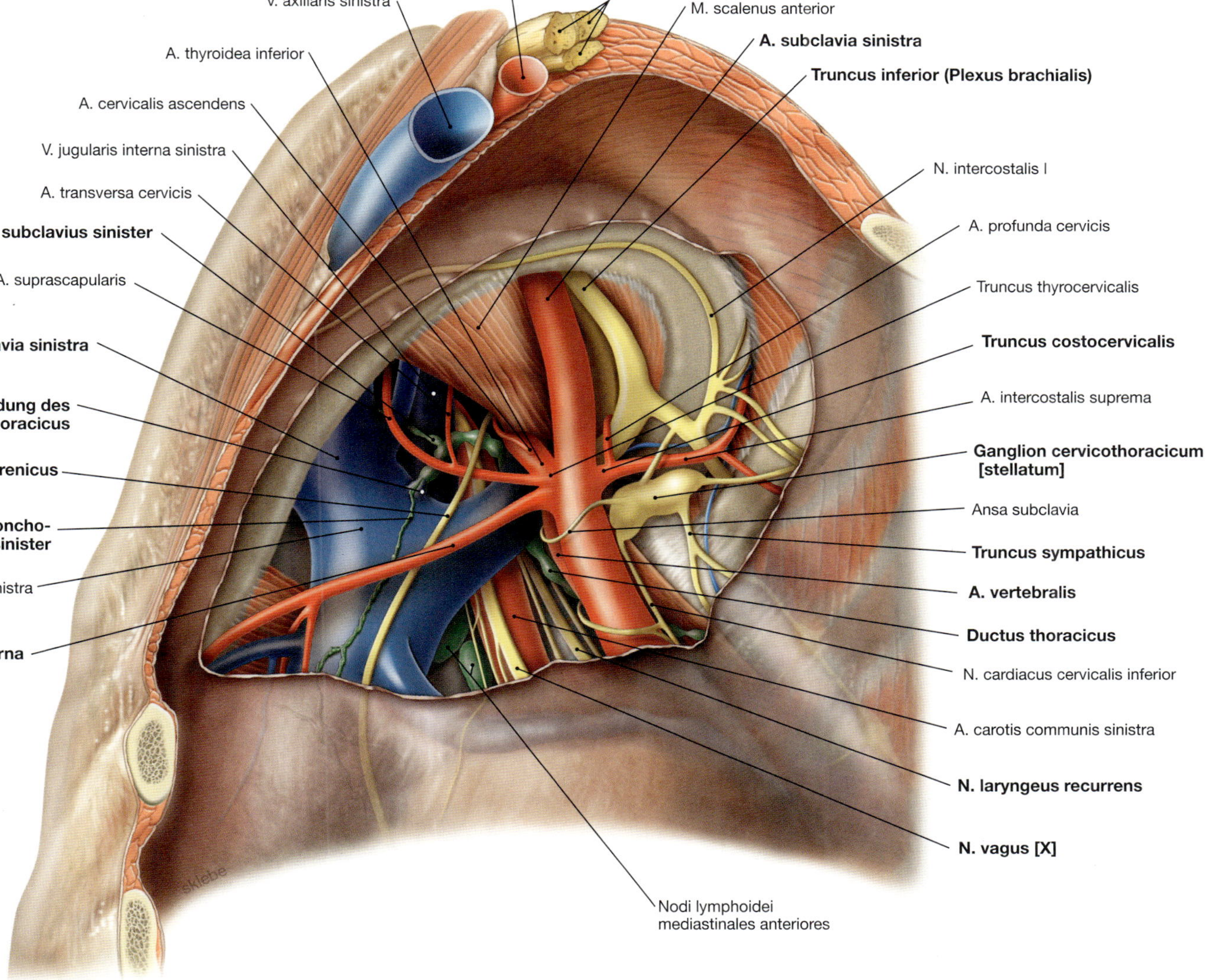

Abb. 5.30 Leitungsbahnen der oberen Thoraxapertur, links; Ansicht von kaudal; nach Entfernung der Pleurakuppel. [S700-L238]/[Q300]

Hier werden nur die Strukturen beschrieben, die sich im Verlauf von den Leitungsbahnen der rechten Seite (→ Abb. 5.29) unterscheiden. Auf der linken Körperseite steigt der **N. vagus [X]** weiter nach kaudal ab, bevor er seinen **N. laryngeus recurrens** abgibt, der sich um den Aortenbogen herumschlingt (nicht zu sehen), bevor er wieder zum Hals aufsteigt. Auf den Verlauf des **Ductus thoracicus** ist besonders zu achten, da er bei der Präparation in diesem Gebiet oft verletzt wird. Der **Ductus thoracicus** steigt im hinteren Mediastinum auf und zieht über die linke Pleurakuppel, bevor er von dorsal in den linken Venenwinkel (zwischen V. subclavia und V. jugularis interna) einmündet. Vor seiner Mündung nimmt er den Truncus bronchomediastinalis, den Truncus subclavius und den Truncus jugularis (nicht zu sehen) auf.

Organisation des Herz-Kreislauf-Systems

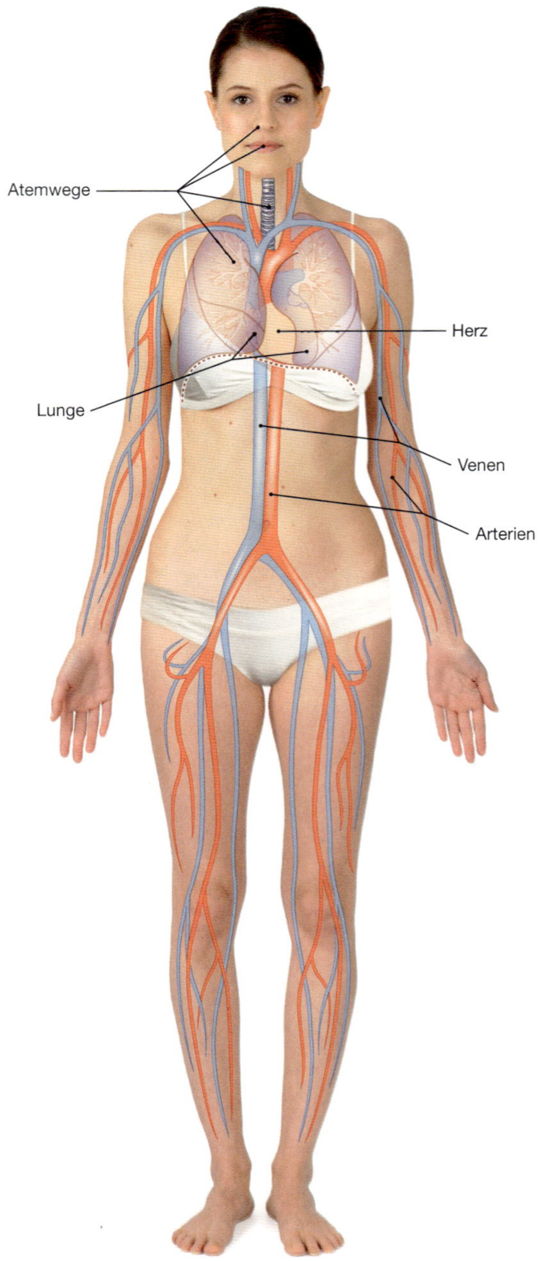

Abb. 5.31 Das kardiorespiratorische System; blau: sauerstoffarmes Blut, rot: sauerstoffreiches Blut. [S701-J803-L126]

Herz und Blutgefäße **(kardiovaskuläres System)** bilden mit Lunge und Atemwegen **(respiratorisches System)** eine Funktionseinheit, die man als **kardiorespiratorisches System** zusammenfassen kann.

Das Herz fungiert als Pumpe, die über die Blutgefäße an alle Organe und Körperteile angeschlossen ist. So versorgt es den Körper mit sauerstoffreichem Blut, das in den Lungen mit Sauerstoff beladen wird. Das beim Stoffwechsel in den Organen und der Muskulatur entstehende Kohlendioxid (CO_2) wird aus der Körperperipherie zur Lunge zurücktransportiert und dort an die Atemluft abgegeben.

Das Herz pumpt in diesem System durch **Arterien** Blut vom Herzen weg zu den Organen, von denen es über **Venen** wieder zum Herzen zurückgelangt. Die Einteilung in Arterien und Venen richtet sich damit rein nach der Richtung des Blutflusses in Bezug auf das Herz!

Arterien und Venen bezeichnet man als Gefäße der **Makrozirkulation,** da sie mit dem bloßen Auge sichtbar sind. In der Körperperipherie und den Organen sind zwischen Arterien und Venen die Gefäße der **Mikrozirkulation** geschaltet: In den **Arteriolen** wird der Blutdruck gesenkt, damit in den **Kapillaren** der Stoff- und Gasaustausch stattfinden kann. Die **Venulen** sammeln das Blut wieder und vereinigen sich zu Venen.

Klinik

Bei Verschluss von Arterien durch verschleppte Blutgerinnsel (Emboli) oder durch Arterienverkalkung (Arteriosklerose) kommt es zu einem **Durchblutungsmangel (Ischämie)** in den an die Arterie angeschlossenen Organen **(Infarkte)** oder Körperabschnitten. Verschlüsse von Venen durch lokale Blutgerinnsel **(Thrombosen)** können zu einem Rückstau des Blutes mit Schwellungen **(Ödeme)** führen oder bei einer Abschwemmung der Gerinnsel (Thromben) in die Lunge bei einer **Embolie** zu einer Überlastung des Herzens.

Wenn die Gefäße der Mikrozirkulation geschädigt sind, kann es auch zu Erkrankungen kommen, die sich teilweise ähnlich äußern. Eine Versteifung von Arteriolen kann zu hohem Blutdruck **(Hypertonie)** führen. Bei Thrombosen oder Störungen der Blutzusammensetzung tritt in den Kapillaren vermehrt Flüssigkeit aus den Blutgefäßen aus und führt zur **Ödembildung.** Dagegen entstehen Schwellungen bei **Entzündungen** durch Flüssigkeitsaustritt aus den Venulen.

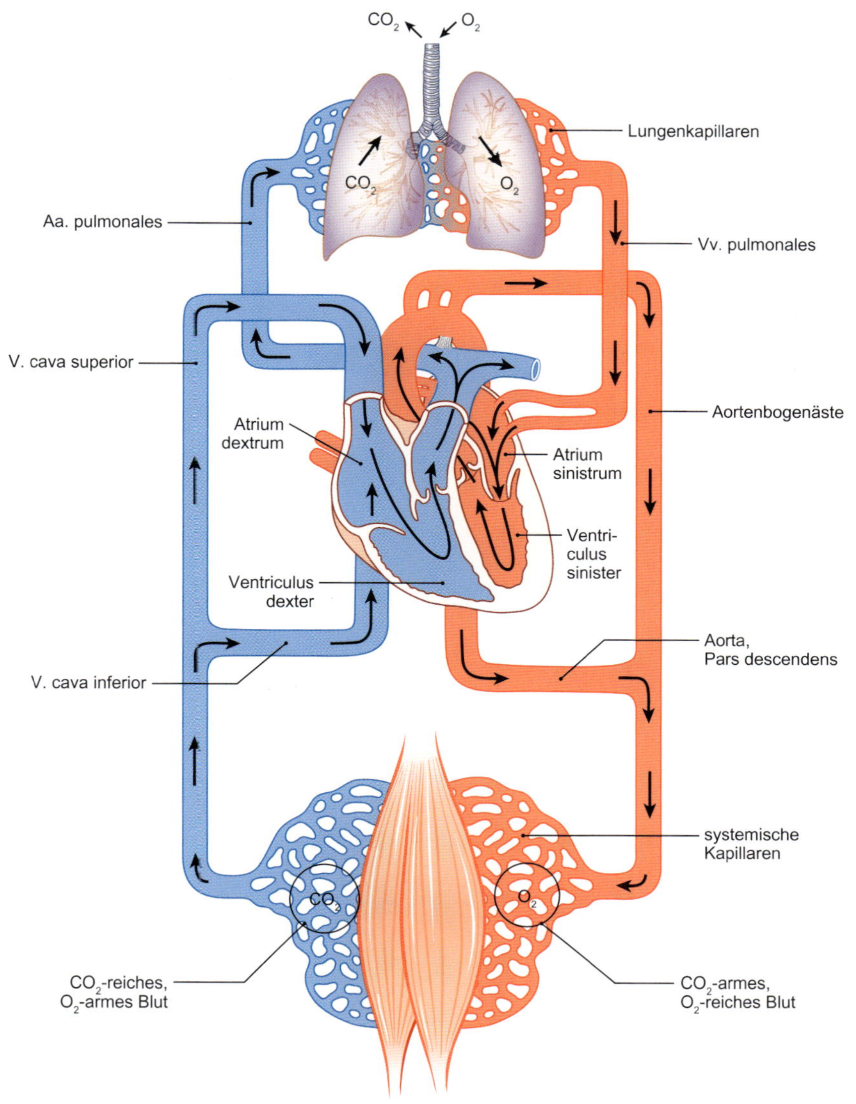

Abb. 5.32 Organisation des Herz-Kreislauf-Systems; blau: sauerstoffarmes Blut, rot: sauerstoffreiches Blut. [S701-L126]

Man unterscheidet einen **Körperkreislauf** (= großer Kreislauf) und einen **Lungenkreislauf** (= kleiner Kreislauf), die hintereinandergeschaltet sind. Das Herz ist das übergeordnete Organ des Herz-Kreislauf-Systems und treibt den Kreislauf als Saug- und Druckpumpe an. Dementsprechend ist das Herz in 2 Hälften geteilt, die wiederum aus einem Vorhof (Atrium) und einer Kammer (Ventriculus) bestehen.

Dabei wird das Blut vom Herz in **Arterien** gepumpt und über **Venen** wieder zum Herz zurückgeführt. Für diese Einteilung ist der Sauerstoffgehalt unerheblich! Im Körperkreislauf wird sauerstoffreiches Blut vom linken Ventrikel (Ventriculus sinister) über die Hauptschlagader (Aorta) und nachgeschaltete Arterien in die Peripherie geleitet, wo der Sauerstoff verbraucht und Kohlendioxid aufgenommen wird. Das venöse Blut ist entsprechend sauerstoffarm und wird über die Venen zum Herz zurückgebracht, die sich vor ihrer Einmündung in den rechten Vorhof (Atrium dextrum) zur oberen und unteren Hohlvene (Vv. cavae superior und inferior) vereinigen. Dieses Blut wird dann von der rechten Kammer (Ventriculus dexter) über den Truncus pulmonalis und die Lungenarterien in den Lungenkreislauf gepumpt, wo die erneute Sauerstoffaufnahme in das Blut und die Abatmung stattfinden. Die Lungenvenen bringen das sauerstoffreiche Blut wieder in den linken Vorhof (Atrium sinistrum), sodass der Kreislauf geschlossen ist.

Da das Herz der Verteilung des Bluts im Körper dient, sind seine Funktionen mit denen des Bluts identisch.

Die **wichtigsten Funktionen** des Herz-Kreislauf-Systems sind:

- Sauerstoff- und Nährstoffversorgung des Organismus (Transport von Atemgasen und Nährstoffen)
- Thermoregulation (Wärmetransport im Blut)
- Abwehrfunktion (Transport von Abwehrzellen und Antikörpern)
- Hormonelle Steuerung (Transport von Hormonen)
- Blutstillung (Transport von Blutplättchen und Gerinnungsfaktoren)

Gliederung des Herzens

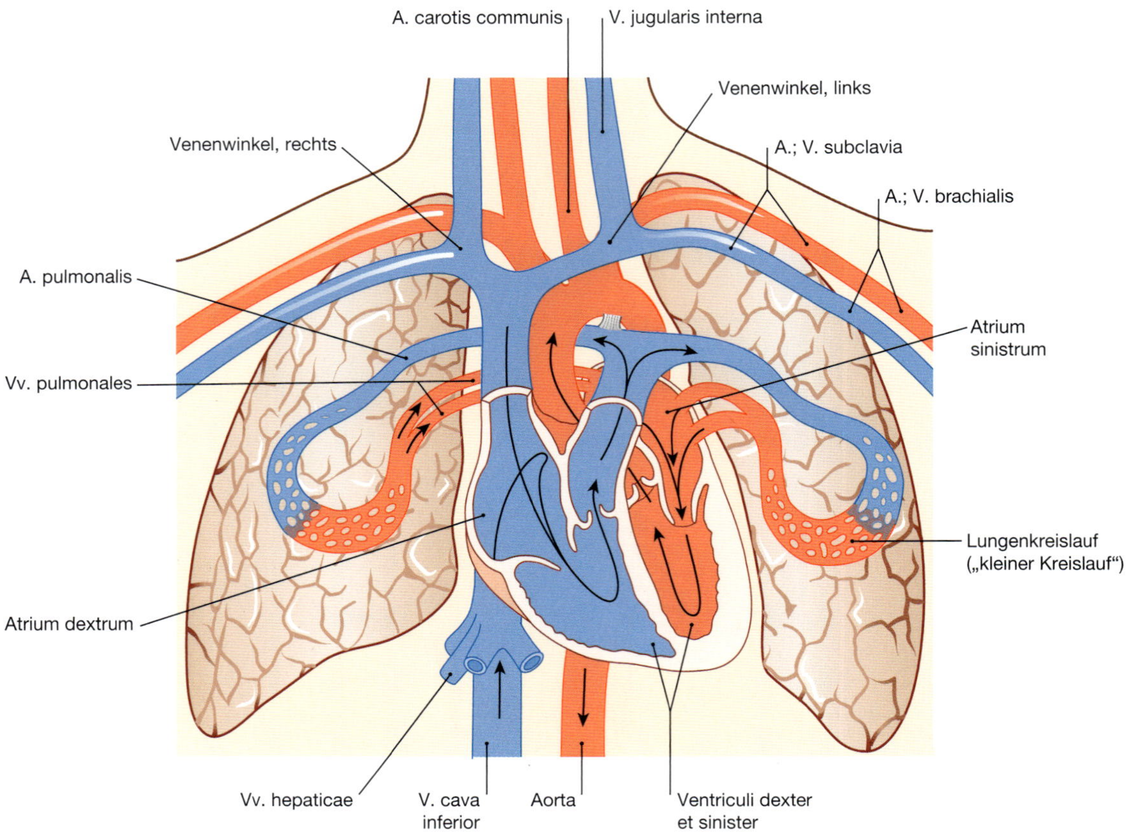

Abb. 5.33 Gliederung des Herzens; blau: sauerstoffarmes Blut, rot: sauerstoffreiches Blut. [S702-L126]/[B500]~[M282]

Durch die Herzscheidewand wird das Herz in eine **linke und rechte Hälfte** geteilt. Die beiden Herzhälften sind jeweils durch Klappen (Atrioventrikularklappen) in einen rechten und linken **Vorhof** sowie eine rechte bzw. linke **Kammer** unterteilt. Daher unterscheidet man auch 2 Anteile der Herzscheidewand:

- **Septum interatriale** zwischen den Vorhöfen
- **Septum interventriculare** zwischen den Kammern. Es besteht aus einem schmalen kranialen membranösen Abschnitt (Pars membranacea), während der größte Anteil aus Herzmuskulatur besteht (Pars muscularis).

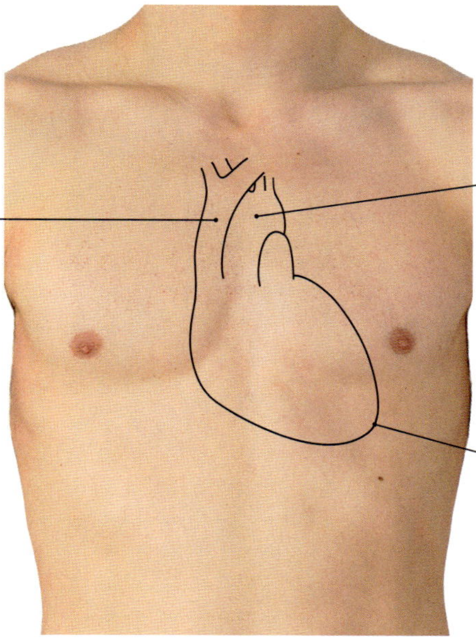

Abb. 5.34 Projektion der Herzkontur auf die vordere Brustwand. Das Herz ist zur linken Seite verlagert und liegt daher nicht mittig in der Brusthöhle. [S700-J803-L126]
Der rechte Herzrand projiziert sich vom dritten bis sechsten Rippenknorpel auf eine Linie 2 cm lateral vom rechten Sternalrand. **Der linke Herzrand** projiziert sich auf eine Verbindungslinie zwischen dem Unterrand der III. Rippe (2–3 cm parasternal) und der Medioklavikularlinie links.

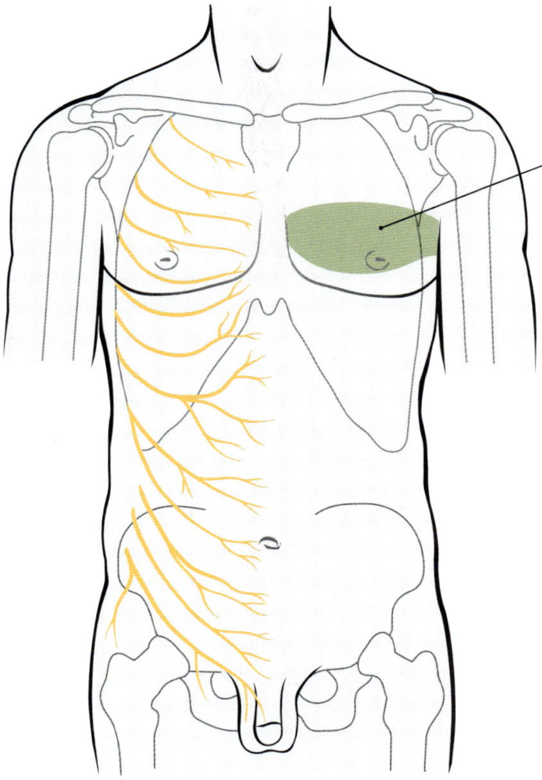

Abb. 5.35 Zone des übertragenen Schmerzes (HEAD-Zone) des Herzens. [S700-L126]/[G1071]
Die afferenten Nervenbahnen aus dem Herz, über die Reize an das zentrale Nervensystem übermittelt werden, laufen in den jeweiligen Rückenmarksegmenten mit den Nervenfasern zusammen, die aus den zugeordneten Hautgebieten (Dermatomen) stammen. Beim Herz sind dies die **Dermatome T3 und T4.** Dieses organbezogene Hautareal, in dem der Schmerz wahrgenommen wird, bezeichnet man als **HEAD-Zone** des Herzens.

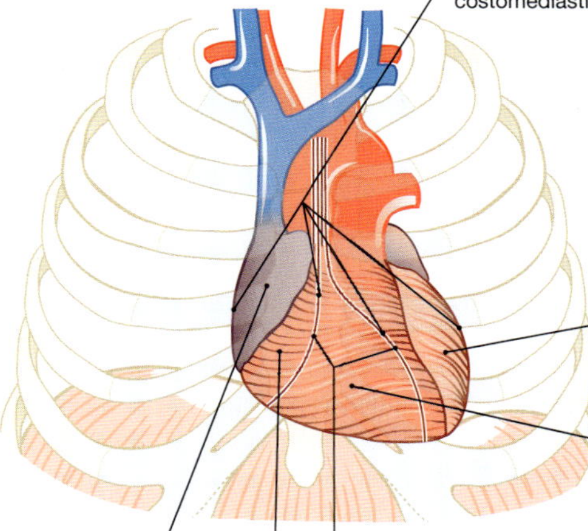

Abb. 5.36 Projektion des Herzens auf den Thorax; Schemazeichnung. [S700-L126]/[(B500-L240)~M282]

Klinik

In der HEAD-Zone verursachen Erkrankungen des Herzens wie z. B. ein Durchblutungsmangel bei **Angina pectoris** oder **Herzinfarkt** gelegentlich Schmerzen und Überempfindlichkeit bei Berührung, die in den entsprechenden Dermatomen T3 und T4 wahrgenommen werden (= übertragener Schmerz).

Projektion des Herzens

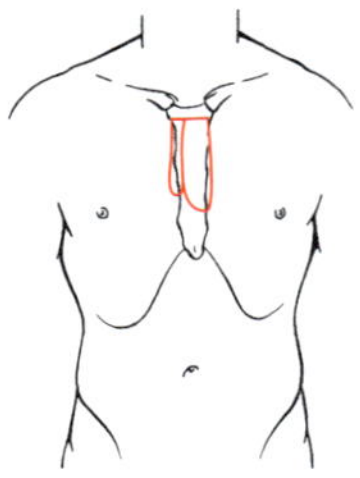

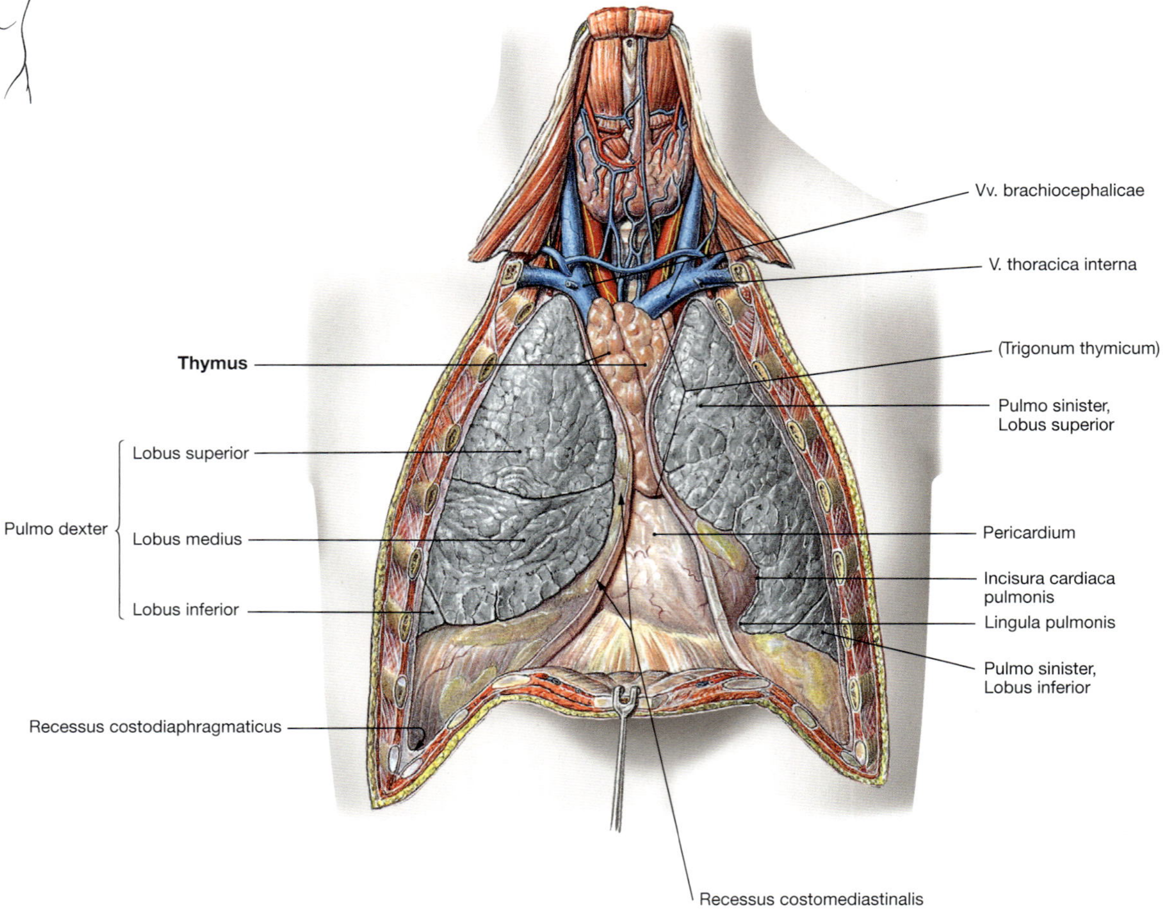

Abb. 5.37 Projektion des Herzens auf den Thorax; Mediastinum und Pleurahöhlen, Cavitates pleurales, nach Entfernung der Brustwand; Ansicht von ventral. [S700]

Das Herz ist ein kegelförmiges, vierkammeriges, muskuläres Hohlorgan. Die Größe entspricht der Faust der jeweiligen Person; das Gewicht beträgt durchschnittlich 250–300 g. Das Herz hat **4 Seiten:** Die nach vorne gerichtete **Facies sternocostalis** entspricht überwiegend dem rechten Ventrikel. Die nach unten weisende **Facies diaphragmatica** setzt sich aus Anteilen von beiden Ventrikeln zusammen. Die **Facies pulmonalis** wird rechts vom rechten Vorhof und links überwiegend vom linken Ventrikel gebildet. Daraus ergibt sich, dass der rechte Ventrikel weder rechts noch links an der Bildung des Herzrandes beteiligt ist. Die hintere Seite des Herzens hat keine offizielle anatomische Bezeichnung. Diese Fläche wird durch den linken Vorhof eingenommen. Da die Vorhöfe lange Zeit als Teil der vorgeschalteten Venen angesehen wurden, hat man auf die Benennung der hinteren Seite anscheinend verzichtet.

Der größte Teil der Facies sternocostalis ist beidseits von Lunge und Lungenfell (Pleura) bedeckt. Diese Bereiche entsprechen den **Recessus costomediastinales** der Pleurahöhle. Unterhalb der IV. Rippe weichen die Pleuraränder auseinander und begrenzen zwischen sich das **Trigonum pericardiacum,** in dem das Perikard direkt der vorderen Rumpfwand anliegt.

Klinik

Ab einem **Herzgewicht von 500 g (kritisches Herzgewicht)** reicht die Durchblutung des Herzmuskels) nicht mehr aus, sodass es zum Durchblutungsmangel (Ischämie) und Absterben von Herzgewebe kommen kann (Herzinfarkt). Vergrößerungen bis 1.100 g werden als **Cor bovinum** (Rinderherz) bezeichnet. Hierbei kann das Abklopfen des Herzens **(Perkussion)** eine erste Information über die **Größe** des Herzens geben. Die Projektion der Herzkonturen, die von der Pleura der Recessus costomediastinales bedeckt sind, entspricht dem Feld der **relativen Herzdämpfung,** weil hier der Klopfschall durch die mit Luft gefüllte Lunge weniger gedämpft klingt. Wenn dieses Feld links über die Medioklavikularlinie hinausreicht, ist das ein Hinweis auf eine Linksherzvergrößerung. Der Bereich, in dem das Herz der vorderen Thoraxwand anliegt, wird als Trigonum pericardiacum bezeichnet und ist das Gebiet der **absoluten Herzdämpfung,** weil hier der Klopfschall maximal gedämpft wird (→ Abb. 5.34). Dieses Gebiet hat keine diagnostische Relevanz, kann aber in Notfällen zur Injektion in den rechten Ventrikel genutzt werden **(intrakardiale Injektion),** ohne dass es dabei zu einer Verletzung der Pleura mit der Gefahr einer Ausbildung eines Pneumothorax kommt. Dabei wird im 4.–5. Zwischenrippenraum ca. 2 cm links parasternal eingestochen. Dennoch ist diese Maßnahme relativ riskant und daher weitgehend verlassen worden.

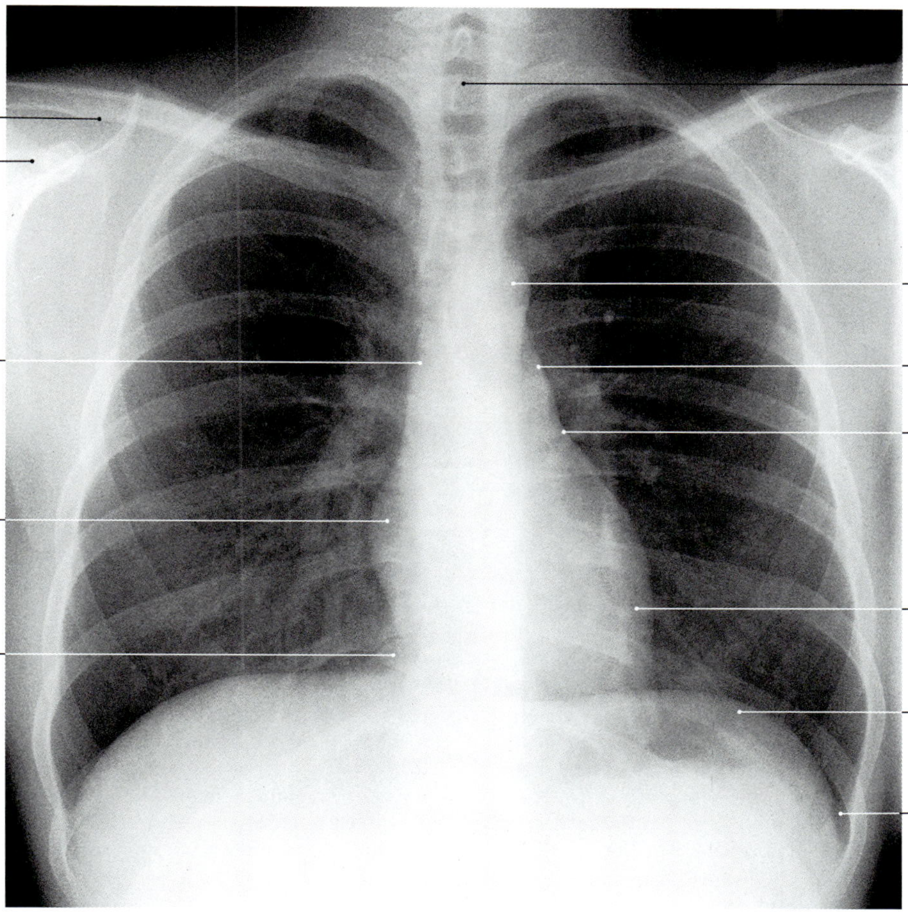

Abb. 5.38 Brustkorb, Cavea thoracis, mit Brusteingeweiden; Röntgenbild im posteroanterioren (pa) Strahlengang. [S700-T893]

Das Röntgenbild kann zur Abschätzung der Herzgröße herangezogen werden. Neben der absoluten Größe ist die Kenntnis der Strukturen wichtig, die an der Bildung der Herzkonturen beteiligt sind (→ Abb. 5.39).

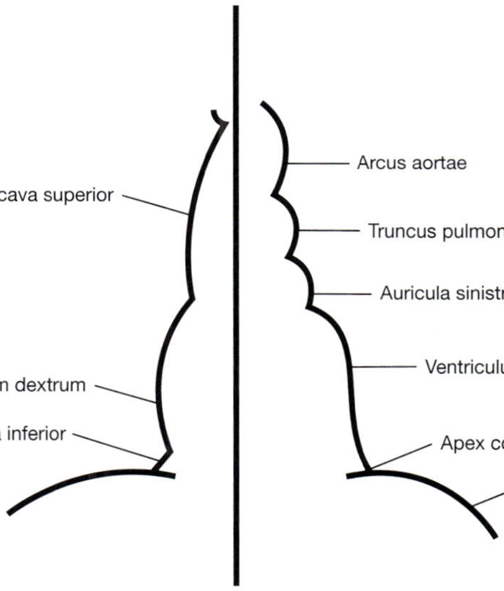

Abb. 5.39 Schema der Herzkonturen im Röntgenbild. [S700]
Der **rechte Herzrand** wird von oben nach unten gebildet von
- oberer Hohlvene (V. cava superior) und
- rechtem Vorhof (Atrium dextrum).

Der **linke Herzrand** wird von oben nach unten begrenzt durch
- Aortenbogen (Arcus aortae),
- Truncus pulmonalis,
- linkes Herzohr (Auricula sinistra) und
- linken Ventrikel (Ventriculus sinister).

Der rechte Ventrikel ist damit auf keiner Seite randbildend!
M = Medianebene des Körpers

Klinik

Eine Röntgen-Übersichtsaufnahme des Thorax gibt Auskunft über die Größe des Herzens. Der quere Herzdurchmesser ist interindividuell verschieden. Wenn er allerdings mehr als den halben Durchmesser des Thorax einnimmt, liegt eine Vergrößerung vor, die durch **Hypertrophie** der Muskulatur oder durch **Dilatation** der Wand bedingt sein kann. Meist liegt eine Vergrößerung zur linken Seite (Facies pulmonalis sinistra) vor, die auf eine Schädigung des linken Ventrikels hinweist. Ursächlich kann ein **Bluthochdruck** (Hypertonie) im Körperkreislauf oder eine **Stenose** oder **Insuffizienz** der **Aorten-** bzw. eine **Insuffizienz** der **Mitralklappe** sein. Vergrößerungen des rechten Ventrikels, z. B. bei pulmonaler Hypertonie, bei chronisch obstruktiven Lungenerkrankungen (Asthma) oder bei Verschluss der Lungenarterien (Lungenembolie), sind dagegen auf einer Röntgenaufnahme im sagittalen Strahlengang nicht sichtbar, da der rechte Ventrikel nicht randbildend ist. Hier müssen Seitaufnahmen oder Schichtaufnahmen mit Computertomographie (CT) oder Magnetresonanztomographie (MRT) angefertigt werden.

Entwicklung

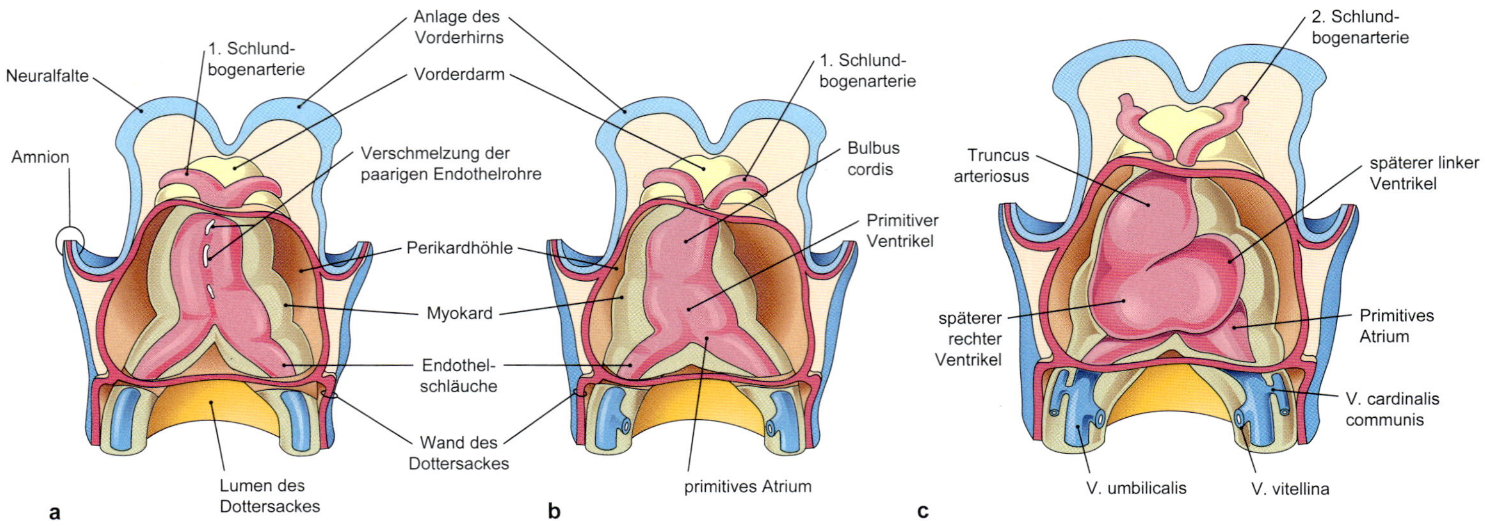

Abb. 5.40 a–c Stadien der Herzentwicklung in der 3.–5. Woche. [E347-11]

In der **3. Woche** bildet sich im Mesoderm der kardiogenen Zone aus einem Gefäßplexus das zunächst hufeisenförmige **Endokardrohr.** Spalträume um das Endokardrohr führen zur Bildung der Perikardhöhle, die sich mit der Leibeshöhle verbindet. Das innere Blatt der Perikardhöhle verdichtet sich zum Myokard. Das Epikard entsteht aus Zellen, die aus dem Septum transversum und der Leberanlage einwandern. Die Schenkel des Endokardrohrs fusionieren zu einem **Herzschlauch,** der sich ab dem Ende der 3. Woche rhythmisch kontrahiert. Der Herzschlauch gliedert sich in ein zunächst paariges Atrium mit Sinus venosus als Einströmungssegment, einen Ventrikel und einen Conus arteriosus als Ausströmungssegment. Durch unterschiedliches Längenwachstum der einzelnen Abschnitte und durch Umlagerungen wird aus dem Herzschlauch in der **4.–5. Woche** die s-förmige **Herzschleife.** Die Verbindung zwischen Atrium und Ventrikel wird zum unpaaren Atrioventrikularkanal eingeengt, der zunächst in den linken Teil des Ventrikels einmündet, später aber in die Mittellinie verlagert und durch Endokardkissen in eine rechte und eine linke Atrioventrikularöffnung unterteilt wird. Die Endokardkissen bilden die Segelklappen.

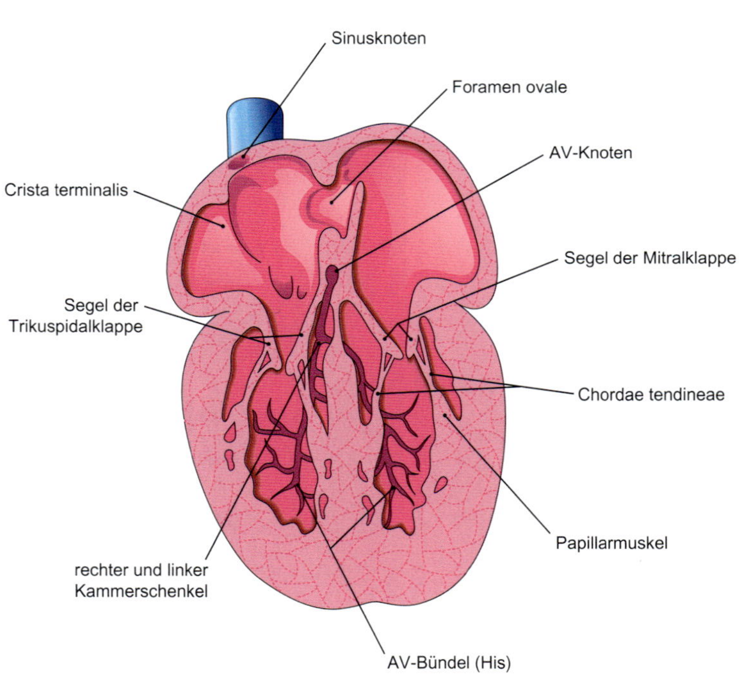

Abb. 5.41 Stadien der Herzentwicklung in der 5.–10. Woche. [E347-11]

In der 5.–7. Woche entwickelt sich ein **Interventrikularseptum** (Pars muscularis), das die beiden Ventrikel unvollständig separiert. Diese kommunizieren aber bis zum Ende der 7. Woche miteinander, bis durch die Vereinigung der Pars membranacea des Septums die beiden Ventrikel endgültig getrennt werden. Der Conus arteriosus der Ausstrombahn wird spiralig untergliedert und bildet mit dem sich anschließenden Saccus aorticus den **Truncus pulmonalis** und die **Aorta.** Dem Saccus aorticus entspringen die **Schlundbogenarterien.** Von den 6 Schlundbogenarterien entwickeln sich allerdings nur die 3., 4. und 6. und werden zu Anteilen der herznahen Arterien. Aus der 3. Schlundbogenarterie geht die A. carotis communis hervor, aus der 4. rechts Teile der A. subclavia und links der Aortenbogen. Aus der 6. Schlundbogenarterie entwickeln sich die Pulmonalarterien und der Ductus arteriosus.

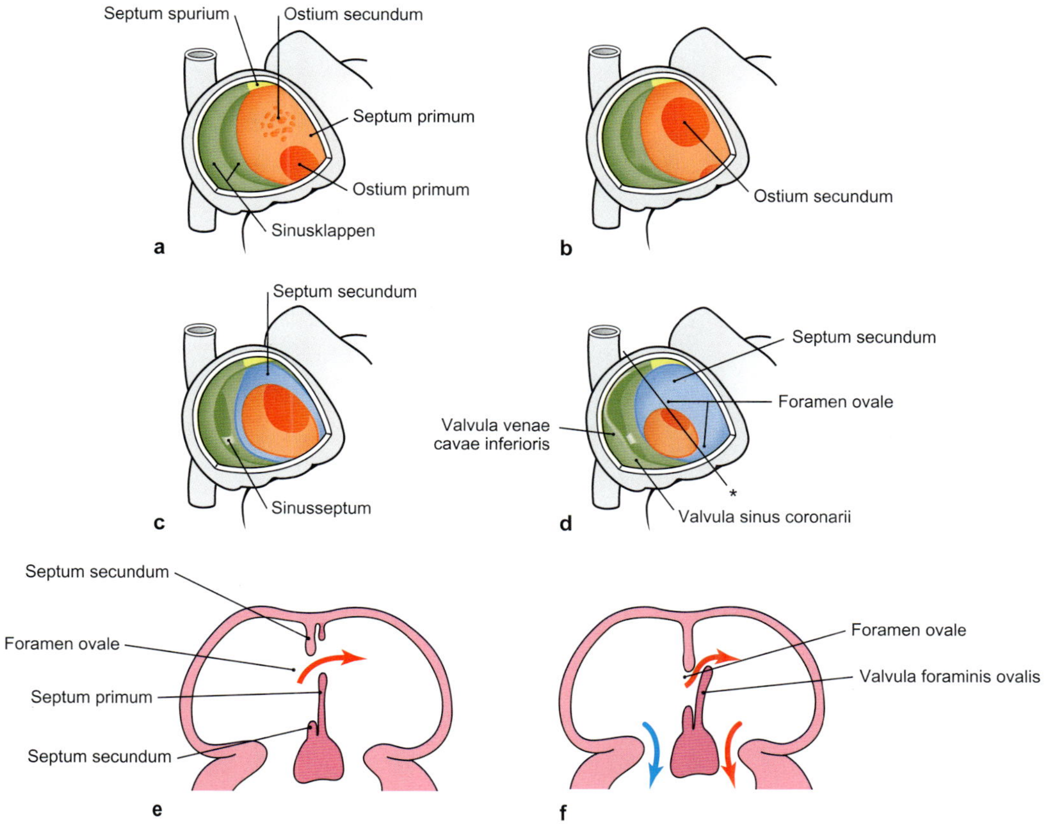

Abb. 5.42 a–f Schritte der Vorhofseptierung in der 5. (a, b), 6. (c, e) sowie 7. und 8. Woche (d, f); Ansicht vom eröffneten rechten Vorhof aus **(a–d)** und im Vorhofseptum (**e** und **f**). a–d [S702-L126]/[G1072], e,f [E347-11]

a Die Vorhofseptierung findet in der **5.–7. Woche** statt und beginnt mit der Bildung des **Septum primum,** das von dorsal oben einwächst und unten das **Ostium primum** frei lässt.

b Im oberen Abschnitt des Septum primum entsteht durch programmierten Zelltod (Apoptose) das **Ostium secundum.**

c, e Rechts vom Septum primum entwickelt sich das Septum secundum. Beide Septen legen sich aneinander und begrenzen zusammen das Foramen ovale.

d, f Das Septum primum bildet die **Valvula foraminis ovalis,** die eine gerichtete Strömung des Blutes vom rechten in den linken Vorhof ermöglicht (→ Abb. 5.44). Nach der Geburt verschließt die Valvula foraminis ovalis das Foramen ovale durch den Druckanstieg im linken Vorhof (→ Abb. 5.46).

* Schnittebene e, f

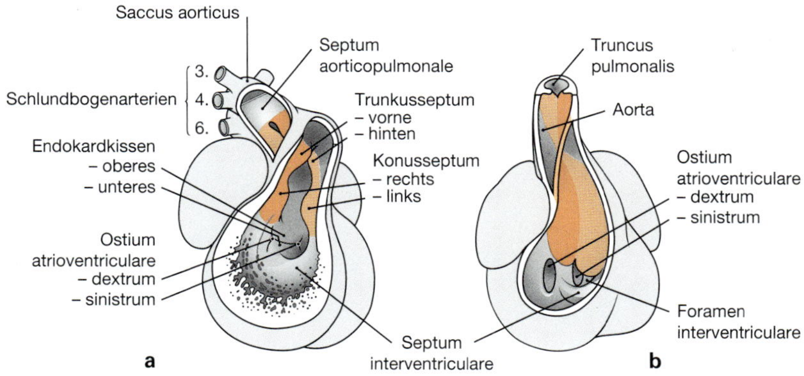

Abb. 5.43 a und b Septierung der Ausstrombahn; Ansicht jeweils von ventral nach Freilegung der Ausstrombahn. [S702-L126]/[G1072]

In der 5.–7. Woche wird auch die Ausstrombahn unterteilt. Dabei werden die einzelnen Abschnitte (Conus cordis, Truncus arteriosus, Saccus aorticus), die bereits im Herzschlauch sichtbar sind (→ Abb. 5.40), durch Wülste getrennt. Da diese Wülste senkrecht zueinander ausgerichtet sind, entsteht ein in sich verdrilltes **Septum aorticopulmonale.** Durch dieses wird die Ausstrombahn spiralig in Aorta ascendens und Truncus pulmonalis unterteilt.

Klinik

Wenn die spiralige Untergliederung der Ausstrombahn ausbleibt, verlaufen Aorta ascendens und Truncus pulmonalis gerade nebeneinander. Dabei entspringt die Aorta dann fälschlicherweise aus dem rechten Ventrikel und der Truncus pulmonalis aus dem linken Ventrikel (= **Transposition der großen Gefäße**). Diese Fehlbildung führt dazu, dass Körper- und Lungenkreislauf vollkommen voneinander getrennt sind und somit kein sauerstoffreiches Blut in den Körperkreislauf und damit zu den Organen gelangen würde. Daher schließt sich in diesen Fällen das Ventrikel- und Vorhofseptum nicht, sodass bei Geburt Defekte der Kammerscheidewand vorhanden sind. Ohne diese Öffnungen ist das Überleben nicht möglich! Diese Herzfehler sind mit 5 % aller Herzfehler allerdings relativ selten.

Pränataler Kreislauf

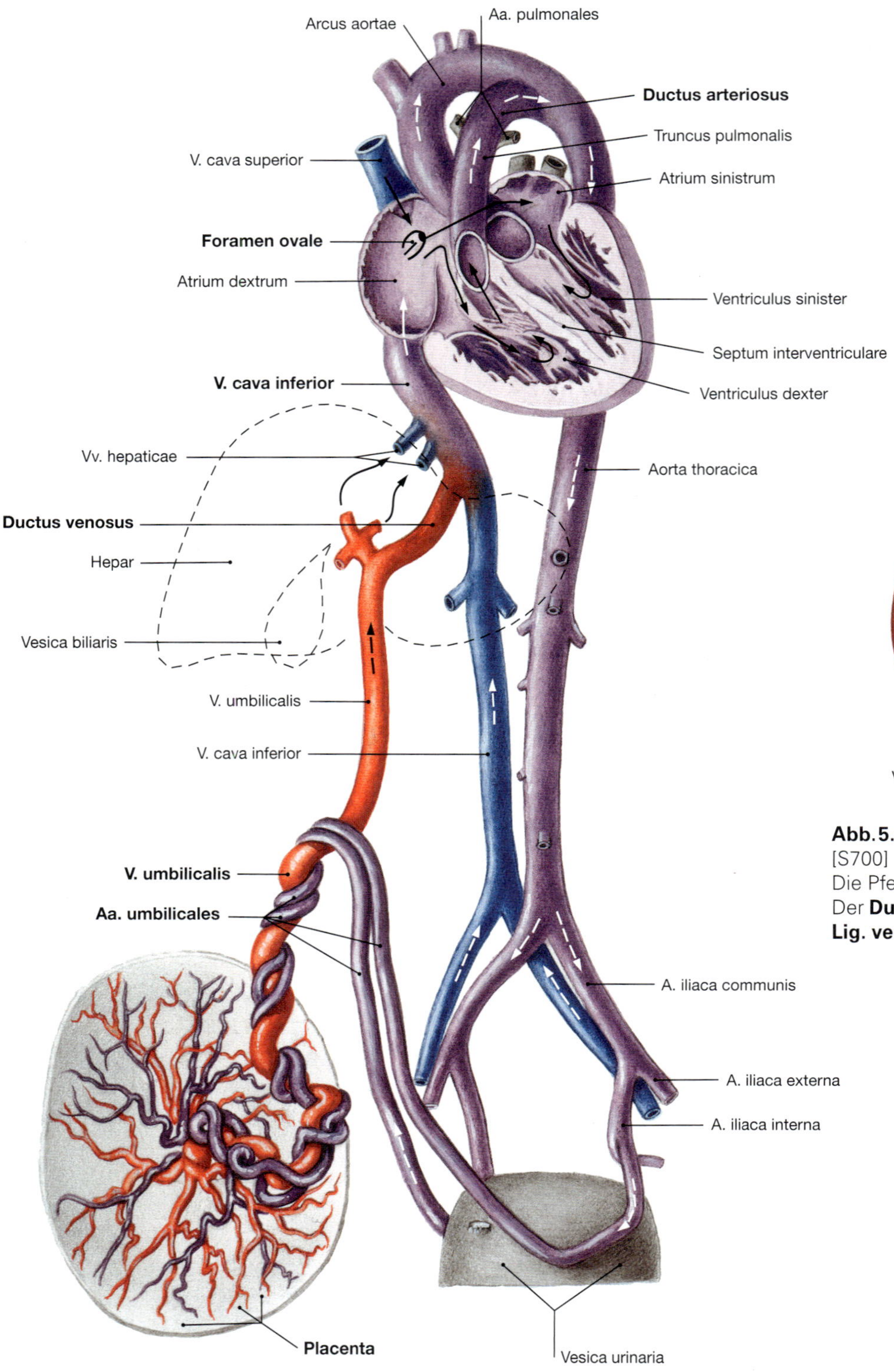

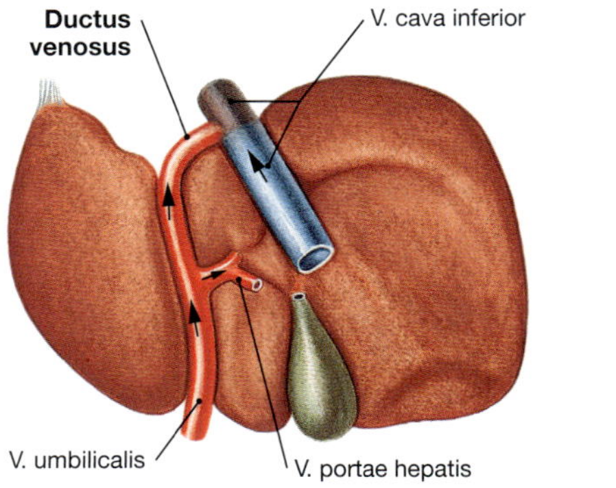

Abb. 5.45 Leber eines Fetus; Ansicht von dorsal. [S700]
Die Pfeile geben die Richtung des Blutflusses an.
Der **Ductus venosus** obliteriert nach der Geburt zum **Lig. venosum [ARANTII]** der Leberpforte.

Abb. 5.44 Pränataler Kreislauf (Fetalkreislauf); schematische Darstellung. [S700]
In dieser Abbildung wird der Sauerstoffgehalt des Blutes durch Farben wiedergegeben: sauerstoffreich (rot), sauerstoffarm (blau), gemischtes Blut (violett). Die Pfeile geben die Richtung des Blutstroms an.
Der Fetalkreislauf unterscheidet sich vom postnatalen Kreislauf u. a. durch Umbilikalgefäße, den Ductus venosus, den Ductus arteriosus und durch das Foramen ovale (→ Abb. 5.46).
Das sauerstoffarme Blut des Fetus gelangt über die **Aa. umbilicales,** die von den Aa. iliacae internae abgehen, zur Placenta. Von dort wird es nach Oxygenierung über die V. umbilicalis zurück zum Fetus gebracht und umgeht über den **Ductus venosus (ARANTII)** die Leber, da der Strömungswiderstand in der Leber relativ hoch ist. Durch eine Klappe an der Einmündung der unteren Hohlvene (Valvula venae cavae inferioris) wird das Blut überwiegend durch das **Foramen ovale** in den linken Vorhof geleitet. Damit wird das sauerstoffreiche Blut auf dem kürzesten Weg zu den Organen gebracht. Das Blut der oberen Hohlvene gelangt in den rechten Ventrikel und wird von dort über den **Ductus arteriosus** (BOTALLI) als Kurzschlussgefäß vom Truncus pulmonalis in die Aorta geleitet und umgeht damit den nichtfunktionalen Lungenkreislauf.

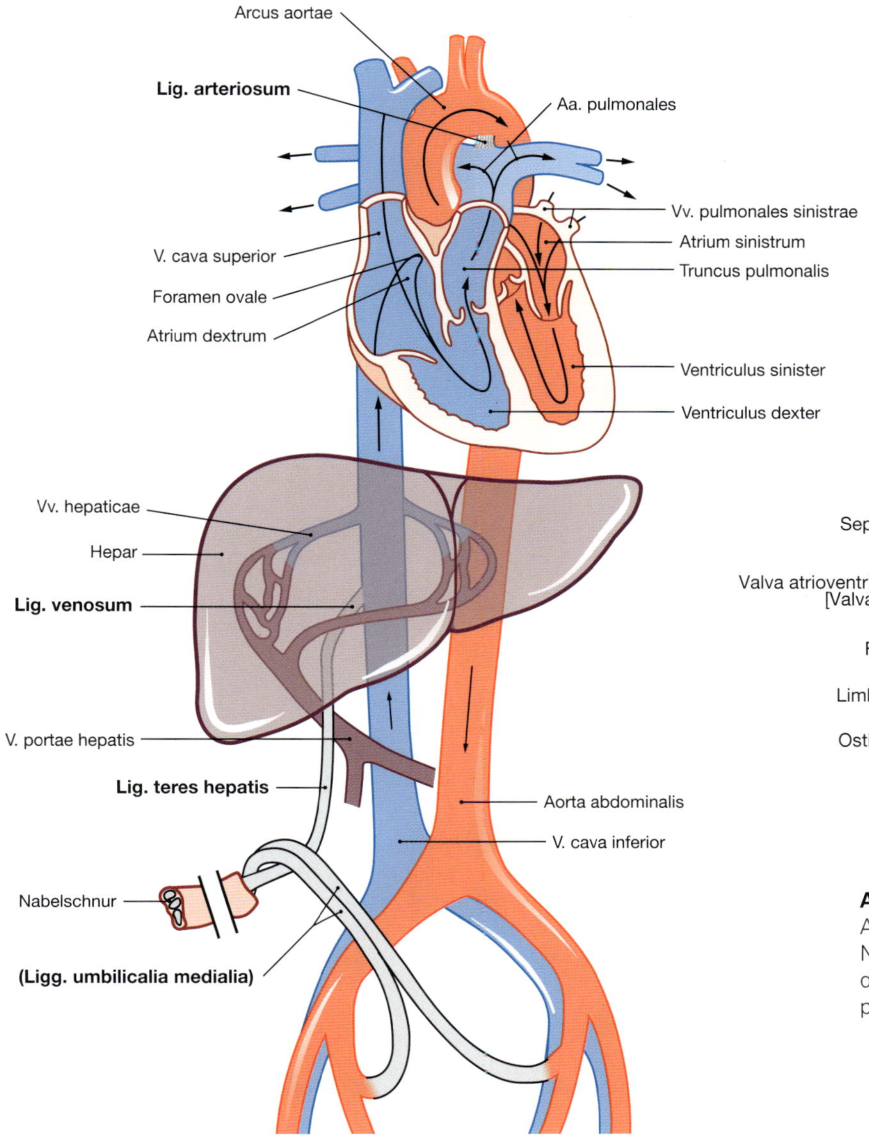

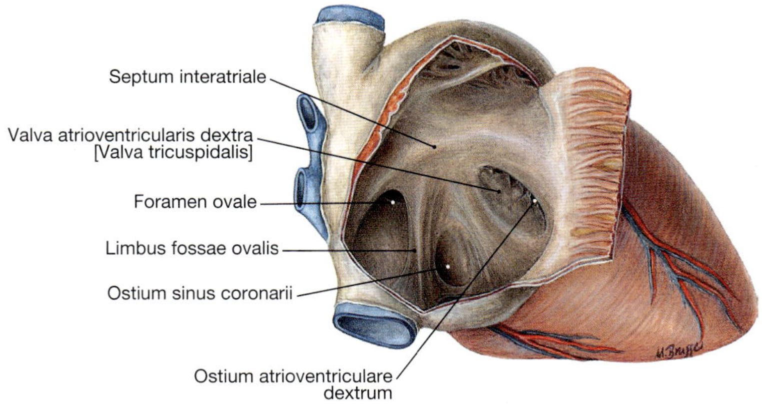

Abb. 5.47 Rechter Herzvorhof eines Neugeborenen; Ansicht von ventral rechts. [S700]
Nach der Geburt wird das Foramen ovale zunächst nur durch Druck verschlossen und ist in dieser Zeit in einem präparierten Herzen noch als Öffnung sichtbar.

Abb. 5.46 Schema des postnatalen Kreislaufs. [S700-L126]/[G1060-002]
Bei der Geburt wird der Plazentarkreislauf unterbrochen. Durch Entfaltung der Lungen bei der Atmung wird der Lungenkreislauf eröffnet, sodass der Druck im linken Vorhof steigt. Bei der Umstellung des fetalen auf den postnatalen Kreislauf kommt es zu folgenden Veränderungen:
Die ventilartige Verbindung des Foramen ovale zwischen dem rechten und linken Vorhof wird durch den Druckanstieg im linken Vorhof passiv geschlossen. Später verwächst die Valvula foraminis ovalis mit dem Septum secundum. Vom Foramen ovale bleibt die **Fossa ovalis.**
Der Ductus arteriosus schließt sich innerhalb weniger Tage und wird zum **Lig. arteriosum** (→ Abb. 5.55).
Der Ductus venosus obliteriert nach der Geburt zum **Lig. venosum** der Leberpforte.
Die Nabelvene obliteriert zum **Lig. teres hepatis** zwischen Leber und Bauchwand.
Der distale Teil der Umbilikalarterien wird zum rechten und linken **Lig. umbilicale mediale,** das jeweils die Grundlage der Plica umbilicalis medialis am Innenrelief der Bauchwand bildet.

Klinik

Persistierender Ductus arteriosus: Da Prostaglandin E_2 dilatierend auf den Ductus wirkt, kann ein Hemmstoff der Prostaglandinsynthese einen Verschluss bewirken und evtl. eine Operation vermeiden helfen. Da diese Wirkstoffe allerdings z.T. als Entzündungshemmer und Schmerzmittel eingesetzt werden, können sie auch bei einer Schwangeren einen vorzeitigen Verschluss des kindlichen Ductus arteriosus bewirken.

Öffnung im Foramen ovale: Bei ca. 20 % der Erwachsenen ist eine sondierbare Öffnung im Foramen ovale vorhanden. Diese ist meist funktionell irrelevant, kann aber dazu führen, dass Thromben aus den Beinvenen als Emboli in den Körperkreislauf gelangen und dort Organinfarkte und Schlaganfälle im Gehirn verursachen.

Herzfehler

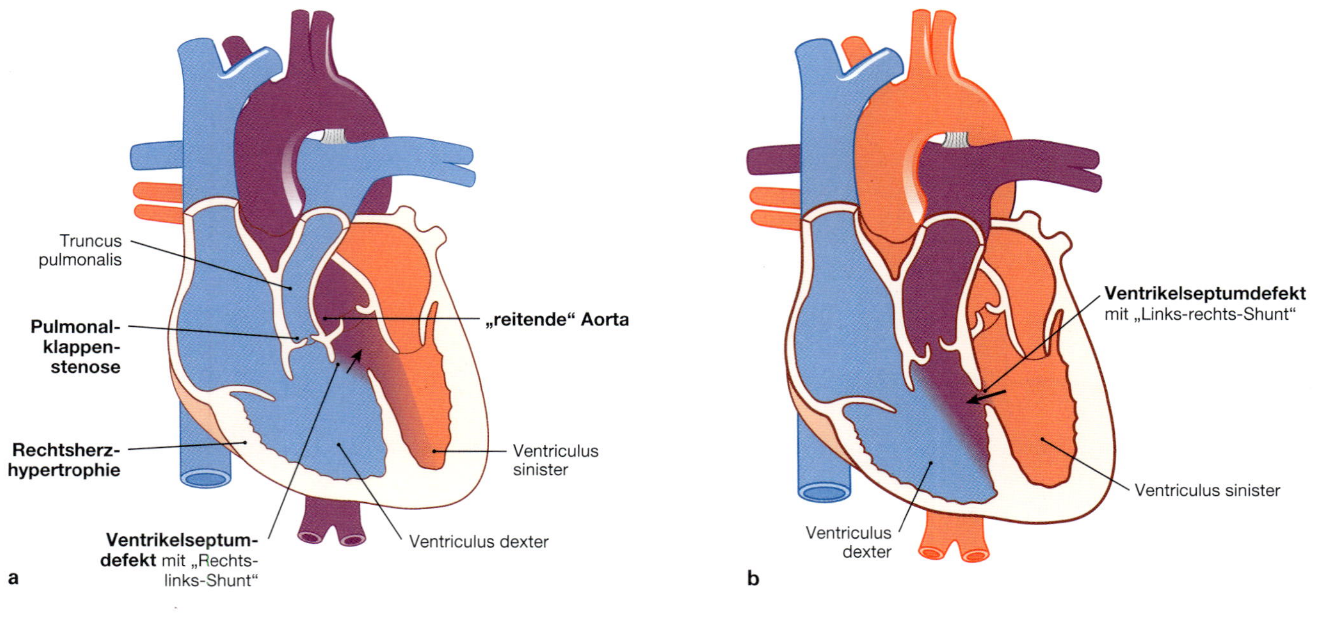

Abb. 5.48 a und b Herzfehler: FALLOT-Tetralogie und Ventrikelseptumdefekt, schematische Darstellung; Ansicht von ventral. [S702-L126]/[F201-035]
Wenn die relativ komplizierten Septierungsvorgänge bei der Herzentwicklung nicht ordnungsgemäß ablaufen, kommen die Kinder mit Herzfehlern auf die Welt. Das Verständnis der Entwicklung ist für die Diagnostik und die meist operative Therapie notwendig.
a FALLOT-Tetralogie. Wenn die Ausstrombahn nicht symmetrisch untergliedert wird, kommt es zur FALLOT-Tetralogie. Bei dieser handelt es sich um die häufigste Fehlbildung (9 % aller Herzfehler) mit **Rechts-links-Shunt,** bei der das Blut vom rechten Ventrikel aus in den Körperkreislauf strömt.
b Ventrikelseptumdefekt. Der Ventrikelseptumdefekt ist die häufigste Fehlbildung des Herzens überhaupt (25 % aller Herzfehler). Hier schließt sich das Septum interventriculare meist im Bereich der Pars membranacea nicht vollständig, sodass das Blut vom linken Ventrikel in den Lungenkreislauf gepumpt wird, was als **Links-rechts-Shunt** bezeichnet wird.

Klinik

Angeborene Herzfehler treten bei 0,75 % aller Neugeborenen auf und sind damit die häufigsten Entwicklungsstörungen. Zum Glück sind aber nicht alle Herzfehler **(Vitien)** behandlungsbedürftig, da sie oft funktionell nicht relevant sind. Um die Entstehung und die klinische Symptomatik der für die Kinder- und Jugendmedizin wichtigen Herzfehler verstehen zu können, muss man sich mit der Entwicklung des Herzens zumindest in Grundzügen vertraut machen. Aufgrund ihrer medizinischen Bedeutung und der Prüfungsrelevanz in verschiedenen Fächern werden hier die wichtigsten angeborenen Herzfehler kurz besprochen. Pathophysiologisch lassen sich die häufigsten Herzfehler in 3 Gruppen einteilen:

- Die häufigste Gruppe sind die Defekte mit **Links-rechts-Shunt** (Ventrikelseptumdefekt 25 %, Vorhofseptumdefekt 12 %, persistierender Ductus arteriosus 12 %), bei denen das Blut aufgrund des höheren Drucks im Körperkreislauf von links nach rechts in den Lungenkreislauf fließt. Durch pulmonale Hypertonie kommt es zur Rechtsherzinsuffizienz, wenn der Fehler nicht operativ saniert wird.
- Die Vitien mit **Rechts-links-Shunt** (FALLOT-Tetralogie 9 %, Transposition der großen Gefäße 5 %) sind dagegen durch Blaufärbung der Haut (Zyanose) gekennzeichnet, weil sauerstoffarmes Blut aus dem Lungenkreislauf in den großen Kreislauf gelangt.
- Die dritte Gruppe sind die **Vitien mit Obstruktion** (Pulmonalklappenstenose, Aortenklappenstenose, Aortenisthmusstenose je 6 %), bei denen es zur Hypertrophie des jeweiligen Ventrikels kommt.

Die **FALLOT-Tetralogie** ist eine Kombination aus Ventrikelseptumdefekt, Pulmonalklappenstenose, rechtsventrikulärer Hypertrophie und „reitender“ Aorta. Durch asymmetrische Septierung des Conus arteriosus ist die Pulmonalklappe zu eng, die Aorta dagegen zu weit und über das Septum verlagert („reitend“). Durch die enge Pulmonalklappe kommt es zur Rechtsherzhypertrophie, die für den Rechts-links-Shunt durch den Ventrikelseptumdefekt und damit die Zyanose verantwortlich ist.

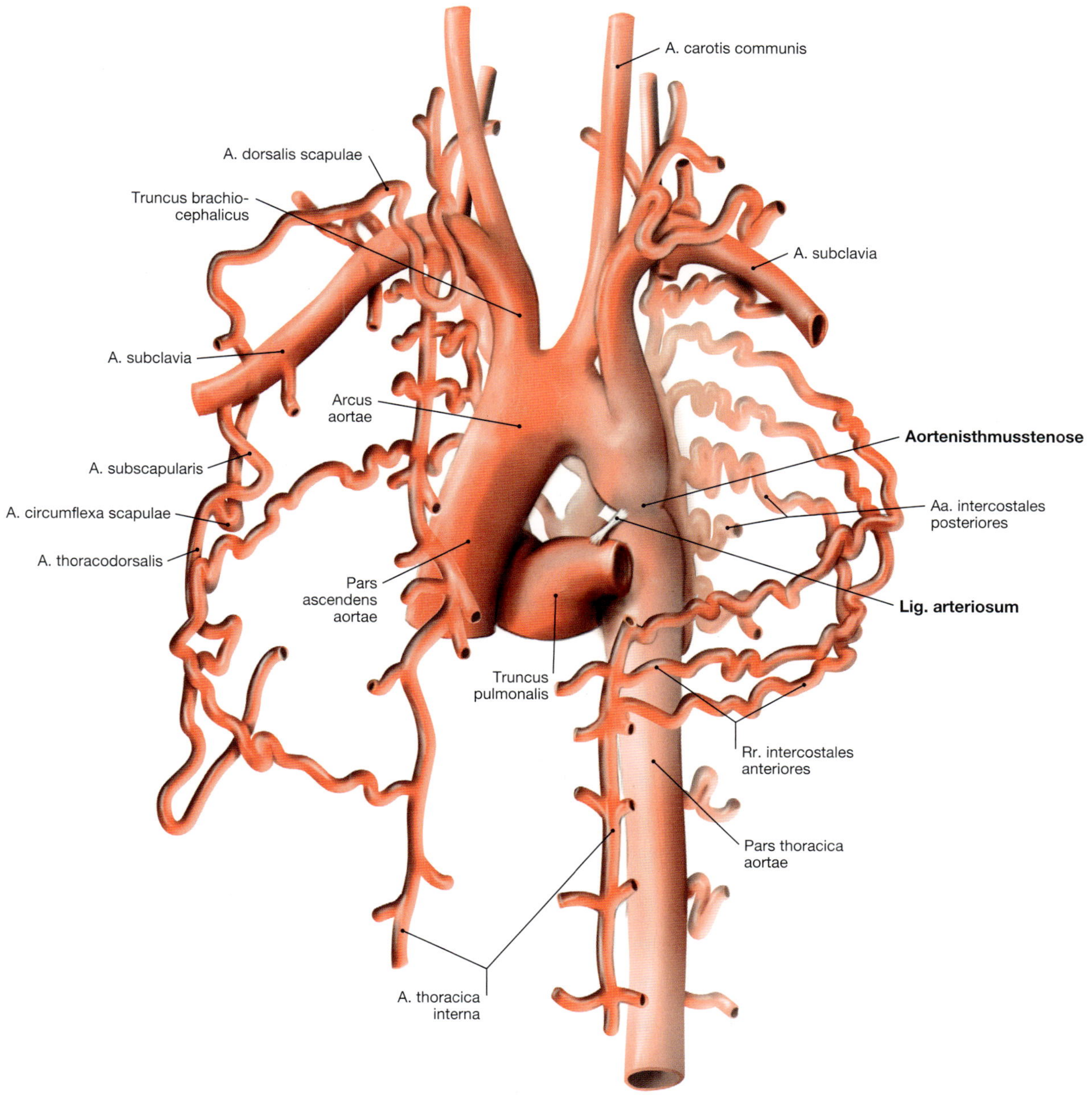

Abb. 5.49 Aortenisthmusstenose, halbschematische Darstellung; Ansicht von ventral. [S702-L266]
Nach der Geburt verschließt sich der Ductus arteriosus aufgrund des erhöhten Sauerstoffgehalts im Blut. Wenn der Verschluss des Ductus arteriosus auf die umliegenden Abschnitte des Aortenbogens übergreift, führt dies zu einer Aortenisthmusstenose.

Klinik

Bei der **Aortenisthmusstenose** kommt es zu einer Hypertrophie des linken Herzens mit einem Hypertonus in der oberen Körperhälfte. In der unteren Körperhälfte ist der Druck dagegen zu niedrig. Diagnostisch fallen ein systolisches Herzgeräusch zwischen den Schulterblättern sowie röntgenologisch erkennbare Rippendefekte durch Umgehungskreisläufe der Interkostalarterien zur A. thoracica interna auf. Die Stenose muss operativ oder durch Dilatation behoben werden, weil es sonst bereits in jungem Alter zu Herzinsuffizienz und Schlaganfällen kommt. Da Prostaglandine im Blut den Ductus arteriosus durch Erschlaffung seiner Muskulatur offenhalten, kann ein Hemmstoff der Prostaglandinsynthese verwendet werden, um einen nach der Geburt ausbleibenden Verschluss zu fördern. Da diese Wirkstoffe teilweise in Medikamenten zur Entzündungshemmung und Schmerzlinderung enthalten sind, kann es bei Schwangeren zu einem vorzeitigen Verschluss des Ductus arteriosus mit Schädigung des Fetus kommen.

Herzsitus

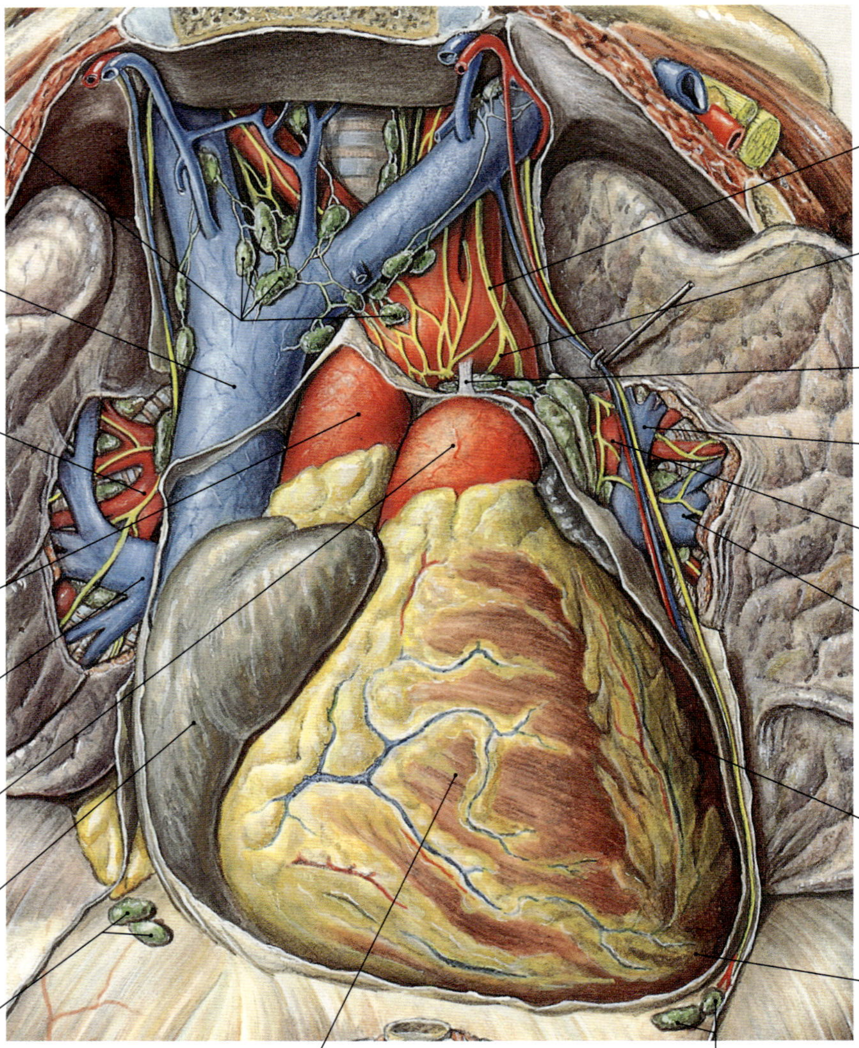

Abb. 5.50 Lage des Herzens, Cor, im Thorax, Situs cordis; Ansicht von ventral; nach Eröffnung des Herzbeutels. [S700]

Das Herz liegt in der Perikardhöhle (Cavitas pericardiaca) im unteren mittleren Mediastinum. Das Herz hat eine breite Basis, die nach oben rechts gerichtet ist und der Klappenebene am Ursprung der großen Gefäße entspricht. Die Herzspitze (Apex cordis) weist nach links unten und vorne. Basis und Spitze werden durch die **Längsachse** (12 cm) verbunden, die im Thorax schräg von rechts dorsal oben nach links ventral unten verläuft und damit **mit allen 3 Raumebenen** einen **Winkel** von ca. 45° bildet. Das Herz hat 4 Seiten (→ Abb. 5.36). Die Vorderseite des Herzens **(Facies sternocostalis)** wird überwiegend vom rechten Ventrikel gebildet. Die Unterseite liegt dem Zwerchfell auf **(Facies diaphragmatica)** und besteht aus Anteilen des rechten und linken Ventrikels. Die Unterseite entspricht dabei klinisch der „Hinterwand" in der EKG-Diagnostik, wenn z. B. von einem Hinterwandinfarkt die Rede ist. Die **Facies pulmonalis** wird rechts vom rechten Vorhof und links vom linken Ventrikel eingenommen.

Klinik

Bei der Untersuchung von **Traumapatienten** muss die Topographie des Bauchsitus bekannt sein, um mit Ultraschall nach Unfällen schnell innere Blutungen auszuschließen (**FAST-Sonographie,** Focused Assesment with Sonography for Trauma). Dabei werden mit dem Ultraschallkopf durch unterschiedliche Positionierung auf der Bauchdecke sog. Längs- und Querschnitte dargestellt, bei denen folgende 4 Regionen erfasst werden:

- Unterhalb des Rippenbogens nach kranial zur Darstellung des **Perikards** zum Ausschluss einer Herzbeuteltamponade
- Flankenschnitt auf der rechten Körperseite zur Darstellung des rechtsseitigen **Recessus subphrenicus** und **Recessus subhepaticus** (auch Recessus hepatorenalis oder MORISON-Pouch) um die Leber herum
- Flankenschnitt auf der linken Körperseite zur Darstellung des linksseitigen **Recessus subphrenicus** (auch KOLLER-Pouch) um die Milz herum
- Oberhalb der Schambeinfuge zur Darstellung von **Excavatio rectouterina** (DOUGLAS-Raum) bei Frauen und bei Männern der **Excavatio rectovesicalis** (PROUST-Raum) (s. a. → Abb. 6.19)

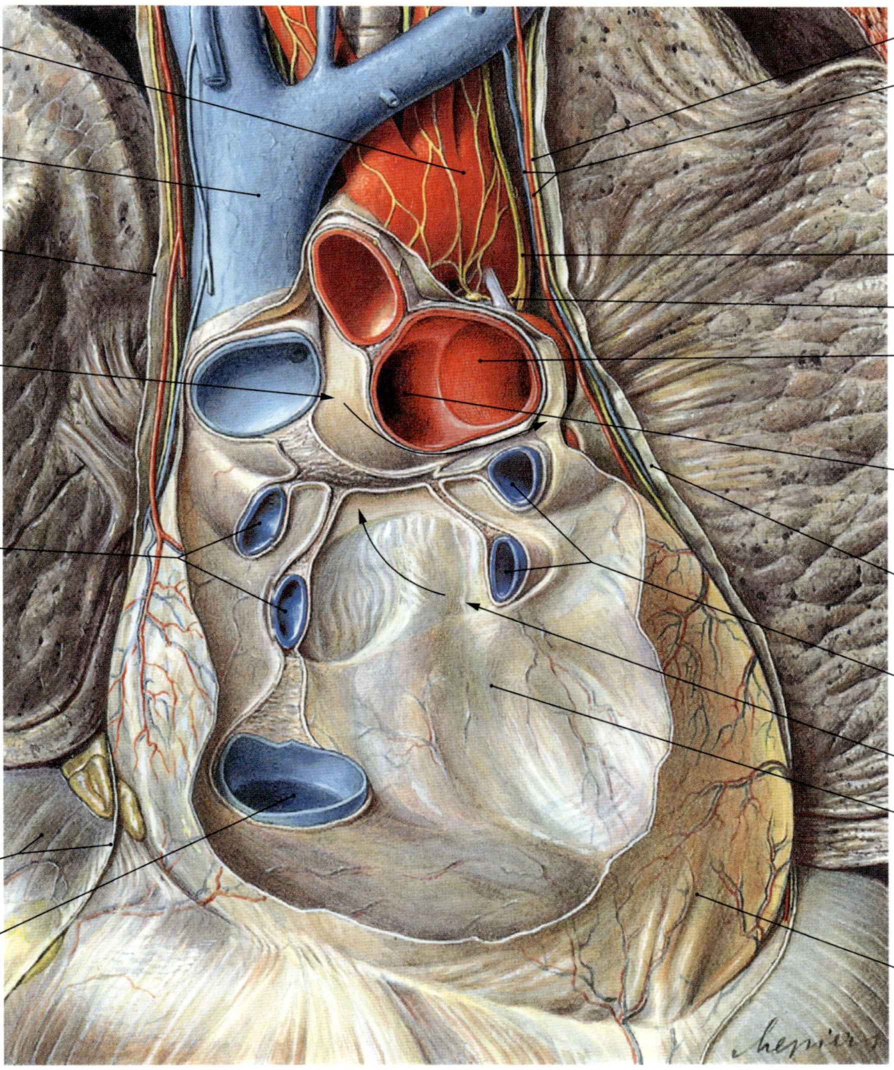

Abb. 5.51 Herzbeutel, Pericardium; Ansicht von ventral; nach Abtragung der Vorderwand des Herzbeutels und Entnahme des Herzens. [S700]

Der Herzbeutel umgibt das Herz, stabilisiert seine Lage und ermöglicht eine reibungsarme Kontraktion. Der Herzbeutel besteht außen aus einem **Pericardium fibrosum** aus straffem Bindegewebe, dem innen als **Pericardium serosum** eine Tunica serosa aufliegt. Dieser Teil des Pericardium serosum stellt die Lamina parietalis dar, die vorne am Abgang der großen Gefäße als Lamina visceralis (= **Epikard**) auf die Oberfläche des Herzens umschlägt. Auf der Rückseite der Vorhöfe bilden die Umschlagfalten vom Perikard auf das Epikard einen vertikalen Schenkel zwischen Vv. cavae inferior und superior und einen horizontalen Schenkel zwischen den oberen Lungenvenen der rechten und linken Seite. Dadurch entstehen auf der Rückseite des Perikards 2 Spalträume (Sinus pericardii, Pfeile):

- Sinus transversus pericardii: oberhalb des horizontalen Schenkels zwischen V. cava superior bzw. Aorta und Truncus pulmonalis
- Sinus obliquus pericardii: unterhalb des horizontalen Schenkels zwischen den Lungenvenen beider Seiten

Struktur und Funktion

Das **Pericardium fibrosum** ist verbunden mit
- dem Centrum tendineum des Zwerchfells,
- der Rückseite des Sternums (Ligg. sternopericardiaca) und
- der Trachealbifurkation (Membrana bronchopericardiaca).

Außen liegt dem Perikard die **Pleura parietalis, Pars mediastinalis** auf. Zwischen beiden verlaufen N. phrenicus und Vasa pericardiacophrenica.
Das Epikard ist das viszerale Blatt des Pericardium serosum.

Herzbeutel

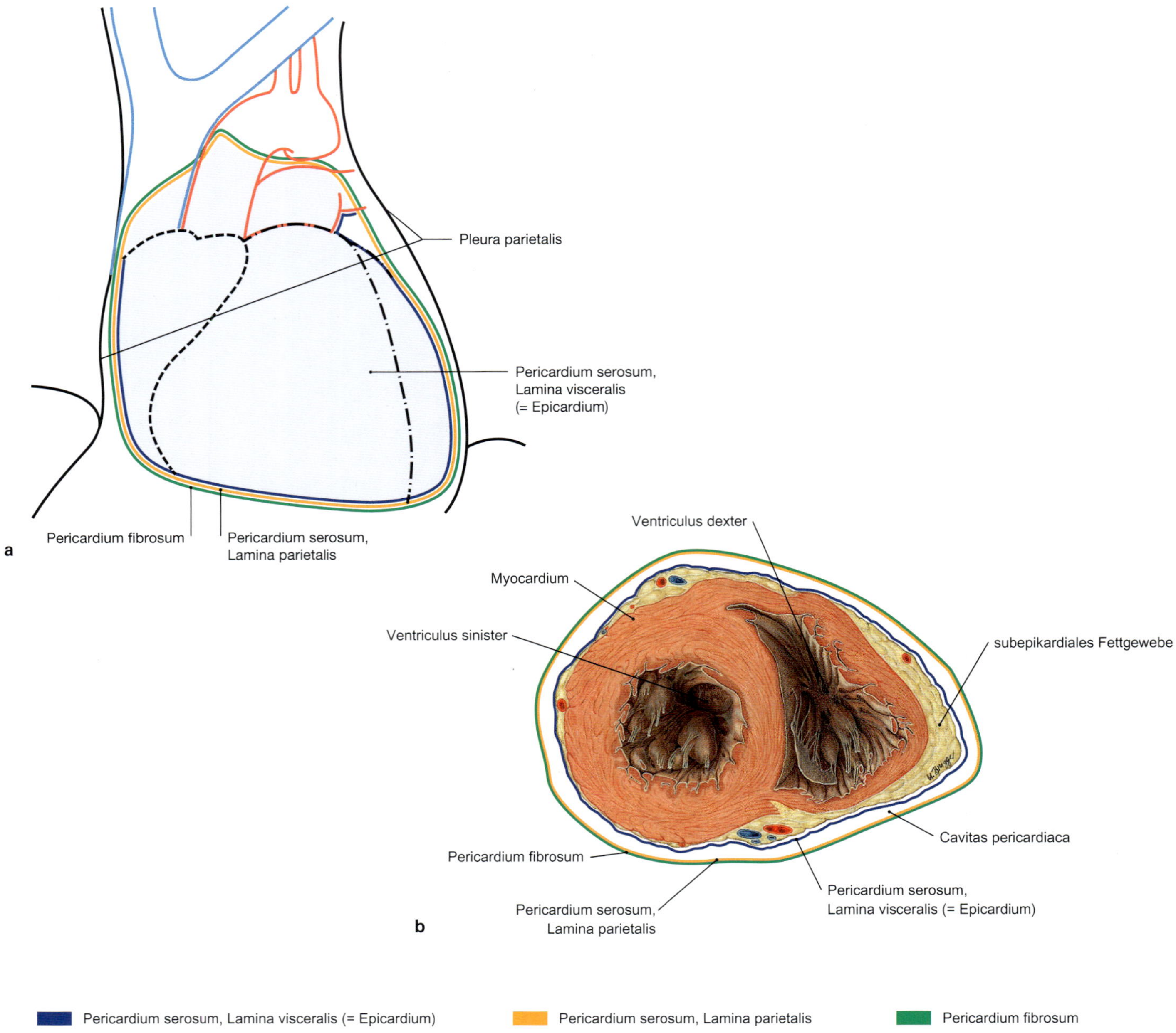

Abb. 5.52 a und b Schichten des Herzbeutels, Pericardium; schematische Darstellung. [S701-L231]
a Ansicht von ventral.
b Querschnitt durch das Herz mit Ansicht von kaudal.
Die äußere Schicht des **Pericardium fibrosum** besteht aus straffem kollagenem Bindegewebe. Innen schließt sich eine Tunica serosa mit einem einschichtigen Verband aus Deckzellen (Mesothel) als **Pericardium serosum** an. Dabei liegt das parietale Blatt (Lamina parietalis) des serösen Perikards direkt innen dem fibrösen Perikard auf. Oben geht es auf der Vorderseite des Herzens im Bereich der herznahen Abschnitte der großen Gefäße in das viszerale Blatt (Lamina visceralis) über, das die gesamte Oberfläche des Herzens bedeckt und die äußere Schicht der Herzwand, das **Epikard,** bildet. Daher liegen Aorta ascendens, Truncus pulmonalis und der letzte Abschnitt der V. cava superior innerhalb des Herzbeutels und damit definitionsgemäß im unteren mittleren Mediastinum.

Klinik

Normalerweise befinden sich im Herzbeutel 15–35 ml seröse Flüssigkeit. Insgesamt fasst das Perikard inkl. Herz jedoch 700–1.100 ml. Bei Herzinsuffizienz oder bei Entzündung des Herzbeutels **(Perikarditis)** kann sich Flüssigkeit ansammeln **(Perikarderguss)** und sogar die Herzaktion beeinträchtigen.
Bei Ruptur der Herzwand nach einem Herzinfarkt oder durch eine Verletzung (Messerstich) kann es bereits ab 150 ml austretendem Blutvolumen zur **Herzbeuteltamponade** kommen, bei der das Blut die Herzaktion hemmt und die daher meist tödlich verläuft. [H043-001]

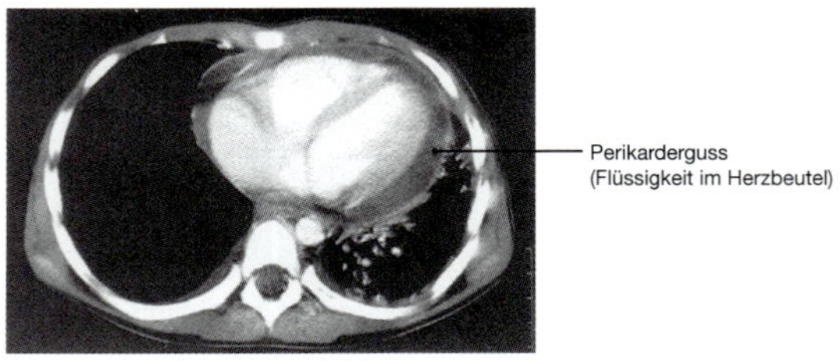

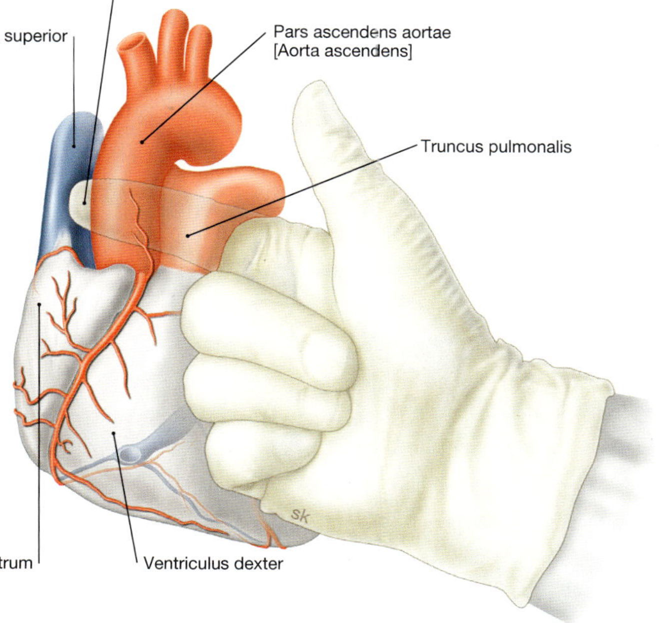

Abb. 5.53 Sinus transversus pericardii; schematische Darstellung, Ansicht von ventral. [S701-L238]
Auf der Rückseite der Vorhöfe bilden die Umschlagfalten des parietalen Blatts des serösen Perikards auf das viszerale Blatt (= Epikard) einen vertikalen Schenkel zwischen Vv. cavae inferior und superior und einen horizontalen Schenkel zwischen den oberen Lungenvenen der rechten und linken Seite (→ Abb. 5.51). Oberhalb des horizontalen Schenkels entsteht dabei der Sinus transversus pericardii, in den man einen Finger schieben kann. Vor dem Finger liegen dann die arteriellen Gefäße (Aorta ascendens und Truncus pulmonalis), dahinter die V. cava superior.

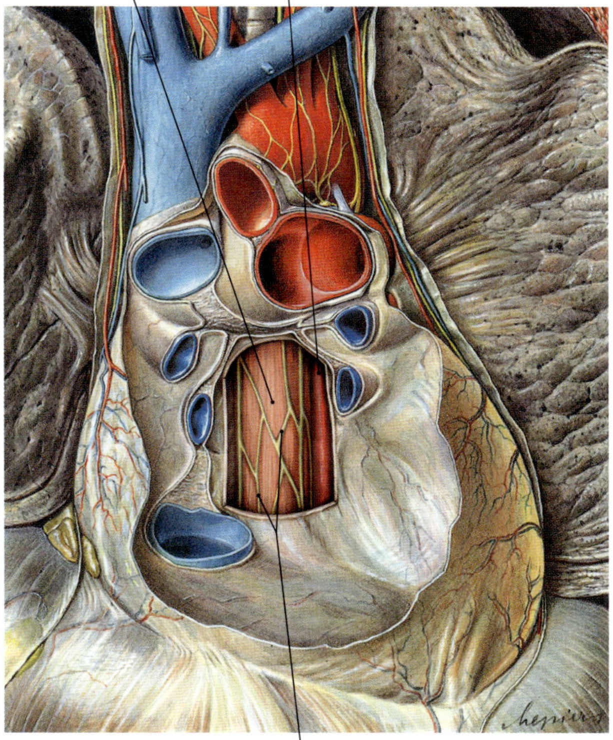

Abb. 5.54 Sinus obliquus pericardii; Ansicht von ventral nach Entnahme des Herzens und Fenestrierung des Perikards auf dessen Dorsalseite. [S700]
Der **Sinus obliquus pericardii** ist ein Spaltraum unterhalb des horizontalen Schenkels der dorsalen Perikardumschlagsfalte, der sich bis an die rechts gelegene vertikale Umschlagsfalte zwischen der oberen und unteren Hohlvene (V. cava superior und inferior) ausdehnt. Damit liegt er zwischen den Lungenvenenpaaren beider Seiten. Direkt hinter dem Sinus obliquus pericardii liegt der Oesophagus mit dem vagalen Nervengeflecht (Plexus oesophageus).

Klinik

Der Sinus transversus pericardii und der Sinus obliquus pericardii werden genutzt, um bei Operationen am Herzen eine **Herz-Lungen-Maschine** anzuschließen und um bei Herzrhythmusstörungen akzessorische **Erregungsbündel** aus Myokard **zu unterbrechen.**

Die Nähe des Oesophagus zum linken Vorhof des Herzens (Atrium sinistrum) ermöglicht es, die Herzklappen mit Ultraschall aus dem Oesophagus darzustellen **(transösophageale Echokardiographie).**

Herz

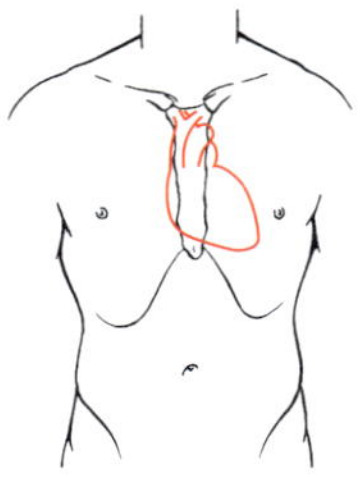

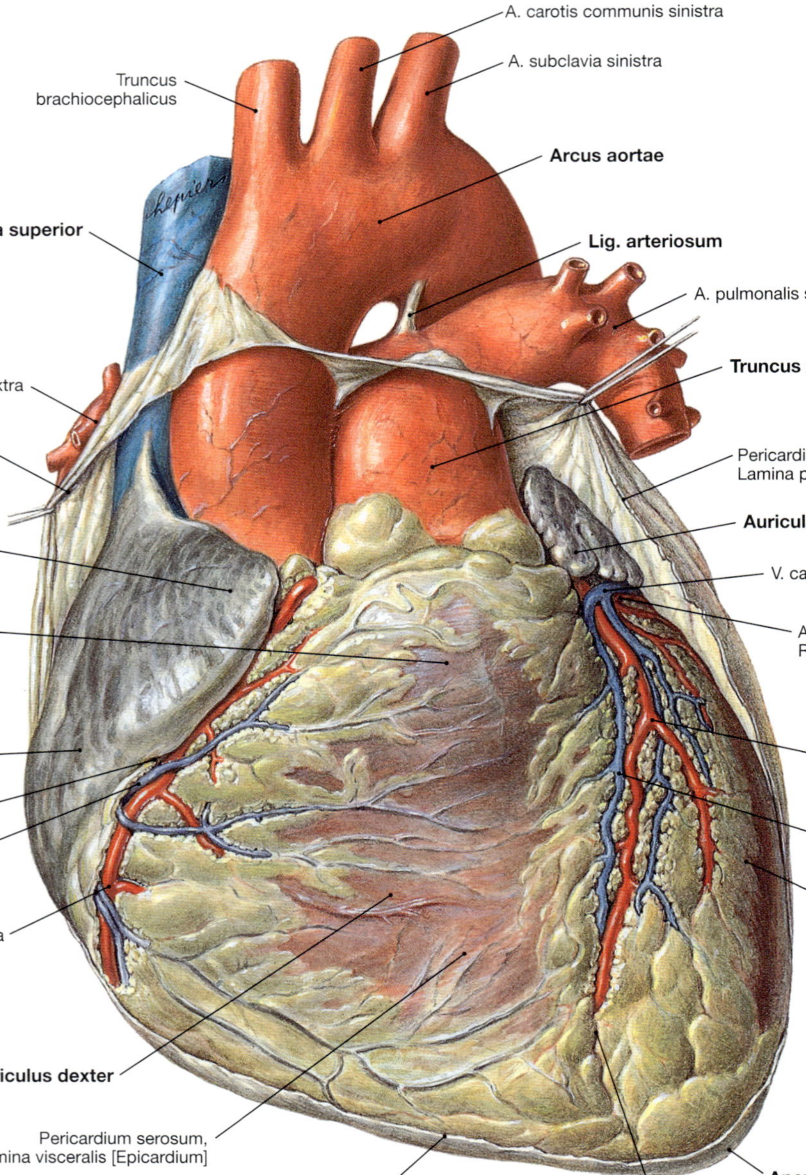

Abb. 5.55 Herz, Cor; Ansicht von ventral. [S700]
Das Herz wiegt 250–300 g und hat ungefähr die Größe der Faust der betreffenden Person. Die Herzspitze (Apex cordis) ist nach links unten gerichtet. Die Basis entspricht der Lage des **Sulcus coronarius,** in dem unter anderem die A. coronaria dextra verläuft. Das Herz besteht auf der rechten und linken Seite jeweils aus einer Kammer (Ventrikel) und einem Vorhof (Atrium). Auf der Vorderseite (Facies sternocostalis) ist die Lage der Herzscheidewand (Septum interventriculare) am **Sulcus interventricularis anterior** zu erkennen, in dem der R. interventricularis anterior der A. coronaria sinistra verläuft. Auf der Unterseite (Facies diaphragmatica) liegt die Grenze der Ventrikel im **Sulcus interventricularis posterior** (→ Abb. 5.56). Der rechte Ventrikel ist vor dem Übergang in den Truncus pulmonalis zum Conus arteriosus erweitert. Der Ursprung der Aorta aus dem linken Ventrikel ist dagegen aufgrund des spiraligen Verlaufs der Aorta hinter dem Truncus pulmonalis von außen nicht erkennbar. Daher entspringt die Aorta rechts vom Truncus pulmonalis. Dieser ist mit dem Aortenbogen durch das Lig. arteriosum verbunden, das ein Relikt des Ductus arteriosus des Fetalkreislaufs darstellt (→ Abb. 5.44). Beide Vorhöfe weisen einen Blindsack auf, der als Herzohr (Auriculae dextra und sinistra) bezeichnet wird. In den rechten Vorhof münden die Vv. cavae superior und inferior, in den linken Vorhof die 4 Lungenvenen.

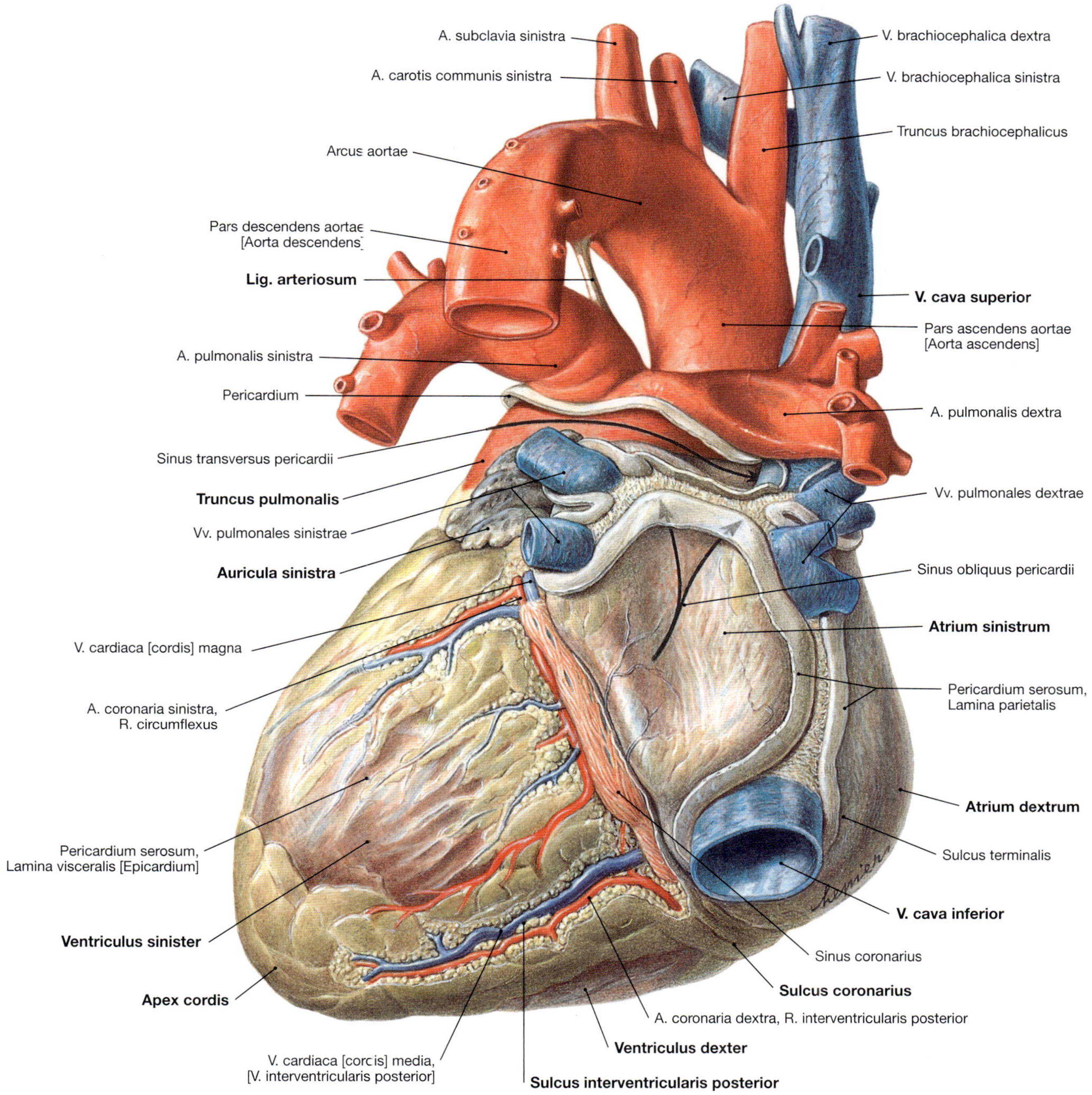

Abb. 5.56 Herz, Cor; Ansicht von dorsal (Erläuterung → Abb. 5.55). [S700]

Klinik

Die meisten Herzen, die man im Präparierkurs zu Gesicht bekommt, sind vergrößert. Dies deutet an, wie häufig Erkrankungen sind, die mit einer **Hypertrophie** (z. B. Hypertonie) oder **Dilatation** (z. B. Alkoholabusus, Viruserkrankungen, genetische Ursachen) des Herzens einhergehen.

Bei Leistungssportlern (durch Training, Anabolika) kann das Herzgewicht 500 g erreichen. Dies wird als **kritisches Herzgewicht** angesehen, da ab diesem Gewicht eine ausreichende Durchblutung nicht gewährleistet ist und es zu Herzinfarkten kommen kann.

Herz

Herzwand

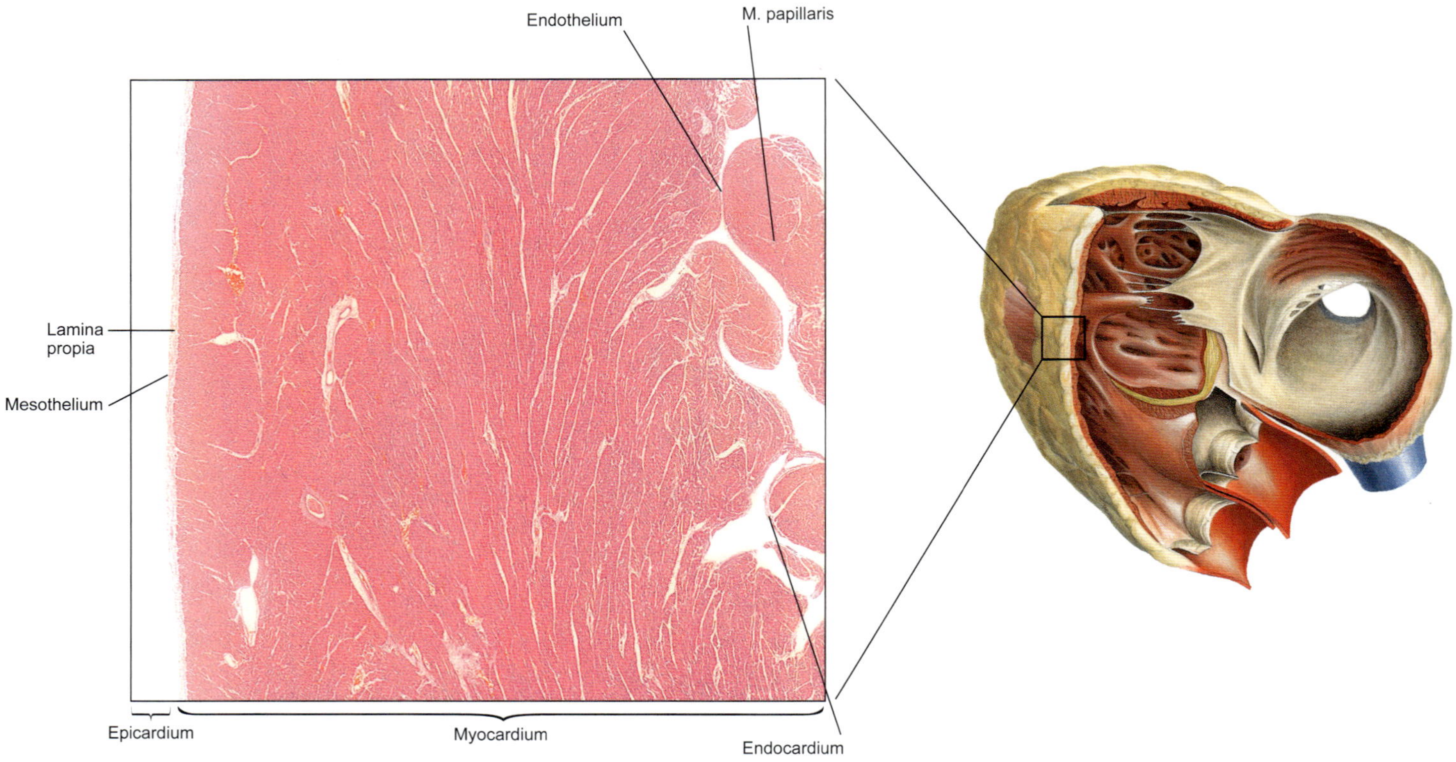

Abb. 5.57 Bau der Herzwand; Ausschnitt aus dem rechten Vorhof. [S700]/[F201-035]

Die Herzwand besteht aus 3 Schichten:

- **Endokard (Endocardium):** innere Oberfläche aus Endothel und Bindegewebe
- **Myokard (Myocardium):** Herzmuskulatur aus Kardiomyozyten
- **Epikard (Epicardium):** Tunica serosa und Tela subserosa auf der äußeren Oberfläche entsprechen dem viszeralen Blatt des Pericardium serosum. Die Tela subserosa enthält beim Menschen viel Fettgewebe, in das die Blutgefäße und Nerven des Herzens eingebettet sind.

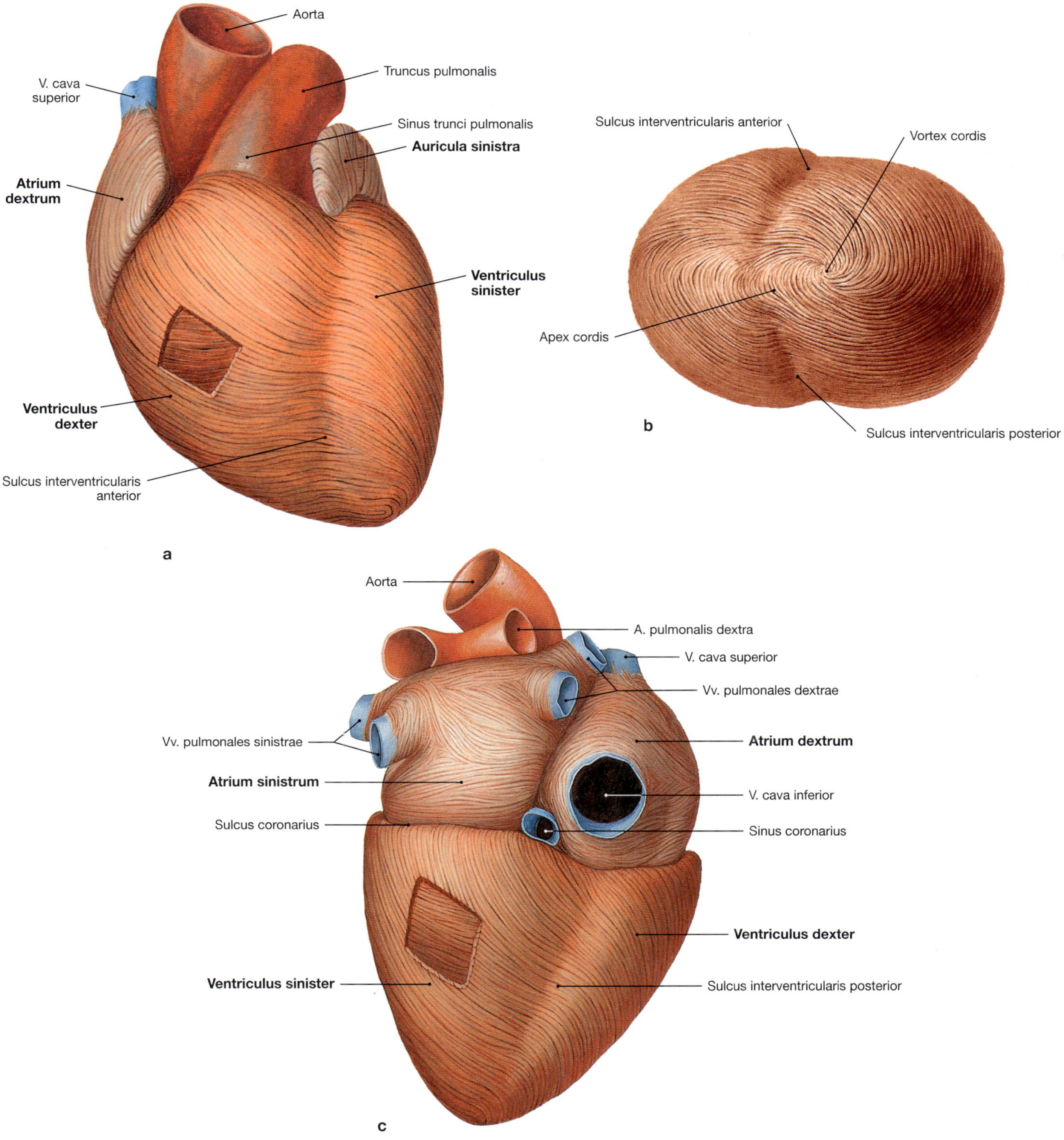

Abb. 5.58 a–c Herzmuskulatur, Myocardium. [S700]
a Ansicht von ventral.
b Ansicht von der Herzspitze her.
c Ansicht von dorsal kaudal.
Die Herzmuskelfasern setzen sich aus einzelnen Kardiomyozyten zusammen und verlaufen schraubig um das Herz. In der Wand der Vorhöfe und des rechten Ventrikels bilden sie 2 Schichten, beim linken Ventrikel sogar 3 Schichten. Das Myokard und damit auch die gesamte Herzwand sind im Bereich des linken Ventrikels viel dicker, weil der linke Ventrikel das Blut mit einem höheren Druck in den Körperkreislauf pumpen muss als der rechte Ventrikel. Die Wandstärke beträgt rechts 3–5 mm, links dagegen 8–12 mm.

Klinik

Bei einer Wandstärke des **linken Ventrikels über 15 mm** liegt eine **Hypertrophie** vor, die durch Hypertonie oder eine Aortenklappenstenose verursacht sein kann. Beim **rechten Ventrikel** besteht bei **mehr als 5 mm** eine Hypertrophie. Neben einer Pulmonalklappenstenose kommt eine pulmonale Hypertonie als Ursache infrage, die durch chronisch obstruktive Lungenerkrankungen wie Asthma oder durch eine Lungenembolie bedingt sein kann.

Räume des Herzens

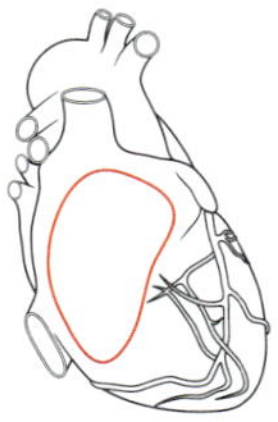

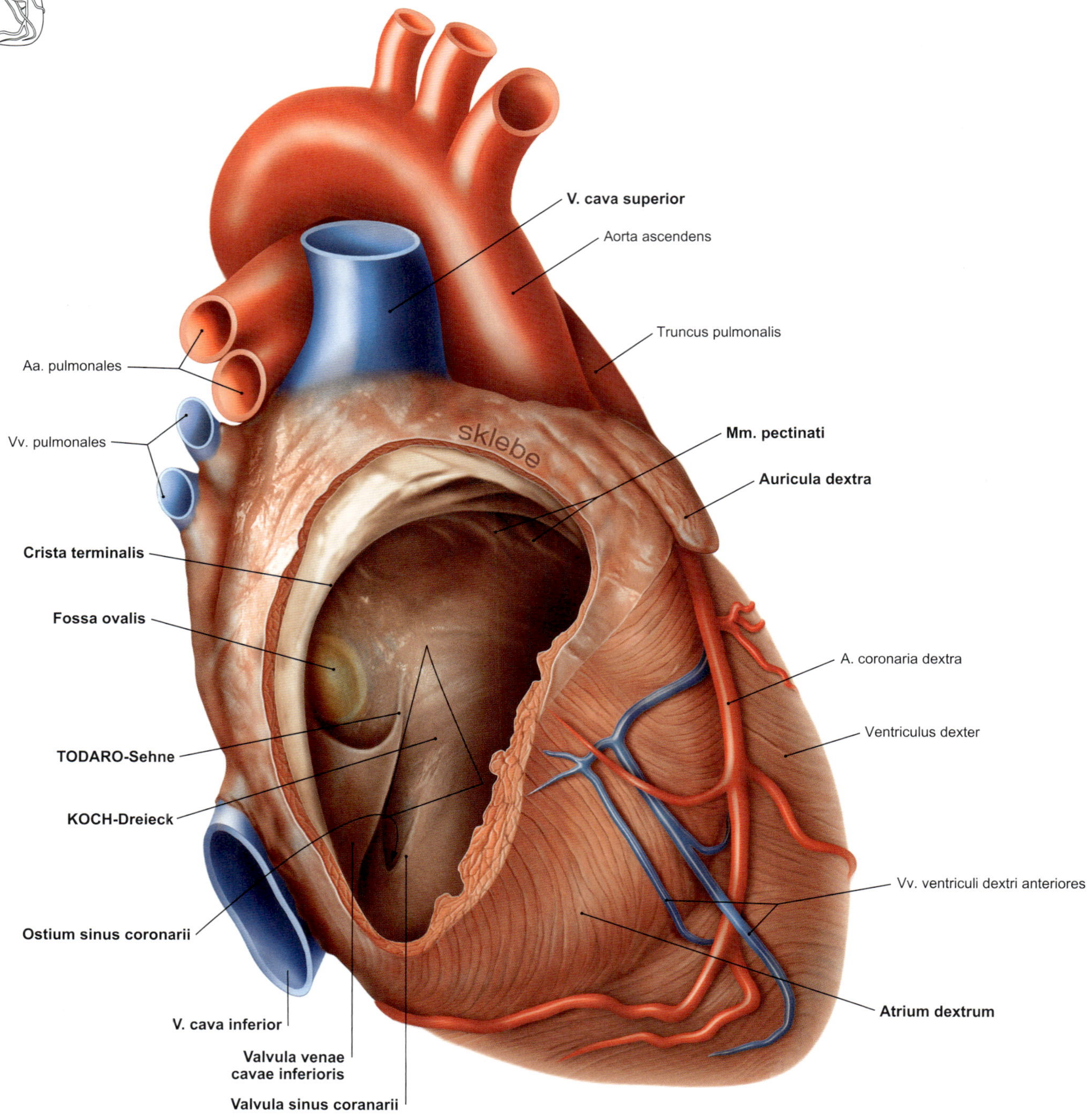

Abb. 5.59 Rechter Vorhof, Atrium dextrum; Ansicht von rechts nach Fensterung des rechten Vorhofs. [S700-L238]

Der **rechte Vorhof (Atrium dextrum)** ist die komplizierteste Herzhöhle, da in den rechten Vorhof verschiedene Gefäße einmünden und viele Strukturen im Innenrelief erkennbar sind. In den rechten Vorhof münden die obere und untere Hohlvene (**V. cava superior und V. cava inferior**) sowie der **Sinus coronarius,** der die große Herzvene darstellt. Die untere Hohlvene und der Sinus coronarius weisen jeweils eine sichelförmige Klappe auf, welche die Einmündung begrenzen (**Valvula venae cavae inferioris** und **Valvula sinus coronarii**). Die Klappe der unteren Hohlvene setzt sich als **TODARO-Sehne** (Tendo valvulae venae cavae inferioris) fort, die unter dem Endokard in das Herzskelett einstrahlt. Die TODARO-Sehne und die Klappe des Sinus coronarius begrenzen zusammen mit dem septalen Segel der Atrioventrikularklappe das **KOCH-Dreieck,** in dem der AV-Knoten des Reizleitungssystems gelegen ist.

In der Verlängerung der unteren Hohlvene ist die **Fossa ovalis** zu sehen, die ein Relikt des Fetalkreislaufs darstellt. Im Unterschied zu vielen anderen Darstellungen zeigt diese Abbildung sehr deutlich die **Crista terminalis,** die als kammartige Vorwölbung den glatten Abschnitt des Vorhofs zwischen den beiden Hohlvenen von dem mit **Mm. pectinati** besetzten Anteil abgrenzt. Vorne ist der Vorhof zum **rechten Herzohr (Auricula dextra)** ausgezogen.

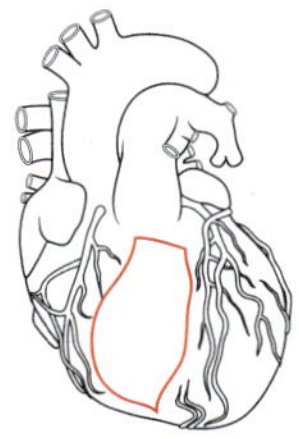

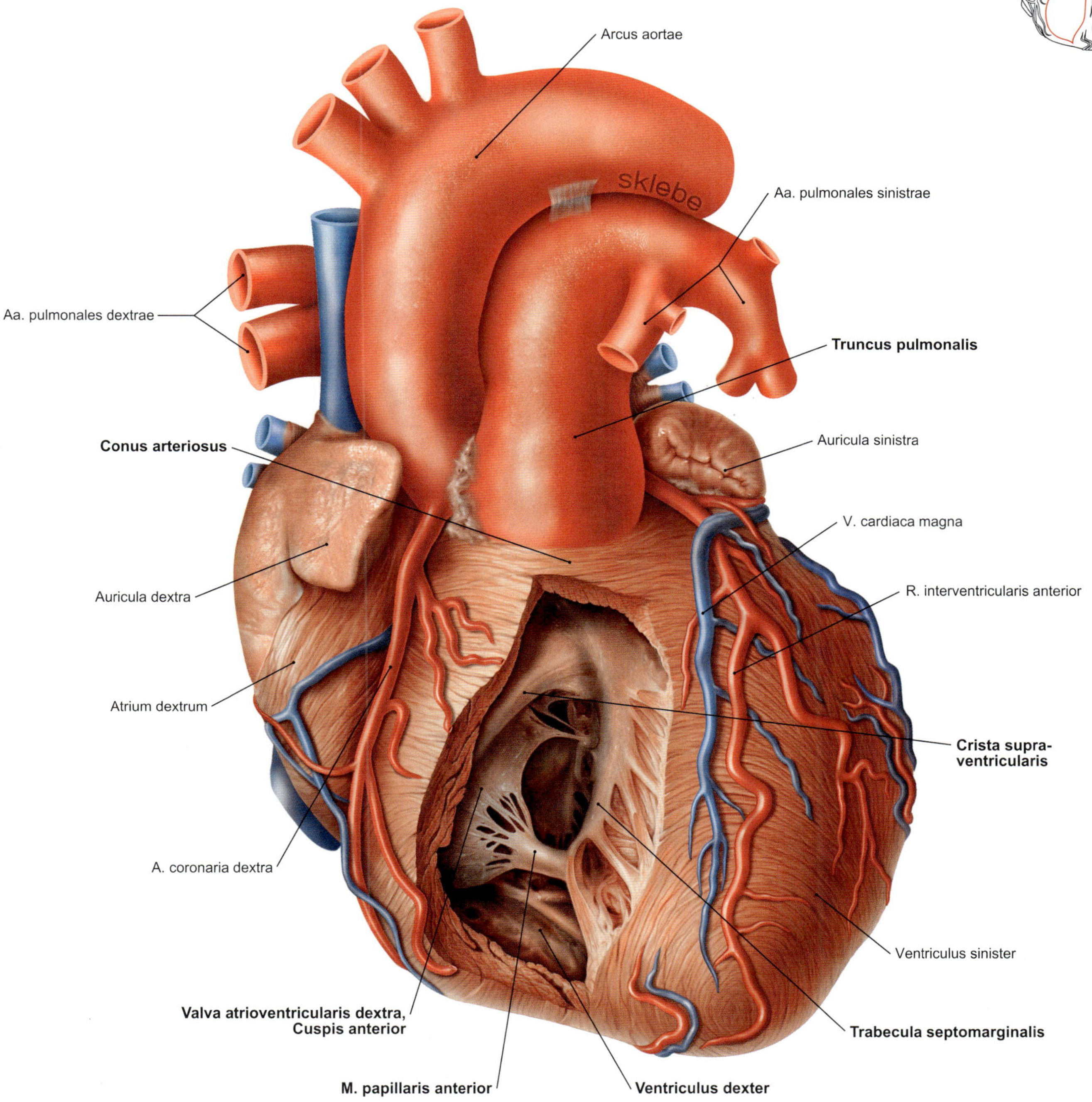

Abb. 5.60 Rechter Ventrikel, Ventriculus dexter; Ansicht von ventral nach Fensterung der rechten Kammer. [S700-L238]

Das Fenster im **rechten Ventrikel (Ventriculus dexter)** erlaubt es, die Strukturen auf der Innenseite darzustellen, ohne ihre Lage zu verändern. Die **rechte Atrioventrikularklappe (Valva atrioventricularis dextra)** stellt die Verbindung zum rechten Vorhof dar, von wo aus das Blut in den Ventrikel hineinströmt (Einflussbahn) und gelangt dann unter Umlenkung um die wulstartige **Crista supraventricularis** in den erweiterten **Conus arteriosus** und weiter in den **Truncus pulmonalis** (Ausstrombahn).

Sehr gut erkennbar ist die **Trabecula septomarginalis** als Verbindung der Kammerscheidewand zum **vorderen rechten Papillarmuskel (M. papillaris anterior).** In diesem Muskelbalken der Trabecula verlaufen Fasern des Reizleitungssystems (Moderator-Band von LEONARDO DA VINCI).

Räume des Herzens

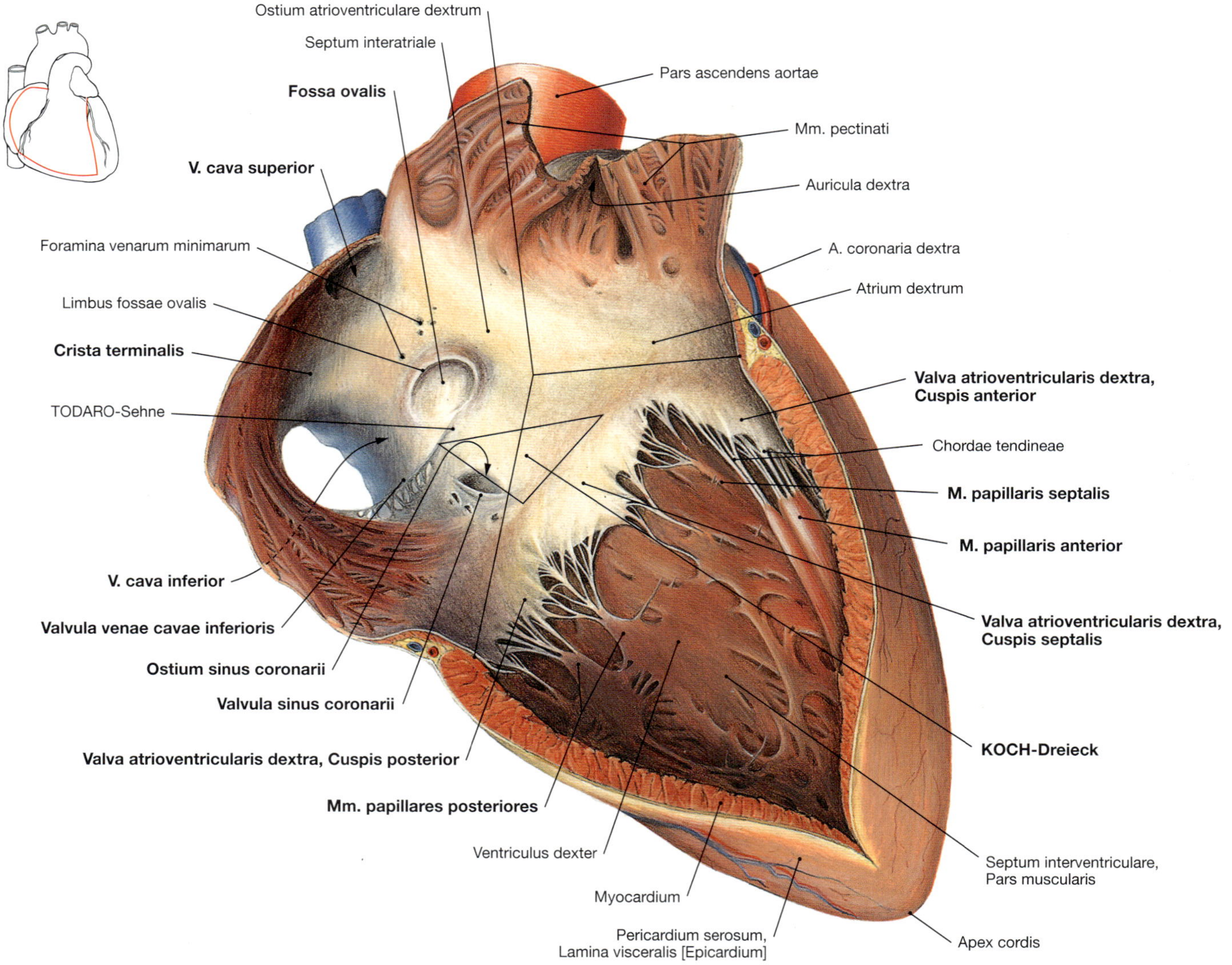

Abb. 5.61 Rechter Vorhof, Atrium dextrum, und rechte Kammer, Ventriculus dexter; Ansicht von ventral. [S700]

Der rechte Vorhof besteht aus einem Abschnitt mit einer glatten Innenoberfläche, dem Vorhofsinus (Sinus venarum cavarum) und einem Teil, dessen Innenrelief durch Muskelkämme (Mm. pectinati) aufgeworfen ist. Zwischen beiden Abschnitten liegt die **Crista terminalis,** die eine wichtige Orientierungsstruktur darstellt, da auf ihrer Höhe auf der Außenseite (subepikardial) zwischen der Einmündung der V. cava superior und dem rechten Herzohr (Auricula dextra) der Sinusknoten des Erregungsbildungs- und Erregungsleitungssystems liegt (→ Abb. 5.63). In der Scheidewand der Vorhöfe (Septum interatriale) liegt als Relikt des Foramen ovale die **Fossa ovalis,** deren Rand zum Limbus fossae ovalis aufgeworfen ist. Die Einmündung des **Sinus coronarius** (Ostium sinus coronarii), der die größte Herzvene darstellt, besitzt eine Klappe (Valvula sinus coronarii), und auch die Öffnung der V. cava inferior ist von einer Klappe (Valvula venae cavae inferioris) flankiert, die allerdings beide das Lumen nicht verschließen. Auch kleine Herzvenen münden direkt in den rechten Vorhof (Foramina venarum minimarum). In Verlängerung der Valvula venae cavae inferioris liegt die TODARO-Sehne (Tendo valvulae venae cavae inferioris). Diese ist auch als Orientierungsstruktur von Bedeutung, da sie zusammen mit der Einmündung des Sinus coronarius und der Trikuspidalklappe (Valva atrioventricularis dextra) das **KOCH-Dreieck** begrenzt, in dem der AV-Knoten liegt (→ Abb. 5.74 bis → Abb. 5.76). Im rechten Ventrikel sind die 3 Segel über Sehnenfäden (Chordae tendineae) an 3 **Papillarmuskeln** (Mm. papillares anterior, posterior und septalis) befestigt. Von der Herzscheidewand (Septum interventriculare) ist hier nur der muskuläre Teil sichtbar. Von diesem ziehen (hier nicht sichtbar) Fasern des Reizleitungssystems (Moderatorband von LEONARDO DA VINCI) zum vorderen Papillarmuskel **(M. papillaris anterior).** Diese Verbindung wird als **Trabecula septomarginalis** (→ Abb. 5.76) bezeichnet.

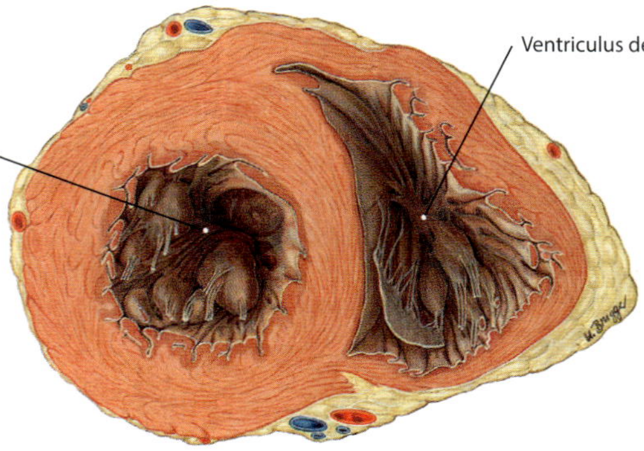

Abb. 5.62 Linke und rechte Kammer, Ventriculus sinister und Ventriculus dexter; Querschnitt, Ansicht von kranial. [S700]

Die Wand des linken Ventrikels ist aufgrund der stärkeren Muskulatur viel dicker als die Wand des rechten Ventrikels. Die Anordnung der Herzmuskelzellen zeigt, dass das Septum interventriculare funktionell ein Teil des linken Ventrikels ist.

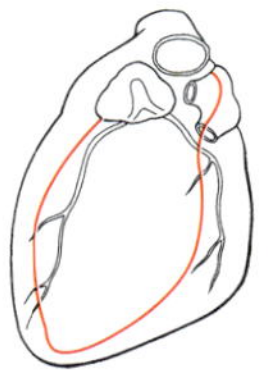

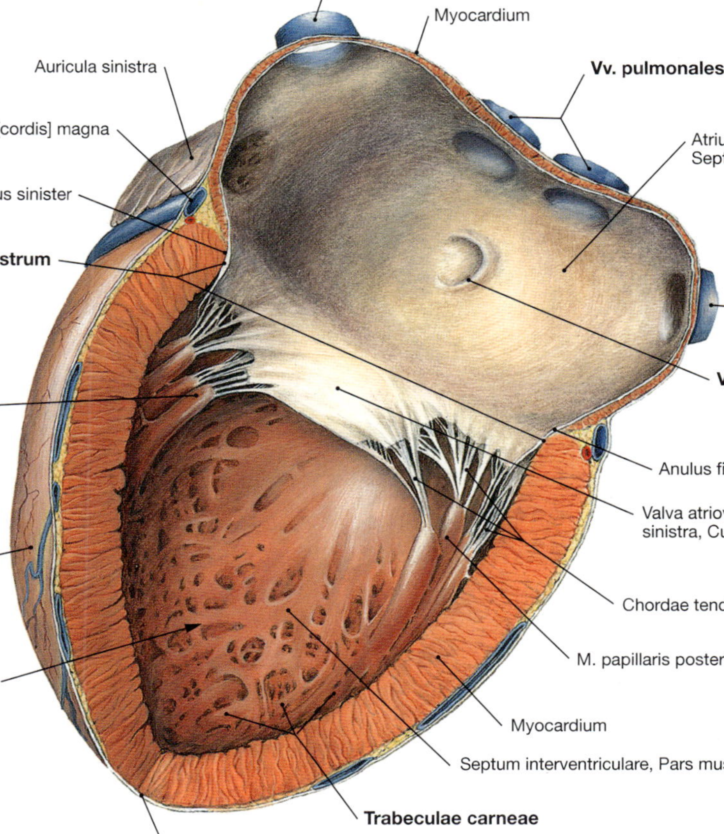

Abb. 5.63 Linker Vorhof, Atrium sinistrum, und linker Ventrikel, Ventriculus sinister; Ansicht von lateral. [S700]
Der linke Vorhof besitzt ein Herzohr (Auricula sinistra). In das Atrium münden die 4 Lungenvenen (Vv. pulmonales). An der septalen Wand tritt als sichelförmige Leiste die Valvula foraminis ovalis hervor. Sie ist ein Relikt des Septum primum der Herzentwicklung (→ Abb. 5.42). Das Ostium atrioventriculare sinistrum enthält die Valva mitralis und stellt die Verbindung zum linken Ventrikel dar. Die Wand des Ventrikels ist nicht glatt, sondern durch Muskelbälkchen (Trabeculae carneae) aufgeworfen.

Räume des Herzens

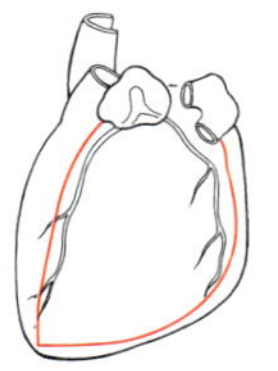

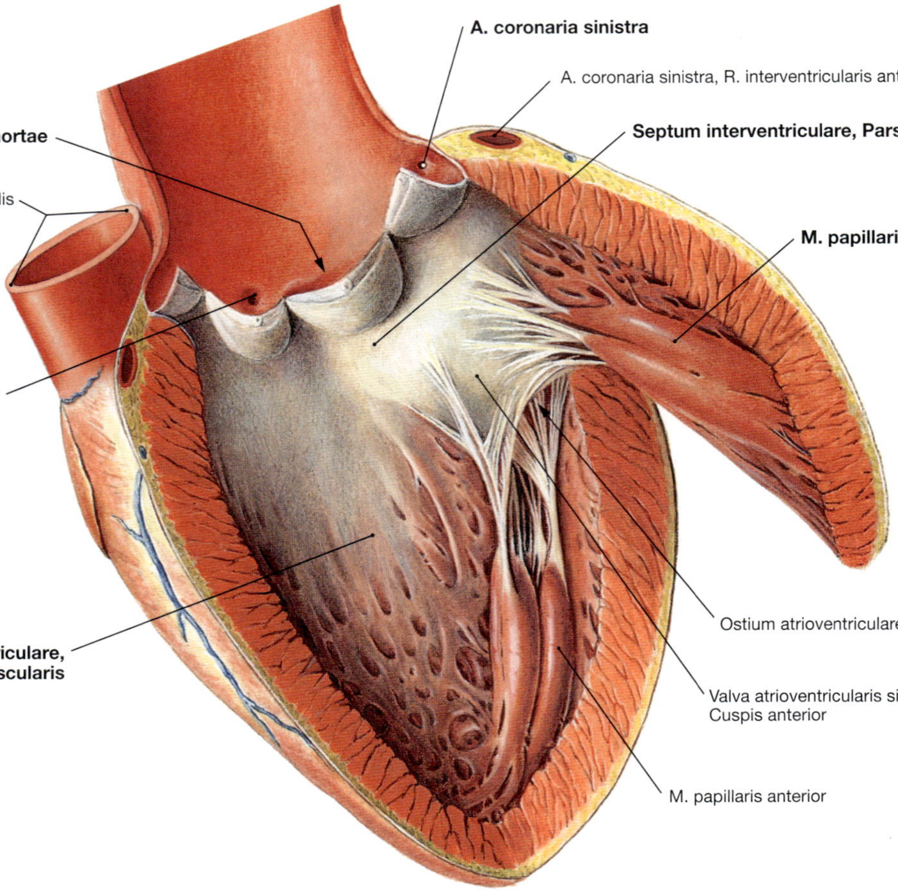

Abb. 5.64 Linke Kammer, Ventriculus sinister; Ansicht von lateral. [S700]

Unter der linken Atrioventrikularklappe liegt das ca. 1 cm^2 große Areal der **Pars membranacea** des Ventrikelseptums. Der größte Teil der Herzscheidewand besteht dagegen aus Muskulatur (Pars muscularis).

Hinter den Taschenklappen der Aortenklappe liegen als Ausbuchtungen die **Sinus aortae (VALSALVIA),** in denen rechts und links die beiden **Koronararterien** (Aa. coronariae dextra und sinistra) entspringen.

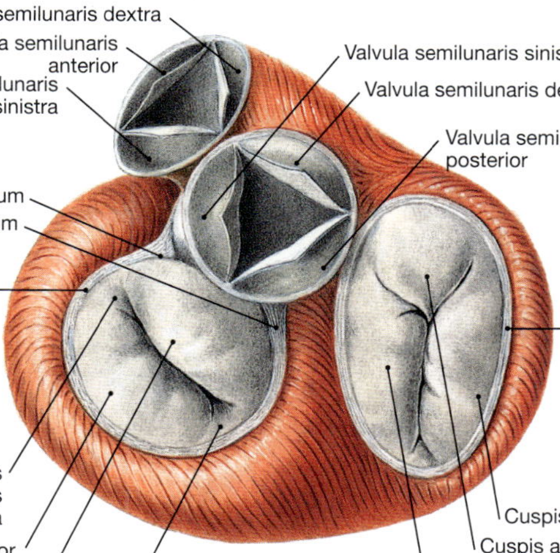

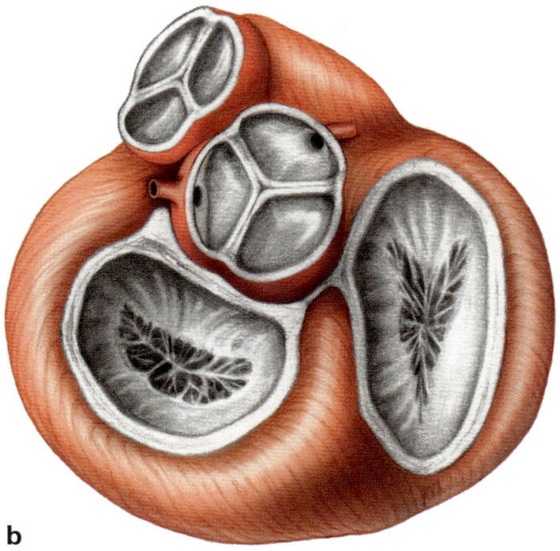

Abb. 5.65 a und b Herzklappen, Valvae cordis; Ansicht von kranial; nach Entfernung von Vorhöfen, Aorta und Truncus pulmonalis.
a Ansicht mit geöffneten Taschenklappen während der Systole. [S700]
b Ansicht mit geöffneten Segelklappen während der Diastole. [S701-L285]
Das Herz besitzt 2 **Segelklappen** (Valvae cuspidales), je eine zwischen Vorhöfen und Kammern. Die rechte Atrioventrikularklappe (Valva atrioventricularis dextra) besteht aus 3 Segeln **(Trikuspidalklappe).** Die linke Atrioventrikularklappe (Valva atrioventricularis sinistra) setzt sich aus 2 Segeln zusammen **(Mitralklappe).** Beide Atrioventrikularklappen bestehen aus einer dünnen peripheren (atrialen) Zone und einer dickeren zentralen Koaptationszone, die für den dichten Klappenschluss verantwortlich ist. Die Segelklappen werden über Sehnenfäden (Chordae tendineae) an den Papillarmuskeln verankert, die ein Durchschlagen der Klappen verhindern. Daneben gibt es zwischen Ventrikeln und großen Gefäßen links die **Aortenklappe** (Valva aortae) und auf der rechten Seite die **Pulmonalklappe** (Valva trunci pulmonalis), die aus jeweils 3 Taschenklappen (Valvulae semilunares) gebildet werden. Die Taschenklappen weisen an den Verschlussrändern als Verstärkung eine halbmondförmige Lunula mit einem zentralen knötchenförmigen Nodulus auf. In der Austreibungsphase der **Systole,** in der das Blut aus den Ventrikeln in die großen Gefäße ausgeworfen wird, sind die **Taschenklappen geöffnet** und die Segelklappen geschlossen. In der Füllungsphase der **Diastole** sind die **Segelklappen offen,** um das Blut aus den Vorhöfen in die Ventrikel aufzunehmen. Die Taschenklappen sind geschlossen.

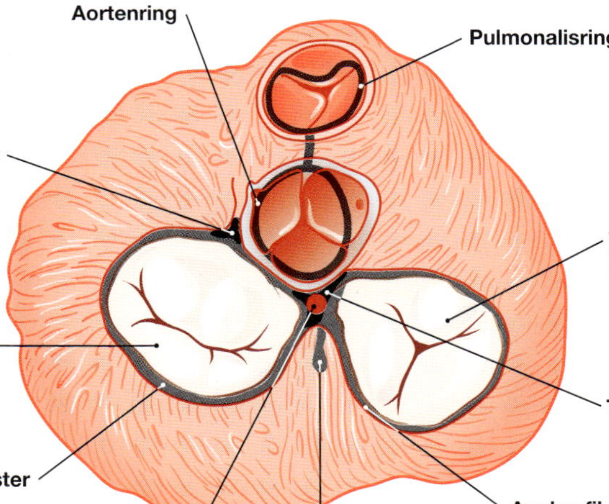

Abb. 5.66 Herzskelett; Ansicht von kranial, schematische Darstellung. [S700-L126]/[B500~M282-L240]
Die Herzklappen sind am Herzskelett fixiert. Dieses besteht aus Bindegewebe, das jeweils einen Ring (Anuli fibrosi dexter und sinister) um die Atrioventrikularklappen (Valvae atrioventriculares) sowie einen Faserring um die Taschenklappen bildet. Zwischen den Anuli fibrosi liegt das Trigonum fibrosum dextrum, durch das das HIS-Bündel des Reizleitungssystems vom rechten Vorhof in das Interventrikularseptum übertritt. Neben der **Stabilisierung der Herzklappen** dient das Herzskelett auch der **elektrischen Isolierung der Vorhöfe und Kammern,** da alle Herzmuskelzellen am Herzskelett befestigt sind und damit nicht von den Vorhöfen auf die Kammern übergreifen. Damit wird die Erregung nur über das HIS-Bündel auf die Kammern fortgeleitet.

Herzklappen

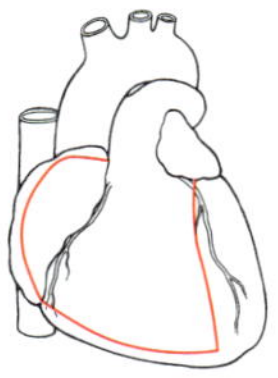

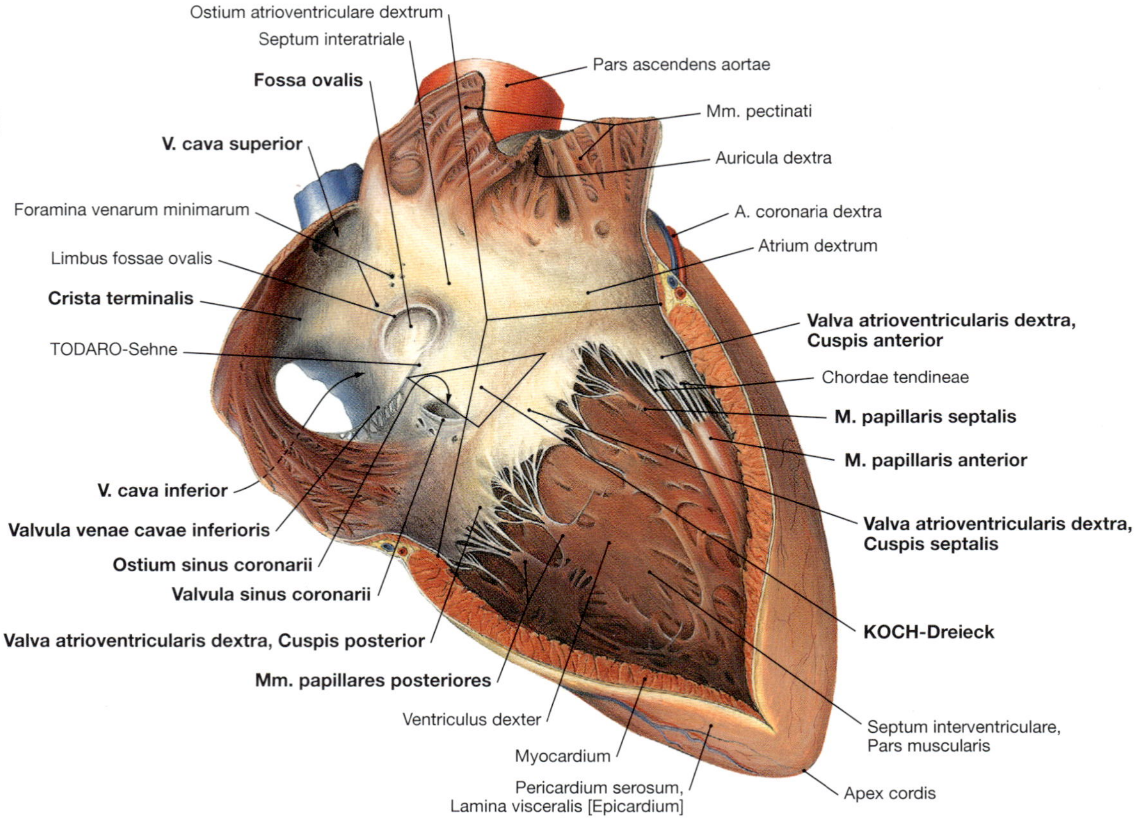

Abb. 5.67 Rechte Atrioventrikularklappe, Valva atrioventricularis dextra; Ansicht von ventral. [S700]
Der rechte Vorhof und die rechte Herzkammer werden durch die Trikuspidalklappe (Valva atrioventricularis dextra) getrennt. Diese besteht aus **3 Segeln (Cuspis anterior, posterior, septalis),** die über Sehnenfäden (Chordae tendineae) an 3 **Papillarmuskeln** (Mm. papillares anterior, posterior und septalis) befestigt sind. Durch aktive Kontraktion der Papillarmuskeln kann bei der Ventrikelkontraktion ein Zurückschlagen der Segel in die Vorhöfe verhindert werden.

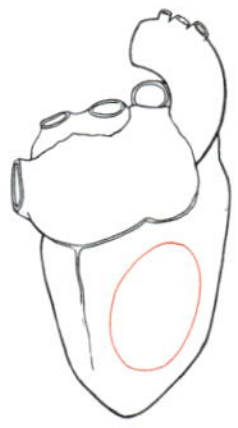

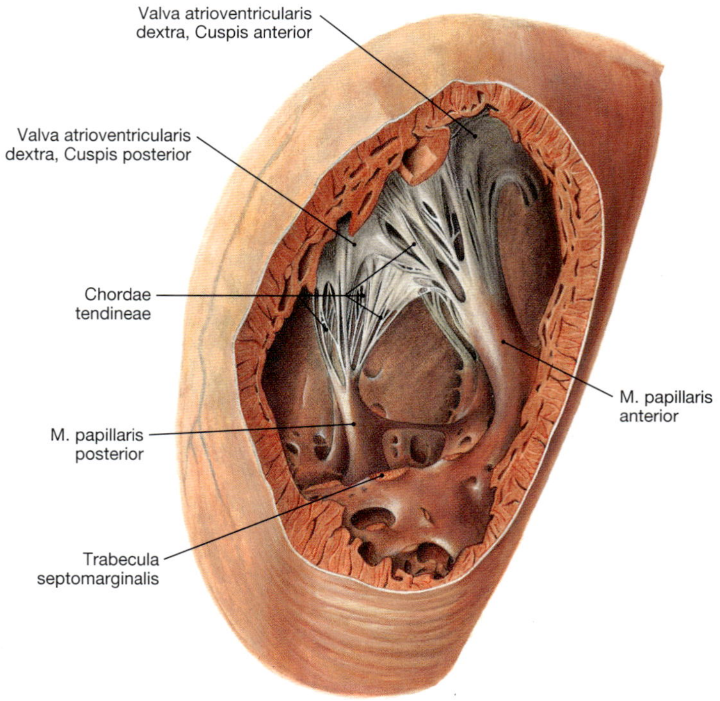

Abb. 5.68 Papillarmuskeln der rechten Atrioventrikularklappe, Valva atrioventricularis dextra; Ansicht von dorsal. [S700]
Der rechte Ventrikel ist vom Septum her eröffnet, sodass man 2 der 3 **Papillarmuskeln** (Mm. papillares) erkennen kann. Die **Sehnenfäden** (Chordae tendineae) verbinden den M. papillaris anterior mit dem vorderen Segel (Cuspis anterior) der Trikuspidalklappe (Valva atrioventricularis dextra) und den M. papillaris posterior mit dem hinteren Segel (Cuspis posterior).

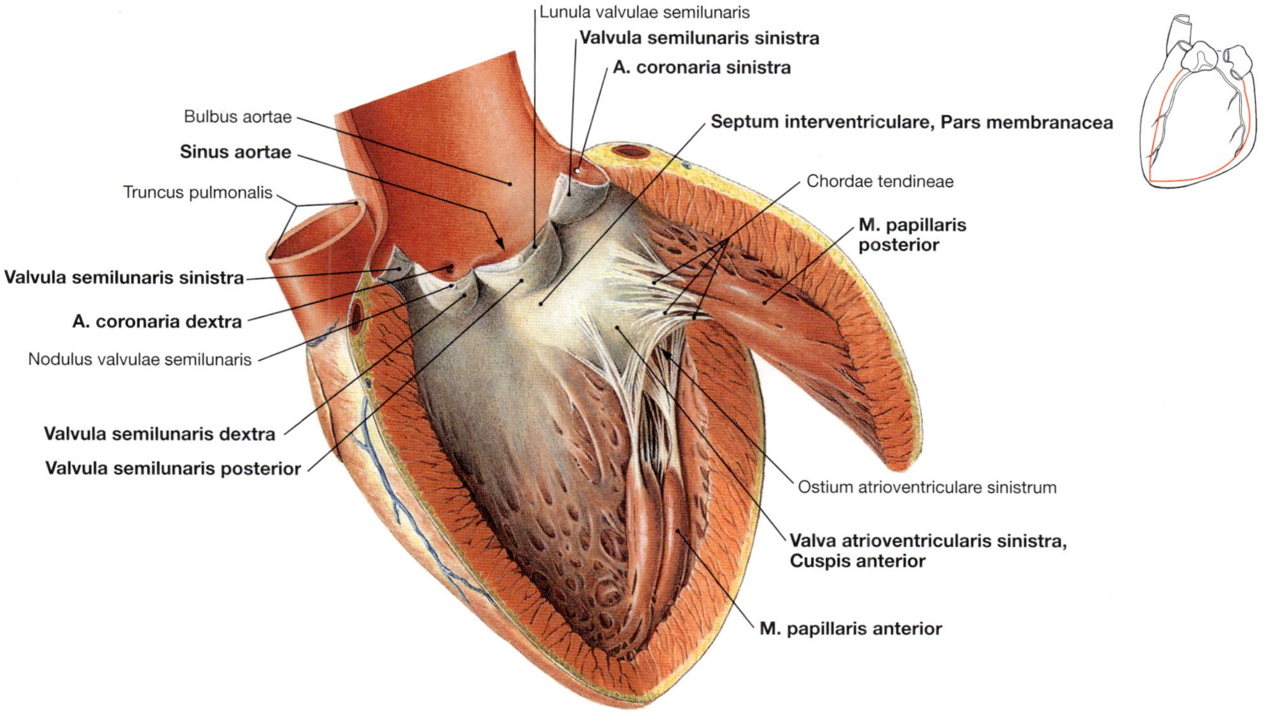

Abb. 5.69 Linke Atrioventrikularklappe, Valva atrioventricularis sinistra, und Aortenklappe, Valva aortae; Ansicht von lateral. [S700]
Die Mitralklappe (Valva atrioventricularis sinistra) ist nur aus **2 Segeln (Cuspis anterior und posterior)** zusammengesetzt, die anterolateral und posteromedial in kleine Unterabschnitte (Cuspides commissurales) untergliedert sind. Entsprechend gibt es auch nur 2 **Papillarmuskeln** (Mm. papillares anterior und posterior). Durch die **Aortenklappe** (Valva aortae), die aus 3 Taschenklappen (Valvulae semilunares dextra, sinistra und posterior) besteht, wird das Blut in den erweiterten Teil der Aorta (Bulbus aortae) gepumpt.

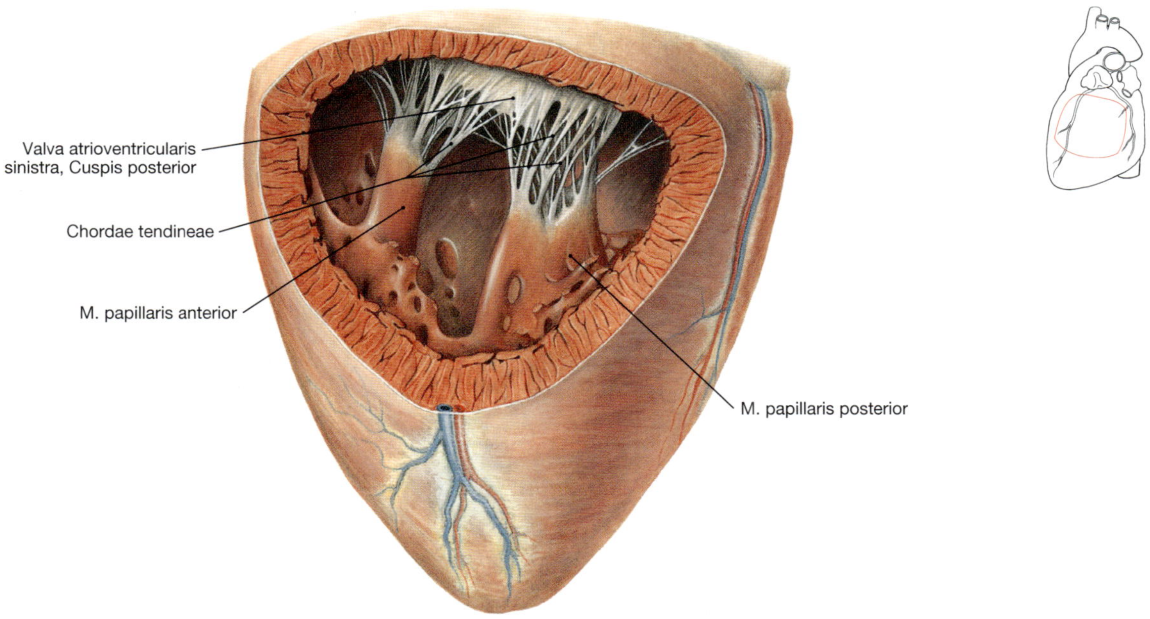

Abb. 5.70 Papillarmuskeln der linken Atrioventrikularklappe, Valva atrioventricularis sinistra; Ansicht von ventral kranial. [S700]
Der linke Ventrikel ist so eröffnet, dass man die beiden **Papillarmuskeln** der Mitralklappe erkennen kann. Die **Sehnenfäden** (Chordae tendineae) verbinden den M. papillaris anterior mit dem vorderen Segel (Cuspis anterior) der Valva atrioventricularis sinistra und den M. papillaris posterior mit dem hinteren Segel (Cuspis posterior).

Herz

Projektion der Herzklappen

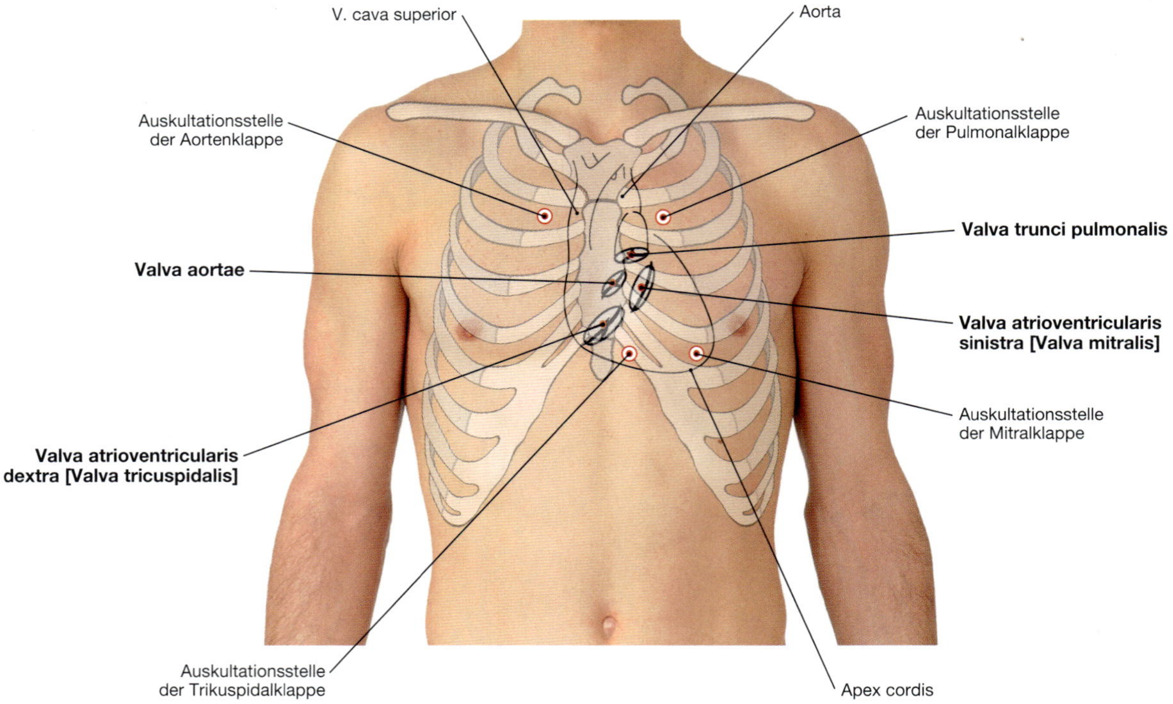

Abb. 5.71 Projektion der Herzklappen und der Auskultationsstellen auf die vordere Brustwand. [S701-J803-L126]
Die **Projektion der 4 Herzklappen** bildet ein leicht aus der Medianebene nach links verschobenes Kreuz. Die Projektion der Klappen ist von untergeordneter praktischer Bedeutung, da die im Bereich der Klappen entstehenden Herztöne und ggf. die Herzgeräusche mit dem Blutstrom zu den Auskultationsstellen fortgeleitet werden, an denen das Herz abgehört (auskultiert) wird.

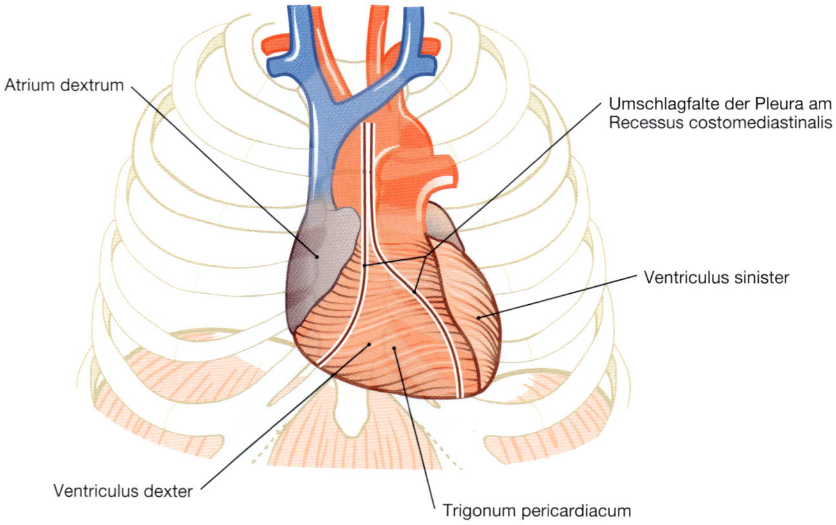

Abb. 5.72 Projektion des Herzens auf den knöchernen Brustkorb; Ansicht von ventral. [S701-L126]/[(B500-L240)~M282]
Der rechte Vorhof weist nach rechts, während der rechte Ventrikel vorne und damit direkt hinter dem Sternum gelegen ist. Der linke Vorhof und der linke Ventrikel liegen auf der linken Körperseite.

Projektions- und Auskultationsstellen der Herzklappen

Herzklappe	Projektionsstellen	Auskultationsstellen
Pulmonalklappe	linker (!) Sternalrand, 3. Rippenknorpel	2. ICR links parasternal
Aortenklappe	linker Sternalrand, 3. ICR	2. ICR rechts parasternal
Mitralklappe	4.–5. Rippenknorpel links	5. ICR links in der Medioklavikularlinie
Trikuspidalklappe	hinter dem Sternum, 5. Rippenknorpel	5. ICR rechts parasternal

ICR = Zwischenrippenraum

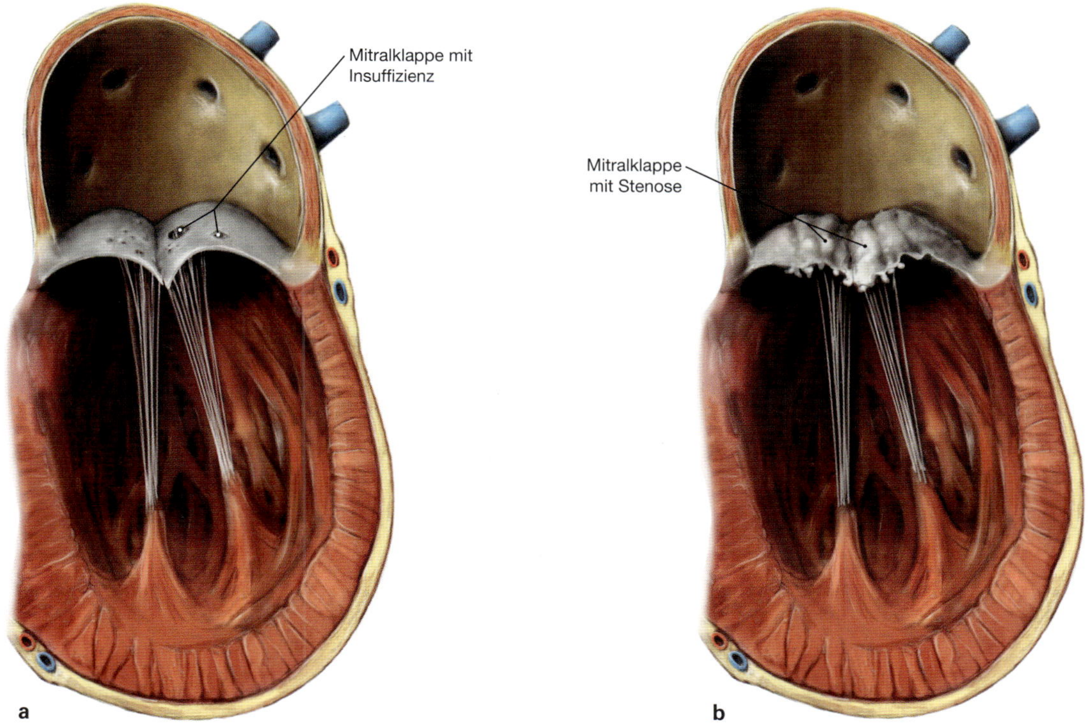

Abb. 5.73 a und b Pathologische Veränderung der Herzklappen am Beispiel der Mitralklappe. [S702-L266]
a Mitralinsuffizienz.
b Mitralstenose.
Neben angeborenen Stenosen der Herzklappen, die zu den Herzfehlern (Vitien) zählen, kann es auch z. B. durch **entzündliche Prozesse** oder **degenerative Veränderung** bei Hypertrophie und Dilatation zu Defekten oder Deformationen der Herzklappen kommen, die mit einer **Insuffizienz oder Stenose der Klappen** einhergehen.

Defekte Herzklappen müssen ab einem bestimmten Schweregrad, der die Herzfunktion beeinträchtigt, entweder durch **künstliche Klappen oder Schweineherz-Klappen** ersetzt werden. Die Klappen können durch eine Operation transthorakal oder über einen Herzkatheter (TAVI, „transcatheter aortic valve implantation") eingebracht werden. Zunehmend werden Mitral- und Aortenklappen bei Insuffizienz auch repariert, indem man sie rafft.

Klinik

Beim Abhören des Herzens mit dem Stethoskop **(Auskultation)** hört man an den verschiedenen Stellen **Herztöne,** die sich aus der Herzaktion ergeben:

- Der **1. Herzton** entsteht zu Beginn der Systole durch Ventrikelkontraktion und Zurückschlagen der Segelklappen.
- Der **2. Herzton** wird zu Beginn der Diastole durch Schluss der Taschenklappen hervorgerufen.

Herzgeräusche kommen dagegen beim Gesunden nicht vor und entstehen durch Fehlfunktion der Klappen. Sowohl Engstellen (Stenosen) als auch mangelnder Schluss (Insuffizienz) der Klappen können zu Geräuschen führen. Der Zeitpunkt des Geräuschs und die Lokalisation geben Aufschluss über die Fehlfunktion der jeweiligen Klappe.

Die Geräusche sind an den jeweiligen Auskultationsstellen der Klappen am lautesten. Wenn während der **Systole** (also zwischen dem 1. und 2. Herzton) ein Geräusch über einer **Segelklappe** auftritt, spricht dies für eine **Insuffizienz,** da die Klappe in dieser Phase geschlossen sein sollte. Ist das Geräusch in der **Diastole** über einer Segelklappe zu hören, deutet dies auf eine **Stenose** hin, da die Klappe in der Füllungsphase offen sein sollte. Bei den **Taschenklappen** verhält es sich genau **umgekehrt.** Stenosen können angeboren oder erworben (rheumatische Erkrankungen, bakterielle Endokarditis) sein. Insuffizienzen sind meist erworben und können auch durch Herzinfarkte bedingt sein, wenn die Papillarmuskeln geschädigt werden, die die Segelklappen verankern.

Erregungsbildungs- und Erregungsleitungssystem

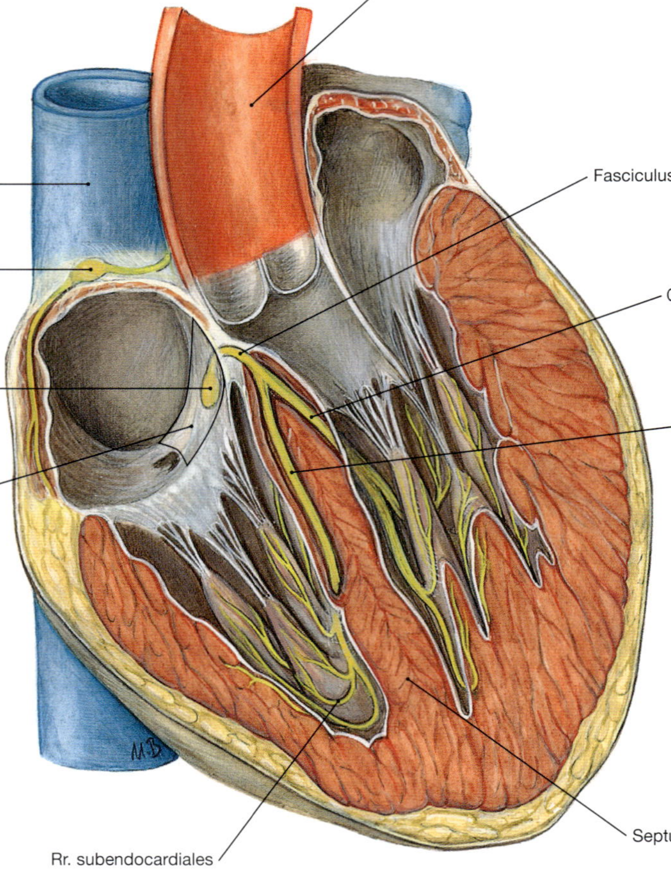

Abb. 5.74 Erregungsbildungs- und Erregungsleitungssystem entlang der Herzachse am aufgeschnittenen Herzen. [S700]
Das Herz hat ein Erregungsbildungs- und Erregungsleitungssystem, das aus modifizierten Herzmuskelzellen (keine Nervenfasern!) aufgebaut ist. Es gliedert sich in 4 Abschnitte:

- **Sinusknoten** (Nodus sinuatrialis, KEITH-FLACK-Knoten)
- **AV-Knoten** (Nodus atrioventricularis, ASCHOFF-TAWARA-Knoten)
- **Atrioventrikularbündel** (Fasciculus atrioventricularis, HIS-Bündel)
- **Kammerschenkel** (Crura dextrum und sinistrum, TAWARA-Schenkel)

Die Erregung entsteht selbstständig im Sinusknoten durch spontane Depolarisation der Muskelzellen mit einer Frequenz von ca. 70/min. Der **Sinusknoten** ist ca. 3 × 10 mm groß und liegt in der Wand des rechten Vorhofs subepikardial zwischen der Einmündung der V. cava superior und dem rechten Herzohr in einer Rinne (Sulcus terminalis cordis), der innen die Crista terminalis entspricht. Manchmal ist er von subepikardialem Fett bedeckt, sodass er mit dem bloßen Auge sichtbar ist. Zum Sinusknoten zieht eine eigene Arterie (R. nodi sinuatrialis), die meist aus der A. coronaria dextra entspringt. Vom Sinusknoten wird die Erregung über das Myokard des Vorhofs zum AV-Knoten geleitet, der sie geringfügig verzögert, um eine ausreichende Füllung der Ventrikel zu ermöglichen.

Der **AV-Knoten** ist ca. 5 × 3 mm groß und liegt an der Spitze des KOCH-Dreiecks, eingebettet in das Myokard des atrioventrikulären Septums. Das KOCH-Dreieck wird von der TODARO-Sehne, der Einmündung des Sinus coronarius und dem septalen Segel der Trikuspidalklappe begrenzt (→ Abb. 5.67). Auch der AV-Knoten besitzt eine eigene Arterienversorgung (R. nodi atrioventricularis), die der dominanten Arterie (meist der A. coronaria dextra) am Abgang des R. interventricularis posterior entspringt.
Vom AV-Knoten aus wird die Erregung vom **HIS-Bündel** (ca. 4 × 20 mm), das durch das Trigonum fibrosum dextrum hindurchtritt, in das Kammerseptum weitergeleitet.
In der Pars membranacea des Septums teilt sich das HIS-Bündel in die **Kammerschenkel.** Der linke TAWARA-Schenkel verzweigt sich in einen vorderen, einen septalen und einen hinteren Faszikel zu den jeweiligen Abschnitten des Myokards einschließlich der Papillarmuskeln sowie zur Herzspitze. Der rechte Schenkel steigt subendokardial im Septum zur Herzspitze ab und erreicht den vorderen Papillarmuskel über die Trabecula septomarginalis (→ Abb. 5.76).

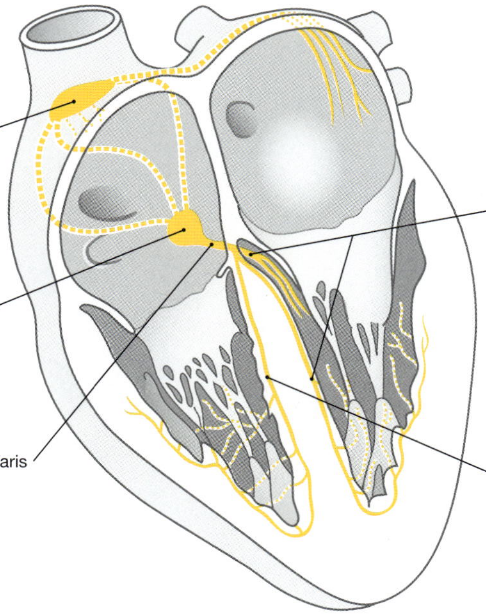

Abb. 5.75 Erregungsbildungs- und Erregungsleitungssystem des Herzens; schematische Darstellung. [S700-L126]

Die gestrichelten Linien im Bereich der Vorhöfe deuten an, dass die Erregungsausbreitung hier nicht über spezialisiertes Herzmuskelgewebe, sondern durch das normale Arbeitsmyokard geschieht.

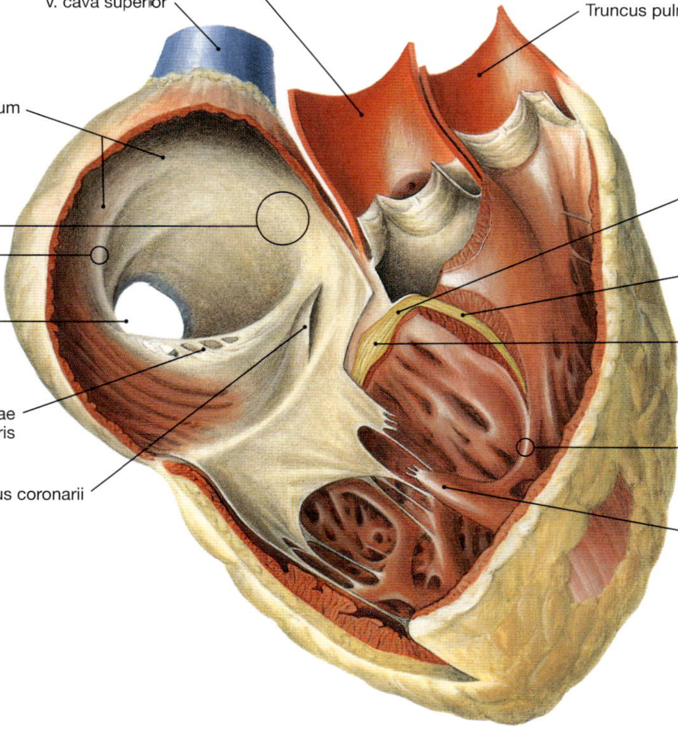

Abb. 5.76 Erregungsbildungs- und Erregungsleitungssystem des Herzens. [S700]
Das Erregungsbildungs- und Erregungsleitungssystem gliedert sich in **4 Abschnitte** (→ Abb. 5.74).

In der Abbildung ist gut sichtbar, wie ein Teil des rechten Kammerschenkels (Crus dextrum) über die **Trabecula septomarginalis** den rechten vorderen Papillarmuskel erreicht.

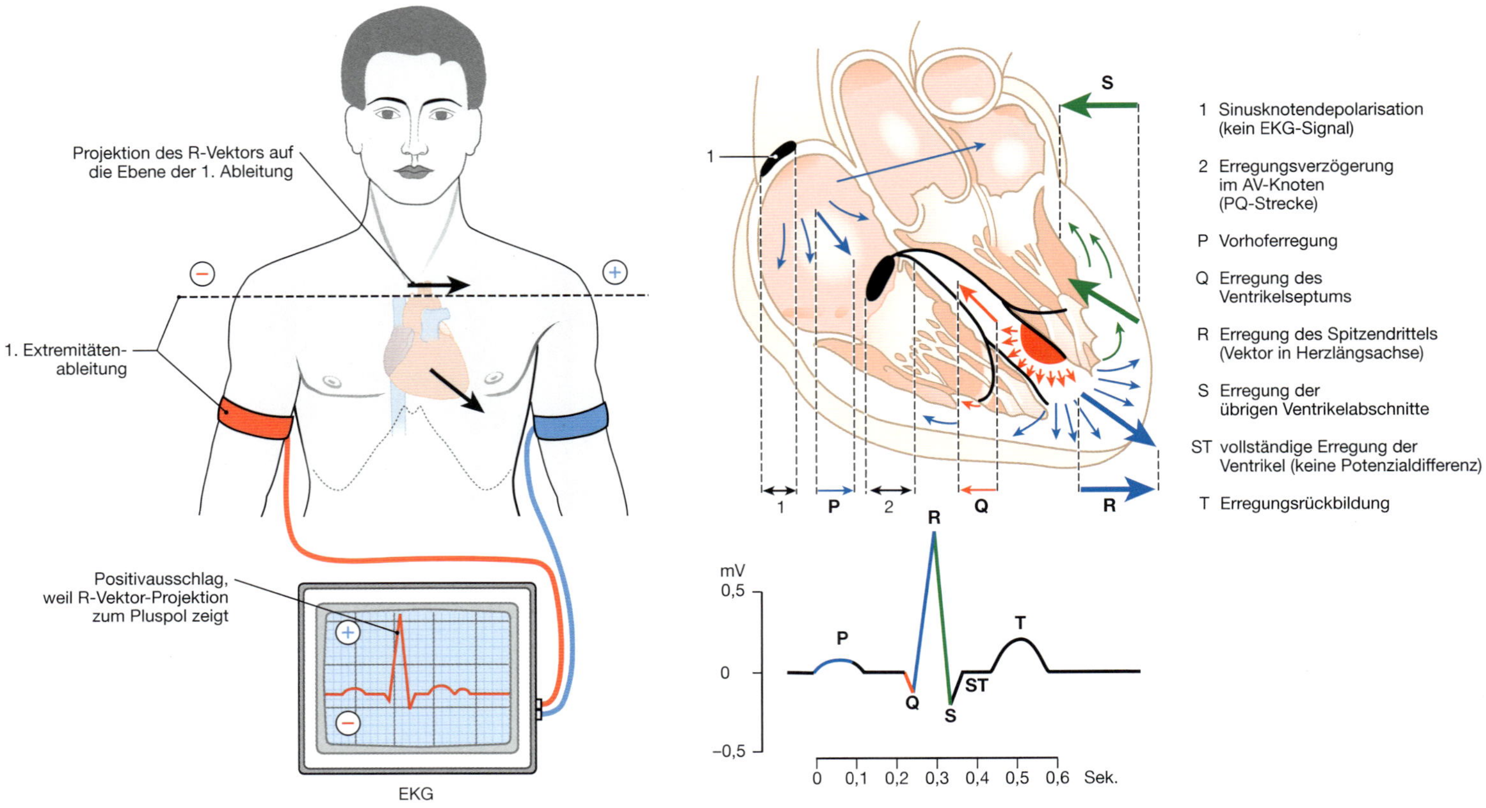

Abb. 5.77 Anatomische Grundlagen des Elektrokardiogramms (EKG). [S700-L126]/[(B500-L240)~M282]
Die Erregung breitet sich vom Sinusknoten aus und wird nach Leitungsverzögerung im AV-Knoten durch das HIS-Bündel auf das Kammerseptum übertragen. Die Kammerschenkel verzweigen sich und erregen schließlich die Ventrikelmuskulatur. Diese Erregungsausbreitung lässt sich durch Elektroden an der Körperoberfläche ableiten. Wenn die Erregung auf die Elektroden an der Körperoberfläche zuläuft, kommt es zu einem positiven Ausschlag nach oben. Die Sinusknoten-Erregung ist aufgrund des geringen Volumens des Knotens nicht erkennbar. Der Erregung der Vorhöfe entspricht die **P-Welle.** Die Erregungsverzögerung im AV-Knoten fällt in die PQ-Strecke, in der das gesamte Vorhofmyokard erregt ist und daher keine Potenzialänderung nachweisbar ist. Die **Q-Zacke** ergibt sich durch eine kurzfristige rückläufige Erregungsausbreitung im Ventrikelseptum. Der aufsteigende Schenkel der **R-Zacke** entsteht durch die Erregungsausbreitung zur Herzspitze, der absteigende Schenkel und die **S-Zacke** durch die Ausbreitung von der Herzspitze weg. Während der ST-Strecke ist das gesamte Ventrikelmyokard erregt. Da die Erregungsrückbildung in umgekehrter Reihenfolge abläuft, ergibt sich für die **T-Welle** wieder ein positiver Ausschlag im EKG. Da typischerweise mindestens 3 Extremitätenableitungen aufgenommen werden, lässt sich aus der Ableitung mit der größten R-Zacke die elektrische Herzachse und damit der Lagetyp bestimmen. Die elektrische Herzachse ist allerdings nicht mit der anatomischen Herzachse identisch, da auch die Muskelmasse der beiden Ventrikel und die Erregbarkeit des Gewebes einen Einfluss haben.

Klinik

Mit dem EKG lassen sich **Herzrhythmusstörungen** nachweisen, bei denen das Herz zu schnell **(Tachykardie, > 100/min),** zu langsam **(Bradykardie, < 60/min)** oder einfach unregelmäßig **(Arrhythmie)** schlägt. Daneben beeinflussen aber auch Durchblutungsstörungen bei koronarer Herzerkrankung (z. B. Herzinfarkt) und andere Erkrankungen, wie Entzündungen des Myokards, die Erregungsausbreitung. Das EKG ist für den Nachweis von Herzinfarkten von besonderer Bedeutung.

Wenn Vorhoffasern den AV-Knoten umgehen und direkt an das HIS-Bündel oder die Kammermuskulatur Anschluss erhalten (KENT-Bündel), kann es ebenfalls zu Herzrhythmusstörungen kommen **(WOLFF-PARKINSON-WHITE-Syndrom).** Wenn diese Rhythmusstörungen unangenehm symptomatisch werden und sich nicht medikamentös behandeln lassen, müssen die akzessorischen Leitungsbündel per Herzkatheter unterbrochen werden.

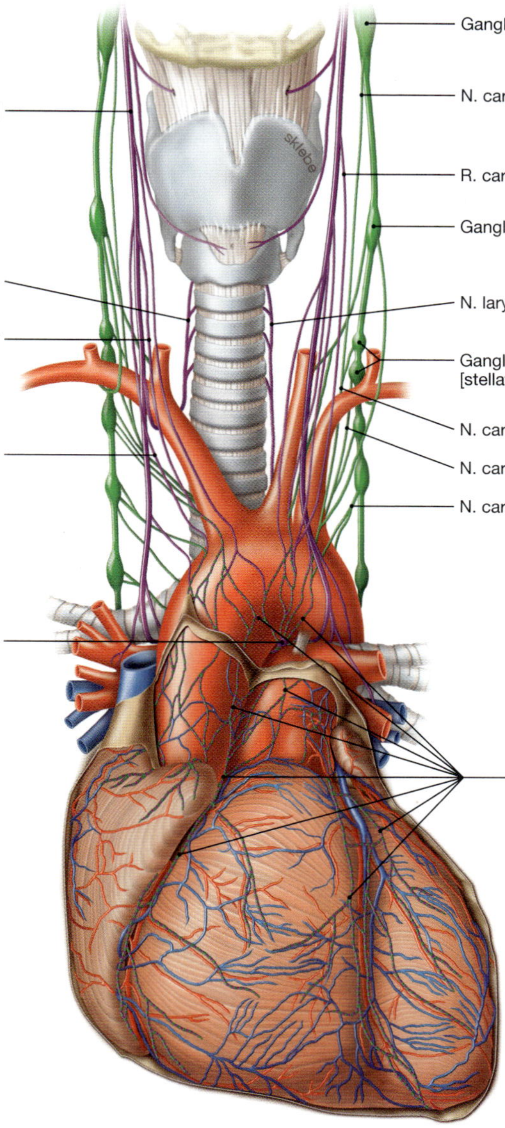

Abb. 5.78 Innervation des Herzens: Plexus cardiacus mit sympathischen (grün) und parasympathischen (violett) Nervenfasern; schematische Darstellung. [S700-L238]

Die Funktion des Erregungsleitungssystems und des Arbeitsmyokards kann durch vegetative Innervation an die Bedürfnisse der Leistungsfähigkeit des gesamten Körpers angepasst werden. Dieser Teil des vegetativen Nervensystems ist der **Plexus cardiacus,** der sowohl sympathische als auch parasympathische Nervenfasern enthält. Bei den **sympathischen Fasern** handelt es sich um postganglionäre Nervenfasern, deren Zellkörper (Perikarya) in den Halsganglien des Grenzstrangs (Truncus sympathicus) lokalisiert sind und den Plexus cardiacus über 3 Nerven (Nn. cardiaci cervicales superior, medius und inferior) erreichen. Der **Sympathicus** steigert die Herzfrequenz (positiv chronotrop), die Erregungsleitung (positiv dromotrop) und die Erregbarkeit (positiv bathmotrop) der Herzmuskelfasern. Daneben wird auch die Kontraktionskraft erhöht (positiv inotrop), die Erschlaffung beschleunigt (positiv lusitrop) und der Zusammenhalt der Zellen gesteigert (positiv adhäsiotrop). Der **Parasympathicus** wirkt negativ chrono-, dromo- und bathmotrop und auch negativ inotrop. Während lange Zeit beschrieben wurde, dass nur die Vorhöfe parasympathisch innerviert wären, ist inzwischen eindeutig geklärt, dass das Myokard aller 4 Herzhöhlen von vagalen Fasern erreicht werden.

Die **parasympathischen Nervenfasern** sind präganglionäre Nervenfasern aus dem N. vagus [X] und erreichen als Rr. cardiaci cervicales superior und inferior bzw. als Rr. cardiaci thoracici den Plexus cardiacus, wo sie in bis zu 500 meist mikroskopisch kleinen Ganglien (Ganglia cardiaca) auf postganglionäre Neurone verschaltet werden.

Klinik

Ein erhöhter Sympathikotonus, z. B. durch Stress bedingt, geht mit einer erhöhten Herzfrequenz **(Tachykardie)** und einer Steigerung des Blutdrucks **(Hypertonie)** einher. Auch eine Schädigung der parasympathischen Nervenfasern kann zu einer Tachykardie führen. Die Steigerung der Herzleistung erhöht den Sauerstoffbedarf der Herzmuskelzellen und kann bei Verengung der Herzkranzgefäße (koronare Herzkrankheit) zu Angina pectoris und Herzinfarkten führen.

Innervation des Herzens

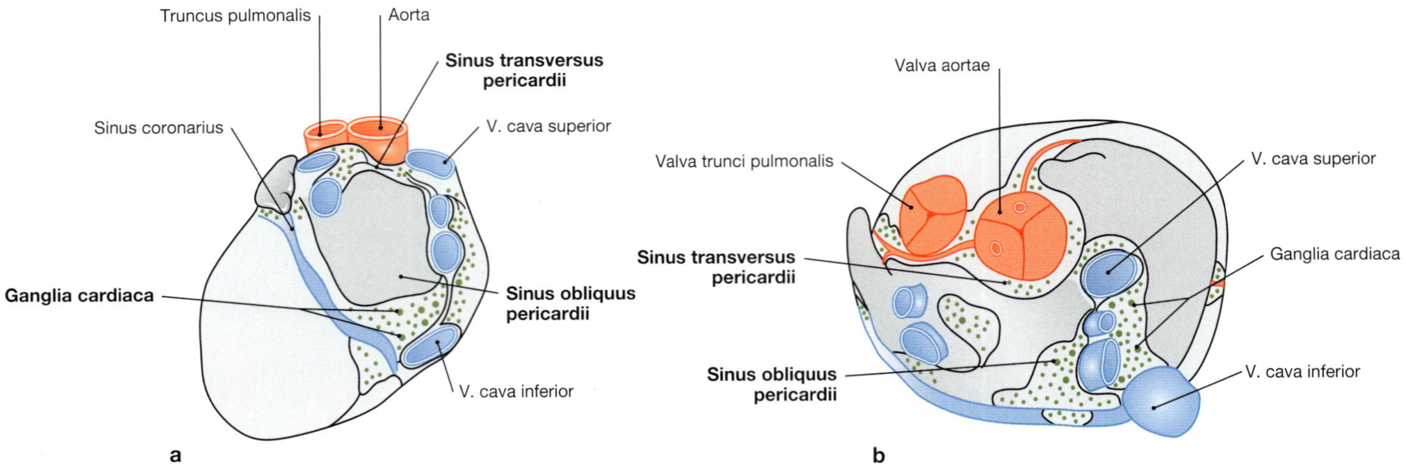

Abb. 5.79 a und b Plexus cardiacus mit Ganglien; schematische Darstellung. [S700-L126]/[H102-002]~[B500-M282-L132]
a Ansicht von dorsal.
b Ansicht von kranial.
Die Umschaltung der **parasympathischen Nervenfasern** des **Plexus cardiacus** geschieht in eigenen Ganglien **(Ganglia cardiaca).** Wie auch bei anderen Organen, bei denen diese Ganglien häufig in die Wand der Organe eingebettet sind, sind die parasympathischen Herzganglien meist mikroskopisch klein und daher bei der Präparation mit bloßem Auge nicht sichtbar. Die Ganglien enthalten die Zellkörper (Perikarya) der postganglionären parasympathischen Neurone und liegen in großer Zahl überwiegend auf den großen Gefäßen sowie eingebettet in das Epikard auf der Oberfläche des Herzens. Die bis zu 500 kleinen Ganglien lassen daher eine **oberflächliche, vordere Gruppe** erkennen, die auf der Aorta ascendens gelegen ist. Die **tiefe, hintere Gruppe** erstreckt sich im Sinus transversus pericardii und damit zwischen den arteriellen Gefäßen (Aorta ascendens und Truncus pulmonalis) und den venösen Gefäßen (V. cava superior und Vv. pulmonales). Diese hintere Gruppe breitet sich an den dorsalen Umschlagfalten des Perikards entlang nach kaudal in den Sinus obliquus pericardii aus.

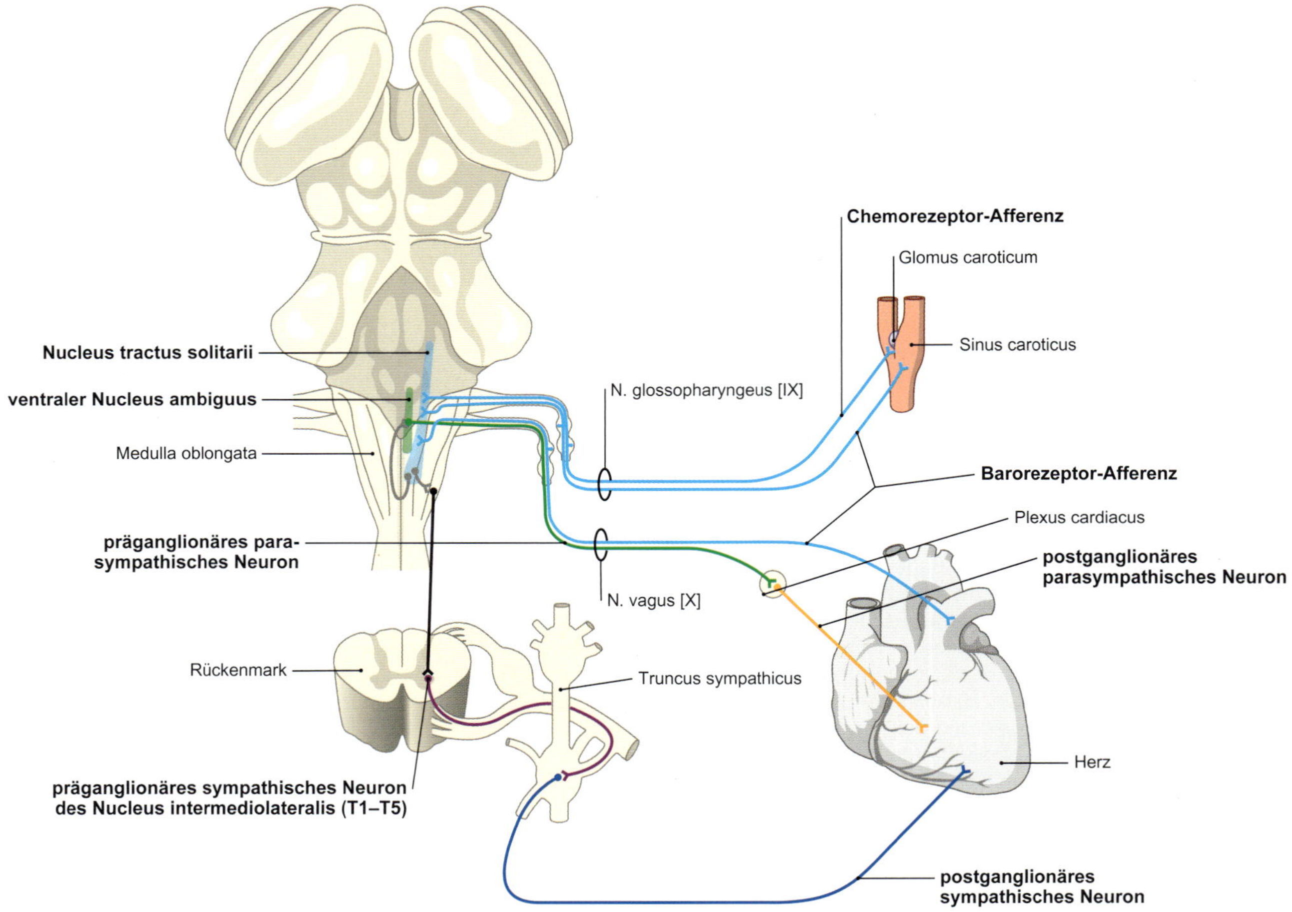

Abb. 5.80 Regulation der autonomen Herzinnervation, schematische Darstellung. [S701-L127]
Chemorezeptoren aus dem Glomus caroticum und Pressorezeptoren aus der Gefäßwand des Sinus caroticus und den großen Gefäßen des Herzens bringen Informationen über die Sauerstoff/Kohlendioxid-Konzentration im Blut sowie den Blutdruck über den N. glossopharyngeus [IX] und den N. vagus [X] in den **Nucleus tractus solitarii** im Hirnstamm. Der N. vagus [X] induziert vom **ventralen Abschnitt des Nucleus ambiguus** aus über den Plexus cardiacus eine Verringerung der Herzleistung. Eine Steigerung der Herzleistung wird dagegen über eine Aktivierung des Sympathicus induziert, dessen präganglionäre Neurone im **Nucleus intermediolateralis** des Seitenhorns der Rückenmarkssegmente T1–5 gelegen sind.

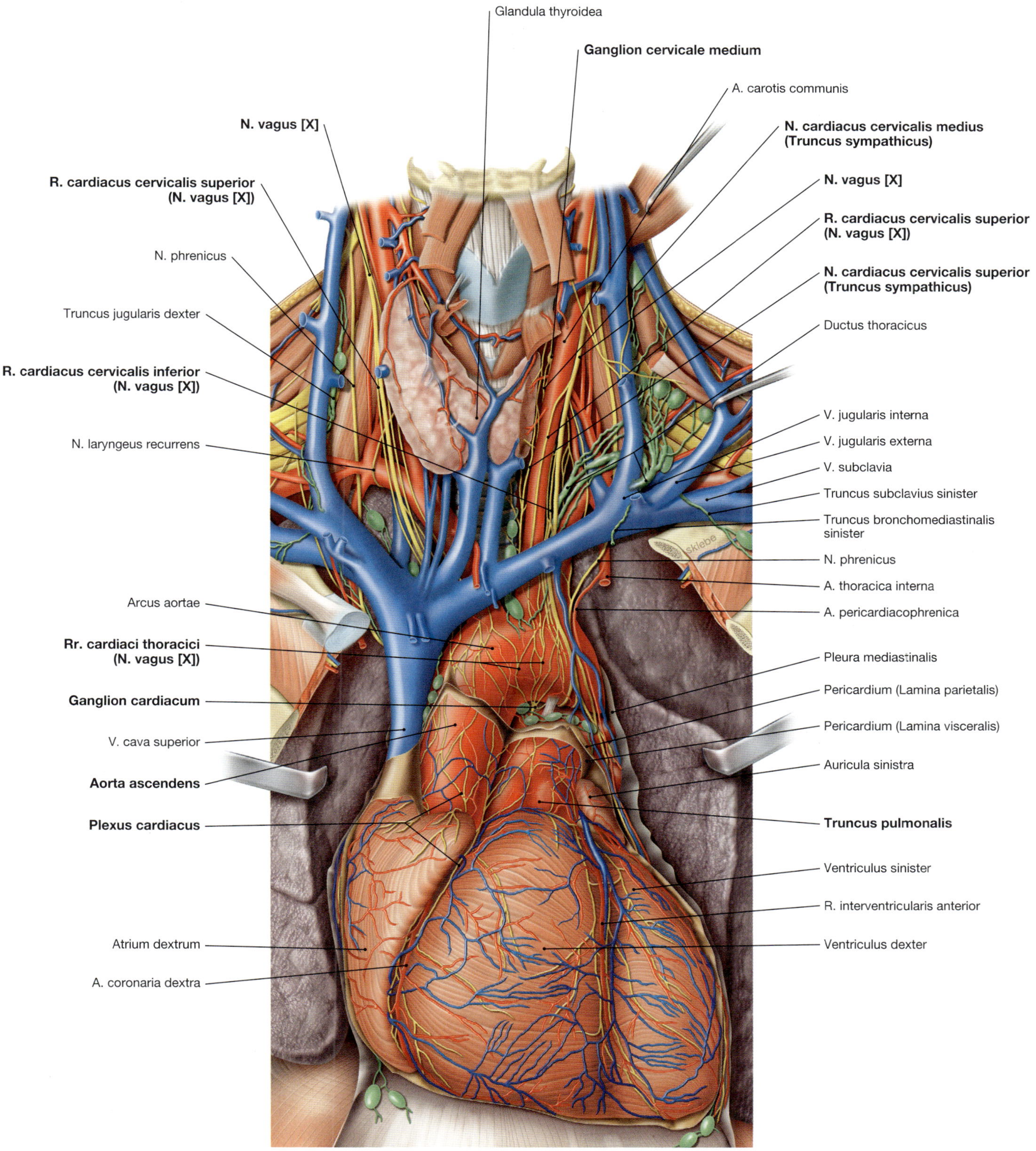

Abb. 5.81 Plexus cardiacus in situ; die vordere Brustwand ist entfernt, das Mediastinum und der Herzbeutel wurden eröffnet, um das Herz freizulegen; Ansicht von ventral. [S700-L238]/[Q300]

Die Abbildung zeigt einen Blick auf das obere (Mediastinum superius) sowie das untere mittlere Mediastinum (Mediastinum medium). Zentral ist die Darstellung des **Plexus cardiacus** in seiner natürlichen Lage (in situ) einschließlich des Verlaufs der vegetativen Neurone. Die postganglionären **sympathischen Neurone** ziehen als **Nn. cardiaci cervicales superior, medius und inferior** vom Grenzstrang (Truncus sympathicus) zum Plexus cardiacus. Der oberflächliche, anteriore Abschnitt des Plexus breitet sich vorne auf der Aorta ascendens und dem Truncus pulmonalis aus. Dann folgen die Neurone zunächst den Ästen der Herzkranzgefäße und breiten sich von dort auf die Oberfläche des Herzens aus. Bei den **parasympathischen Neuronen** handelt es sich dagegen um präganglionäre Nervenfasern aus dem N. vagus [X] und seinem N. laryngeus recurrens. Sie erreichen als **Rr. cardiaci cervicales superior und inferior** bzw. als **Rr. cardiaci thoracici** den Plexus cardiacus, wo sie in bis zu 500 meist mikroskopisch kleinen Ganglien **(Ganglia cardiaca)** auf postganglionäre Neurone verschaltet werden. Ein größeres Ganglion ist rechts neben dem Lig. pulmonale zwischen Truncus pulmonalis und Aortenbogen erkennbar.

Herzkranzarterien

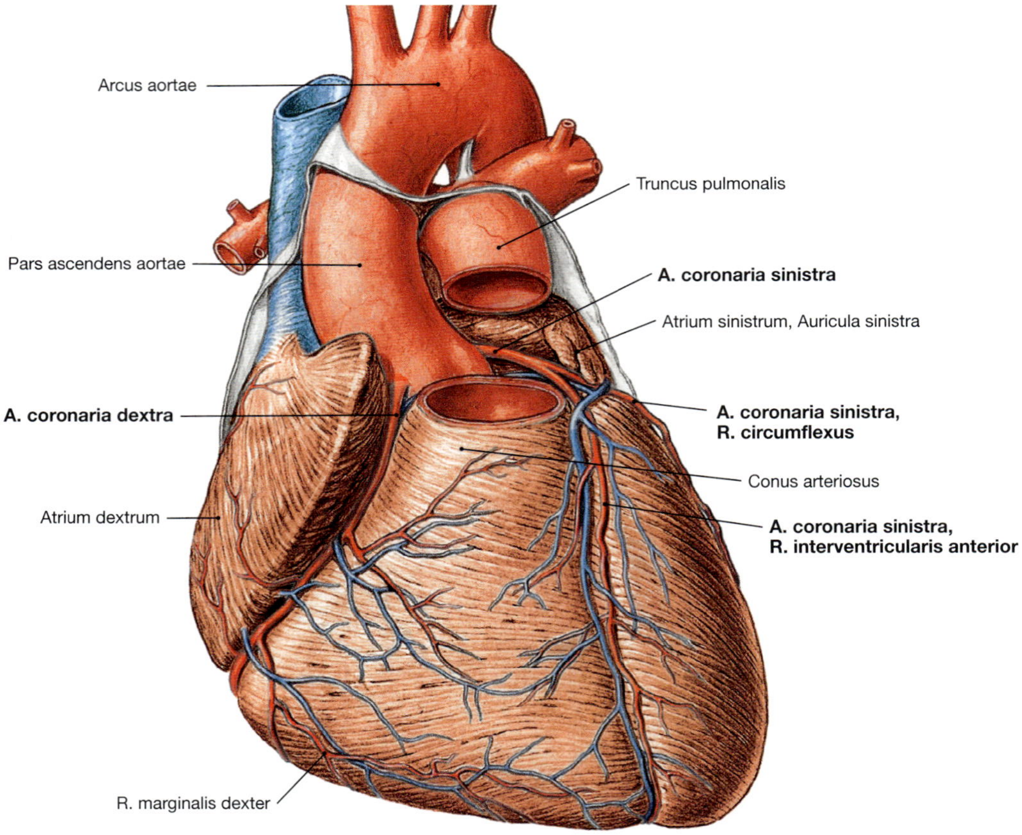

Abb. 5.82 Herzkranzarterien, Aa. coronariae; Ansicht von ventral. [S700]

Die **rechte Herzkranzarterie** (A. coronaria dextra) entspringt im rechten Klappensinus der Aorta, verläuft im Sulcus coronarius zum unteren Rand (Margo dexter) und geht auf die Facies diaphragmatica über, an der meist der **R. interventricularis posterior** als Endast entspringt.

Die **linke Herzkranzarterie** (A. coronaria sinistra) geht aus dem linken Klappensinus der Aorta hervor und verzweigt sich nach 1 cm in den **R. interventricularis anterior,** der zur Herzspitze zieht, und den **R. circumflexus,** der im Sulcus coronarius um den linken Herzrand auf die Rückfläche läuft.

Üblicherweise wird diejenige Herzkranzarterie als „dominant" bezeichnet, die den R. interventricularis posterior abgibt. Daher ist meist (beim ausgeglichenen Versorgungstyp (→ Abb. 5.86, → Abb. 5.89, → Abb. 5.90a) und Rechtsversorgungstyp (→ Abb. 5.88, → Abb. 5.90c), zusammen in 75 % der Fälle (→ Abb. 5.90), die rechte Herzkranzarterie dominant.

Äste der Herzkranzarterien

Herzkranzarterie	Äste
rechte Herzkranzarterie (A. coronaria dextra)	• R. coni arteriosi • R. nodi sinuatrialis (zwei Drittel der Fälle): zum **Sinusknoten** • R. marginalis dexter • R. posterolateralis dexter • R. nodi atrioventricularis: zum **AV-Knoten** (bei Dominanz) • R. interventricularis posterior (bei Dominanz) und Rr. interventriculares septales versorgen **HIS-Bündel**
linke Herzkranzarterie (A. coronaria sinistra)	**R. interventricularis anterior:** • R. coni arteriosi • R. lateralis (klin.: R. diagonalis) • Rr. interventriculares septales **R. circumflexus:** • R. nodi sinuatrialis (ein Drittel der Fälle): zum **Sinusknoten** • R. marginalis sinister • R. posterior ventriculi sinistri

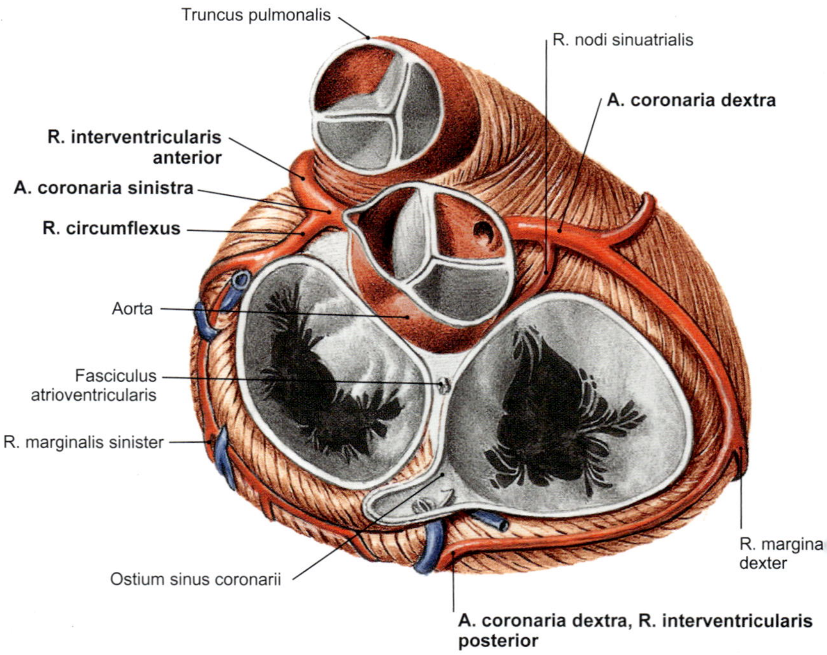

Abb. 5.83 Herzkranzarterien, Aa. coronariae; Ansicht von kranial. [S700]

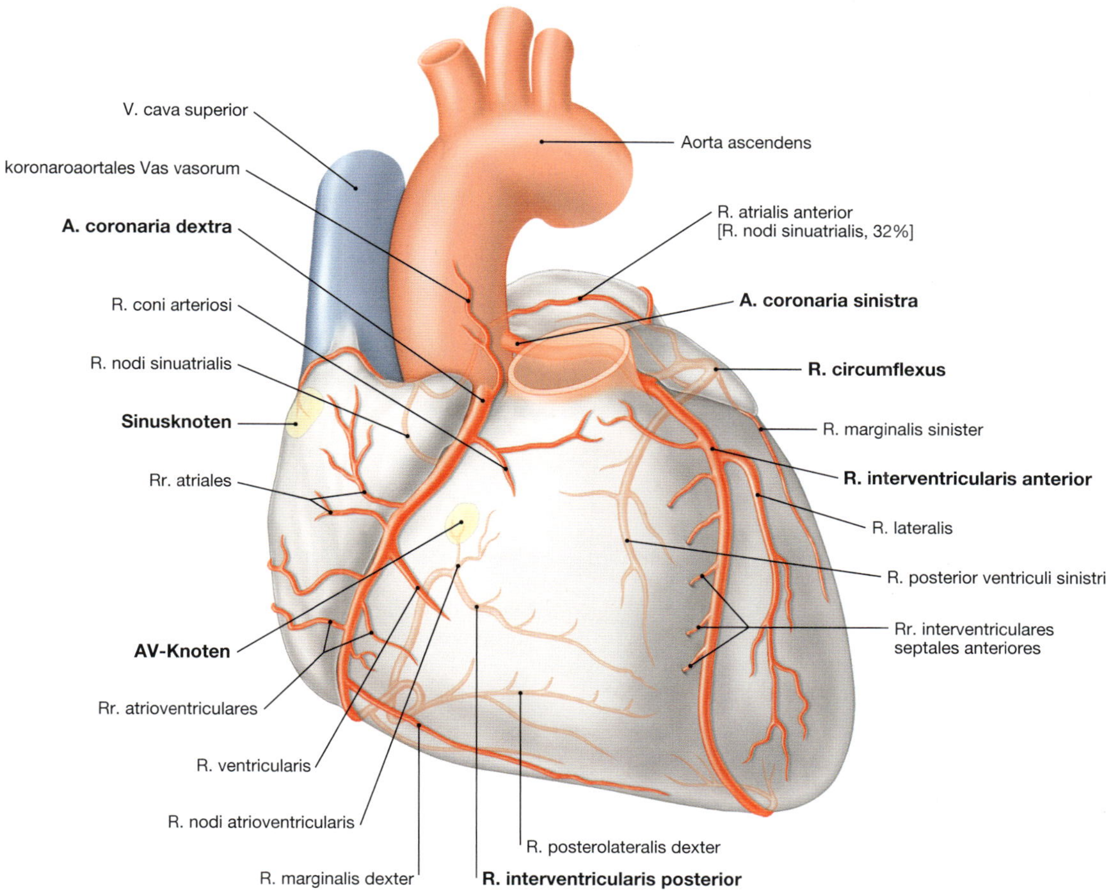

Abb. 5.84 Äste der Herzkranzarterien, Aa. coronariae. [S700-L238]/[(B500-M282-L132)/O1107]

Die **rechte Kranzarterie (A. coronaria dextra)** steigt im Sulcus coronarius nahezu senkrecht ab. Hier zweigt als erster Ast nach rechts der **R. nodi sinuatrialis** ab, der zunächst bedeckt vom rechten Herzohr zum Sinusknoten zieht. Daneben versorgen weitere Äste auf der Facies sternocostalis den rechten Vorhof und Ventrikel. Bevor die rechte Kranzarterie auf die Facies diaphragmatica übergeht, entspringt der **R. marginalis dexter.** Auf der kaudalen Fläche des Herzens läuft die A. coronaria dextra im Regelfall (ausgeglichener Versorgungstyp) im **R. interventricularis posterior** aus. Dort, wo dieser fast senkrecht in den Sulcus interventricularis posterior einbiegt, entspringt der **R. nodi atrioventricularis.**

Im Unterschied zur rechten Kranzarterie teilt sich die **A. coronaria sinistra** bald in ihre beiden Hauptstämme: Der **R. interventricularis anterior** setzt auf der Facies sternocostalis den Verlauf nach kaudal fort und gibt den **R. lateralis** in Richtung Herzspitze ab. Der **R. circumflexus** versorgt mit dem **R. marginalis sinister** die linke Facies pulmonalis, bevor er sich auf die Facies diaphragmatica wendet. Dort bildet der R. circumflexus als Endast den **R. posterior ventriculi sinistri.**

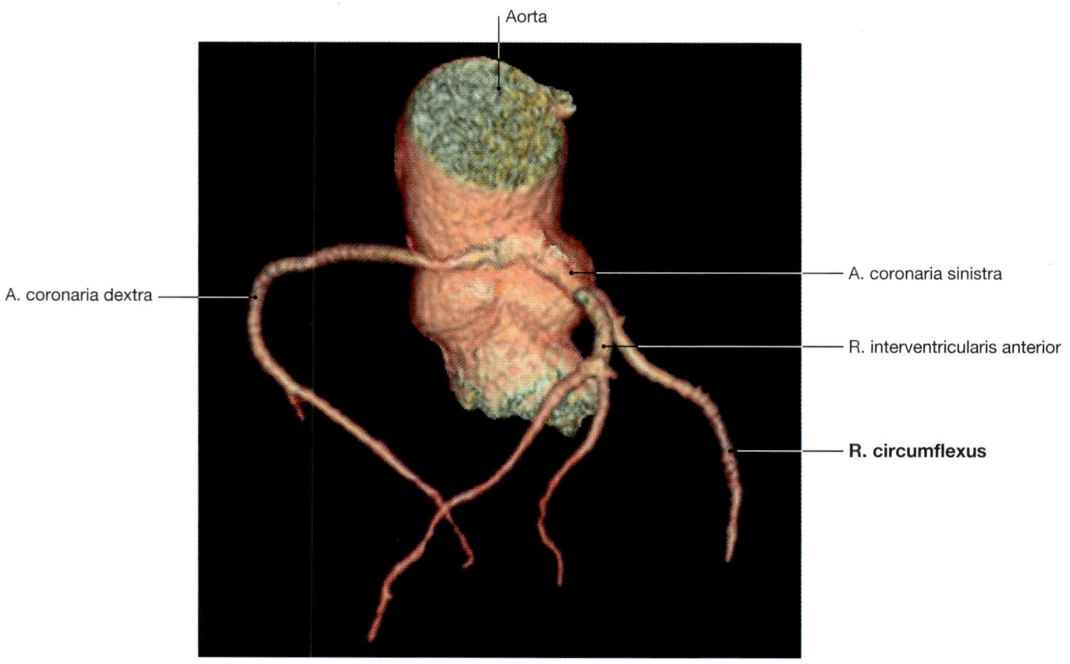

Abb. 5.85 CT-Angiographie des Herzens: Volume Rendering zur nichtinvasiven 3-D-Darstellung des Koronarbaums bei einer 55-jährigen Frau. [S700-T832]

Versorgungstypen der Herzkranzarterien

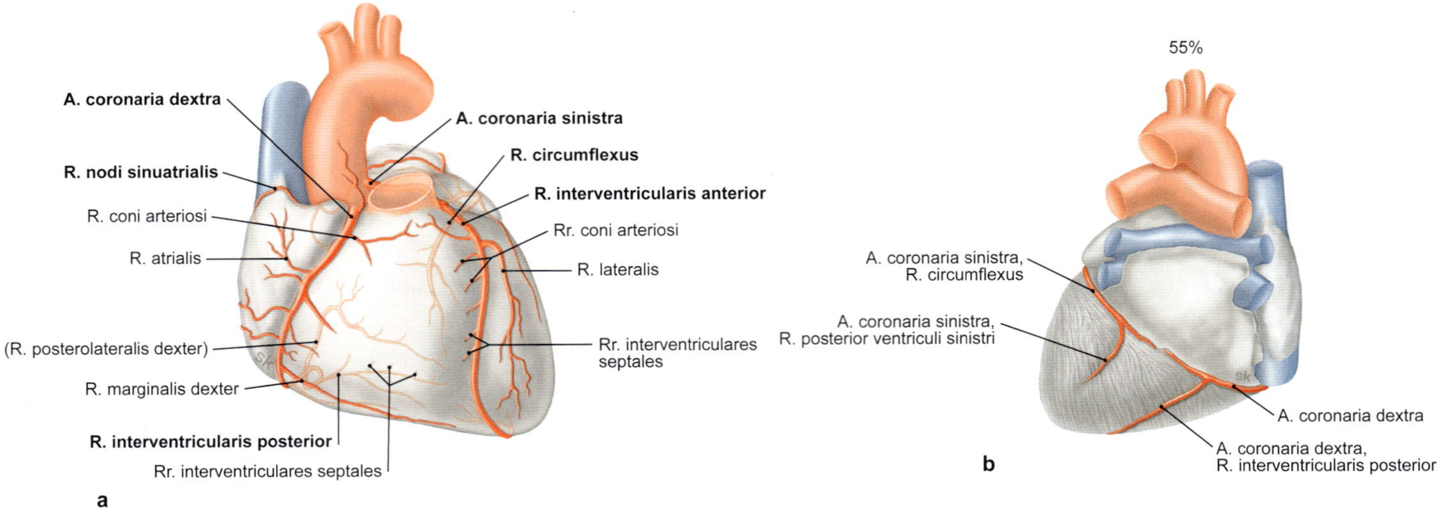

Abb. 5.86 a und b Ausgeglichener Versorgungstyp der Herzkranzarterien, Aa. coronariae. [S700-L238]
a Ansicht von ventral.
b Ansicht von dorsal.
Die Versorgungstypen der Herzkranzarterien haben großen Einfluss auf den Schweregrad und die klinische Symptomatik beim Herzinfarkt.

Meist (in 55 % der Fälle) entspringt der R. interventricularis posterior aus der A. coronaria dextra, greift aber nicht auf die Rückseite des linken Ventrikels über. Das bezeichnet man als **ausgeglichenen Versorgungstyp.**

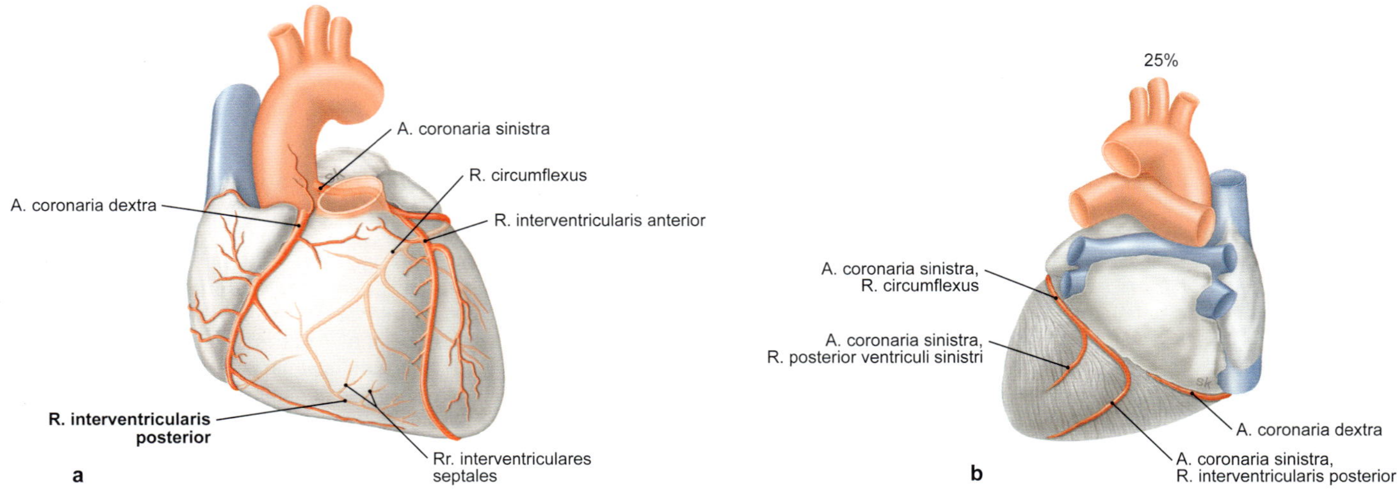

Abb. 5.87 a und b Linksversorgungstyp der Herzkranzarterien, Aa. coronariae. [S700-L238]
a Ansicht von ventral.

b Ansicht von dorsal.
In 11–20 % der Fälle entspringt der R. interventricularis posterior aus der A. coronaria sinistra, was einem **Linksversorgungstyp** entspricht.

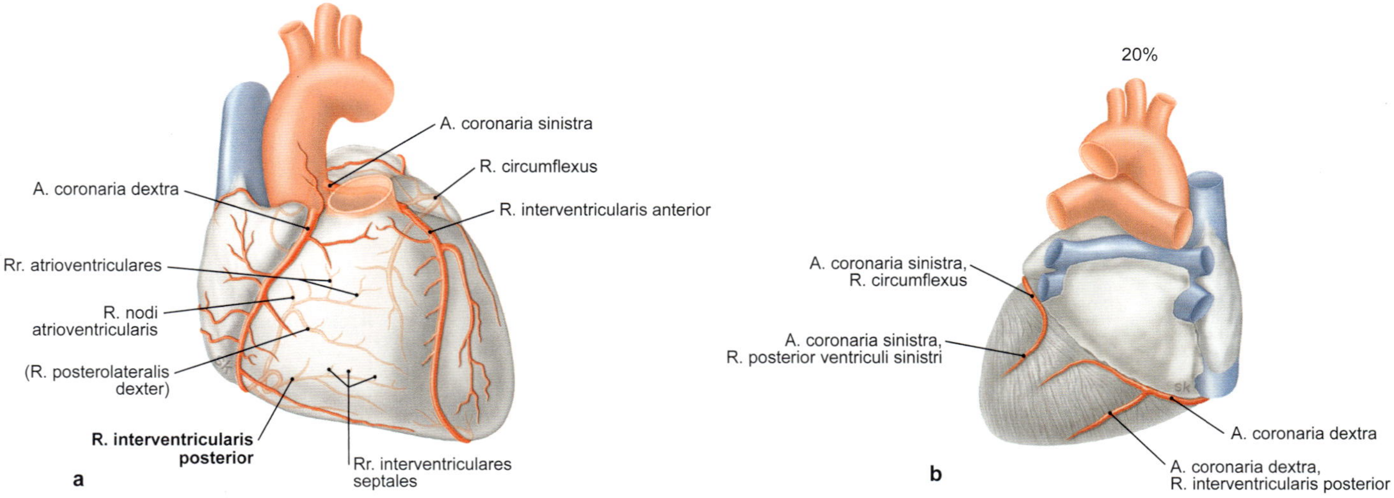

Abb. 5.88 a und b Rechtsversorgungstyp der Herzkranzarterien, Aa. coronariae. [S700-L238]
a Ansicht von ventral.
b Ansicht von dorsal.

In 14–25 % der Fälle gibt die A. coronaria dextra nicht nur den R. interventricularis posterior ab, sondern versorgt auch Teile der Rückseite des linken Ventrikels. Es handelt sich dann um einen **Rechtsversorgungstyp.**

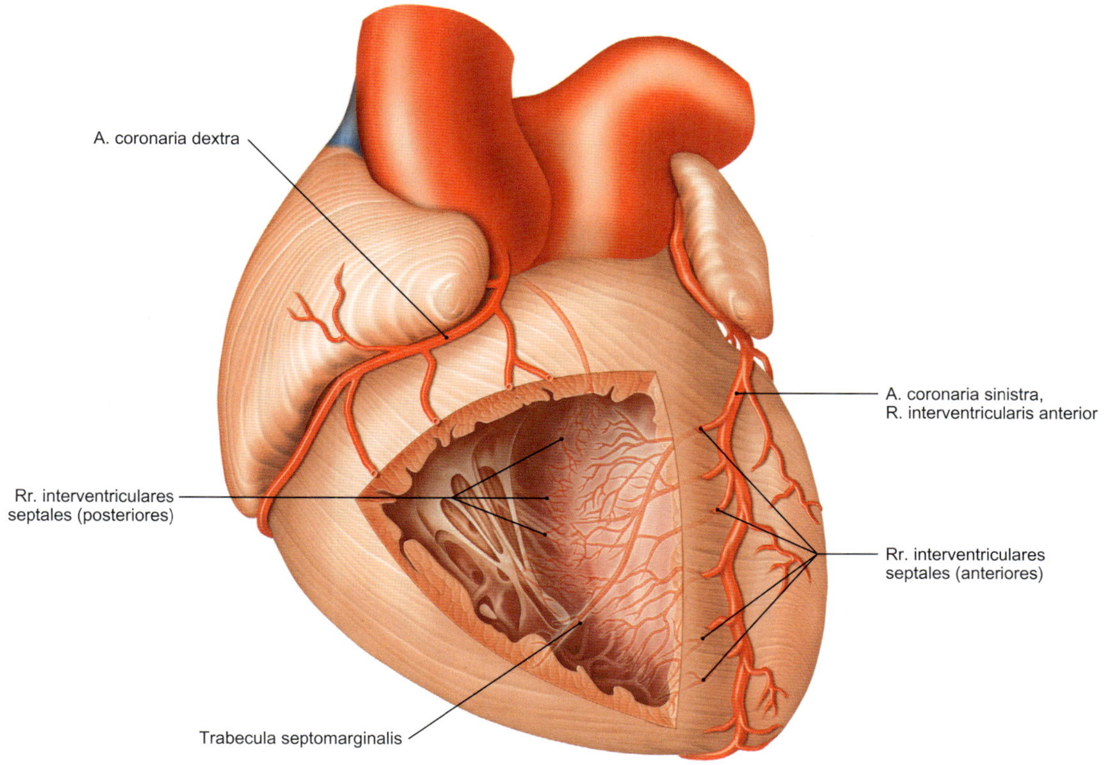

Abb. 5.89 Arterielle Versorgung des Kammerseptums, Septum interventriculare, ausgeglichener Versorgungstyp; Ansicht von ventral. [S700-L238]/[(B500-M282-L132)/O1107]

Die vorderen **zwei Drittel des Kammerseptums** einschließlich des Moderatorbands und des rechten vorderen Papillarmuskels werden von den septalen Ästen des **R. interventricularis anterior** versorgt. Nur das **hintere Drittel** erhält sein Blut aus den septalen Ästen des R. interventricularis posterior, der beim ausgeglichenen Versorgungstyp und beim Rechtsversorgungstyp aus der rechten Kranzarterie hervorgeht. Daher gibt es neben der Unterscheidung der Versorgungstypen noch eine Einteilung nach der „Dominanz" einer Koronararterie, die vor allem klinisch verwendet wird. Hier hängt die Unterscheidung davon ab, welche Kranzarterie den R. interventricularis posterior abgibt und damit an der Versorgung des hinteren Teils des Kammerseptums und des sich anschließenden Teils des linken Ventrikels auf der Facies diaphragmatica („Hinterwand" der Kliniker) beteiligt ist. Beim Normalversorgungstyp und beim Rechtsversorgungstyp ist die dominante Arterie die A. coronaria dextra, was in über 80 % der Fälle gegeben ist. Nur in bis zu 20 % der Fälle ist die A. coronaria sinistra dominant.

Die **dominante Arterie** versorgt auch den **AV-Knoten** und das **HIS-Bündel.** Der Ast zum AV-Knoten dringt meist dort in die Herzwand ein, wo der R. interventricularis posterior aus dem Sulcus coronarius in den Sulcus interventricularis posterior abzweigt. Das HIS-Bündel wird von den proximalen septalen Ästen des R. interventricularis posterior ernährt. Damit werden meist („Regelfall") sowohl der Sinusknoten als primärer Schrittmacher der Herzerregung als auch der AV-Knoten und das HIS-Bündel von der rechten Kranzarterie versorgt.

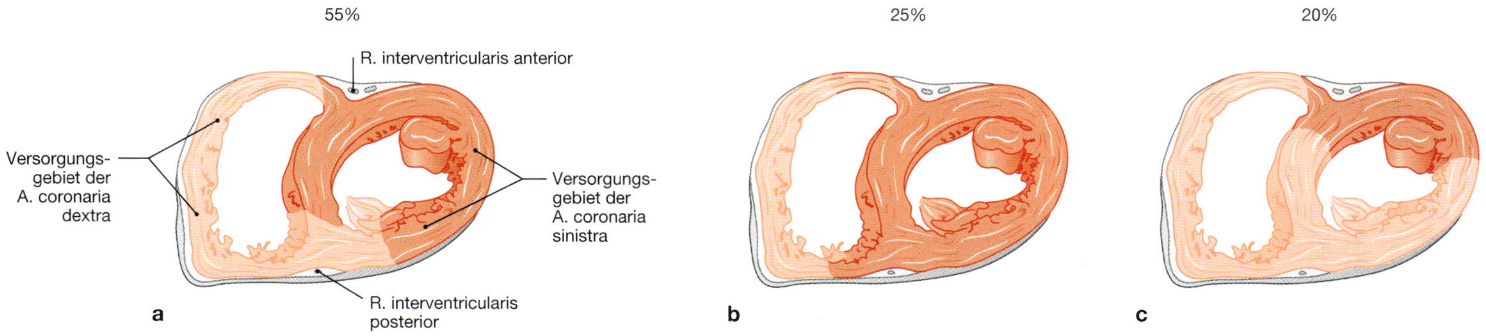

Abb. 5.90 a–c Versorgungsgebiete der A. coronaria dextra (hellrot) und der A. coronaria sinistra (dunkelrot) im Querschnitt; Ansicht von kaudal. [S700-L126]/[F201-035~(B500-M282-L132)]

a Ausgeglichener Versorgungstyp: Die linke Herzkranzarterie versorgt über die Rr. interventriculares septales aus dem R. interventricularis anterior ungefähr die vorderen zwei Drittel des Septums. Entsprechende Äste aus dem R. interventricularis posterior der rechten Herzkranzarterie erreichen das hintere Drittel der Kammerscheidewand.

b Linksversorgungstyp: Die linke Herzkranzarterie versorgt das gesamte Septum und auch den AV-Knoten.

c Rechtsversorgungstyp: Zwei Drittel des Septums und große Teile der Rückseite des linken Ventrikels werden von der A. coronaria dextra mit Blut versorgt.

Dieses Verteilungsmuster hat Auswirkungen auf den Schweregrad eines Herzinfarkts bei Verschluss einer der Herzkranzarterien.

Koronare Herzkrankheit

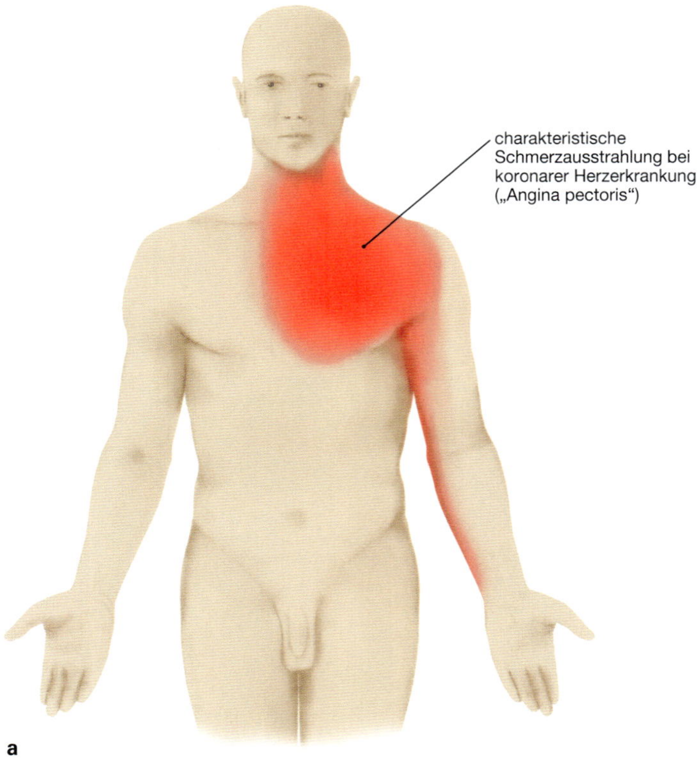

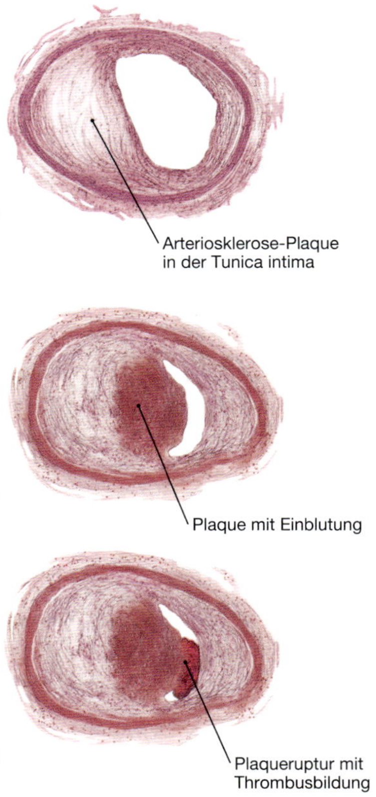

Abb. 5.91 a–d Koronare Herzkrankheit (KHK). [S702-L266]
a Symptomatik: Wenn es bei der koronaren Herzerkrankung (KHK) zu einer plötzlichen Unterversorgung (Ischämie) des Myokards (akutes Koronarsyndrom) kommt, tritt oft ein Engegefühl in der Brust auf, das als **Angina pectoris** bezeichnet wird. Diese Symptomatik lässt keine Unterscheidung zu, ob eine geringfügige Versorgung des Myokards noch möglich ist oder ob bei einem vollständigen Verschluss ein Untergang (Nekrose) von Muskelzellen droht. Wenn Myokard zugrunde geht, liegt ein **Herzinfarkt (Myokardinfarkt)** vor, der sogar zum plötzlichen Herztod führen kann. Entsprechend der Zone des übertragenen Schmerzes (HEAD-Zone) wird der Schmerz überwiegend in der linken Brustregion wahrgenommen und strahlt in den linken Arm sowie die linke Hälfte des Halses aus. Es muss aber berücksichtigt werden, dass auch Schmerzausstrahlungen zur rechten Seite möglich sind oder aber keine Schmerzen empfunden werden, da die Risikofaktoren, die zur KHK führen (z. B. die „Zuckerkrankheit", Diabetes mellitus), häufig ebenfalls die afferenten Nervenfasern schädigen. Bei Frauen ist auch eine „atypische" Ausstrahlung nach kaudal in den Oberbauch häufiger, sodass z. T. „Bauchschmerzen" angegeben werden. Ein Ausschluss eines Herzinfarkts ohne eingehende Diagnostik ist daher unmöglich!
b–d Arteriosklerose als Ursache der KHK: Meist wird eine KHK durch **Arteriosklerose** der Kranzarterien und deren Äste verursacht. Risikofaktoren sind dabei Diabetes mellitus, hoher Blutdruck (Hypertonie), erhöhte Cholesterinspiegel im Blut (Hypercholesterinämie) und Rauchen. Dabei entsteht ein entzündlicher Prozess in der Tunica intima der Herzkranzgefäße, der durch Cholesterin enthaltende Lipideinlagerungen ausgelöst wird. Durch den **chronisch entzündlichen Prozess** bilden sich Arteriosklerose-Plaques **(a)**, die das Gefäßlumen einengen und in die es zu Einblutungen kommen kann **(b)**. Aufgrund der Strömungsverhältnisse sind häufig vor allem die Abgänge der Herzkranzarterien aus der Aorta ascendens oder die Abgangsstellen von Ästen aus den Koronararterien von der Plaquebildung betroffen. Wenn diese Plaques rupturieren, geht die schützende Schicht aus Endothelzellen verloren, sodass sich Blutgerinnsel (Thromben) bilden **(c)**, die das Lumen verlegen können. Wenn der Verschluss vollständig ist und eine Rekanalisierung nicht spontan auftritt, geht Herzmuskelgewebe zugrunde, und es kommt zum **Myokardinfarkt.** Wichtig ist, dass die Arteriosklerose oft eine **systemische Erkrankung** ist und den ganzen Körperkreislauf betrifft, in dem der Blutdruck hoch ist. Daher haben Herzinfarktpatienten ein erhöhtes Risiko für Schlaganfälle, Nieren- oder Darminfarkte oder die periphere arterielle Verschlusskrankheit (pAVK), bei der das Gehen aufgrund des Durchblutungsmangels schmerzhaft eingeschränkt ist.

Klinik

Für die Diagnostik und die Therapie der koronaren Herzerkrankung (KHK) sind die Äste der Koronararterien mit ihren Versorgungsgebieten sowie die Versorgungstypen (→ Abb. 5.86, → Abb. 5.87, → Abb. 5.88) von großer Bedeutung.
Dabei ist zu beachten, dass die **klinische Bezeichnung der Arterienäste** von der Anatomie abweicht, die als Abkürzungen aus dem Englischen übernommen wurden. Folgende Bezeichnungen sollten bekannt sein:

- Die A. coronaria sinistra wird als **LCA** („left coronary artery") und die A. coronaria dextra als **RCA** („right coronary artery") bezeichnet.
- Der R. interventricularis anterior **(RIVA)** entspricht dem **LAD** („left anterior descendent coronary artery") und der R. interventricularis posterior entspricht dem **RPD** („right posterior descendent coronary artery").
- Der R. circumflexus wird **RCX** genannt.

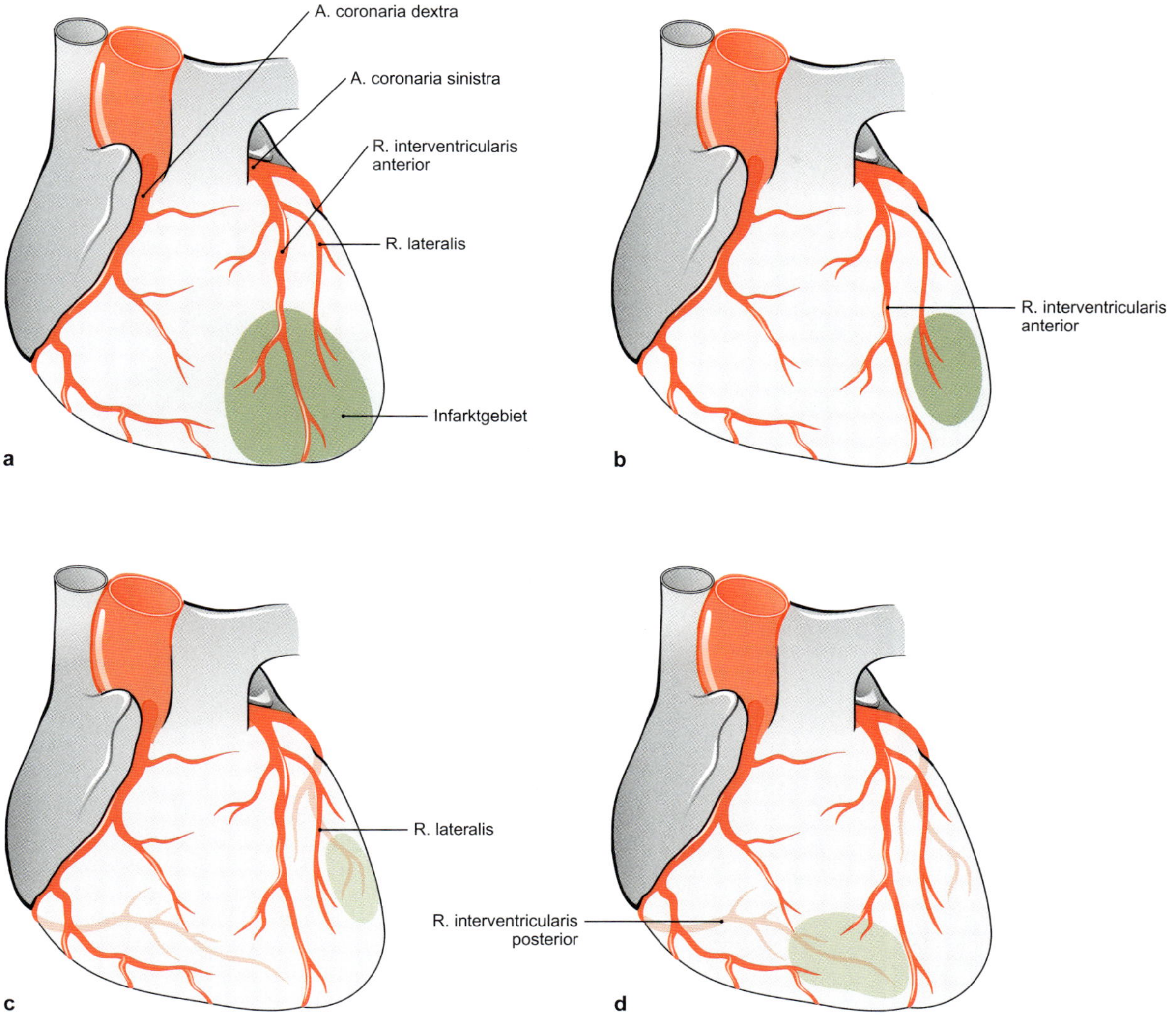

Abb. 5.92 a–d Infarktmuster bei Verschluss der Herzkranzarterien. [S700-L126]/[G1060-002]
a Bei isoliertem Verschluss des R. interventricularis anterior kommt es zum **Vorderwandinfarkt.**
b Wenn nur der R. lateralis betroffen ist, führt dies zum **Seitenwandinfarkt.**
c Ein Verschluss des R. circumflexus verursacht einen Infarkt auf der unten gelegenen Facies diaphragmatica, der als **Hinterwandinfarkt** bezeichnet wird.
d Wichtig ist, dass auch ein Verschluss des R. interventricularis posterior zu einem Hinterwandinfarkt führt.

Klinik

Da die Herzkranzarterien funktionelle Endarterien sind, führt ein Verschluss einzelner Äste zu bestimmten Infarktmustern. Diese können häufig bereits im EKG in den verschiedenen Ableitungen festgestellt werden. Der sicherste Nachweis gelingt durch eine Herzkatheteruntersuchung mittels Röntgenkontrastmittel. Bei einem Verschluss des R. interventricularis anterior (LAD) kommt es zu einem **Vorderwandinfarkt.**
Beim **Hinterwandinfarkt** ist typischerweise auch die Versorgung des AV-Knotens beeinträchtigt, da die versorgende Arterie meist am Abgang des R. interventricularis posterior entspringt (→ Abb. 5.84). Dies kann zusätzlich zu bradykarden Rhythmusstörungen führen. Da die Muskelwand des rechten Ventrikels aufgrund der Druckverhältnisse einen geringeren Sauerstoffbedarf aufweist als die des linken Ventrikels, kommt es auch bei einem proximalen Verschluss der A. coronaria dextra häufig zu einem isolierten Hinterwandinfarkt. In diesem Fall kann die Bradykardie aufgrund der zusätzlichen Minderversorgung des Sinusknotens sehr ausgeprägt sein. [H081]

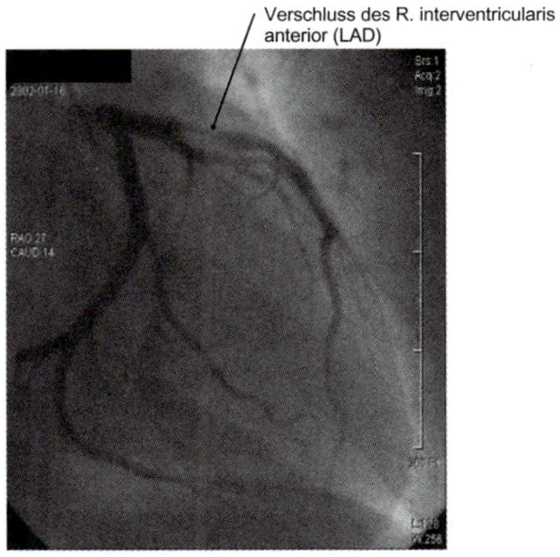

Koronarangiographie des LAD

Versorgungsgebiete der Herzkranzarterien

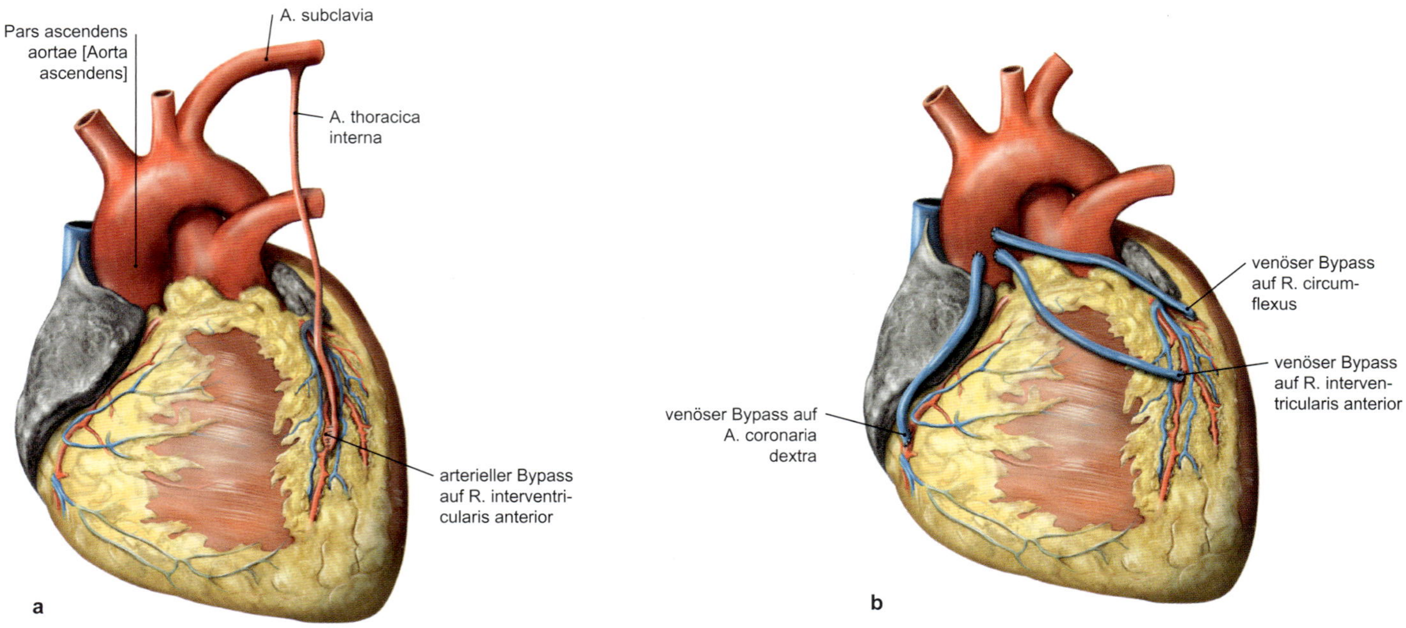

Abb. 5.93 a und b Bypässe bei Verschluss der Herzkranzarterien. [S702-L266]
a Arterieller Bypass.
b Venöser Bypass.
Bei einem ausgeprägten, langstreckigen Verschluss ist eine operative Therapie durch einen Bypass notwendig, besonders wenn mehrere der 3 Hauptäste (RCA, RCX oder LAD) betroffen sind.
Beim **arteriellen Bypass** wird die **A. thoracica interna** an der Brustwand durchtrennt und auf den jeweiligen Ast der Kranzarterien distal der Stenose genäht. Vorteil ist, dass das Gefäß seinen natürlichen Abgang behält und als Arterie an die auftretenden Blutdruckverhältnisse angepasst ist. Daher bleiben arterielle Bypässe länger offen als venöse Bypässe. Da man nur 2 Aa. thoracicae internae hat, können höchstens 2 Bypässe angelegt werden.
Bei mehr als 2 Stenosen muss man auf **venöse Bypässe** ausweichen. Hier wird meist die **V. saphena magna** vom Bein entnommen und von der Aorta auf die jeweiligen Gefäßäste angeschlossen, da diese Vene die längste Vene des menschlichen Körpers und aufgrund ihrer epifaszialen Lage gut zugänglich ist. Die Verschlussraten sind bei venösen Bypässen deutlich höher.

Klinik

Die KHK wird nach der **kommenden Approbationsordnung** als eine wesentliche Grundlagenerkrankung eingestuft, die in den ersten Semestern des Medizinstudiums mit Grundzügen der Diagnostik und Therapie behandelt werden muss und Gegenstand des ersten Staatsexamens sein wird.
Bei einem Herzinfarkt möchte man in der akuten **Notfallsituation** durch **Hemmung der Plättchenaggregation** und eventuell eine **Lyse** zur Auflösung eines Thrombus die Durchblutung wiederherstellen. Wenn eine medikamentöse Therapie in der Akutsituation nicht möglich ist, muss invasiv vorgegangen werden. Wie oben ausgeführt, ist bei einem Verschluss von mehr als 2 der 3 Hauptstämme (RCA, RCX, LAD) und stark beeinträchtigter Pumpfunktion meist ein **Bypass** indiziert. Wenn im Rahmen der zur Diagnostik durchgeführten **Herzkatheteruntersuchung** eine **Ballondilatation** und ggf. die Einlage einer Gefäßstütze **(Stent)** möglich und bei nur leicht eingeschränkter Pumpfunktion nur 1 oder 2 Hauptstämme betroffen sind, kann auf die Bypass-Operation verzichtet werden.
Abgesehen von der Tatsache, dass die beiden invasiven Eingriffe von unterschiedlichen Disziplinen durchgeführt werden (Herz-Thorax-Chirurgie vs. Kardiologie der Inneren Medizin), wird zunehmend moniert, dass zu viele Herzkatheteruntersuchungen durchgeführt werden, weil diese vom Gesundheitssystem gut honoriert werden. Es gibt auch Hinweise, dass eine Aufdehnung vorhandener Stenosen die Prognose bei einer stabilen KHK nicht verbessert, da drohende Verschlüsse nicht zwangsläufig an vorhandenen Stenosen entstehen, sondern durch Ruptur arteriosklerotischer Plaques an anderen Abschnitten der Kranzgefäße auftreten können. Da diese Plaques bisher nicht sicher nachgewiesen werden können, ist auch hier eine Herzkatheteruntersuchung zur Darstellung der Stenosen nicht sinnvoll.

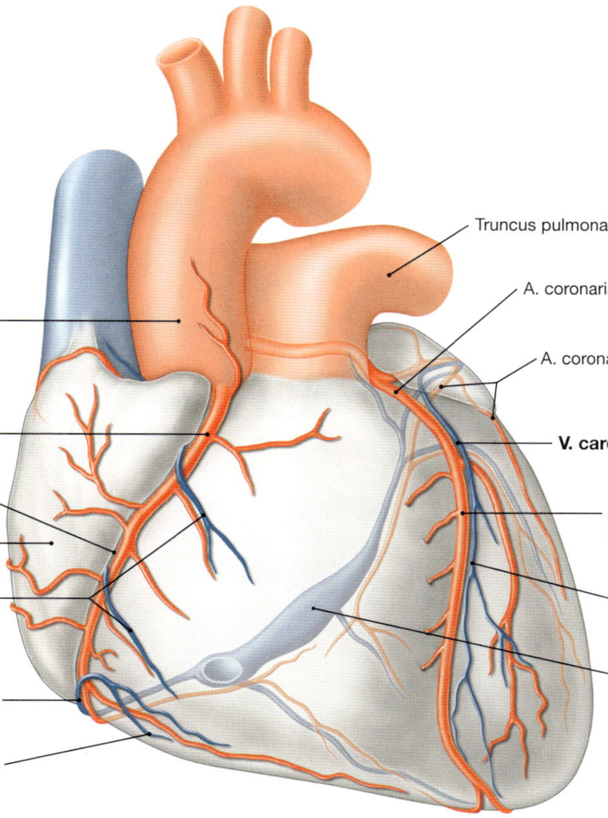

Abb. 5.94 Herzvenen, Vv. cordis; Ansicht von ventral. [S700-L238]
Das venöse Blut des Herzens fließt über **3 Venensysteme** ab. 75 % des Blutes werden vom **Sinus coronarius** aufgenommen und in den rechten Vorhof befördert. Die übrigen 25 % gelangen über das **transmurale** und das **endomurale System** direkt in die Vorhöfe und Kammern.

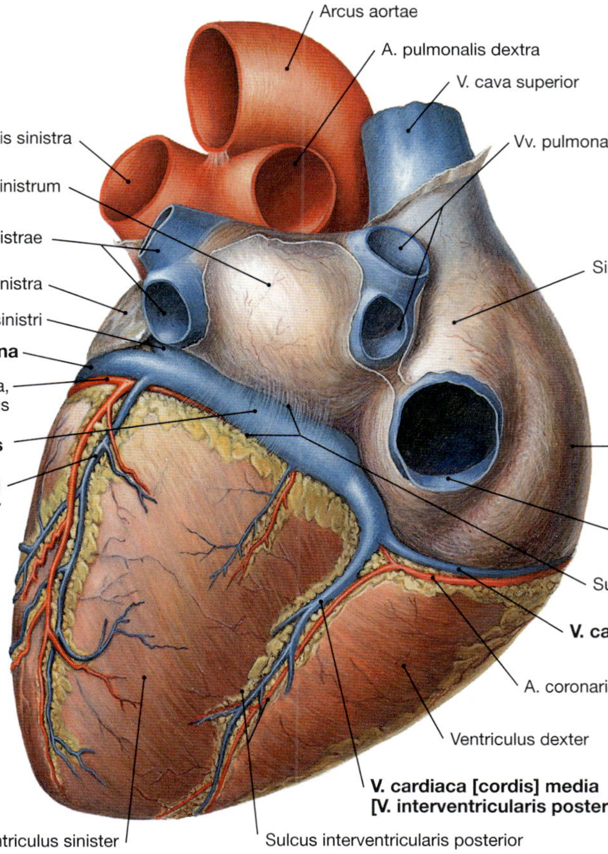

Abb. 5.95 Herzvenen, Vv. cordis; Ansicht von dorsal kaudal. [S700]

Herzvenen (Vv. cordis)	
System	**Venen**
Sinus-coronarius-System	• V. cardiaca magna: entspricht dem Versorgungsgebiet der A. coronaria sinistra • V. interventricularis anterior • V. marginalis sinistra • Vv. ventriculi sinistri posteriores • V. cardiaca media: im Sulcus interventricularis posterior • V. cardiaca parva: im rechten Sulcus coronarius, in 50 % vorhanden • V. obliqua atrii sinistri
transmurales System	• Vv. ventriculi dextri anteriores • Vv. atriales
endomurales System	• Vv. cardiacae minimae (Vasa THEBESII)

Projektion der Luftröhre und der Bronchien

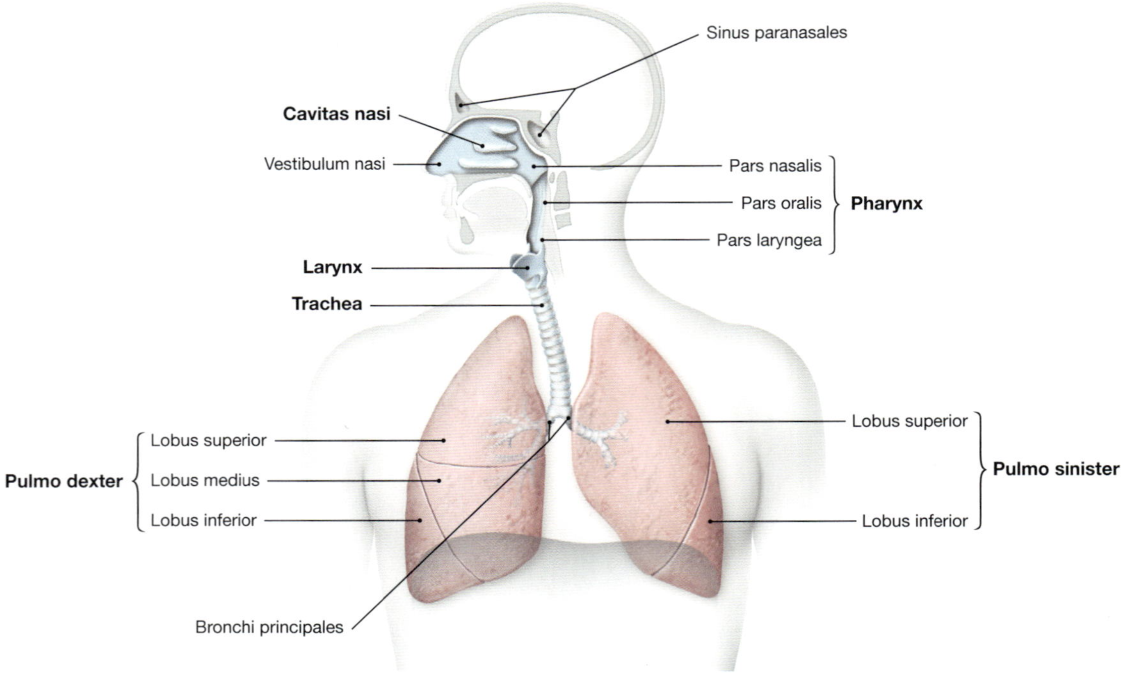

Abb. 5.96 Obere und untere Atemwege; schematische Darstellung. [S700-L275]
Das Atmungssystem wird in obere und untere Atemwege eingeteilt. Zu den **oberen** Atemwegen zählen:

- Nasenhöhle (Cavitas nasi)
- Teil des Rachens (Pharynx)

Die **unteren** Atemwege setzen sich zusammen aus:

- Kehlkopf (Larynx)
- Luftröhre (Trachea)
- Lungen (Pulmones)

Die rechte Lunge (Pulmo dexter) hat 3 Lappen, die linke Lunge (Pulmo sinister) zwei.

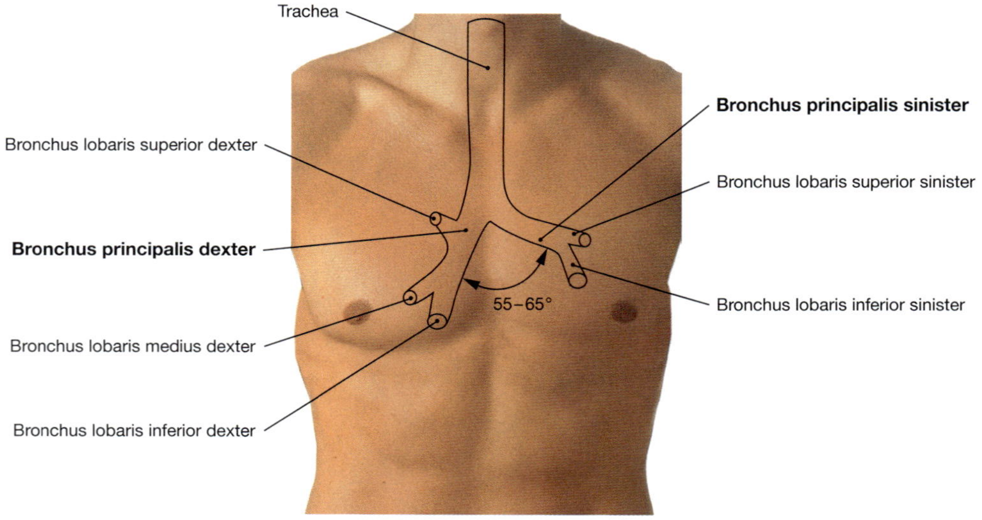

Abb. 5.97 Projektion der Luftröhre und der Hauptbronchien auf die vordere Brustwand. [S700]
Die Luftröhre (Trachea) ist 10–13 cm lang und verlängert sich bei tiefer Inspiration um bis zu 5 cm. Ihr Beginn am Ringknorpel des Kehlkopfs projiziert sich auf den 7. Halswirbel; die Bifurkation, an der sie sich in die beiden Hauptbronchien teilt, auf den 4.–5. Brustwirbel (II.–III. Rippe).
Der Winkel zwischen den Hauptbronchien beträgt zwischen 55° und 65°. Der **rechte Hauptbronchus** (Bronchus principalis dexter) ist stärker, 1–2,5 cm lang und steht **nahezu vertikal,** während der **linke Hauptbronchus** (Bronchus principalis sinister) nahezu doppelt so lang ist und schräg steht.

Klinik

Wegen der steileren Stellung des rechten Hauptbronchus gelangt bei Einatmung **(Aspiration)** von Fremdkörpern das aspirierte Material meist in die **rechte Lunge.** Bei drohendem Ersticken kann dieses Wissen für den helfenden Arzt einen entscheidenden Zeitvorteil bringen!
Auch bei der **Intubation** ist die asymmetrische Stellung der Hauptbronchien zu beachten: Dabei wird ein Kunststoffschlauch (Tubus) über den Mund bis in die unteren Atemwege eingeführt, um eine Beatmung zu ermöglichen. Wenn dieser Tubus zu weit eingeführt wird, gelangt er meist in den steiler stehenden rechten Hauptbronchus, sodass bei der Beatmung nur die rechte Lunge belüftet wird. Daher muss man die korrekte Lage des Tubus in der Trachea nach der Intubation durch Abhören (Auskultation) der Lunge sicherstellen!

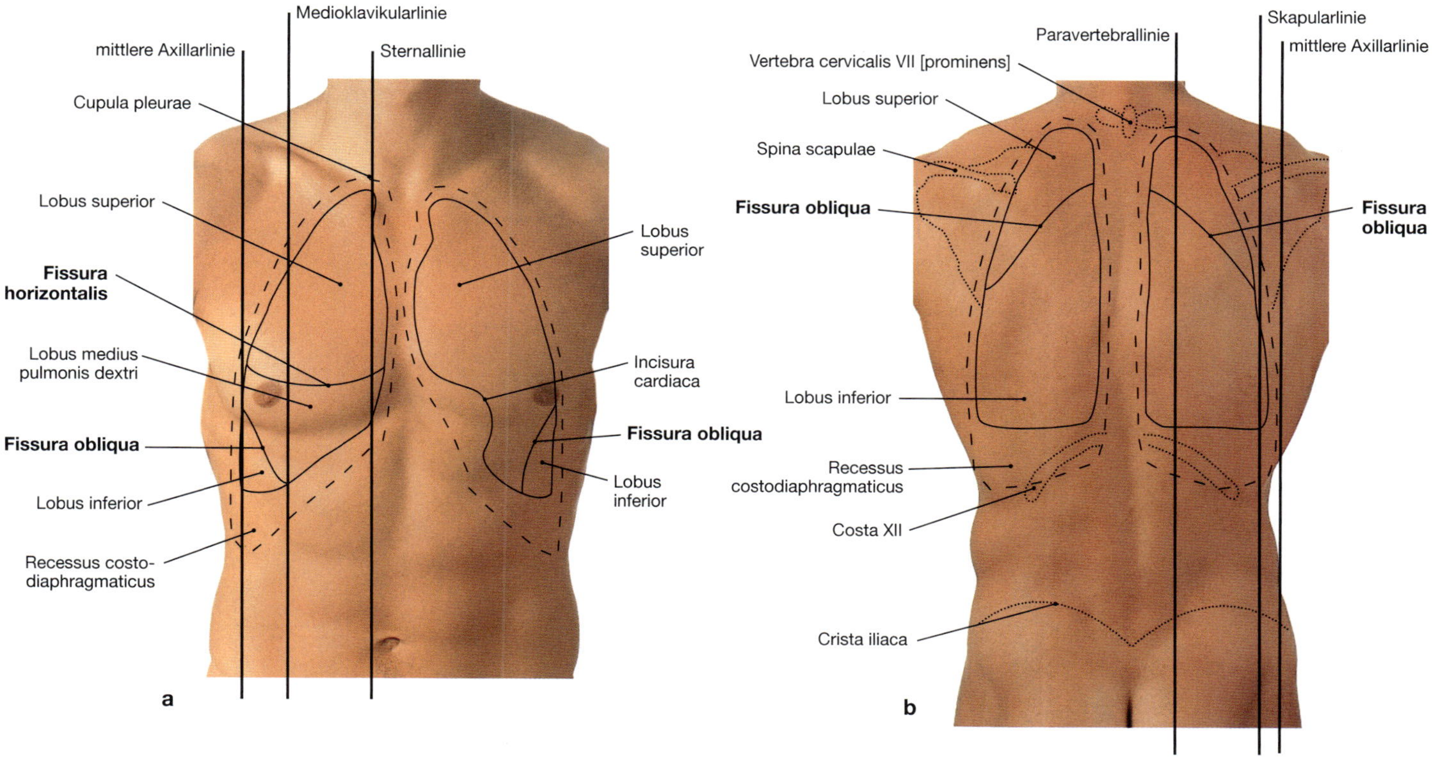

Abb. 5.98 a und b Projektion von Lungen- und Pleuragrenzen. [S700]
a Projektion auf die vordere Brustwand.
b Projektion auf den Rücken.
Die **rechte Lunge** hat 3 Lappen, die durch die **Fissura obliqua** und die **Fissura horizontalis** abgegrenzt werden. Dabei folgt die Fissura obliqua dorsalseitig der IV. Rippe und trennt Ober- und Unterlappen. Ab der mittleren Axillarlinie steigt sie dann steiler ab und erreicht die VI. Rippe in der Medioklavikularlinie. Auf der Vorderseite der Lunge teilt die Fissura obliqua daher Mittel- und Unterlappen voneinander (→ Abb. 5.105). Vorn setzt die Fissura horizontalis den Verlauf entlang der IV. Rippe fort und trennt Ober- und Mittellappen.
Die **linke Lunge** hat nur 2 Lappen, die von der **Fissura obliqua** getrennt werden. Aufgrund der durch das Herz hervorgerufenen Ausdehnung des Mediastinums nach links (Incisura cardiaca) ist das Volumen der linken Lunge kleiner, auch ihre Lage unterscheidet sich in der Sternallinie und Medioklavikularlinie von der rechten Lunge (Tabelle unten).
Jede **Pleurahöhle** (Cavitas pleuralis) wird vom **Rippenfell** (Pleura parietalis) ausgekleidet. Die Pleura parietalis gliedert sich in Pars mediastinalis, Pars costalis und Pars diaphragmatica (→ Abb. 5.4). Die Pleurahöhlen weisen 4 Reserveräume (Recessus pleurales) auf. Der größte ist der **Recessus costodiaphragmaticus,** der sich lateral in der mittleren Axillarlinie bis 5 cm tief ausdehnt.
Lungengrenzen = durchgezogene Linie,
Pleuragrenzen = gestrichelte Linie

Lungen- und Pleuragrenzen		
Orientierungslinie	**Lungengrenzen rechts**	**Lungengrenzen links**
Sternallinie	VI. Rippe geschnitten	IV. Rippe geschnitten
Medioklavikularlinie	parallel zur VI. Rippe	VI. Rippe geschnitten
mittlere Axillarlinie	VIII. Rippe geschnitten	wie rechts
Skapularlinie	X. Rippe geschnitten	wie rechts
Paravertebrallinie	XI. Rippe geschnitten	wie rechts
Pleuragrenzen: jeweils eine Rippe tiefer		

Klinik

Die Lungen- und die Pleuragrenzen spielen bei der körperlichen Untersuchung eine Rolle, um **Größe und Atemverschieblichkeit** der Lungen und die **Lokalisation pathologischer Veränderungen** bestimmen zu können, die auf eine Lungenentzündung (Pneumonie) oder eine Vermehrung von Flüssigkeit im Pleuraspalt (Pleuraerguss) hinweisen könnten. **Pleuraergüsse** werden im Recessus costodiaphragmaticus punktiert.
Nur die **Pleura parietalis** ist nozizeptiv innerviert und daher **schmerzempfindlich.** Wenn Pneumonien oder Lungentumoren mit Schmerzen im Brustkorb einhergehen, ist daher von einer Beteiligung der Pleura parietalis auszugehen.
Wenn Luft in den Pleuraspalt eindringt, kollabiert die Lunge ganz oder teilweise **(Pneumothorax).** Bei der Perkussion erhält man dann einen lauten (hypersonoren) Klopfschall.

Entwicklung

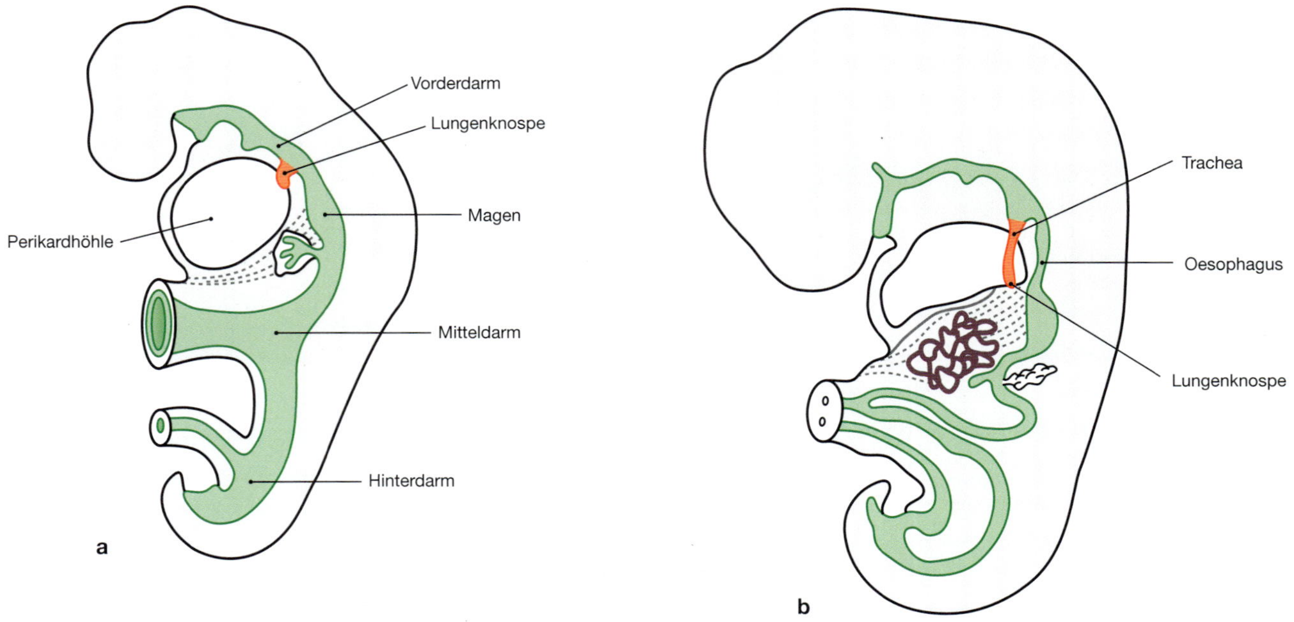

Abb. 5.99 a und b Entwicklung der unteren Atemwege. [S700-L126]/[B501-O1108-L317]
a Entwicklung am 25. Tag.
b Entwicklung am 32. Tag.

Die Epithelien von Kehlkopf, Luftröhre und Lungen entwickeln sich ab der **4. Woche** aus dem Entoderm des Vorderdarms. Bindegewebe, glatte Muskulatur und Blutgefäße gehen aus dem umliegenden Mesoderm hervor. Es bildet sich zunächst eine **Lungenknospe,** die sich zum **Laryngotrachealschlauch** verlängert, an dessen unterem Ende die **Bronchialknospen** als Vorläufer der Hauptbronchien entstehen.

Klinik

Eine Störung der Abgliederung von Oesophagus und Trachea kann zu Kurzschlussverbindungen **(Ösophagotrachealfisteln)** führen, die oft mit einem blind endenden Oesophagus **(Ösophagusatresie)** einhergehen.
Ab der **28. Woche** wird in den Alveolen **Surfactant** produziert, ein Sekret, das die Oberflächenspannung der Alveolen herabsetzt. Ab der **35. Woche** ist die Produktion meist ausreichend, um ggf. eine **Spontanatmung** zu ermöglichen. Bei ungenügender Produktion von Surfactant kommt es zum **Atemnotsyndrom** (Respiratory Distress Syndrome, RDS), das die häufigste Todesursache bei Frühgeborenen darstellt. Bei Geburt vor der 30. Woche entwickeln bis zu 60 % der Frühgeborenen ein RDS.
Da die Lunge erst bei der Geburt mit Luft gefüllt wird, kann der Rechtsmediziner mit der **Schwimmprobe** feststellen, ob das Kind tot geboren wurde (Lunge geht unter) oder nach der Geburt gestorben ist (Lunge schwimmt).

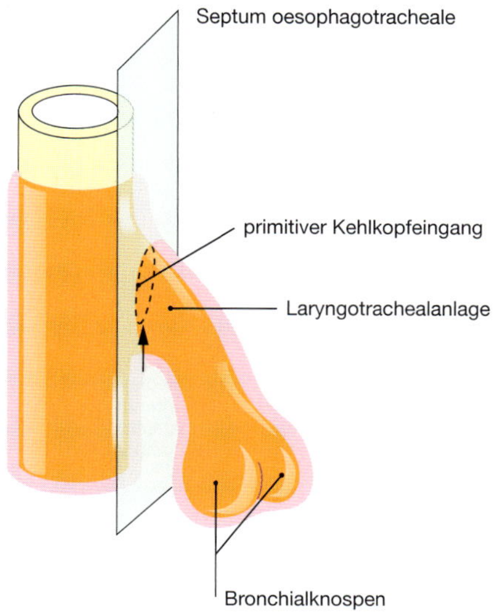

Abb. 5.100 Entwicklung des Septum oesophagotracheale. [E347-09]
Während der 4. und 5. Woche bilden sich beidseits Mesenchymfalten, die sich zum Septum oesophagotracheale vereinen und dadurch die Anlage der unteren Atemwege vom Oesophagus abtrennen.

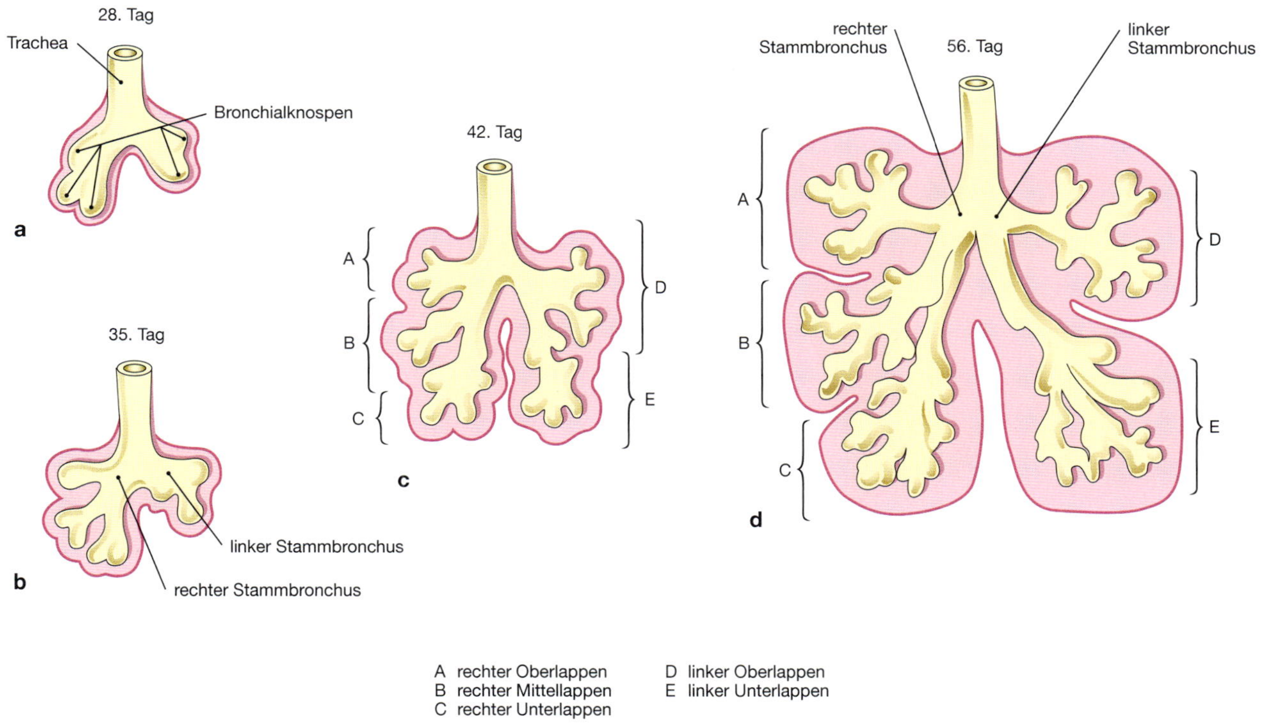

Abb. 5.101 a–d Stadien der Lungenentwicklung. [E347-09]
a Entwicklung am 28. Tag.
b Entwicklung am 35. Tag.
c Entwicklung am 42. Tag.
d Entwicklung am 56. Tag.
Man unterscheidet 3 Phasen der Lungenentwicklung, die sich teilweise überschneiden:

- **Pseudoglanduläre Phase** (7.–17. Woche): Entstehung des luftleitenden Abschnitts der Atemwege
- **Kanalikuläre Phase** (13.–26. Woche): Frühentwicklung des gasaustauschenden Abschnitts der Atemwege
- **Alveoläre Phase** (23. Woche–8. Lebensjahr): Entstehung der Alveolen. Die Lungenentwicklung ist daher nicht bei der Geburt abgeschlossen, sondern setzt sich bis in das Kindesalter fort!

Klinik

Wenn die Separierung der unteren Atemwege vom Oesophagus unterhalb des Kehlkopfs durch das Septum oesophagotracheale nicht korrekt abläuft, kann es zu **Fistelbildung** zwischen Oesophagus und Trachea kommen, die meist mit einem **Verschluss des Oesophagus (Ösophagusatresie)** einhergehen. Die Kinder aspirieren dabei die Muttermilch in die Lunge und stoßen sie beim Ausatmen durch Mund und Nase wieder aus.

Luftröhre und Bronchien

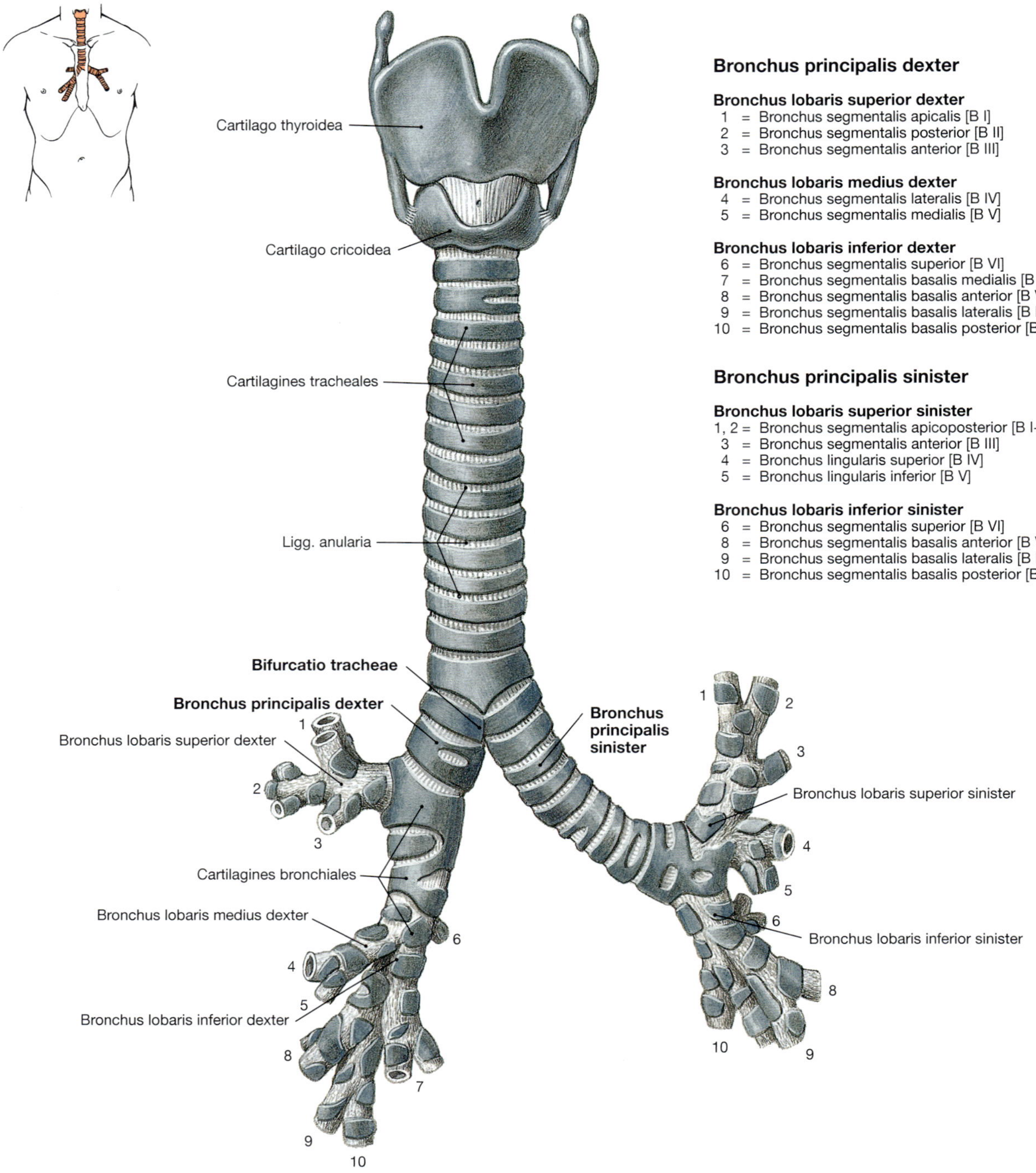

Bronchus principalis dexter

Bronchus lobaris superior dexter
1 = Bronchus segmentalis apicalis [B I]
2 = Bronchus segmentalis posterior [B II]
3 = Bronchus segmentalis anterior [B III]

Bronchus lobaris medius dexter
4 = Bronchus segmentalis lateralis [B IV]
5 = Bronchus segmentalis medialis [B V]

Bronchus lobaris inferior dexter
6 = Bronchus segmentalis superior [B VI]
7 = Bronchus segmentalis basalis medialis [B VII]
8 = Bronchus segmentalis basalis anterior [B VIII]
9 = Bronchus segmentalis basalis lateralis [B IX]
10 = Bronchus segmentalis basalis posterior [B X]

Bronchus principalis sinister

Bronchus lobaris superior sinister
1, 2 = Bronchus segmentalis apicoposterior [B I+II]
3 = Bronchus segmentalis anterior [B III]
4 = Bronchus lingularis superior [B IV]
5 = Bronchus lingularis inferior [B V]

Bronchus lobaris inferior sinister
6 = Bronchus segmentalis superior [B VI]
8 = Bronchus segmentalis basalis anterior [B VIII]
9 = Bronchus segmentalis basalis lateralis [B IX]
10 = Bronchus segmentalis basalis posterior [B X]

Abb. 5.102 Untere Atemwege mit Kehlkopf, Larynx, Luftröhre, Trachea, und Bronchien, Bronchi; Ansicht von ventral. [S700]
Die Luftröhre ist 10–13 cm lang und reicht vom Ringknorpel des Kehlkopfs (Larynx) bis zu ihrer Aufspaltung (Bifurcatio tracheae) in die beiden Hauptbronchien **(Bronchi principales).** Sie gliedert sich in einen Halsabschnitt (Pars cervicalis) und einen Brustabschnitt (Pars thoracica). Projektion und Topographie sind in → Abb. 5.96 beschrieben. Die Hauptbronchien verzweigen sich rechts in 3 und links in 2 Lappenbronchien **(Bronchi lobares).** Aus den Lappenbronchien gehen die Segmentbronchien **(Bronchi segmentales)** hervor. Auf der rechten Seite gibt es 10 Lungensegmente und damit 10 Segmentbronchien. Links dagegen fehlt das Segment 7 und damit auch der entsprechende Bronchus.

Die weitere Systematik des Bronchialbaums ist hier nicht dargestellt. Die Bronchien verzweigen sich sechs- bis zwölfmal und gehen dann in die **Bronchioli** über, die einen Durchmesser < 1 mm aufweisen und daher nur mit dem Mikroskop deutlich sichtbar sind. Man kann sie leicht von Bronchien unterscheiden, da Bronchioli in ihrer Wand keine Knorpel und Drüsen mehr enthalten. Der Bronchiolus erster Ordnung versorgt ein Lungenläppchen (Lobulus pulmonis), in dem sich die Bronchioli drei- bis viermal bis zu den **Bronchioli terminales** aufzweigen. Bis zu diesen reicht der **luftleitende Abschnitt** der Atemwege, der ein Volumen von 150–170 ml umfasst. Ein Bronchiolus terminalis versorgt einen Lungenazinus **(Acinus pulmonis),** der 10 Generationen von Bronchioli respiratorii mit Ductus und Sacculi alveolares aufweist. Alle Abschnitte des Azinus besitzen Lungenbläschen (Alveolen) und zählen daher zum **gasaustauschenden Abschnitt** der Atemwege.

Klinik

Das Volumen der luftleitenden Abschnitte der Atemwege **(150–170 ml)** entspricht dem **anatomischen Totraum** und hat bei der **Reanimation** praktische Relevanz. Bei der Beatmung muss mehr Volumen ausgetauscht werden als 170 ml, da sonst keine sauerstoffreiche Luft die Alveolen erreicht, sondern nur die verbrauchte Luft in den Atemwegen bewegt wird. Daher sollte man lieber langsam mit mehr Volumen beatmen als schnell mit zu geringem Volumen.

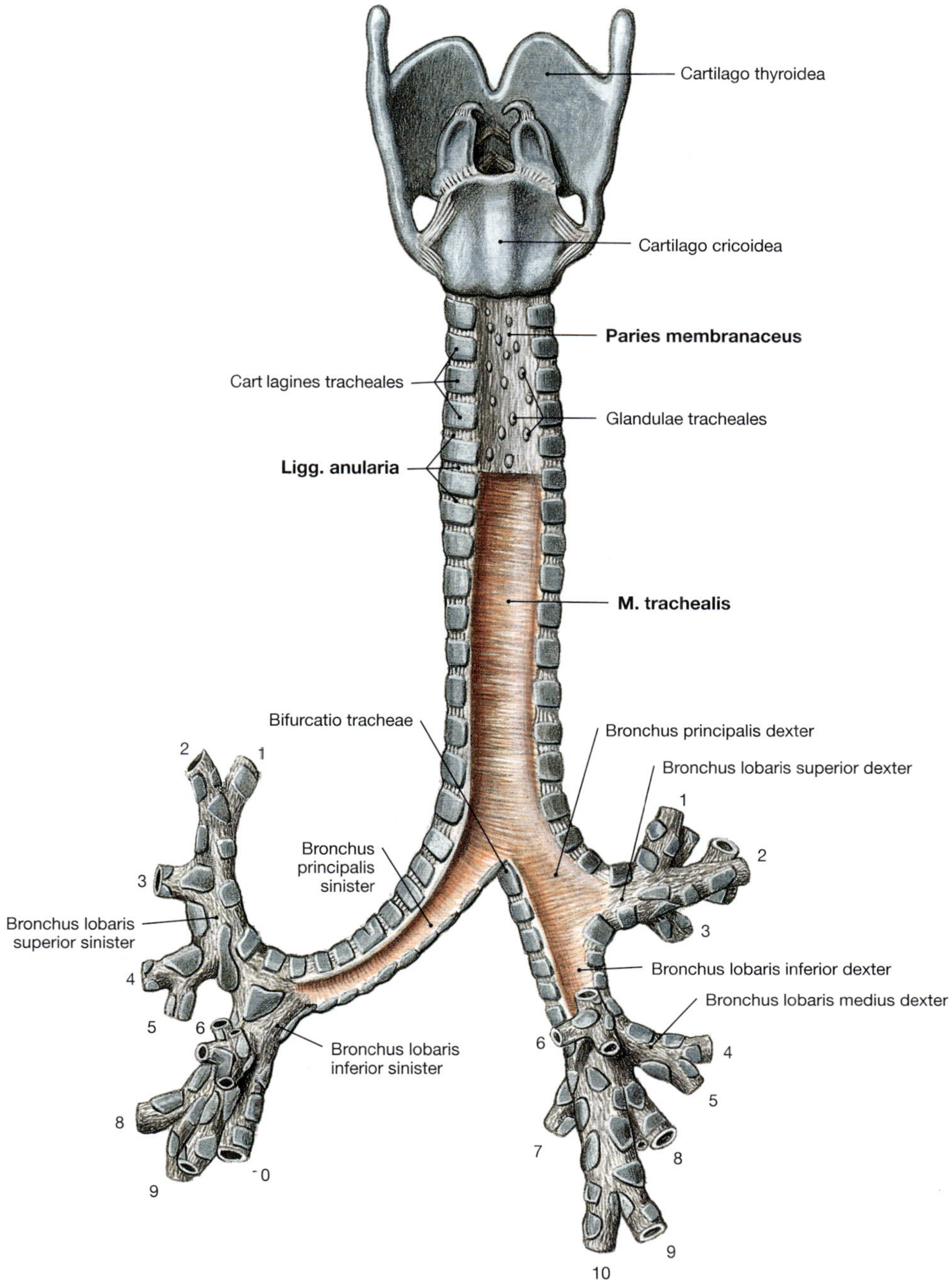

Abb. 5.103 Untere Atemwege mit Kehlkopf, Larynx, Luftröhre, Trachea, und Bronchien, Bronchi; Ansicht von dorsal. [S700]
Die Systematik des Bronchialbaums ist in → Abb. 5.102 beschrieben. Bei Ansicht von dorsal fällt auf, dass die Rückwand der Luftröhre und der Hauptbronchien keine Knorpelspangen aufweist (Paries membranaceus), sondern weitgehend aus glatter Muskulatur (M. trachealis) besteht. Die einzelnen Spangen werden durch Ligg. anularia aus elastischem Bindegewebe verbunden, sodass sich die Trachea bei tiefer Einatmung um bis zu 5 cm verlängern kann.

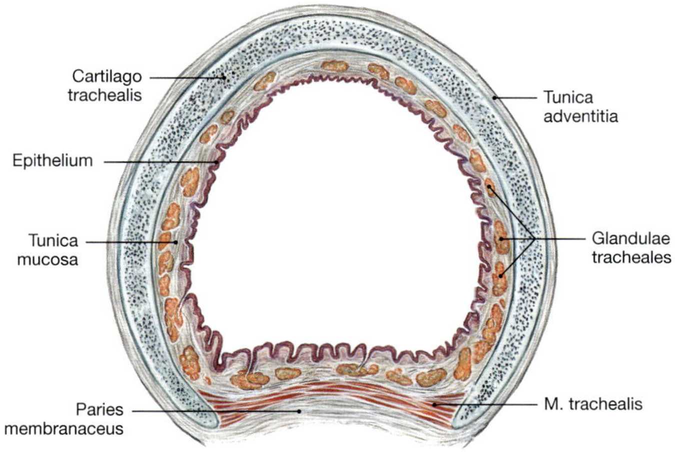

Abb. 5.104 Luftröhre, Trachea; Querschnitt, Lupenvergrößerung. [S700]
Die Wand der Luftröhre und der Hauptbronchien besteht innen aus einer Schleimhaut (Tunica mucosa), an die sich außen die Tunica fibromusculocartilaginea und die Tunica adventitia anschließen. Die Tunica fibromusculocartilaginea besteht aus 16–20 hufeisenförmigen Spangen aus hyalinem Knorpel, die hinten offen sind und dort durch glatte Muskulatur (M. trachealis) verbunden werden.

Klinik

Da die knorpelfreie Rückwand direkt dem Oesophagus anliegt (→ Abb. 5.135), können **proximale Ösophagustumore** in die Trachea einwachsen, was mit einer schlechten Prognose verbunden ist, da ausgedehnte Resektionen nicht möglich sind.

Lunge

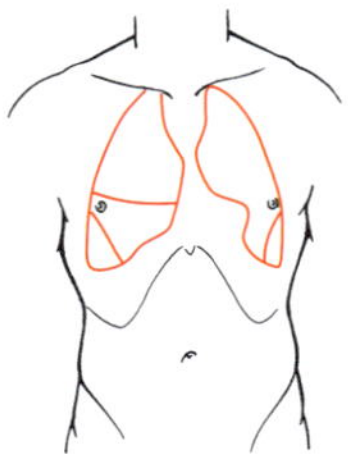

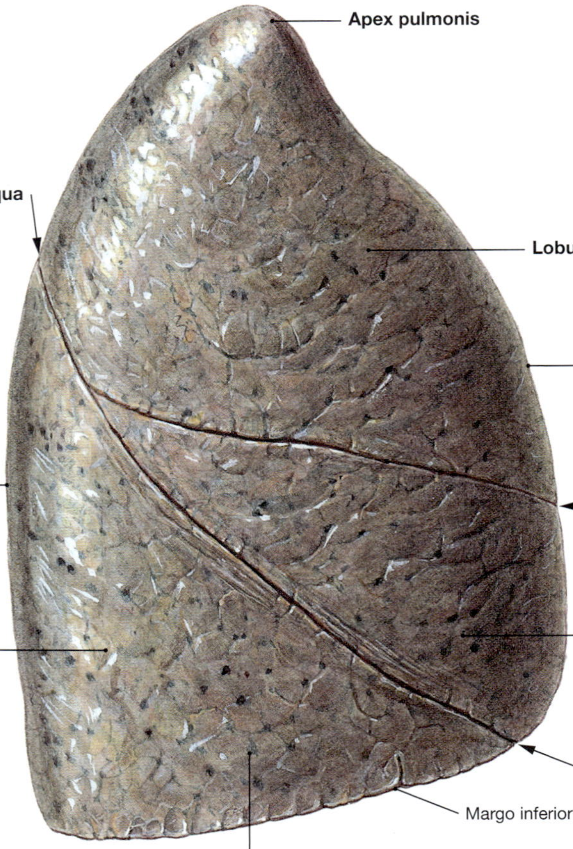

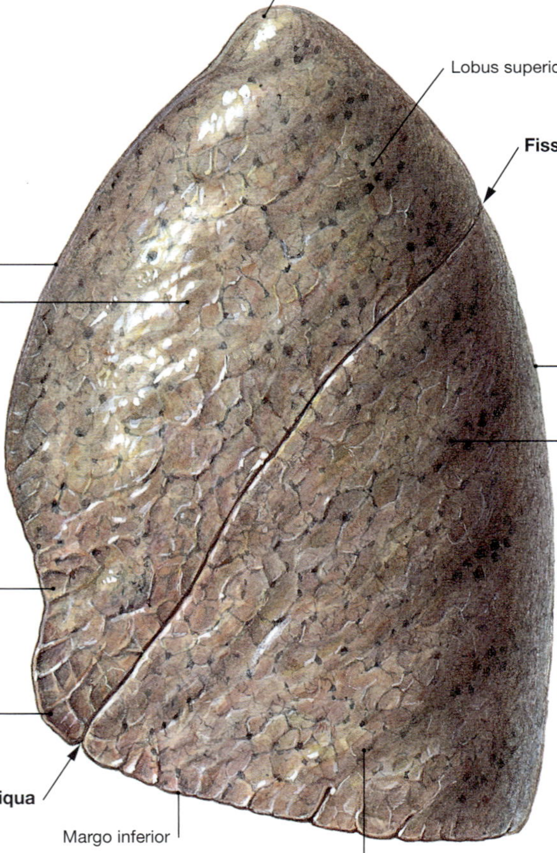

Abb. 5.105 a und b Rechte und linke Lunge; Ansicht von lateral. [S700]
a Pulmo dexter; Ansicht von lateral.
b Pulmo sinister; Ansicht von lateral.
Die **rechte Lunge** hat **3 Lappen (Lobi superior, medius und inferior),** die durch die Fissura obliqua und die Fissura horizontalis abgegrenzt werden. Die **linke Lunge** besteht dagegen aus **2 Lappen (Lobi superior und inferior)** und weist nur eine Fissura obliqua auf. Dem Mittellappen entspricht die Lingula pulmonis des Oberlappens, die unterhalb der Incisura cardiaca einen zungenförmigen Ausläufer bildet. Die Fissuren können aber unvollständig sein, sodass die Lappen nicht vollständig getrennt sind, was bei der Fissura horizontalis in bis zu 50 % der Fälle vorkommt. Oder die Lingula pulmonis auf der linken Seite kann zu einem 3. Lappen separiert sein.
Das Volumen der rechten Lunge umfasst 2–3 l, bei maximaler Inspiration sogar 5–8 l. Diesem Volumen entspricht eine Gasaustauschoberfläche von 70–140 m^2. Die linke Lunge hat aufgrund der Linksverlagerung des Herzens ein um 10–20 % geringeres Volumen.
Die Lungen besitzen kranial eine **Spitze (Apex pulmonis)** und kaudal eine breitflächige **Basis (Basis pulmonis).** Die Oberfläche ist von Lungenfell (Pleura visceralis) bedeckt und lässt sich nach den Lagebeziehungen in 3 Flächen gliedern. Die lateral liegende **Facies costalis** geht unten am Margo inferior in die **Facies diaphragmatica** über (→ Abb. 5.106), am Margo anterior und am stumpfen Margo posterior in die **Facies mediastinalis** auf der Medialseite.

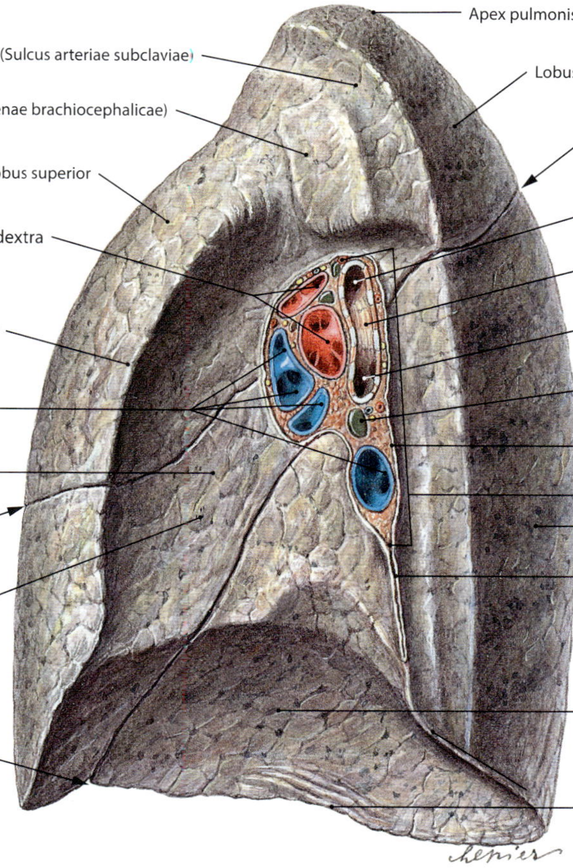

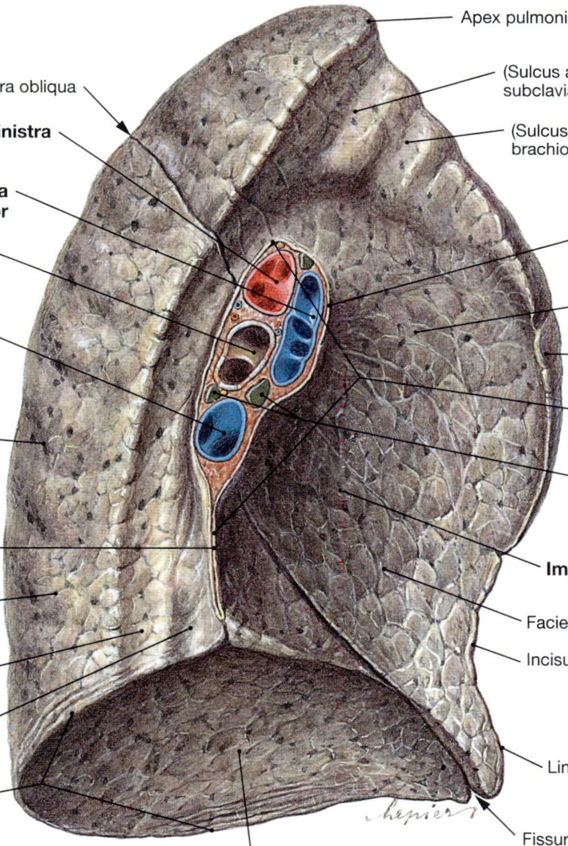

Abb. 5.106 a und b Rechte und linke Lunge; Ansicht von medial. [S700]
a Pulmo dexter; Ansicht von medial.
b Pulmo sinister; Ansicht von medial.
Medial liegt die **Lungenpforte (Hilum pulmonis),** an der die Hauptbronchien und die Leitungsbahnen der Lunge als sog. **Lungenwurzel (Radix pulmonis)** ein- und austreten. Am Hilum geht auch das **Lungenfell (Pleura visceralis)** von der Lungenoberfläche auf das **Rippenfell (Pleura parietalis)** über, das die Pleurahöhle auskleidet. Diese Umschlagfalte ist nach unten zum Lig. pulmonale ausgezogen.
Die Anordnung der Hauptbronchien und der großen Gefäße im Lungenhilum ist bei beiden Lungen charakteristisch. An der **rechten Lunge** liegt der **Bronchus principalis** am weitesten **oben,** während er auf der linken Seite unterhalb der A. pulmonalis gelegen ist. Die Vv. pulmonales liegen vorne und unten. Im Bereich der Pforte sind bei Durchtrennung der Lungenwurzel meist auch einige Lymphknoten (Nodi lymphoidei tracheobronchiales) angeschnitten, die aufgrund von Kohlestaubablagerungen meist schwarz gefärbt sind. Die Facies mediastinalis ist (links stärker als rechts) durch das Herz (Impressio cardiaca) konkav. Beide Lungen weisen oft Einsenkungen auf, die durch anliegende Blutgefäße oder auf der linken Seite durch den Oesophagus hervorgerufen werden. Diese Einbuchtungen sind wie die Ränder der Lunge nur an der fixierten Lunge sichtbar (Fixierungsartefakt), verdeutlichen aber die Lagebeziehungen der Lungen.

Klinik

Da die Lungenspitze die obere Thoraxapertur um 2,5 bis zu 5 cm überragt, besteht bei Anlage eines **zentralen Venenkatheters** (ZVK) über die V. subclavia die Gefahr, die Lunge zu verletzen und durch Eröffnung des Pleuraspalts einen **Pneumothorax** mit Lungenkollaps zu „stechen", wie der Kliniker sagt. Obwohl diese Gefahr prinzipiell auch bei einem ZVK in der V. jugularis interna am Hals gegeben ist, da man dabei in Richtung auf das Sternoklavikulargelenk und damit die Lungenspitze zu sticht, ist die Gefahr bei einem ZVK in der V. subclavia weitaus größer, da diese direkt mit der Pleurahöhle in Kontakt steht (→ Abb. 5.135), bevor sie sich in die V. brachiocephalica fortsetzt.

Lungensegmente

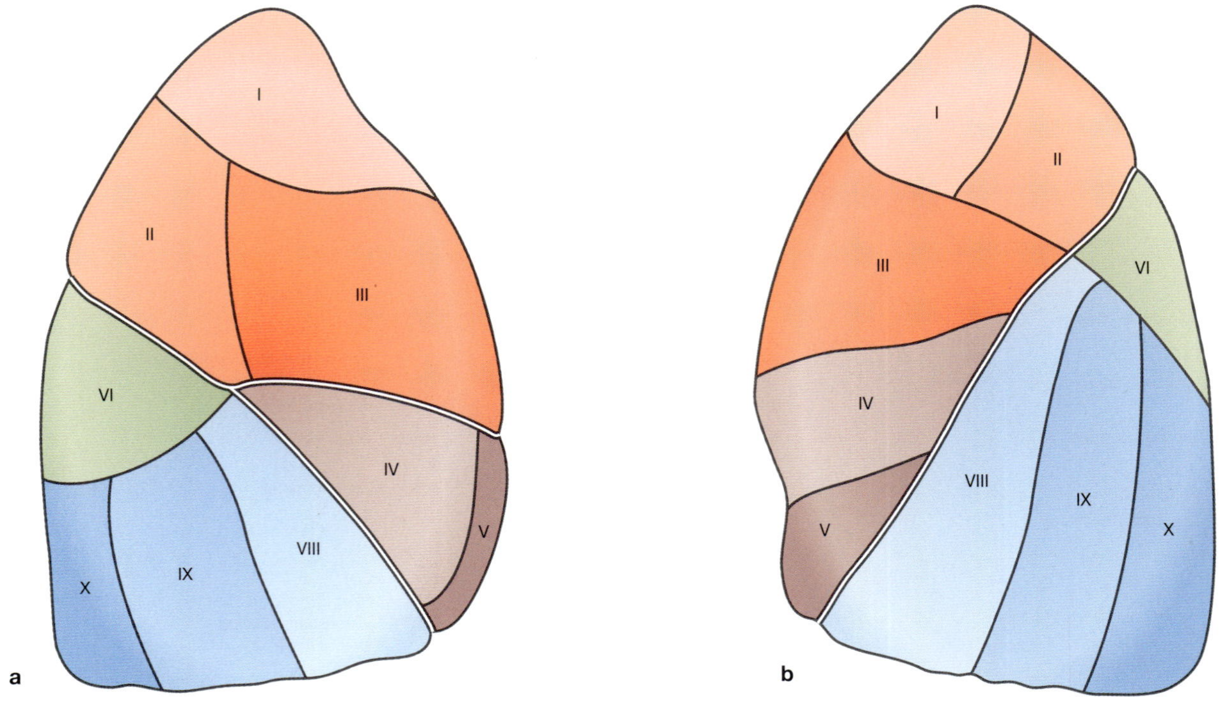

Pulmo dexter

Lobus superior

- Segmentum apicale [S I]
- Segmentum posterius [S II]
- Segmentum anterius [S III]

Lobus medius

- Segmentum laterale [S IV]
- Segmentum mediale [S V]

Lobus inferior

- Segmentum superius [S VI]
- Segmentum basale mediale [cardiacum] [S VII]
- Segmentum basale anterius [S VIII]
- Segmentum basale laterale [S IX]
- Segmentum basale posterius [S X]

Pulmo sinister

Lobus superior

- Segmentum apicoposterius [S I + II]
- Segmentum anterius [S III]
- Segmentum lingulare superius [S IV]
- Segmentum lingulare inferius [S V]

Lobus inferior

- Segmentum superius [S VI]
- Segmentum basale anterius [S VIII]
- Segmentum basale laterale [S IX]
- Segmentum basale posterius [S X]

Abb. 5.107 a und b Lungensegmente, Segmenta bronchopulmonalia; Ansicht von lateral. [S700-L126]
a Rechte Lunge; Ansicht von lateral.
b Linke Lunge; Ansicht von lateral.
Die Lungenlappen untergliedern sich in kegelförmige Lungensegmente, die durch Bindegewebssepten unvollständig voneinander getrennt sind, sodass die Segmentgrenzen an der Lungenoberfläche nicht zu erkennen sind. Die Segmente besitzen eigene **Segmentbronchien** und segmentale Äste der Pulmonalarterien. Die **rechte Lunge** hat **10 Segmente,** 3 im Oberlappen, 2 im Mittellappen und 5 im Unterlappen. Die **linke Lunge** hat nur **9 Segmente,** da aufgrund der größeren Ausdehnung des Mediastinums auf der linken Seite das VII. Segment (Segmentum basale mediale, → Abb. 5.108a) fehlt bzw. stark verkleinert und mit dem Segment VIII verschmolzen ist. Ansonsten ist die Segmentaufteilung relativ ähnlich, da die Segmente des Mittellappens auf der rechten Seite links 2 Segmenten in der Lingula pulmonis entsprechen.

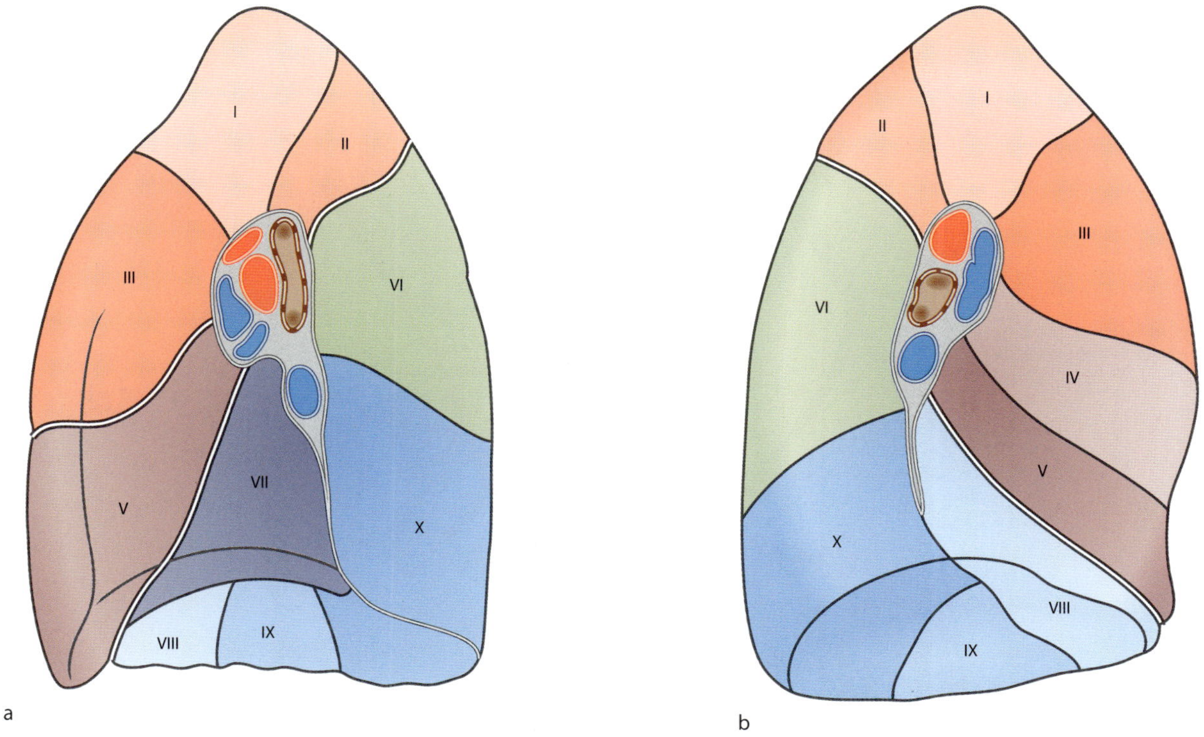

Abb. 5.108 a und b Lungensegmente, Segmenta bronchopulmonalia; Ansicht von medial. [S700-L126]
a Rechte Lunge; Ansicht von medial.
b Linke Lunge; Ansicht von medial.

Die rechte Lunge hat 10 Segmente. Dagegen hat die linke Lunge nur 9 Segmente, da das VII. Segment (Segmentum basale mediale) fehlt.

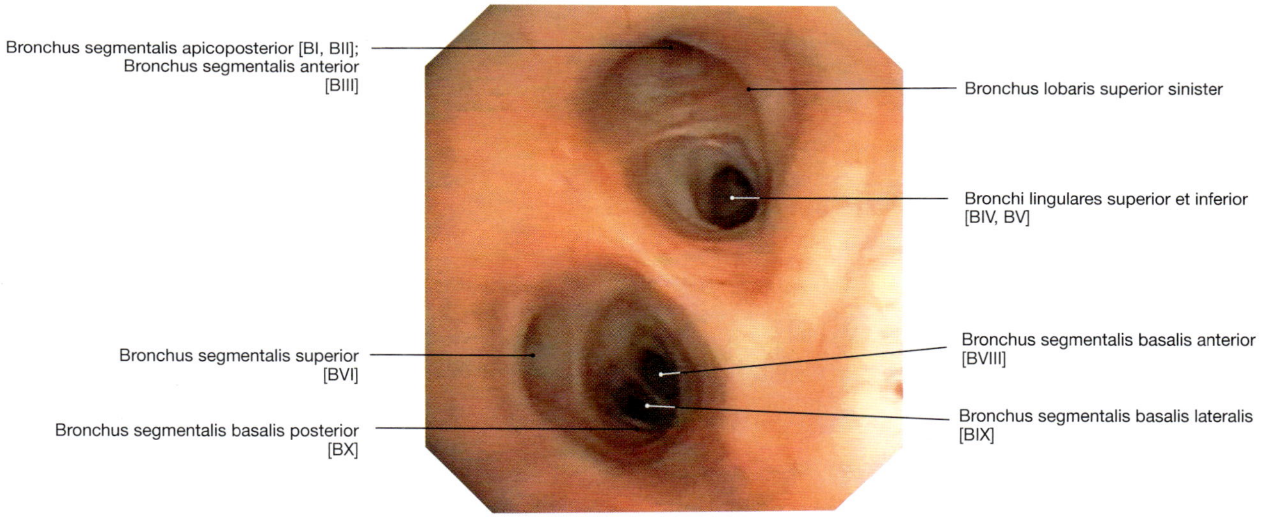

Abb. 5.109 Bronchien, Bronchi; Bronchoskopie mit Blick auf die Segmentbronchien links. [S700]
Wie man erkennt, fehlt auf der linken Seite der Segmentbronchus VII (→ Abb. 5.108b).

Klinik

Um sich bei der Durchführung einer Lungenspiegelung **(Bronchoskopie)** orientieren zu können, ist die Kenntnis der Lungensegmente wichtig. Eine Bronchoskopie wird durchgeführt, wenn in der bildgebenden Diagnostik unklare Raumforderungen aufgefallen sind, die durch Biopsie abgeklärt werden müssen, um z. B. einen Tumor auszuschließen oder nachzuweisen. Eine andere Indikation ist eine therapieresistente Lungenentzündung. Hier ist es das Ziel, den Erreger nachzuweisen.

Anhand der präoperativ über Atemvolumina bestimmten Lungenfunktion kann abgeschätzt werden, wie stark eine Resektion einzelner Lungensegmente die Lungenfunktion beeinträchtigen würde. So hilft die Kenntnis der Segmentzahl der betroffenen Lunge bei der Abschätzung, ob eine Operation bei der Patientin oder dem Patient überhaupt sinnvoll ist, ohne die Leistungsfunktion der Restlunge zu stark zu gefährden.

Gefäße der Lunge

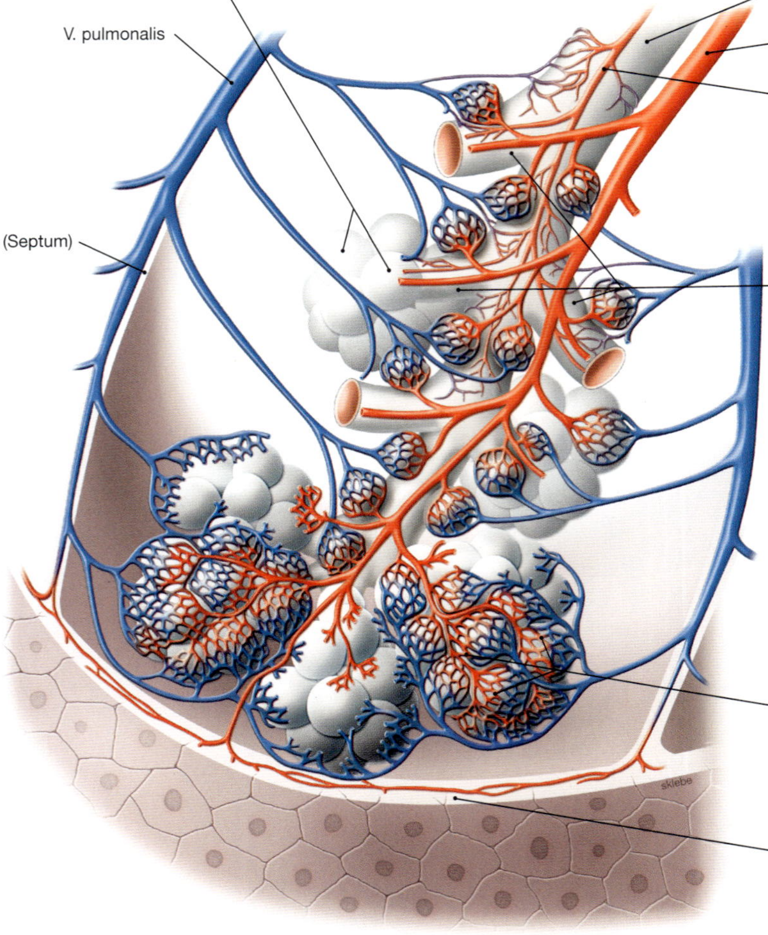

Abb. 5.110 Lungenazinus, Acinus pulmonis, mit Blutversorgung. [S700-L238]
Die Lunge hat 2 Gefäßsysteme, deren Endäste in den Wänden der Lungenbläschen (Alveolarsepten) kommunizieren. Die Aa. und Vv. pulmonales des Lungenkreislaufs bilden die **Vasa publica,** die dem Gasaustausch des Bluts dienen. Die Äste der Aa. pulmonales verlaufen im peribronchialen und subpleuralen Bindegewebe und bringen das sauerstoffarme Blut vom rechten Herzen zu den Alveolen. Die Vv. pulmonales liegen dagegen im intersegmentalen Bindegewebe und bringen das sauerstoffreiche Blut zum linken Vorhof.
Die **Vasa privata** der Lunge dienen der Versorgung des Lungengewebes selbst. Die arteriellen Rr. bronchiales und die Vv. bronchiales verlaufen zusammen mit den Bronchien. Die Vv. bronchiales münden in die Venen des Azygossystems (→ Abb. 5.21, → Abb. 5.127).

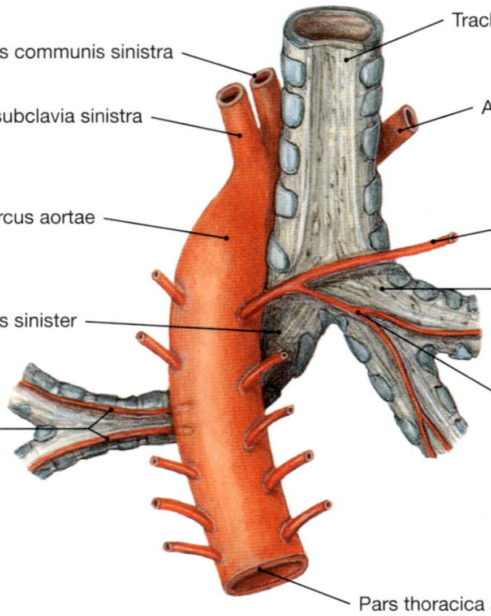

Abb. 5.111 Vasa privata der Lunge; Ansicht von dorsal. [S700]
Die arteriellen Rr. bronchiales entspringen links direkt aus der Aorta thoracica, rechts dagegen meist aus der 3. Interkostalarterie (A. intercostalis dextra III).

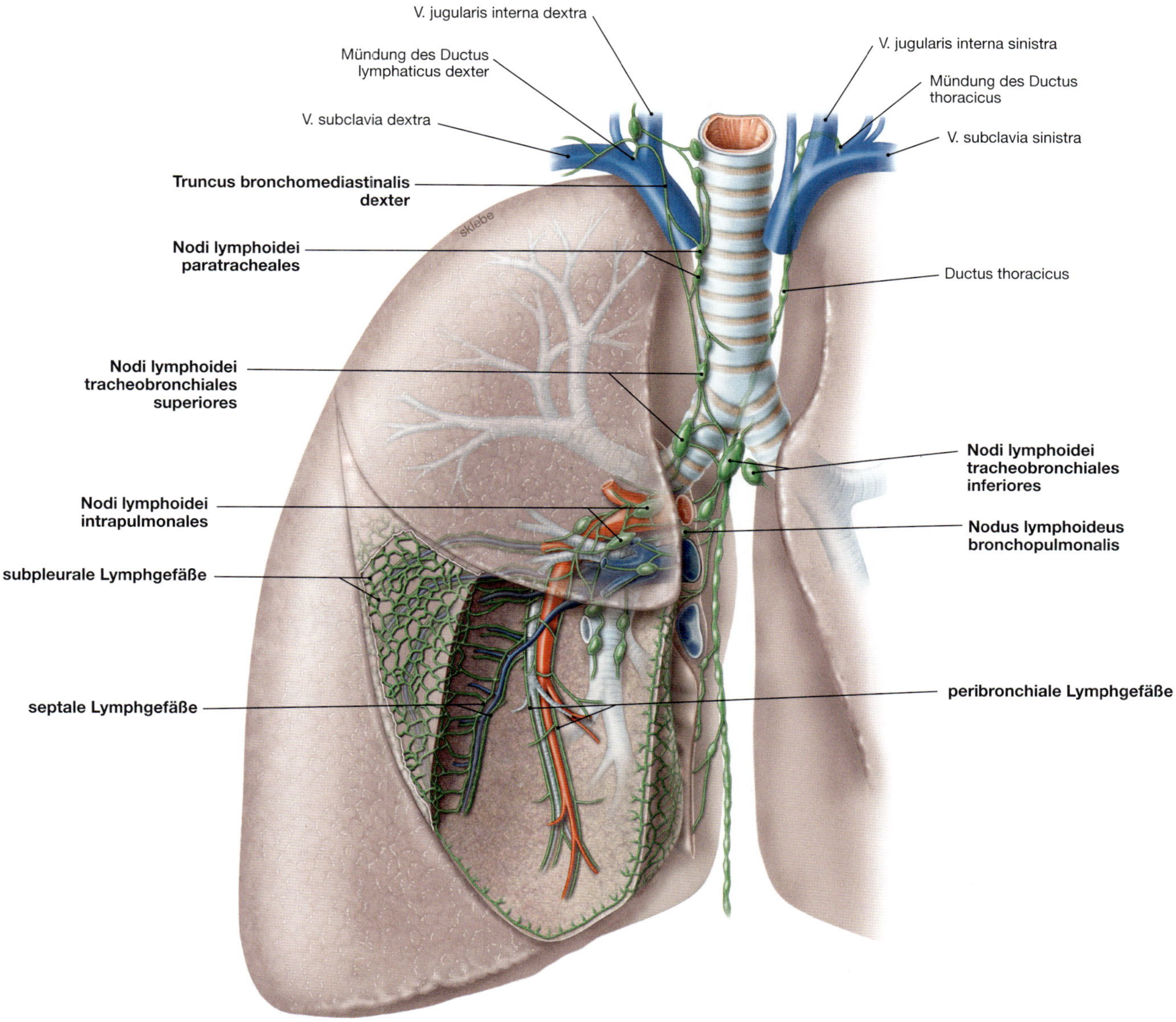

Abb. 5.112 Lymphgefäße, Vasa lymphatica, und Lymphknoten, Nodi lymphoidei, der Lunge; Ansicht von ventral; schematische Darstellung. [S700-L238]/[B501-O1108-L317]

Die Lunge hat 2 Lymphgefäßsysteme, die sich am Hilum vereinigen. Das **peribronchiale System** folgt den Bronchien und enthält auf seinem Weg mehrere Lymphknotenstationen. Die erste Station sind die **Nodi lymphoidei intrapulmonales,** die an der Aufzweigung der Lappen- in die Segmentbronchien liegen. Die zweite Station sind die **Nodi lymphoidei bronchopulmonales** im Lungenhilum. Die nachfolgenden **Nodi lymphoidei tracheobronchiales** liegen bereits in der Lungenwurzel. Man unterscheidet Nodi lymphoidei tracheobronchiales superiores und inferiores ober- und unterhalb der Trachealbifurkation. Diese Lymphknoten sind auch die erste Lymphknotenstation für die Lymphdrainage aus dem Herzen. Eine strenge Trennung der Drainagewege aus der rechten und der linken Herzhälfte gibt es dabei aber nicht.

Von den tracheobronchialen Lymphknoten fließt die Lymphe in **Nodi lymphoidei paratracheales** oder die **Trunci bronchomediastinales** beider Seiten, sodass keine strenge Seitenzuordnung der Lymphbahnen gegeben ist.

Das **subpleurale** und das **septale Lymphgefäßsystem** dagegen besitzen als erste Station die Nodi lymphoidei tracheobronchiales. Die feinen Lymphbahnen bilden ein polygonales Netzwerk auf der Lungenoberfläche, dessen Maschen den Grenzen der einzelnen Lungenläppchen entsprechen. Durch Kohlestaubablagerungen (Autoabgase und Zigarettenrauch) sind die Lymphbahnen und damit die Läppchengrenzen am Präparat meist gut sichtbar.

Klinik

Die Kliniker bezeichnen meist alle Lymphknoten der Lunge zusammenfassend als **Hilumlymphknoten.** Das täuscht darüber hinweg, dass die Nodi lymphoidei intrapulmonales relativ weit in das Lungenparenchym hineinreichen. Diese sprachliche Unschärfe kann dazu führen, dass Raumforderungen im Parenchym vorschnell für eigenständige Krankheitsprozesse und nicht für Vergrößerungen der Lymphknoten gehalten und überflüssige diagnostische Schritte zu deren Abklärung eingeleitet werden.

Leitungsbahnen der Lunge in situ und Innervation der Lunge

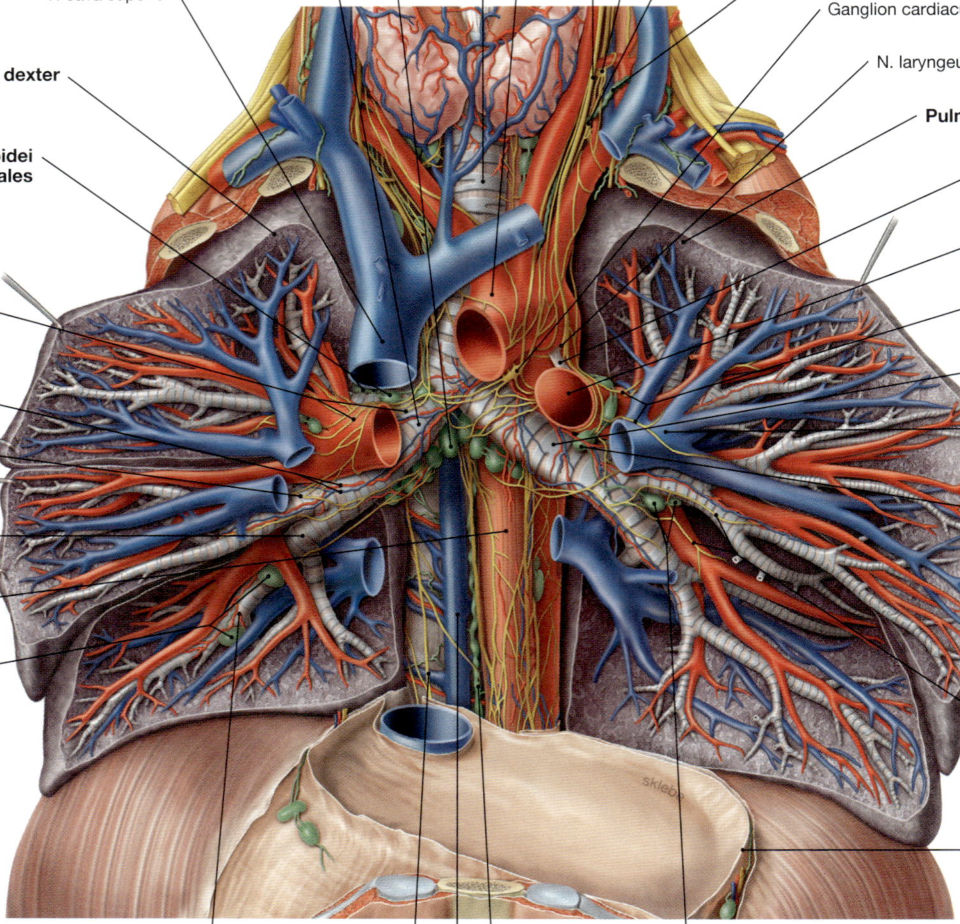

Abb. 5.113 Bronchialbaum der Lungen mit Leitungsbahnen; Ansicht von ventral nach Entfernung des Herzens mit Herzbeutel. [S700-L238]/[Q300]

Am Hilum der Lungen treten die **Hauptbronchien (Bronchi principales)** ein. Diese bilden zusammen mit den Leitungsbahnen der Lungen die **Lungenwurzel (Radix pulmonis).** Die Hauptbronchien verzweigen sich in die **Lappen- und Segmentbronchien (Bronchi lobares und Bronchi segmentales),** wobei sie von den Ästen der **Lungenarterien (Aa. pulmonales)** begleitet werden. Die **Lungenvenen (Vv. pulmonales)** verlaufen dagegen isoliert im subpleuralen und intersegmentalen Bindegewebe, das hier entfernt wurde. Diese großen Gefäße werden als Vasa publica zusammengefasst, da sie der Oxygenierung des Blutes und damit der Versorgung des gesamten Körpers dienen. Sie lassen sich bei der Präparation gut darstellen. Die Abbildung zeigt darüber hinaus auch die feineren Leitungsbahnen, die man am Präparat in der Regel nicht eindeutig identifizieren kann: Die arteriellen **Rr. bronchiales** und die **Vv. bronchiales** bilden die Vasa privata der Lunge, da sie das Lungengewebe versorgen. Sie verlaufen direkt mit den Bronchien. Die Lymphbahnen des peribronchialen Lymphgefäßsystems sind an die Nodi lymphoidei intrapulmonales angeschlossen, die als erste Lymphknotenstation an der Aufzweigung der Lappen- in die Segmentbronchien gelegen sind. Die zweite Station der **Nodi lymphoidei bronchopulmonales** liegt direkt im Hilum.

Die vegetativen Nervenfasern des **Lungengeflechts (Plexus pulmonalis)** bilden ein Netz auf den Hauptbronchien, das sowohl efferente als auch afferente Nervenfasern umfasst. Die sympathischen Nervenfasern **(Rr. pulmonales)** sind postganglionär und stammen aus dem unteren Ganglion des Halsgrenzstrangs (Ganglion cervicale inferius) sowie den oberen thorakalen Grenzstrangganglien. Die parasympathischen Nervenfasern **(Rr. bronchiales)** aus N. vagus [X] und des N. laryngeus recurrens sind noch präganglionär. Ihre synaptische Umschaltung findet in den meist mikroskopisch kleinen Ganglien des Plexus pulmonalis statt. Der **Sympathicus** bewirkt eine Erweiterung der Bronchien **(Bronchodilatation)** zur besseren Belüftung der Lunge, während der **Parasympathicus** die Bronchien verengt **(Bronchokonstriktion)** und die Sekretion der schleimbildenden Drüsen aktiviert. Der N. vagus [X] führt auch afferente Nervenfasern aus der Lunge zum Hirnstamm, um Dehnungs- und Schmerzreize vermitteln zu können.

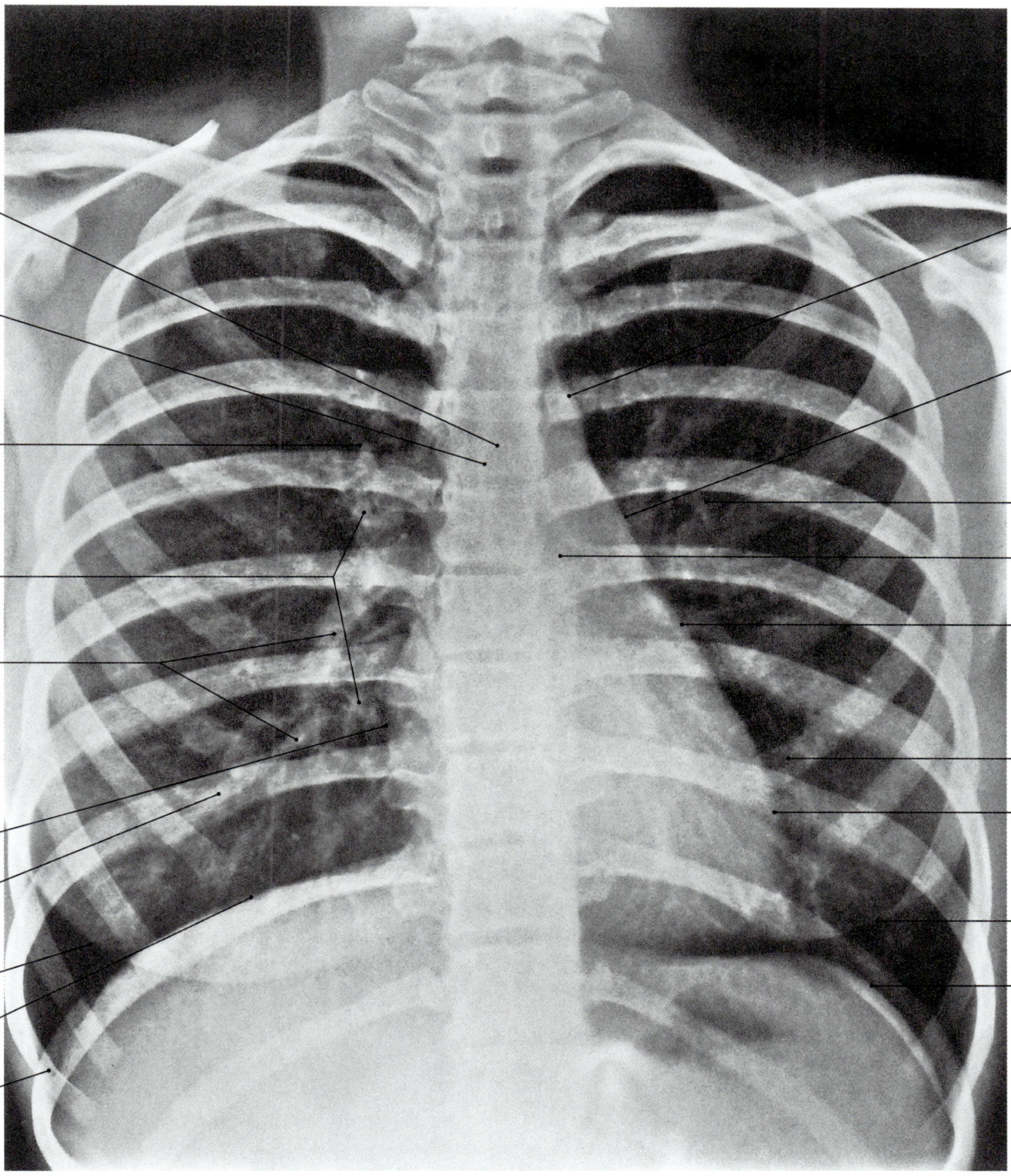

Abb. 5.114 Brustkorb, Cavea thoracis, mit Organen der Brusthöhle; Röntgenbild im posteroanterioren (pa) Strahlengang. [R316-007]
Die Bronchien sind teilweise im Verlauf zu erkennen. Auf der rechten Seite sind außerdem Lymphknotenansammlungen im Bereich des Lungenhilums zu erkennen.

* Mammaschatten (Kontur)
** klin.: Hilumlymphknoten

Klinik

Übersichtsaufnahmen des Thorax werden häufig bei Verdacht auf **Krankheitsprozesse** der Lungen und der Pleura, wie Entzündungen (Pneumonie, Pleuritis) oder Tumoren (Bronchialkarzinom), durchgeführt. Veränderungen im Parenchym fallen oft als „Verschattungen" auf, da die Strahlendurchlässigkeit meist geringer ist als bei intaktem Lungengewebe. Bei einem Pleuraerguss ist bei aufrechter Körperhaltung der Recessus costodiaphragmaticus verstrichen, sodass es zu einer horizontalen Spiegelbildung kommt.

Speiseröhre

Projektion der Speiseröhre

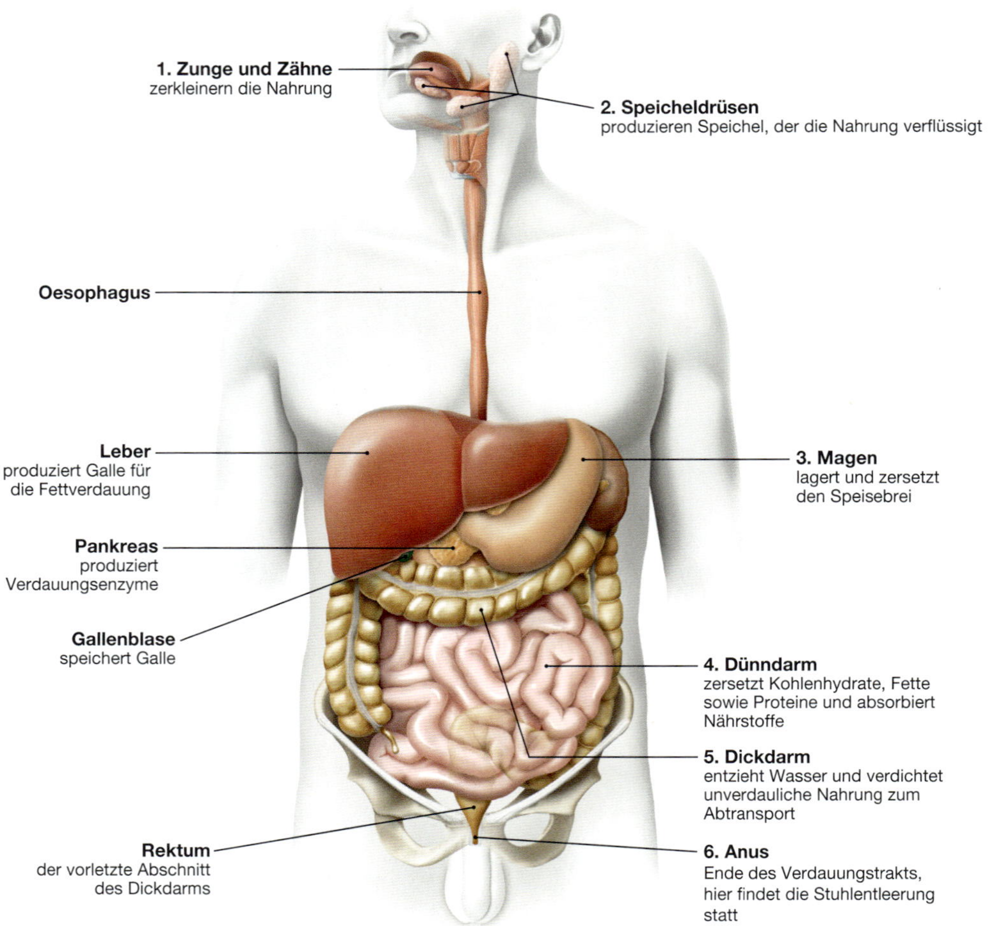

Abb. 5.115 Übersicht über das Verdauungssystem. [S701-L275]
Das Verdauungssystem reicht von der Mundhöhle über den Rachen zum Gastrointestinaltrakt und umfasst auch die Anhangsdrüsen wie Mund- und Bauchspeicheldrüsen, Leber und Gallenblase.

Die **Speiseröhre (Oesophagus)** ist ein Muskelschlauch, der den **Rachen (Pharynx)** mit dem **Magen (Gaster)** verbindet und der Beförderung der geschluckten Nahrung dient. Die Speiseröhre (Oesophagus) ist **25 cm lang** und reicht vom Ringknorpel des Kehlkopfs, der sich auf den 6. Halswirbel projiziert, bis zum Mageneingang (Cardia) in Höhe des 10. Brustwirbels (unterhalb des Proc. xiphoideus des Brustbeins). Die anatomische Länge der Speiseröhre ist für die Diagnostik relativ unerheblich. Hier wird der Abstand von der Zahnreihe angegeben, da bei der endoskopischen Untersuchung des oberen Gastrointestinaltrakts (Magenspiegelung) auch die Länge von Mundhöhle und Rachen berücksichtigt werden muss.

Der Oesophagus entwickelt sich aus dem Vorderdarm (→ Abb. 5.100), wobei die Epithelien aus dem Darmrohr hervorgehen und Muskulatur und Bindegewebe aus dem umgebenden Mesoderm.

Abb. 5.116 HEAD-Zonen von Oesophagus und Herz; schematische Darstellung der sensiblen Innervation der ventralen Rumpfwand; Ansicht von ventral. [S700-L126]/[G1071]
Die afferenten Nervenbahnen aus dem Oesophagus, über die Reize an das zentrale Nervensystem übermittelt werden, laufen in den jeweiligen Rückenmarksegmenten mit den Nervenfasern zusammen, die aus den zugeordneten Hautgebieten (Dermatomen) stammen. Bei der Speiseröhre sind dies die Dermatome T4 und T5. Dieses organbezogene Hautareal, in dem der Schmerz wahrgenommen wird, bezeichnet man als **HEAD-Zone des Oesophagus.** Da die **HEAD-Zone des Herzens** eng benachbart liegt, sind Schmerzen im Bereich der vorderen Brustwand immer zunächst als Angina pectoris anzusehen, bis eine koronare Herzerkrankung (KHK) ausgeschlossen ist.

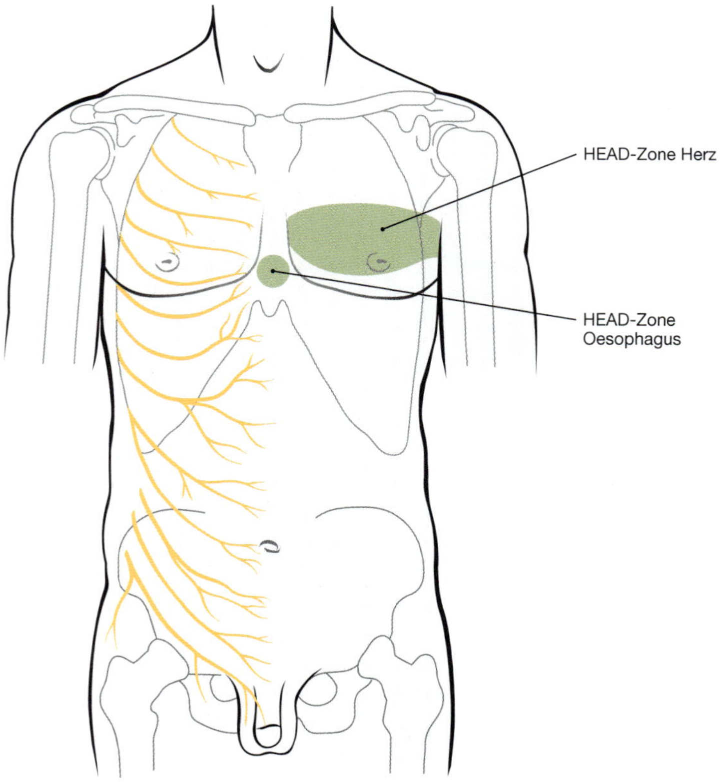

Klinik

Die Projektion des Oesophagus macht verständlich, warum eine durch Magensaft hervorgerufene Entzündung **(Refluxösophagitis)** Schmerzen und retrosternales Brennen in einer ähnlichen Lokalisation verursacht wie ein Herzinfarkt. Von beiden Organen gelangen die afferenten Nervenfasern in die gleichen Rückenmarksegmente wie Nervenfasern von der vorderen Rumpfwand, sodass das Gehirn nicht sicher differenzieren kann, ob die Schmerzen von der Körperoberfläche oder von einem der inneren Organe stammen.

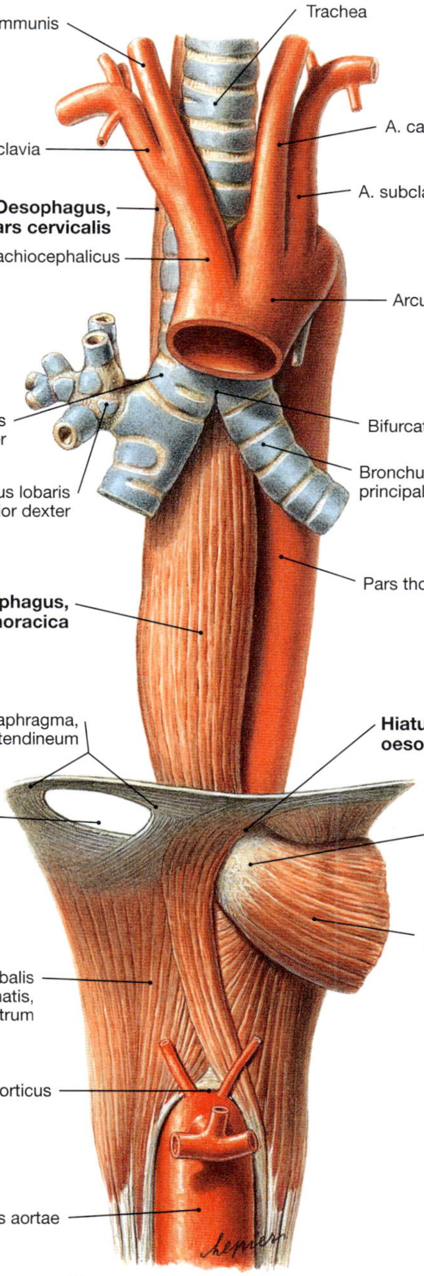

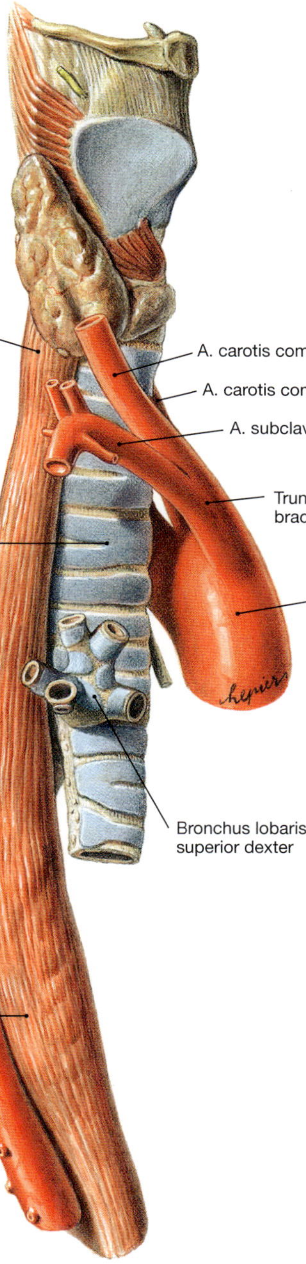

Abb. 5.117 a und b Speiseröhre, Oesophagus, Luftröhre, Trachea, und Brustaorta, Pars thoracica aortae. [S700]
a Ansicht von ventral.
b Ansicht von rechts.
Die Speiseröhre ist 25 cm lang und gliedert sich in 3 Abschnitte:

- Pars cervicalis (5–8 cm)
- Pars thoracica (16 cm)
- Pars abdominalis (1–4 cm)

Die **Pars cervicalis** liegt der Wirbelsäule an. Die **Pars thoracica** kreuzt den Aortenbogen, der sich von links dorsal anlagert, zieht am linken Hauptbronchus vorbei und entfernt sich im weiteren Verlauf zunehmend nach ventral von der Wirbelsäule. Bei Ansicht von dorsal wird deutlich, dass die Pars thoracica direkt Kontakt zum Perikard hat und daher in räumliche Nähe zum linken Vorhof gelangt (→ Abb. 5.118). Nach Durchtritt durch den Hiatus oesophageus des Zwerchfells beginnt die kurze intraperitoneal gelegene **Pars abdominalis.**

Aufbau der Speiseröhre

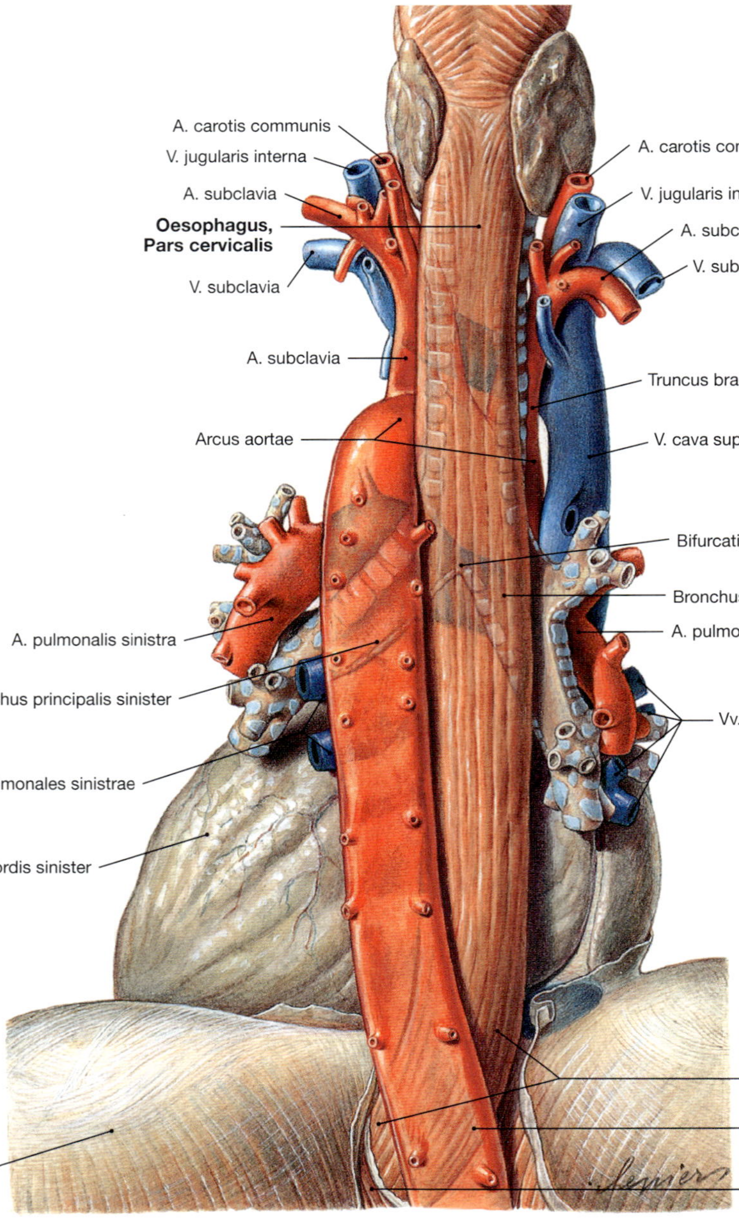

Abb. 5.118 Speiseröhre, Oesophagus, Herzbeutel, Pericardium, und Brustaorta, Pars thoracica aortae; Ansicht von dorsal. [S700]
Der Brustteil des Oesophagus verläuft rechts neben der **Aorta descendens.** Der Halsabschnitt und der obere Teil der Pars thoracica liegen direkt dorsal der **Trachea.** Der kaudale Teil der Pars thoracica, der unterhalb der Trachealbifurkation gelegen ist, liegt nur durch das Perikard getrennt dorsal dem linken Vorhof des Herzens **(Atrium sinistrum)** an. Die Trachealbifurkation liegt dem Oesophagus bei ca. 23 cm ab der Zahnreihe an.

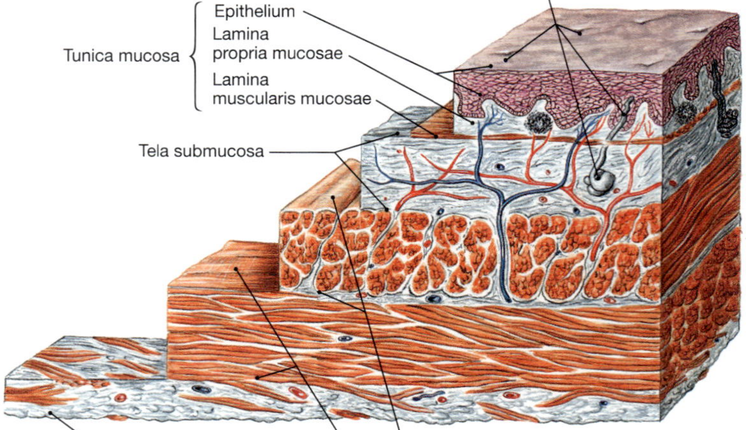

Abb. 5.119 Wandbau der Speiseröhre, Oesophagus; Lupenvergrößerung. [S700]
Die Wand der Speiseröhre besteht wie der gesamte Rumpfdarm aus einer innen gelegenen Schleimhaut **(Tunica mucosa),** die durch eine bindegewebige Verschiebeschicht **(Tela submucosa)** von der Muskelschicht **(Tunica muscularis)** getrennt wird. In den Partes cervicalis und thoracica folgt außen die **Tunica adventitia.** Nur in der intraperitoneal gelegenen Pars abdominalis wird die äußere Oberfläche durch Bauchfell (Peritoneum viscerale) bedeckt, das eine **Tunica serosa** bildet.

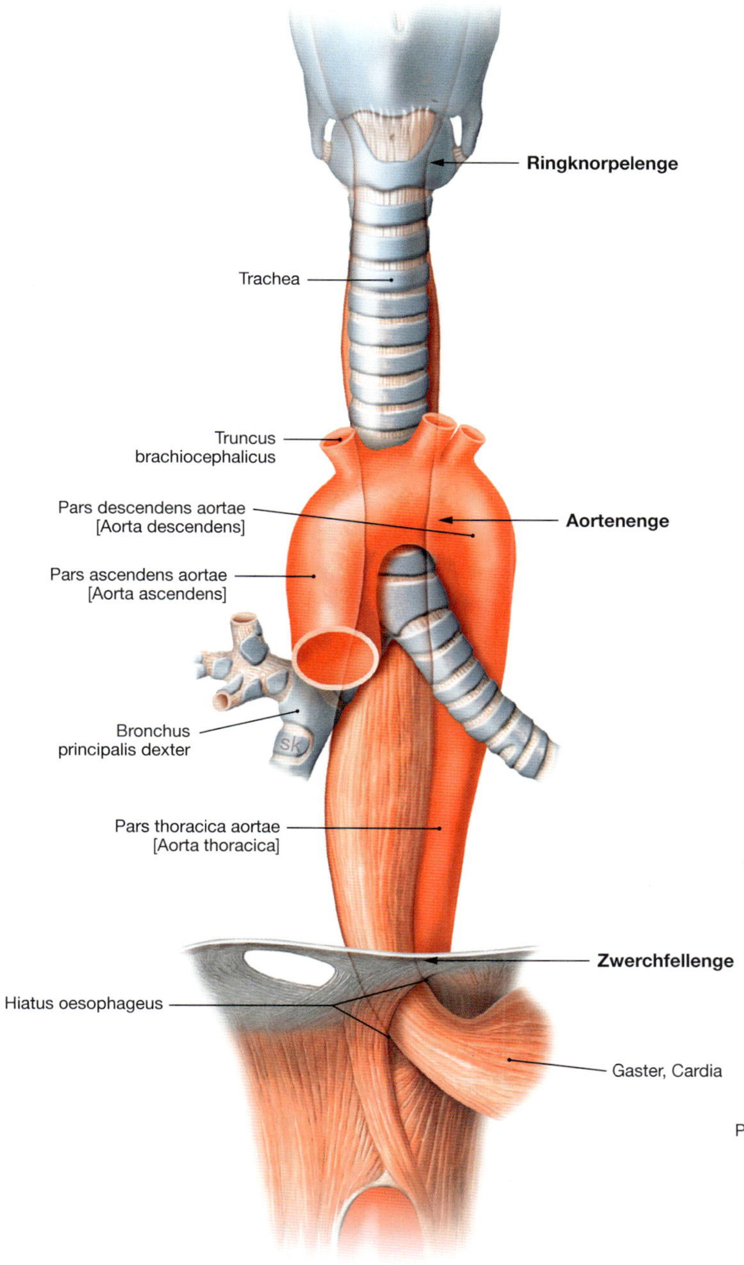

Abb. 5.120 Engstellen, Angustiae, der Speiseröhre; Ansicht von ventral. [S700-L238]

Die Speiseröhre weist 3 Engstellen auf:

- Ringknorpelenge (Angustia cricoidea)
- Aortenenge (Angustia aortica)
- Zwerchfellenge (Angustia diaphragmatica)

Die **Ringknorpelenge** ist die engste Stelle im Bereich des oberen Ösophagussphinkters auf Höhe des 6. Halswirbels. Die **Aortenenge** wird durch die Anlagerung des Aortenbogens von links dorsal hervorgerufen (Höhe 4. Brustwirbel). Die **Zwerchfellenge** liegt im Hiatus oesophageus des Zwerchfells (Höhe 10. Brustwirbel). Hier gibt es keinen echten Sphinkter, sondern nur einen angiomuskulären Dehnverschluss. Außen wird der Oesophagus durch elastisches Bindegewebe (Lig. phrenicooesophageale) im Hiatus oesophageus fixiert.

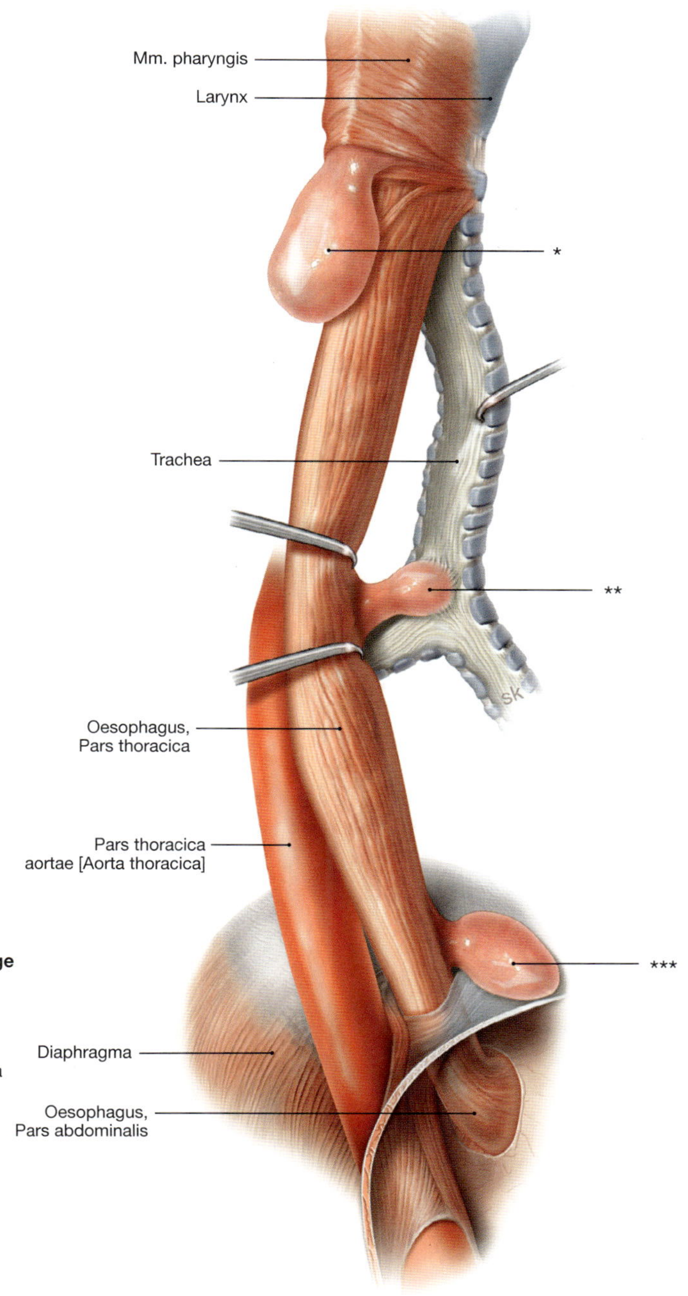

Abb. 5.121 Aussackungen, Divertikel, der Speiseröhre; Ansicht von dorsal rechts. [S700-L238]

* klin.: ZENKER-Divertikel
** klin.: Traktionsdivertikel
*** klin.: epiphrenisches Divertikel

Klinik

An den **Engstellen** können verschluckte Fremdkörper (z. B. Fischgräten) stecken bleiben.
Aussackungen **(Divertikel)** der gesamten Ösophaguswand können an verschiedenen Stellen vorkommen. Die häufigsten sind die **ZENKER-Divertikel** (70 %). Diese Divertikel treten durch das KILLIAN-Dreieck des Hypopharynx (→ Abb. 5.123) und werden nur fälschlicherweise zu den Ösophagusdivertikeln gezählt. Ursache ist ein fehlerhaftes Erschlaffen des unteren Schlundschnürers. **Traktionsdivertikel** (22 %) sind entwicklungsgeschichtlich durch eine fehlerhafte Trennung von Oesophagus und Trachea bedingt (→ Abb. 5.100). **Epiphrenische Divertikel** (8 %) werden anscheinend durch eine Störung des unteren angiomuskulären Dehnverschlusses hervorgerufen.

Verschlussmechanismen der Speiseröhre – oberer Ösophagussphinkter

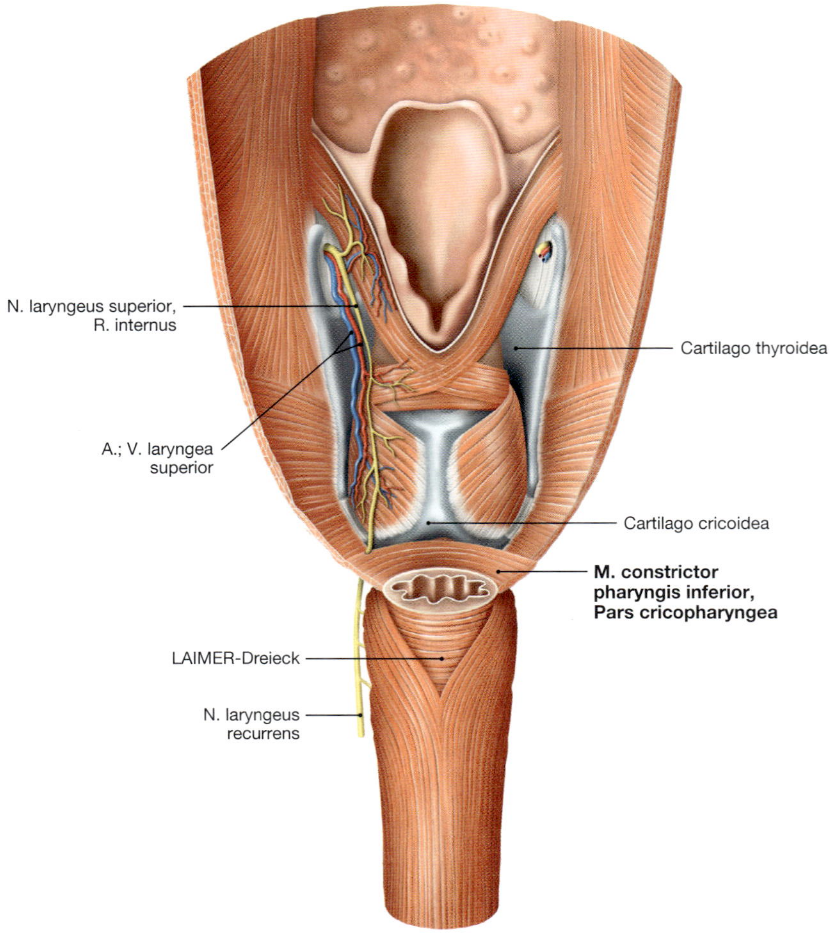

Abb. 5.122 Oberer Ösophagussphinkter; Ansicht von dorsal auf den eröffneten Pharynx, dessen Schleimhaut auf der Vorderseite reseziert wurde. [S700-L275]/[G1060-002]
Die Speiseröhre beginnt an der Ringknorpelenge. Dieser engste Bereich des Oesophagus projiziert auf den 6. Halswirbel. Hier befindet sich ein echter Schließmuskel **(oberer Ösophagussphinkter),** der auch morphologisch abgrenzbar ist. Er wird **innen** von den quer verlaufenden quergestreiften Muskelfasern (Stratum circulare) der **Tunica muscularis des Oesophagus** gebildet. **Außen** liegen ihnen die horizontal verlaufenden Muskelfasern (Pars transversa) des unteren Schlundschnürers **(M. constrictor pharyngis inferior, Pars cricopharyngea)** an.

Abb. 5.123 KILLIAN-Dreieck und LAIMER-Dreieck; Ansicht von dorsal. [S700]
Im Übergangsbereich zwischen Pharynx und Oesophagus befinden sich 2 muskelschwache Dreiecke. **Kranial** der Pars transversa des unteren Schlundschnürers liegt das **KILLIAN-Dreieck. Kaudal** der queren Fasern ist das **LAIMER-Dreieck** als muskelschwaches Areal abzugrenzen.

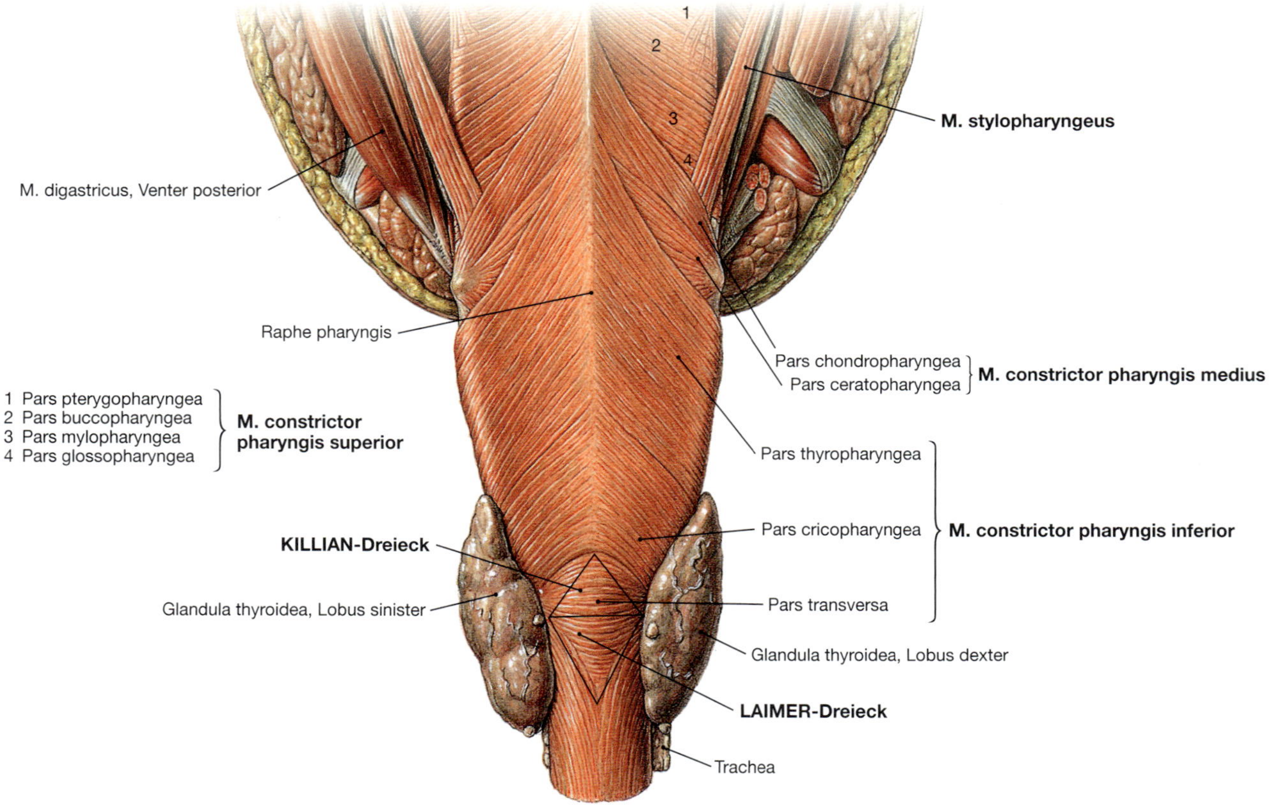

Klinik

Wenn beim Schluckakt die quer verlaufenden Fasern des unteren Schlundschnürers nicht zeitgerecht erschlaffen und es daher oberhalb des Sphinkters zu einem Druckanstieg kommt, können als Ausstülpungen **ZENKER-Divertikel** auftreten (→ Abb. 5.121). Sie können zu Schluckbeschwerden (Dysphagie) führen, da sie den Oesophagus von außen komprimieren.

Verschlussmechanismen der Speiseröhre – unterer Ösophagusverschluss

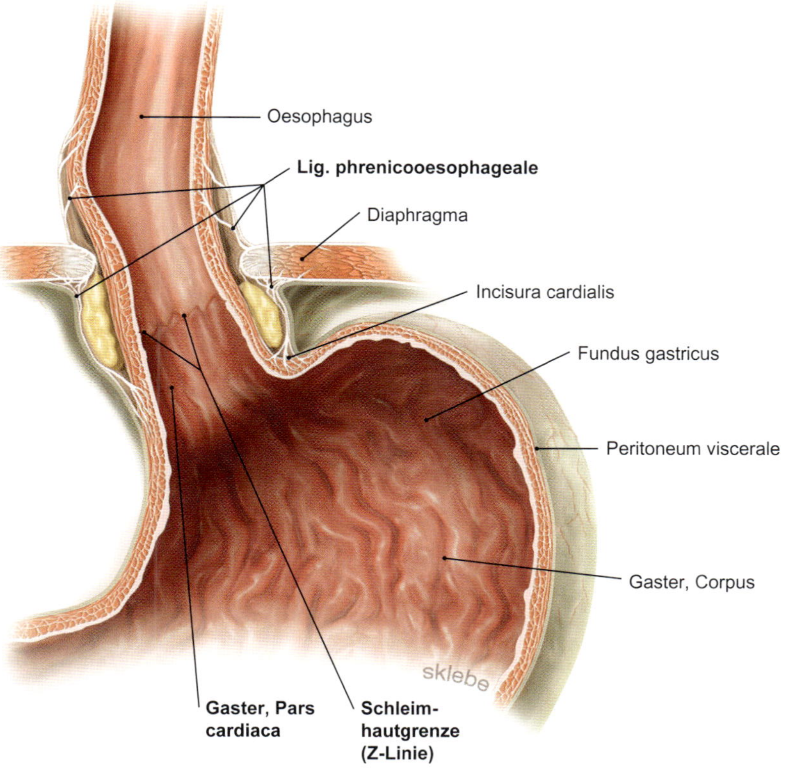

Abb. 5.124 Verankerung des Oesophagus im Hiatus oesophageus des Zwerchfells; Ansicht von ventral nach Entfernung der vorderen Wand von Oesophagus und Magen. [S700-L238]/[G343]

An ihrem kaudalen Ende verfügt die Speiseröhre nicht über einen morphologisch abgrenzbaren Sphinkter. Es besteht dagegen ein funktioneller Verschluss, der auf verschiedenen Mechanismen beruht (→ Abb. 5.125).

- **Angiomuskulärer Dehnverschluss:** Die spiralig verlaufenden Muskelfasern der Tunica muscularis (Stratum longitudinale) sind aufgrund der Längsspannung des Oesophagus verdrillt. Zusammen mit Venenpolstern unter der Schleimhaut kommt es so zu einem Verschluss.
- **Schleimhautfalte im HIS-Winkel:** Zwischen Mageneingang (Cardia) und Fundus des Magens befindet sich eine Einschnürung (Incisura cardialis) mit einem spitzen Winkel von 65°. In diesem HIS-Winkel springt eine Schleimhautfalte in das Lumen des Magens vor, die durch die Inzisur aufgeworfen wird, und verhindert den Reflux von Mageninhalt.
- **Lig. phrenicooesophageale:** Die bindegewebige Verankerung des Oesophagus im Hiatus oesophageus des Zwerchfells stabilisiert die Position der Speiseröhre und wirkt einem Reflux entgegen.
- **Druckgradient zwischen Bauch- und Brusthöhle:** Der höhere Druck in der Bauchhöhle unterstützt den Verschluss.

Der Schleimhautübergang zwischen Oesophagus und Magen ist aufgrund des Epithelwechsels makroskopisch sichtbar. Aufgrund seiner gezackten Struktur wird er als **Z-Linie** bezeichnet. Diese Linie liegt meist im Bereich des Oesophagus (70 %) und damit proximal der von außen angenommenen Grenze zwischen Oesophagus und Magen.

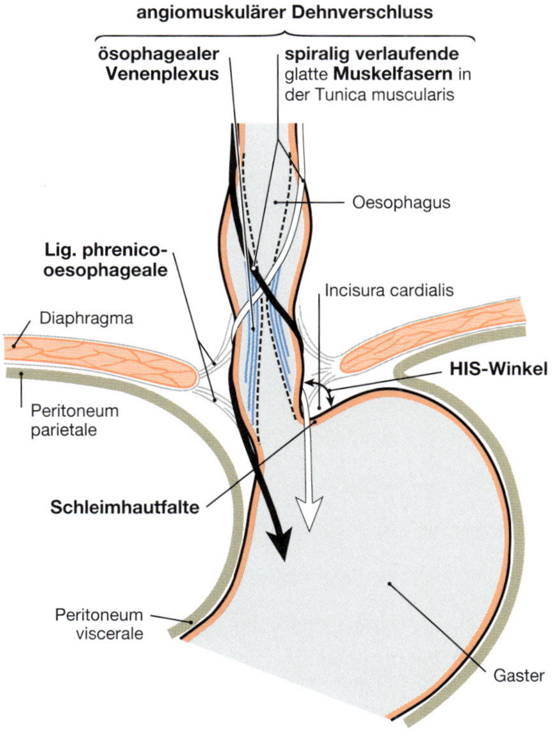

Abb. 5.125 Angiomuskulärer Dehnverschluss und HIS-Winkel am terminalen Oesophagus; schematisierte Darstellung; Ansicht von ventral. [S700-L126]/[(F702-006/T663)~(B500~M282)]

Klinik

Wenn der untere Verschlussmechanismus versagt, kommt es zu einem Reflux von Mageninhalt und längerfristig zu einer Entzündung der Ösophagusschleimhaut **(Refluxösophagitis).** Typisches Symptom ist Sodbrennen. Als Folge kann es zu einer Umwandlung der Schleimhaut des Oesophagus in Magenschleimhaut kommen, sodass die Z-Linie nicht mehr regulär darstellbar ist oder sich nach proximal verlagert. Diese Metaplasie bezeichnet man als **BARRETT-Ösophagus.** Sie geht mit einem erhöhten Risiko für die Ausbildung eines Ösophaguskarzinoms einher. Diese **Adenokarzinome des Oesophagus** sind zwar nicht sehr häufig, stellen aber eine der am rasantesten zunehmenden Tumorerkrankungen in der westlichen Welt dar, da die Risikofaktoren für einen Reflux mit den Ernährungsgewohnheiten einhergehen.

Da sich die Z-Linie bei Krankheitsprozessen verlagern kann, kann sie klinisch nicht als Grenze zwischen Oesophagus und Magen herangezogen werden. Auf der anderen Seite ist eine eindeutige Grenze wichtig, da sich die Therapie bei einem **Ösophaguskarzinom** (Entfernung des Oesophagus mit Magenhochzug oder Dünndarminterponat) grundsätzlich von der bei einem Magenkarzinom (Entfernung des Magens, Gastrektomie) unterscheidet. Daher wird die erste Schleimhautfalte des Magens seit 2010 als Grenze zwischen Magen und Speiseröhre herangezogen, und Tumore am gastroösophagealen Übergang werden aufgrund ihres biologischen Verhaltens als Ösophaguskarzinome angesehen und behandelt.

Arterien der Speiseröhre

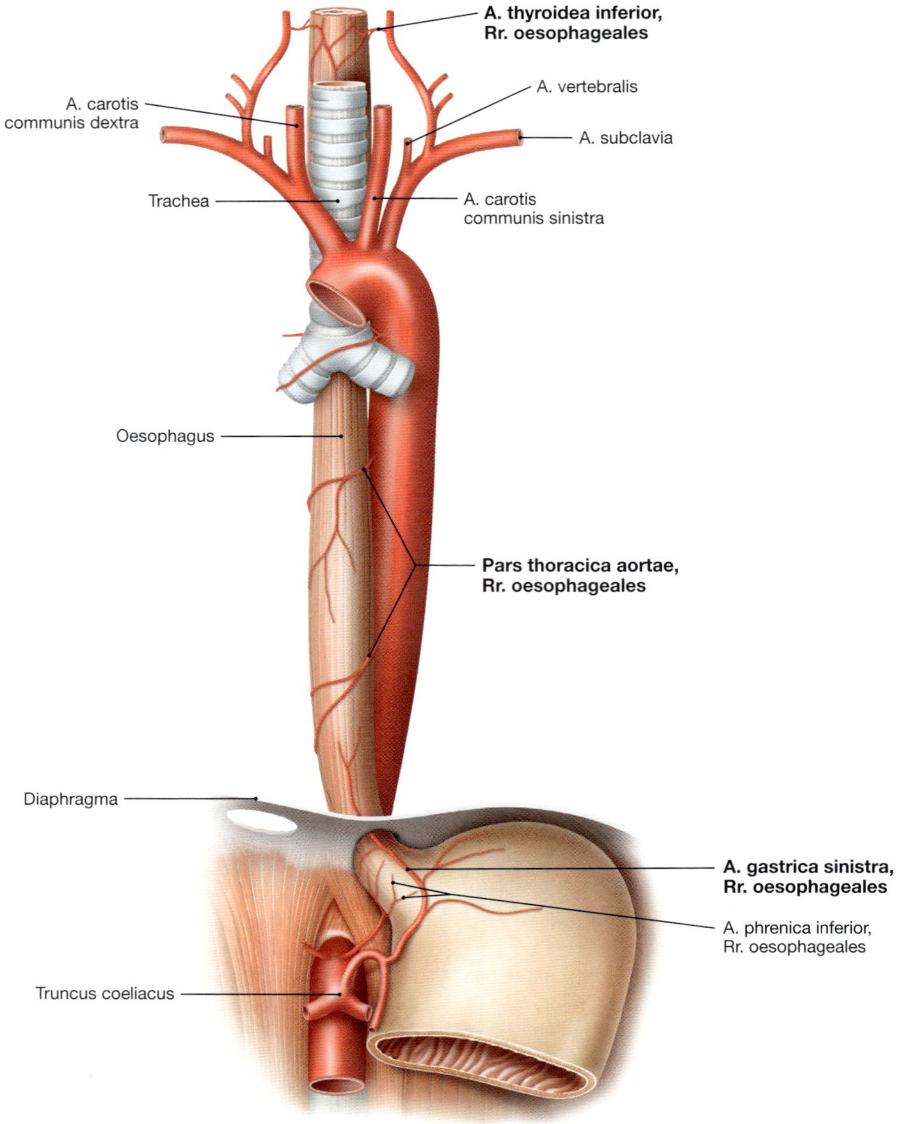

Abb. 5.126 Arterien der Speiseröhre; Ansicht von ventral. [S700-L275]
Die einzelnen Abschnitte der Speiseröhre werden von umliegenden Arterien versorgt:

- **Pars cervicalis:** A. thyroidea inferior
- **Pars thoracica:** Rr. oesophageales der Aorta thoracica
- **Pars abdominalis:** A. gastrica sinistra und A. phrenica inferior

Die arterielle und venöse Versorgung der Luftröhre entspricht den Blutgefäßen des Hals- und Brustteils der Speiseröhre.

Klinik

Die **Speiseröhre** hat im Unterschied zu den anderen Organen des Gastrointestinaltrakts **keine eigenen Arterien,** sondern wird durch Blutgefäße in ihrer Umgebung versorgt. Das erschwert die Operabilität und trägt dazu bei, dass die Ösophaguschirurgie als anspruchsvoll angesehen wird.
Bei **Ösophaguskarzinomen** muss mindestens ein Zwei-Höhlen-Eingriff vorgenommen werden, um das abdominale Ende und das thorakale Ende des zu entfernenden Abschnitts zu mobilisieren, die Gefäße zu ligieren und die Lymphknoten zu entfernen. Dies ist bei den in westlichen Ländern immer häufiger werdenden Adenokarzinomen, die auf dem Boden einer Refluxösophagitis entstehen, oft ausreichend. Nur bei proximalen Tumoren, bei denen es sich eher um Plattenkarzinome handelt, ist eine Dreiphasen-Ösophagektomie mit zervikalem Zugang und Ausräumung der Lymphknoten oberhalb der Azygos-Mündung nötig. Da diese Tumore in Asien häufiger sind, ist dies hier sogar das Standard-Vorgehen.

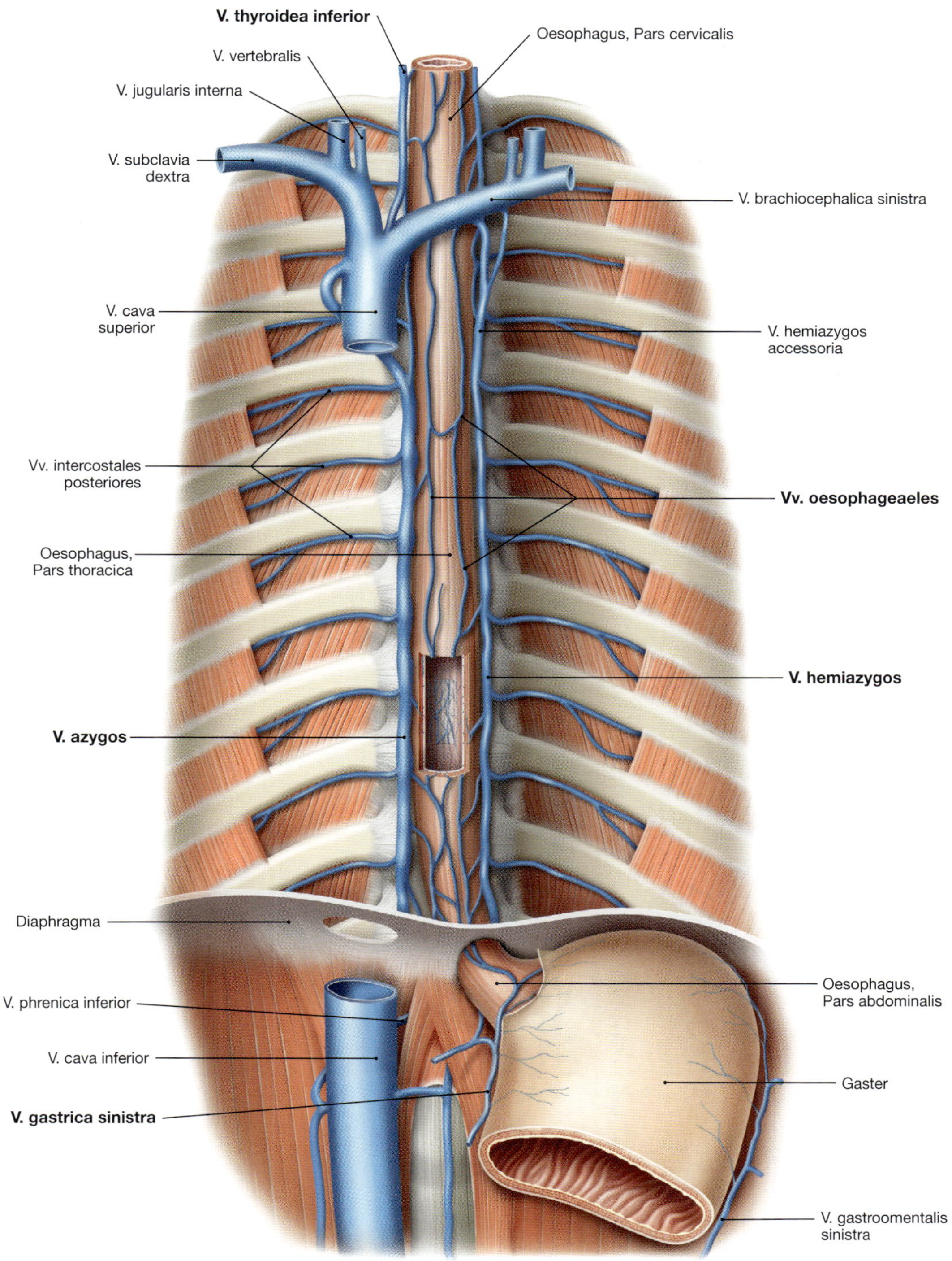

Abb. 5.127 Venen der Speiseröhre, Vv. oesophageales; Ansicht von ventral. [S700-L275]
Das starke Venengeflecht in der Tunica adventitia wird in unterschiedliche Venen drainiert:

- **Pars cervicalis:** V. thyroidea inferior
- **Pars thoracica:** über V. azygos und V. hemiazygos in V. cava superior
- **Pars abdominalis:** Der untere Abschnitt des Oesophagus hat über die Magenvenen (V. gastrica sinistra) **Anschluss an das Pfortadersystem.** Diese Verbindungen können bei erhöhtem Druck in der V. portae hepatis (portale Hypertonie) als **portokavale Anastomosen** genutzt werden (→ Abb. 5.128).

Venen der Speiseröhre

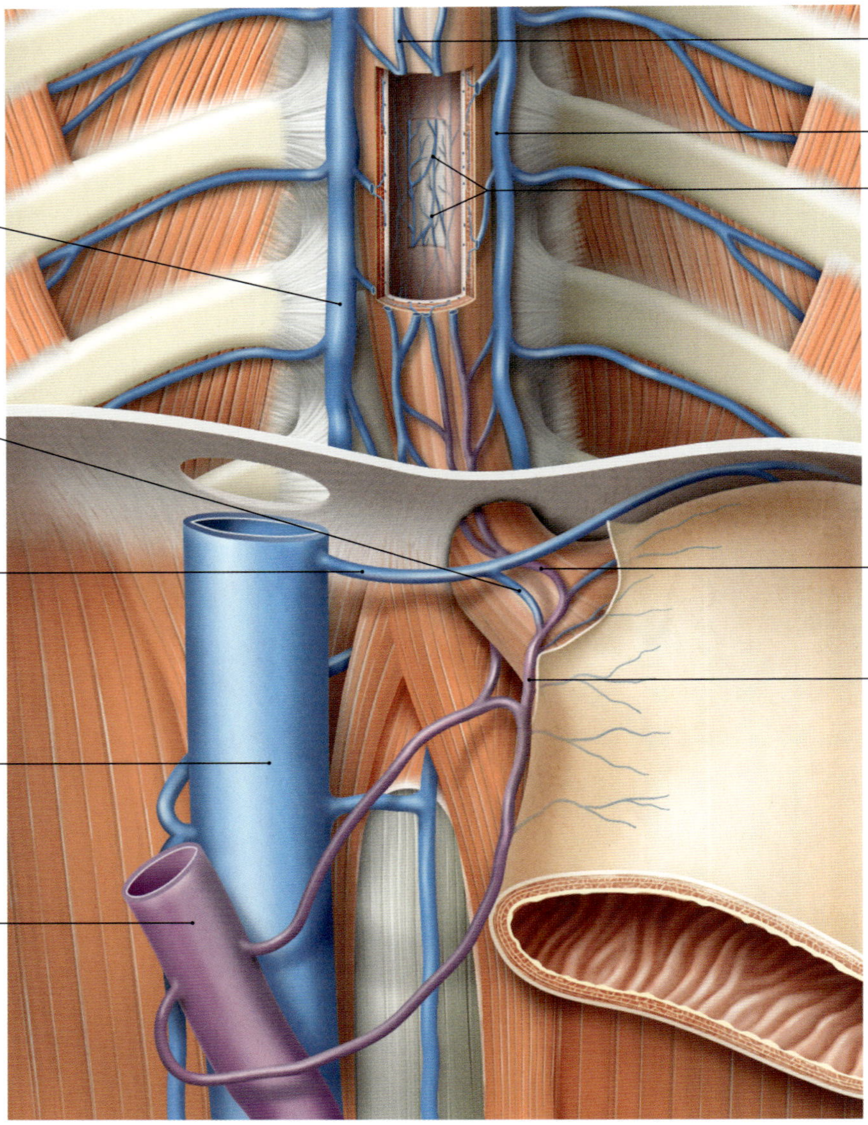

Abb. 5.128 Venen der Speiseröhre, Vv. oesophageales, mit Darstellung der portokavalen Anastomosen zwischen Pfortader, V. portae hepatis, und V. cava superior; Ansicht von ventral. [S700-L275]
Das starke Venengeflecht in der Tunica adventitia hat Verbindungen zu den submukösen Venen (Plexus venosus submucosus). Das Blut fließt über die **V. azygos** (rechts) und die **V. hemiazygos** (links) nach oben zur **V. cava superior.** In den unteren Abschnitten des Oesophagus besteht außerdem nach unten über die Venen der kleinen Magenkurvatur **(Vv. gastricae dextra und sinistra)** Anschluss an die **Pfortader, V. portae hepatis.**

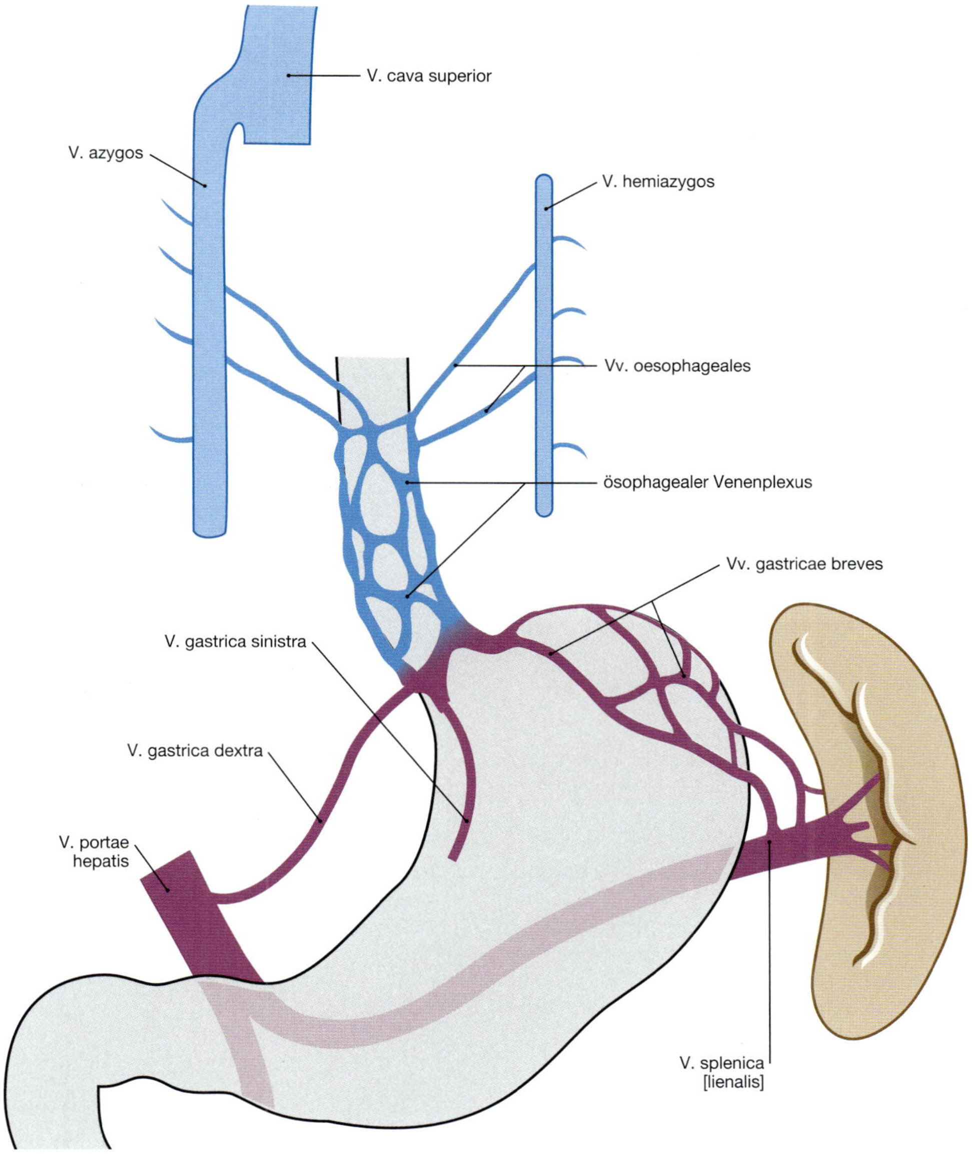

Abb. 5.129 Venen der Speiseröhre, Vv. oesophageales, mit portokavalen Anastomosen; schematische Darstellung; Ansicht von ventral. [S700-L126]/[(F702-006/T663)~(B500-M282)]
Die Venenpolster unter der Schleimhaut des Oesophagus, die auch Teil des angiomuskulären Dehnverschlusses am Übergang zum Magen sind (→ Abb. 5.125), bilden eine **portokavale Anastomose.** Sie sind kranial über das Azygos-Venensystem an die obere Hohlvene und kaudal über die Vv. gastrica dextra und sinistra an die Pfortader angeschlossen.

Klinik

Wenn der Druck im Pfortadersystem steigt **(portale Hypertonie),** z. B. weil der Strömungswiderstand in der Leber durch narbige Umorganisation (Leberzirrhose) erhöht ist, wird das Blut durch Kurzschlussverbindungen der oberen und der unteren Hohlvene zugeleitet **(portokavale Anastomosen).** Die klinisch wichtigsten portokavalen Anastomosen sind die Verbindungen über die Magenvenen zum Oesophagus, da diese zu Erweiterungen der submukösen Venen führen können (**Ösophagusvarizen,** → Abb. 5.133). Die Ruptur solcher Varizen geht mit einer Letalität von ca. 50 % einher und stellt damit die häufigste Todesursache bei Leberzirrhose dar. Bei Ruptur nach innen ist der Magen mit meist schwarzem Blut angefüllt, bei der selteneren Ruptur nach außen fließt das Blut in die Bauchhöhle. Bei einem **Ösophaguskarzinom** in der kaudalen Hälfte des Oesophagus (unterhalb der Trachealbifurkation) finden sich die **Metastasen** häufiger in der **Leber** als in der Lunge, da das venöse Blut nach kaudal zur Pfortader abfließt.

Lymphgefäße der Speiseröhre

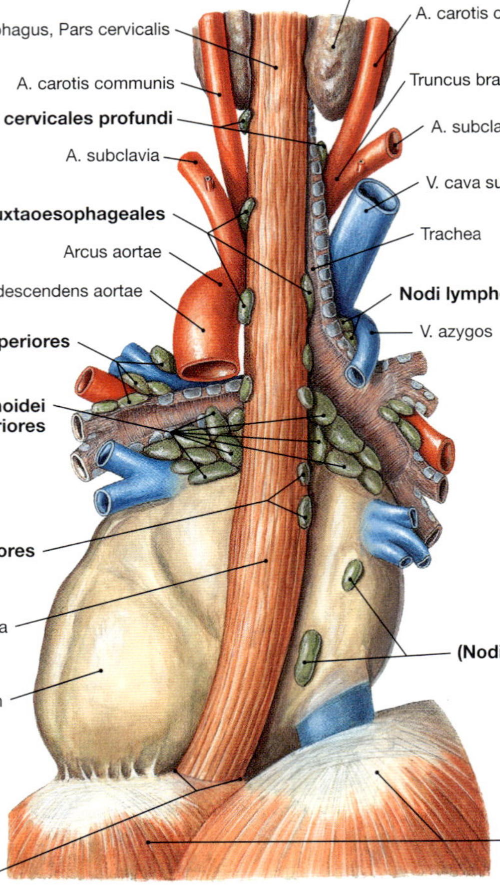

Abb. 5.130 Lymphknoten, Nodi lymphoidei, des hinteren Mediastinums, Ansicht von dorsal. [S700]
Die Lymphe des Oesophagus wird über die direkt am Oesophagus gelegenen Lymphknoten (Nodi lymphoidei juxtaoesophageales) drainiert.

- **Pars cervicalis:** Nodi lymphoidei cervicales profundi
- **Pars thoracica:** Lymphknoten des Mediastinums (Nodi lymphoidei mediastinales posteriores, Nodi lymphoidei tracheobronchiales und paratracheales)
- **Pars abdominalis:** Lymphknoten auf der Zwerchfellunterseite (Nodi lymphoidei phrenici inferiores) und an der kleinen Magenkurvatur (Nodi lymphoidei gastrici)

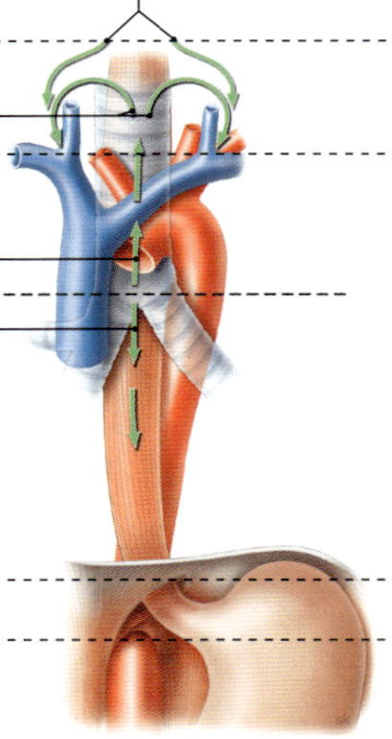

Abb. 5.131 Lymphabfluss der Speiseröhre; Ansicht von ventral. [S700-L238]
Die Lymphe der Pars cervicalis gelangt über die tiefen Halslymphknoten zum **Truncus jugularis.** In der Pars thoracica gibt es 2 Strömungsrichtungen: Die obere Hälfte oberhalb der Trachealbifurkation drainiert nach oben in die mediastinalen Lymphknoten und von dort in den **Truncus bronchomediastinalis.** Die untere Hälfte unterhalb der Trachealbifurkation hat Verbindungen zu den Lymphknoten der Bauchhöhle, die auch für die Pars abdominalis die regionären Lymphknoten darstellen. Von hier gelangt die Lymphe über Nodi lymphoidei coeliaci in den **Truncus intestinalis.**

Klinik

Die Richtung der Lymphdrainage spielt bei der Metastasierung von **Oesophagus- und Magenkarzinomen** eine Rolle. Bei Tumoren der unteren Ösophagushälfte ist eine Metastasierung in die Lymphknoten des Bauchraums möglich. Ähnliche Stromgebiete scheint es auch für das venöse Blut des Oesophagus zu geben, da Ösophaguskarzinome unterhalb der Trachealbifurkation häufiger Lebermetastasen verursachen, während bei Tumoren oberhalb der Trachealbifurkation Lungenmetastasen häufiger sind.

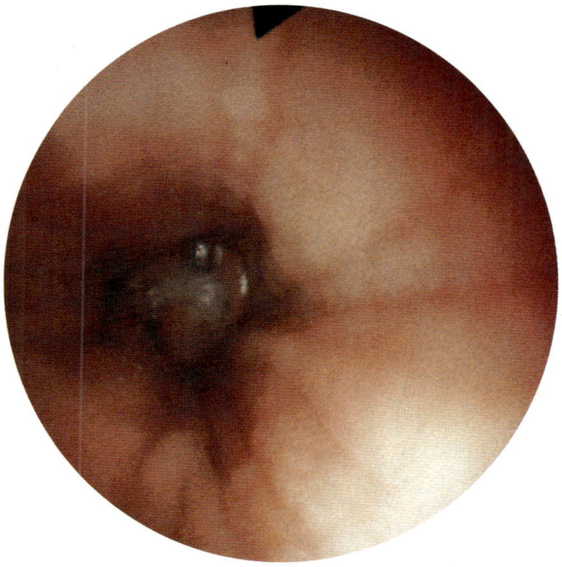

Abb. 5.132 Speiseröhre, Oesophagus; Ösophagoskopie, Normalbefund. [G159]

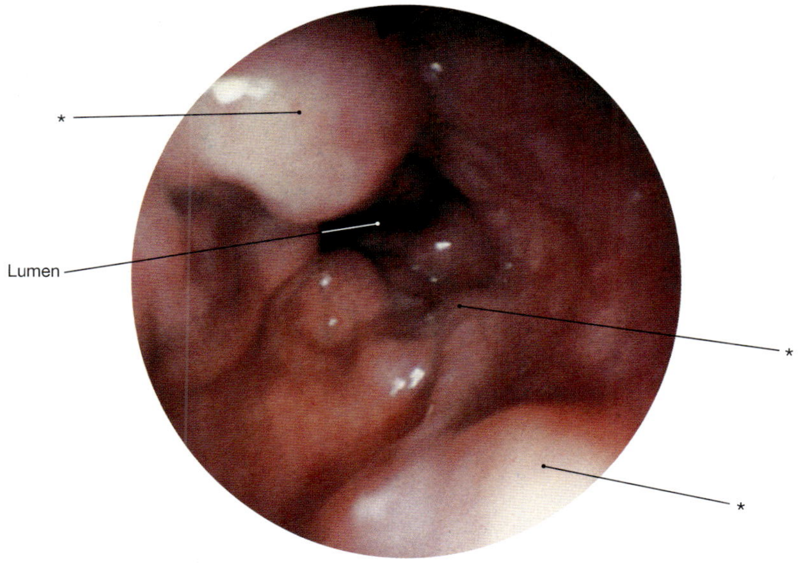

Abb. 5.133 Speiseröhre, Oesophagus; Ösophagoskopie, Ösophagusvarizen bei Leberzirrhose. [G159]

* klin.: Varize

Klinik

Bei **portaler Hypertonie** kommt es zur Ausbildung **portokavaler Anastomosen** zu den Venen des Oesophagus, die sich zu **Ösophagusvarizen** erweitern können. Eine Ruptur dieser Varizen führt oft zu **lebensgefährlichen Blutungen.** Daher werden Ösophagusvarizen prophylaktisch abgebunden (Gummibandligatur) oder mit gefäßverödenden Substanzen unterspritzt (sklerosiert).

Speiseröhre, Mediansagittalschnitt

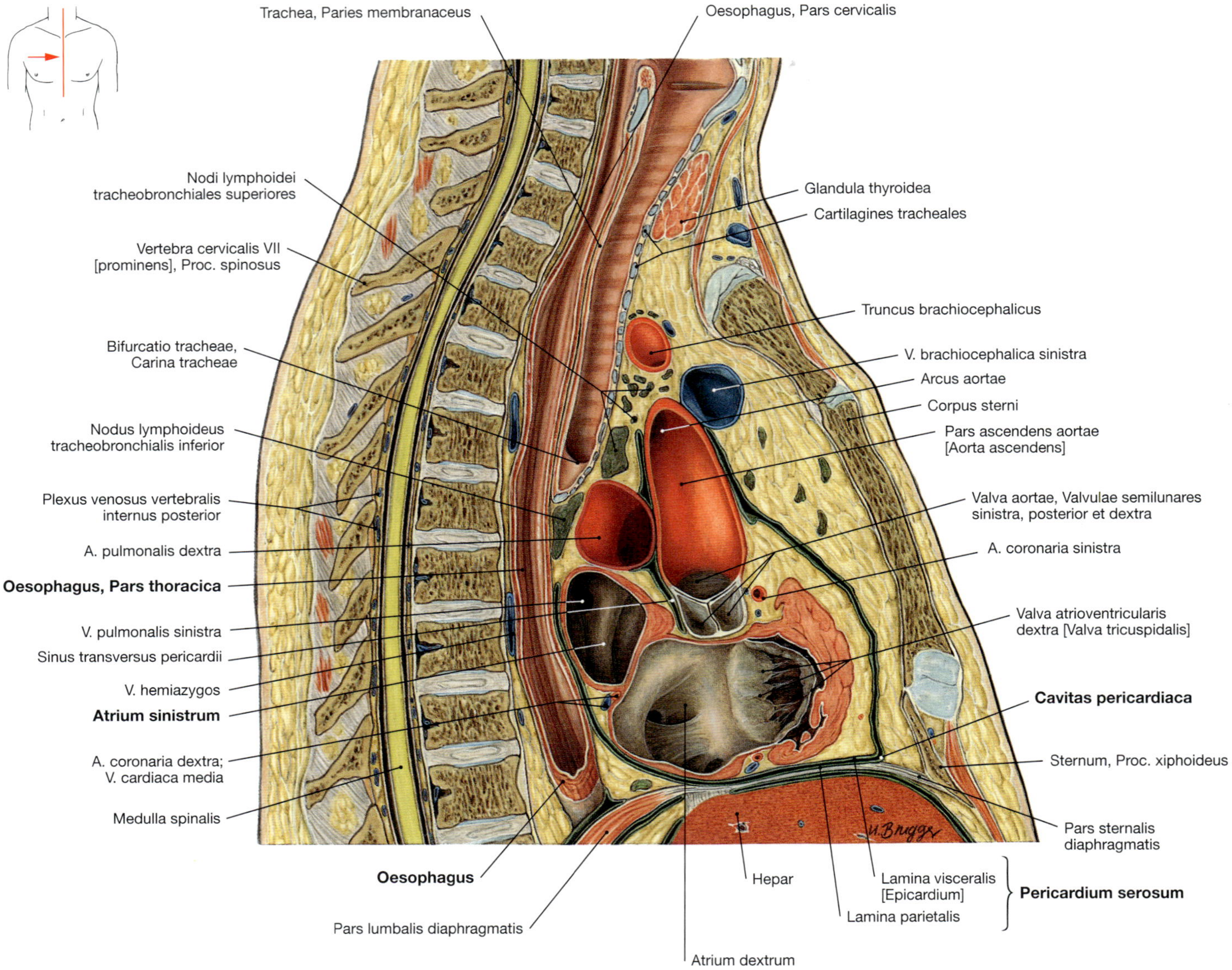

Abb. 5.134 Brusthöhle, Cavitas thoracis; Mediansagittalschnitt; Ansicht von lateral rechts. [S700]
Bei dieser Schnittführung wird besonders die Nähe des Oesophagus im hinteren Mediastinum zum linken Vorhof des Herzens im mittleren Mediastinum deutlich. Beide Strukturen sind nur durch die Perikardhöhle (Cavitas pericardiaca) getrennt.

Klinik

Der Oesophagus ist nur durch den Herzbeutel vom linken Atrium des Herzens getrennt. Bei einer Dilatation des linken Vorhofs z. B. bei einer Mitralklappenstenose kann es zu einer Kompression des Oesophagus mit **Schluckbeschwerden (Dysphagie)** kommen.
Bei der **transösophagealen Echokardiographie** nutzt man die räumliche Nähe des Oesophagus zum Herzen. Mit einer in den Oesophagus eingeführten Ultraschallsonde gelingt die Darstellung des Herzens und besonders der Herzklappen viel genauer als bei der Untersuchung von der Außenseite des Brustkorbs.
[G198]

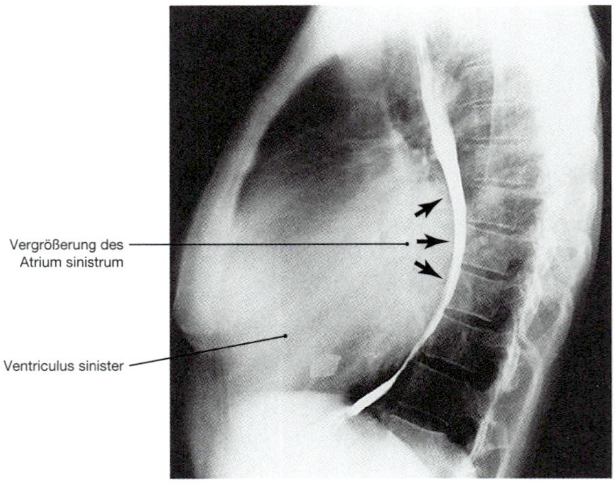

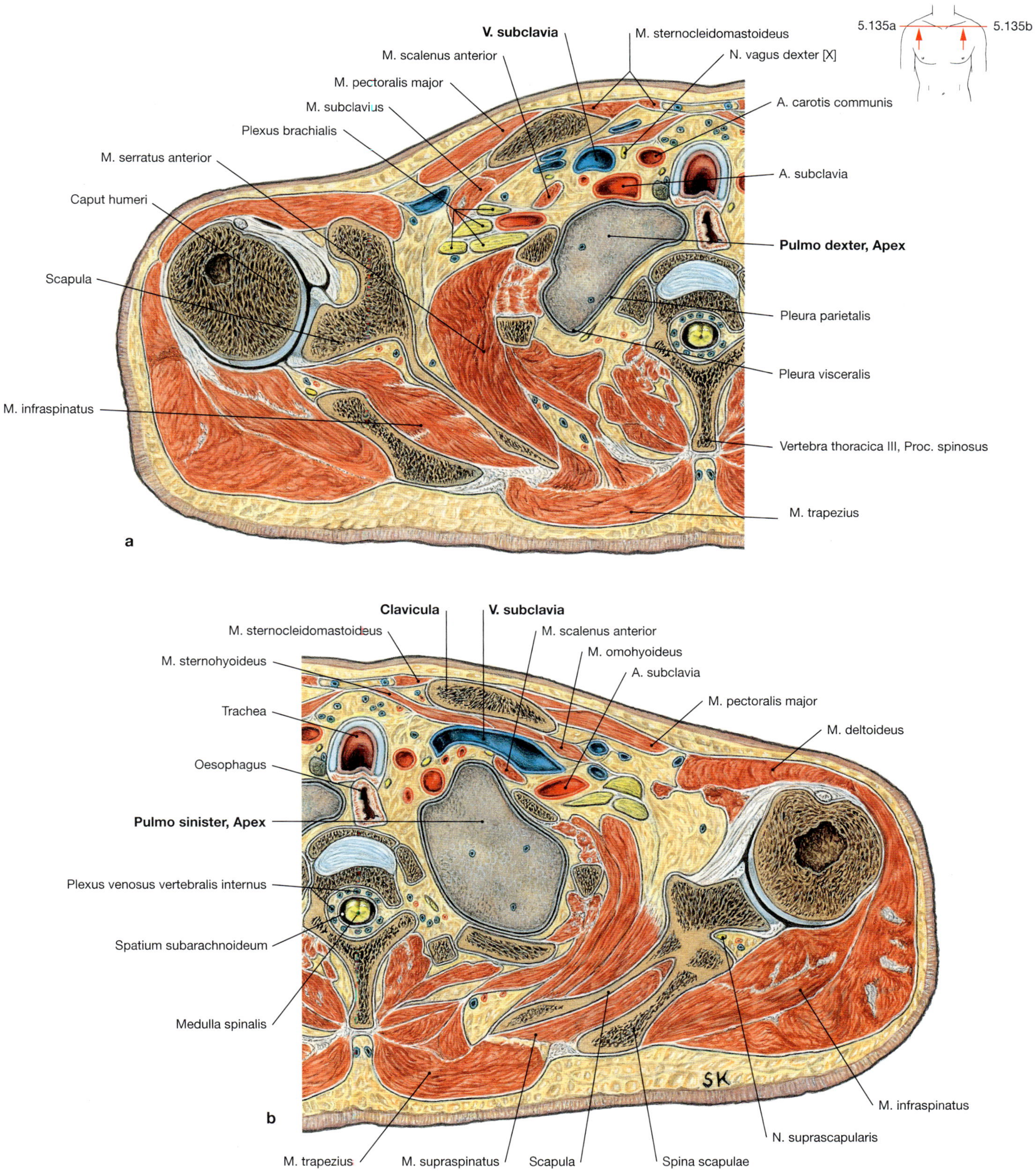

Abb. 5.135 a und b Pleurakuppel, Cupula pleurae; Transversalschnitte auf Höhe des Schultergelenks; Ansicht von kaudal. [S700-L238]
a Rechte Seite.
b Linke Seite.

Bei dieser Schnittführung ist erkennbar, dass sich die Pleurakuppel hinter dem Gefäß-Nerven-Strang des Arms über die obere Thoraxapertur ausdehnt. Dadurch gelangt die Lungenspitze unmittelbar hinter die V. und A. subclavia.

Klinik

Die Ausdehnung der Pleurakuppel muss beim Legen eines **zentralen Venenkatheters** (ZVK) in die **V. subclavia** bedacht werden. Dabei sticht man am Unterrand der vorderen Konvexität der Clavicula in Richtung auf das Sternoklavikulargelenk ein. Wenn die Kanüle zu steil gestellt wird, besteht die Gefahr, die Pleurahöhle zu verletzen, was durch Eindringen von Luft zum Kollaps der Lunge **(Pneumothorax)** führen kann.

Brusthöhle, Transversalschnitte

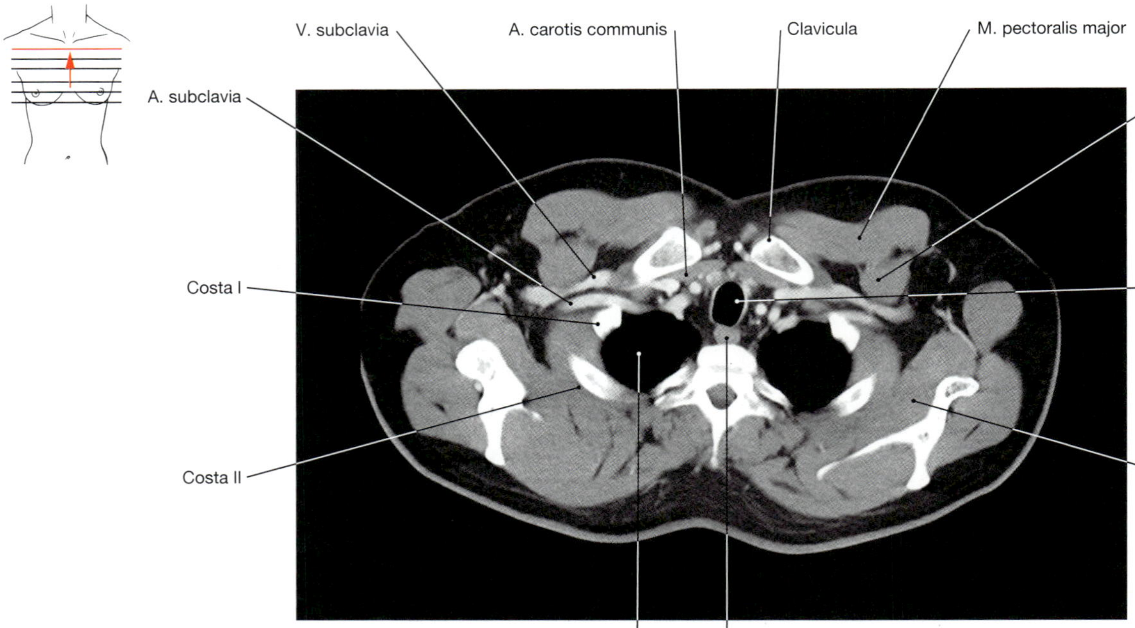

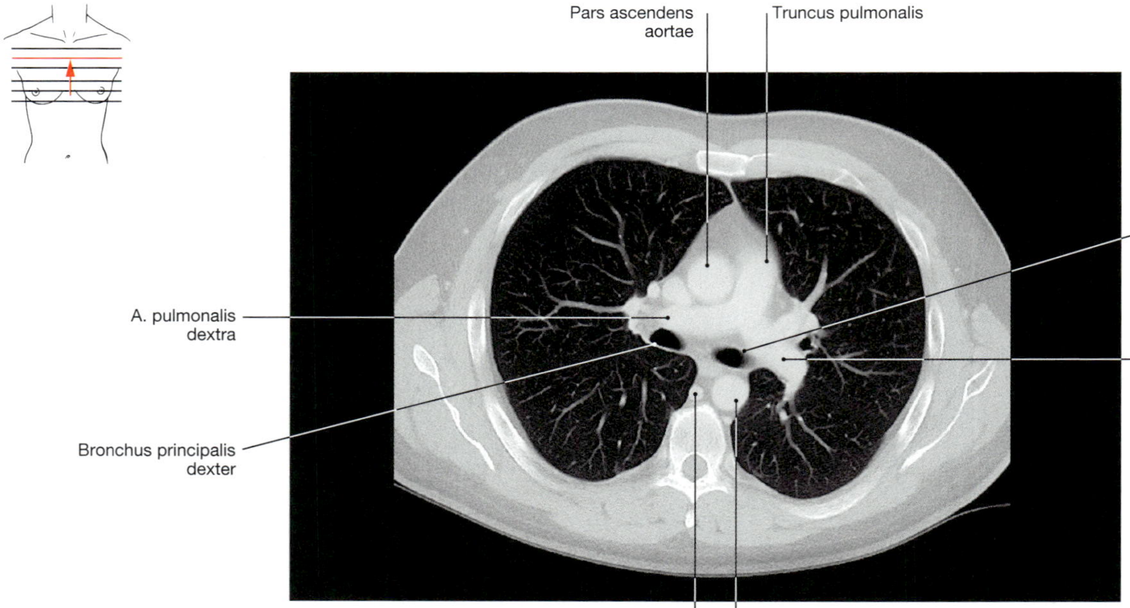

Abb. 5.136 a und b Obere Thoraxapertur; kontrastverstärkte CT-Aufnahmen des Thorax in portalvenöser Phase (46-jähriger Mann). [S700-T832]

a CT auf Höhe der Pleurakuppeln.
b CT auf Höhe des Truncus pulmonalis.

Klinik

Die Schnittbilddarstellung durch die **Computertomographie** (CT) oder die **Magnetresonanztomographie** (MRT) hat einen großen Stellenwert in der medizinischen Diagnostik. Per Konvention werden die Bilder immer mit Blickrichtung von kaudal wiedergegeben.
Der Vorteil der **Computertomographie (CT)** gegenüber konventionellen Röntgenaufnahmen besteht u. a. darin, dass sich nicht wie bei Summationsbildern alle Strukturen übereinanderprojizieren, sondern alle Strukturen einzeln in ihrer räumlichen Ausdehnung auf einem Satz von Schnitten mit einer Dicke von wenigen Millimetern zu erkennen sind. Die Dichte der Strukturen lässt bei krankhaften Veränderungen bereits Aussagen über die gewebliche Zusammensetzung zu.

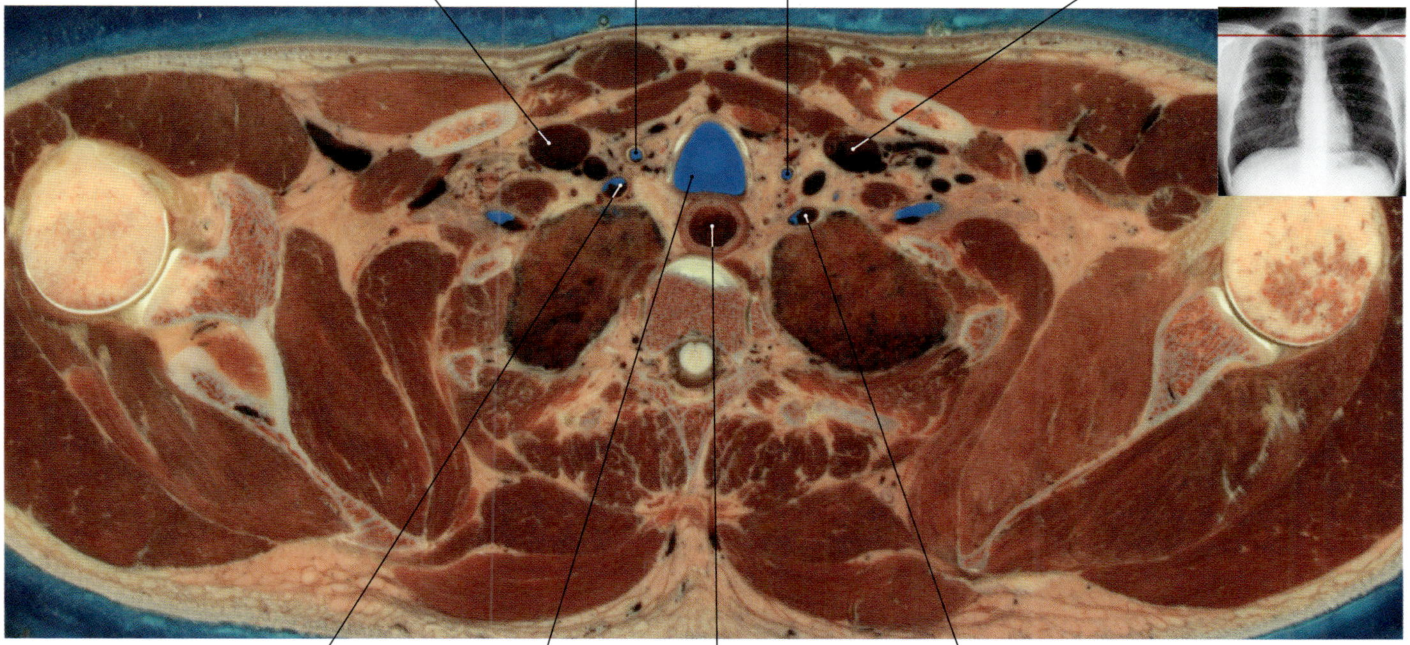

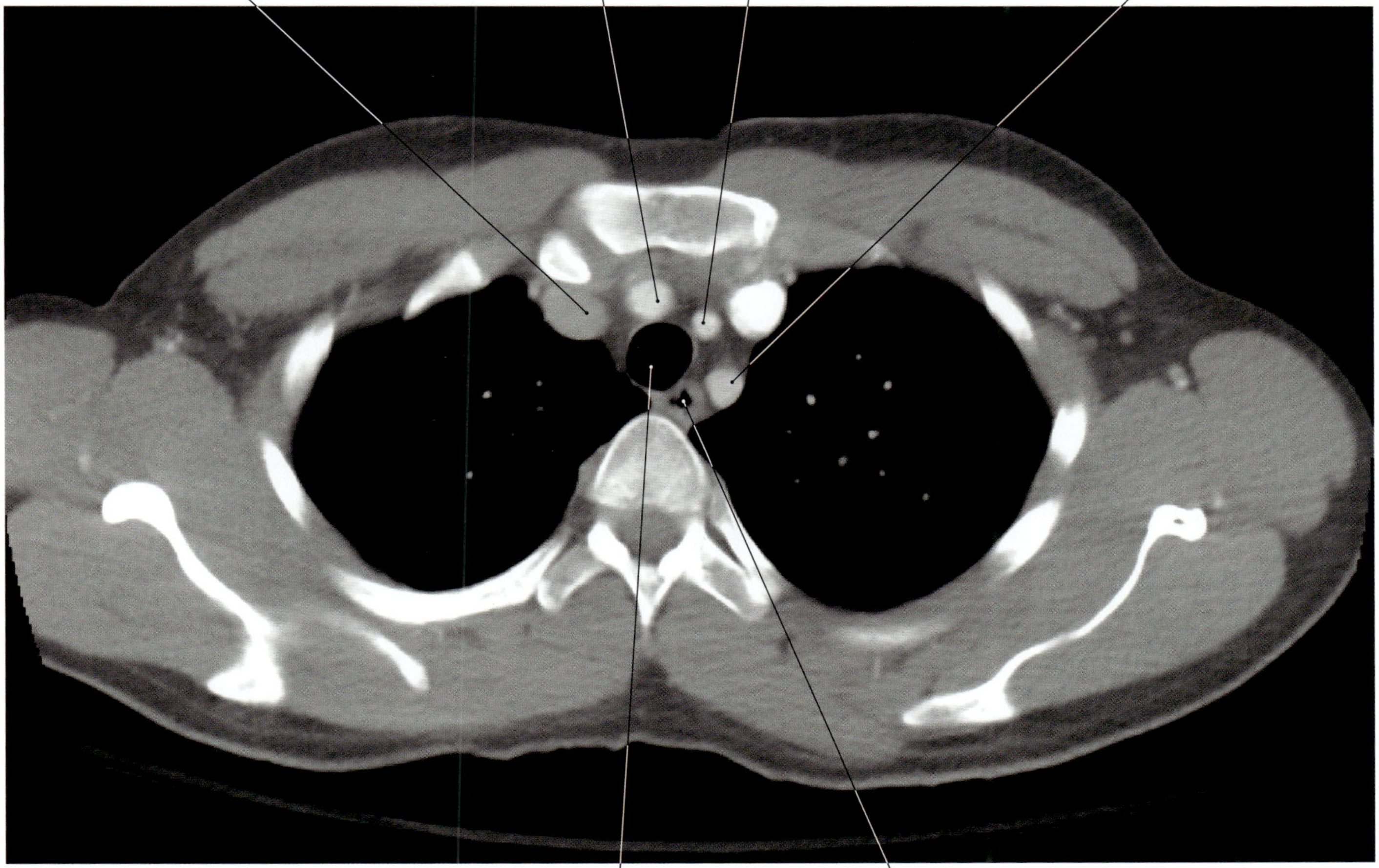

Abb. 5.137 a und b Obere Thoraxapertur; Transversalschnitte auf Höhe des 2. Brustwirbels, Ansicht von kaudal.
a Fotographische Darstellung. [X338]
b CT-Aufnahme des Thorax. [S701-T975]

Die Schnittebene auf Höhe des Oberrands des Sternums zeigt, dass sich die Lungenspitzen über die obere Thoraxapertur hinaus bis in den Hals erstrecken.

Brusthöhle, Transversalschnitte

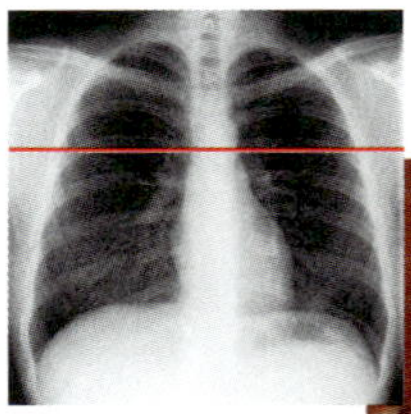

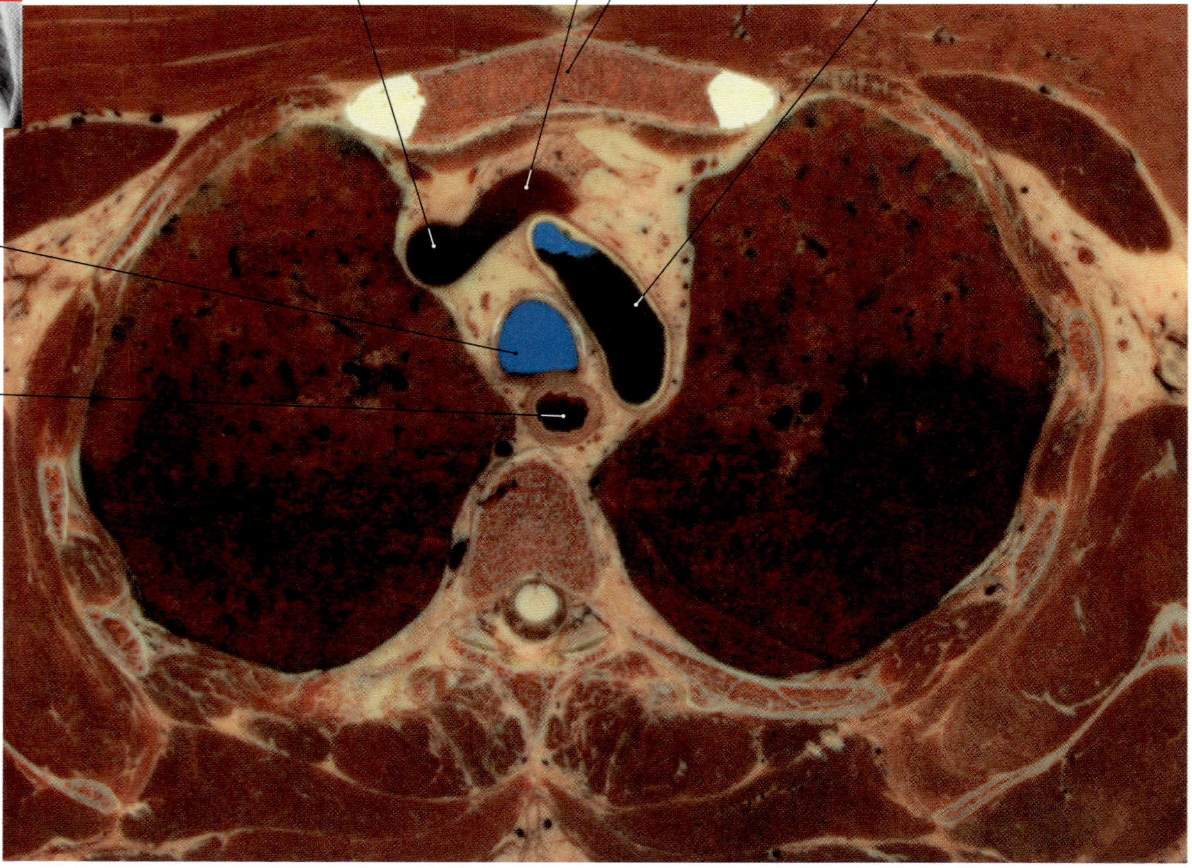

a

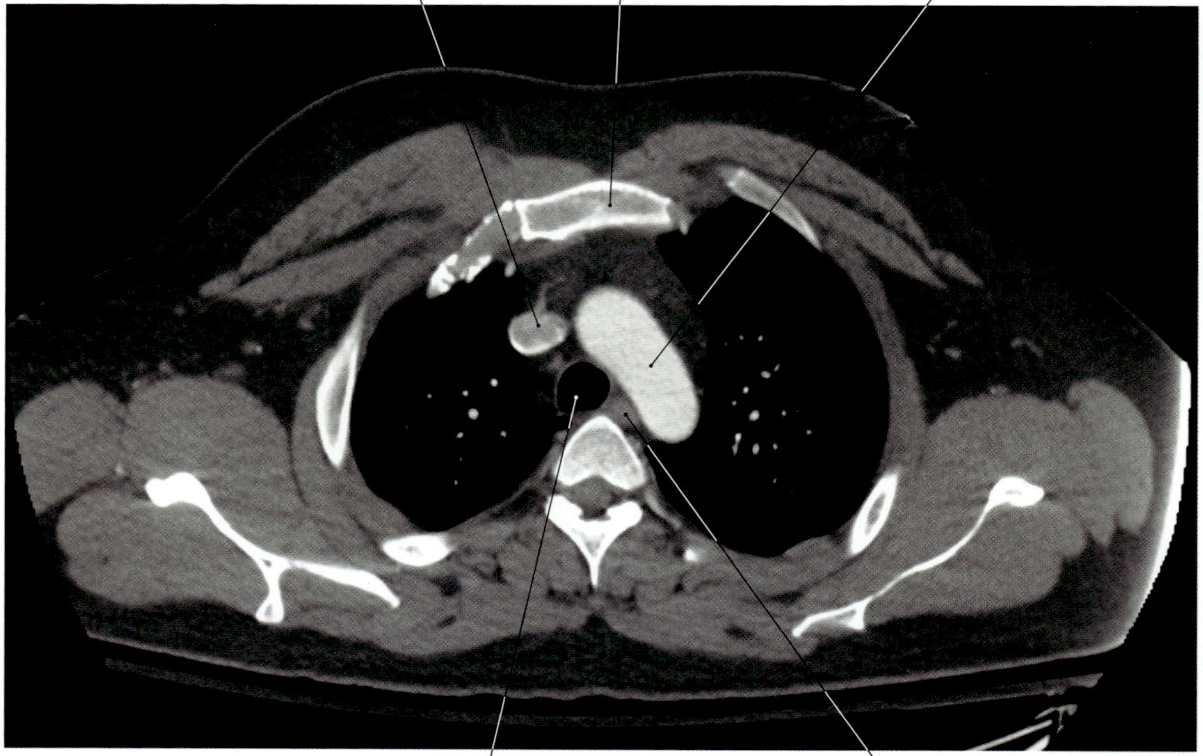

b

Abb. 5.138 a und b Obere Thoraxapertur; Transversalschnitte auf Höhe des 4. Brustwirbels; Ansicht von kaudal.
a Fotographische Darstellung. [X338]
b CT-Aufnahme des Thorax. [S701-T975]

Bei einer Schnittebene auf Höhe des Manubrium sterni sind der Aortenbogen (und die V. brachiocephalica sinistra) angeschnitten.

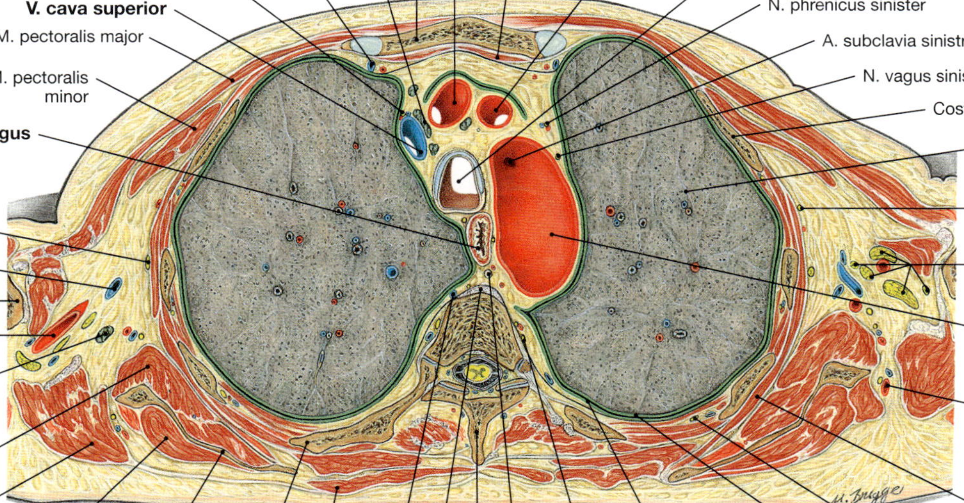

a

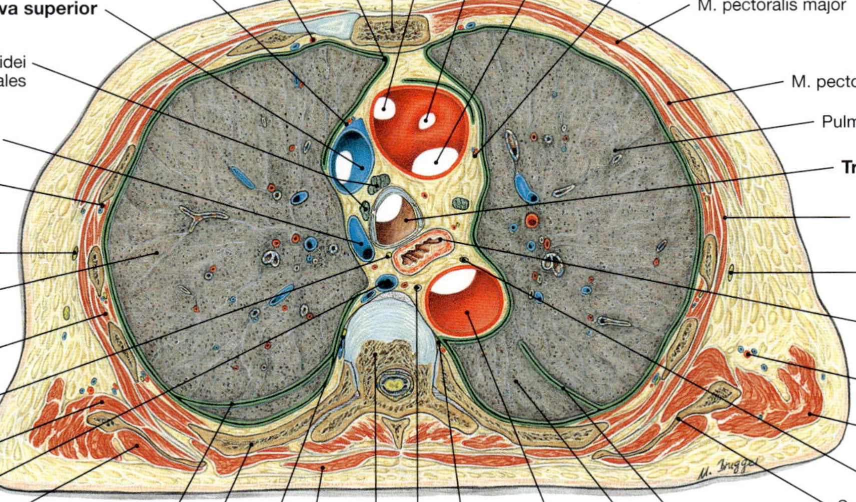

b

Abb. 5.139 a und b Brusthöhle, Cavitas thoracis; Transversalschnitte auf Höhe des Aortenbogens; Ansicht von kaudal. [S700]
a Transversalschnitt auf Höhe des Aortenbogens.
b Transversalschnitt auf Höhe des unteren Aortenbogens.
Im oberen Mediastinum liegt vorne der Aortenbogen und rechts davon die V. cava superior. Dahinter folgen die Luftröhre und nach links versetzt der Oesophagus und die Pars thoracica der Aorta. Nach hinten grenzt die Aorta an den Recessus vertebromediastinalis der Pleurahöhle. Direkt auf der Wirbelsäule liegen rechts die V. azygos und links davon der Ductus thoracicus.

Brusthöhle, Transversalschnitte

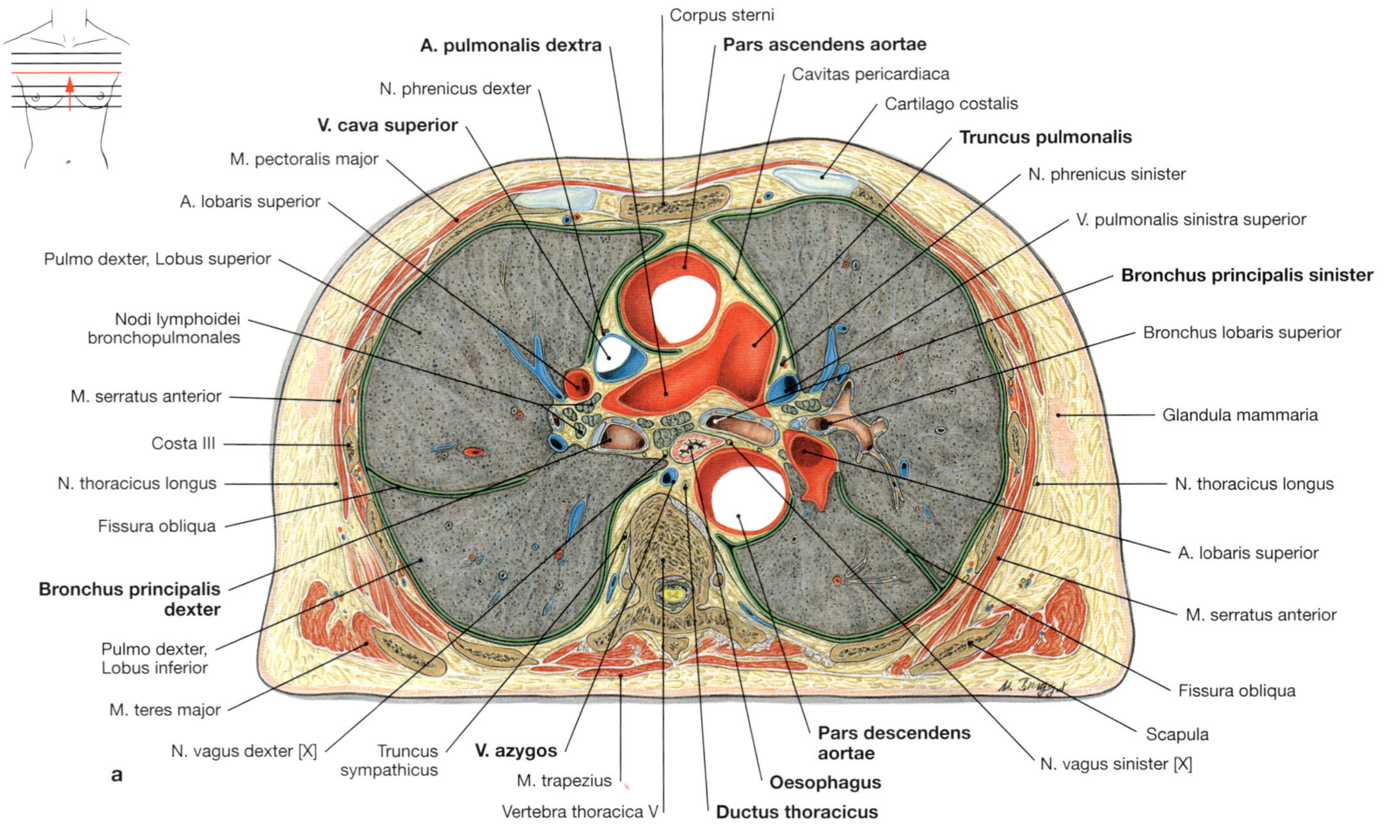

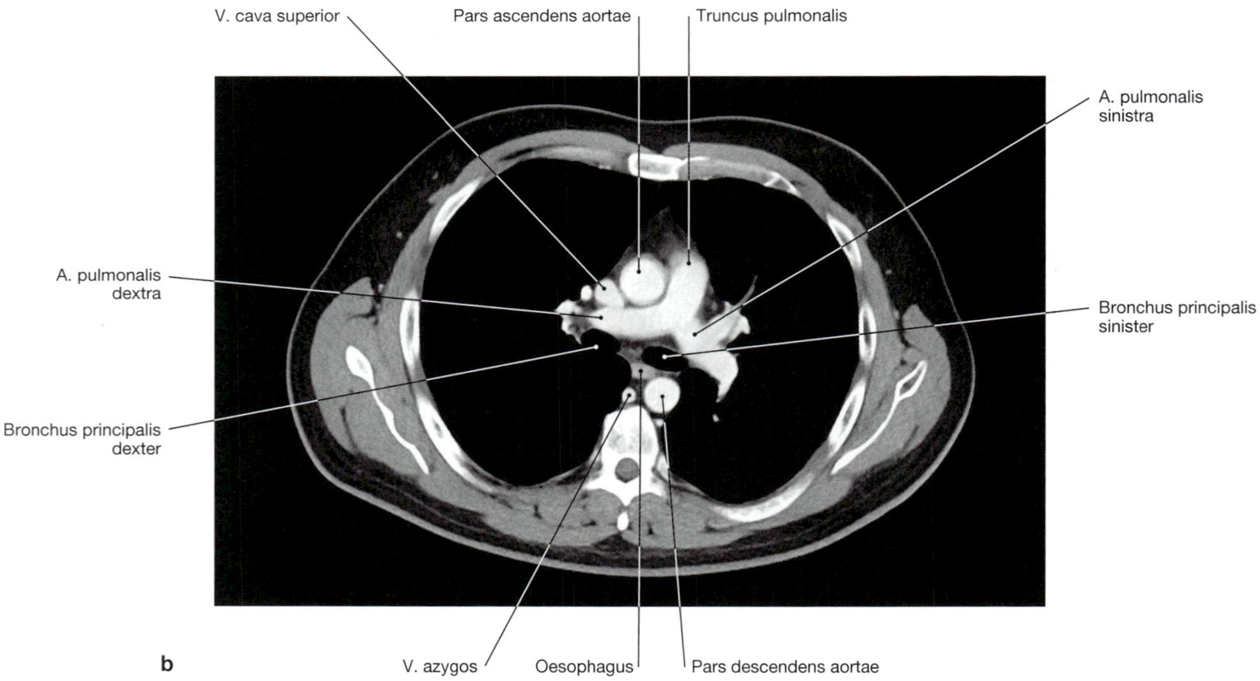

Abb. 5.140 a und b Brusthöhle, Cavitas thoracis; Transversalschnitte auf Höhe der Aorta ascendens und des Truncus pulmonalis; Ansicht von kaudal.
a Transversalschnitt auf Höhe der Aorta ascendens. [S700]
b Kontrastverstärkte Computertomographie (CT) des Thorax in portalvenöser Phase auf Höhe des Truncus pulmonalis. [S700-T832]

Am weitesten ventral im oberen Mediastinum liegt die Aorta ascendens, links dahinter der Truncus pulmonalis mit Aufzweigung in die Lungenarterien, rechts der Aorta die V. cava superior. Hinter den Lungenarterien (Aa. pulmonales) folgen die Hauptbronchien (Bronchi principales) und der Oesophagus. Links neben der Wirbelsäule steigt die Aorta descendens ab, rechts vor der Wirbelsäule ist die V. azygos angeschnitten.

Klinik

Mittels **CT-gesteuerter Punktion** können Biopsien selbst aus einzelnen vergrößerten Lymphknoten gewonnen werden. Damit wird eine pathologische und mikrobiologische Diagnose möglich.

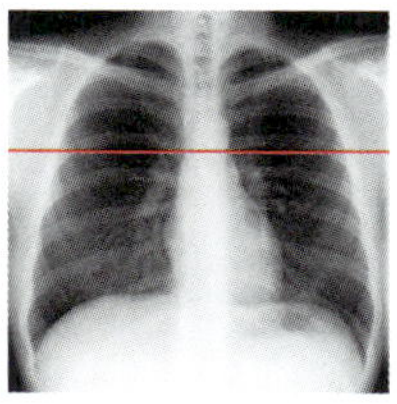

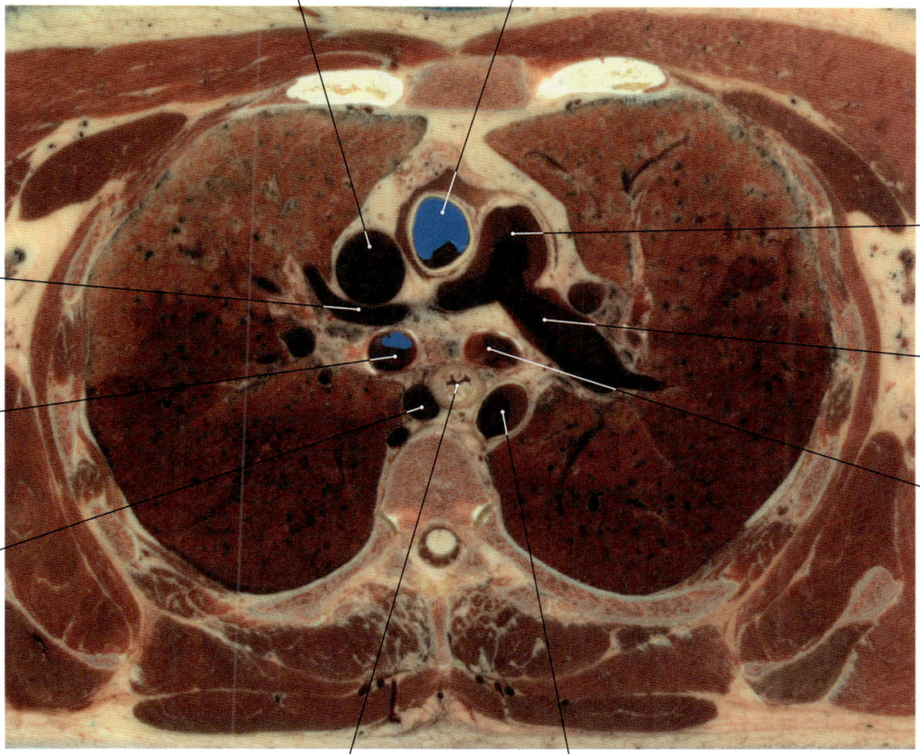

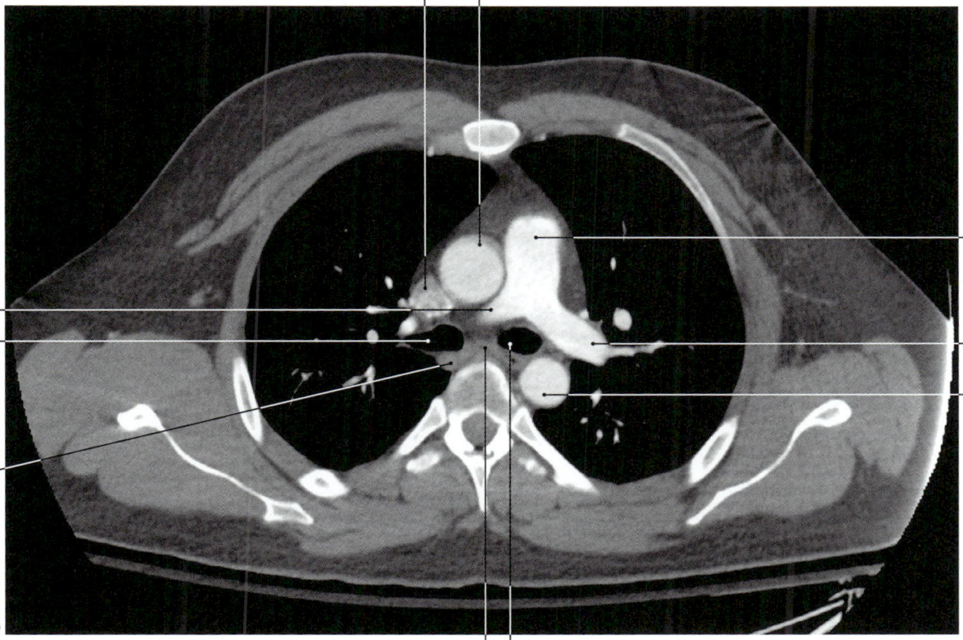

Abb. 5.141 a und b Brusthöhle, Cavitas thoracis; Transversalschnitte auf Höhe des 5. Brustwirbels; Ansicht von kaudal.

a Fotographische Darstellung. [X338]
b CT-Aufnahme des Thorax. [S701-T975]

Brusthöhle, Transversalschnitte

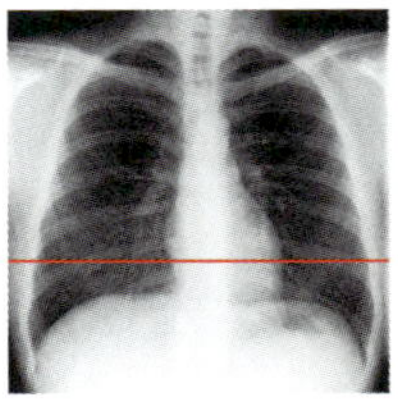

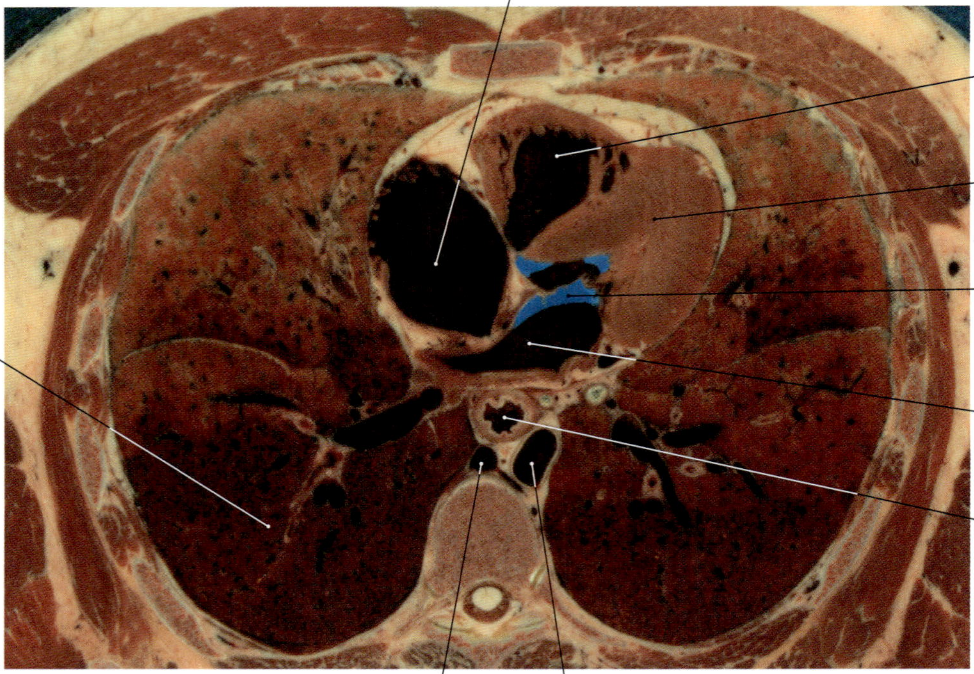

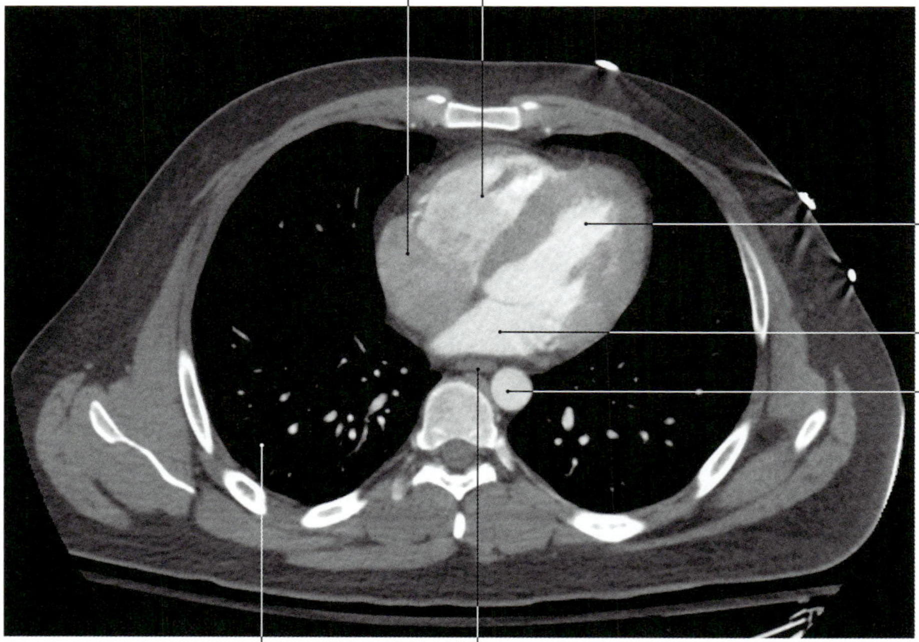

Abb. 5.142 a und b Brusthöhle, Cavitas thoracis; Transversalschnitte auf Höhe des 7. Brustwirbels; Ansicht von kaudal.

a Fotographische Darstellung. [X338]
b CT-Aufnahme des Thorax. [S701-T975]

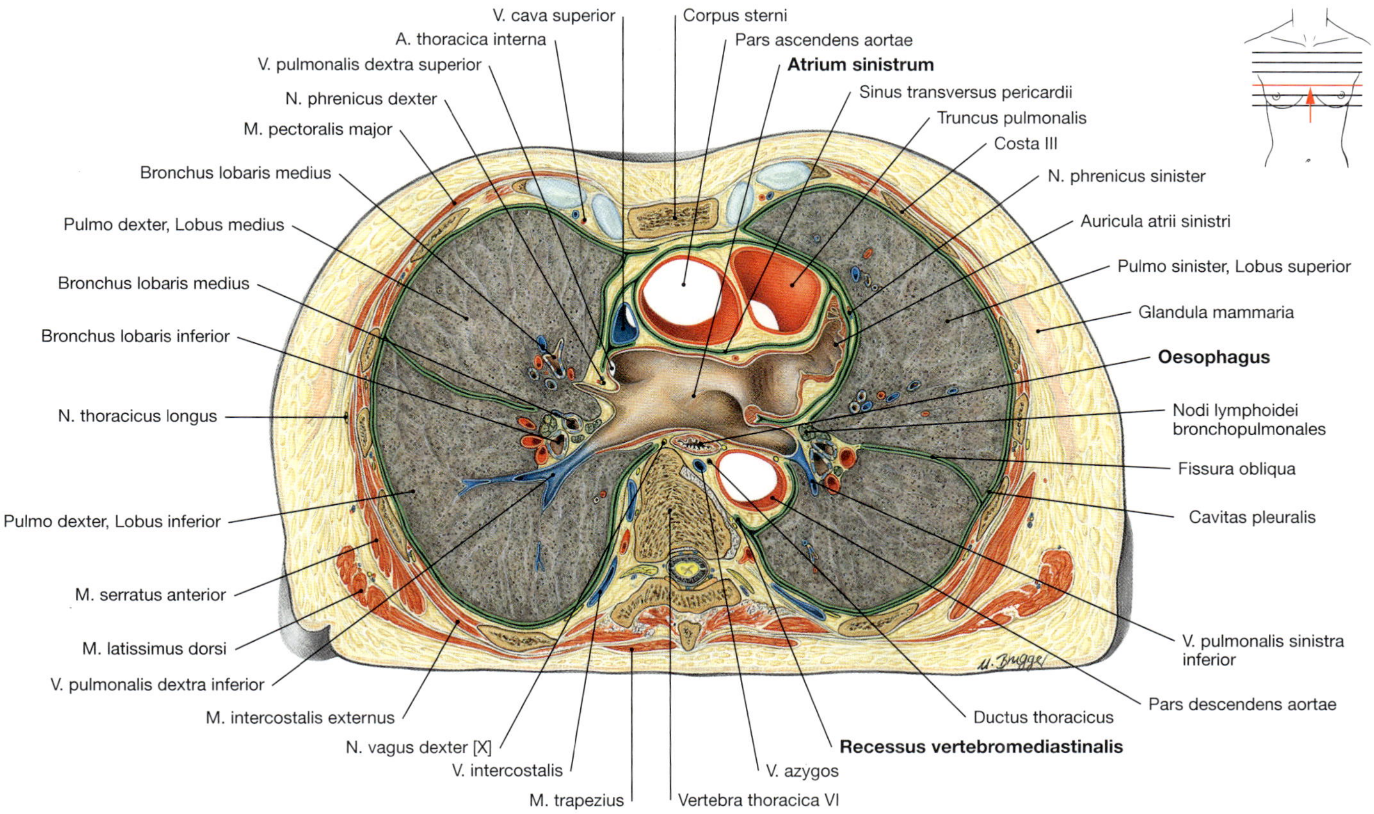

Abb. 5.143 Brusthöhle, Cavitas thoracis; Transversalschnitt auf Höhe des linken Vorhofs; Ansicht von kaudal. [S700]

Der linke Vorhof des Herzens (Atrium sinistrum) reicht weiter nach kranial als der rechte Vorhof und liegt hinter den großen Gefäßen. Dorsal liegt dem linken Vorhof der Oesophagus direkt an.

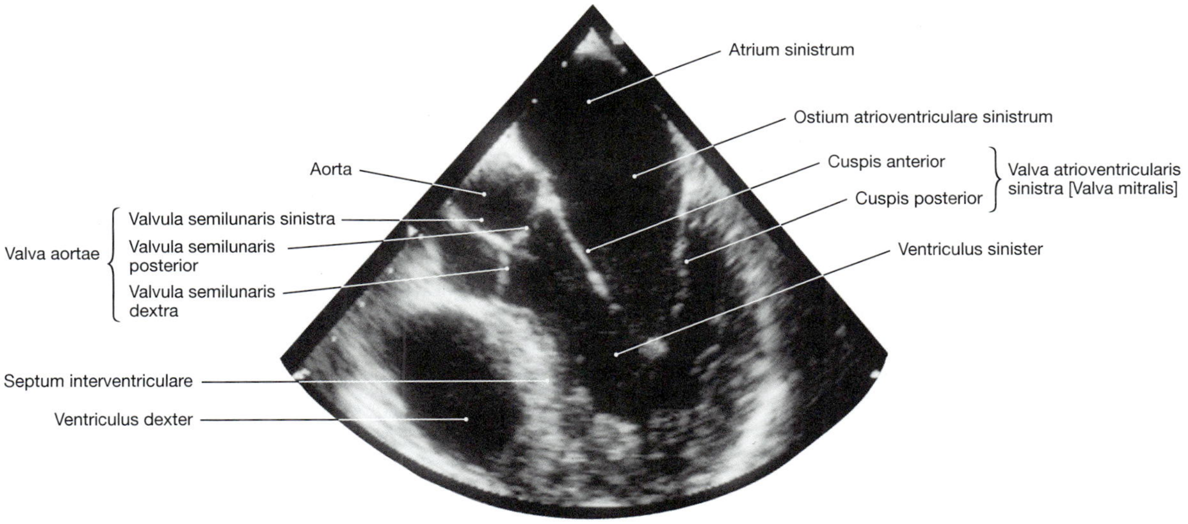

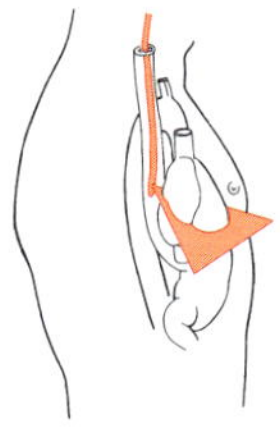

Abb. 5.144 Herz, Cor; Ultraschallbild vom Oesophagus aus (transösophageale Echokardiographie). [S700]

Klinik

Bei der **transösophagealen Echokardiographie** wird die räumliche Nähe des Oesophagus zum Herzen genutzt (→ Abb. 5.134). Mit einer in den Oesophagus eingeführten Ultraschallsonde gelingt die Darstellung des Herzens und besonders der Herzklappen viel genauer als bei der Untersuchung von der Außenseite des Brustkorbs.

Brusthöhle, Transversalschnitte

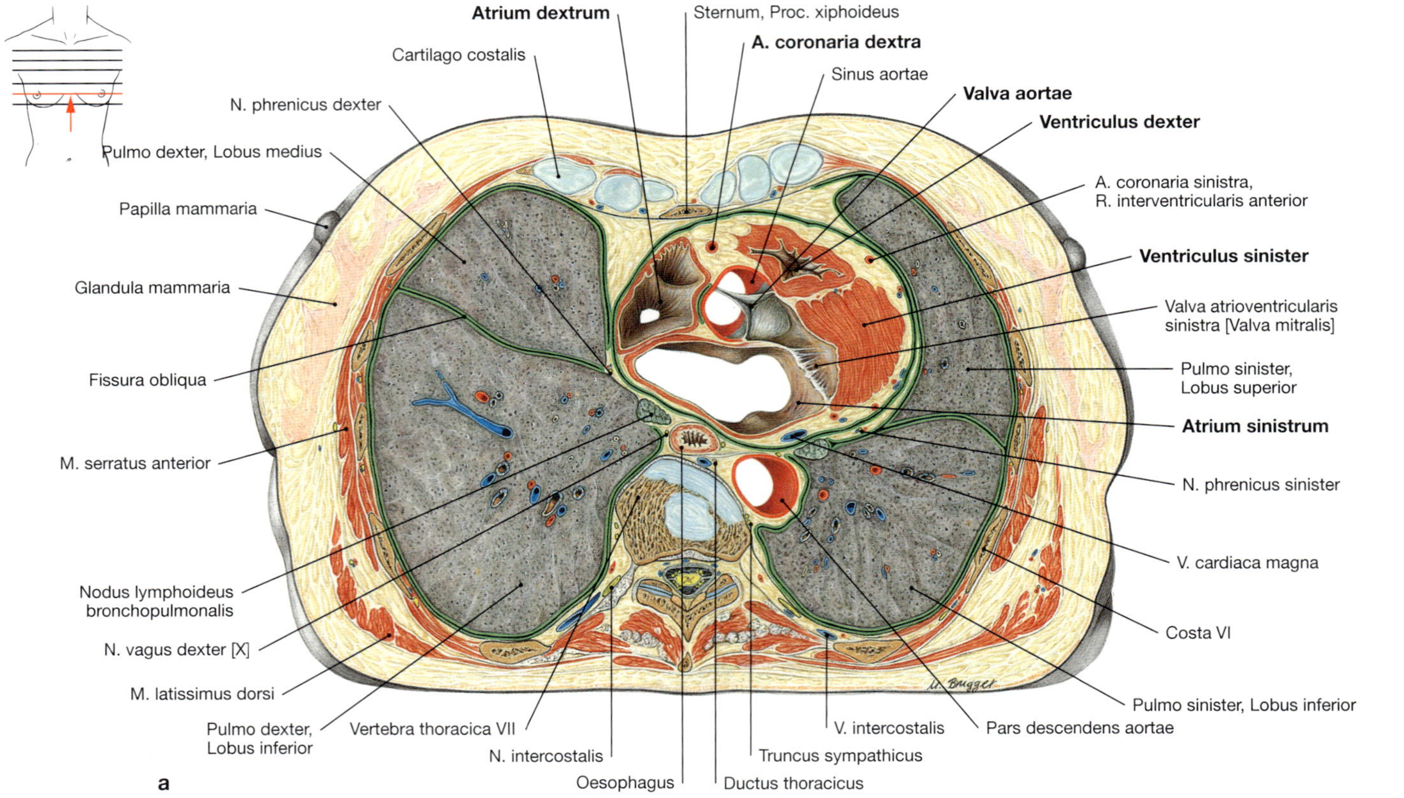

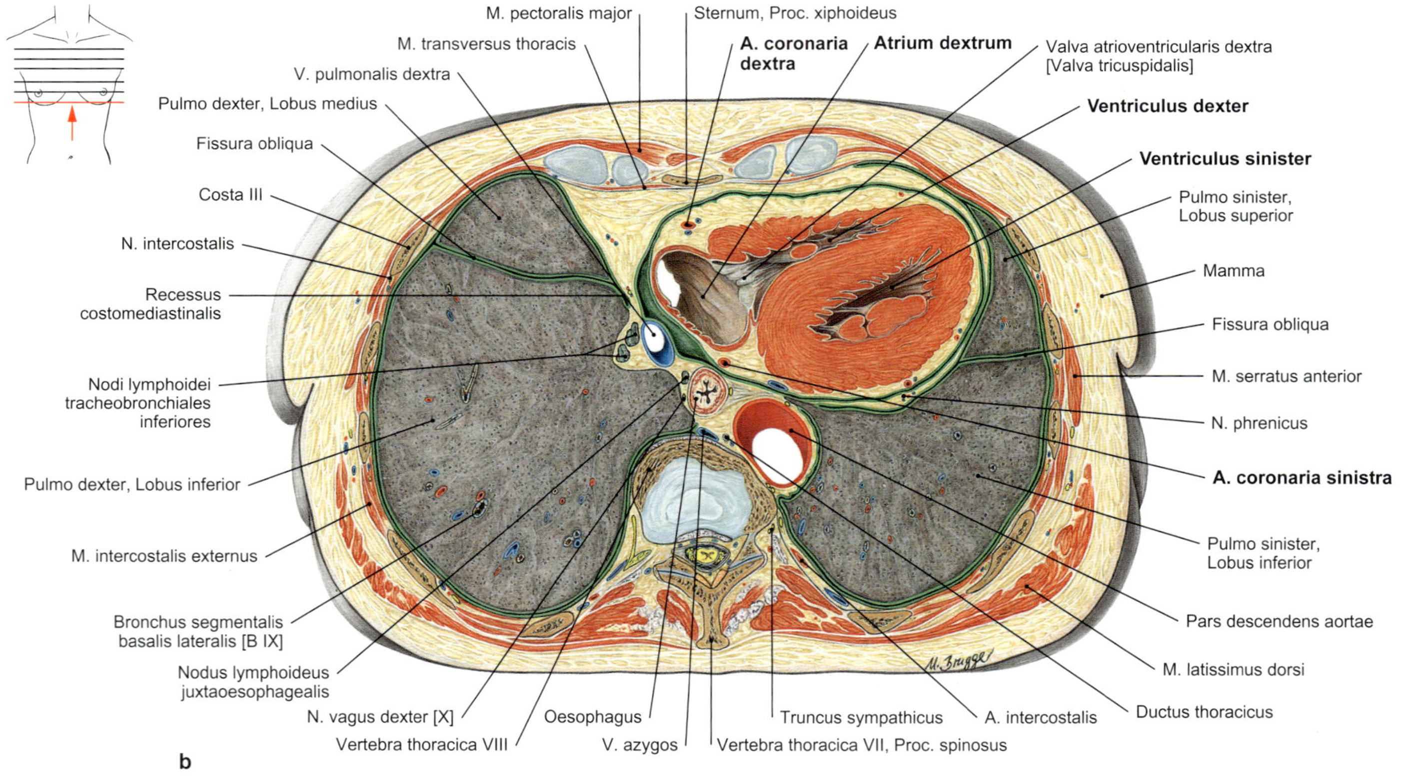

Abb. 5.145 a und b Brusthöhle, Cavitas thoracis; Transversalschnitte auf Höhe der Aortenklappe; Ansicht von kaudal. [S700]
a Transversalschnitt auf Höhe der Aortenklappe.
b Transversalschnitt unterhalb der Aortenklappe.
An diesen Schnitten ist zu erkennen, dass sich das mittlere Mediastinum, das Herzbeutel und Herz enthält, weiter nach links ausbreitet als nach rechts. Daraus resultiert das geringe Volumen der linken Lunge. Im Herzbeutel fällt die dicke Schicht an subepikardialem Fettgewebe auf, in das die Herzkranzgefäße eingebettet sind. Der Herzrand (Facies pulmonalis des Herzens) wird in dieser Schnittebene auf der rechten Seite vom rechten Vorhof und auf der linken Seite vom linken Ventrikel gebildet. Der rechte Ventrikel ist dagegen nicht randbildend, sondern liegt vorne (Facies sternocostalis).

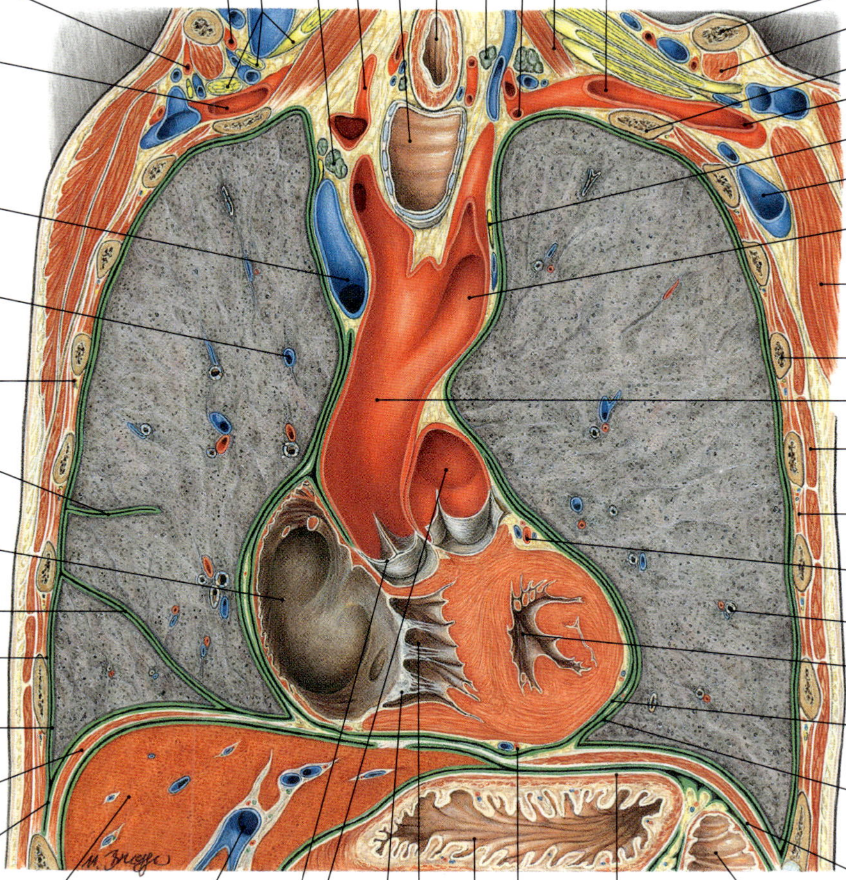

Abb. 5.146 Brusthöhle, Cavitas thoracis; Frontalschnitt auf Höhe der Aorten- und Pulmonalklappe; Ansicht von ventral. [S700]
Der Schnitt lässt sehr gut die Verdrillung von Aorta und Truncus pulmonalis nach ihrem Abgang aus den beiden Ventrikeln erkennen. Von der Aorta sind, beginnend an der Aortenklappe (Valva aortae), der gesamte aufsteigende Anteil (Pars ascendens) und der Aortenbogen (Arcus aortae) angeschnitten. Vom Truncus pulmonalis dagegen sieht man nur seinen Ursprung nach der Pulmonalklappe (Valva trunci pulmonalis), da er dann nach hinten aus der Schnittebene heraustritt, wo er sich in die beiden Pulmonalarterien (Aa. pulmonales) aufzweigt. Der rechte Ventrikel (Ventriculus dexter) selbst liegt dagegen ventral der Schnittebene, während der linke Ventrikel (Ventriculus sinister) getroffen ist.

Brusthöhle, Frontalschnitt

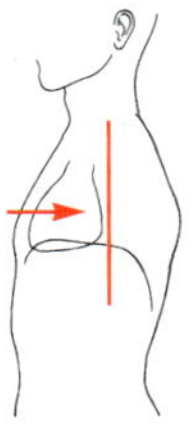

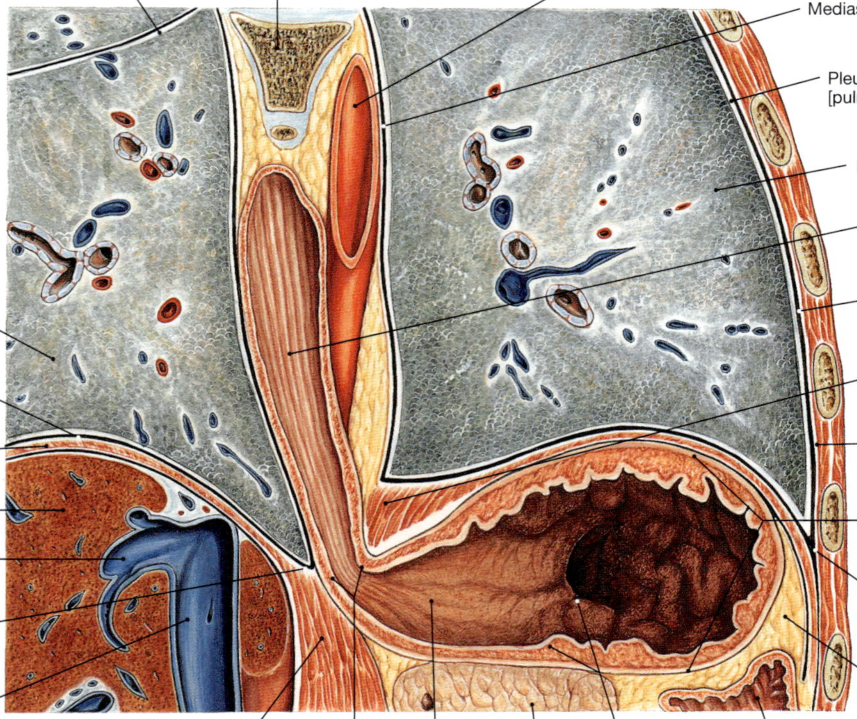

Abb. 5.147 Brusthöhle, Cavitas thoracis; Frontalschnitt auf Höhe des Hiatus oesophageus des Zwerchfells; Ansicht von ventral. [S700]
Die Schnittführung zeigt die Anordnung von Oesophagus und Aorta im unteren Mediastinum. Der Brustabschnitt (Pars thoracica) des Oesophagus liegt zunächst rechts der Pars thoracica aortae. Vor seinem Durchtritt durch den Hiatus oesophageus gelangt der Oesophagus vor die Aorta. Der Bauchabschnitt des Oesophagus (Pars abdominalis) ist sehr kurz und mündet in die Pars cardiaca des Magens. Der Schleimhautübergang zwischen Magen und Oesophagus ist an einer leicht gezackten Linie (Z-Linie) zu erkennen, die hier relativ weit distal gelegen ist. Sie liegt damit distal der ersten Schleimhautfalte des Magens in der Incisura cardialis. Durch die Inzisur wird der HIS-Winkel zwischen Pars cardiaca des Magens und dem Magenfundus abgegrenzt. Die Schleimhautfalte im HIS-Winkel trägt zu den Verschlussmechanismen des unteren Oesophagusabschnitts bei.

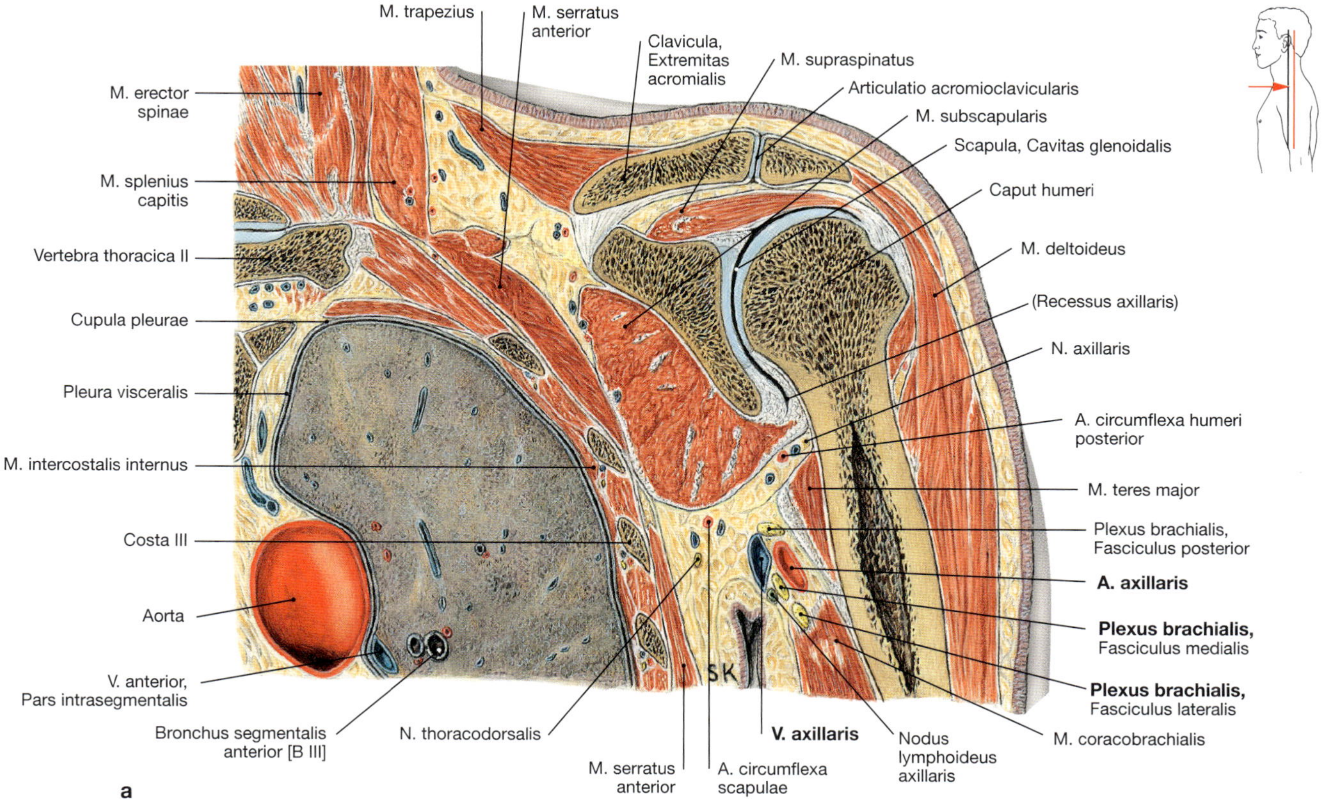

a

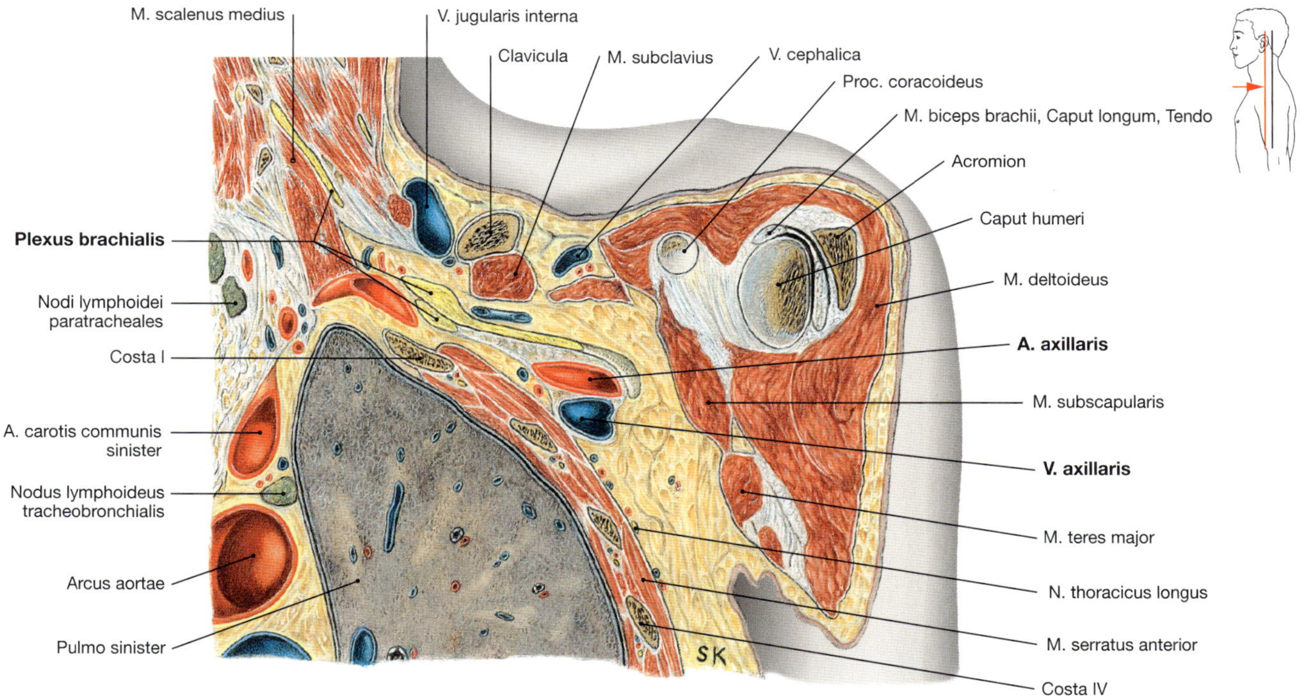

b

Abb. 5.148 a und b Brusthöhle, Cavitas thoracis, Achselhöhle, Axilla, und Schultergelenk, Articulatio humeri; Frontalschnitte auf Ebene des Schultergelenks sowie davor; Ansicht von ventral. [S700-L238]
a Frontalschnitt auf Ebene des Schultergelenks.
b Frontalschnitt vor der Ebene des Schultergelenks.
Die Abbildungen verdeutlichen, dass ventral des Schultergelenks die A. und V. axillaris sowie der Plexus brachialis als versorgende Leitungsbahnen für den Arm eine enge Lagebeziehung zur Lungenspitze aufweisen.

Beispielfragen aus der Prüfung

Damit Sie überprüfen können, ob Sie die Inhalte dieses Kapitels verinnerlicht haben, werden hier exemplarisch Fragen aus einer mündlichen Anatomieprüfung aufgelistet.

Bitte zeigen Sie die Abschnitte des Mediastinums und die Pleurahöhlen.

- Welche Organe und Leitungsbahnen liegen darin?
- Welche Recessus haben die Pleurahöhlen und wo befinden sich diese?
- Bitte zeigen Sie den Ductus thoracicus: Wie verläuft er durch die Brusthöhle?
- Bitte erläutern Sie den Verlauf des Azygossystems am Präparat.
- Wo liegt der Thymus und welche Funktion hat er?

Wo projiziert das Herz und welche Abschnitte des Herzens bilden dessen Seiten?

- Bitte zeigen Sie am Präparat, welche Strukturen des Herzens auf einer Röntgenaufnahme randbildend sind.

Bitte erklären Sie den Bau der Herzklappen am Präparat.

- Worauf projizieren sie und wo auskultiert man bei Verdacht auf eine Aortenklappenstenose?

Bitte zeigen Sie alle wichtigen Äste der Herzkranzgefäße.

- Um welchen Versorgungstyp handelt es sich bei diesem Präparat?
- Wie werden die Abschnitte des Reizleitungssystems mit Blut versorgt?

Wie sind die Lungen gegliedert und wo projizieren die Lungenlappengrenzen auf das Skelett?

Bitte erläutern Sie die Vasa publica und Vasa privata der Lunge.

Welche Lymphdrainagesysteme besitzt die Lunge und welche Lymphknoten sind in diese eingegliedert?

Wo liegen die Engstellen des Oesophagus?

Wie wird der Oesophagus an seinen beiden Enden verschlossen und welche klinische Bedeutung hat dies?

Welche Blutgefäße versorgen den Oesophagus und wofür spielt dies eine Rolle?

- Was sind Ösophagusvarizen und wie sind diese anatomisch bedingt?

Bitte erläutern Sie den Lymphabfluss des Oesophagus am Präparat.

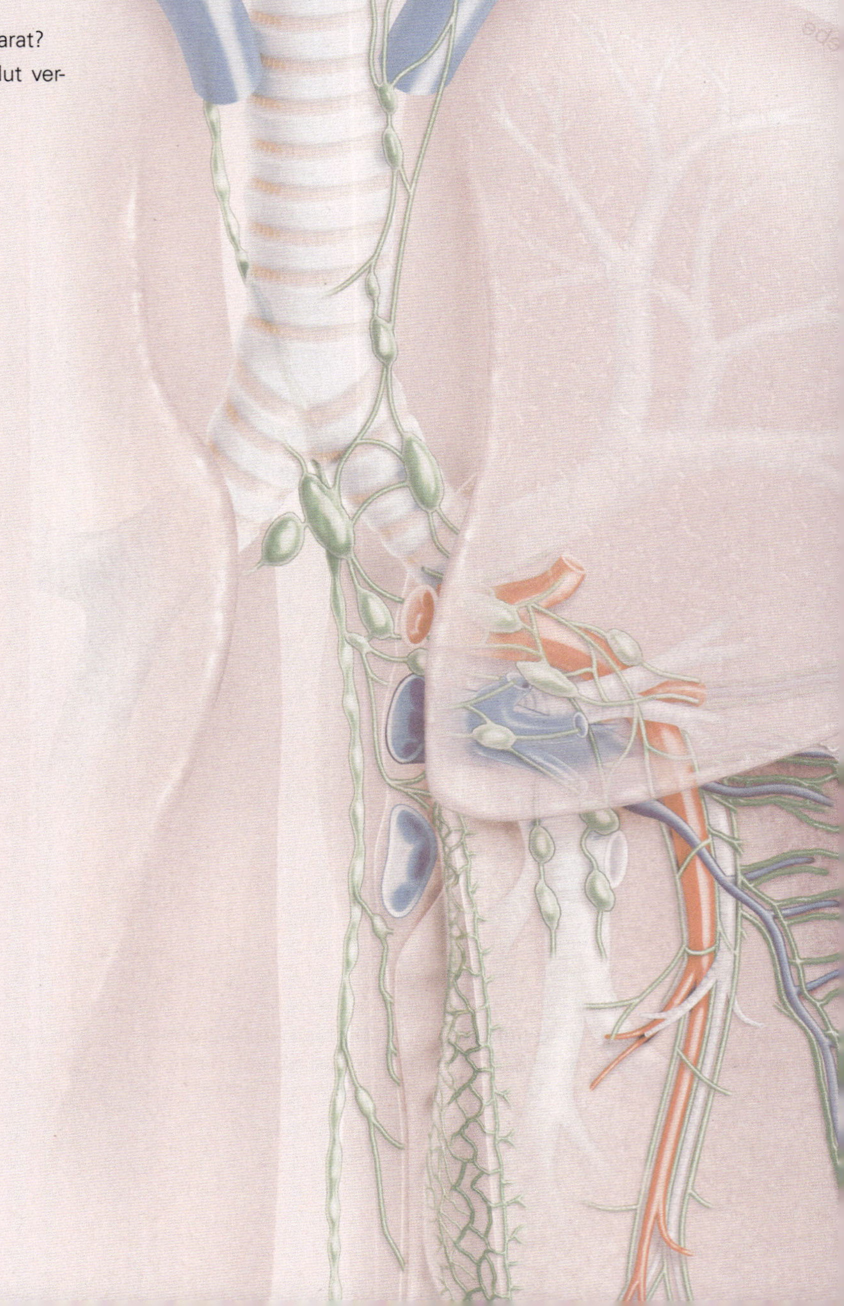

Organe der Bauchhöhle

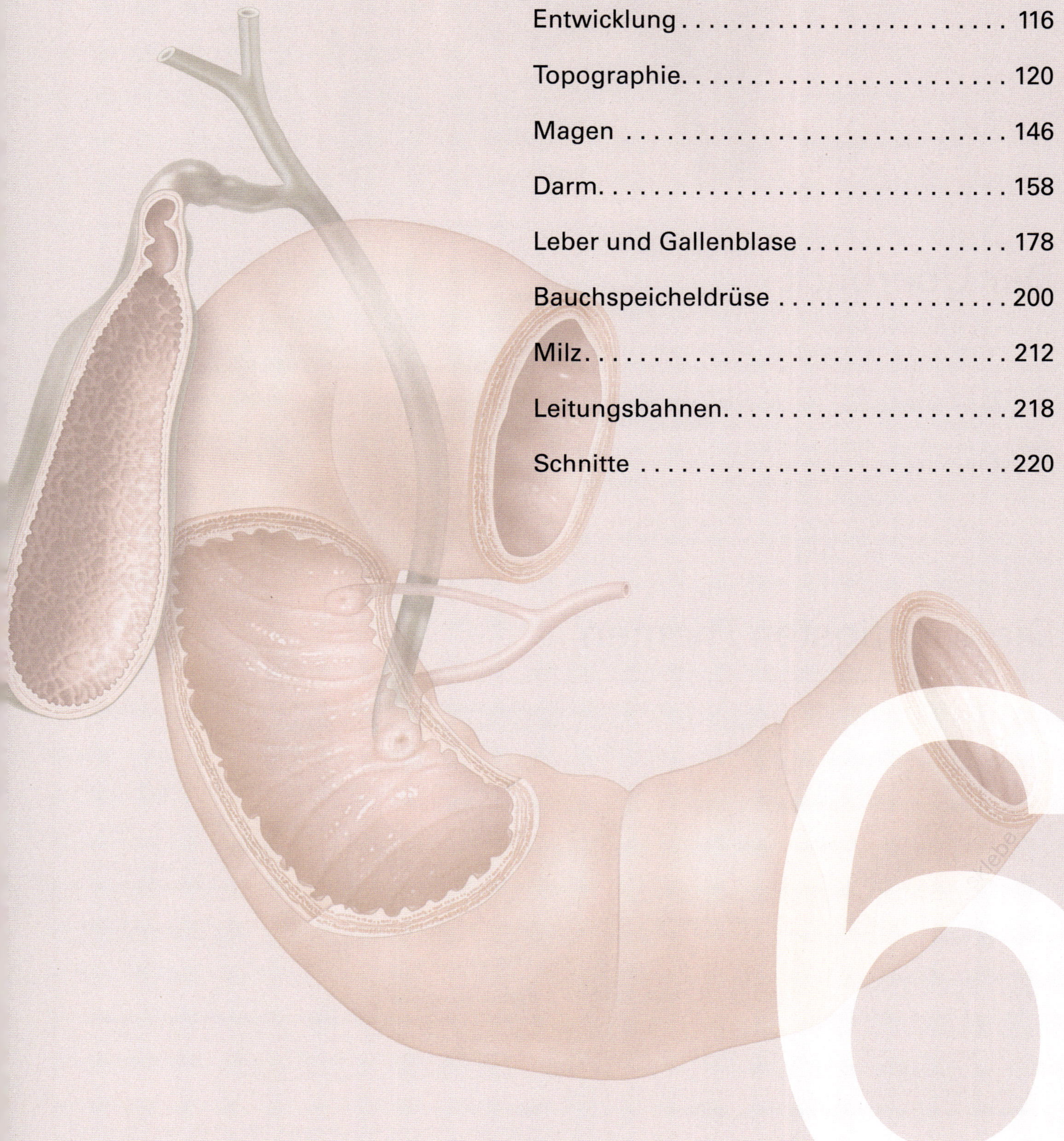

6

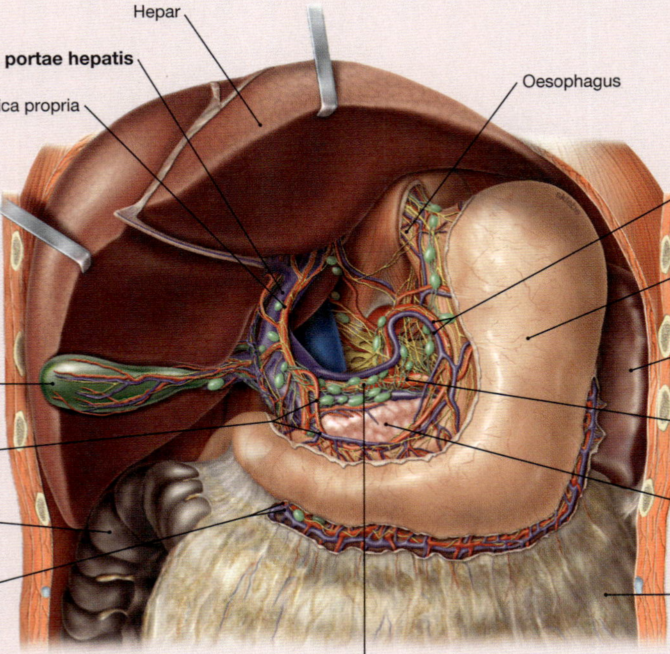

Der Überblick

Öffnet man die Bauchwand, blickt man in eine prall mit teils geschmeidigen, teils festen Organen (Eingeweiden) gefüllte Höhle. In ihrer Gesamtheit nennt man sie den „Situs" der Bauchorgane. Die Innenseite der Bauchwand und die Oberflächen der Organe sind von dünnen, feucht glänzenden Häuten überzogen, die als **Bauchfell (Peritoneum)** zusammengefasst werden. Der Überzug auf der Innenseite der Bauchwand wird als parietales Blatt des Peritoneums bezeichnet, während das viszerale Blatt die verschiedenen Organe bedeckt. Daher wird dieser größte Teil der Bauchhöhle **Peritonealhöhle (Cavitas peritonealis)** genannt, von der als flacher Abschnitt hinter dem parietalen Peritoneum, in dem z.B. die Nieren liegen, der Retroperitonealraum abgegrenzt wird. Das glatte Peritoneum gewährleistet, dass sich z.B. Magen und Darm bei der Peristaltik verformen und die Darmschlingen gegeneinander verschieben können. Der mittlere, quer gelegene Anteil des Dickdarms (Colon transversum) unterteilt die Peritonealhöhle in einen **Oberbauchsitus** und einen **Unterbauchsitus.**

Den Situs des Oberbauchs nennt man **Drüsenbauch,** weil sich in ihm unter anderem die Leber (Hepar) mit der angelagerten Gallenblase (Vesica biliaris) und die Bauchspeicheldrüse (Pancreas) als größte Drüsen des Menschen befinden. Der Magen (Gaster) schmiegt sich an die rechts gelegene Leber. Links hinter dem Magen sitzt die Milz in einer eigenen Nische. Der Unterbauch wird von den Schlingen des Dünndarms (Intestinum tenue) eingenommen, die vom Dickdarm (Intestinum crassum) wie von einem Bilderrahmen eingefasst werden. Daher wird der Unterbauch auch als **Darmbauch** bezeichnet.

Die wichtigsten Themen

In Anlehnung an die Lernziele des Nationalen Kompetenzbasierten Lernzielkatalogs Medizin (NKLM) finden Sie hier eine Zusammenfassung der wichtigsten Themen dieses Kapitels. Nach Bearbeitung dieses Kapitels sollten Sie in der Lage sein:

Peritonealhöhle
- die Gliederung der Bauchhöhle mit Recessus einschließlich der Peritonealduplikaturen am Präparat zu erläutern;
- bei allen Organen die Leitungsbahnen mit klinischer Bedeutung und organspezifischen Eigenheiten zu erklären;

Magen
- die Lageverhältnisse des Magens zu den übrigen Oberbauchorganen am Präparat zu zeigen und aus seiner Entwicklung heraus zu beschreiben;

Darm
- die Abschnitte des Dünn- und Dickdarms am Präparat zu zeigen und ihre Baumerkmale zu erläutern;
- die Herkunft der einzelnen Darmabschnitte mit den Grenzen ihrer Versorgungsgebiete durch Leitungsbahnen und die Lageveränderungen in der Entwicklung zu beschreiben;
- die Lageverhältnisse der Appendix mit Projektion auf die Körperoberfläche in ihrer klinischen Bedeutung darzulegen;

Leber und Gallenblase
- die vitale Bedeutung der Leber mit ihren verschiedenen Funktionen wiederzugeben;
- die Lage und Projektion von Leber und Gallenblase zu zeigen und aus der Entwicklung heraus zu beschreiben;
- die funktionelle Gliederung der Leber einschließlich der Lebersegmente am Präparat zu zeigen und die klinische Bedeutung zu erklären;
- Einmündung und Verschlussmechanismen des Ductus choledochus zu beschreiben und die Topographie des CALOT-Dreiecks am Präparat zu zeigen;

Bauchspeicheldrüse
- die vitale Bedeutung und die Funktion des Pancreas zu erläutern;
- die Gliederung und Topographie des Pancreas einschließlich des Gangsystems am Präparat zu zeigen und ihre Entwicklung einschließlich der Fehlbildungen darzulegen;

Milz
- die verschiedenen Funktionen der Milz sowie deren Lage und Gliederung zu verstehen.

Der Bezug zur Klinik

Um bei den vielen anatomischen Details nicht den Bezug zum späteren Klinikalltag zu verlieren, wird im Folgenden ein typischer Fall geschildert, der zeigt, warum die Inhalte dieses Kapitels so wichtig sind.

Kolonkarzinom

Anamnese

Ein 63-jähriger Mann sucht den Hausarzt auf, weil ihm seit mehreren Wochen Blutauflagerungen auf dem Stuhl aufgefallen sind. Er leide auch zunehmend an Verstopfung, was ihn verwundere, da er kaum noch Appetit habe und dementsprechend wenig esse. Darauf führt er zurück, dass er in den letzten 3 Monaten ca. 5 kg an Gewicht verloren habe.

Untersuchungsbefund

Die körperliche Untersuchung ist einschließlich der rektalen Palpation unauffällig. Darmgeräusche sind lebhaft, Druckschmerz besteht am Bauch nicht.

Diagnostik

Die Blutauflagerungen können mit einem Stuhltest bestätigt werden. Die von einem niedergelassenen Gastroenterologen durchgeführte Darmspiegelung (Koloskopie) zeigt im Colon descendens einen ulzerierten Tumor mit 2 cm Durchmesser, aus dem Biopsien entnommen und in die Pathologie gesendet werden. Im Blut sind die Tumormarker CEA und CA 19–9 erhöht, die typischerweise von Adenokarzinomen gebildet werden. Nach Einweisung in eine chirurgische Klinik wird die Diagnostik zum Ausschluss von Metastasen durch eine Computertomographie (CT) von Bauch- und Beckenhöhle sowie des Schädels vervollständigt.

Diagnose

Kolonkarzinom (→ Abb. a). Metastasen in Leber, Lunge und Gehirn wurden nicht gefunden. Kolonkarzinome sind zusammen mit bösartigen Tumoren von Lunge, Brust und Prostata die häufigsten Tumoren überhaupt. Man kann sie im Rahmen von Vorsorgeuntersuchungen mit einer Darmspiegelung sehr gut in frühen Stadien erkennen. Daher ist die Sterblichkeit in den letzten Jahren deutlich gesunken.

Therapie

Bei einer Hemikolektomie werden Colon descendens und Colon sigmoideum einschließlich der drainierenden Lymphknoten entlang der A. mesenterica inferior entfernt und in die Pathologie geschickt. Das Kolon kann mit dem Rektum kontinenzerhaltend anastomosiert werden, sodass kein künstlicher Darmausgang (Anus praeter) nötig ist.

Weiterer Verlauf

Der Patient beginnt am Tag nach der Operation mit dem Kostaufbau und ist abgesehen von den Schmerzen an der gut verheilenden Narbe beschwerdefrei. Da bei der pathologischen Aufarbeitung mehrere Lymphknoten als vom Tumor befallen identifiziert werden, wird der Patient in der onkologischen Therapieambulanz vorgestellt. Dort erhält er über die nächsten Monate regelmäßig eine intravenöse Chemotherapie, die er nach anfänglicher Übelkeit sehr gut verträgt. Nach der Operation ist der Spiegel der Tumormarker im Blut abgefallen, sodass sich ggf. ein Rezidiv des Tumors an einem erneuten Anstieg erkennen lässt. Der Patient ist auch nach 10 Jahren in kompletter Remission und kann als geheilt betrachtet werden.

Aus dem Präpsaal

Der Dickdarm ist nach Eröffnung der Bauchhöhle einfach aufzufinden,

Hier musst du dir die Lagebeziehungen der einzelnen Organe zueinander genau ansehen.

da er wie ein Bilderrahmen den Dünndarm umgibt und den Obervom Unterbauch trennt. Er gliedert sich in mehrere Abschnitte: Auf den **Blinddarm (Caecum)** mit seinem **Wurmfortsatz (Appendix vermiformis)** folgen die Kolonabschnitte **(Colon ascendens, Colon transversum, Colon descendens und Colon sigmoideum)** und dann **Mastdarm (Rectum)** und **Analkanal (Canalis analis).** Da das Colon descendens während der Entwicklung an die hintere Rumpfwand verlagert wird, ist es sekundär retroperitoneal gelegen. Dagegen wird das Colon sigmoideum wieder allseits von viszeralem Peritoneum bedeckt und befindet sich damit intraperitoneal. Für die Durchführung einer Hemikolektomie ist die Kenntnis der versorgenden Leitungsbahnen der einzelnen Darmabschnitte essenziell. Diese wechseln entwicklungsgeschichtlich bedingt an der linken Kolonflexur, die den Übergang vom Colon transversum zum Colon descendens markiert. Die „linksseitigen" Dickdarmabschnitte (Colon descendens und Colon sigmoideum) werden daher von Ästen der **A. mesenterica inferior** ernährt, die aus dem Bauchabschnitt der Aorta entspringt und zunächst retroperitoneal verläuft. Die „rechtsseitigen" Abschnitte bis zum Colon transversum werden dagegen von der A./V. mesenterica superior versorgt.

Die klinisch wichtige Anastomose der A. mesenterica superior mit der A. mesenterica inferior heißt RIOLAN-Anastomose. Man sieht sie nach Präparation der Gefäßarkaden richtig deutlich!

Die entsprechende Vene (V. mesenterica inferior) steigt dorsal des Pancreas auf und vereinigt sich mit den anderen Hauptstämmen, die dann die **Pfortader (V. portae hepatis)** bilden. Daher gelangen Metastasen aus Dickdarmtumoren häufig über das venöse Blut in die Leber. Die regionären Lymphknoten entlang des Dickdarms haben Anschluss an die Sammellymphknoten am Abgang der A. mesenterica inferior **(Nodi lymphoidei mesenterici inferiores).**

Lymphknoten sind oft nicht gut zu finden. Man kann ihre Lage entlang der A. mesenterica aber sehr gut nachvollziehen.

Zurück in der Klinik

Bei der Operation kann die gesamte A. mesenterica inferior mit umgebenden Lymphknoten entfernt werden, da sie nur die entfernten Abschnitte des Dickdarms versorgt. Dagegen könnte man bei einem Tumor im Colon ascendens nicht die gesamte A. mesenterica superior absetzen, da diese auch den Dünndarm und die Bauchspeicheldrüse versorgt.

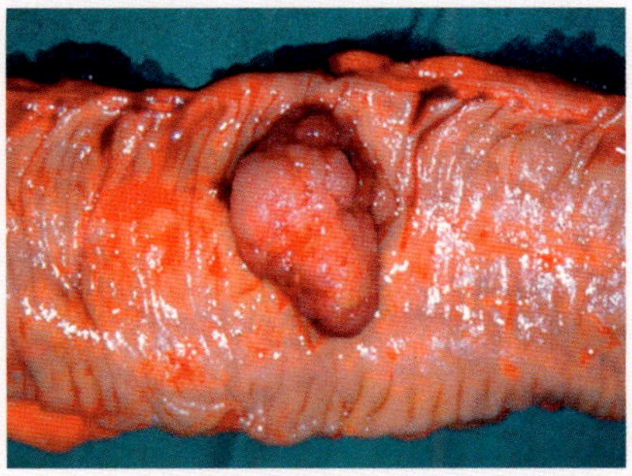

Abb. a Polypöses Kolonkarzinom. [O892, M526]

Entwicklung des Oberbauchsitus

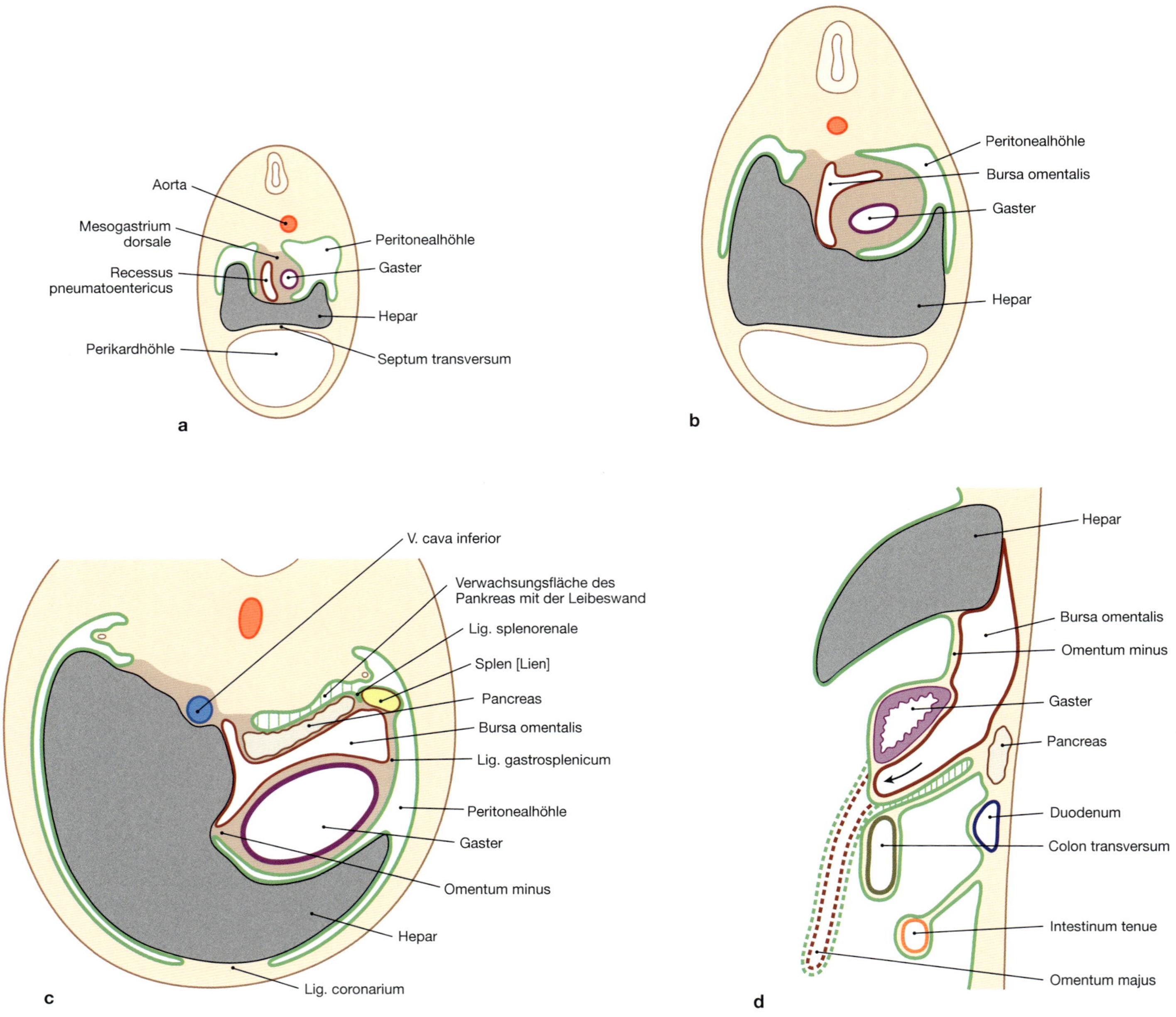

Abb. 6.1 a–d Entwicklung des Oberbauchsitus; Peritoneum (grün); Peritoneum des Recessus pneumatoentericus bzw. der Bursa omentalis (dunkelrot). [S700-L126]/(B500-L238)~(T663)]
a Transversalschnitt durch den Oberbauch am Ende der 4. Woche.
b Transversalschnitt durch den Oberbauch am Anfang der 5. Woche.
c Transversalschnitt durch den Oberbauch am Anfang der 7. Woche.
d Paramedianschnitt durch den Oberbauch.

Das **Darmrohr** entsteht überwiegend aus dem Entoderm und Anteilen des Dottersacks und bildet die Epithelien des Gastrointestinaltrakts. Im umgebenden Mesoderm entstehen Spalträume, die zur **Leibeshöhle (Zölom)** werden. Das Mesoderm des Zölomepithels bildet lateral als Somatopleura die Rumpfwand. Medial bildet sich die **Splanchnopleura** und bedeckt das Darmrohr von außen und wird dort zum Peritoneum viscerale bzw. kleidet als Peritoneum parietale die Leibeshöhle aus. Aus der Splanchnopleura gehen auch die glatte Muskulatur und das Bindegewebe der Wand des Gastrointestinaltrakts hervor. Das viszerale Peritoneum bildet auch die Mesenterien, die als Aufhängebänder fungieren und die Leitungsbahnen enthalten. Das dorsale Mesenterium verbindet das Darmrohr mit der hinteren Rumpfwand. Im Oberbauch gibt es zusätzlich ein ventrales Mesenterium.

Zu Beginn der **4. Woche** entwickelt sich ventral aus dem Darmrohr in Höhe des späteren Zwölffingerdarms eine Entodermaussprossung, die die Epithelien von Leber, Gallenblase, Gallengängen und Bauchspeicheldrüse bildet. Anschließend kommt es zu folgenden Umlagerungen:

1. Die **Leber** wächst in das Mesogastrium ventrale ein und unterteilt es dadurch in ein Mesohepaticum ventrale (zwischen vorderer Rumpfwand und Leber) und ein Mesohepaticum dorsale (zwischen Leber und Magen; **a** und **b**). Aus dem Mesohepaticum ventrale geht kranial das **Lig. coronarium** und kaudal das **Lig. falciforme hepatis** hervor. Am kaudalen Ende verläuft als Relikt der Nabelvene das **Lig. teres hepatis.** Das Mesohepaticum dorsale wird zum Omentum minus.
2. Im Mesogastrium dorsale tritt rechts eine Spalte auf (Recessus pneumatoentericus), die zur **Bursa omentalis** wird (**a** und **b**).
3. Der **Magen** dreht sich um **90° im Uhrzeigersinn** (Blick von oben) und gelangt damit auf der linken Körperseite in eine Frontalstellung (**c**). Das Omentum minus verbindet Leber und kleine Magenkurvatur ebenfalls in der Frontalebene und bildet die Vorderwand der Bursa omentalis, die nach links hinter den Magen gelangt ist.
4. Im Mesogastrium dorsale entstehen die **Bauchspeicheldrüse,** die nach retroperitoneal verlagert wird, und die **Milz,** die intraperitoneal bleibt.
5. Das Mesogastrium dorsale gliedert sich schließlich in ein **Lig. gastrosplenicum** (von der großen Magenkurvatur zur Milz) und ein **Lig. splenorenale** (vom Milzhilum zur dorsalen Rumpfwand) und bildet die übrigen Abschnitte des **Omentum majus** (schürzenförmig an der großen Magenkurvatur; **d**). Daher gehört das Omentum majus entwicklungsgeschichtlich und auch nach seinen Leitungsbahnen zum Oberbauchsitus.

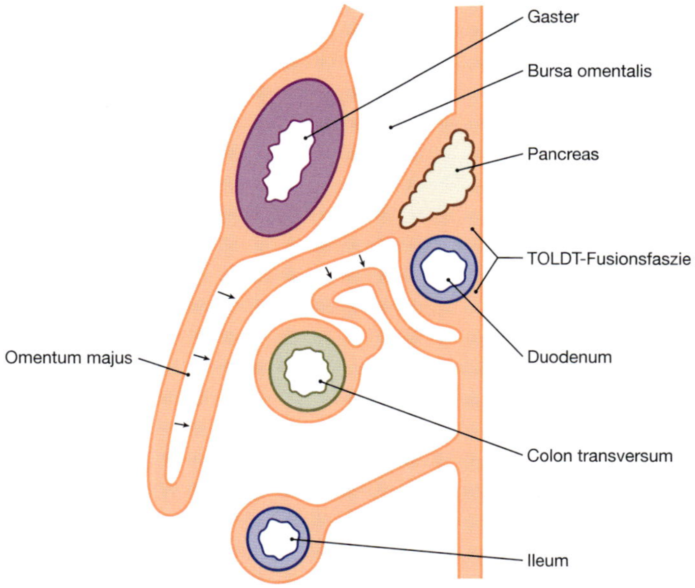

Abb. 6.2 Umlagerung der Oberbauchorgane ab der 5. Woche; Paramedianschnitt durch den Oberbauch. [S700-L126]/[E347-11]
Ab der 5. Entwicklungswoche werden im Rahmen der Magendrehung der überwiegende Teil des **Duodenums (außer Pars superior)** und das **Pancreas** an die dorsale Rumpfwand angelagert und gelangen so in eine **sekundär retroperitoneale Lage.** Das viszerale Peritoneum auf der dorsalen Oberfläche dieser Organe verschmilzt mit dem parietalen Peritoneum der Rumpfwand zur **TOLDT-Fusionsfaszie.**
Dabei verkleben auch die Blätter des Omentum majus und begrenzen dadurch die Bursa omentalis nach kaudal.

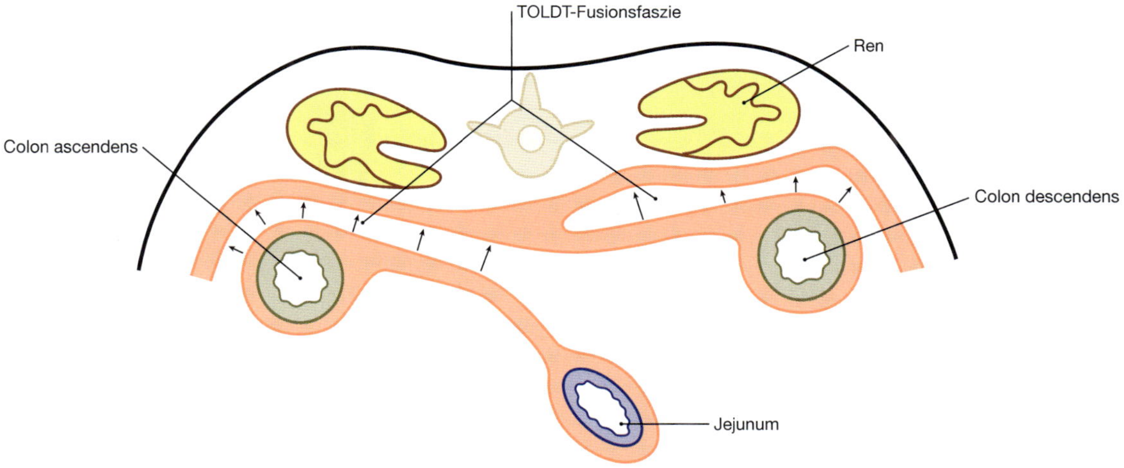

Abb. 6.3 Umlagerung der Unterbauchorgane ab der 10. Woche; Transversalschnitt durch den Unterbauch in Höhe der Flexura duodenojejunalis. [S700-L126]/[E347-11]
Bei der Drehung der Nabelschleife und der vorübergehenden Verlagerung in die Nabelschnur hinein, die bei der Entwicklung des Unterbauchsitus (→ Abb. 6.4) genauer beschrieben werden, gelangen auch **Colon ascendens** und **Colon descendens** in eine **sekundär retroperitoneale Lage.** Beide Darmabschnitte behalten bei diesen Umlagerungen den engen Kontakt zur hinteren Rumpfwand und bilden so kein abgrenzbares Mesenterium aus. Dabei verschmilzt das viszerale Peritoneum mit dem parietalen Peritoneum auf der Innenseite der hinteren Bauchwand und bildet die **TOLDT-Fusionsfaszie**.
Präparationshinweis: Die sekundär retroperitonealen Organabschnitte von Duodenum und Colon sowie das Pancreas kann man bei der Präparation stumpf mobilisieren und von der hinteren Bauchwand mit den dort gelegenen retroperitonealen Organen wie Niere und Nebenniere und den großen Gefäßen (Aorta und V. cava inferior) ablösen. Damit löst man die TOLDT-Faszie wieder auf.

Entwicklung

Entwicklung des Unterbauchsitus

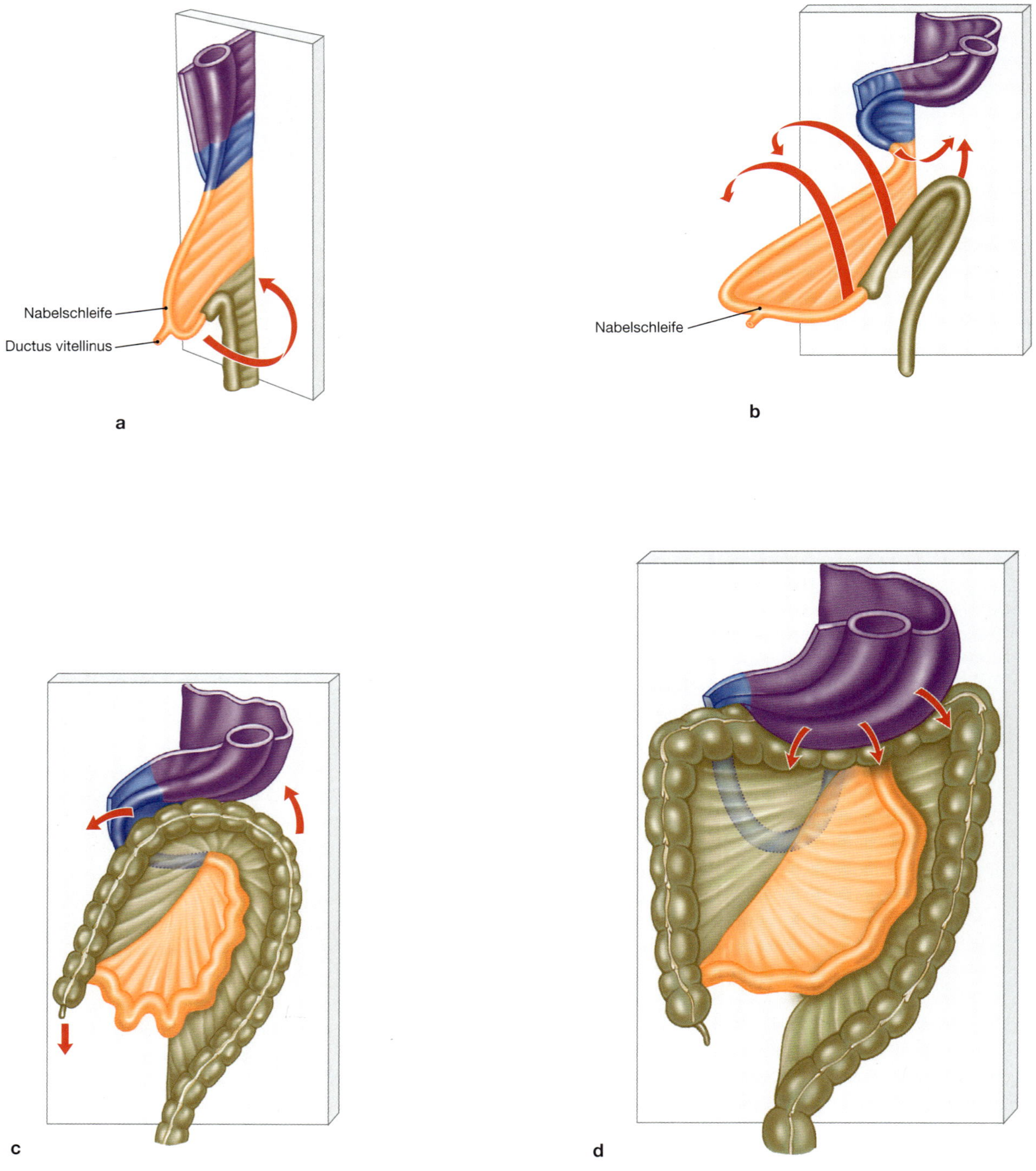

Abb. 6.4 a–d Schematische Darstellung der Darmdrehung. Darmabschnitte und ihre Mesenterien sind in verschiedenen Farben dargestellt: Magen und Mesogastrien (violett), Duodenum und Mesoduodenum (blau), Jejunum und Ileum mit zugehörigem Mesenterium (orange), Colon und Mesocolon (ocker). [S700-L126]/[B500-T663-L238]
Folgende Vorgänge finden statt, überlagern sich zeitlich allerdings:
1. Durch das Längenwachstum des Darmrohrs bildet sich eine nach ventral gerichtete Schlinge **(Nabelschleife).** Aus dem proximalen (oberen) Schenkel bildet sich der größte Teil des Dünndarms, aus dem distalen (unteren) Schenkel der Dickdarm bis einschließlich Colon transversum. Der distale Dickdarm geht aus dem Enddarm hervor und unterscheidet sich daher auch in seinen Leitungsbahnen.
2. Die Nabelschleife wird aus Platzgründen vorübergehend aus dem Embryo in die Nabelschnur verlagert **(physiologischer Nabelbruch)** und bleibt mit dem Dottersack über den Ductus vitellinus verbunden. Wenn sich der Darm nicht vollständig in den Embryo zurückverlagert, bleibt ein angeborener Nabelbruch **(Omphalozele),** der Darmabschnitte mit Mesenterium enthält. Da er außen durch den späteren Nabelring tritt, ist er nur von Amnion und nicht von Bauchwandmuskulatur bedeckt.
3. Reste des Ductus vitellinus können als **MECKEL-Divertikel** am Dünndarm zurückbleiben.
4. Durch Längenwachstum kommt es zu einer Drehung des Darms um **270° gegen den Uhrzeigersinn.** Dadurch umgibt der Dickdarm den Dünndarm wie ein Rahmen.
5. Colon ascendens und Colon descendens werden sekundär nach retroperitoneal verlagert. Dabei verschmilzt das embryonale Mesocolon mit dem Peritoneum parietale (TOLDT-Fusionsfaszie).

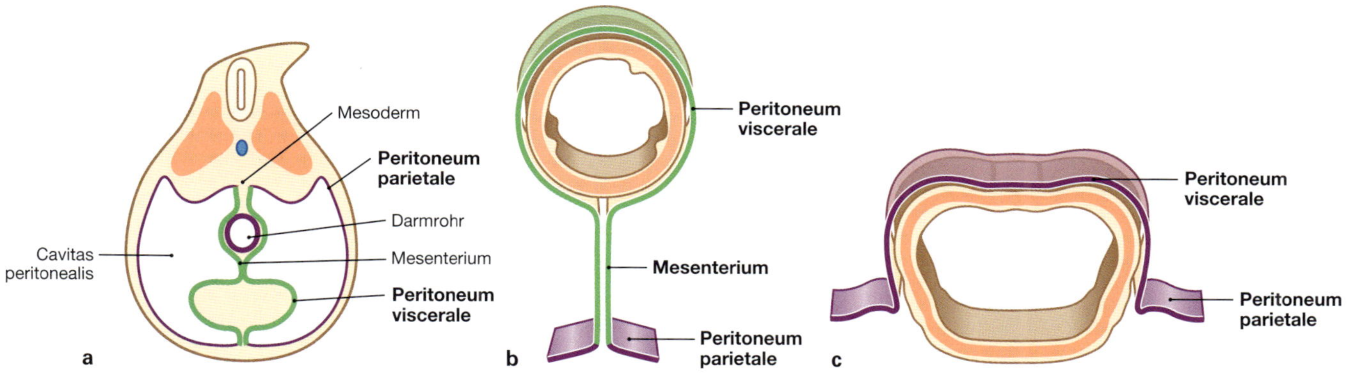

Abb. 6.5 a–c Schematische Darstellung der peritonealen Lageverhältnisse; Transversalschnitte; viszerales Peritoneum ist in grün, parietales Peritoneum in violett dargestellt. [S701-L126]

a Transversalschnitt auf Höhe des Oberbauchs. Das **viszerale Peritoneum** bedeckt die Oberfläche sämtlicher frei in der Peritonealhöhle gelegener Organe sowie deren Mesenterien. Das **parietale Peritoneum** kleidet dagegen die Peritonealhöhle innen aus. Neue Studien zeigen, dass das Mesenterium ein Kontinuum darstellt, das vom Mesogastrium bis zum Mesorectum reicht und damit intra-, retro- und subperitoneale Darmabschnitte einschließt.

b Transversalschnitt durch ein intraperitoneal gelegenes Hohlorgan. Ein **intraperitoneal gelegenes Organ** wie z. B. der Magen ist auf allen Seiten mit **viszeralem Peritoneum** bedeckt und bildet Peritonealduplikaturen wie das Mesenterium, Omentum majus und Omentum minus sowie die Ligamenta (→Tabelle unten).

c Transversalschnitt durch ein primär retroperitoneal/subperitoneal gelegenes Hohlorgan. Ein hinter der Peritonealhöhle und damit primär **retroperitoneal gelegenes** oder unterhalb der Peritonealhöhle im Becken und damit **subperitoneal gelegenes Organ** wie z. B. die Harnblase ist höchstens auf der Vorder- bzw. Oberseite von **parietalem Peritoneum** bedeckt.

Peritonealduplikaturen

Struktur	**Bemerkung**
Mesenterium	• Dorsale Aufhängung an sämtlichen intra- und auch retroperitonealen Abschnitten von Dünn- und Dickdarm • Kontinuierliche Peritonealduplikatur zwischen Mesogastrium und Mesorectum • Enthält die Leitungsbahnen des Darms
Omentum majus • Lig. gastrocolicum • Lig. gastrosplenicum • Lig. gastrophrenicum • Schürzenförmiger Abschnitt	• Schürzenförmige Duplikatur aus mehreren Abschnitten • Entwickelt sich aus dorsalem Mesogastrium • Enthält die Leitungsbahnen der großen Magenkurvatur
Omentum minus • Lig. hepatogastricum • Lig. hepatoduodenale	• Entwickelt sich aus dem ventralen Mesogastrium (Mesohepaticum dorsale) • Enthält die Leitungsbahnen der kleinen Magenkurvatur
Lig. falciforme hepatis	• Entwickelt sich aus dem ventralen Mesogastrium vor der Leber (Mesohepaticum ventrale) • Enthält portokavale Anastomosen zur vorderen Rumpfwand
Lig. splenorenale	• Entwickelt sich aus dem dorsalen Mesogastrium
Lig. phrenicocolicum	• Entwickelt sich aus dem dorsalen Mesogastrium • Bildet den Boden der Milznische

Klinik

MECKEL-Divertikel sind häufig (3 % der Bevölkerung) und befinden sich meist in dem 100 cm oral der Ileozäkalklappe gelegenen Abschnitt des Dünndarms. Da sie oft versprengte Magenschleimhaut enthalten, können sie durch Entzündung und Blutung das klinische Bild einer Appendizitis („Blinddarmentzündung") vortäuschen.
Bei gestörter Darmdrehung kann es zu **Malrotationen** (Hypo- und Hyperrotation) kommen. Diese können durch eine **Darmverschlingung (Volvulus)** zu einem Darmverschluss (Ileus), aber auch zu einer abnormen Lage von Darmabschnitten führen, was z. B. die Diagnose einer Appendizitis erschweren kann. Bei der Malrotation kann die Rotation inkomplett sein (→ Abb. a) oder zu einer ventralen Überkreuzung des Duodenums über das Colon transversum führen (→ Abb. b). Beim **Situs inversus** liegen alle Organe seitenverkehrt. [S701-L275]

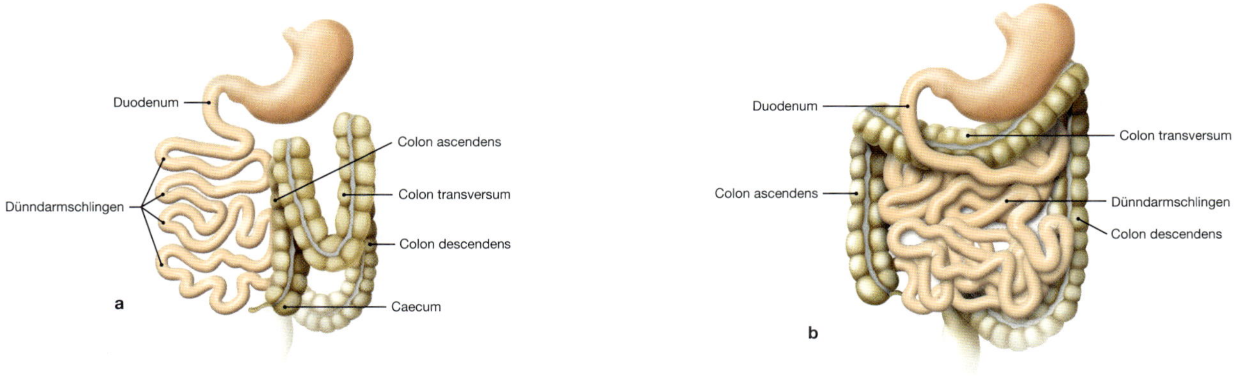

Oberflächenanatomie

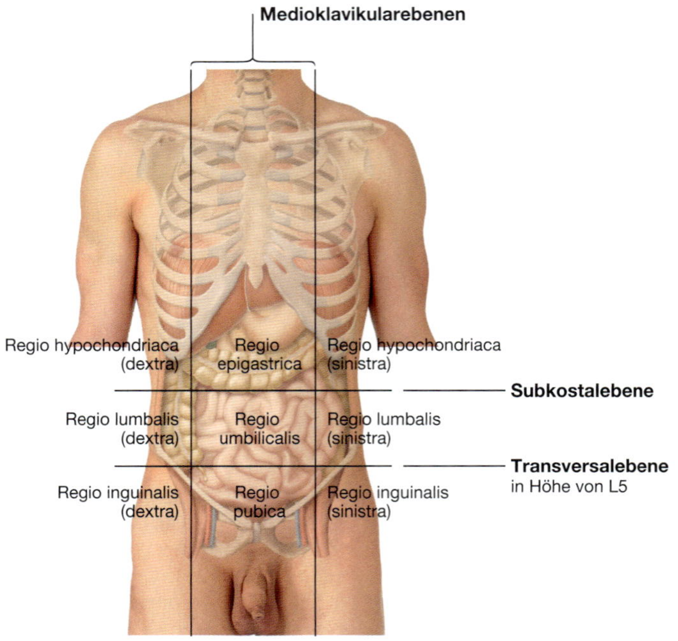

Abb. 6.6 Regionen des Abdomens; Ansicht von ventral. [S701-J803-L275]
Die Regionen des Abdomens sind wichtig, da hier verschiedene Organe auf die Körperoberfläche projizieren und damit der körperlichen Untersuchung zugänglich sind (→Tabelle unten).

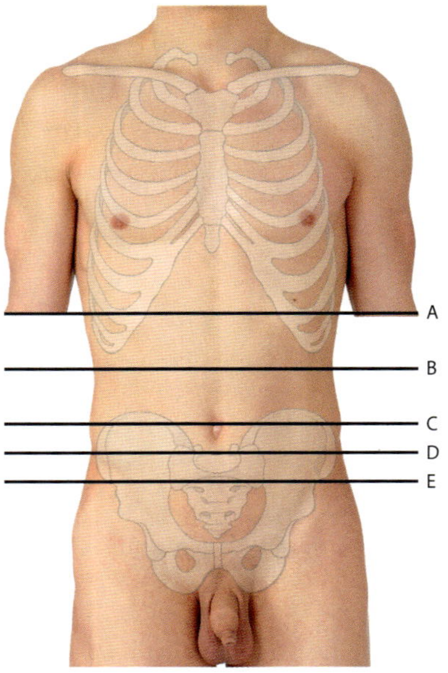

Abb. 6.7 Horizontale Ebenen des Abdomens; Ansicht von ventral. Die horizontalen Ebenen des Abdomens sind für die Beurteilung in der Schnittbilddiagnostik mit Computertomographie (CT) oder Magnetresonanztomographie (MRT) von Bedeutung (→Tabelle unten). [S701-J803-L275]

Regionen des Abdomens

Region	Projizierende Organe
rechtes Hypochondrium (Regio hypochondriaca dextra)	• Leber (Kapselschmerz bei Leberschwellung und Fettleber) • Gallenblase (Gallenblasenentzündung, Gallenkolik bei Gallensteinen)
Epigastrium (Regio epigastrica)	• Magen (Magengeschwür) • Oesophagus (Sodbrennen) • Colon transversum (Blähungen, Schmerzen bei Verschluss, Infarkt, Entzündungen)
linkes Hypochondrium (Regio hypochondriaca sinistra)	Milz (Milzruptur, Kapselschmerz bei Milzschwellung)
rechte Lumbalregion = rechte Flanke (Regio lumbalis dextra)	• Rechte Niere (Nierenbeckenentzündung, Nierenkolik bei Nierensteinen) • Colon ascendens (Blähungen, Schmerzen bei Verschluss, Infarkt, Entzündungen)
Nabelregion (Regio umbilicalis)	Dünndarm (Blähungen, Schmerzen bei Verschluss, Infarkt, Entzündungen)
linke Lumbalregion = linke Flanke (Regio lumbalis sinistra)	• Linke Niere (Nierenbeckenentzündung, Nierenkolik bei Nierensteinen) • Colon descendens (Blähungen, Schmerzen bei Verschluss, Infarkt, Entzündungen)
rechte Inguinalregion = rechte Leiste (Regio inguinalis dextra)	• Appendix vermiformis (Appendizitis) • Leistenkanal (Leistenbruch)
Schamregion/Hypogastrium (Regio pubica)	• Harnblase (Harnstau, Harnblasenentzündung) • Rectum (Blähungen, Schmerzen bei Verschluss, Infarkt, Entzündungen)
linke Inguinalregion = linke Leiste (Regio inguinalis sinistra)	• Colon sigmoideum (Blähungen, Schmerzen bei Verschluss, Infarkt, Entzündungen [insbesondere auch Divertikulitis]) • Leistenkanal (Leistenbruch)

Horizontale Ebenen des Abdomens

Ebene	Wirbel	Landmarke	Struktur
A: transpylorische Ebene (ADDISON-Ebene)	L1	Mittelpunkt zwischen Schambeinfuge und Drosselgrube	Pylorus, Fundus der Gallenblase, Mesocolon transversum, Pancreas, Flexura duodenojejunalis, Truncus coeliacus (T12/L1), Ursprung der Pfortader, A. mesenterica superior, Nierenhilum mit A. renalis (L2)
B: subkostale Ebene	L2–L3	Unterrand 10. Rippe	A. mesenterica inferior
C: transumbilikale Ebene	L3–L4	Nabel	
Darmbeinkammebene	L4	Darmbeinkamm	Aortenbifurkation, Zugang Lumbalpunktion
D: transtuberkuläre Ebene	L5	Tuberculum iliacum	Ursprung der V. cava inferior
E: interspinale Ebene	Mitte Os sacrum	Spina iliaca anterior superior	Appendix vermiformis

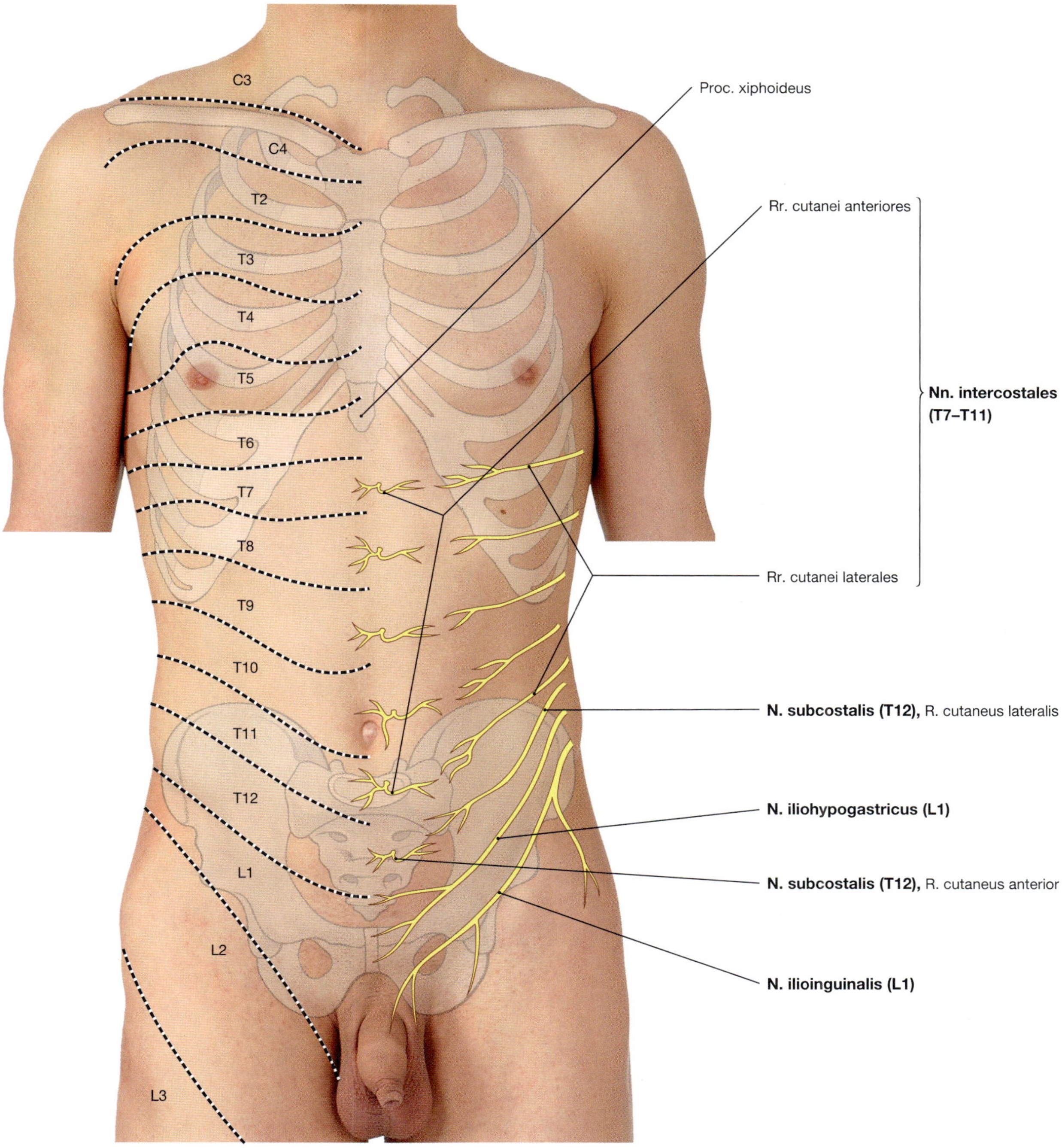

Abb. 6.8 Dermatome der vorderen Rumpfwand mit Projektion der Spinalnerven; Ansicht von ventral. [S701-J803-L126]
Die Bauchwand wird von vorderen Ästen **(Rr. anteriores) der Spinalnerven** innerviert:

- Interkostalnerven (Nn. intercostales) T7–T11
- N. subcostalis, T12
- N. iliohypogastricus (Plexus lumbalis), T12–L1
- N. ilioinguinalis (Plexus lumbalis), T12–L1

Die **Hautwurzelfelder (Dermatome),** die von den einzelnen Rückenmarkssegmenten versorgt werden, verlaufen gürtelförmig. Zur Orientierung an der Bauchwand sind folgende Projektionen wichtig:

- Nabel auf das Dermatom T10
- Lumbalregion auf die Dermatome T11/T12
- Leistenregion sowie Schamregion auf das Dermatom L1

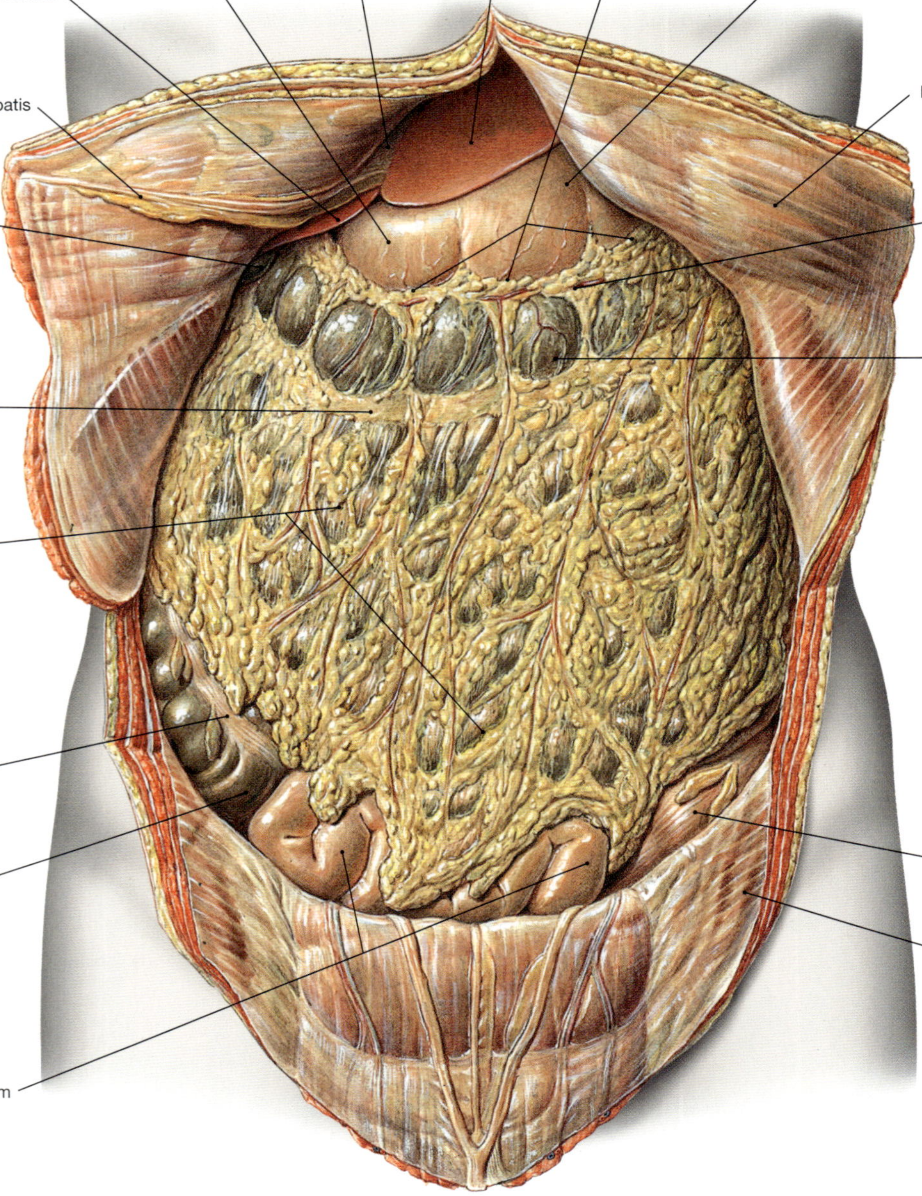

Abb. 6.9 Lage der Eingeweide, Situs viscerum, im Oberbauch und großes Netz, Omentum majus; Ansicht von ventral. [S700]
Wenn man die Bauchhöhle eröffnet, stößt man auf das quer verlaufende Colon transversum, das den Bauchraum in einen **Oberbauch** (sog. Drüsenbauch) und einen **Unterbauch** (sog. Darmbauch) gliedert. Hier wurde der Bauchnabel links umschnitten, um das Lig. teres hepatis als Verbindung zwischen Leber und vorderer Rumpfwand nicht zu beschädigen. Die Organe des Unterbauchs sind weitgehend vom **großen Netz (Omentum majus)** bedeckt, das an der großen Magenkurvatur befestigt ist.

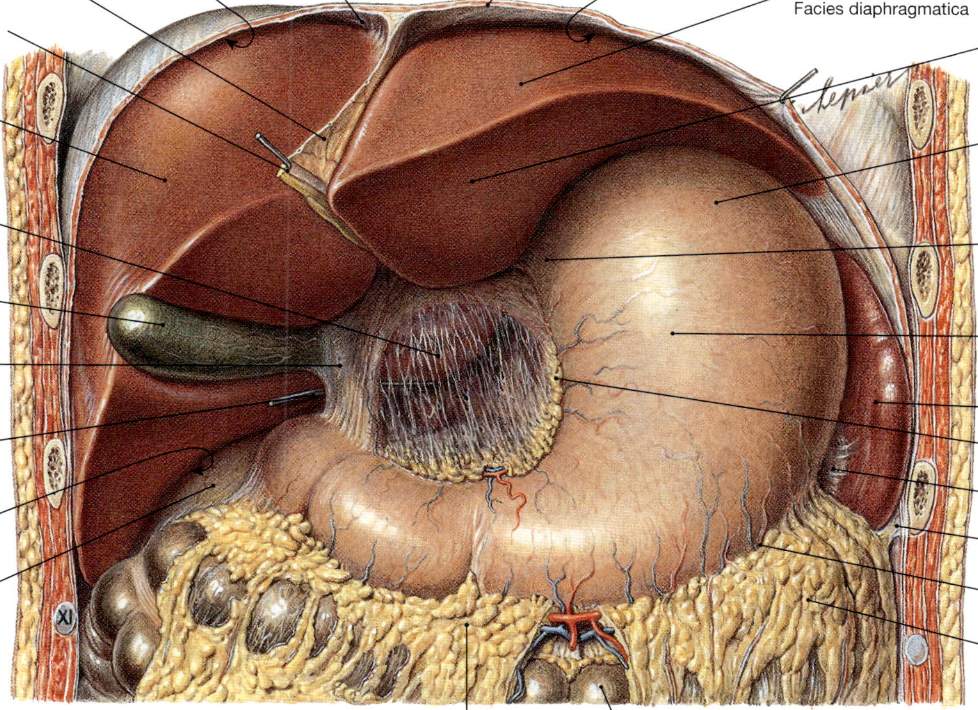

Abb. 6.10 Lage der Eingeweide, Situs viscerum, im Oberbauch; Ansicht von ventral. Die vordere Rumpfwand und die vorderen Anteile des Zwerchfells wurden entfernt. [S700]

Wenn man den Unterrand der Leber nach oben anhebt, wird das kleine Netz **(Omentum minus)** sichtbar. Es spannt sich zwischen der Leber und der kleinen Kurvatur des Magens sowie der Pars superior des Zwölffingerdarms aus. Das Omentum minus setzt sich aus dem **Lig. hepatogastricum** und dem **Lig. hepatoduodenale** zusammen, das den Ductus choledochus, die Pfortader (V. portae hepatis) und die A. hepatica propria zur Leberpforte führt. Hinter dem Lig. hepatoduodenale befindet sich der Eingang in die **Bursa omentalis** (Foramen omentale, hier durch eine Sonde markiert), einem Verschiebespalt zwischen Magen und Pancreas, dessen Vorderwand das Omentum minus bildet.

Das **Omentum majus** ist an der großen Kurvatur des Magens und an der Taenia omentalis des Colon transversum befestigt. Die Milz sitzt in der Milznische auf dem **Lig. phrenicocolicum** zwischen linker Kolonflexur und Zwerchfell.

Klinik

Bei der Untersuchung von **Traumapatienten** muss die Topographie des Bauchsitus bekannt sein, um mit Ultraschall nach Unfällen schnell innere Blutungen auszuschließen (**FAST-Sonographie**, Focused Assesment with Sonography for Trauma). Dabei werden mit dem Ultraschallkopf durch unterschiedliche Positionierung auf der Bauchdecke sog. Längs- und Querschnitte dargestellt, bei denen folgende 4 Regionen erfasst werden:

1. Flankenschnitt auf der rechten Körperseite zur Darstellung des rechtsseitigen **Recessus subphrenicus** und **Recessus subhepaticus** (klinisch auch Recessus hepatorenalis oder MORISON-Pouch genannt) um die Leber
2. Flankenschnitt auf der linken Körperseite zur Darstellung des linksseitigen **Recessus subphrenicus** (klinisch auch KOLLER-Pouch) um die Milz
3. Region oberhalb der Schambeinfuge zur Darstellung der **Excavatio rectouterina** (DOUGLAS-Raum) bei Frauen und der **Excavatio rectovesicalis** (PROUST-Raum) bei Männern (s. a. → Abb. 6.19)
4. Region unterhalb des Rippenbogens nach kranial zur Darstellung des **Perikards** zum Ausschluss einer Herzbeuteltamponade [S701-L126]

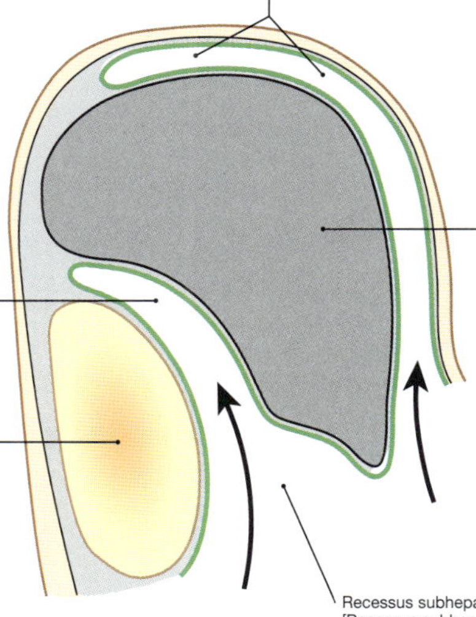

Großes Netz (Omentum majus)

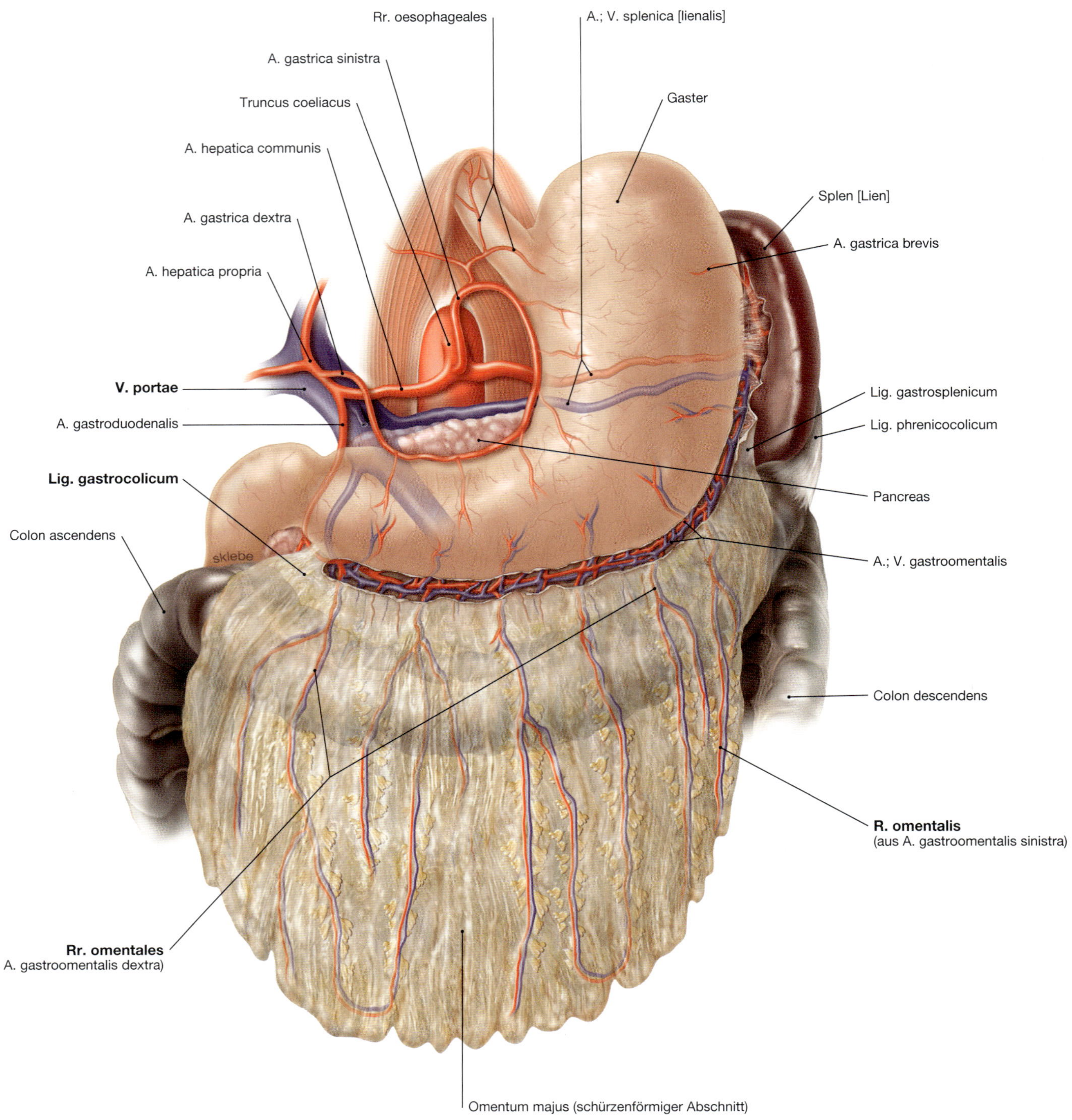

Abb. 6.11 Abschnitte und Leitungsbahnen des großen Netzes, Omentum majus; halbschematische Darstellung; Ansicht von ventral. [S700-L238]/[G1069]

Das große Netz **(Omentum majus)** untergliedert sich in ein **Lig. gastrocolicum** (zum Colon transversum), ein **Lig. gastrosplenicum** (zur Milz) und ein **Lig. gastrophrenicum** (zur hinteren Leibeswand). Nach kaudal setzen sich diese Abschnitte in einen **schürzenförmigen Abschnitt** fort. Das Omentum majus dient neben dem mechanischen Schutz und der thermischen Isolierung auch der Sekretion und Resorption von Peritonealflüssigkeit und hat immunologische Funktionen, da es von lymphatischem Gewebe besiedelt ist.

Das große Netz wird zum Oberbauchsitus gezählt, da es durch die Leitungsbahnen der großen Magenkurvatur versorgt wird. Dabei gehen **5–8 Äste (Rr. omentales)** aus der **A. gastroomentalis dextra** hervor, während meist nur **ein Ast** aus der **A. gastroomentalis sinistra** abzweigt. Die venösen Äste münden entsprechend in die Vv. gastroomentales ein, an denen auch die Nodi lymphoidei gastroomentales die Lymphe aus dem großen Netz aufnehmen.

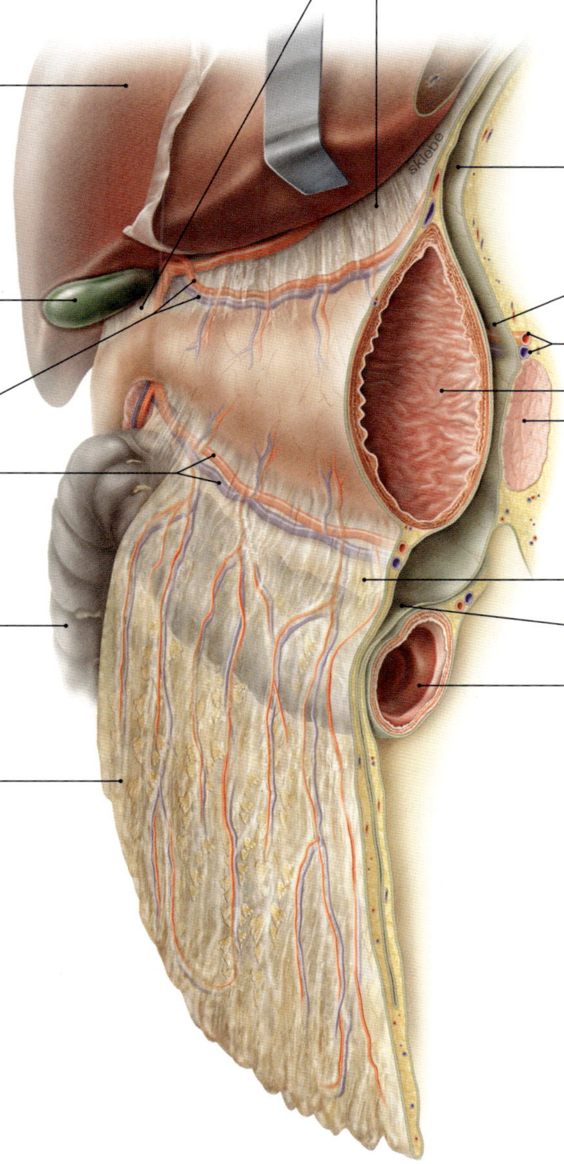

Abb. 6.12 Abschnitte und Leitungsbahnen des großen Netzes, Omentum majus; Sagittalschnitt von Magen, Pancreas, Colon transversum, Bursa omentalis und Omentum majus; halbschematische Darstellung; Ansicht von links lateral. [S700-L238]/[G1069]
Das große Netz **(Omentum majus)** entspringt mit einem **Lig. gastrocolicum** vom Colon transversum, das nach kaudal in den sehr variabel ausgebildeten **schürzenförmigen Anteil** übergeht. Das Omentum majus ist eine Peritonealduplikatur, wie gut erkennbar wird, da sich ein unterer Ausläufer (Recessus inferior) der **Bursa omentalis** von oben in das Lig. gastrocolicum erstreckt (→ Abb. 6.14). Die Bursa omentalis ist eine Aussackung der Peritonealhöhle, die sich vom Lig. hepatoduodenale aus zwischen Magen (ventral) und Pancreas (dorsal) einschiebt. Meist reicht der Recessus inferior nicht wie hier bis weit in den schürzenförmigen Teil des Omentum majus hinein.

Oberbauchsitus mit Bursa omentalis

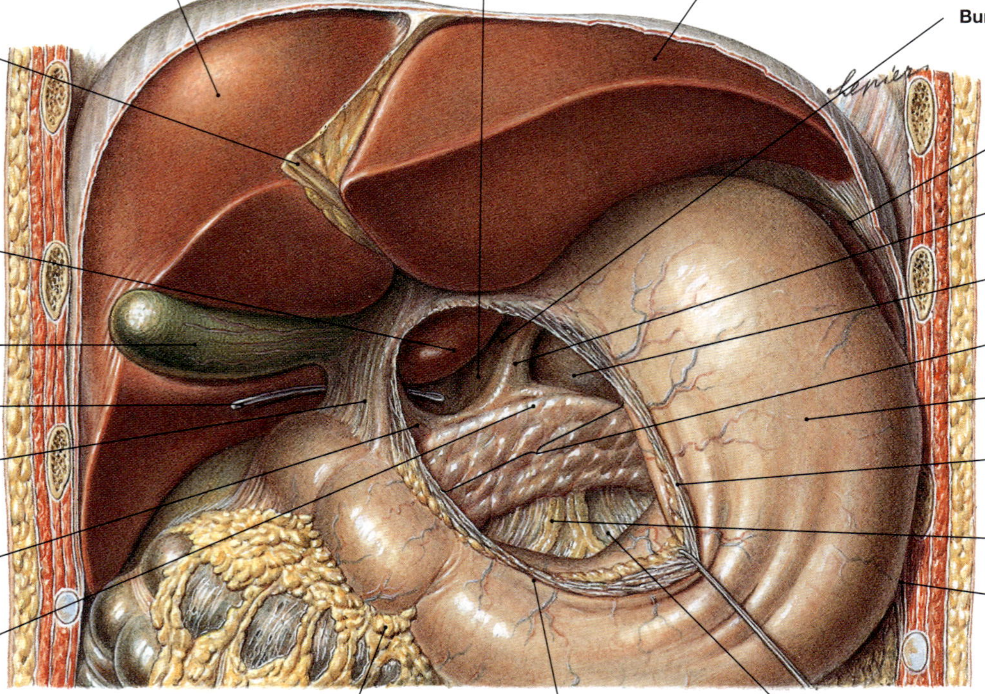

Abb. 6.13 Lage der Eingeweide, Situs viscerum, im Oberbauch; Ansicht von ventral. [S700]
Das kleine Netz (Omentum minus) zwischen der Leber und der kleinen Kurvatur des Magens wurde durchtrennt, um in die Bursa omentalis hineinsehen zu können.
Die **Bursa omentalis** ist ein Verschiebespalt zwischen Magen und Pancreas, der nur durch das Foramen omentale hinter dem Lig. hepatoduodenale mit der Bauchhöhle kommuniziert. Aufgrund ihrer Ausdehnung wird die Bursa omentalis im angloamerikanischen Sprachgebrauch auch als „kleine Bauchhöhle" („lesser sac of the peritoneal cavity") bezeichnet.

Die Bursa omentalis gliedert sich in 4 Abschnitte:
- **Foramen omentale:** Der Eingang in die Bursa omentalis wird vorne vom Lig. hepatoduodenale, oben vom Lobus caudatus, unten vom Bulbus duodeni und hinten von der V. cava inferior umrandet.
- **Vestibulum:** Der Vorraum ist vorne durch das Omentum minus begrenzt und reicht mit einem Recessus superior hinter die Leber.
- **Isthmus:** Die Engstelle zwischen Vor- und Hauptraum wird durch 2 Peritonealfalten begrenzt, rechts durch die Plica hepatopancreatica, die durch die A. hepatica communis aufgeworfen wird, und links durch die Plica gastropancreatica, in der die A. gastrica sinistra verläuft.
- **Hauptraum:** Er liegt zwischen dem Magen (vorne) und dem Pancreas bzw. dem Mesocolon transversum (hinten). Der Recessus splenicus dehnt sich nach links bis zum Milzhilum aus, der Recessus inferior unter dem Lig. gastrocolicum bis zum Ansatz des Mesocolons am Colon transversum.

Begrenzungen der Bursa omentalis

Richtung	Begrenzende Struktur	Recessus
ventral	Omentum minus, Magen (Rückseite), Lig. gastrocolicum	–
dorsal	Pancreas (Vorderseite), Aorta mit Truncus coeliacus, linke Niere (oberer Pol), linke Nebenniere	–
kranial	Leber (Lobus caudatus), Zwerchfell	Recessus superior
kaudal	Mesocolon transversum, bei Nichtverschmelzung Ausdehnung zwischen die Schichten des Omentum majus	Recessus inferior
links	Milz, Lig. gastrosplenicum	Recessus splenicus

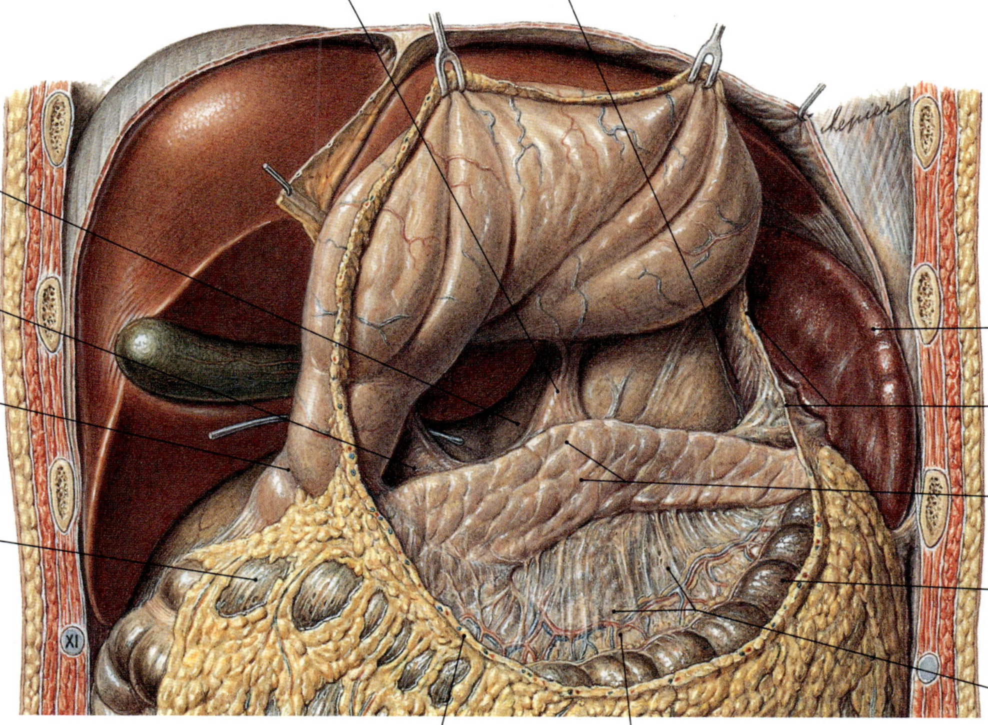

Abb. 6.14 Lage der Eingeweide, Situs viscerum, im Oberbauch; Ansicht von ventral. [S700]
Das Lig. gastrocolicum wurde durchtrennt und der Magen nach oben geklappt, um den Hauptraum der Bursa omentalis zu eröffnen. Die Rückwand der Bursa wird vom Pancreas und vom Mesocolon transversum gebildet. Nach links dehnt sie sich bis zum Milzhilum aus (Recessus splenicus), nach unten bis zum Ansatz des Mesocolons am Colon transversum (Recessus inferior).

Klinik

Die Bursa omentalis hat wie auch die übrigen Recessus der Peritonealhöhle (→ Abb. a) klinische Bedeutung, da es hier zur Einklemmung von Dünndarmschlingen **(innere Hernien)** oder zur Absiedlung von Tumoren bei **Peritonealkarzinose** oder von Krankheitserregern bei **Peritonitis** kommen kann. Daher inspiziert der Chirurg bei Operationen im Bauchraum die Bursa omentalis, um keine Krankheitserscheinungen zu übersehen.

Der Chirurg kann bei **Operationen** im Oberbauch, z. B. bei Eingriffen am Pancreas, auf **3 Zugangswegen** (→ Abb. b) in die Bursa omentalis gelangen:

- Durch das Omentum minus (→ Abb. 6.13)
- Durch das Lig. gastrocolicum (→ Abb. 6.14)
- Durch das Mesocolon transversum

Wie in der → Abbildung b gezeigt, kann sich der Recessus inferior der Bursa omentalis bis in das Omentum majus ausdehnen, wenn dessen Peritonealblätter unvollständig verschmelzen.
[S701-L126]

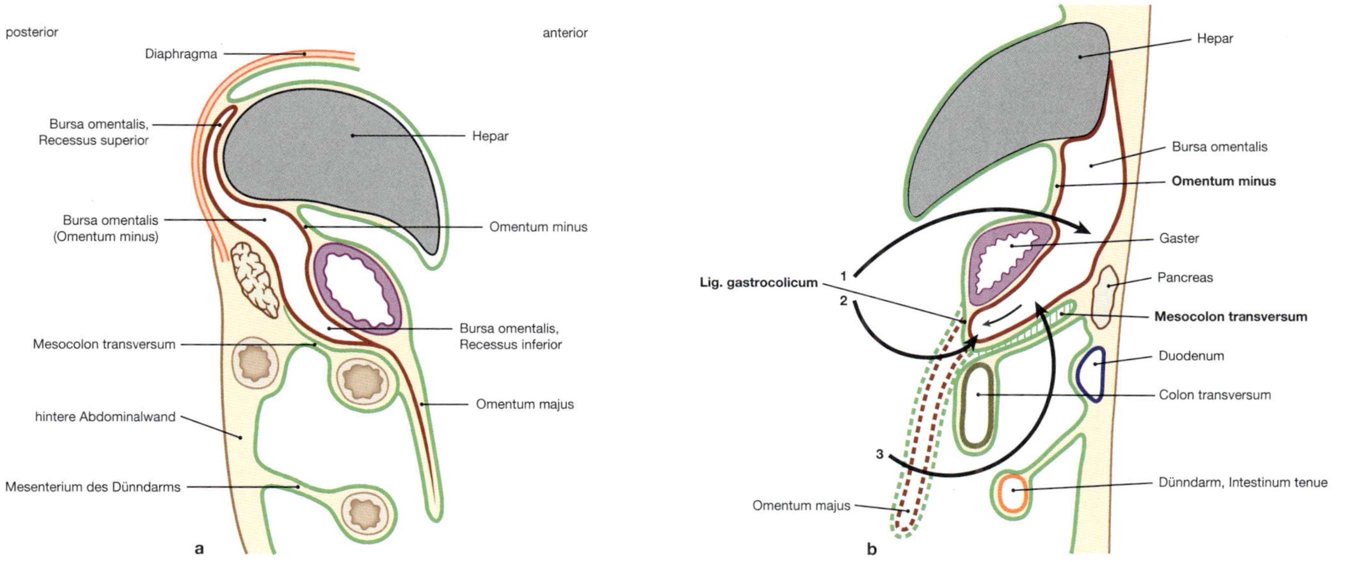

Unterbauchsitus

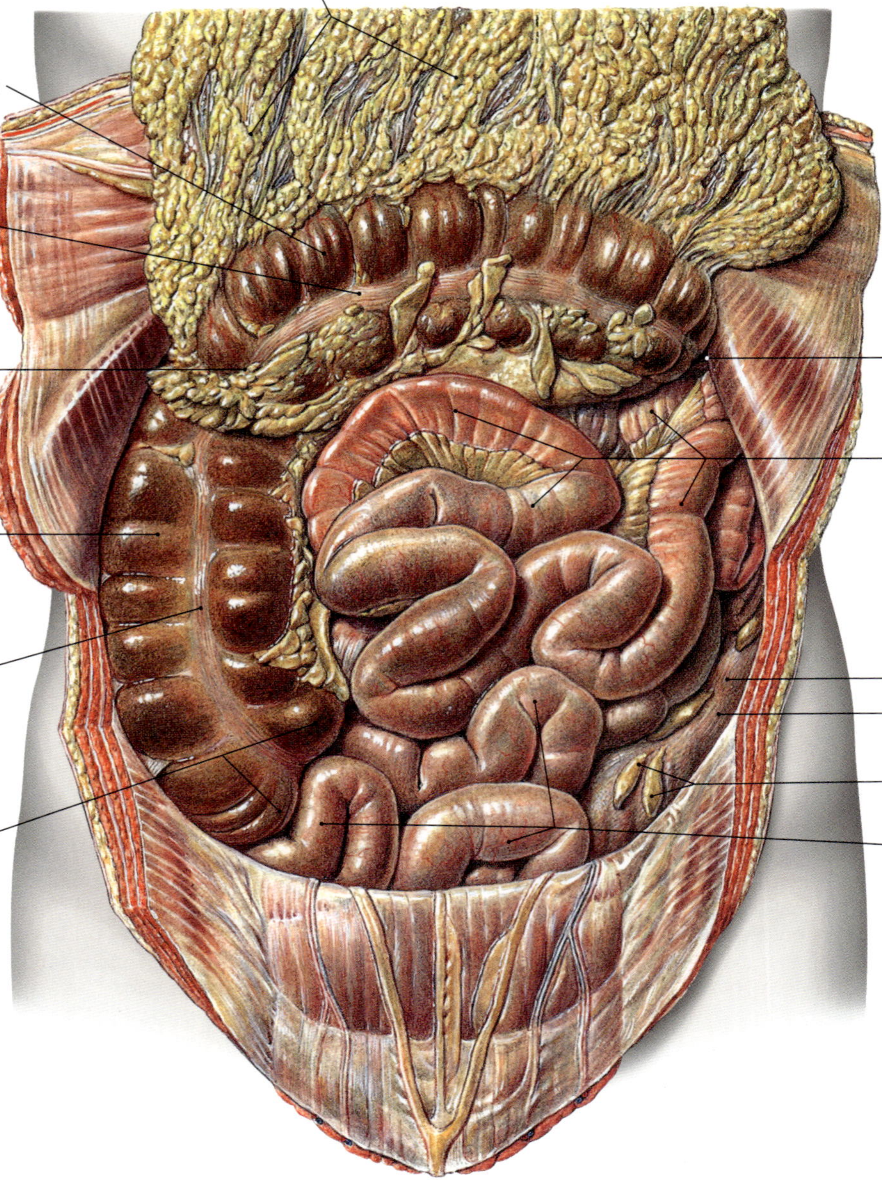

Abb. 6.15 Lage der Eingeweide, Situs viscerum, im Unterbauch; Ansicht von ventral. [S700]
Das Omentum majus wurde nach oben geklappt, um Dünn- und Dickdarm im **Unterbauch** freizulegen. Es sind damit die intraperitoneal gelegenen Abschnitte (vom Dünndarm) **Jejunum und Ileum** sowie (vom Dickdarm) **Caecum, Colon transversum** und **Colon sigmoideum** zu erkennen. Außerdem zeigt die Abbildung, dass die retroperitoneal gelegenen Abschnitte des Colons in einem variablen Ausmaß an die hintere Rumpfwand verlagert sind. In diesem Fall ist das **Colon ascendens** gut einsehbar, während das **Colon descendens** weiter dorsal gelegen ist und vom Dünndarm überlagert wird. Der Dickdarm umgibt das Dünndarmkonvolut aus Jejunum und Ileum wie ein Rahmen.

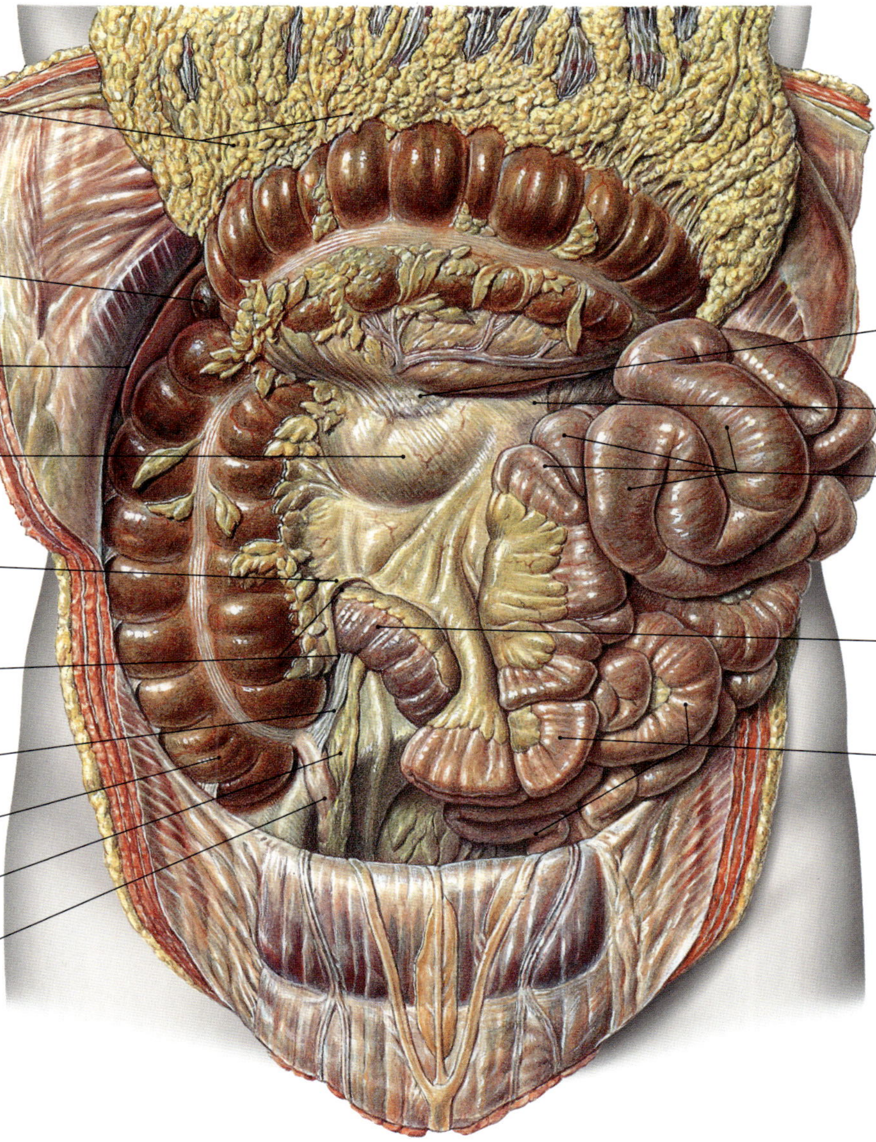

Abb. 6.16 Lage der Eingeweide, Situs viscerum, im Unterbauch; Ansicht von ventral. [S700]
Das Omentum majus wurde nach oben geklappt und die Dünndarmschlingen wurden nach links verlagert, um die sekundär retroperitoneal gelegene Pars horizontalis des Duodenums sichtbar zu machen. Zwischen den einzelnen Organen bildet die Peritonealhöhle **Aussackungen (Recessus).** An der Einmündung des Ileums in das Caecum gibt es 2 dieser Spalträume. Der **Recessus ileocaecalis superior** wird durch die Plica caecalis vascularis (enthält einen Ast der A. ileocolica) überdeckt, der **Recessus ileocaecalis inferior** durch die Plica ileocaecalis zwischen Ileum und Appendix vermiformis. Ähnlich wie bei der Bursa omentalis und den anderen Recessus kann es auch hier zur Einklemmung von Dünndarmanteilen (innere Hernien) kommen.

Unterbauchsitus mit Recessus der Peritonealhöhle

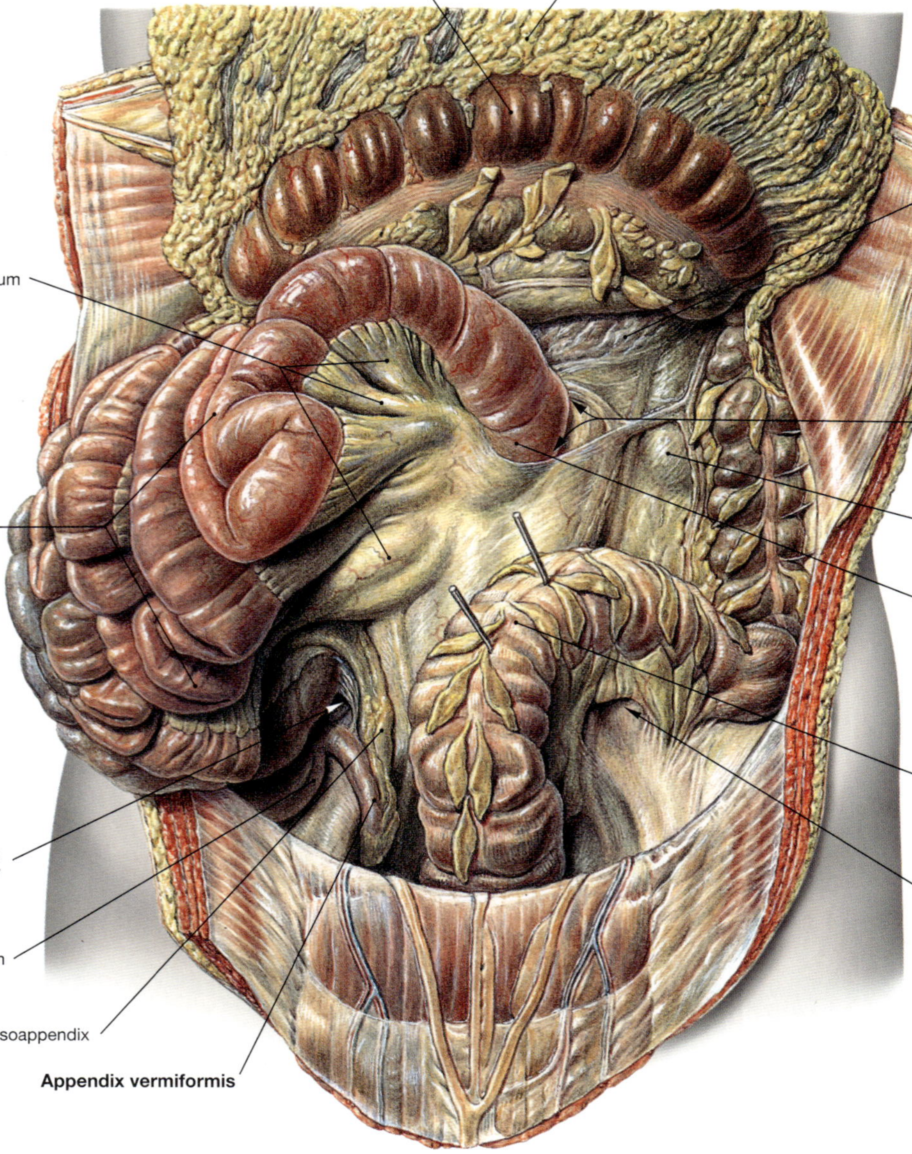

Abb. 6.17 Lage der Eingeweide, Situs viscerum, im Unterbauch; Ansicht von ventral. [S700]
Das Omentum majus wurde nach oben geklappt und die Dünndarmschlingen wurden nach rechts verlagert, sodass die Flexura duodenojejunalis sichtbar wird, in der das retroperitoneal gelegene Duodenum sich im intraperitoneal lokalisierten Jejunum fortsetzt. Auch hier gibt es 2 Spalträume: **Recessus duodenales superior** und **inferior.** Im rechten Unterbauch ist die Appendix vermiformis erkennbar, die mit ihrer Spitze in das kleine Becken herabhängt (absteigender Typ).

Klinik

In den Recessus duodenales superior und inferior kommt es am häufigsten von allen Spalträumen zur Einklemmung von Dünndarmanteilen **(TREITZ-Hernien).** Die Einklemmung kann zu einem Darmverschluss (Ileus) und zu Darminfarkten führen.

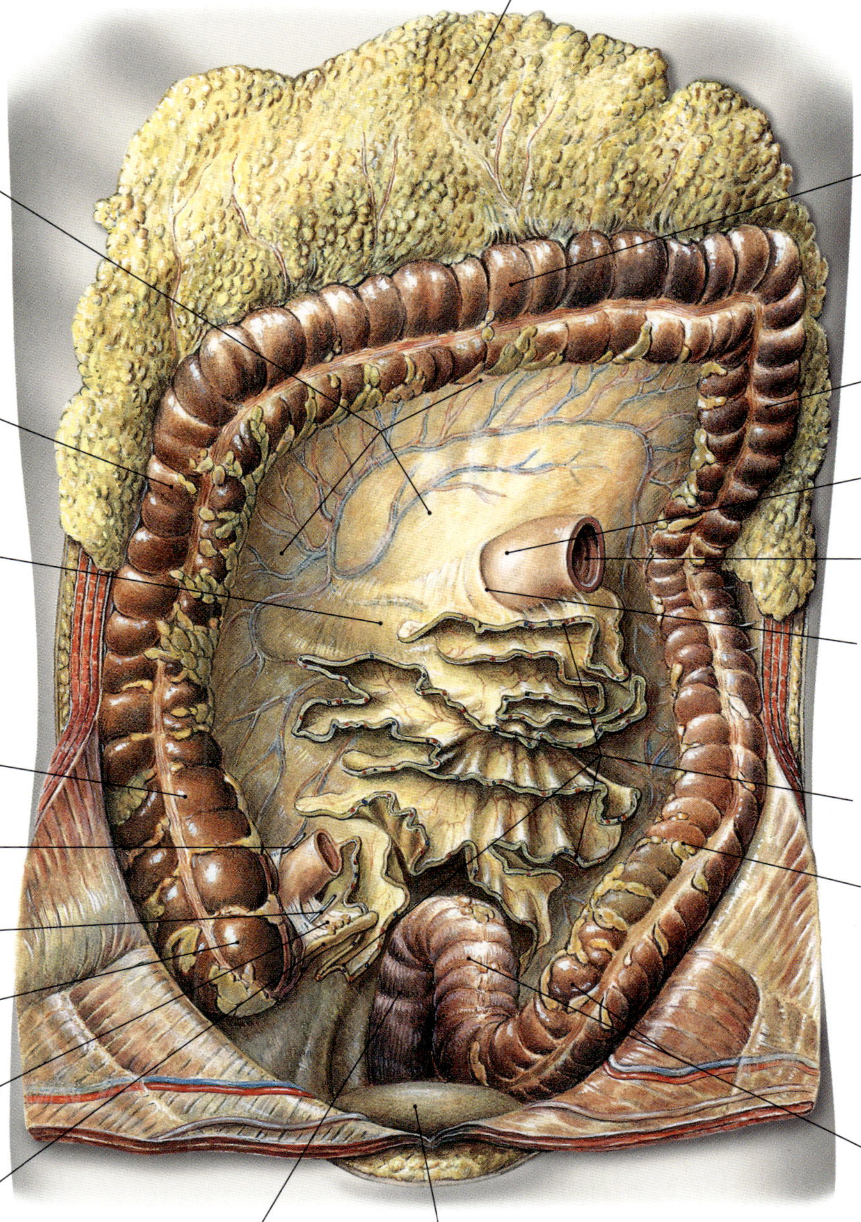

Abb. 6.18 Dünndarmgekröse, Mesenterium, und Dickdarm, Intestinum crassum; Ansicht von ventral. [S700]
Das Omentum majus und das Colon transversum wurden nach oben geklappt. Das intraperitoneal gelegene Dünndarmkonvolut aus Jejunum und Ileum wurde am **Mesenterium** abgesetzt. Das Mesenterium ist eine Peritonealduplikatur, die für eine bewegliche Aufhängung des Dünndarms sorgt und dessen Leitungsbahnen enthält.

Sekundär retroperitoneal gelegene Organe

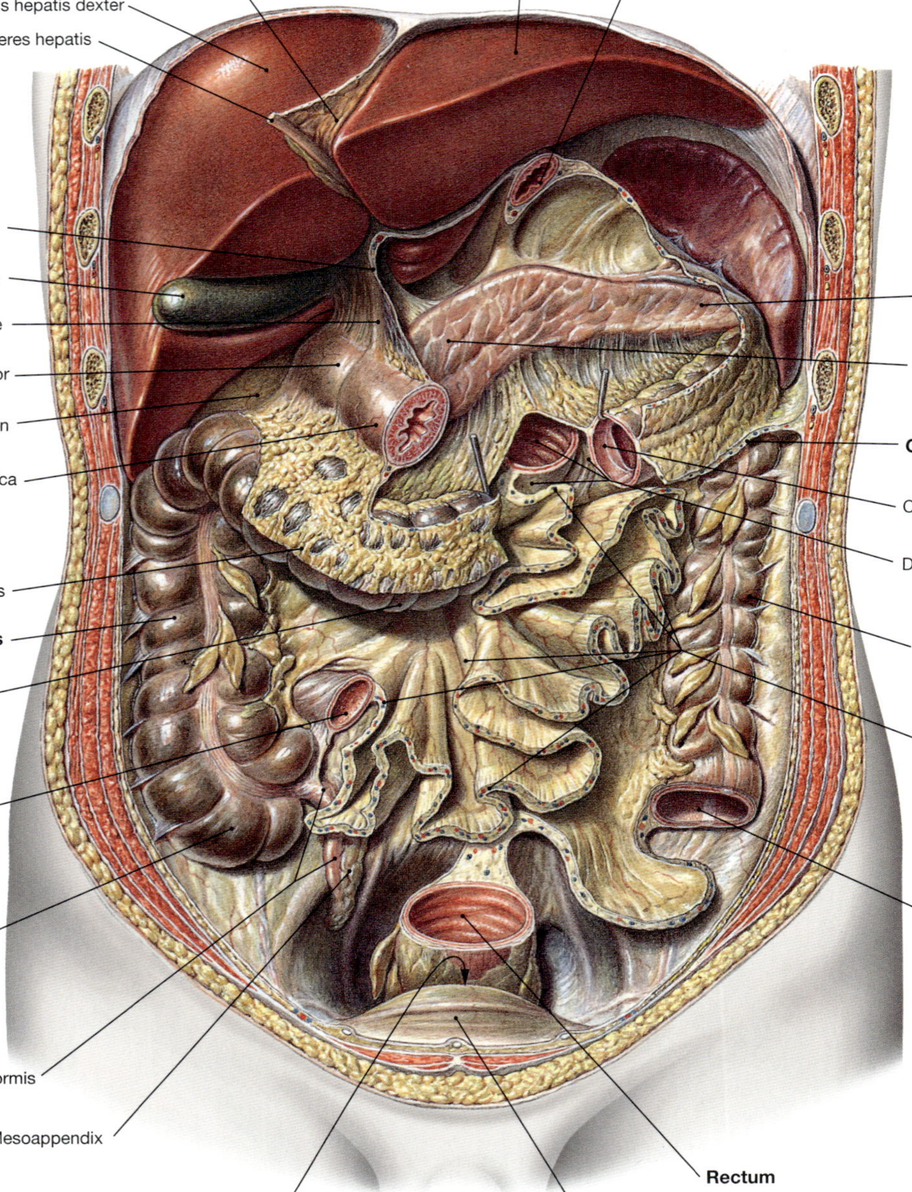

Abb. 6.19 Lage der sekundär retroperitoneal gelegenen Organe; Ansicht von ventral. [S700]
Der Magen wurde entfernt, Jejunum und Ileum wurden am Mesenterium abgesetzt sowie Colon transversum und Colon sigmoideum durchtrennt. Die meisten sekundär retroperitoneal gelegenen Organe sind nun erkennbar. Dazu zählen das **Duodenum** (abgesehen von der Pars superior), das **Pancreas, Colon ascendens** und **Colon descendens** sowie das **proximale Rectum bis zur Flexura sacralis.** Vor dem Rectum sieht man den Eingang in die **Excavatio rectovesicalis,** einen Spaltraum, der beim Mann den tiefsten Punkt der Bauchhöhle darstellt.

Klinik

In den tiefsten Aussackungen der Bauchhöhle, der **Excavatio rectovesicalis** (PROUST-Raum) beim Mann und der **Excavatio rectouterina** (DOUGLAS-Raum) bei der Frau (→ Abb. 6.20), kann sich bei Entzündungen im Unterbauch bei aufrechter Haltung (also weniger beim bettlägerigen Patienten) entzündliches Exsudat oder Eiter ansammeln, was im Ultraschall als freie Flüssigkeit nachgewiesen werden kann.
Ultraschall wird auch genutzt, um nach Unfällen bei **Traumapatienten** schnell innere Blutungen auszuschließen (**FAST-Sonographie,** Focused Assesment with Sonography for Trauma) (s. a. → Abb. 6.10). Dabei wird durch eine Längs- und Querdarstellung mit dem Ultraschallkopf, die als Längs- und Querschnitt bezeichnet werden, bei Frauen auch die Excavatio rectouterina (DOUGLAS-Raum) und bei Männern die Excavatio rectovesicalis (PROUST-Raum) dargestellt, um Blutansammlungen in den bis ins kleine Becken reichenden Aussackungen der Peritonealhöhle auszuschließen.

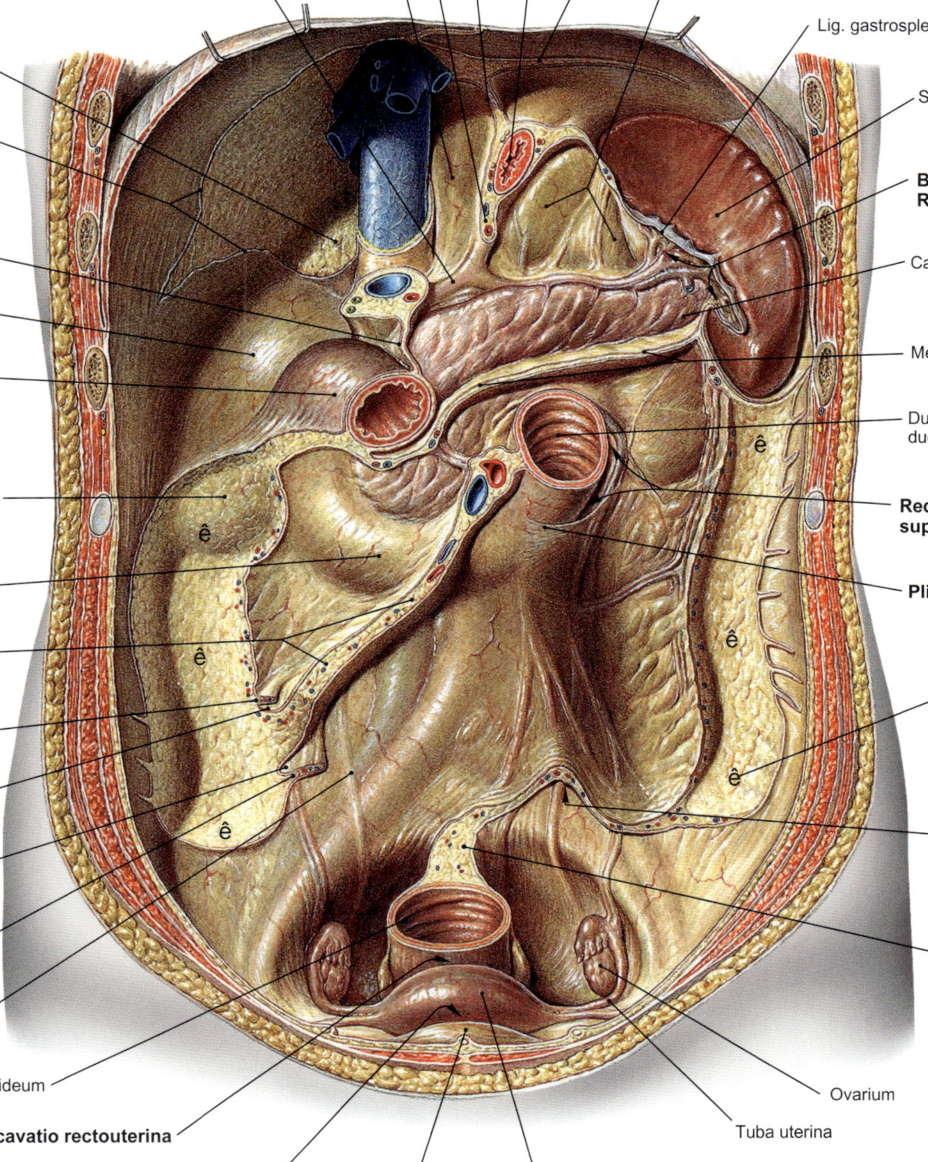

Abb. 6.20 Dorsale Wand der Peritonealhöhle, Cavitas peritonealis, mit Spalträumen, Recessus, und Milz, Splen [Lien]; Ansicht von ventral. [S700]

Leber sowie Dünn- und Dickdarm wurden bis auf das Duodenum entfernt, um die Rückseite der Peritonealhöhle freizulegen. Auf der rechten Niere und auf der Pars horizontalis des Duodenums ist das Peritoneum parietale an seinem schimmernden Glanz sehr deutlich zu erkennen. An den Verklebungsstellen der sekundär retroperitoneal gelegenen Colon ascendens und Colon descendens fehlt der Überzug des Peritoneum parietale.

Peritonealduplikaturen, die als Falten (Plicae) und Bänder (Ligamenta) das Relief der hinteren Wand der Peritonealhöhle aufwerfen, bilden die verschiedenen **Spalträume (Recessus).** Der größte dieser Spalträume ist die **Bursa omentalis** (→ Abb. 6.13), deren Abschnitte und Ausläufer hier zu sehen sind. Im Bereich der Flexura duodenojejunalis bilden die Plicae duodenales superior und inferior 2 Spalträume **(Recessus duodenales superior** und **inferior).** Weitere Recessus gibt es an der Einmündung des terminalen Ileums in das Caecum **(Recessus ileocaecales superior** und **inferior)** sowie gelegentlich unterhalb des Mesocolon sigmoideum **(Recessus intersigmoideus).**

Vor dem Rectum liegt ein Spaltraum, der nach vorne vom Uterus begrenzt wird. Diese **Excavatio rectouterina** (DOUGLAS-Raum) ist der tiefste Punkt der weiblichen Peritonealhöhle. Die davor gelegene **Excavatio vesicouterina** zwischen Harnblase und Uterus reicht nicht ganz so weit nach unten. Zwischen der Flexura duodenojejunalis und der rechten Fossa iliaca erstreckt sich die ca. 12–16 cm lange **Mesenterialwurzel (Radix mesenterii),** in der die Leitungsbahnen des Dünndarms (A./V. mesenterica superior) angeschnitten sind. Die Mesenterialwurzel überkreuzt die Pars horizontalis des Duodenums und den rechten Harnleiter (Ureter).

* **TOLDT-Fusionsfaszie;** dorsal von Colon ascendens und Colon descendens, die hier entfernt wurden. Die Begrenzungen lateral von Colon ascendens und descendens sind die „weißen TOLDT-Linien" und werden durch den Peritonealumschlag hervorgerufen.

Arterien der Bauchorgane

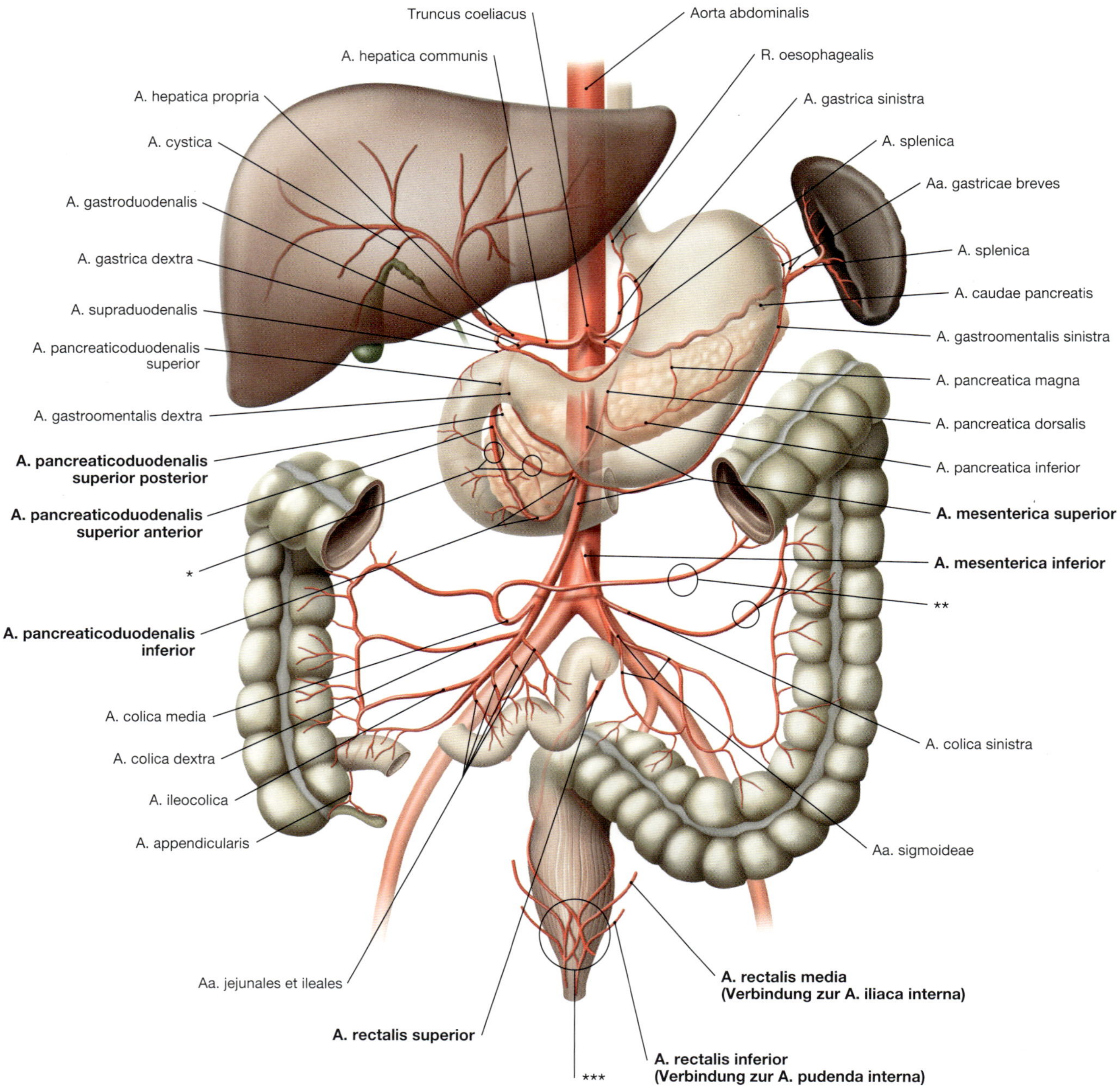

Abb. 6.21 Arterien der Baucheingeweide; halbschematische Darstellung; Ansicht von ventral. [S701-L275]/[G1069]
Die wichtigsten Anastomosen sind mit schwarzen Kreisen gekennzeichnet. Die 3 unpaaren Arterien der Baucheingeweide, die aus dem Bauchabschnitt der Aorta abgehen, sind der Truncus coeliacus, die A. mesenterica superior und die A. mesenterica inferior. Die A. mesenterica superior entspringt dabei direkt unterhalb des Truncus coeliacus (hier wegen halbschematischer Darstellung nicht berücksichtigt). Ihre einzelnen Äste werden auf den folgenden Seiten beschrieben. Die 3 Arterien bilden untereinander und mit Ästen der A. iliaca interna **Anastomosen,** die bei Verschluss eines Gefäßes einen Darminfarkt verhindern können.

Im Einzelnen sind dies:

- Verbindungen zwischen Truncus coeliacus und A. mesenterica superior über die Aa. pancreaticoduodenales: **BÜHLER-Anastomose** (*)
- Verbindungen zwischen A. mesenterica superior und A. mesenterica inferior: **RIOLAN-Anastomose** der Aa. colicae media und sinistra (**)
- Plexus der Rektumarterien: Hier verbindet sich die A. rectalis superior aus der A. mesenterica inferior mit den Aa. rectales media und inferior aus dem Stromgebiet der A. iliaca interna (***).

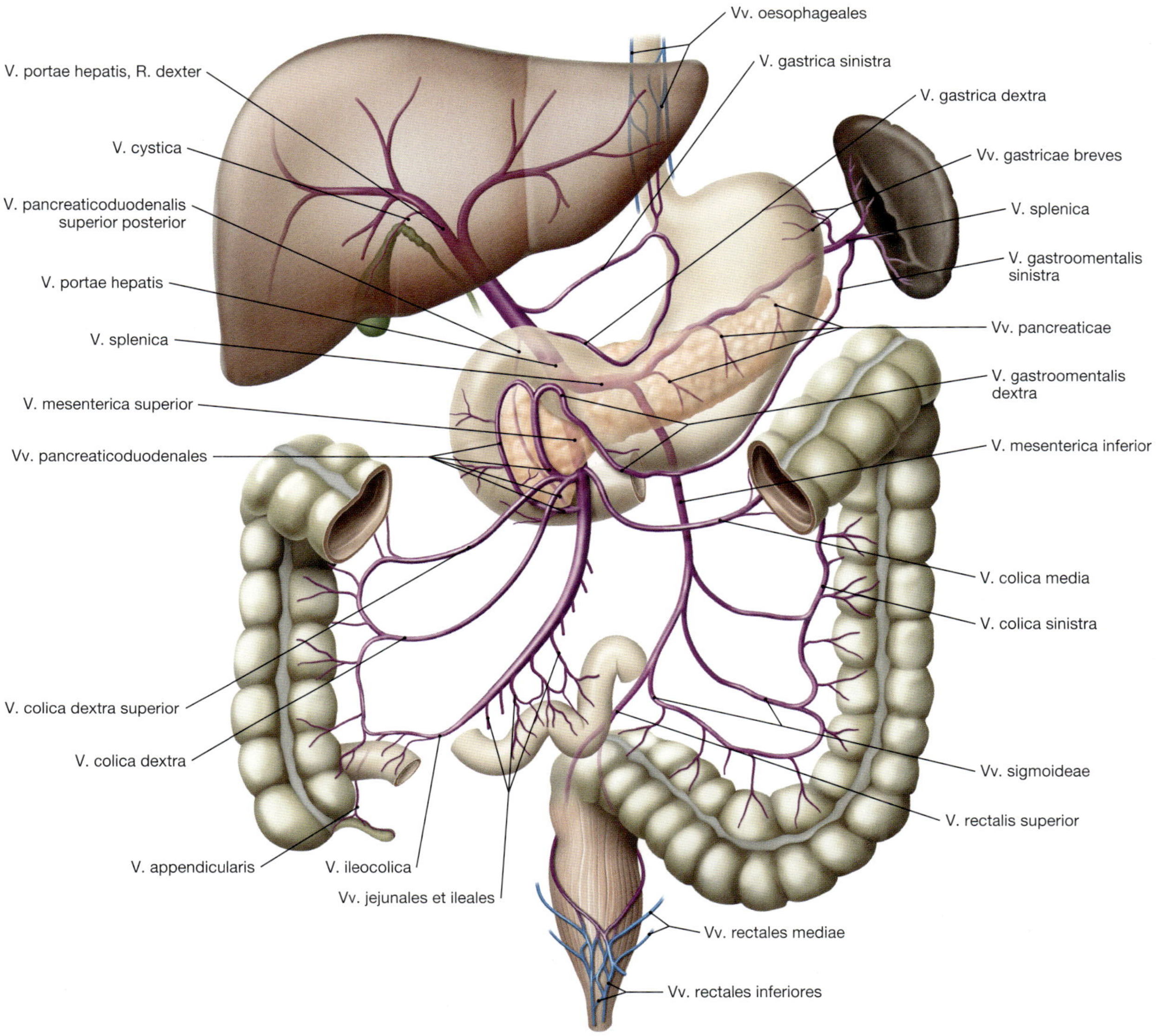

Abb. 6.22 Pfortader, V. portae hepatis, mit Zuflüssen; halbschematische Darstellung; Ansicht von ventral. [S701-L275]
Die **Pfortader** (V. portae hepatis) sammelt das nährstoffreiche Blut aus den unpaaren Bauchorganen (Magen, Darm, Bauchspeicheldrüse, Milz) und leitet es zur Leber.

Die Pfortader entsteht durch Zusammenfluss ihrer **3 Hauptstämme:** Die V. mesenterica superior vereinigt sich hinter dem Pankreashals mit der V. splenica zur V. portae hepatis. Die V. mesenterica inferior mündet meist (in 70 % der Fälle) in die V. splenica. Daneben münden einige Äste direkt in die Pfortader ein (detaillierte Darstellung → Abb. 6.100).

Nerven der Bauchorgane

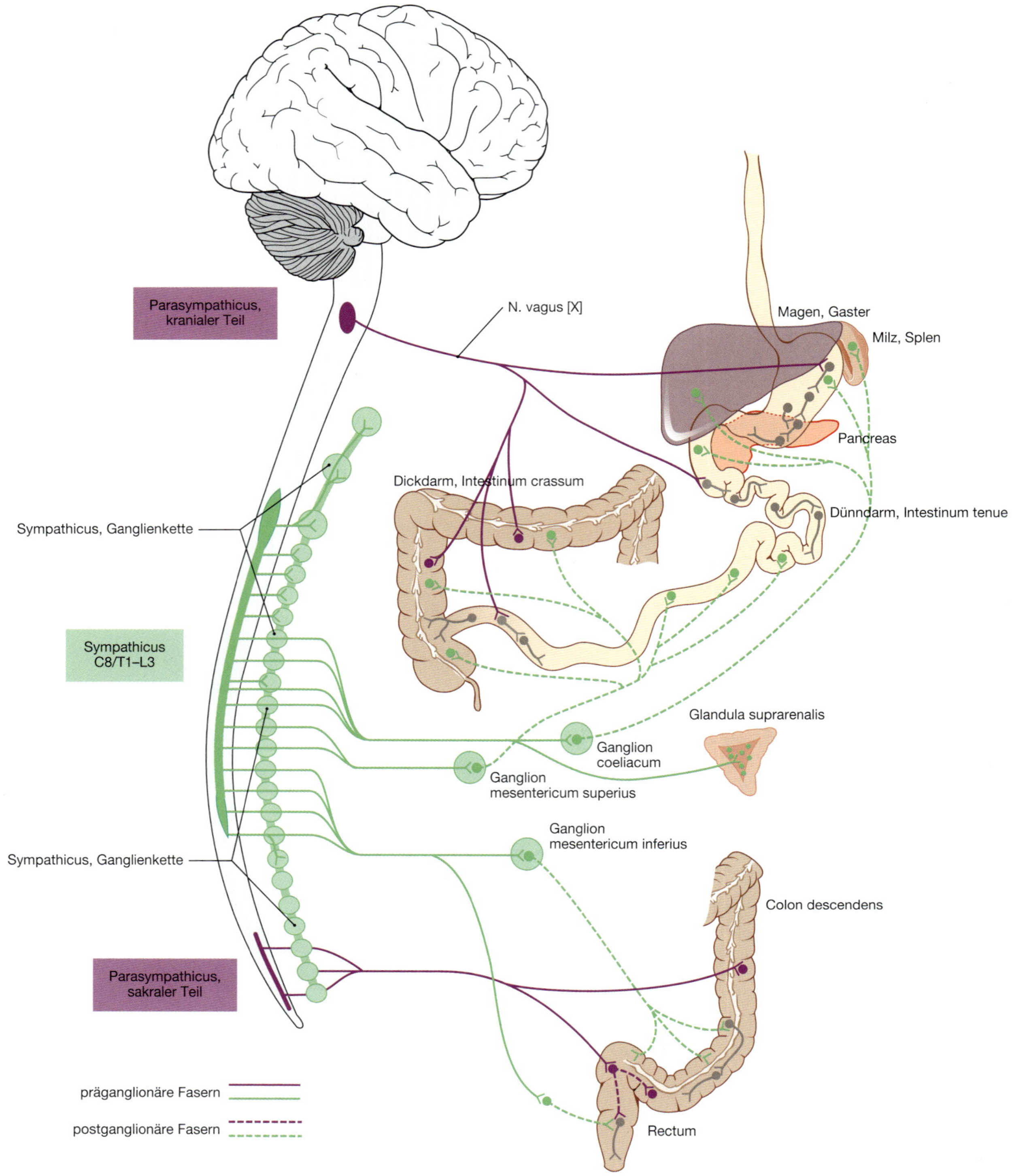

Abb. 6.23 Vegetative Innervation der Bauchorgane; schematische Darstellung. [S130-6-L106]~[L126]

Die Bauchorgane werden vegetativ vom **Sympathicus** und vom **Parasympathicus** innerviert. Das erste sogenannte **präganglionäre** Neuron sitzt mit seinem Nervenzellkörper im ZNS und schickt sein Axon als Nervenfaser zu knotenförmigen Strukturen **(Ganglien)**, die durch die zweiten **postganglionären** Neurone aufgeworfen werden (→ Abb. 12.213). Die Ganglien des **Sympathicus** bilden neben der Wirbelsäule **(paravertebral)** den Grenzstrang (Truncus sympathicus) und liegen auf der Aorta **(prävertebral)** an den Abgängen der Eingeweideäste. Dagegen befinden sich die Ganglien des **Parasympathicus** meist direkt an den Erfolgsorganen **(organnah).** Die Nerven für die Bauchorgane bilden auf dem Bauchabschnitt der Aorta ein Geflecht **(Plexus aorticus abdominalis)** und erreichen die Zielorgane überwiegend als periarterielle Geflechte, die in den Bauchfellduplikaturen der Mesenterien verlaufen (→ Abb. 7.10).

- **Sympathicus**
  Präganglionäre Neurone: Seitenhorn des Brust- und Lumbalabschnitts des Rückenmarks **(C8–L3) =** thorakolumbaler Teil des vegetativen Nervensystems.
  Die Nervenfasern für den Bauchraum werden allerdings in den Ganglien des **Grenzstrangs nicht** umgeschaltet, sondern durchlaufen sie und ziehen mit den beiden Eingeweidenerven **(N. splanchnicus major,** T5–T9, und **N. splanchnicus minor,** T10–T11) zu den **Ganglien des Plexus aorticus abdominalis,** wo sie auf die postganglionären Neurone umgeschaltet werden.
- **Parasympathicus**
  Präganglionäre Neurone: Kerne des **N. vagus [X]** sowie im sakralen Teil des Rückenmarks **(S2–S4) = kraniosakraler** Teil des vegetativen Nervensystems. Die präganglionären Neurone für die Bauchorgane verlaufen mit dem **N. vagus** und treten schließlich als **Trunci vagales anterior und posterior** mit dem Oesophagus durch das Zwerchfell zum Plexus aorticus abdominalis. Das Versorgungsgebiet des kranialen Parasympathicus umfasst alle Oberbauchorgane und endet im Bereich der linken Kolonflexur (traditionell als CANNON-BÖHM-Punkt bezeichnet). Die „linksseitigen Dickdarmabschnitte" erhalten wie auch alle Beckenorgane ihre Nervenfasern aus dem sakralen Parasympathicus (S2–S4), wo sie als **Nn. splanchnici pelvici** austreten und dann im **Plexus hypogastricus inferior** in der Umgebung des Rectums auf postganglionäre Neurone verschaltet werden.

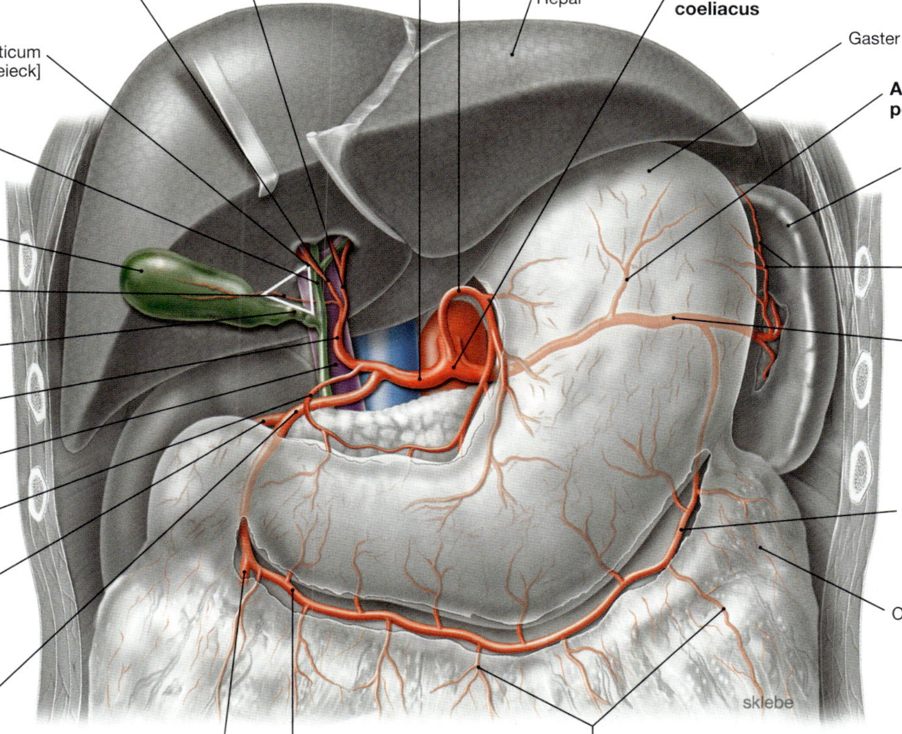

Abb. 6.24 Äste des Truncus coeliacus; halbschematische Darstellung; die Leber ist nach oben mobilisiert, Ansicht von ventral nach Entfernung des Omentum minus. [S700-L238]/[B500-M282-L132]

Der Truncus coeliacus ist der erste unpaare viszerale Ast der Bauchaorta. Er besitzt 3 Hauptäste, die die Oberbauchorgane (Magen, Zwölffingerdarm, Leber, Gallenblase, Bauchspeicheldrüse und Milz) versorgen. Seine Gestalt ist relativ variabel, was aber ohne größere klinische Bedeutung ist: Zum Beispiel kann er mehrere Zentimeter lang sein oder sehr kurz. Alternativ können einzelne Äste wie die A. gastrica sinistra direkt aus der Aorta abgehen:

- **A. gastrica sinistra:** geht nach links oben ab und ist meist stärker als die A. gastrica dextra, mit der sie an der kleinen Magenkurvatur anastomosiert. Die A. gastrica sinistra wirft zunächst in der Rückwand der Bursa omentalis die Plica gastropancreatica auf, gibt dann die Rr. oesophageales zur Pars abdominalis des Oesophagus ab und tritt dann in das Lig. hepatogastricum des Omentum minus entlang der kleinen Magenkurvatur über. In 10–20 % der Fälle bildet sie eine akzessorische linke Leberarterie für den linken Leberlappen.
- **A. hepatica communis:** wendet sich nach rechts und teilt sich in
  - **A. gastroduodenalis:** steigt retroperitoneal hinter dem Pylorus oder Duodenum ab, teilt sich in die **A. gastroomentalis dextra** zur großen Magenkurvatur sowie zum Omentum majus und in die **Aa. pancreaticoduodenales superiores anterior und posterior,** die mit der A. pancreaticoduodenalis inferior aus der A. mesenterica superior anastomosieren (BÜHLER-Anastomose) und den Pankreaskopf sowie das Duodenum versorgen
  - **A. hepatica propria:** sie bildet den Endast und gibt die **A. gastrica dextra** zur kleinen Magenkurvatur ab. Sie tritt in das Lig. hepatoduodenale ein und versorgt danach die Leber mit einem R. dexter und einem R. sinister für die jeweiligen funktionellen Leberteile. Die **A. cystica** für die Gallenblase geht meist aus dem R. dexter ab.
- **A. splenica [lienalis]:** zieht retroperitoneal nach links und verläuft am oberen Rand des Pancreas, gibt auf ihrem Weg zur Milz folgende Äste ab:
  - Rr. pancreatici zur Bauchspeicheldrüse
  - A. gastrica posterior zum Magen (in 30–60 % der Fälle)
  - A. gastroomentalis sinistra: zieht von links zur großen Magenkurvatur und anastomosiert im Lig. gastrocolicum mit der A. gastroomentalis dextra
  - Aa. gastrici breves: kurze Äste treten im Lig. gastrosplenicum zum Magenfundus
  - Rr. splenici: Endäste zur Milz

Äste des Truncus coeliacus

Ast	Versorgungsgebiet	Verlauf
A. gastrica sinistra	Magen (kleine Kurvatur), Oesophagus (Pars abdominalis), in 10–20 % linker Leberlappen	• Plica gastropancreatica • Lig. hepatogastricum
A. hepatica communis	Magen (kleine und große Kurvatur), Duodenum, Pancreas, Omentum majus, Leber, Gallenblase	• Retroperitoneal • A. hepatica propria im Lig. hepatoduodenale • A. gastrica dextra im Lig. hepatogastricum • A. gastroomentalis dextra im Lig. gastrocolicum
A. splenica	Magen (Rückseite, Fundus, große Kurvatur), Pancreas, Omentum majus, Milz	• Retroperitoneal • A. gastroomentalis sinistra zunächst wie Aa. gastricae breves im Lig. gastrosplenicum, dann im Lig. gastrocolicum

Truncus coeliacus

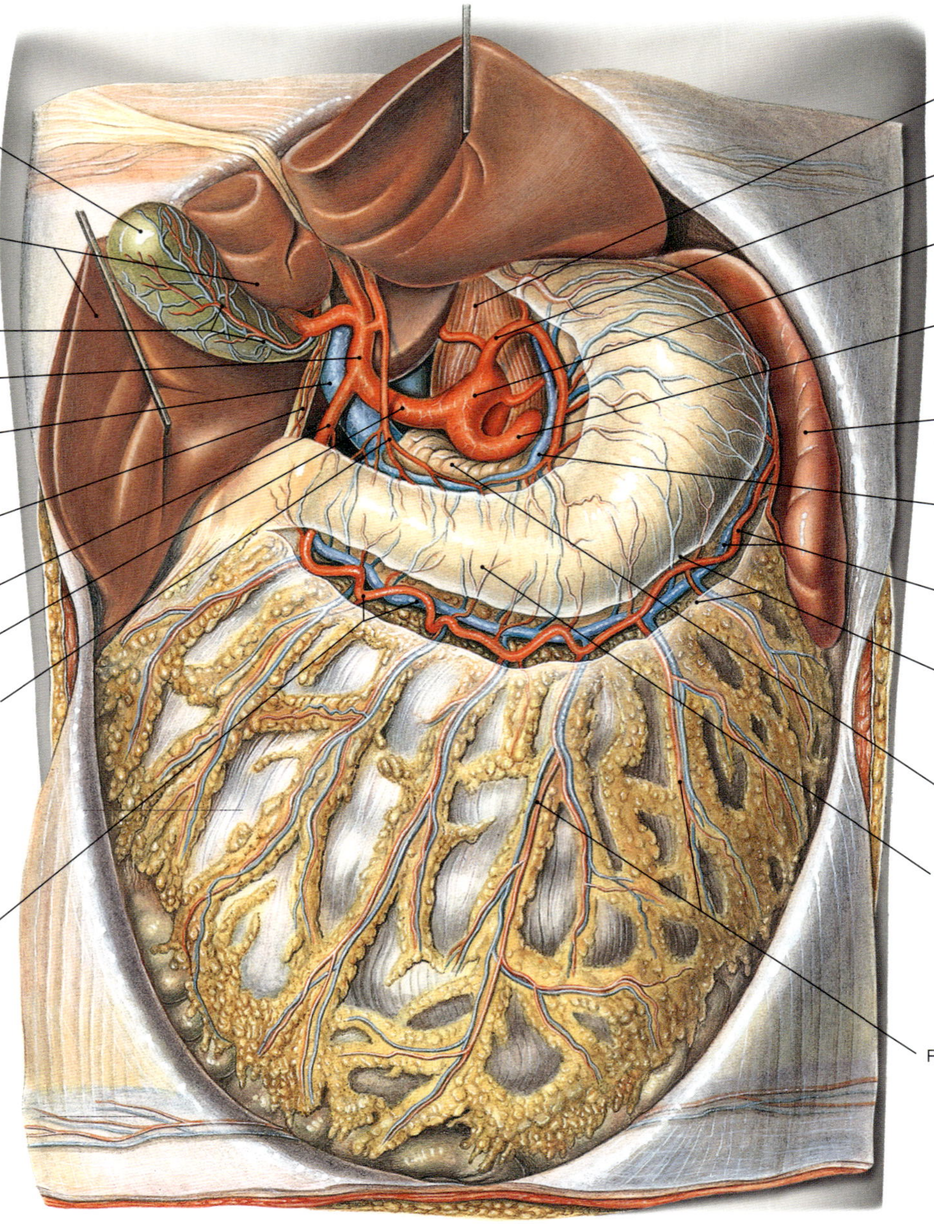

Abb. 6.25 Topographie des Truncus coeliacus; Ansicht von ventral; nach Entfernung des Omentum minus. [S700]
Der Truncus coeliacus entspringt knapp unterhalb des Hiatus aorticus auf Höhe des 12. Brustwirbels als erster unpaarer Ast der Aorta. Noch im Retroperitonealraum hinter der Bursa omentalis teilt sich der kurze (meist 1–2 cm) Stamm in seine 3 Hauptäste:

- Die **A. gastrica sinistra** geht nach links oben ab und wirft in der Rückwand der Bursa omentalis die **Plica gastropancreatica** auf, bevor sie im **Lig. hepatogastricum** an die kleine Magenkurvatur herantritt.
- Die **A. hepatica communis** wendet sich nach rechts und bildet die **Plica hepatopancreatica** der Bursa omentalis, bevor sie sich in ihre Hauptäste teilt:
  - Die A. hepatica propria gibt die A. gastrica dextra ab und zieht dann im **Lig. hepatoduodenale** zur Leberpforte.
  - Die A. gastroduodenalis steigt retroperitoneal hinter dem Pylorus oder Duodenum ab und setzt sich in die Aa. pancreaticoduodenales superiores anterior und posterior fort.
  - Die A. gastroomentalis dextra gelangt im **Lig. gastrocolicum** zur großen Magenkurvatur.
- Die **A. splenica [lienalis]** zieht im Retroperitoneum nach links und verläuft am oberen Rand des Pancreas. Die Äste für die Versorgung der großen Magenkurvatur (A. gastroomentalis sinistra) und des Magenfundus (Aa. gastricae breves): und die kurzen Äste zum Magenfundus treten am Milzhilum in das **Lig. gastrosplenicum** ein.

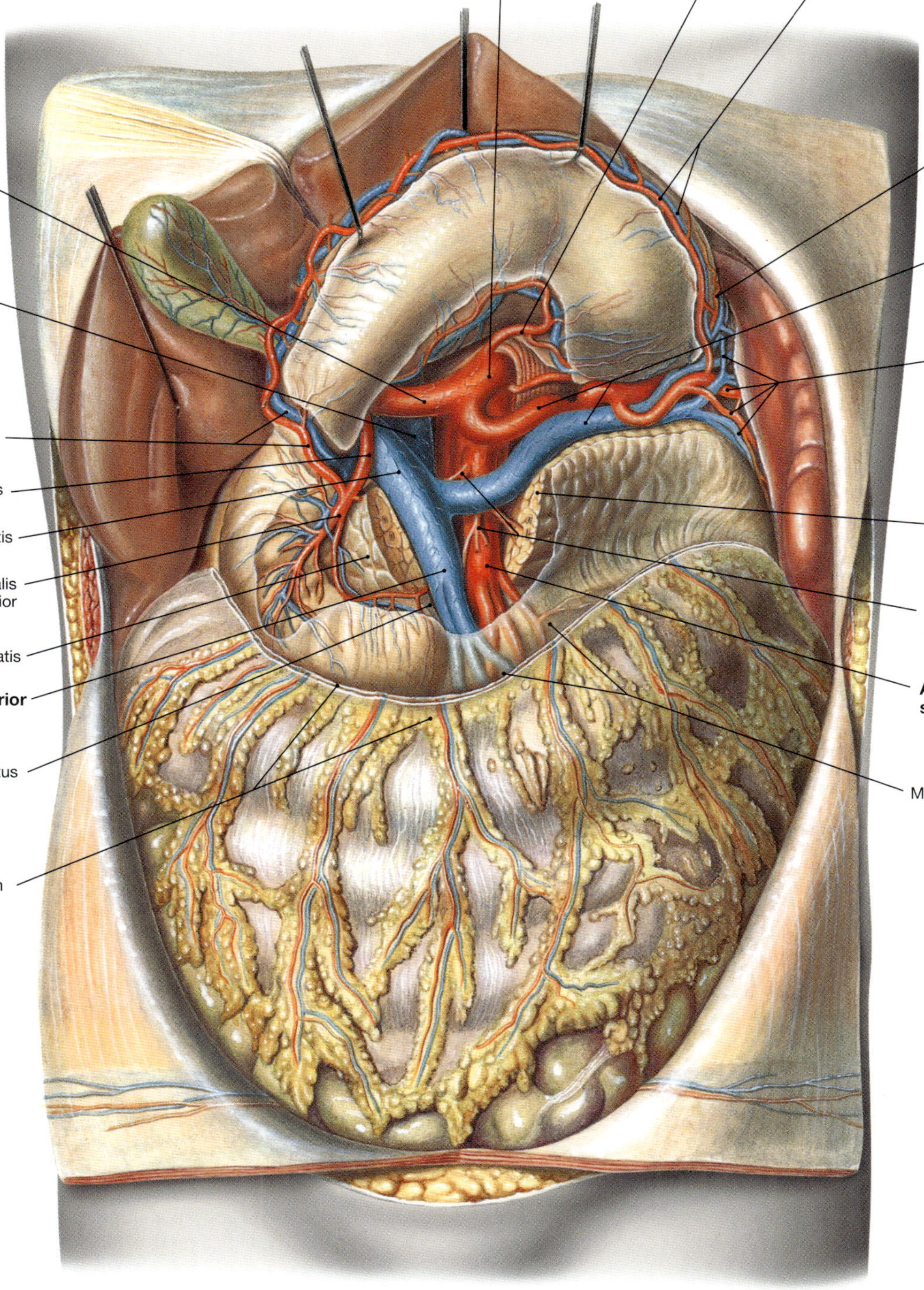

Abb. 6.26 Ursprung der A. mesenterica superior und Äste des Truncus coeliacus; Ansicht von ventral; Magen nach oben geklappt und Pancreas durchtrennt. [S700]

Die **A. mesenterica superior** steigt nach ihrem Ursprung aus der Aorta auf Höhe des ersten Lendenwirbels und damit unterhalb des Truncus coeliacus hinter dem Pancreas ab und gelangt in das Mesenterium. Das Pancreas wurde durchtrennt, um A. und V. mesenterica superior, die vom Proc. uncinatus der Bauchspeicheldrüse unterlagert werden, in ihrem Verlauf darzustellen. Als ersten Ast gibt die A. mesenterica superior die **A. pancreaticoduodenalis inferior** nach rechts oben ab. Sie anastomosiert mit den **Aa. pancreaticoduodenales superiores anterior und posterior** aus dem Stromgebiet des Truncus coeliacus. Diese setzen sich aus der A. gastroduodenalis der A. hepatica propria fort.

Da der Magen nach oben geklappt ist, kann man sehr gut die Gefäßarkaden an den beiden Magenkurvaturen erkennen, die aus den Ästen des Truncus coeliacus hervorgehen.

Der **Truncus coeliacus** gibt direkt die **A. gastrica sinistra** zur kleinen Magenkurvatur ab. Sie anastomosiert mit der **A. gastrica dextra,** die meist aus der A. hepatica propria abzweigt. Die **A. gastroomentalis dextra** aus der A. gastroduodenalis verbindet sich an der großen Magenkurvatur mit der **A. gastroomentalis sinistra** aus der A. splenica. Aus dieser gehen auch die **Aa. gastricae breves** hervor, die sich nach oben zum Magenfundus wenden.

A. mesenterica superior

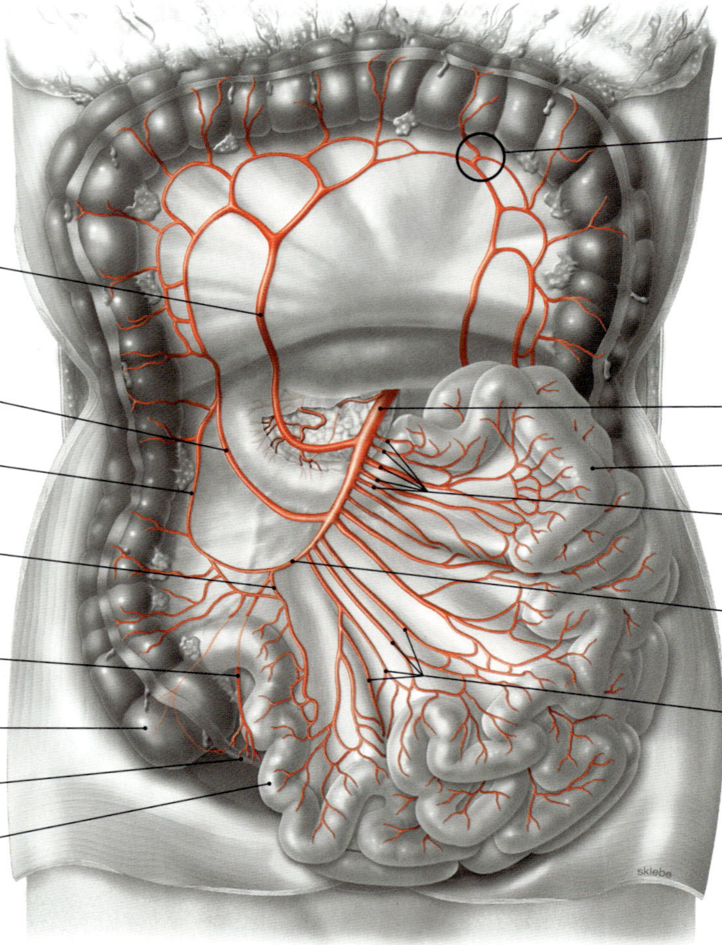

Abb. 6.27 A. mesenterica superior; Ansicht von ventral; Colon transversum hochgeklappt. [S700-L238]
Die A. mesenterica superior entspringt unpaar aus der Aorta direkt unterhalb des Truncus coeliacus, verläuft zunächst retroperitoneal hinter dem Pancreas und tritt dann in das Mesenterium ein. Ihre Äste können präpariert werden, wenn das Mesenterium eröffnet und das Fettgewebe zwischen den Gefäßarkaden entfernt wird. Sie versorgt Teile von Pancreas und Duodenum, den gesamten Dünndarm sowie den Dickdarm bis zur linken Kolonflexur.

Äste der A. mesenterica superior:
- **A. pancreaticoduodenalis inferior:** geht als erster Ast nach rechts oben ab; R. anterior und R. posterior anastomosieren mit den Aa. pancreaticoduodenales superiores anterior und posterior (BÜHLER-Anastomose) (→ Abb. 6.26)
- **Aa. jejunales** (4–5) und **Aa. ileales** (12): nach links gerichtet
- **A. colica media:** entspringt rechts, anastomosiert mit der A. colica dextra sowie mit der A. colica sinistra (RIOLAN-Anastomose)
- **A. colica dextra:** zieht zum Colon ascendens und anastomisiert über auf- und absteigende Äste mit der A. colica media und der A. ileocolica. Die Arterie geht oft von einem gemeinsamen Stamm mit der A. colica media ab.
- **A. ileocolica:** versorgt distales Ileum (R. ilealis), Colon ascendens (R. colicus), Caecum (Aa. caecalis anterior und posterior) und Appendix vermiformis (A. appendicularis)

Äste der A. mesenterica superior

Ast	Versorgungsgebiet	Verlauf
A. pancreaticoduodenalis inferior	Duodenum, Pancreas	Mesenterium
Aa. jejunales und ileales	Jejenum, Ileum	Mesenterium
A. ileocolica, A. colica dextra und A. colica media	Ileum (Endabschnitt), Caecum, Appendix vermiformis, Colon ascendens und Colon transversum	• Mesenterium • Mesocolon • A. appendicularis im Meso zur Appendix vermiformis

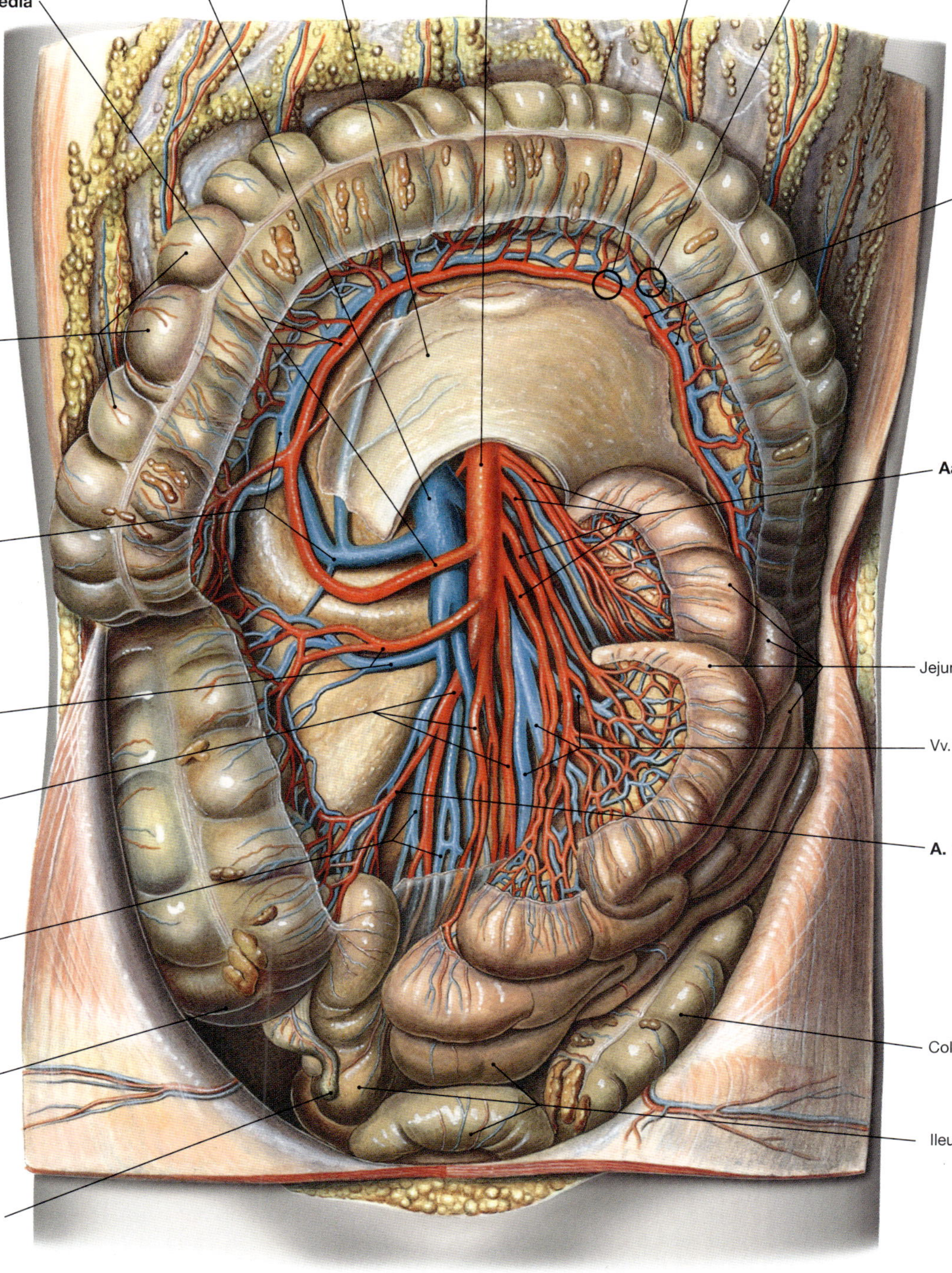

Abb. 6.28 Verlauf von A. und V. mesenterica superior; Ansicht von ventral; nach Eröffnung des Mesenteriums bei hochgeschlagenem Colon transversum. [S700]

Im Mesenterium gibt die A. mesenterica superior nach links die Aa. jejunales und Aa. ileales, nach rechts die A. colica media, A. colica dextra und A. ileocolica ab. Alle Arterien bilden am Darm auf verschiedenen Verzweigungsstufen Arkaden, die die Beweglichkeit der Darmschlingen ermöglichen. Die A. colica media bildet mit der A. colica sinistra aus der A. mesenterica inferior im Bereich der linken Kolonflexur funktionell **wichtige Anastomosen (RIOLAN-Anastomose),** über die sich bei Verschluss einer Arterie Umgehungskreisläufe bilden können. Eine Anastomose in einer darmnahen Arkade zwischen den beiden Gefäßen wird gelegentlich als DRUMMOND-Anastomose bezeichnet. Meist fassen die Kliniker jedoch alle Gefäßverbindungen im Bereich der linken Kolonflexur als RIOLAN-Anastomose zusammen.

Die venösen Äste entsprechen den Arterien.

Klinik

Für die operative Entfernung von Dickdarmabschnitten wie der **Hemikolektomie rechts,** bei der das Colon ascendens entfernt wird, ist wichtig, dass die A. mesenterica superior neben dem Dickdarm auch den Dünndarm versorgt und daher nicht vollständig entfernt werden darf.

A. mesenterica inferior

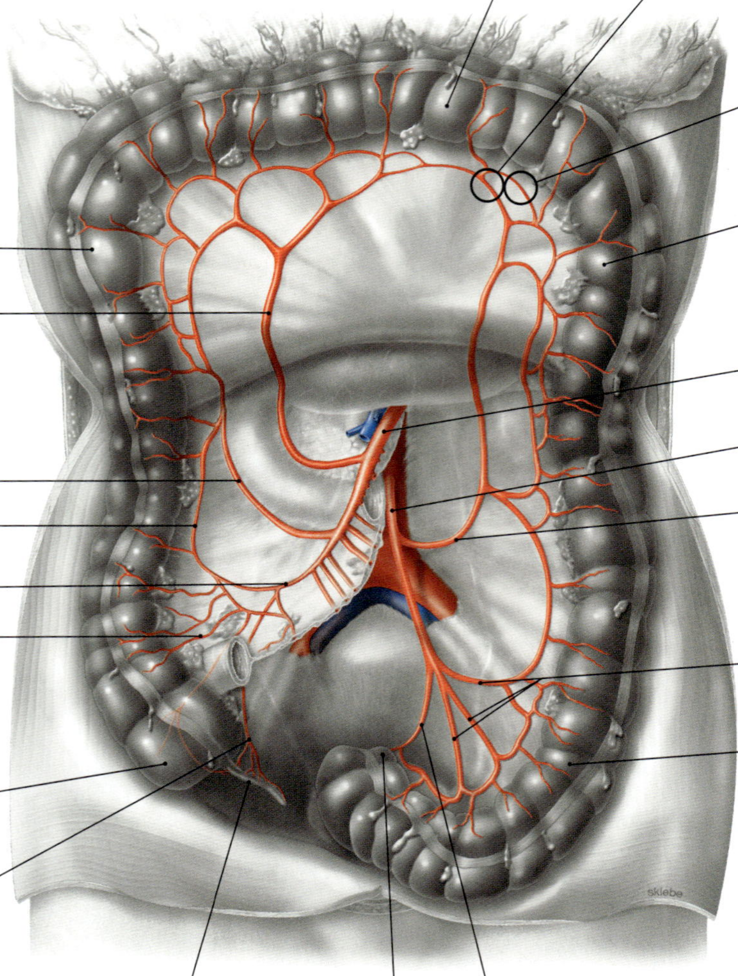

Abb. 6.29 A. mesenterica inferior; Ansicht von ventral; Colon transversum nach oben geklappt. [S700-L238]/[G1069]
Die A. mesenterica inferior entspringt unpaar aus der Aorta ca. 5 cm oberhalb der Aortenbifurkation nach links und verläuft retroperitoneal. Sie versorgt das Colon descendens und das obere Rectum.

Äste der A. mesenterica inferior:
- **A. colica sinistra:** steigt am Colon descendens auf, anastomosiert mit der A. colica media aus der A. mesenterica superior (RIOLAN-Anastomose)
- **Aa. sigmoideae:** mehrere Äste zum Colon sigmoideum
- **A. rectalis superior:** Sie tritt von kranial in das Mesorectum ein und versorgt Rectum und oberen Analkanal (Zona columnaris). Dabei speist die Arterie überwiegend dessen Schwellkörper (Corpus cavernosum recti), der einen Teil des Kontinenzorgans darstellt

Äste der A. mesenterica inferior

Ast	Versorgungsgebiet	Verlauf
A. colica sinistra	Colon descendens und Colon transversum	Mesocolon
Aa. sigmoideae	Colon sigmoideum	Mesocolon
A. rectalis superior	• Rectum • Analkanal (Zona columnaris)	• Retroperitoneal • Mesorectum

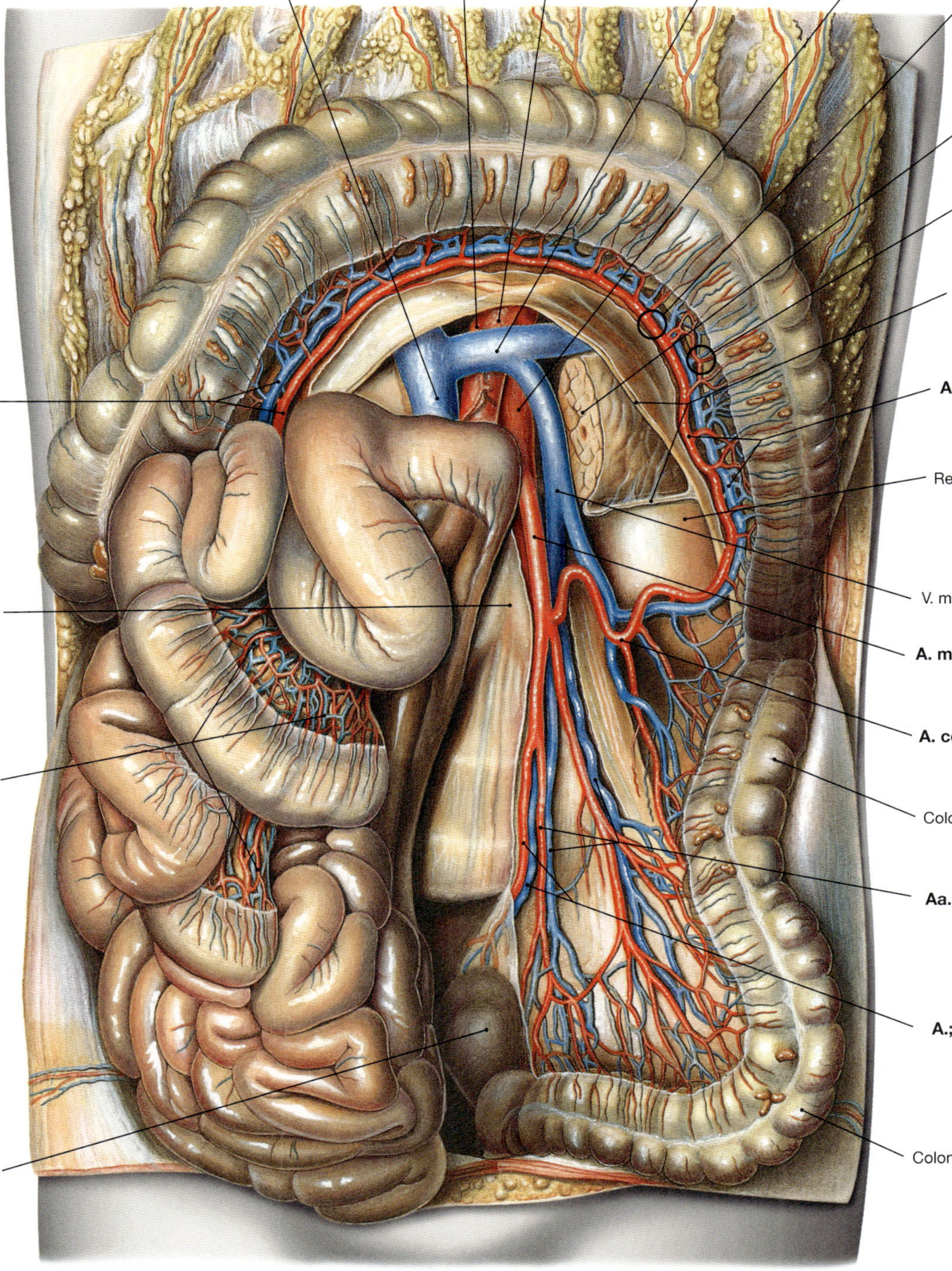

Abb. 6.30 Verlauf von A. und V. mesenterica inferior im Retroperitoneum; Ansicht von ventral; Colon transversum nach oben geschlagen und Dünndarmschlingen nach rechts verlagert. [S700]
Nach ihrem Ursprung oberhalb der Aortenbifurkation steigt die A. mesenterica inferior im Retroperitoneum ab und gibt nach links zuerst die A. colica sinistra, dann mehrere Aa. sigmoideae und schließlich eine (unpaare) A. rectalis superior ab.
Die A. colica sinistra steigt am Colon descendens auf, bildet Arkaden und anastomosiert mit der A. colica media aus der A. mesenterica superior **(RIOLAN-Anastomose).** Gelegentlich wird die Verbindung in einer darmnahen Arkade als DRUMMOND-Anastomose bezeichnet.

Mesenteriale Leitungsbahnen

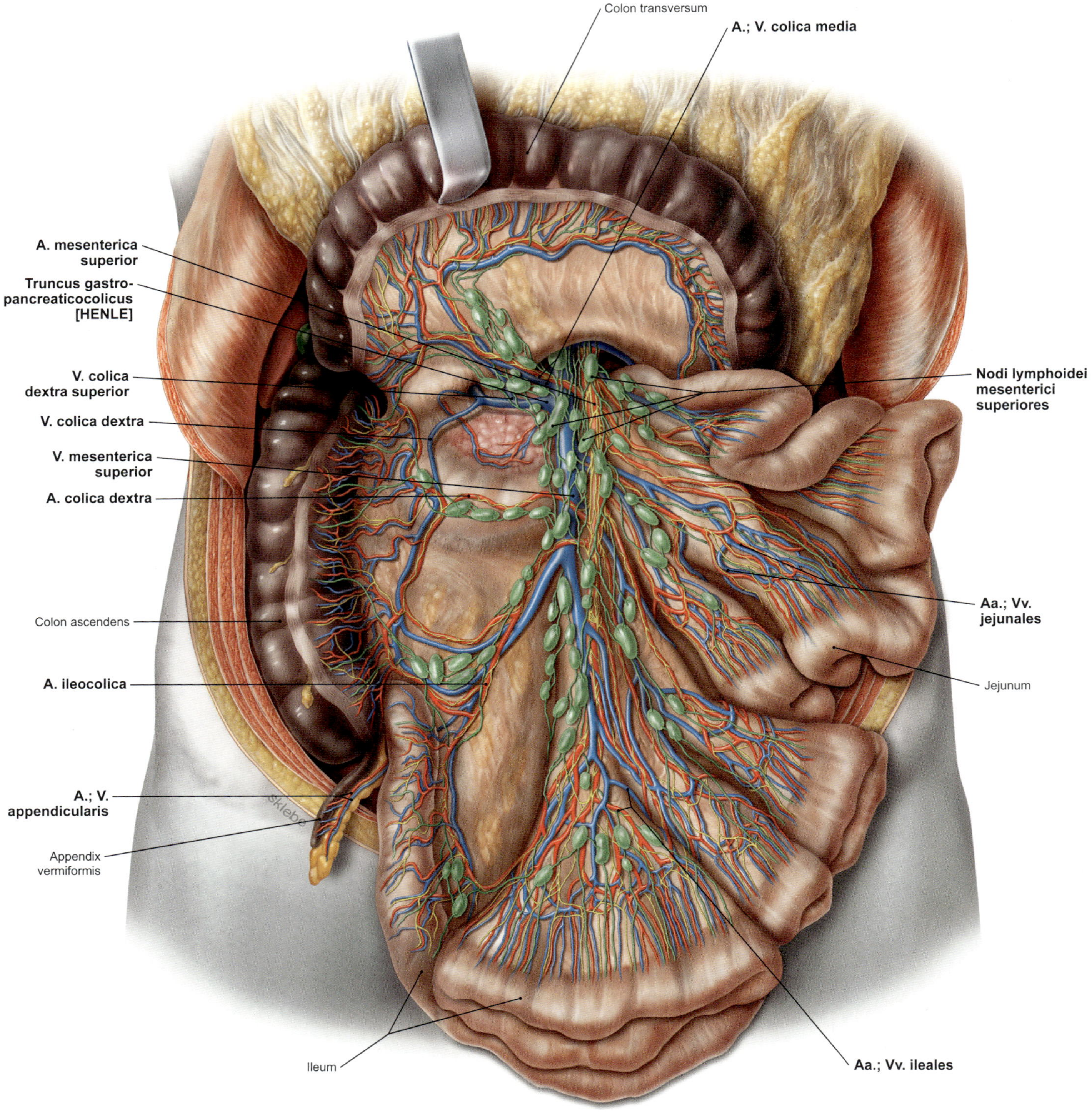

Abb. 6.31 Verlauf von A. und V. mesenterica superior mit begleitenden Lymphbahnen und vegetativen Nerven im Mesenterium; Ansicht von ventral; Colon transversum nach oben geschlagen und Dünndarmschlingen nach links verlagert. [S700-L238]/[Q300]

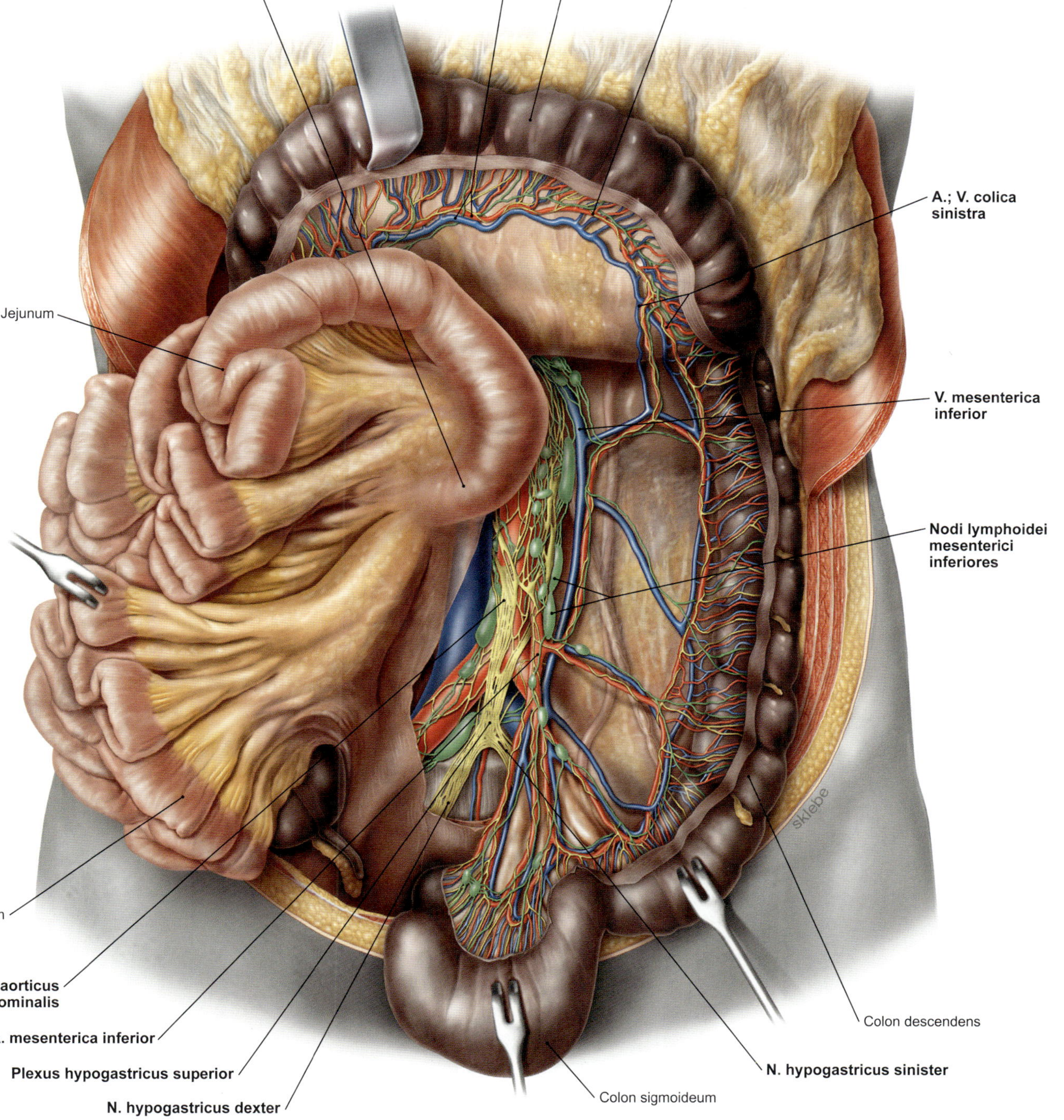

Abb. 6.32 Verlauf von A. und V. mesenterica inferior mit begleitenden Lymphbahnen und vegetativen Nerven im Retroperitonealraum; Ansicht von ventral; Colon transversum nach oben geschlagen und Dünndarmschlingen nach rechts verlagert. [S700-L238]/[Q300]

Dargestellt sind auch die Lymphbahnen und vegetativen Nerven (Plexus aorticus abdominalis) auf der Pars abdominalis aortae. Die vegetativen Nerven setzen sich vom **Plexus hypogastricus superior** beideits als **N. hypogastricus dexter und sinister** in das kleine Becken fort.

Projektion des Magens

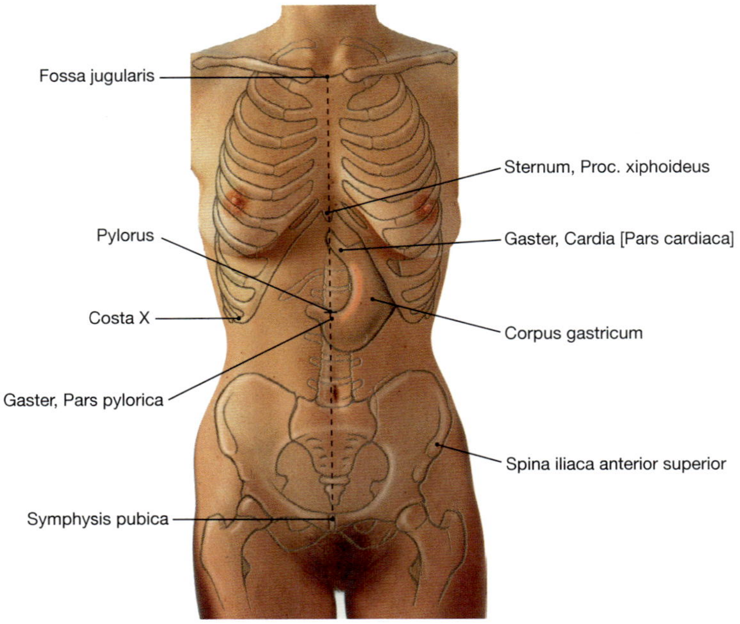

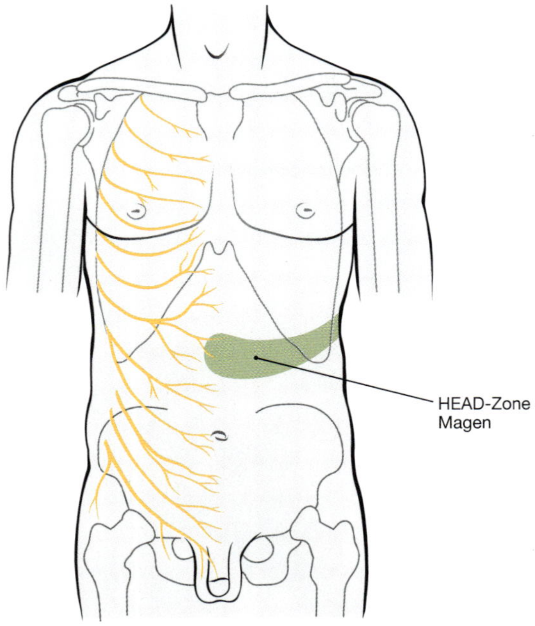

Abb. 6.33 Projektion des Magens, Gaster, auf die vordere Rumpfwand; Ansicht von ventral. [S700]
Der Mageneingang (Cardia) projiziert sich ungefähr auf die Höhe des 10. Brustwirbels und damit ventral unterhalb des Proc. xiphoideus des Brustbeins. Der kaudale Anteil des Magenkörpers liegt relativ variabel auf Höhe des 2.–3. Lendenwirbels. Dagegen kommt der Pylorus recht konstant auf dem Mittelpunkt einer Linie zwischen Schambeinfuge (Symphysis pubica) und Drosselgrube (Fossa jugularis) zu liegen. Dieser Mittelpunkt projiziert sich ungefähr auf den 1. Lendenwirbel.

Abb. 6.34 HEAD-Zone des Magens, schematische Darstellung; Ansicht von ventral. [S700-L126]/[G1071]
Das organbezogene Hautareal oder die **HEAD-Zone** des Magens, in die Schmerzwahrnehmungen bei Erkrankungen des Magens übertragen werden, liegt im Bereich des Dermatoms T8. Dies ist dadurch begründet, dass die afferenten Nervenfasern aus dem Magen auf Rückenmarkebene mit denen aus dem 8. Hautwurzelfeld konvergieren, sodass eine Unterscheidung nicht möglich ist.

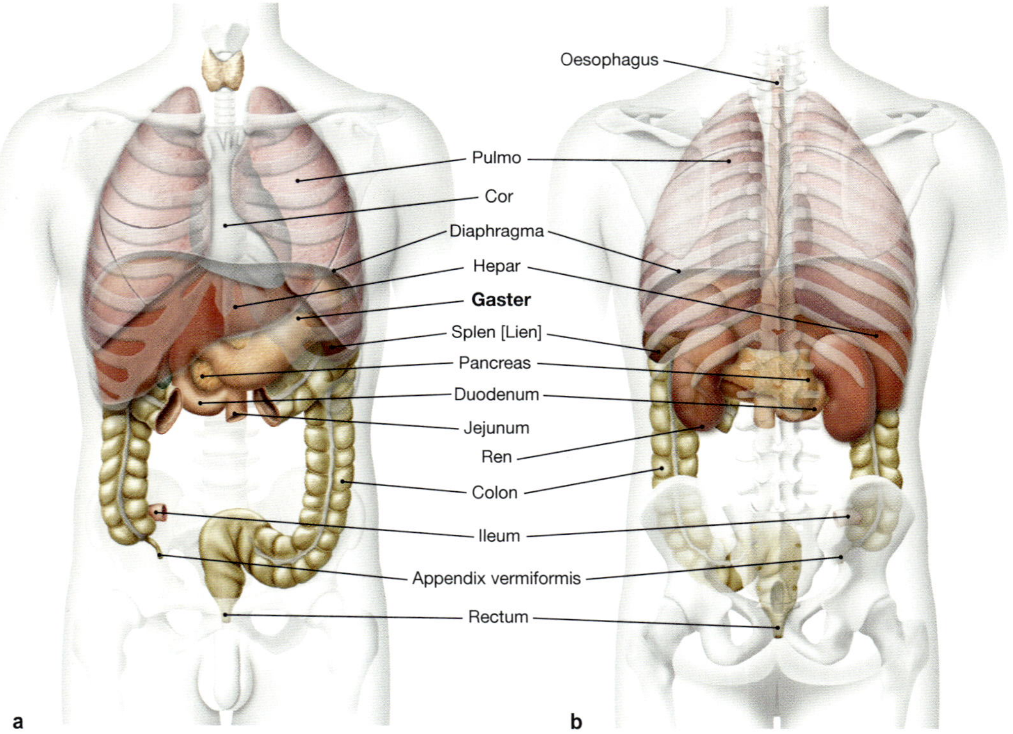

Abb. 6.35 a und b Projektion der inneren Organe auf die Körperoberfläche. [S700-L275]
a Ansicht von ventral.
b Ansicht von dorsal.

Der Magen liegt **intraperitoneal** im linken Oberbauch zwischen linkem Leberlappen und Milz. Er wird weitgehend vom linken Rippenbogen bedeckt, liegt aber mit einem kleinen Areal auch direkt der Bauchwand an (Magenfeld). Dieses Gebiet ist klinisch von Bedeutung, weil man hier zur Ernährung eine PEG-Sonde (**p**erkutane **e**ndoskopische **G**astrostomie) anlegen kann.

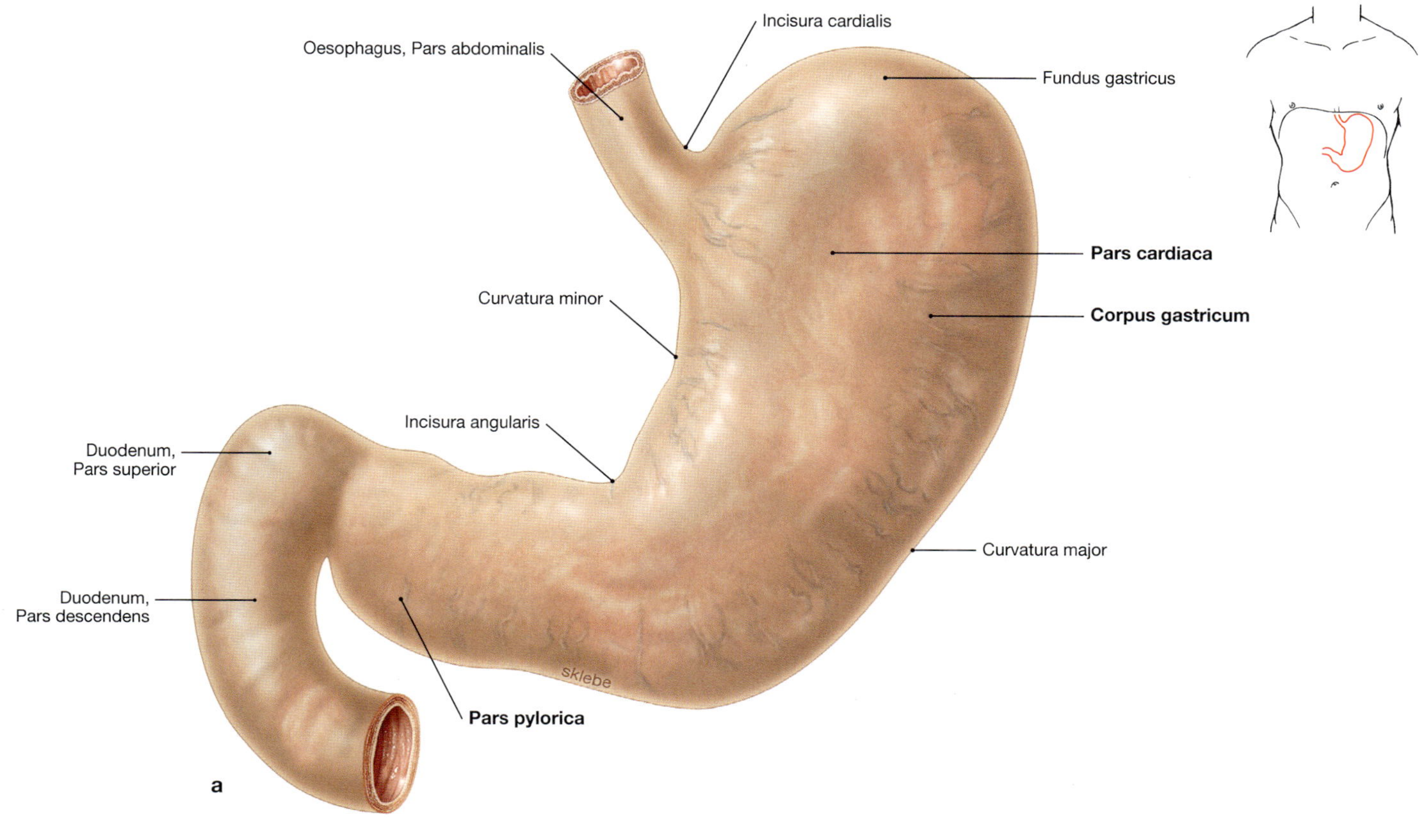

Abb. 6.36 a und b Magen, Gaster.
a Ansicht von ventral. [S700-L238]
b Schematische Darstellung. [S700-L126]/[B500]
Der Magen gliedert sich in 3 Teile:

- **Pars cardiaca:** Mageneingang
- **Corpus gastricum:** Hauptteil mit Fundus gastricus nach oben
- **Pars pylorica:** Magenausgang, der sich im Antrum pyloricum und im vom Schließmuskel (M. sphincter pyloricus) umgebenen Canalis pyloricus fortsetzt

Der Magen hat eine Vorder- und Rückwand (Paries anterior und posterior). Die kleine Kurvatur (Curvatura minor) ist nach rechts, die große Kurvatur (Curvatura major) nach links gerichtet. An der kleinen Kurvatur befindet sich ein Knick (Incisura angularis), an dem die Pars pylorica beginnt. Die große Kurvatur beginnt ebenfalls mit einem Einschnitt (Incisura cardialis), die für die Bildung des HIS-Winkels zwischen Magen und Speiseröhre verantwortlich ist. Innen entspricht diesem Winkel eine Schleimhautfalte, die neben dem angiomuskulären Dehnverschluss der Speiseröhre für den Verschluss des Magens verantwortlich ist.

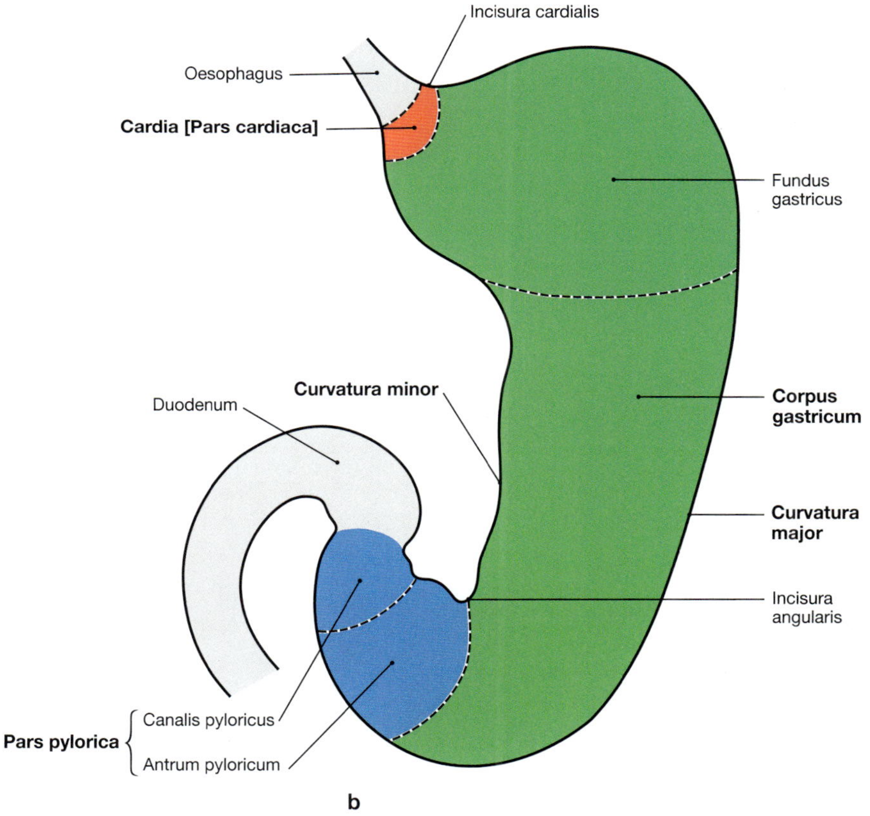

Klinik

Wenn der HIS-Winkel, z. B. durch fehlerhafte Fixierung im Zwerchfell (axiale Gleithernie), verloren geht, kann es zum Reflux von Magensaft mit Entzündung der Speiseröhre kommen **(Refluxösophagitis).** Versagt eine medikamentöse Therapie zur Verringerung der Säureproduktion mit Protonenpumpenblockern, wird operativ der Verschluss verbessert, indem der Fundus des Magens um die Speiseröhre geschlungen wird (Fundoplicatio nach NISSEN).

Muskulatur des Magens

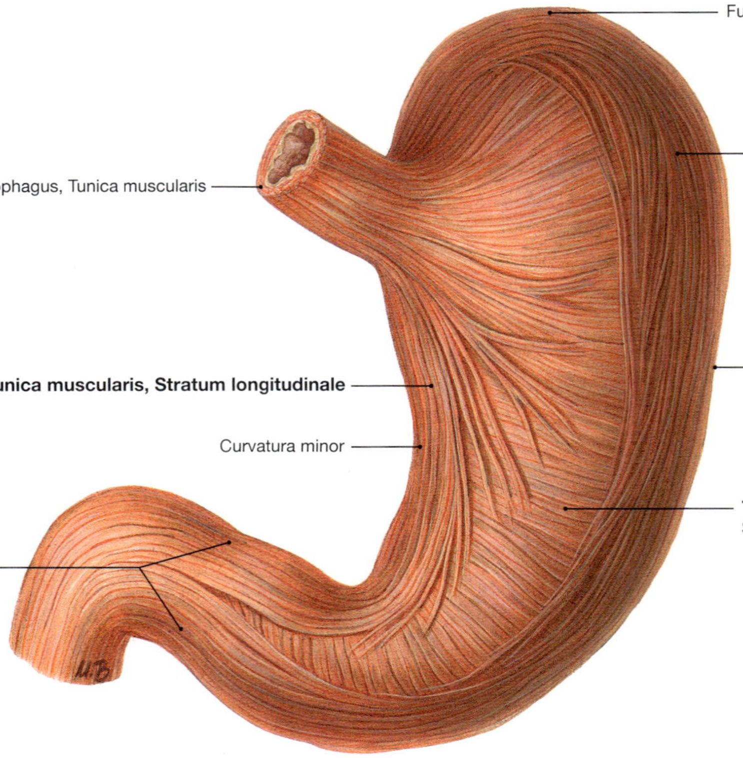

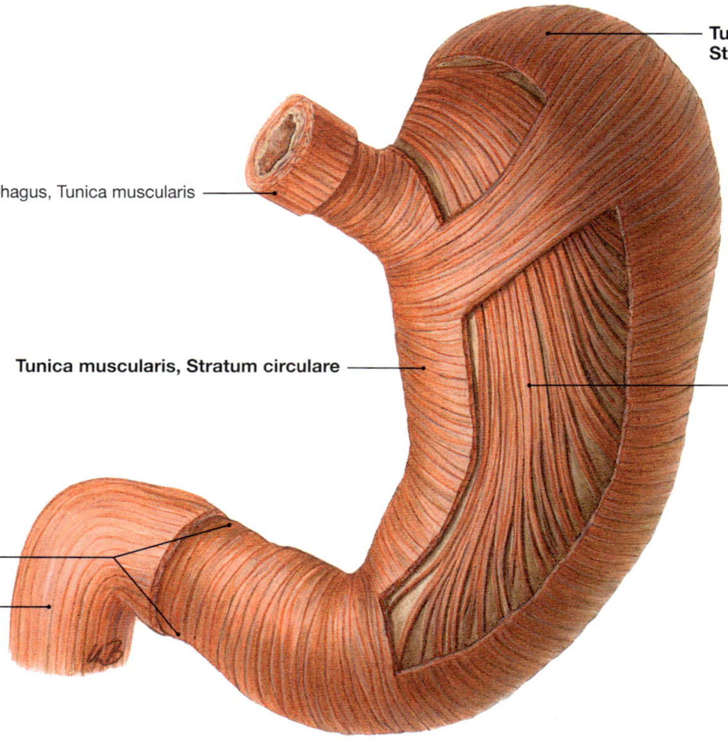

Abb. 6.37 a und b Muskelschichten des Magens, Gaster; Ansicht von ventral. [S700]
a Äußere Muskelschichten.
b Innere Muskelschichten.

Die Wand des Magens besteht aus 3 Muskelschichten (Tunica muscularis), die allerdings nicht alle am gesamten Magen vorhanden sind. Außen liegt die Längsmuskelschicht (Stratum longitudinale), der innen die Ringmuskelschicht (Stratum circulare) anliegt. Am tiefsten liegen schräg verlaufende Muskelzüge (Fibrae obliquae), die allerdings in der kleinen Kurvatur fehlen.

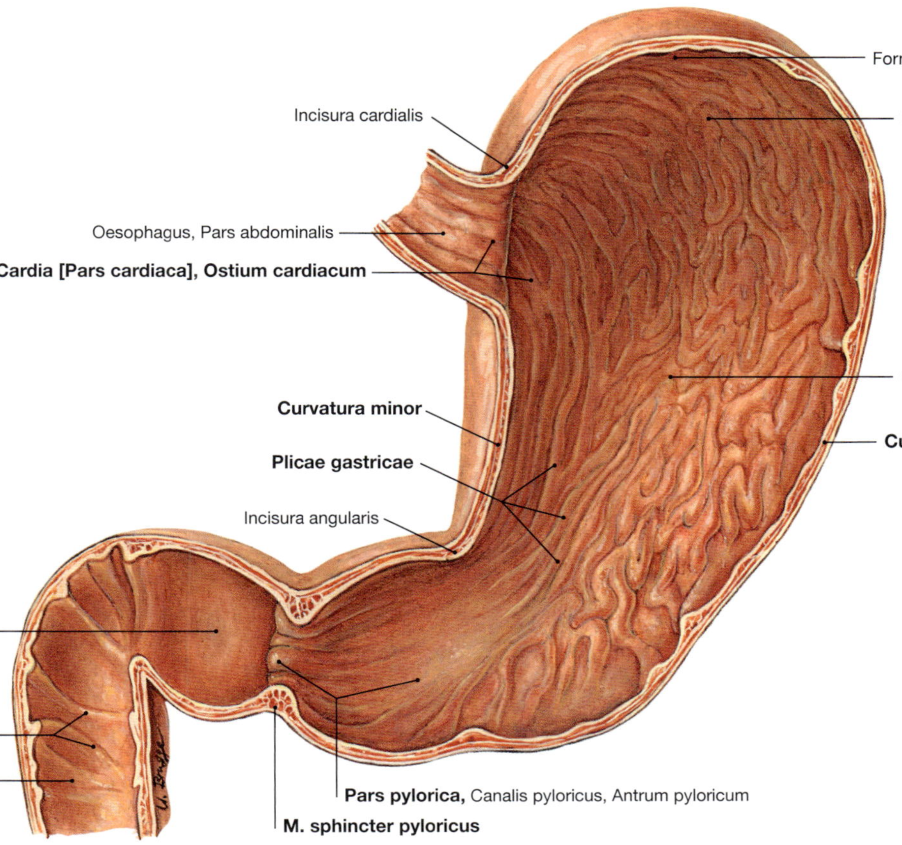

Abb. 6.38 Magen, Gaster, und Zwölffingerdarm, Duodenum; Ansicht von ventral. [S700]
Die Magenschleimhaut besitzt ein charakteristisches **Relief** zur Vergrößerung der Oberfläche. Makroskopisch sind davon jedoch nur die **Magenfalten (Plicae gastricae)** sichtbar, die längs orientiert sind (Magenstraße). Mit der Lupe sind auf diesen Falten beetartige **Felderungen (Areae gastricae)** sichtbar (→ Abb. 6.39). Am Magenausgang (Pylorus) ist die Ringmuskulatur zu einem Schließmuskel (M. sphincter pyloricus) verdickt.

Aufbau der Magenwand

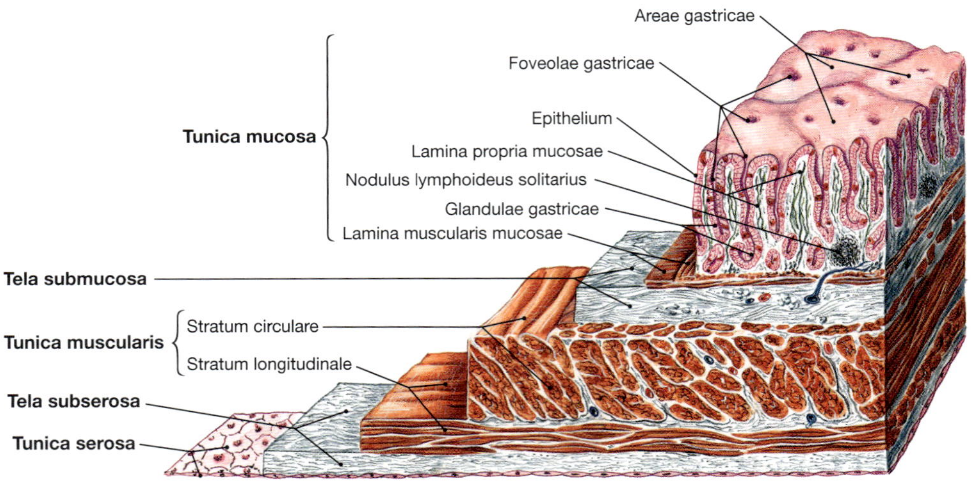

Abb. 6.39 Wandbau des Magens, Gaster; Lupenvergrößerung. [S700]
Die Wand des Magens besteht wie die des gesamten Rumpfdarms aus einer innen gelegenen Schleimhaut (Tunica mucosa), die durch eine bindegewebige Verschiebeschicht (Tela submucosa) von der Muskelschicht (Tunica muscularis, → Abb. 6.37) getrennt wird. Als intraperitoneales Organ wird der Magen auf der äußeren Oberfläche durch Bauchfell (Peritoneum viscerale) bedeckt, das eine Tunica serosa bildet.

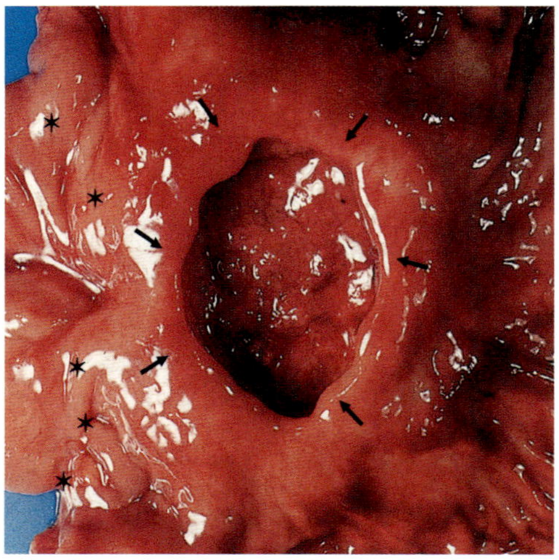

Abb. 6.40 Magengeschwür (Ulcus ventriculi). [R235]
Magengeschwüre sind Substanzdefekte, die die gesamte Magenschleimhaut betreffen.
Sternchen kennzeichnen den Pylorusring, Pfeile die Ränder des Ulcus.

Klinik

Über 80 % aller **Geschwüre in Magen und Duodenum** sind durch das Bakterium *Helicobacter pylori* bedingt. Zusätzlich kann eine gesteigerte Magensäureproduktion oder eine verminderte Bildung von Oberflächenschleim, z. B. nach Einnahme von Schmerzmitteln mit dem Wirkstoff Azetylsalizylsäure, die Bildung von Magengeschwüren fördern. Dementsprechend besteht die Therapie aus einer antibiotischen Entfernung der Bakterien zusammen mit einer Hemmung der Magensäureproduktion. Bei Komplikationen ist eine chirurgische Therapie indiziert. Neben einer Perforation in Nachbarorgane oder in die Bauchhöhle mit der Gefahr einer lebensbedrohlichen Bauchfellentzündung (Peritonitis) besteht auch die Möglichkeit der Arrosion einer Magenarterie (→ Abb. 6.42), was zu starken Blutungen führen kann.

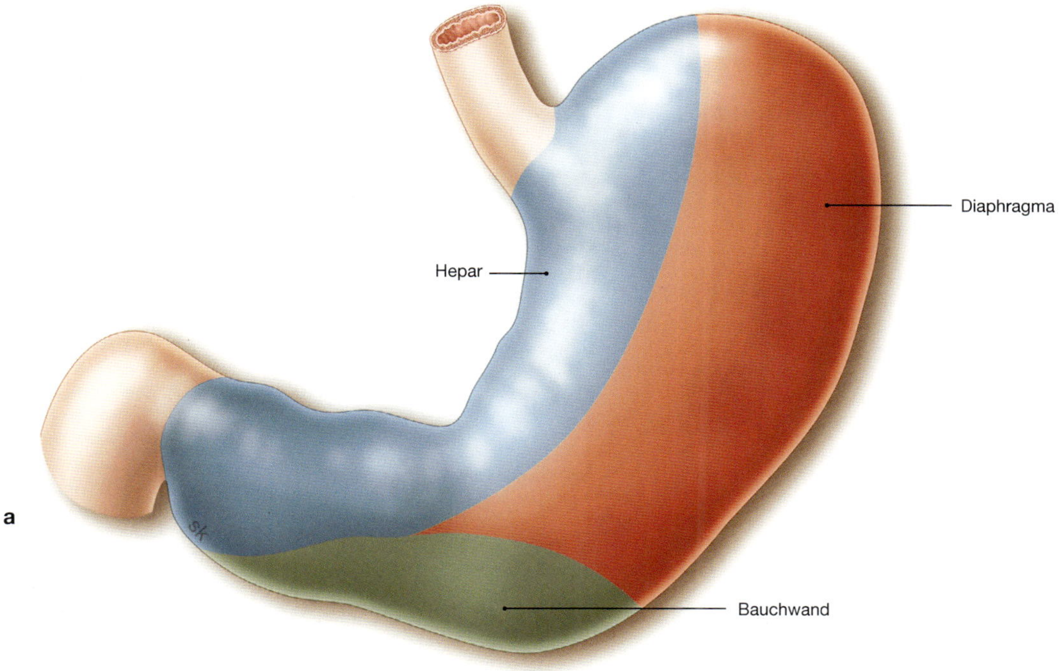

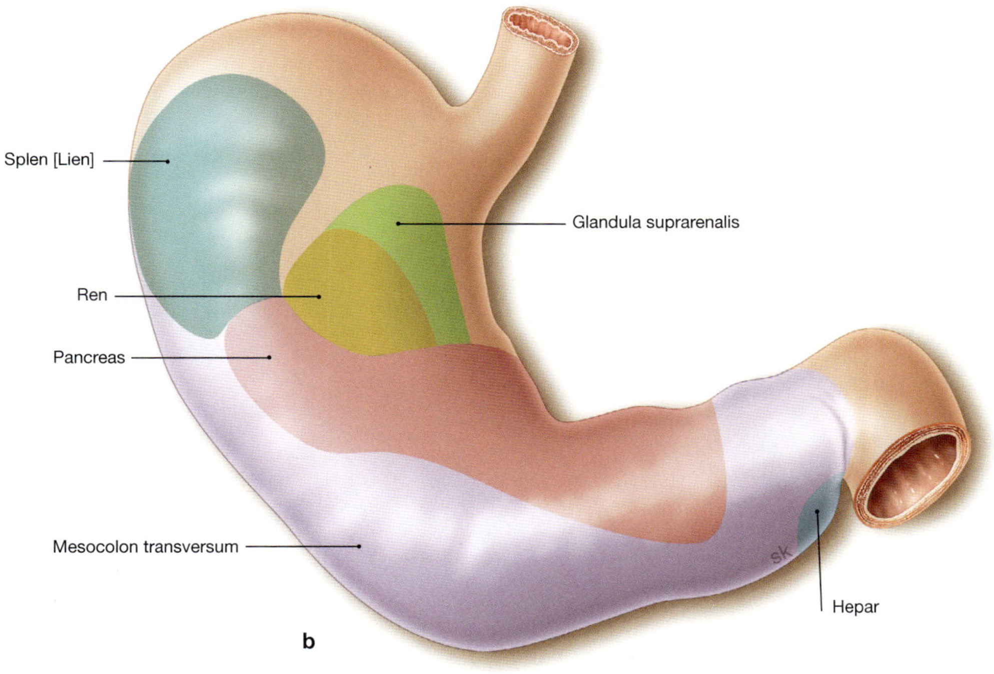

Abb. 6.41 a und b Kontaktflächen, Facies, des Magens mit Nachbarorganen. [S700-L238]
a Kontaktflächen der Magenvorderwand: Leber, Zwerchfell, Bauchwand.
b Kontaktflächen der Magenrückwand: Milz, Niere, Nebenniere, Bauchspeicheldrüse, Mesocolon transversum.

Der Magen ist gegenüber den Nachbarorganen gut verschieblich. Die Kontaktflächen hängen auch stark vom Füllungszustand des Magens ab.

Klinik

Die Kontaktflächen haben eine gewisse klinische Relevanz, da bei Magengeschwüren oder Magentumoren eine **Perforation in Nachbarorgane** vorkommen kann, die zur Schädigung der Organe führen bzw. die Entfernung der Tumoren erschweren kann.

Arterien des Magens

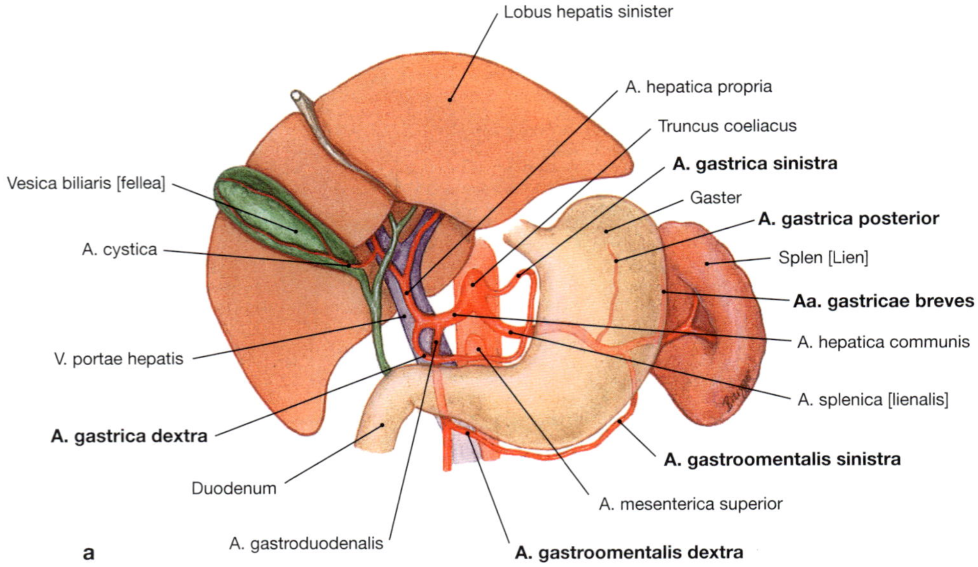

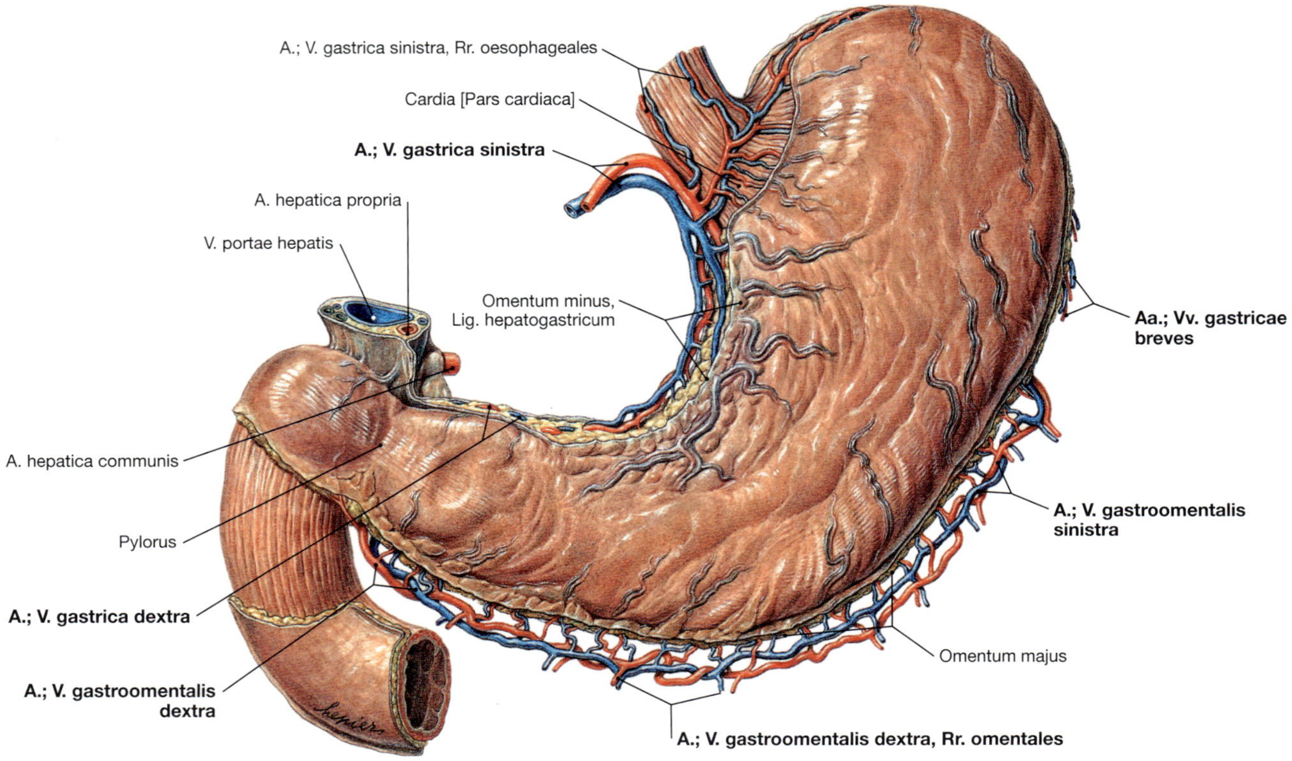

Abb. 6.42 a und b Arterien des Magens, Gaster; Ansicht von ventral. [S700]
a Schema.
b Verlauf an den Magenkurvaturen.

Die 3 Hauptäste des Truncus coeliacus (A. gastrica sinistra, A. hepatica communis, A. splenica) geben insgesamt 6 Magenarterien ab (→Tabelle unten).

Arterielle Versorgung des Magens	
Versorgungsgebiet	**Arterien**
kleine Kurvatur	• A. gastrica sinistra (direkt aus dem Truncus coeliacus) • A. gastrica dextra (aus der A. hepatica propria)
große Kurvatur	• A. gastroomentalis sinistra (aus der A. splenica) • A. gastroomentalis dextra (aus der A. gastroduodenalis der A. hepatica communis) Die Gefäße versorgen auch das Omentum majus!
Fundus	• Aa. gastricae breves (im Bereich des Milzhilums aus der A. splenica)
Rückseite	• A. gastrica posterior (in 30–60 % der Fälle vorhanden, entspringt hinter dem Magen aus der A. splenica)

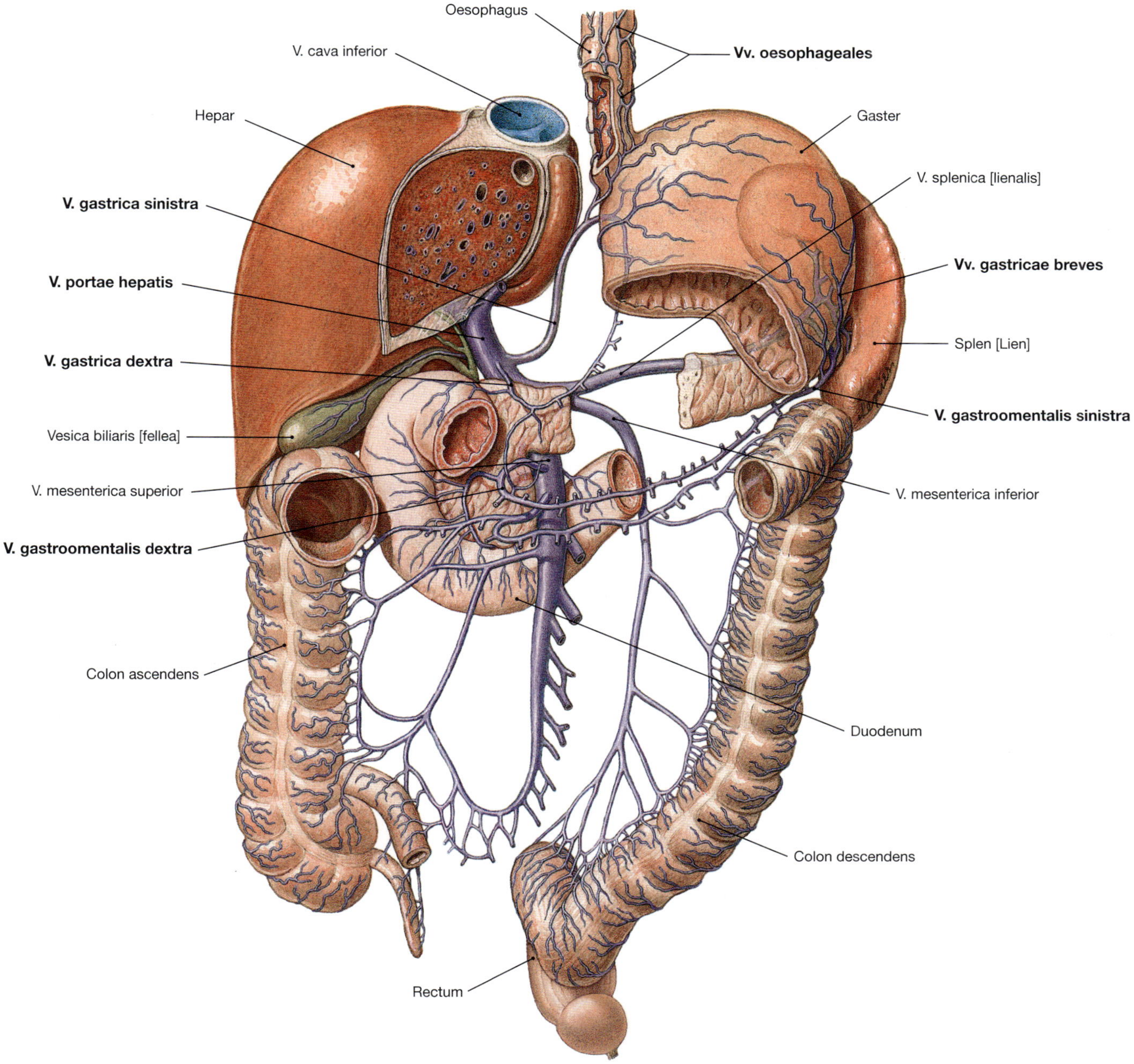

Abb. 6.43 Venen des Magens, Gaster, mit Bezug zur Pfortader, V. portae hepatis; Ansicht von ventral. [S700]
Die Venen entsprechen den Arterien, allerdings münden die Venen der kleinen Kurvatur direkt in die Pfortader, während die Venen der großen Kurvatur Anschluss an die großen Äste der Pfortader erhalten. (→Tabelle unten).

Venen des Magens	
Abflussgebiet	**Venen**
kleine Kurvatur	• V. gastrica sinistra • V. gastrica dextra Einmündung in die V. portae hepatis: Diese Venen haben über die Vv. oesophageales Anschluss an das Azygossystem und damit an die V. cava superior!
große Kurvatur	• V. gastroomentalis sinistra (zur V. splenica) • V. gastroomentalis dextra (zur V. mesenterica superior)
Fundus	• Vv. gastricae breves (zur V. splenica)
Rückseite	• V. gastrica posterior (in 30–60 % der Fälle vorhanden, zur V. splenica)

Klinik

Bei Druckerhöhung in der Pfortader (portale Hypertonie), z. B. bei Leberzirrhose, kann es zur Ausbildung von **portokavalen Anastomosen** über die Ösophagusvenen kommen. Diese können sich erweitern **(Ösophagusvarizen)** und bei Ruptur lebensbedrohliche Blutungen verursachen (→ Abb. 5.133).

Lymphgefäße des Magens

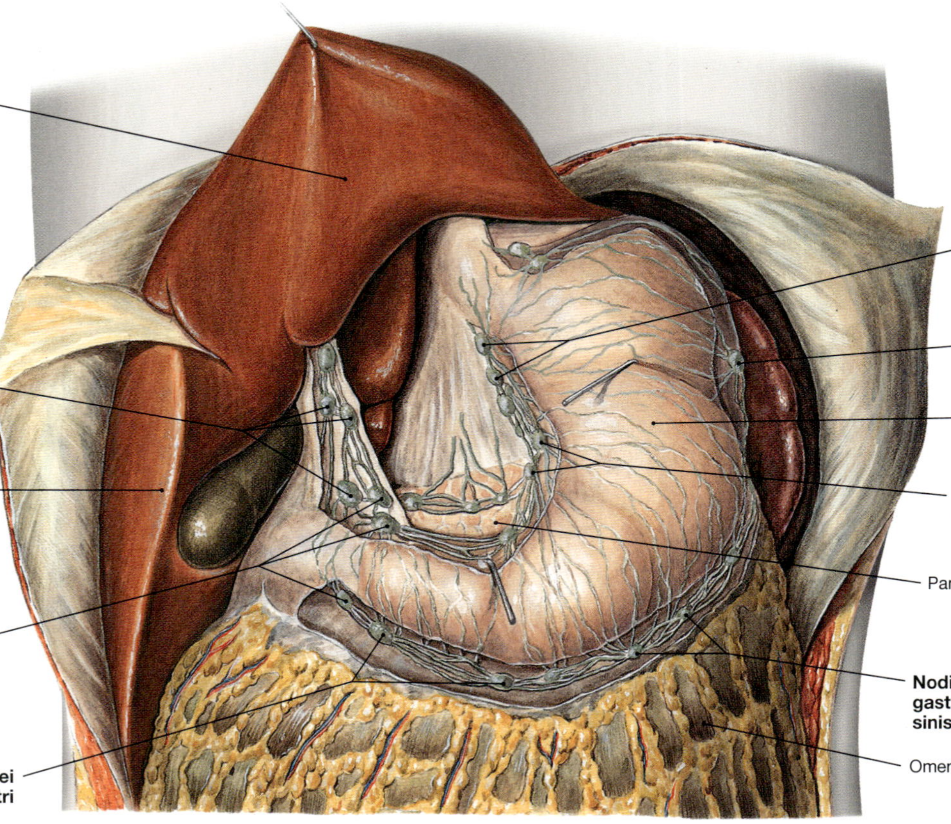

Abb. 6.44 Lymphgefäße und Lymphknoten von Magen, Gaster, und Leber, Hepar; Ansicht von ventral. [S700]
Die Lymphgefäße und-knoten des Magens ziehen sich an beiden **Kurvaturen** und am **Pylorus entlang:** An der kleinen Kurvatur liegen die **Nodi lymphoidei gastrici,** an der großen Kurvatur liegen kranial die **Nodi lymphoidei splenici** und kaudal die **Nodi lymphoidei gastroomentales.** Die **Nodi lymphoidei pylorici** im Pylorusbereich haben Anschluss an die Nodi lymphoidei hepatici der Leberpforte.
Es lassen sich 3 große Lymphabflussgebiete mit 3 hintereinandergeschalteten Stationen unterscheiden (→ Abb. 6.45).

Klinik

Die Abflussstationen der Lymphe (→ Abb. 6.46) spielen für die **operative Therapie des Magenkarzinoms** eine Rolle. Die Lymphknoten der 1. und 2. Station werden in der Regel zusammen mit dem Magen entfernt. Wenn auch Lymphknoten der 3. Station betroffen sind, ist keine Heilung möglich. Daher erspart man dem Patienten in diesem Fall die Entfernung des Magens.

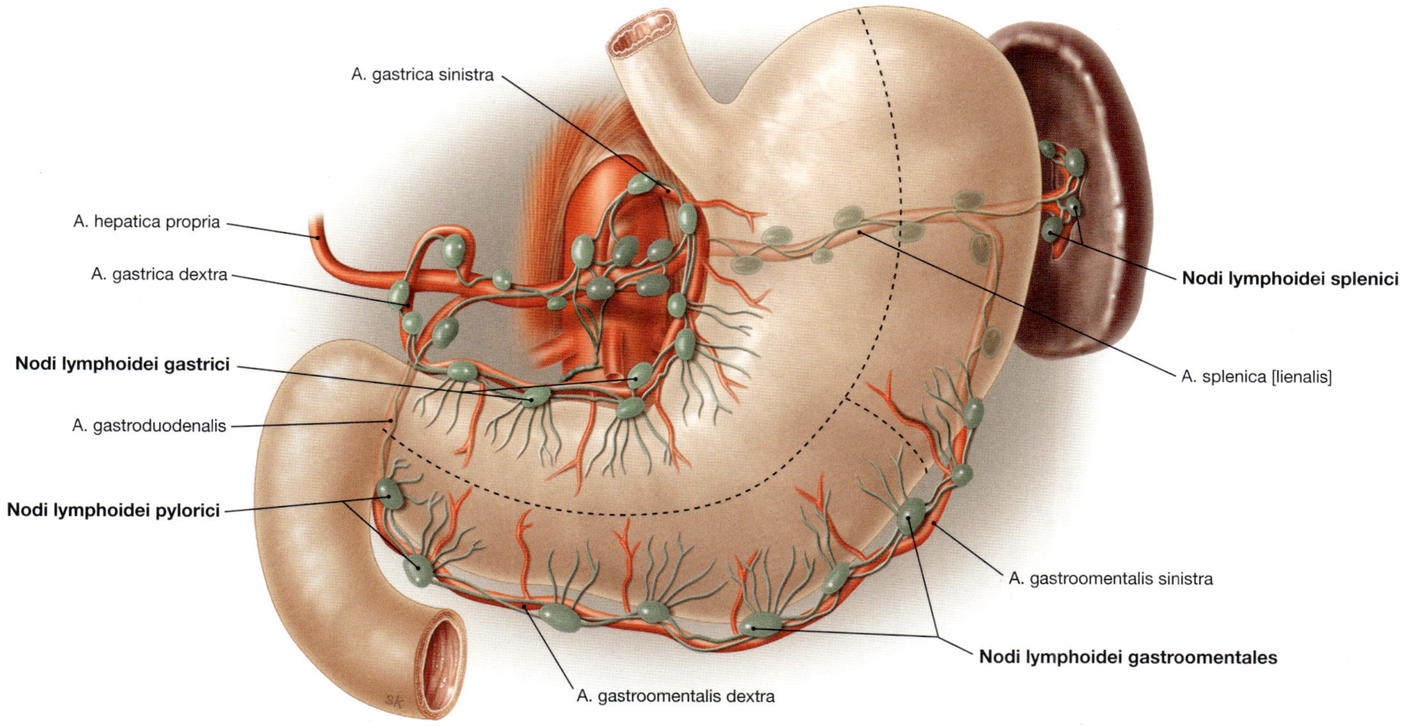

Abb. 6.45 Lymphabflussgebiete und regionäre Lymphknoten des Magens, Gaster; Ansicht von ventral. [S700-L238]/[B500]
Es gibt **3 große Abflussgebiete** der Lymphe **(Territorien der Lymphdrainage),** die in der Abbildung durch gestrichelte Linien abgegrenzt sind:

- **Cardiabereich** und **kleine Kurvatur:** Nodi lymphoidei gastrici
- **Oberer linker Quadrant:** Nodi lymphoidei splenici
- **Untere zwei Drittel der großen Kurvatur und Pylorus:** Nodi lymphoidei gastroomentales und Nodi lymphoidei pylorici

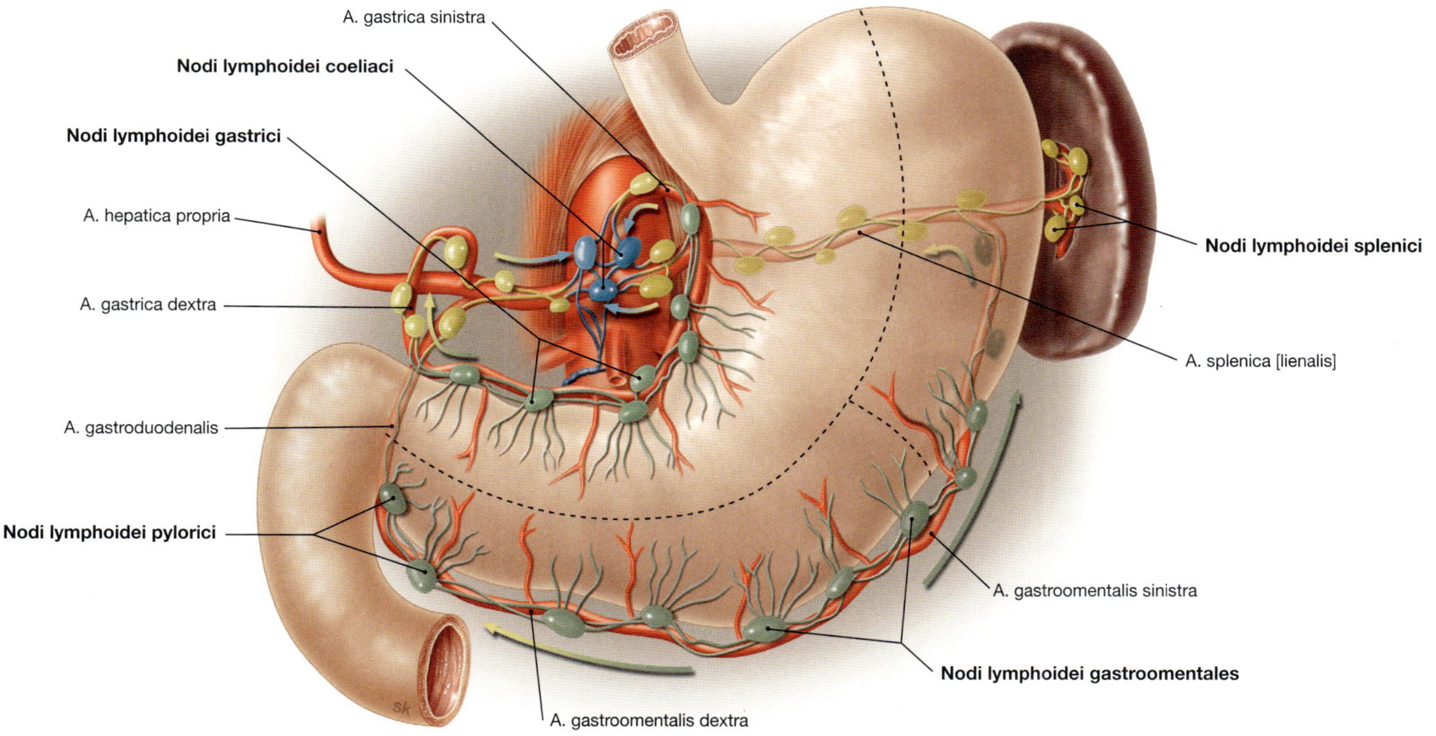

Abb. 6.46 Lymphabflussstationen des Magens; Ansicht von ventral. [S700-L238]
In den 3 großen Lymphabflussgebieten gibt es **3 hintereinandergeschaltete Stationen:**

- 1. Station (grün): Lymphknoten entlang der Kurvaturen (→ Abb. 6.45)
- 2. Station (gelb): Lymphknoten entlang den Ästen des Truncus coeliacus
- 3. Station (blau): Lymphknoten am Abgang des Truncus coeliacus [Nodi lymphoidei coeliaci]; von dort fließt die Lymphe über den Truncus intestinalis in den Ductus thoracicus

Vegetative Innervation des Magens

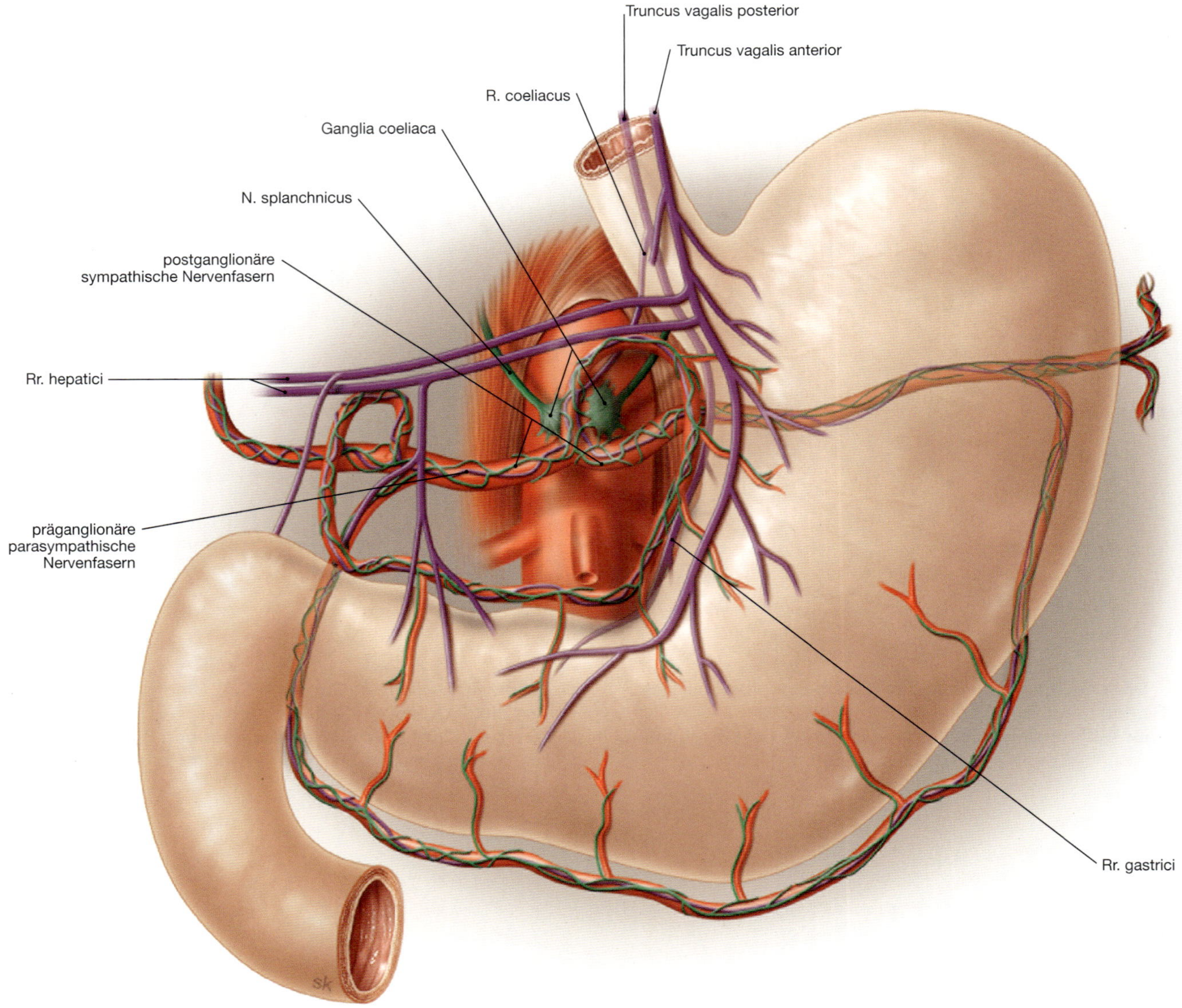

Abb. 6.47 Vegetative Nervenversorgung des Magens, Gaster; halbschematische Darstellung. Sympathische Innervation (grün), parasympathische Innervation (violett). [S700-L238]~[B500]

Die präganglionären **parasympathischen Fasern** (Rr. gastrici) erreichen den Magen als Trunci vagales anterior und posterior in Begleitung der Speiseröhre und verlaufen entlang der kleinen Kurvatur. Aufgrund der Magendrehung bei der Entwicklung geht der vordere Truncus vagalis überwiegend aus dem linken, der hintere Truncus vagalis dagegen aus dem rechten N. vagus [X] hervor. Die Pars pylorica wird durch eigene Äste (Rr. hepatici) erreicht, die ebenfalls den Trunci vagales entstammen. Die postganglionären Neurone liegen meist in der Magenwand. Der **Parasympathicus fördert** die Magensäureproduktion und die Peristaltik des Magens.

Die präganglionären **sympathischen Fasern** treten als Nn. splanchnici major und minor auf beiden Seiten durch das Zwerchfell und erreichen die Ganglia coeliaca am Abgang des Truncus coeliacus, wo sie auf postganglionäre Neurone umgeschaltet werden. Diese erreichen als periarterielle Nervengeflechte die verschiedenen Abschnitte des Magens. Der Sympathicus wirkt antagonistisch zum Parasympathicus, indem er Magensäuresekretion, Peristaltik und Durchblutung **drosselt.**

Klinik

Früher wurden entweder der gesamte N. vagus [X] unterhalb des Zwerchfells **(totale Vagotomie)** oder die Äste zum Magen **(selektiv proximale Vagotomie)** durchtrennt, um bei Magengeschwüren die Säuresekretion zu reduzieren. Seit es jedoch die Möglichkeit der medikamentösen Säureblockade und der Entfernung der auslösenden *Helicobacter-pylori*-Bakterien durch Antibiotika gibt, hat dieser Eingriff einen deutlich geringeren Stellenwert.

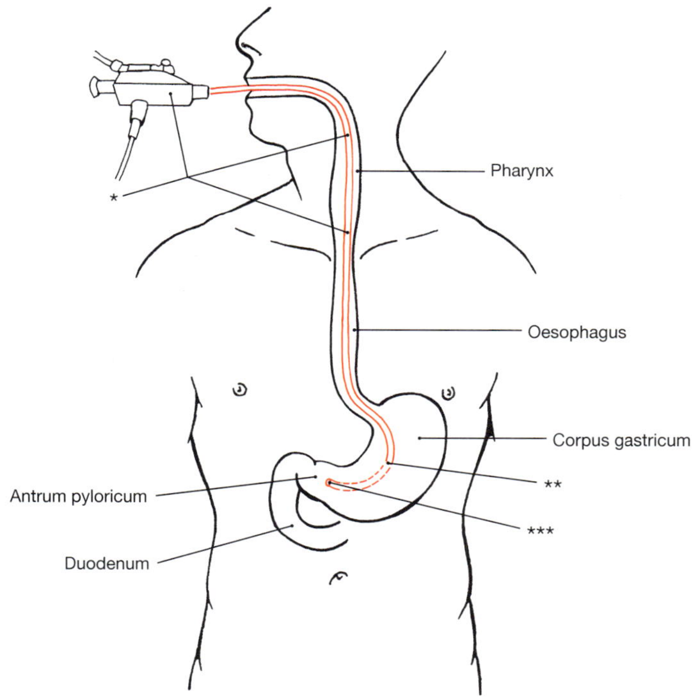

Abb. 6.48 Technik der Ösophagoskopie und der Gastroskopie. [S700]

* Gastroskop
** Gastroskop, Spitze im Corpus gastricum (→ Abb. 6.49a)
*** Gastroskop, Spitze im Antrum pyloricum (→ Abb. 6.49b)

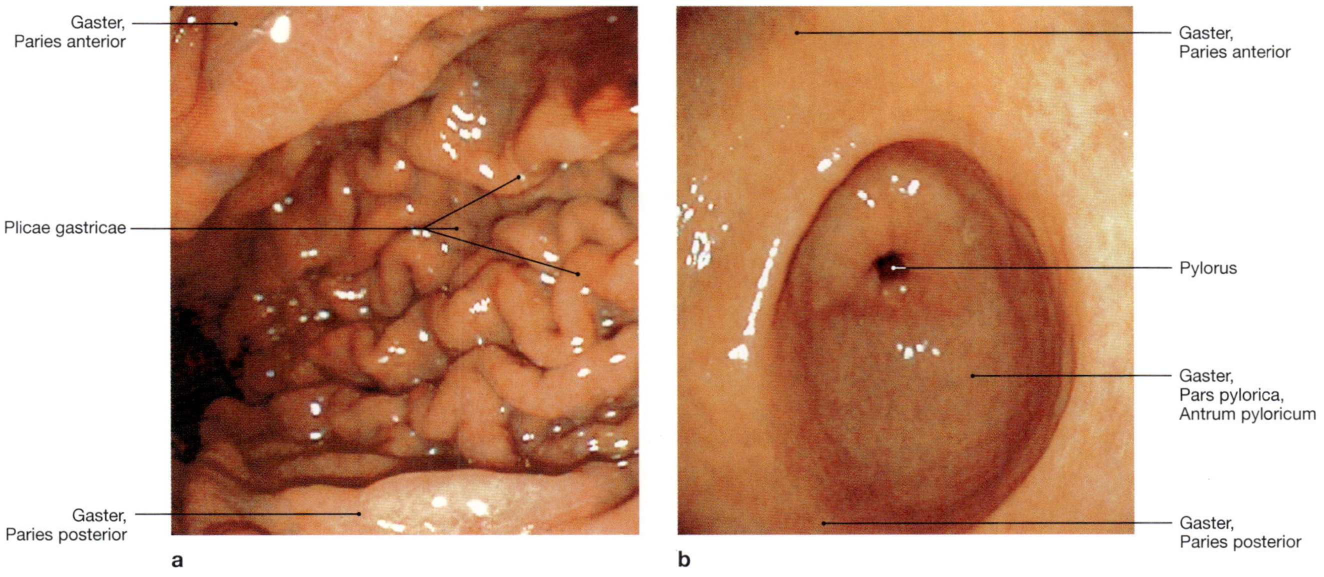

Abb. 6.49 a und b Magen, Gaster; Magenspiegelung (Gastroskopie); Ansicht von kranial. [S700-T901]

a Ansicht vom Corpus gastricum mit ausgeprägten Längsfalten der Schleimhaut (Plicae gastricae)
b Ansicht vom Antrum pyloricum mit überwiegend glatter Schleimhaut

Klinik

Die Magenspiegelung (Gastroskopie) ermöglicht die **Inspektion** der Magenschleimhaut. Auffällige Befunde, wie Substanzdefekte (→ Abb. 6.40), müssen dabei durch eine Probenentnahme **(Biopsie)** abgeklärt werden, da sonst keine sichere Unterscheidung zwischen einem gutartigen Magengeschwür und einem Magenkarzinom möglich ist.

Organe des Verdauungssystems

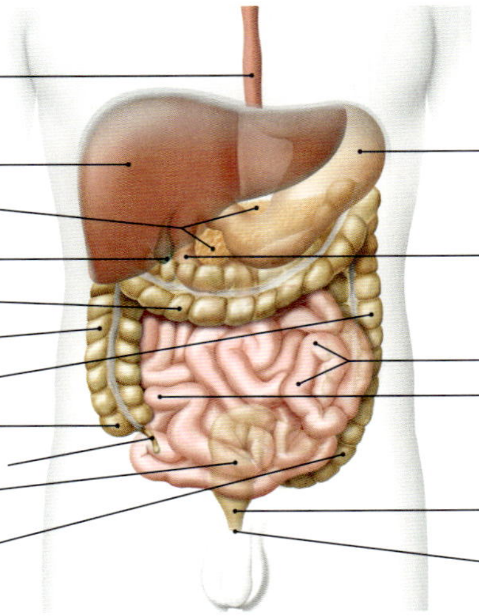

Abb. 6.50 Organe des Verdauungssystems; Ansicht von ventral. [S700-L275]

Das Verdauungssystem bildet eine Einheit aus Organen, die alle der Verdauung dienen und sich zu diesem Zweck gegenseitig regulieren. Das genaue Verständnis dieser Regulationsvorgänge wird erst nach dem zusätzlichen Studium der mikroskopischen Anatomie möglich, da von den einzelnen Organen Hormone und Botenstoffe gebildet werden, die z.T. über das Blut die Kommunikation und Abstimmung der Organe untereinander ermöglichen. Die scheinbare Eigenständigkeit, die die makroskopische Abgrenzung der einzelnen Organe suggeriert, ist damit nur bedingt gegeben.

Das Verdauungssystem umfasst neben der Mundhöhle die **Hohlorgane,** die sich an diese anschließen und bis zum Analkanal reichen:

- Rachen (Pharynx)
- Speiseröhre (Oesophagus)
- Magen (Gaster)
- Dünndarm (Intestinum tenue)
- Dickdarm (Intestinum crassum)

Außerdem zählen die Anhangsdrüsen des Gastrointestinaltrakts zum Verdauungssystem:

- Leber (Hepar)
- Gallenblase (Vesica biliaris)
- Bauchspeicheldrüse (Pancreas)

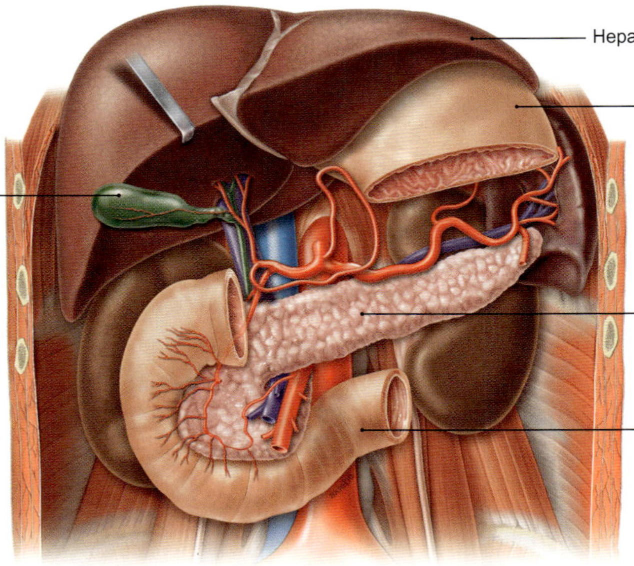

Abb. 6.51 Organe des Oberbauchs, halbschematische Darstellung; Ansicht von ventral. [S700-L238]

Magen, Dünndarm, Leber, Gallenblase und Pancreas kommunizieren beim Verdauungsvorgang sehr ausgeprägt miteinander. Diese wechselseitige Regulation geschieht überwiegend durch Hormone und Botenstoffe und ergänzt so die zentralnervöse Steuerung durch parasympathische Nerven, die ebenfalls die Verdauung fördern. Der **Parasympathicus** wird bereits durch Anblick, Geruch und Geschmack der Nahrung und oft schon durch den reinen Gedanken an die Nahrungsaufnahme aktiviert. Die Füllung des **Magens** stimuliert die Bildung von Magensäure. Wenn der angesäuerte Mageninhalt mit seinen Nährstoffen in den ersten Abschnitt des **Dünndarms,** den Zwölffingerdarm (Duodenum), abgegeben wird, ist dies ein Reiz für die Freisetzung von Hormonen aus der Darmschleimhaut. Diese induzieren die Abgabe von Gallenflüssigkeit aus der **Gallenblase** und die Sekretion von Verdauungssaft aus der **Bauchspeicheldrüse.** Galle und Pankreassaft werden direkt über Gangsysteme dem Nahrungsbrei im Duodenum beigemengt und ermöglichen die Verdauung und die Resorption der Nährstoffe. Die Nährstoffe werden über die Pfortader sowie über das Lymphgefäßsystem und das Blut in die Leber gebracht. Die Leber bildet schließlich Botenstoffe, die im Gehirn ein Sättigungsgefühl erzeugen. Daran sind auch die Hormone der Darmschleimhaut beteiligt, die afferente Nervenfasern des N. vagus [X] erregen und so neben Dehnungsrezeptoren im Magen zu einer Beendigung der Nahrungsaufnahme führen.

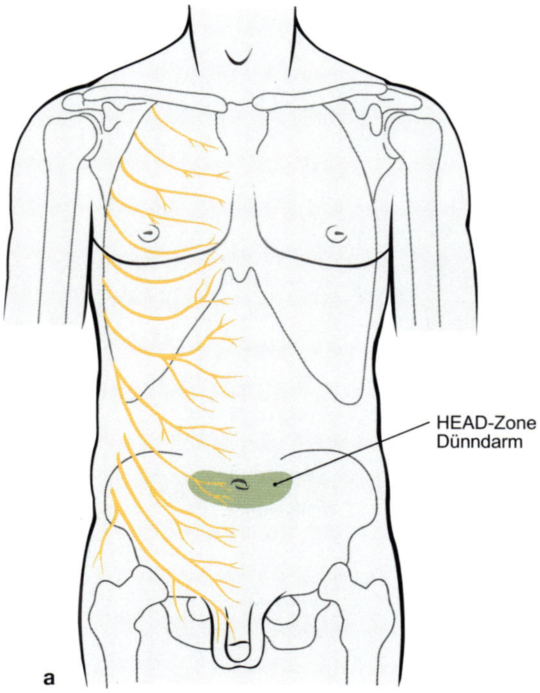

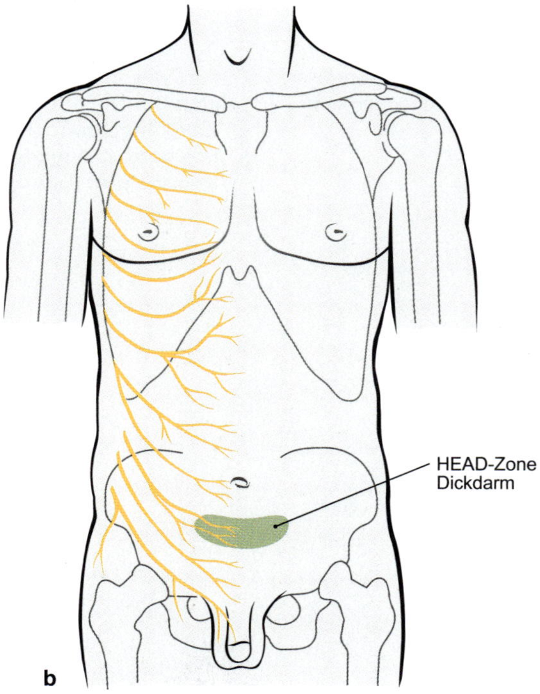

Abb. 6.52 a und b HEAD-Zonen des Dünn- und Dickdarms, schematische Darstellung; Ansicht von ventral. [S700-L126]/[G1071]
a HEAD-Zone des Dünndarms im Dermatom T10.
b HEAD-Zone des Dickdarms im Dermatom T11.
Die Körperoberfläche wird segmental durch afferente Neurone aus den einzelnen Rückenmarksegmenten innerviert. Diese Hautareale bezeichnet man als Hautwurzelfelder oder **Dermatome.** In den Rückenmarksegmenten konvergieren die afferenten Neurone von der Körperoberfläche mit denen der inneren Organe, sodass Irritationen der Organe häufig zu Missempfindungen und Schmerzen führen, die an der Körperoberfläche in den entsprechenden Dermatomen wahrgenommen werden. Man spricht daher von projiziertem Schmerz. Diese organbezogenen Hautareale sind die **HEAD-Zonen.** Die Projektionsgebiete von Dünn- und Dickdarm sind aber nur als Maximalpunkte zu verstehen und überlappen sich oft, sodass eine genaue Unterscheidung zwischen den einzelnen Darmabschnitten nicht möglich ist.

Darm

Gliederung des Dünndarms und Projektion des Zwölffingerdarms

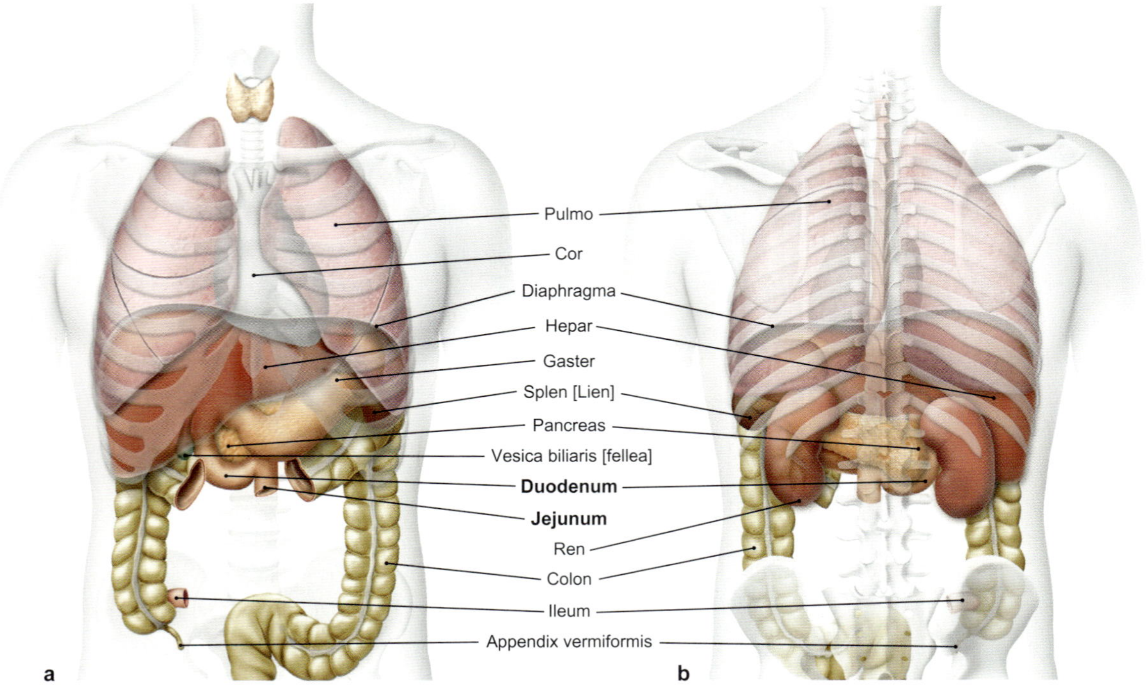

Abb. 6.53 a und b Projektion des Zwölffingerdarms, Duodenum, auf die Körperoberfläche. Jejunum und Ileum sind weitgehend entfernt. [S700-L275]
a Ansicht von ventral.
b Ansicht von dorsal.

Der Dünndarm ist meist ca. 3 m (4–6 m) lang und gliedert sich in 3 Abschnitte:
- **Zwölffingerdarm (Duodenum,** 25–30 cm)
- **Leerdarm (Jejunum,** zwei Fünftel der Gesamtlänge)
- **Krummdarm (Ileum,** drei Fünftel der Gesamtlänge)

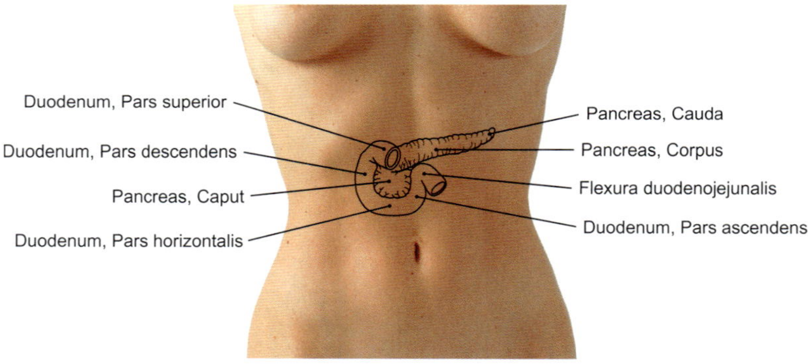

Abb. 6.54 Projektion von Zwölffingerdarm, Duodenum, und Bauchspeicheldrüse, Pancreas, auf die vordere Rumpfwand. [S700]
Das Duodenum projiziert sich mit seiner **intraperitoneal** gelegenen **Pars superior** auf Höhe des 1. Lendenwirbels. Die **übrigen Abschnitte** liegen **sekundär retroperitoneal** und umgreifen den Kopf der Bauchspeicheldrüse C-förmig. Dabei liegt der Kopf der Bauchspeicheldrüse der Pars descendens des Duodenums an. Die Pars horizontalis verläuft quer auf Höhe des 3. Lendenwirbels und setzt sich in der Pars ascendens fort, die bis zur Flexura duodenojejunalis auf Höhe des 2. Lendenwirbels aufsteigt. Diese markiert den Übergang zum intraperitoneal gelegenen Jejunum.

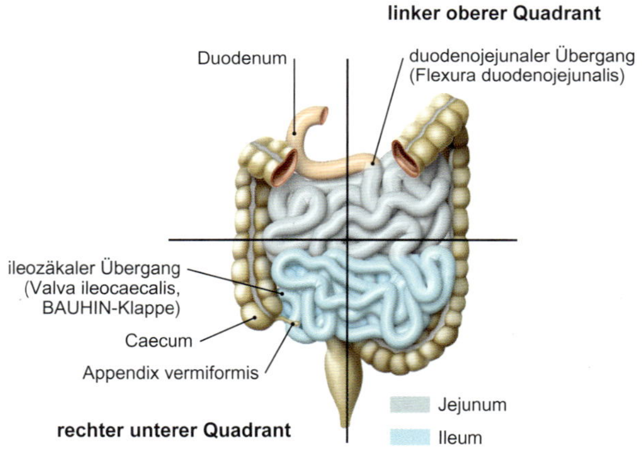

Abb. 6.55 Projektion von Leerdarm, Jejunum, und Krummdarm, Ileum, in der Bauchhöhle; Ansicht von ventral. Das Colon transversum wurde weitgehend entfernt. [S701-L275]
Das **Duodenum** beginnt am Pylorus des Magens und reicht bis zur **Flexura duodenojejunalis.** Die Pars superior projiziert typischerweise auf den 1. Lendenwirbel und die Flexura duodenojejunalis auf den 2. Lendenwirbel. Dagegen ist das **intraperitoneal** gelegene **Dünndarmkonvolut** aus Jejunum und Ileum nicht eindeutig untergliedert und reicht aboral bis zur Valva ileocaecalis (BAUHIN-Klappe) am Übergang zum Dickdarm. Dabei liegen die Abschnitte des Jejunums überwiegend im Oberbauch und die des Jejunums im Unterbauch.

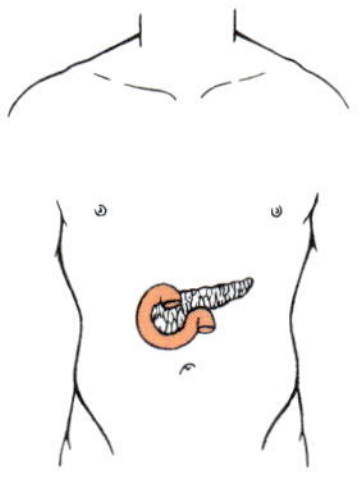

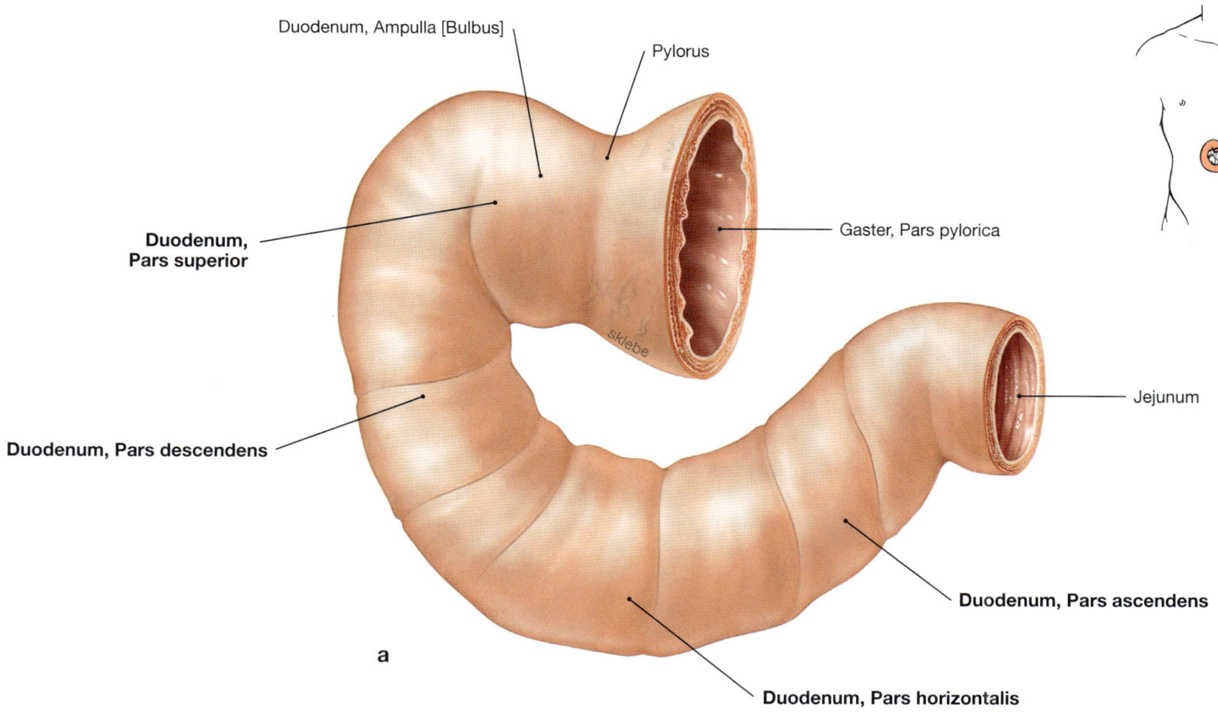

a

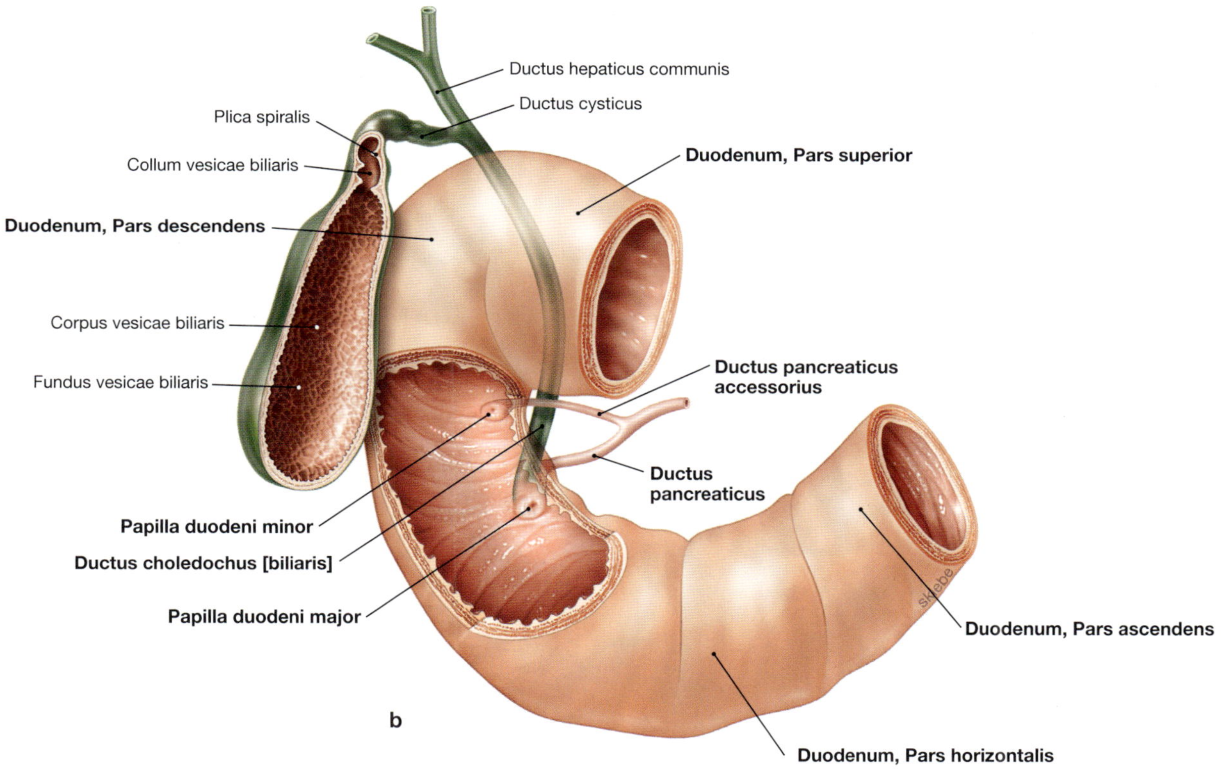

b

Abb. 6.56 a und b Abschnitte des Zwölffingerdarms, Duodenum; Ansicht von ventral.
a Isolierte Darstellung. [S700-L238]
b Darstellung mit den extrahepatischen Gallengängen. [S700-L238]/[G1060-002]
Das Duodenum gliedert sich in **4 Abschnitte:**
- Pars superior
- Pars descendens
- Pars horizontalis
- Pars ascendens

Die **Pars superior** ist als einziger Teil intraperitoneal gelegen und proximal etwas erweitert, was als Ampulla (Bulbus) bezeichnet wird.
In der **Pars descendens** mündet der Ausführungsgang der Bauchspeicheldrüse (Ductus pancreaticus, Ductus WIRSUNGIANUS) meist zusammen mit dem Gallengang (Ductus choledochus) auf einer Schleimhautaufwerfung (Papilla duodeni major, Papilla VATERI), die 8–10 cm aboral des Pylorus gelegen ist. Meist liegt 2 cm proximal von dieser eine Papilla duodeni minor, auf der der Ductus pancreaticus accessorius (Ductus SANTORINI) sein Sekret abgibt.
Die **Pars horizontalis** überquert die Wirbelsäule und geht dann in die **Pars ascendens** über.

Aufbau der Dünndarmwand

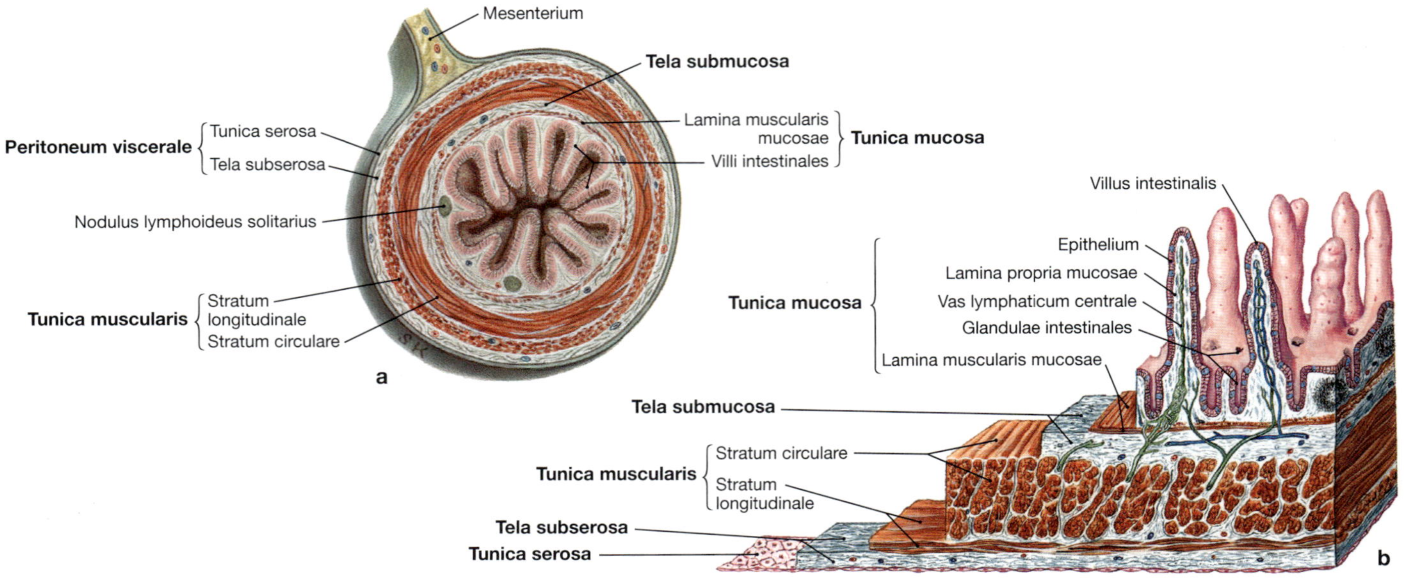

Abb. 6.57 a und b Wandbau des Dünndarms, Intestinum tenue; Querschnitt. [S700]
a Querschnitt.
b Lupenvergrößerung.
Die Wand des Dünndarms besteht wie die des gesamten Rumpfdarms aus einer innen gelegenen Schleimhaut **(Tunica mucosa),** die zur Oberflächenvergrößerung Zotten (Villi intestinales) aufweist. Es folgt, durch eine bindegewebige Verschiebeschicht **(Tela submucosa)** getrennt, die Muskelschicht **(Tunica muscularis).** Diese gliedert sich innen in eine Ringmuskelschicht (Stratum circulare) und außen in eine Längsmuskelschicht (Stratum longitudinale). Die intraperitoneal gelegenen Abschnitte (Pars superior des Duodenums, Jejunum, Ileum) sind auf der Außenseite von Bauchfell (Peritoneum viscerale) bedeckt, das eine **Tunica serosa** bildet. Dagegen sind die retroperitonealen Abschnitte des Duodenums durch eine **Tunica adventitia** im Bindegewebe des Retroperitoneums verankert.

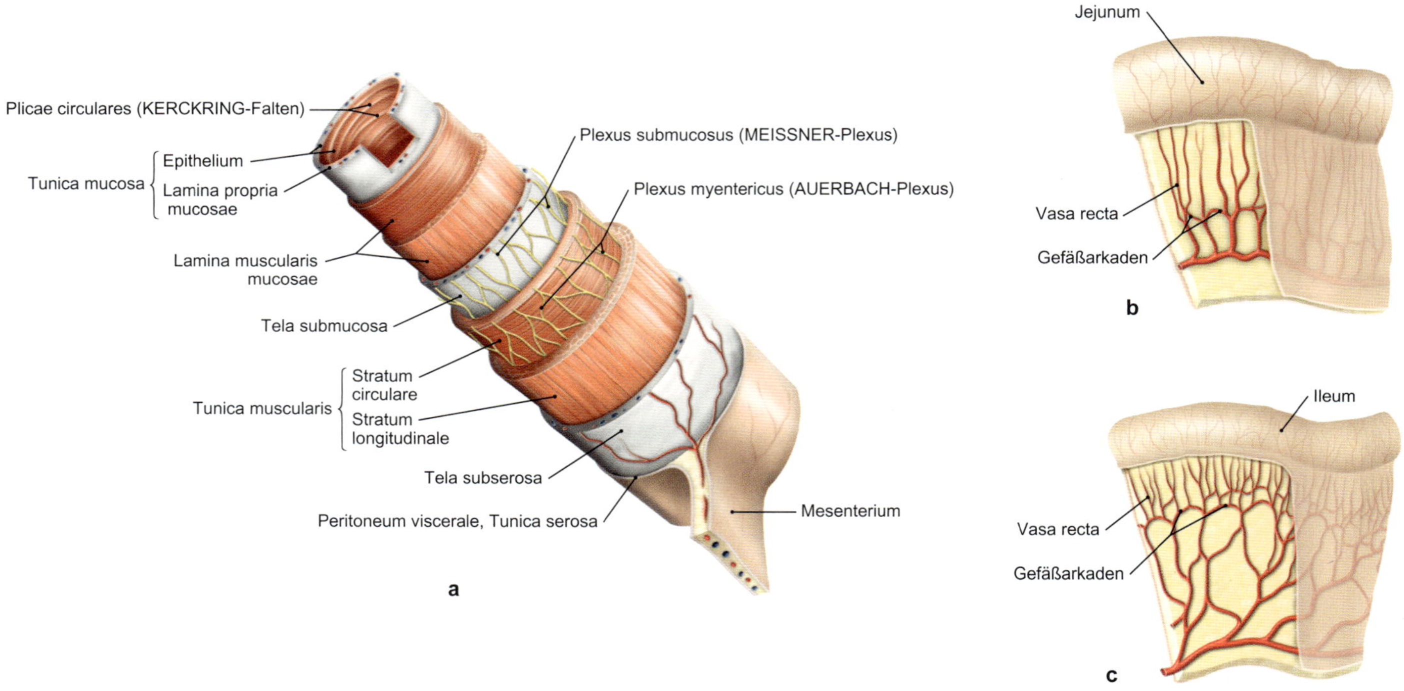

Abb. 6.58 a–c Wandbau des Dünndarms, Intestinum tenue, mit arterieller Versorgung, schematische Darstellungen. [S701-L275]
a Schichten der Darmwand mit Mesenterium.
b Arterienarkaden des Jejunums.
c Arterienarkaden des Ileums.

Die versorgenden Arterien der Dünndarmabschnitte gehen aus der A. mesenterica superior hervor, treten über das Mesenterium an den Darm heran und verzweigen sich in der Tela subserosa („Serosa") **(a).** Im Jejunum **(b)** sind die Arterienarkaden vom Durchmesser her stärker und haben größere Gefäßbögen im Vergleich zum Ileum **(c).** Auch die sich anschließenden geraden Endabschnitte („Vasa recta") sind im Jejunum länger.

Klinik

Da die geraden Endabschnitte der Arterien untereinander nicht kommunizieren und somit Endarterien darstellen, führt ein Verschluss durch verschleppte Gerinnsel **(Emboli)** oder eine Darmverschlingung **(Volvulus)** oder eine Strangulation bei der Ausbildung einer inneren oder äußeren **Hernie** zu einer Ischämie mit Nekrose der Darmwand.

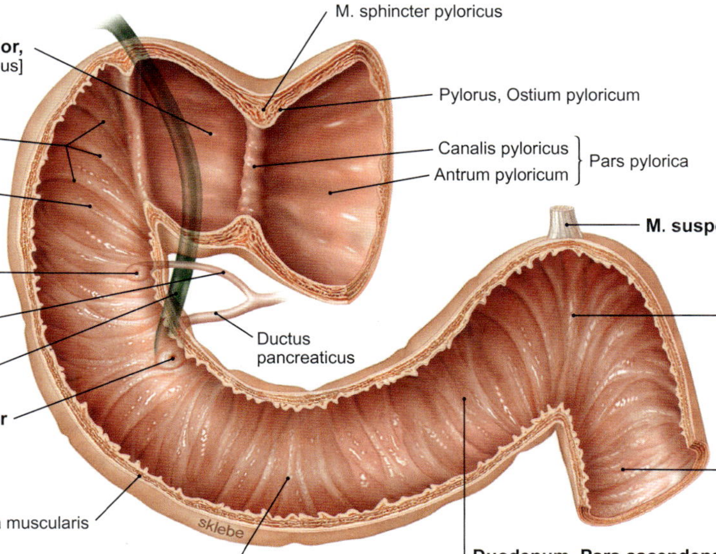

Abb. 6.59 Innenrelief des Zwölffingerdarms, Duodenum; Frontalschnitt; Ansicht von ventral. [S700-L238]

Das Innenrelief des Duodenums wie auch das des übrigen Dünndarms ist durch **zirkuläre Falten (Plicae circulares, KERCKRING-Falten)** aufgeworfen. Das Duodenum gliedert sich in 4 Abschnitte: 1. Pars superior, 2. Pars descendens, 3. Pars horizontalis, 4. Pars ascendens. In der Pars descendens befindet sich die **Papilla duodeni major (Papilla VATERI)** als Einmündung von Ductus pancreaticus (Ductus WIRSUNGIANUS) und Ductus choledochus, die meist zusammen die Ampulla hepatopancreatica bilden. Die Pars ascendens ist über glatte Muskulatur **(M. suspensorius duodeni, TREITZ-Muskel)** und **straffes Bindegewebe (Lig. suspensorium duodeni)** am Abgang der A. mesenterica superior aus der Aorta fixiert, bevor das Duodenum in der Flexura duodenojejunalis in das intraperitoneal gelegene Jejunum übergeht.

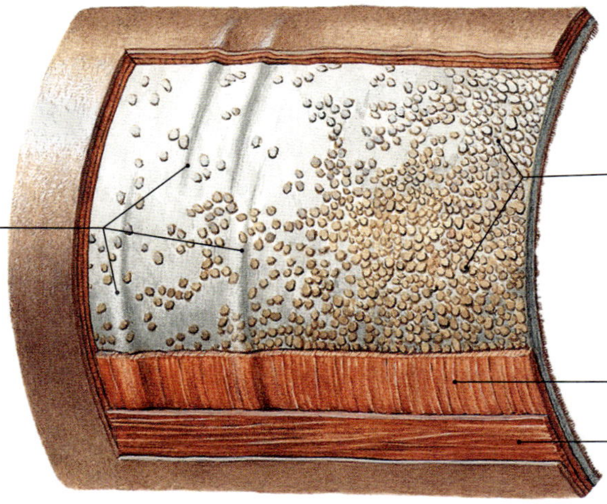

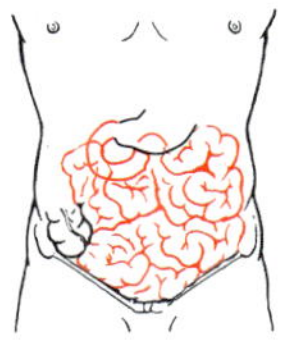

Abb. 6.60 Wandbau des Zwölffingerdarms, Duodenum, mit Glandulae duodenales; Ansicht von außen. [S700]

In der Tela submucosa liegen die schleimproduzierenden Glandulae duodenales (BRUNNER-Drüsen). Diese erlauben (mikroskopisch!) eine eindeutige Identifikation des Duodenums.

Klinik

Der TREITZ-Muskel definiert die Grenze zwischen **oberer und unterer gastrointestinaler Blutung (GI-Blutung).** Dies ist dadurch begründet, dass es durch die Aufhängung der Pars ascendens des Duodenums am Abgang der A. mesenterica superior distal der Flexura duodenojejunalis nicht mehr zu einem Reflux von Darminhalt und damit auch von Blut kommt. Diese Einteilung ist wichtig, da es für beide Formen Erfahrungswerte über die häufigsten Ursachen und die sinnvollsten diagnostischen Schritte zur Abklärung gibt. Bei einer **oberen GI-Blutung** ist das Blut durch Kontakt mit Magensäure meist schwärzlich verfärbt. Daher würde man in diesem Fall eine Magen-Zwölffingerdarm-Spiegelung (Gastroduodenoskopie) zur Abklärung durchführen. Bei einer **unteren GI-Blutung** ist das Blut dagegen hellrot. Wenn die angeschlossene Dickdarmspiegelung (Koloskopie) keinen Hinweis auf die Blutungsquelle ergibt, kann mit einer Videokapsel in Tablettengröße der gesamte Darm dargestellt werden.

Zwölffingerdarm, Bildgebung

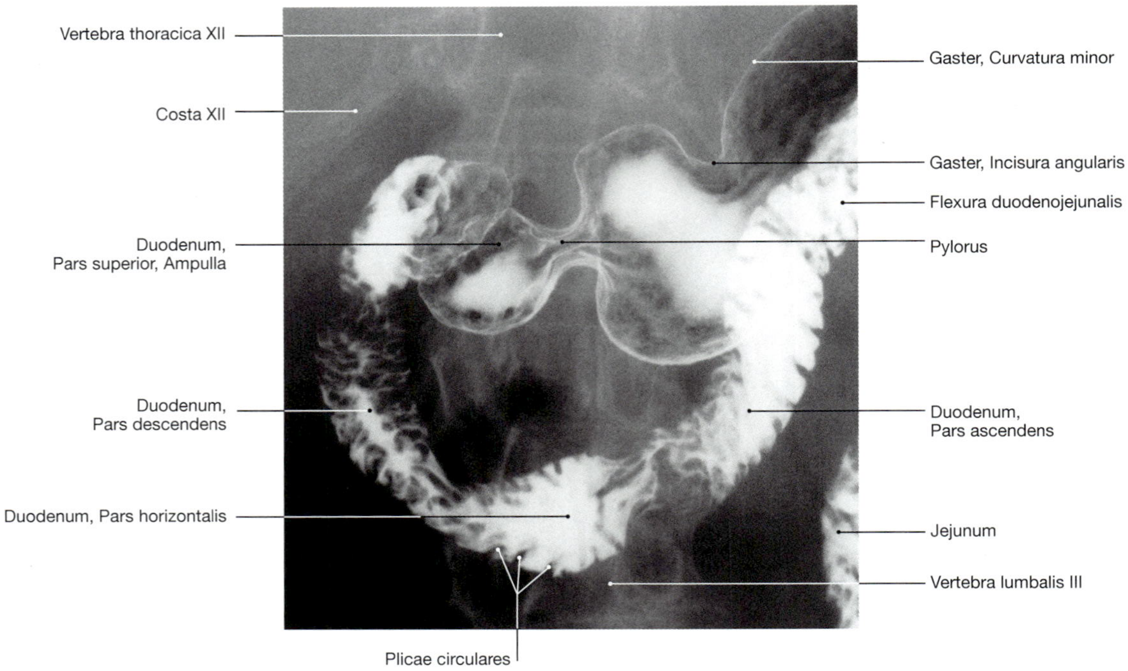

Abb. 6.61 Zwölffingerdarm, Duodenum; Röntgenbild im antero-posterioren (ap) Strahlengang nach oraler Gabe eines Kontrastmittels; Patient in aufrechter Haltung; Ansicht von ventral. [S700-T893]

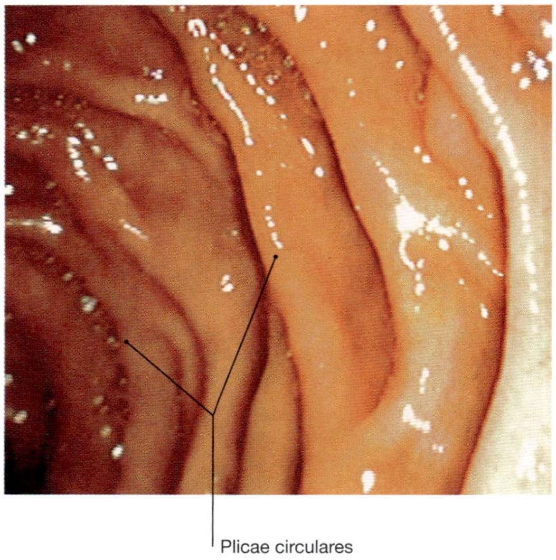

Abb. 6.62 Zwölffingerdarm, Duodenum; endoskopische Aufnahme. Hier sind die zirkulär verlaufenden **Schleimhautfalten (Plicae circulares, KERCKRING-Falten)** gut sichtbar. [S700-T901]

Klinik

Ebenso wie der Magen ist auch das Duodenum oft Sitz von Geschwüren **(Ulcera duodeni),** die sich klinisch nicht eindeutig von Magengeschwüren unterscheiden (→ Abb. 6.40). Bösartige Tumoren sind dagegen im Duodenum selten.

Zur Abklärung dieser Krankheiten gibt es verschiedene diagnostische Möglichkeiten. Die **Röntgenkontrastdarstellung** hat in den letzten Jahren an Bedeutung verloren, da sie der **Darmspiegelung** (Duodenoskopie) unterlegen ist, die neben der Inspektion der Schleimhaut auch eine Probenentnahme (Biopsie) ermöglicht.

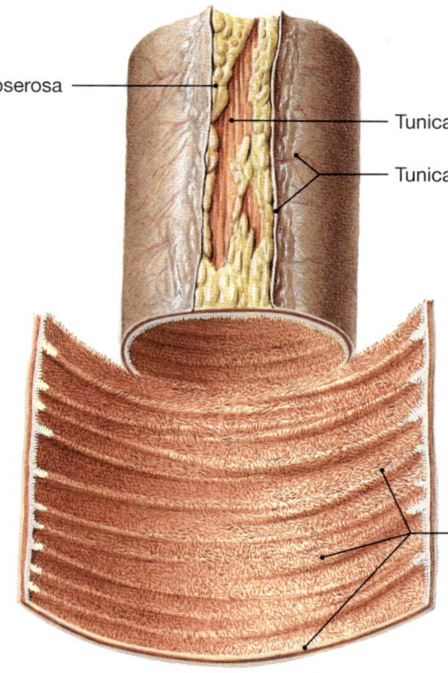

Abb. 6.63 Ausschnitt aus dem Leerdarm, Jejunum. [S700]
Das Jejunum gleicht im Aufbau weitgehend dem Duodenum, allerdings fehlen die **Glandulae duodenales (BRUNNER-Drüsen).**

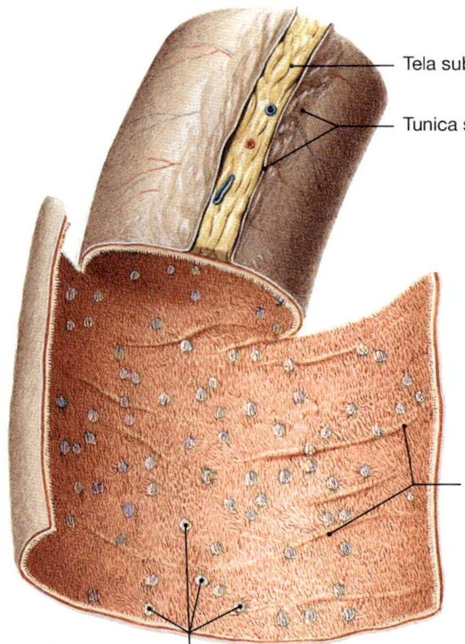

Abb. 6.64 Ausschnitt aus dem proximalen Krummdarm, Ileum. [S700]
Im Ileum sind die **Plicae circulares (KERCKRING-Falten)** viel spärlicher als im oberen Dünndarm.

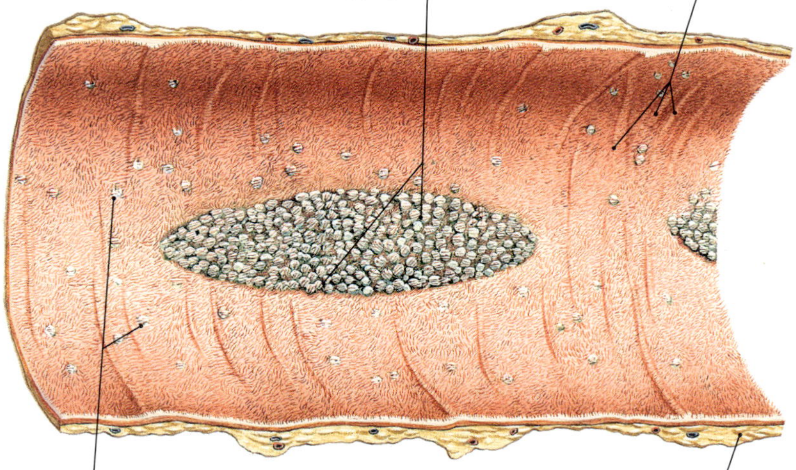

Abb. 6.65 Ausschnitt aus dem distalen Krummdarm, Ileum. [S700]
Charakteristisch ist die Vielzahl von Lymphfollikeln, die der Immunabwehr dienen. Diese liegen entweder einzeln in der Tela submucosa (Noduli lymphoidei solitarii; → Abb. 6.64) oder bilden Gruppen (Noduli lymphoidei aggregati, **PEYER-Platten**), die die Schleimhaut aufwerfen.

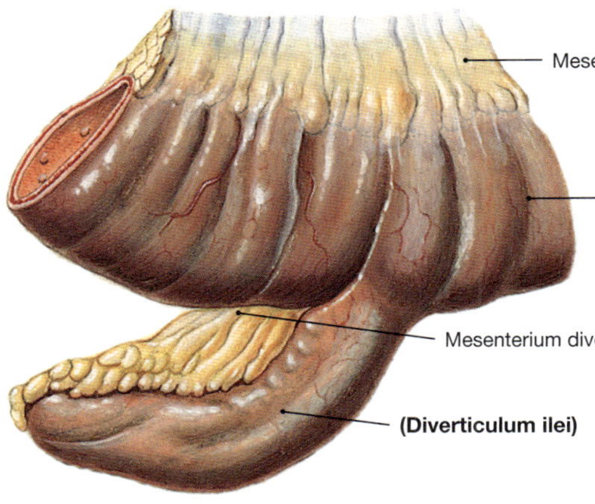

Abb. 6.66 MECKEL-Divertikel, Diverticulum ilei. [S700]
Bei bis zu 3 % der Menschen findet man meist in dem 100 cm oral der Ileozäkalklappe gelegenen Ileumabschnitt gegenüber dem Mesenterialansatz ein Divertikel als entwicklungsgeschichtlichen Rest des Dottersackgangs (Ductus omphaloentericus/Ductus vitellinus; → Abb. 6.4). Diese **MECKEL-Divertikel** können versprengte Magenschleimhaut enthalten und daher durch Entzündung und Blutung das klinische Bild einer Appendizitis vortäuschen.

Projektion des Dickdarms

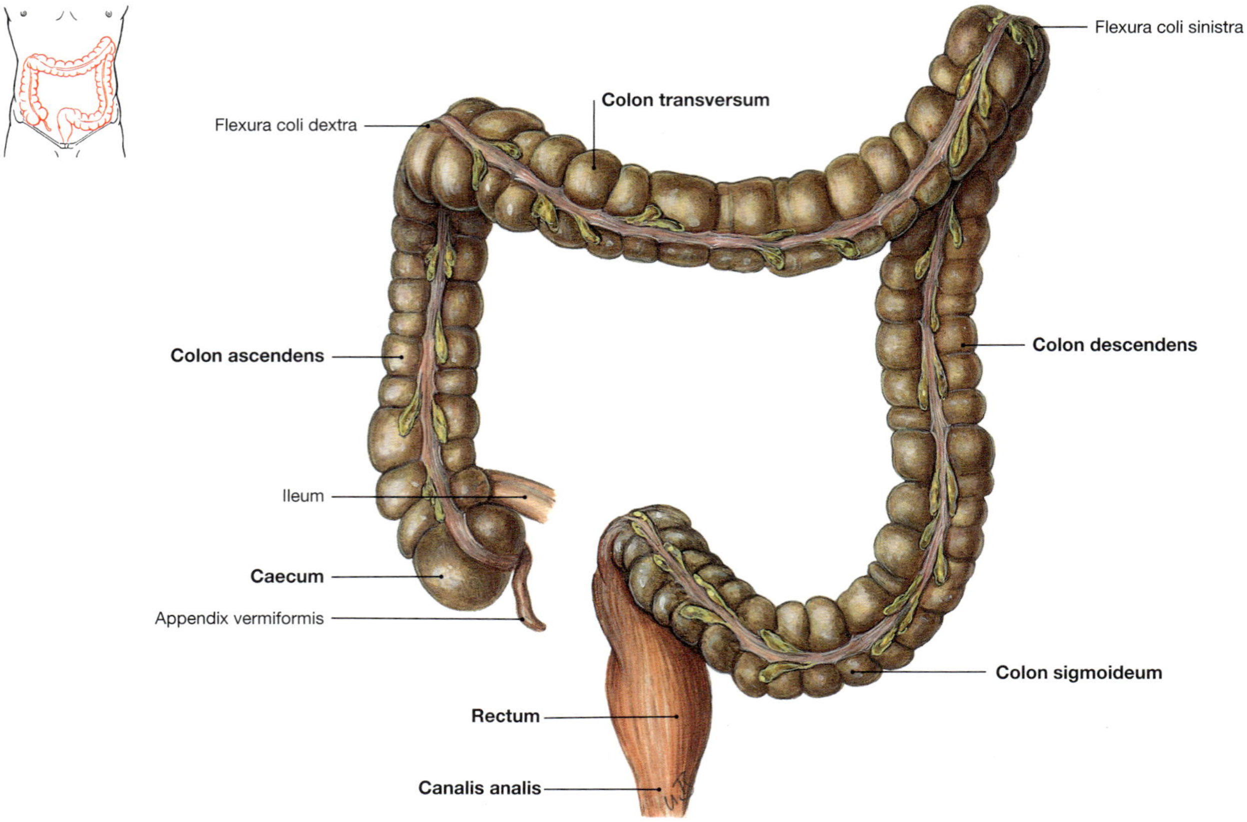

Abb. 6.67 Gliederung des Dickdarms, Intestinum crassum; Ansicht von ventral. [S700]

Der Dickdarm ist 1–1,5 m lang und gliedert sich in **4 Abschnitte:**

- Caecum (Blinddarm) mit Appendix vermiformis (Wurmfortsatz)
- Colon (Grimmdarm) mit Colon ascendens, Colon transversum, Colon descendens und Colon sigmoideum
- Rectum (Mastdarm)
- Canalis analis (Analkanal)

Der Analkanal wird bei den Beckenorganen (→ Kap. 7) **abgehandelt.**

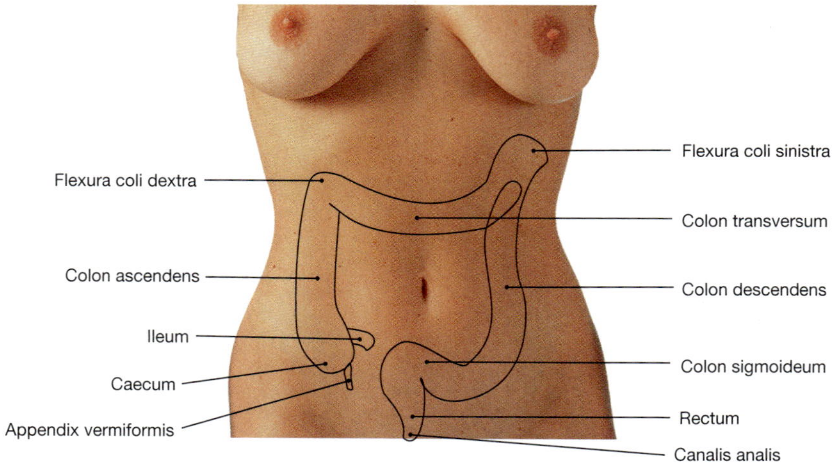

Abb. 6.68 Projektion des Dickdarms, Intestinum crassum, auf die vordere Rumpfwand. [S700]

Caecum mit Appendix vermiformis, Colon transversum und Colon sigmoideum liegen **intraperitoneal** und besitzen entsprechend jeweils ein eigenes Mesenterium. Das Caecum und die Appendix vermiformis können auch retroperitoneal liegen (Caecum fixum), wobei dann ein Mesenterium fehlt. **Colon ascendens, Colon descendens** und der größte Teil des **Rectums** befinden sich dagegen meist **sekundär retroperitoneal,** das distale Rectum und der **Analkanal subperitoneal.** Die Projektion und die Länge der einzelnen Abschnitte des Dickdarms sind sehr variabel und die retroperitonealen Abschnitte oft uneinheitlich weit mit der hinteren Rumpfwand verwachsen. Aufgrund der Lage der Leber auf der rechten Seite ist die linke Kolonflexur (Flexura coli sinistra) meist weiter kranial gelegen als die Flexura coli dextra (→ Abb. 6.86).

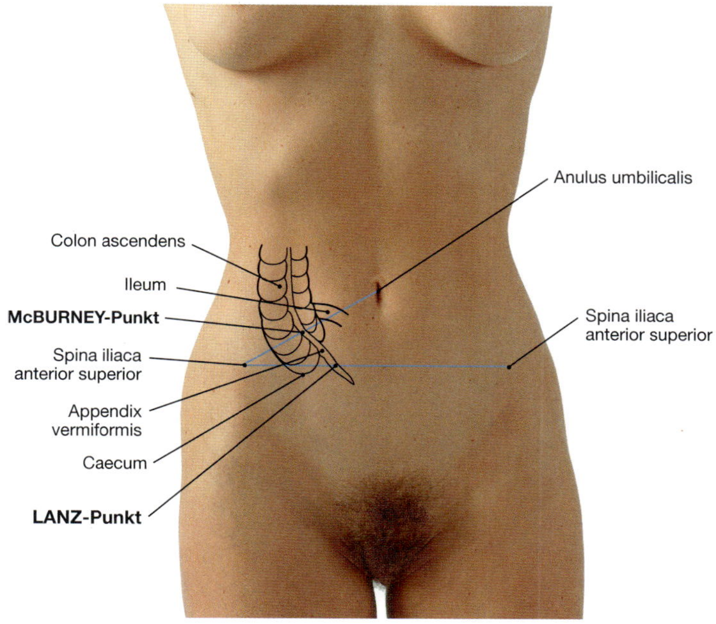

Abb. 6.69 Projektion von Blinddarm, Caecum, und Wurmfortsatz, Appendix vermiformis, auf die vordere Rumpfwand. [S700]
Auf den **McBURNEY-Punkt** (rechter Drittelpunkt der Verbindungslinie zwischen Spina iliaca anterior superior und Nabel) projiziert sich die Basis des Wurmfortsatzes. Auf den **LANZ-Punkt** (rechter Drittelpunkt der Verbindungslinie zwischen den Spinae iliacae anteriores superiores beider Seiten) projiziert sich die Spitze des herabhängenden Wurmfortsatzes (30 %; → Abb. 6.70 und → Abb. 6.71).

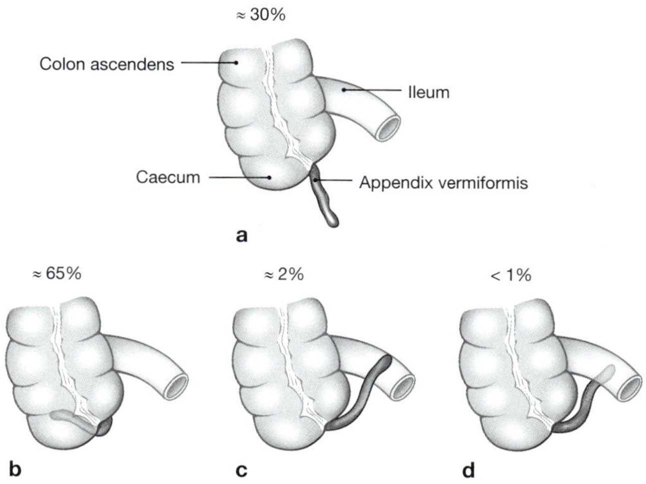

Abb. 6.70 a–d Lagevarianten des Wurmfortsatzes, Appendix vermiformis; Ansicht von ventral. [S700-L126]
a In das kleine Becken absteigend (herabhängend)
b Retrozäkal (häufigster Fall!)
c Präileal
d Retroileal

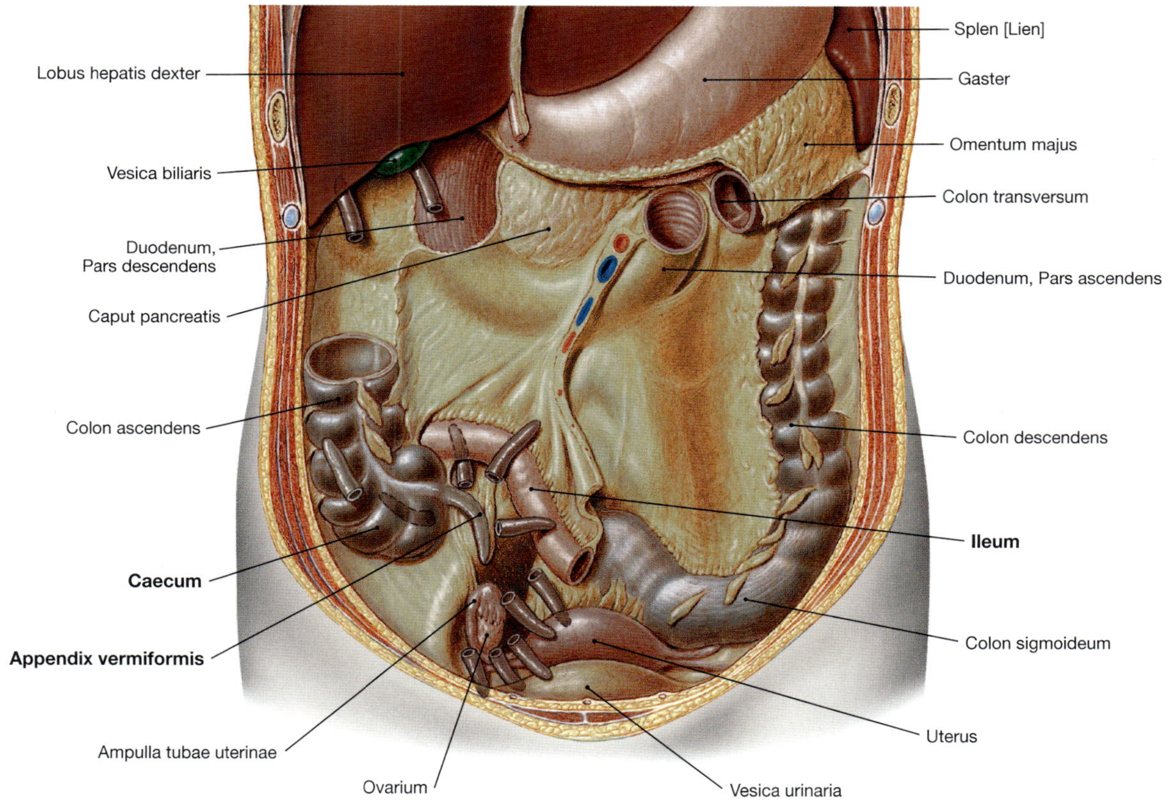

Abb. 6.71 Lagevarianten des Wurmfortsatzes, Appendix vermiformis; Ansicht von ventral. [S700]

Klinik

Die Diagnose der **Appendizitis** (oft fälschlich als „Blinddarmentzündung" bezeichnet) ist häufig schwierig, da Schmerzen im rechten Unterbauch auch durch eine Enteritis oder bei Frauen durch eine Entzündung von Eierstock und Eileiter ausgelöst werden können. Ein Druckschmerz am McBURNEY- oder am LANZ-Punkt ist daher ein wichtiger diagnostischer Hinweis.

Aufbau des Dickdarms

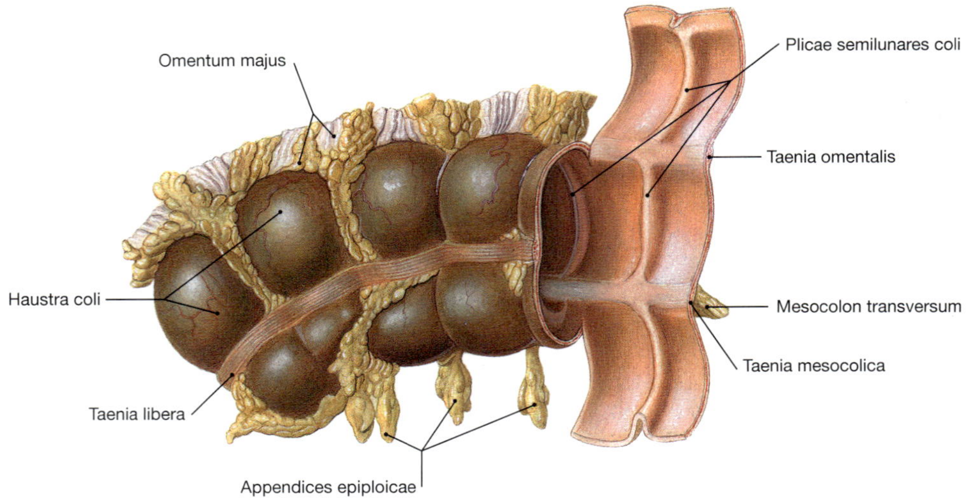

Abb. 6.72 Baumerkmale des Dickdarms, Intestinum crassum, am Beispiel des Querkolons; Ansicht von ventral kaudal. [S700]
Der Dickdarm unterscheidet sich im Bereich des Colon in 4 Kriterien vom Dünndarm:

- **Größerer Durchmesser** (er ist „dick", während der Dünndarm eher „dünn" ist): Der Durchmesser ist allerdings sehr variabel und reicht von 2,5 cm im Colon sigmoideum bis zu 7,5 cm im Caecum.
- **Tänien:** Die Längsmuskulatur ist auf 3 Streifen herabgesetzt. Von diesen ist die Taenia libera sichtbar, während an der Taenia mesocolica das Mesocolon transversum und an der Taenia omentalis das große Netz (Omentum majus) befestigt sind.
- **Haustren** und **Plicae semilunares:** Die Haustren (Haustra coli) sind Ausstülpungen, die durch die Einziehungen auf der Innenseite, die wie halbmondförmige Falten (Plicae semilunares) aussehen, hervorgerufen werden.
- **Appendices epiploicae:** Anhängsel, die durch in der Tela subserosa liegendes Fettgewebe hervorgerufen werden.

Diese Baumerkmale treffen für alle Abschnitte des Dickdarms zu, abgesehen von Wurmfortsatz, Mastdarm und Analkanal. Diese Abschnitte haben keine Tänien, Haustren und Appendices epiploicae.

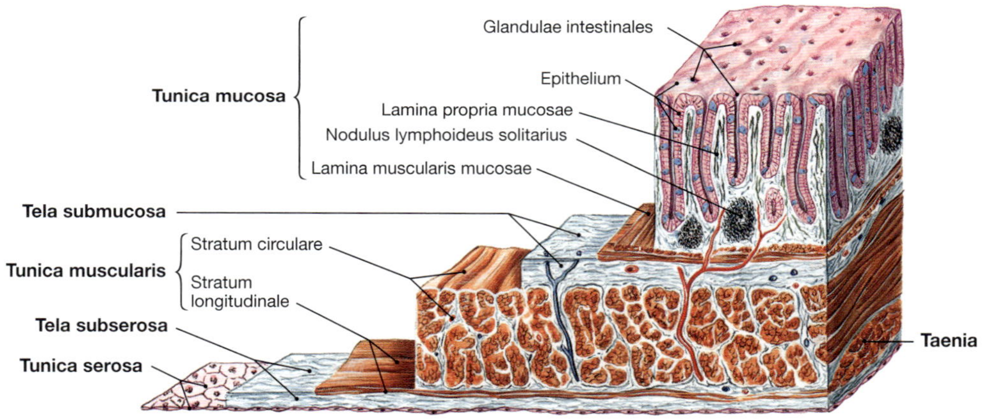

Abb. 6.73 Wandbau des Dickdarms, Intestinum crassum; Lupenvergrößerung. [S700]
Die Wand des Dickdarms besteht wie die des gesamten Rumpfdarms aus einer innen gelegenen Schleimhaut **(Tunica mucosa),** die im Unterschied zum Dünndarm jedoch keine Zotten aufweist. Es folgt, durch eine bindegewebige Verschiebeschicht **(Tela submucosa)** getrennt, die Muskelschicht **(Tunica muscularis).** Diese gliedert sich innen in eine Ringmuskelschicht **(Stratum circulare)** und außen in eine Längsmuskelschicht **(Stratum longitudinale).** Die Längsmuskulatur bildet jedoch keine geschlossene Schicht, sondern ist auf 3 Streifen **(Tänien)** herabgesetzt. Die intraperitoneal gelegenen Abschnitte (Caecum mit Appendix vermiformis, Colon transversum und Colon sigmoideum) sind auf der Außenseite von Bauchfell (Peritoneum viscerale) bedeckt, das eine **Tunica serosa** bildet. Dagegen sind die retroperitonealen Abschnitte (Colon ascendens, Colon descendens und oberer Mastdarm) durch eine **Tunica adventitia** im Bindegewebe des Retroperitoneums verankert.

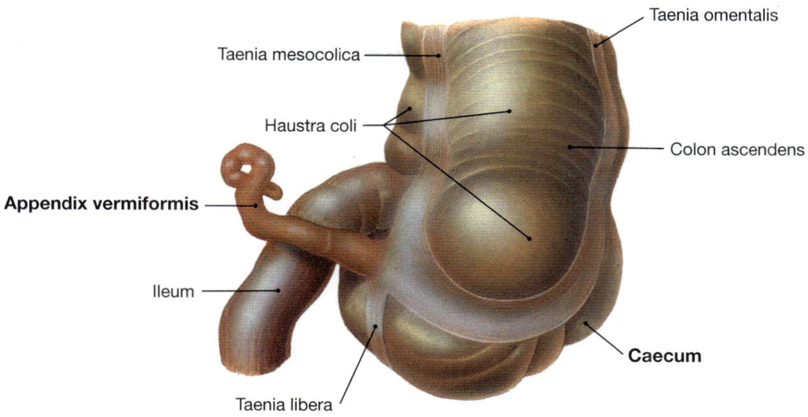

Abb. 6.74 Blinddarm, Caecum, mit Wurmfortsatz, Appendix vermiformis, und terminales Ileum, Pars terminalis ilei; Ansicht von dorsal. [S700]
Der **Blinddarm** oder das **Caecum** ist ungefähr 7 cm lang. An ihm hängt der meist 8–9 cm (2–20 cm) lange Wurmfortsatz (Appendix vermiformis), der meist eine eigene Mesoappendix (hier nicht gezeigt) besitzt, in der die versorgenden Leitungsbahnen verlaufen. Der Durchmesser der Appendix beträgt 0,5 cm. Die Kolontänien konvergieren auf die Appendix, sodass diese wieder eine geschlossene Längsmuskelschicht aufweist.

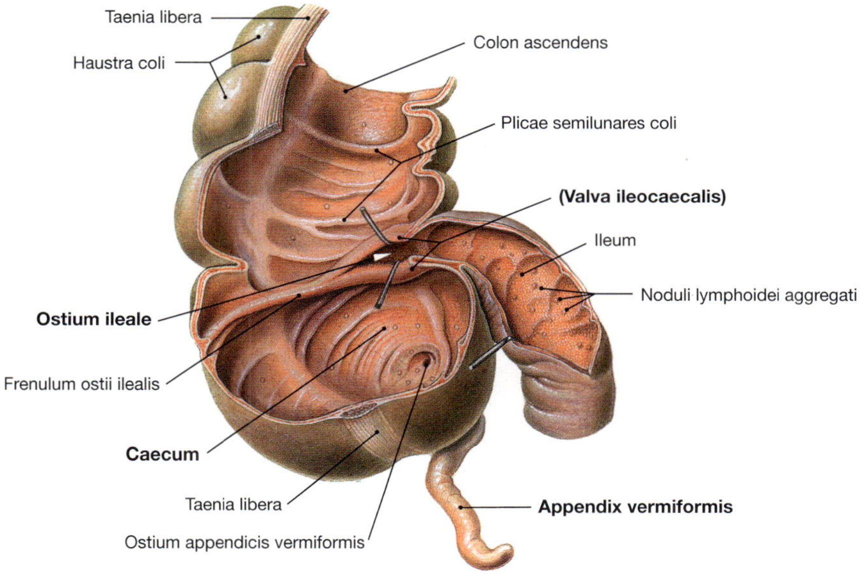

Abb. 6.75 Blinddarm, Caecum, mit Wurmfortsatz, Appendix vermiformis, und terminales Ileum, Pars terminalis ilei; Ansicht von ventral; nach Entfernung der vorderen Wandanteile. [S700]
Das Caecum schließt sich an das terminale Ileum an und ist von diesem durch die **Ileozäkalklappe** (Valva ileocaecalis, BAUHIN-Klappe) getrennt. Innen sind die beiden Lippen der Klappe zur Papilla ilealis aufgeworfen und begrenzen zusammen die Öffnung (Ostium ileale). Nach lateral setzen sich die Lippen in das Frenulum ostii ilealis fort. Das terminale Ileum besitzt Ansammlungen von Lymphfollikeln (Noduli lymphoidei aggregati), die als **PEYER-Platten** bezeichnet werden und der Immunabwehr dienen. Auch die Appendix vermiformis besitzt viele Lymphfollikel und steht im Dienst der Immunabwehr.

Klinik

Die **Appendizitis** ist eine häufige Erkrankung im 2. und 3. Lebensjahrzehnt. Sie ist eine endogene Infektion, bei der es meist durch Verlegung des Lumens durch Kot oder (selten) andere Fremdkörper zu einer Durchwanderung der Wand durch Bakterien aus der Darmflora kommt. Eine Perforation mit einer lebensbedrohlichen Bauchfellentzündung (Peritonitis) kann die Folge sein.

Das terminale Ileum ist neben der Resorption von Vitamin B_{12} und Gallensäuren auch aufgrund seiner immunologischen Funktionen besonders wichtig. Es ist häufig vom **Morbus CROHN** betroffen, einer chronischen Darmerkrankung mit autoimmunologischer Komponente, die durch Vitamin-B_{12}-Mangel auch zu einer Blutarmut (Anämie) führen kann.

Topographie von Dünn- und Dickdarm

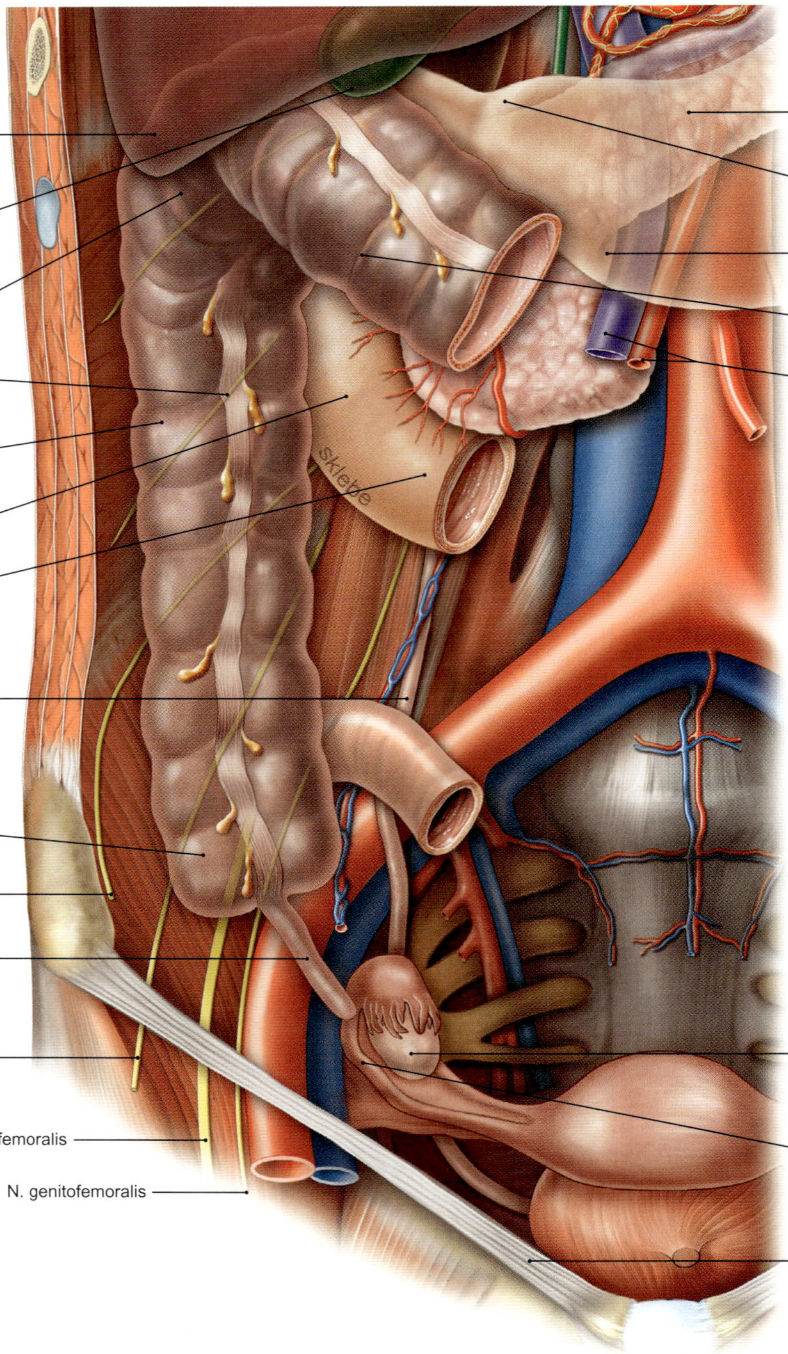

Abb. 6.76 Lagebeziehungen des Duodenums sowie der „rechtsseitigen" Dickdarmabschnitte (Blinddarm, Caecum, mit Wurmfortsatz, Appendix vermiformis, Colon ascendens und transversum); nach überwiegender Entfernung des Dünndarms, Ansicht von ventral. [S700-L238]

Topographie der Abschnitte des Duodenums:
Die **Pars superior** des Duodenums liegt hinter der Gallenblase und hat direkten Kontakt zur Facies visceralis der Leber. Die **Pars descendens** ist der rechten Niere und Nebenniere aufgelagert, von denen sie aber durch die Nierenhüllen getrennt ist. Medial schmiegt sich an die Pars descendens der Kopf des Pancreas. Die **Pars horizontalis** überquert unterhalb des Pankreaskopfes die Wirbelsäule und vor dieser die Aorta abdominalis und die V. cava inferior sowie die rechten Vasa testicularia/ovarica und den rechten Harnleiter. Die **Pars ascendens** steigt bis zur Flexura duodenojejunalis auf und bedeckt dabei die linke Niere mit Harnleiter und die linken Vasa testicularia/ovarica (nicht gezeigt).

Topographie der Abschnitte des „rechtsseitigen" Dickdarms:
Caecum und Appendix vermiformis liegen ventral dem M. psoas major auf und bedecken damit verschiedene Nerven des Plexus lumbalis und die rechten Vasa testicularia/ovarica. Bei dem hier dargestellten herabhängenden/absteigenden Lagetyp kann die Appendix in enge Nachbarschaft zum rechten Eierstock (Ovar) und Eileiter (Tuba uterina) gelangen. Das **Colon ascendens** steigt dann bis zur rechten Kolonflexur auf und überquert dabei den N. cutaneus femoris lateralis sowie den N. ilioinguinalis und den N. iliohypogastricus. Die rechte **Kolonflexur (Flexura coli dextra)** berührt die Unterfläche der Leber und wird daher als „hepatische Flexur" bezeichnet; sie hat Kontakt zum Fundus der Gallenblase und liegt ventral der rechten Niere und lateral der Pars descendens des Duodenums.

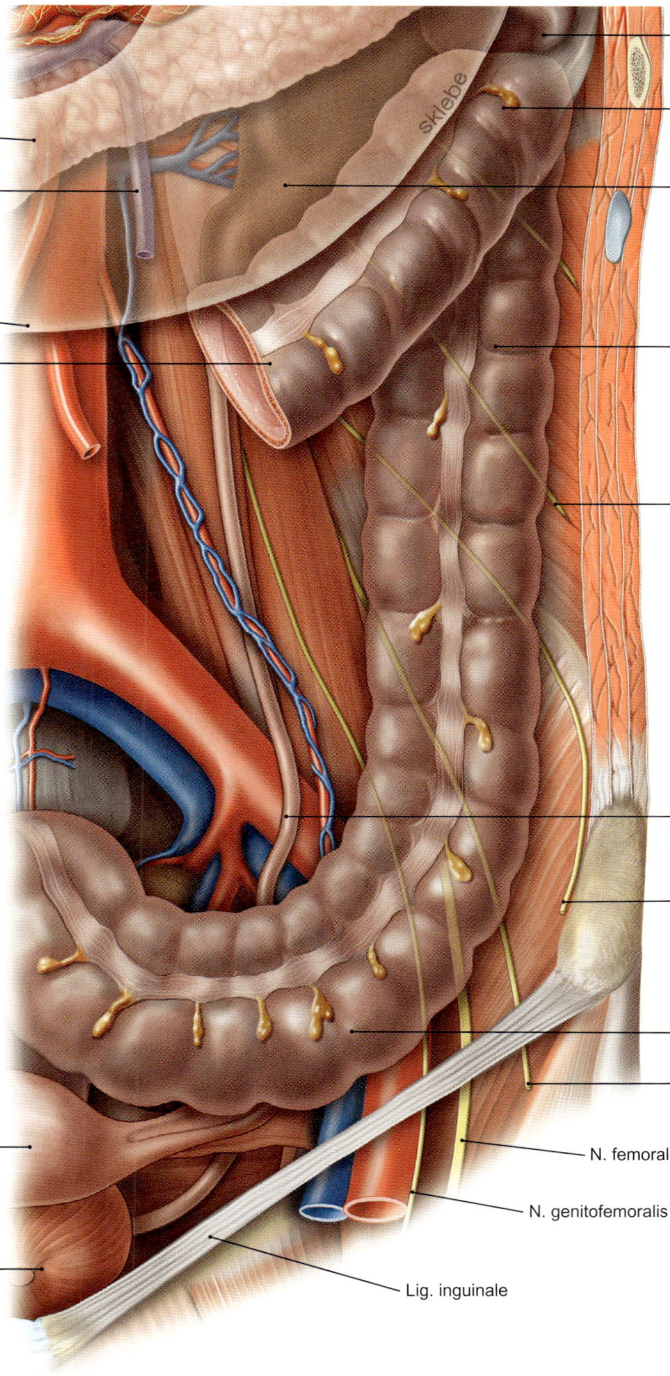

Abb. 6.77 Lagebeziehungen der „linksseitigen" Dickdarmabschnitte (Colon descendens und Colon sigmoideum); Darstellung nach überwiegender Entfernung des Dünndarms, Ansicht von ventral. [S700-L238]

Das **Colon transversum** zieht kaudal des Magens zur linken Kolonflexur. Dabei liegt es rechts ventral der Pars descendens des Duodenums und des Pankreaskopfes, mittig vor den Dünndarmschlingen des Jejunums und Ileums und rechts vor der Flexura duodenojejunalis. Die **linke Kolonflexur (Flexura coli sinistra)** hat Kontakt zur Facies visceralis der Milz und heißt daher auch „splenische Flexur". Dorsal von ihr liegen die linke Niere und der Pankreasschwanz (Cauda pancreatis). Das **Colon descendens** steigt ventral der linken Niere ab und überquert dabei die Nerven des linken Plexus lumbalis. Das **Colon sigmoideum** wendet sich nach rechts und überquert dabei die Nerven des Plexus lumbalis, den linken Harnleiter und die linken Vasa testicularia/ovarica sowie die Vasa iliaca externa und interna. Im Becken berührt es die Oberfläche der Harnblase (Vesica urinaria) und bei der Frau den Uterus mit seinen Adnexen (Eierstöcke und Eileiter).

Arterien des Dünndarms

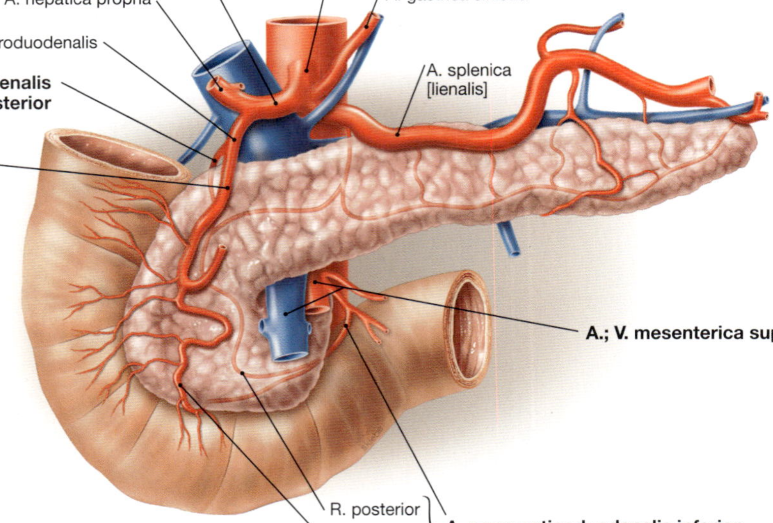

Abb. 6.78 Arterien des Zwölffingerdarms, Duodenum; Ansicht von ventral. [S700-L238]
Die Blutversorgung des Duodenums erfolgt ventral und dorsal durch einen doppelten Gefäßbogen. Dieser wird kranial durch die **Aa. pancreaticoduodenales superiores anterior und posterior** aus dem Stromgebiet des Truncus coeliacus und kaudal durch die **A. pancreaticoduodenalis inferior** (R. anterior und R. posterior) aus der A. mesenterica superior gespeist. Die Verbindung zwischen den kranialen und kaudalen Gefäßbögen wird als **BÜHLER-Anastomose** bezeichnet.

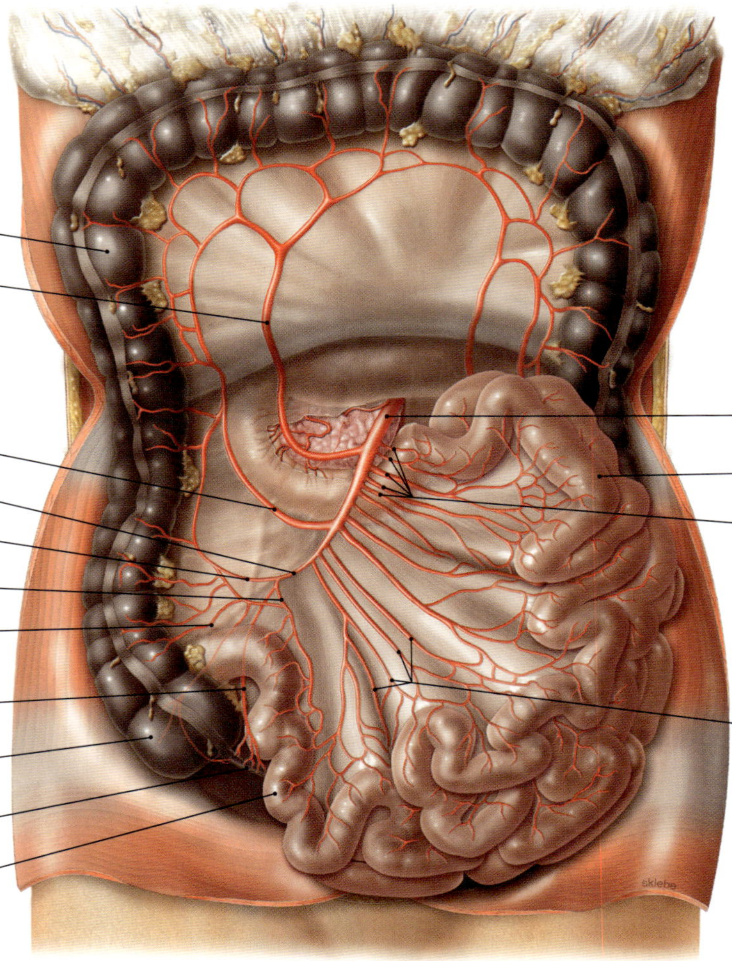

Abb. 6.79 Arterien von Leerdarm, Jejunum, und Krummdarm, Ileum; Ansicht von ventral; Colon transversum hochgeklappt. [S700-L238]
Das intraperitoneale Dünndarmkonvolut aus Jejunum und Ileum wird durch die A. mesenterica superior versorgt, die mit ihren Ästen (meist 4–5 **Aa. jejunales** und 12 **Aa. ileales**) im Mesenterium des Dünndarms verläuft (→ Abb. 6.27).

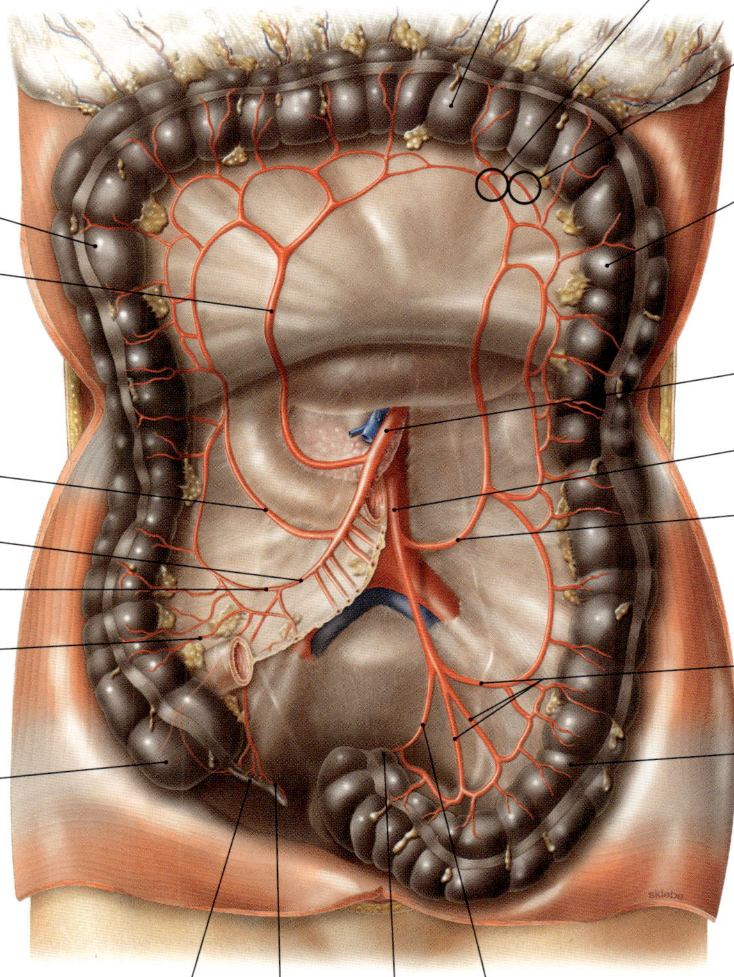

Abb. 6.80 Arterien des Dickdarms, Intestinum crassum; Ansicht von ventral; Colon transversum hochgeklappt. [S700-L238]/[G1069]

- **Caecum und Appendix vermiformis: A. ileocolica** mit einem R. ilealis zum terminalen Ileum (anastomosiert mit der letzten A. ilealis) und einem R. colicus (anastomosiert mit der A. colica dextra). Die Arterie teilt sich dann in eine A. caecalis anterior und eine A. caecalis posterior auf beiden Seiten des Caecums und in eine A. appendicularis, die in der Mesoappendix verläuft und die Appendix vermiformis versorgt.
- **Colon ascendens und Colon transversum: A. colica dextra** und **A. colica media** (aus A. mesenterica superior), die miteinander anastomosieren. Die A. colica media hat eine Verbindung zur A. colica sinistra **(RIOLAN-Anastomose).** Gelegentlich wird die Verbindung in einer darmnahen Arkade als DRUMMOND-Anastomose bezeichnet.
- **Colon descendens und Colon sigmoideum: A. colica sinistra** und **Aa. sigmoideae** aus der A. mesenterica inferior. Die auch aus der A. mesenterica inferior stammende A. rectalis superior versorgt den oberen Mastdarm.

Merke: Entwicklungsgeschichtlich bedingt **wechseln** an der **linken Kolonflexur** die Versorgungsgebiete sämtlicher Leitungsbahnen. Bei den Arterien: von der **A. mesenterica superior,** die Colon ascendens und Colon transversum versorgt, zur **A. mesenterica inferior** für das Colon descendens.

Klinik

Die Kurzschlussverbindungen zwischen A. colica media und A. colica sinistra, die klinisch meist zusammenfassend als **RIOLAN-Anastomose** bezeichnet werden, spielen bei Durchblutungsstörungen, z. B. bei Arteriosklerose oder durch ein verschlepptes Blutgerinnsel (Embolie), eine Rolle. Ähnliche Verbindungen gibt es im Bereich des Duodenums und des Mastdarms (→ Abb. 6.21). Sogar der komplette Verschluss einer der 3 unpaaren Baucharterien (Truncus coeliacus, A. mesenterica superior, A. mesenterica inferior) kann dadurch meist kompensiert werden, ohne dass es zu einem Darminfarkt kommt. Durchblutungsstörungen des Darms sind meist durch nach dem Essen auftretende (postprandiale) Bauchschmerzen gekennzeichnet.

Venen von Dünn- und Dickdarm

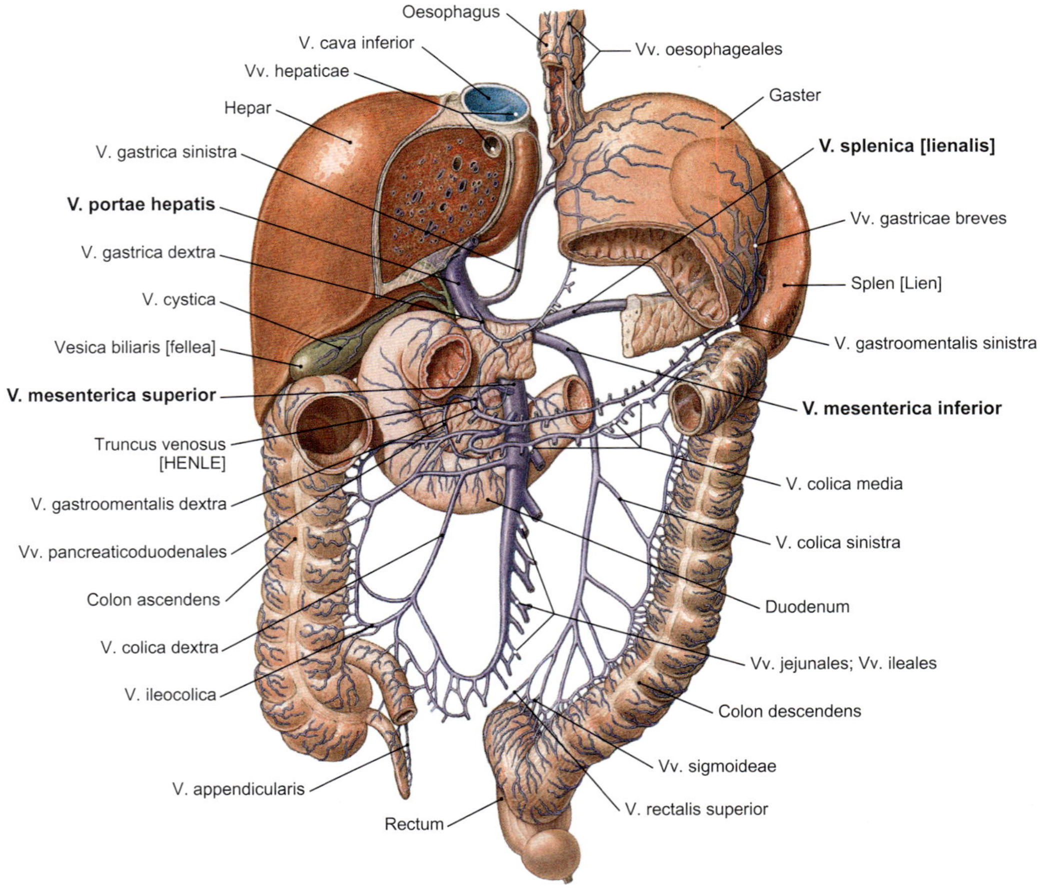

Abb. 6.81 Venen von Dünndarm, Intestinum tenue, und Dickdarm, Intestinum crassum; Ansicht von ventral. [S700]
Die Venen entsprechen den Arterien und münden alle in die 3 **großen Hauptstämme der Pfortader (V. portae hepatis):** Die V. mesenterica superior vereinigt sich hinter dem Pankreaskopf mit der V. splenica zur V. portae hepatis. Die V. mesenterica inferior mündet meist (in 70 % der Fälle) in die V. splenica, in den übrigen Fällen (30 %) in die V. mesenterica superior. Zu den Ästen der V. mesenterica superior und inferior s. → Abb. 6.100.
Merke: Entwicklungsgeschichtlich bedingt **wechseln** an der **linken Kolonflexur** die Versorgungsgebiete sämtlicher Leitungsbahnen. Bei den Venen: von der **V. mesenterica superior,** die Colon ascendens und Colon transversum erreicht, zur **V. mesenterica inferior** für das Colon descendens.

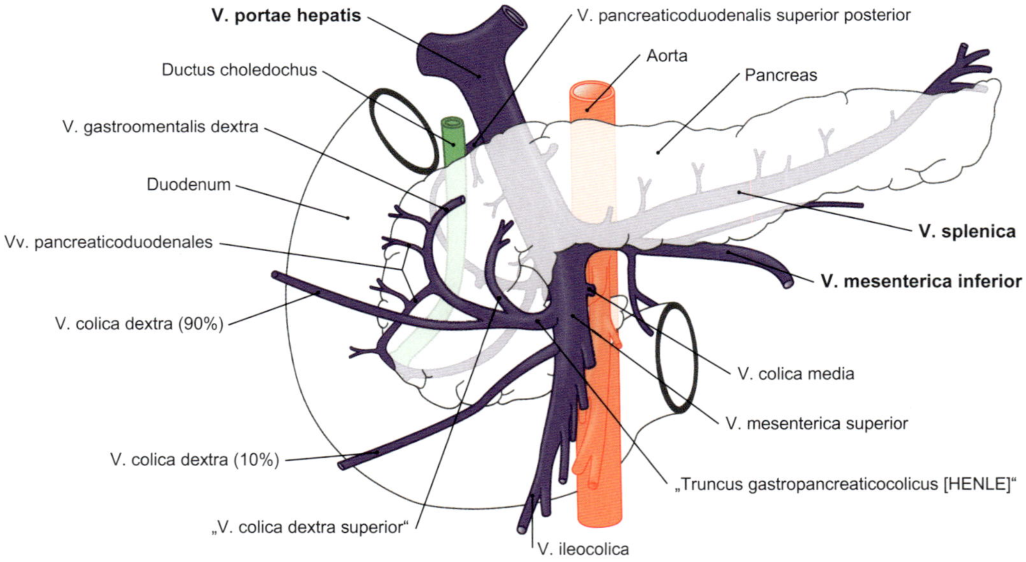

Abb. 6.82 Zuflüsse der V. mesenterica superior; schematische Darstellung, Ansicht von ventral. [S700-L303]~[G1072]
Die V. gastroomentalis dextra nimmt neben den Vv. pancreaticoduodenales auch meist die V. colica dextra und eine Vene von der rechten Kolonflexur auf, bevor sie in die V. mesenterica superior mündet. Der so gebildete Venenstamm wird von den Viszeralchirurgen als **Truncus venosus („Truncus gastropancreaticocolicus HENLE")** bezeichnet. Die V. colica sinistra mündet dagegen separat.

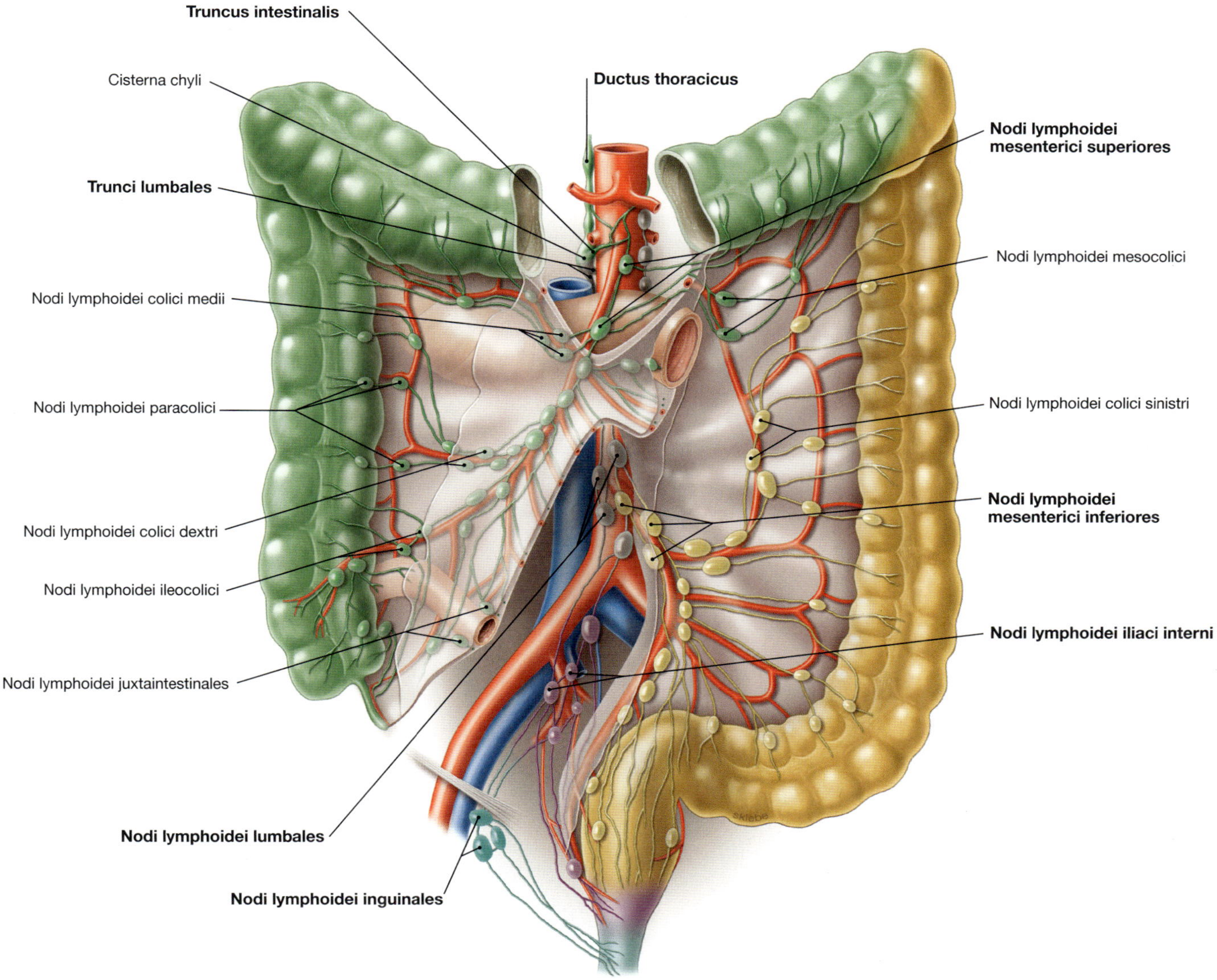

Abb. 6.83 Lymphgefäße und regionäre Lymphknoten von Dünndarm, Intestinum tenue, und Dickdarm, Intestinum crassum. Die einzelnen Lymphknotengruppen (insgesamt 100–200 Lymphknoten) sind entsprechend ihren Einzugsgebieten in unterschiedlichen Farben dargestellt. [S700-L238]~[G1073]

Direkt am Dünndarm liegen die **Nodi lymphoidei juxtaintestinales,** neben dem Dickdarm die **Nodi lymphoidei paracolici.** Über verschiedene Zwischenstationen entlang der Gefäßarkaden (z. B. **Nodi lymphoidei colici dextri, colici medii, colici sinistri, ileocolici, mesocolici**) fließt die Lymphe in 2 getrennte Abflusssysteme:

- Vom gesamten **Dünndarm** sowie von **Caecum, Colon ascendens und Colon transversum** wird die Lymphe in die **Nodi lymphoidei mesenterici superiores** am Abgang der A. mesenterica superior drainiert, die sie über den Truncus intestinalis in den Ductus thoracicus weiterleiten (grün).
- Vom **Colon descendens,** vom **Colon sigmoideum** und vom **proximalen Rectum** gelangt die Lymphe in die **Nodi lymphoidei mesenterici inferiores** am Abgang der A. mesenterica inferior (gelb) und von dort in die retroperitoneal gelegenen paraaortalen Lymphknoten (Nodi lymphoidei lumbales, grau) und in die Trunci lumbales (grau).

Das **distale Rectum** und der **Analkanal** haben ebenfalls Anschluss an das Drainagegebiet der Trunci lumbales. Die 1. Lymphknotenstation sind allerdings die **Nodi lymphoidei iliaci interni** (rosa) bzw. für den Endabschnitt des Analkanals die **Nodi lymphoidei inguinales** (türkis).

Merke: Entwicklungsgeschichtlich bedingt **wechseln** an der **linken Kolonflexur** die Versorgungsgebiete sämtlicher Leitungsbahnen. Die **Nodi lymphoidei mesenterici superiores** bilden die regionären Lymphknoten von Colon ascendens und Colon transversum, während die **Nodi lymphoidei mesenterici inferiores** das Colon descendens drainieren.

Klinik

Die **Lymphdrainage** spielt bei der Diagnostik von Kolonkarzinomen eine Rolle, da die Therapie auch vom Krankheitsstadium (Staging) abhängt. Bei einem Tumor im Colon ascendens oder im Colon transversum sollte nach Lymphknotenmetastasen im Drainagegebiet der Nodi lymphoidei mesenterici superiores gesucht werden. Bei einem Tumor im Colon descendens sind dagegen die Lymphknoten im Einzugsgebiet der Nodi lymphoidei mesenterici inferiores relevant, die aufgrund des retroperitonealen Verlaufs der A. mesenterica inferior, die sie begleiten, häufig Anschluss an andere retroperitoneale Lymphknoten aufweisen.

Innervation des Darms

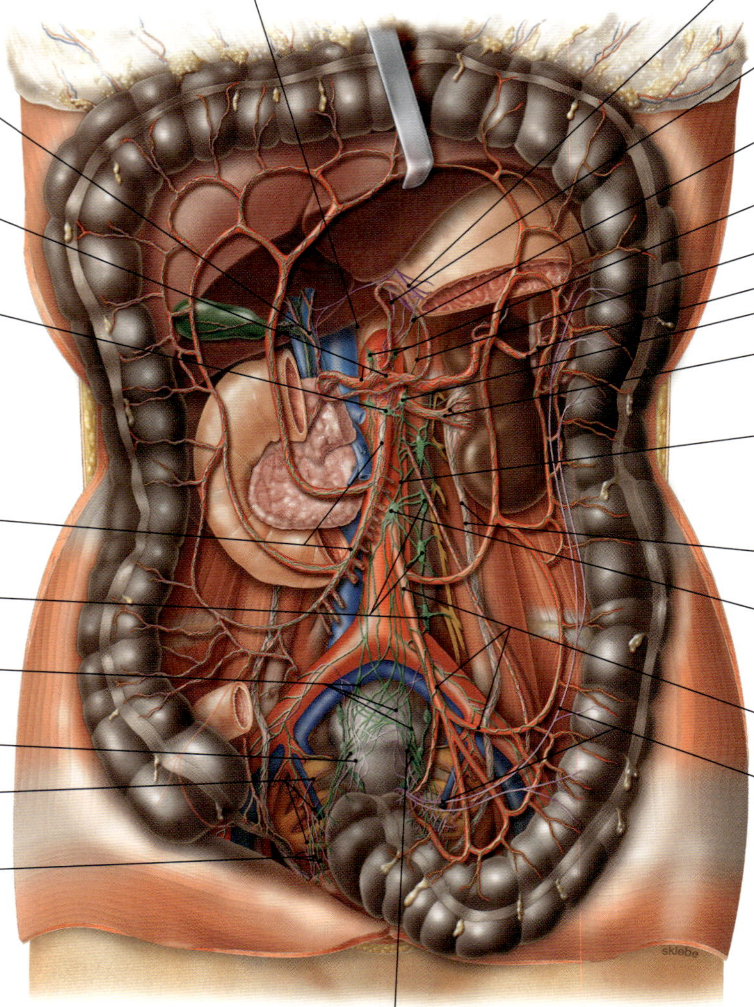

Abb. 6.84 Vegetative Innervation von Dünndarm, Intestinum tenue, und Dickdarm, Intestinum crassum; Ansicht von ventral. [S700-L238]

Auf der Vorderseite der Aorta bilden die vegetativen Nervenfasern des Sympathicus (grün) und des Parasympathicus (violett) ein Geflecht **(Plexus aorticus abdominalis),** das an den Abgängen der Aortenäste eigene Plexus bildet, deren Nervenfasern die jeweiligen Versorgungsgefäße zu den Organen begleiten. Dünn- und Dickdarm versorgen die Plexus am Abgang der 3 unpaaren viszeralen Äste der Aorta **(Plexus coeliacus, Plexus mesenterici superior und inferior).**

Die Perikarya der **präganglionären Neurone des Sympathicus** sitzen in den Seitenhörnern des Rückenmarks (für Dünndarm und Dickdarm proximal der linken Kolonflexur in T5–T12 und für den distalen Dickdarm in L1–L2). Ihre Axone gelangen zum Grenzstrang (Truncus sympathicus) und weiter ohne Umschaltung über die Nn. splanchnici major und minor zu den Plexus der Aorta, wo sie in den gleichnamigen Ganglien **(Ganglion coeliacum, Ganglia mesenterica superius** und **inferius)** synaptisch auf postganglionäre Neurone verschaltet werden, deren Axone mit den Ästen der jeweiligen Arterien die verschiedenen Darmabschnitte erreichen.

Die **präganglionären parasympathischen Neurone** der **Nn. vagi [X]** ziehen mit der Speiseröhre als Trunci vagales anterior und posterior durch das Zwerchfell zu den vegetativen Nervengeflechten der Bauchaorta, die sie allerdings ohne Verschaltung bis zu den Organen durchlaufen, in deren Wand oder Umgebung die postganglionären Neurone liegen. Das Versorgungsgebiet der Nn. vagi [X] endet im Plexus mesentericus superior und damit im Bereich der linken Kolonflexur (traditionell als CANNON-BÖHM-Punkt bezeichnet).

Das Colon descendens wird dagegen vom **sakralen Teil des Parasympathicus** versorgt, dessen präganglionäre Neurone im Rückenmark (S2–S4) liegen, aus den Spinalnerven als Nn. splanchnici pelvici austreten und dann im Plexus hypogastricus inferior in der Umgebung des Rectums auf postganglionäre Neurone verschaltet werden. Die postganglionären Nervenfasern steigen nur zu einem geringen Teil zum Plexus mesentericus inferior auf (nicht dargestellt), die anderen gelangen meist als direkte Äste zum Colon descendens.

Der **Parasympathicus fördert,** der **Sympathicus hemmt** die Peristaltik und die Durchblutung des Darms.

Merke: Entwicklungsgeschichtlich bedingt **wechseln** an der **linken Kolonflexur** die Versorgungsgebiete sämtlicher Leitungsbahnen. Bei den vegetativen Nerven: vom **Plexus mesentericus superior,** der Colon ascendens und Colon transversum innerviert, zum **Plexus mesentericus inferior** und **Plexus hypogastricus inferior** für Colon descendens und Colon sigmoideum. Der Ursprung der parasympathischen Neurone wechselt vom kranialen Abschnitt (N. vagus) zum sakralen Teil (Nn. splanchnici pelvici).

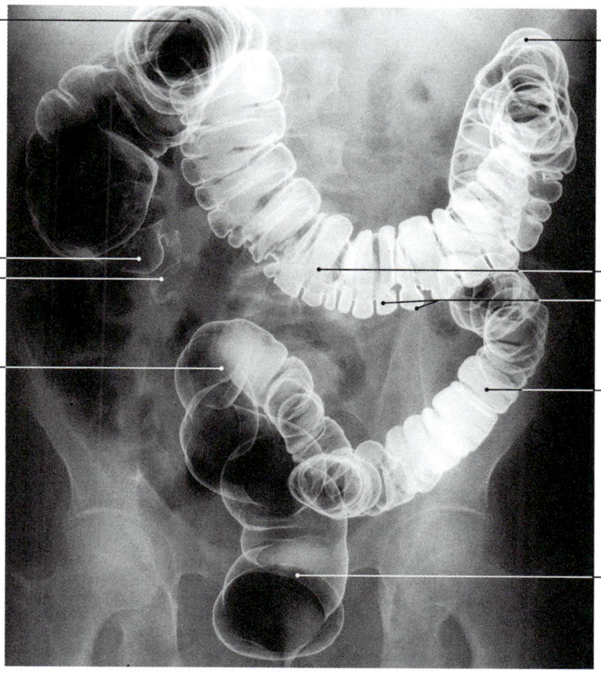

Abb. 6.85 Dickdarm, Intestinum crassum; Röntgenbild im anteroposterioren (ap) Strahlengang nach Füllung mit Kontrastmittel und Luft (Doppelkontrastmethode). Im Röntgenbild kann man verschiedene Lagevarianten des Querkolons nachweisen (→ Abb. 6.86). [S700]

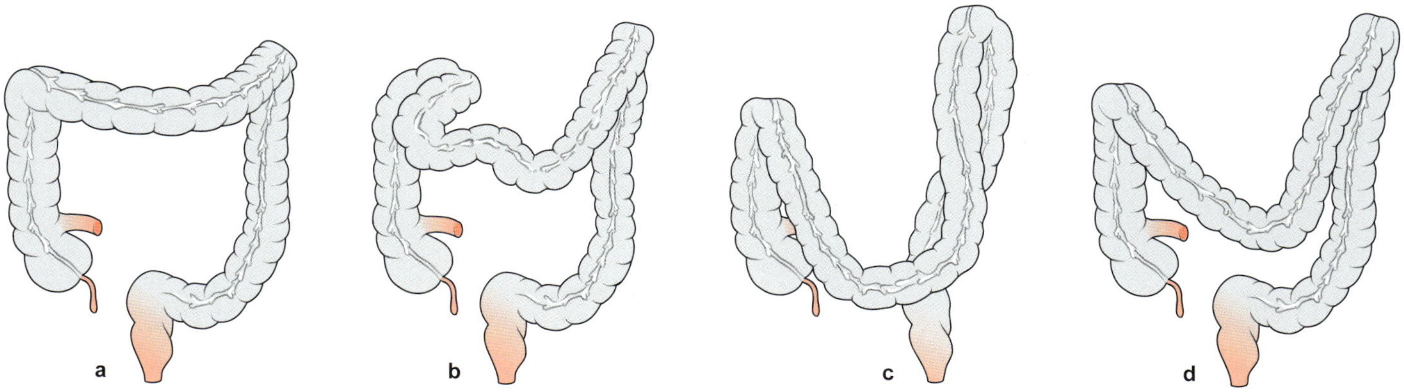

Abb. 6.86 a–d Lagevarianten des Querkolons, Colon transversum; Ansicht von ventral. [S700-L126]

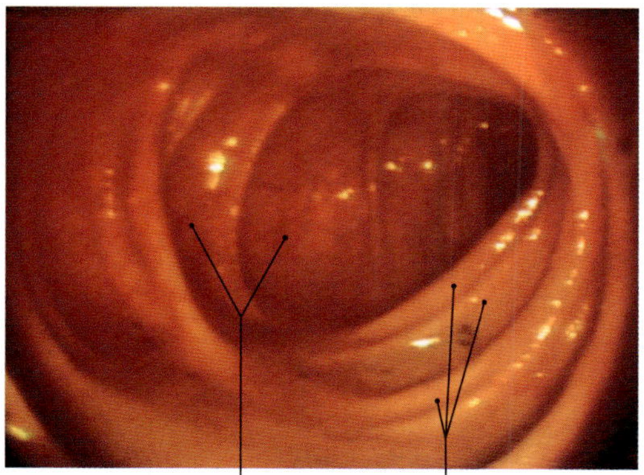

Abb. 6.87 Aufsteigender Dickdarm, Colon ascendens; Dickdarmspiegelung (Koloskopie). [S700]
Im Unterschied zu den zirkulären Falten im Dünndarm sind die Schleimhautfalten im Dickdarm halbmondförmig (Plicae semilunares).

Klinik

Bösartige Tumoren des Dickdarms **(Kolonkarzinome)** gehören bei beiden Geschlechtern zu den 3 häufigsten Tumorerkrankungen und sind damit für einen wesentlichen Anteil der Todesfälle in westlichen Ländern verantwortlich. Bei geeigneter Vorsorge könnten diese Todesfälle weitgehend verhindert werden. Die Diagnostik der Wahl zur Abklärung von Kolonkarzinomen ist dabei die Koloskopie, die daher auch in regelmäßigen Abständen als Vorsorgeuntersuchung von den Krankenkassen erstattet und empfohlen wird. Sie ermöglicht neben der Inspektion der Schleimhaut auch eine Probenentnahme (Biopsie), um die endgültige Diagnose durch den Pathologen zu ermöglichen. Die Bedeutung der Röntgenkontrastdarstellung hat dagegen eher abgenommen. Sie ermöglicht aber bei nicht passierbarem Lumen, z. B. durch einen stenosierenden Tumor oder bei einem nicht endoskopisch zugänglichen Krankheitsprozess unter der Schleimhaut, wegen charakteristischer Form- und Lageveränderungen des Lumens ebenfalls eine relativ sichere Diagnose.

Projektion von Leber und Gallenblase

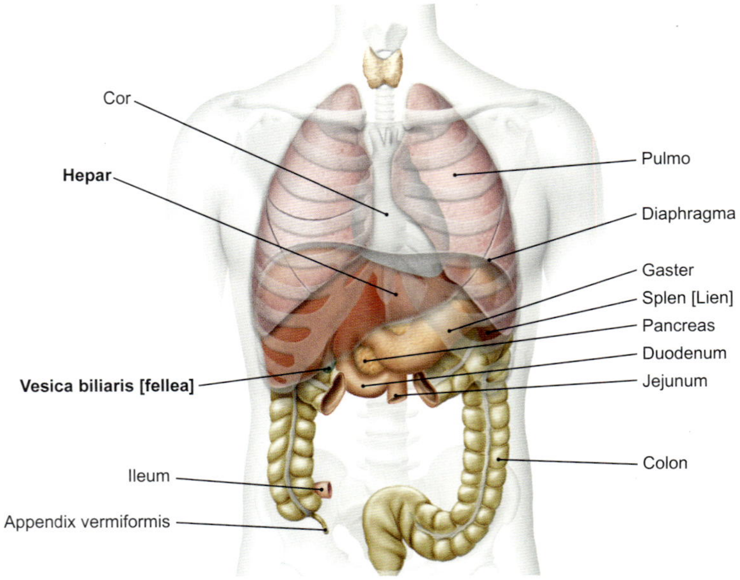

Abb. 6.88 Projektion der inneren Organe auf die Körperoberfläche; Ansicht von ventral. [S700-L275]
Leber und Gallenblase liegen **intraperitoneal** im rechten Oberbauch. Der Oberrand der Leber projiziert sich rechts auf den 4. Zwischenrippenraum (Interkostalraum, ICR), links etwas tiefer auf die V. Rippe. Der Fundus der Gallenblase projiziert sich in der rechten Medioklavikularlinie auf die IX. Rippe. Die Leber reicht mit dem linken Leberlappen bis in den linken Oberbauch (ungefähr bis zur linken Medioklavikularlinie), wo sie vor dem Magen liegt. Ihre Lage ist atemabhängig (senkt sich bei Ein-, hebt sich bei Ausatmung), da ihre Area nuda mit dem Zwerchfell verwachsen ist. Daher hängt die Lage auch stark von der Größe der Lunge ab. Aufgrund der Wölbung des Zwerchfells wird die Leber vorne und hinten z.T. von der Pleurahöhle überlagert (→ Abb. 6.148). Bei normaler Anatomie fällt der untere Leberrand bis zur Medioklavikularlinie rechts mit dem Rippenbogen zusammen, sodass die Leber nicht tastbar ist.

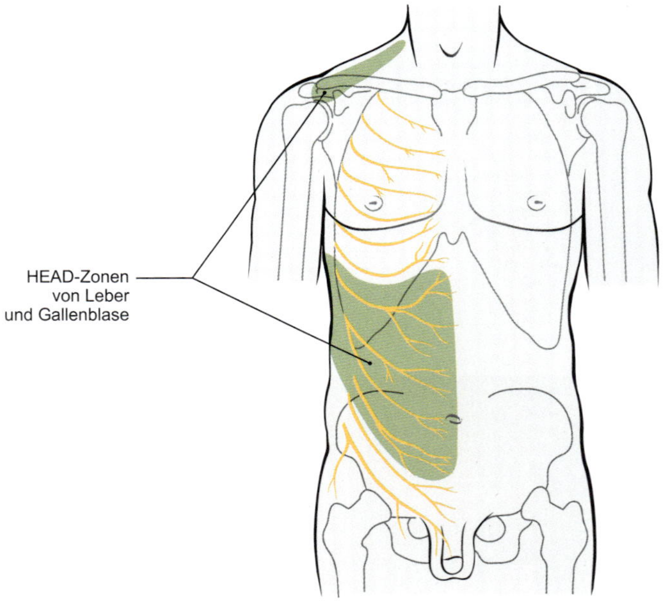

Abb. 6.89 HEAD-Zonen von Leber und Gallenblase, schematische Darstellung; Ansicht von ventral. [S700-L126]/[G1071]
Die organbezogenen Hautareale oder **HEAD**-Zonen für Leber und Gallenblase projizieren sich in die Dermatome (Hautwurzelfelder) T8–11 der rechten Körperseite. Auch das Dermatom C4 im Bereich der rechten Schulter ist eine HEAD-Zone von Leber und Gallenblase, weil der N. phrenicus aus dem Plexus cervicalis überwiegend aus C4 gespeist wird und sein Endast (R. phrenicoabdominalis) rechts auch das Bauchfell auf der Oberfläche von Leber und Gallenblase sensorisch innerviert.

Klinik

Bei Leber- und Gallenblasenentzündung (Hepatitis oder Cholezystitis) oder nach einer diagnostisch durchgeführten **Leberpunktion** können die Schmerzen aufgrund der HEAD-Zonen auch in die rechte Schulter ausstrahlen.
Die **Bestimmung der Lebergröße** gehört zu jeder vollständigen körperlichen Untersuchung, da Konsistenz und Größe erste Hinweise auf krankhafte Veränderungen geben können, z. B. **Leberverfettung** (bei Diabetes mellitus, Alkoholabusus), **Entzündung** (Hepatitis) durch Hepatitisviren oder Alkoholmissbrauch oder **Leberzirrhose** als pathologische Endstrecke der meisten chronischen Lebererkrankungen. Bei der Untersuchung wird nicht nur der untere Leberrand durch Tasten (Palpation) unter Einatmung, sondern auch der obere Leberrand durch Klopfen (Perkussion) auf den Brustkorb bestimmt. Als grobes Richtmaß sollte die Leber in der rechten Medioklavikularlinie nicht mehr als 12 cm im kraniokaudalen Durchmesser einnehmen.
[S701-J803-L126]

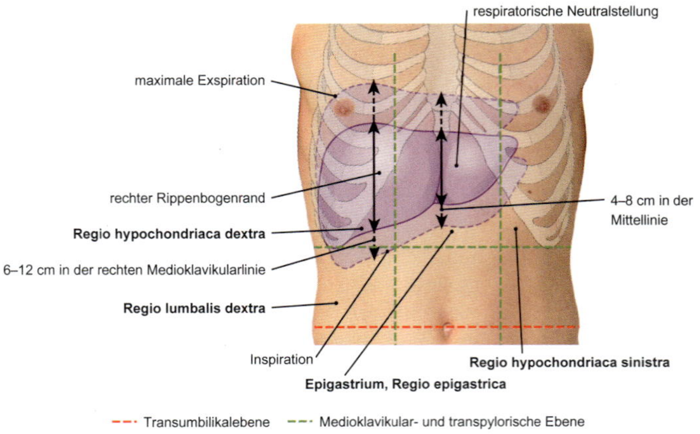

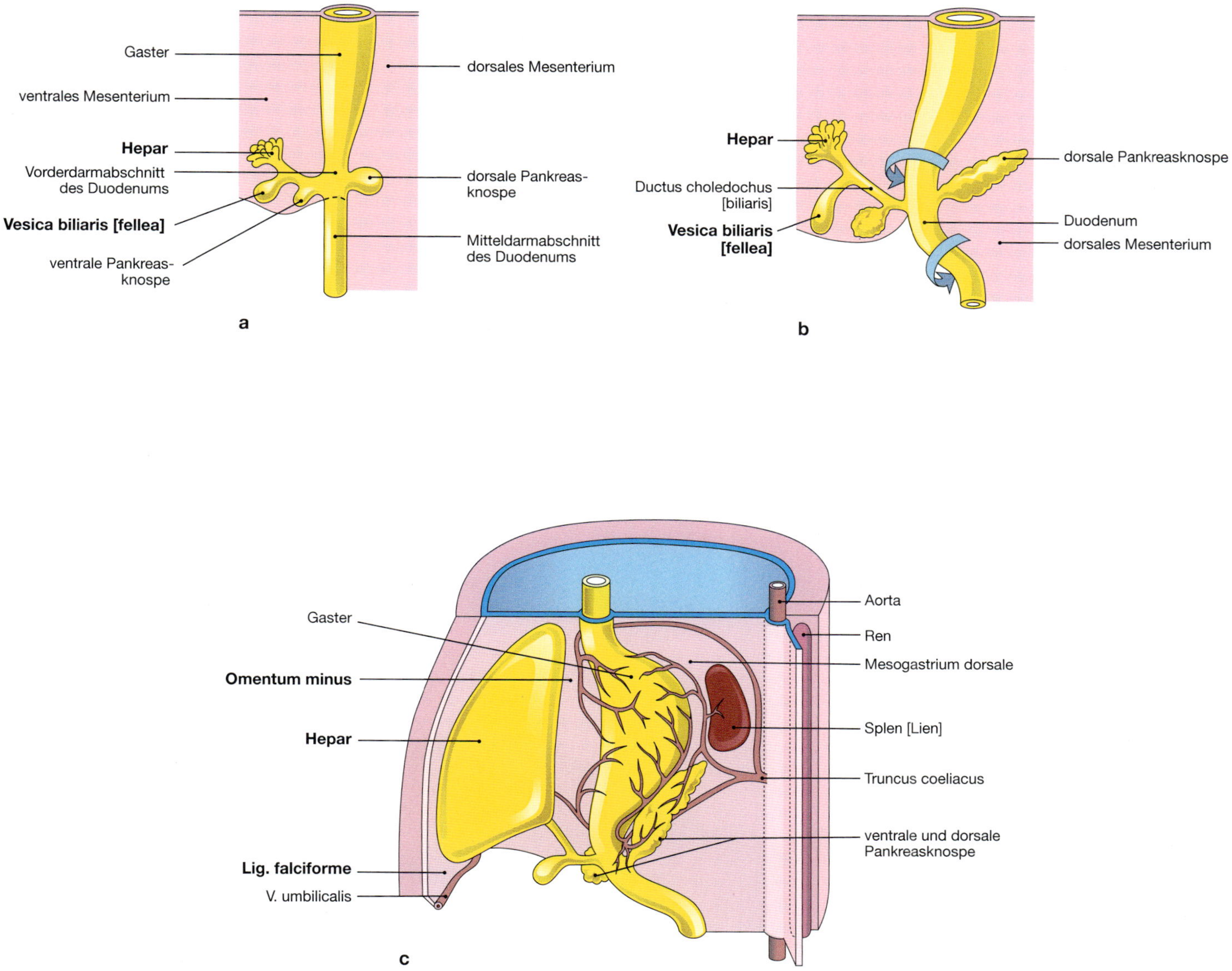

Abb. 6.90 a–c Entwicklungsstadien der Leber, Hepar, und Gallenblase, Vesica biliaris, in der 4.–5. Woche. [E347-09]
a Entwicklung von Leber und Gallenblase ab der 4. Woche.
b Weitere Entwicklung von Leber und Gallenblase bei der Drehung des Darmrohrs.
c Verlagerung der Leber in das Mesogastrium ventrale hinein.
Die Epithelien von Leber und Gallensystem entstammen dem Entoderm des Darmrohrs auf Höhe des späteren Duodenums. Das Entoderm bildet in der **4. Woche** (ab dem 22. Tag) eine Verdickung **(hepatische Platte),** die sich in eine obere Leberanlage und eine untere Anlage für das Gallensystem teilt **(a** und **b).** Das Epithel der Leberanlage wächst in das bindegewebige Septum transversum ein, in dem Inseln der Blutbildung entstehen. So gelangen die Bindegewebsanteile und die intrahepatischen Blutgefäße (Sinusoide) in die Leberanlage. Die Leber verlagert sich dann zunehmend in das Mesogastrium ventrale hinein **(c)** und teilt es dadurch in ein Mesohepaticum ventrale und ein Mesohepaticum dorsale (→ Abb. 6.1). Aus dem Mesohepaticum ventrale wird u. a. das **Lig. falciforme hepatis** als Verbindung zur vorderen Rumpfwand. Das Mesohepaticum dorsale wird zum **Omentum minus,** das die Leber mit Magen und Duodenum verbindet.

Leber, Übersicht

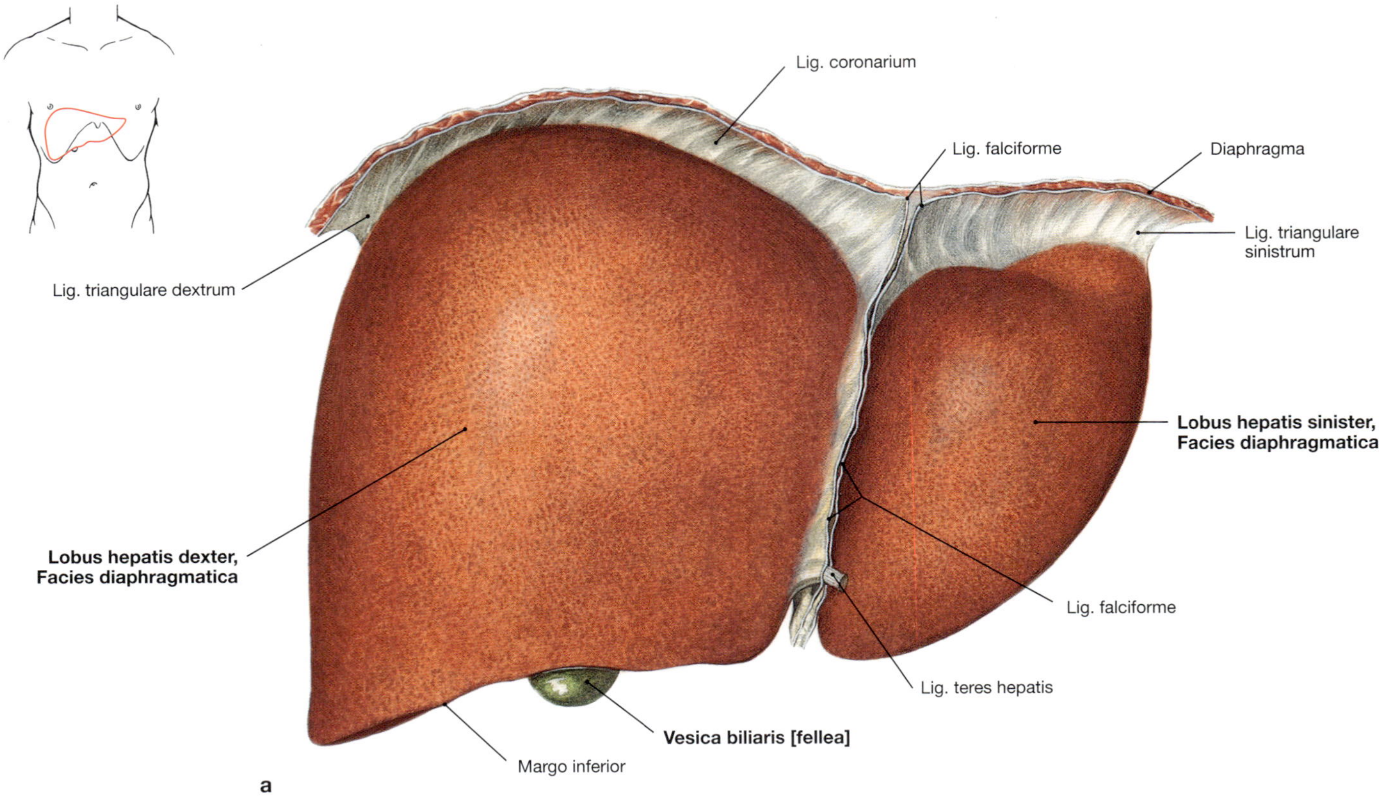

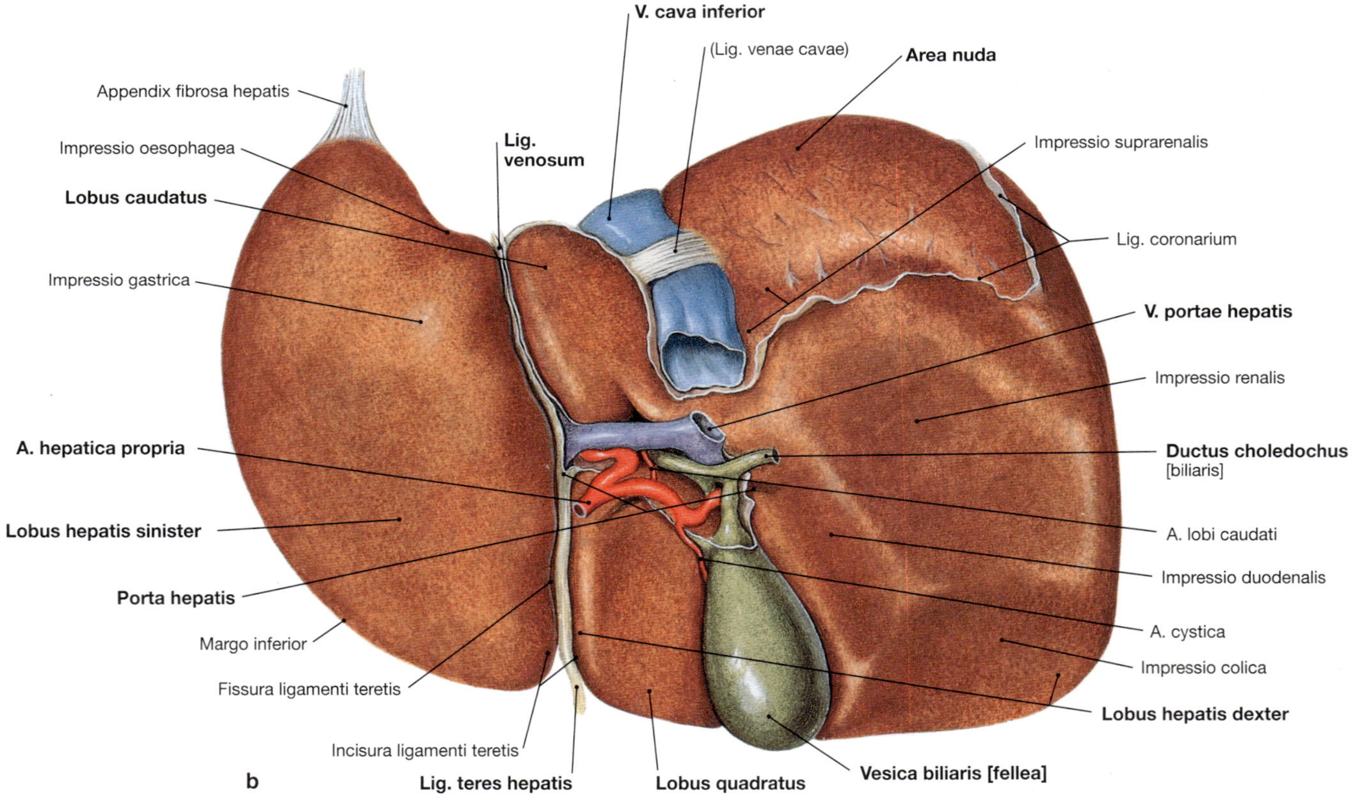

Abb. 6.91 a und b Leber, Hepar; zur Beschreibung → Abb. 6.92. [S700]

a Ansicht von ventral.
b Ansicht von dorsokaudal.

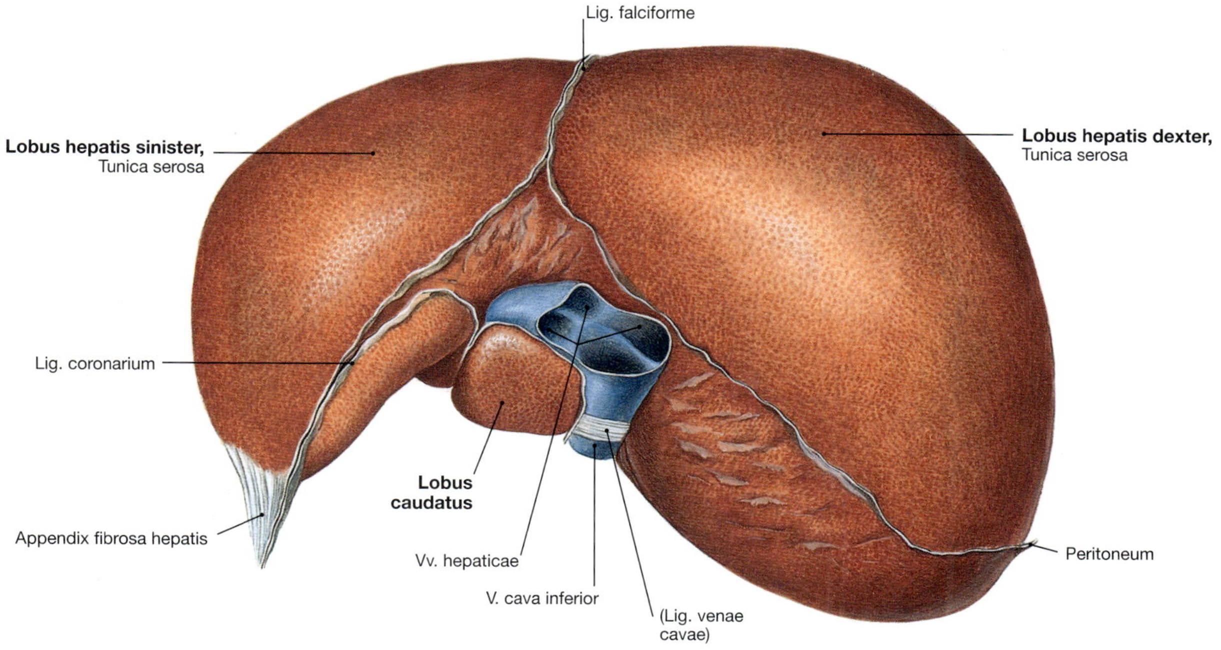

Abb. 6.92 Leber, Hepar; Ansicht von kranial. [S700]

Die Leber ist die größte Drüse (1.200–1.800 g) und das zentrale Stoffwechselorgan des Körpers. Sie besitzt eine dem Zwerchfell anliegende Facies diaphragmatica und eine nach unten den Eingeweiden zugewandte Seite (Facies visceralis), die vorne vom Unterrand (Margo inferior) begrenzt wird (→ Abb. 6.91).

Die **Facies diaphragmatica** ist teilweise mit dem Zwerchfell verwachsen und hier nicht mit Peritoneum viscerale bedeckt **(Area nuda).** Die Leber gliedert sich in einen großen rechten und einen kleinen linken Leberlappen (**Lobus dexter** und **Lobus sinister**), die vorne durch das **Lig. falciforme** getrennt werden. Dieses setzt sich nach kranial im **Lig. coronarium** fort, das rechts und links in je ein **Lig. triangulare** als Verbindung zum Zwerchfell ausläuft. Das Lig. triangulare sinistrum geht in die zipfelförmige Appendix fibrosa hepatis über. Unten schließt sich an das Lig. falciforme das **Lig. teres hepatis** (Relikt der V. umbilicalis des Fetalkreislaufs) an. Beide Bänder ziehen zur vorderen Rumpfwand. Auf der **Facies visceralis** setzt sich der durch das Lig. teres hepatis hervorgerufene Einschnitt (Fissura ligamenti teretis hepatis) bis zur Leberpforte (Porta hepatis) fort, in der die Leitungsbahnen der Leber (V. portae hepatis, A. hepatica propria, Ductus hepaticus communis) ein- bzw. austreten. Nach kranial schließt sich das **Lig. venosum** (**ARANTII,** Relikt des Ductus venosus des Fetalkreislaufs) an. Auf der rechten Seite der Leberpforte liegt oben in einer Einbuchtung die V. cava inferior und unten die Gallenblase **(Vesica biliaris)** im Gallenblasenbett (Fossa vesicae biliaris). Durch Lig. teres hepatis, Lig. venosum, V. cava inferior und Gallenblase werden beidseits der Leberpforte auf der Unterseite des rechten Leberlappens 2 annähernd viereckige Bereiche abgegrenzt, die ventral als **Lobus quadratus** und dorsal als **Lobus caudatus** bezeichnet werden. Die Leber ist an 4 größeren Stellen nicht von Peritoneum bedeckt: Area nuda, Leberpforte, Gallenblasenbett, Bucht der V. cava inferior.

Beim Lebenden ist die Leber verformbar und passt sich der Form der umliegenden Organe an. Im fixierten Zustand hinterlassen die Organe Abdrücke (Impressionen), die als Fixierungsartefakte anzusehen sind und keine Bedeutung haben. Sie geben allerdings über die Lagebeziehungen der Leber Auskunft.

Aufbau der Leber

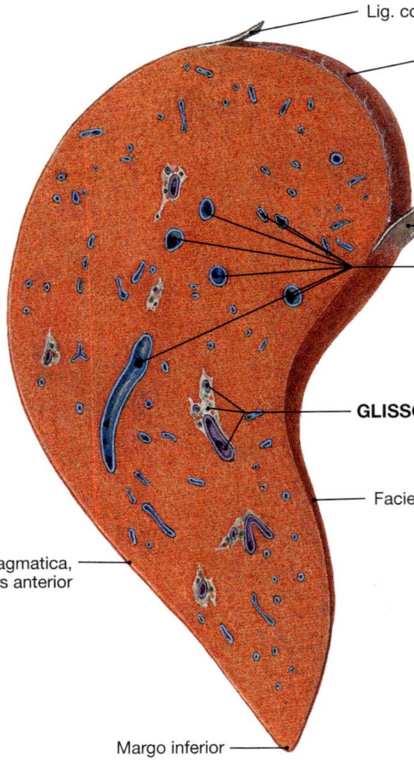

Abb. 6.93 Leber, Hepar; Sagittalschnitt durch den rechten Leberlappen. [S700]
Die an der Leberpforte ein- und austretenden Leitungsbahnen **(V. portae hepatis, A. hepatica propria, Ductus hepaticus communis)** verzweigen sich, von Bindegewebe umgeben, im Parenchym der Leber und bilden schließlich in den Periportalfeldern die **GLISSON-Trias** (→ Abb. 6.94).
Die **Lebervenen (Vv. hepaticae)** und ihre Zuflüsse, die das Blut aus der Leber in die V. cava inferior leiten, verlaufen getrennt von den Ästen der GLISSON-Trias.

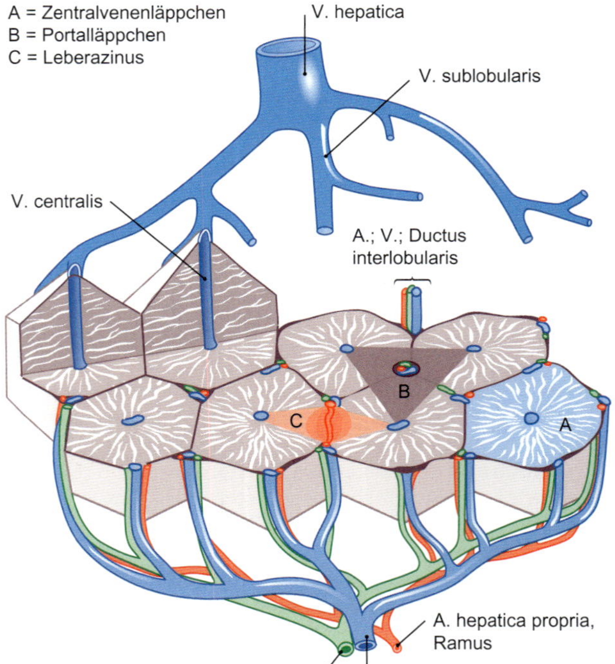

Abb. 6.94 Läppchengliederung des Leberparenchyms; schematische Darstellung eines histologischen Schnitts. [S700-L126]/[S133]
Das Leberparenchym ist in Leberläppchen gegliedert, die aus radiär angeordneten Balken von **Hepatozyten** bestehen. Das annähernd sechseckige **klassische Leberläppchen** (Zentralvenenläppchen) ist an 3–6 Ecken von einem **Periportalfeld** umgeben. Im Periportalfeld befindet sich die mit Bindegewebe umhüllte **GLISSON-Trias** (A./V. interlobularis, Ductus bilifer interlobularis). Die Blutgefäße stellen die Endäste der A. hepatica propria/V. portae dar, während der Ductus bilifer interlobularis den Anfang des Gallengangsystems bildet, das sich an der Leberpforte zum Ductus hepaticus communis vereinigt. Im Zentrum des Leberläppchens liegt die **V. centralis.** Das Blut, das von den Arterien und Venen der Läppchenperipherie aus in die Lebersinusoide zwischen den Leberzellbalken eintritt, wird von den Zentralvenen wieder gesammelt und über die Vv. sublobulares den Lebervenen (Vv. hepaticae) zugeführt. So können die Hepatozyten Nährstoffe und auszuscheidende Substanzen aus dem Blut aufnehmen und synthetisierte Stoffe, wie Plasmaproteine, abgeben. Die Galle fließt zwischen den Leberzellen auf die Portalfelder zu. Daher liegt bei dem dreieckigen **Portalläppchen** der Gallengang (Ductus bilifer interlobularis) im Zentrum, während die 3 Ecken von Zentralvenen gebildet werden. Der **Leberazinus** ist rautenförmig und wird durch je 2 Portalfelder und 2 Zentralvenen begrenzt. Entlang der Verbindungsachse zwischen den Portalfeldern ist die Sauerstoff- und Nährstoffversorgung am besten, sodass die Hepatozyten in verschiedenen Zonen des Azinus unterschiedliche Aufgaben wahrnehmen können.

Klinik

Der Blutfluss in den Leberläppchen ist für die Aufrechterhaltung der Leberfunktion von großer Bedeutung. Wenn bei der **Leberzirrhose** die Läppchenstruktur durch knötchenförmige bindegewebige Umorganisation zerstört wird, ist der Blutfluss beeinträchtigt. Dadurch kommt es zum Rückstau des Blutes in die Pfortader und zu einem Anstieg des portalen Blutdrucks **(portale Hypertonie).** In der Folge kann es zur Ausbildung von Umgehungskreisläufen **(portokavale Anastomosen)** kommen (→ Abb. 6.102).

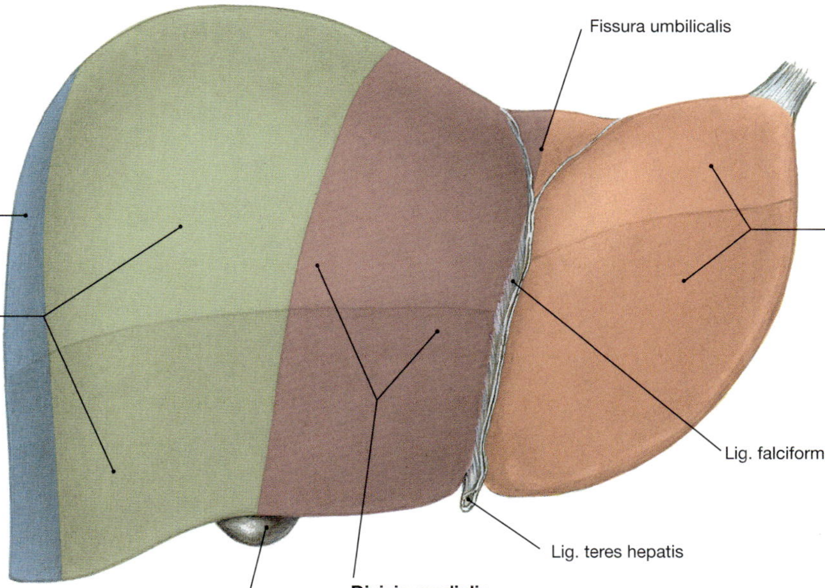

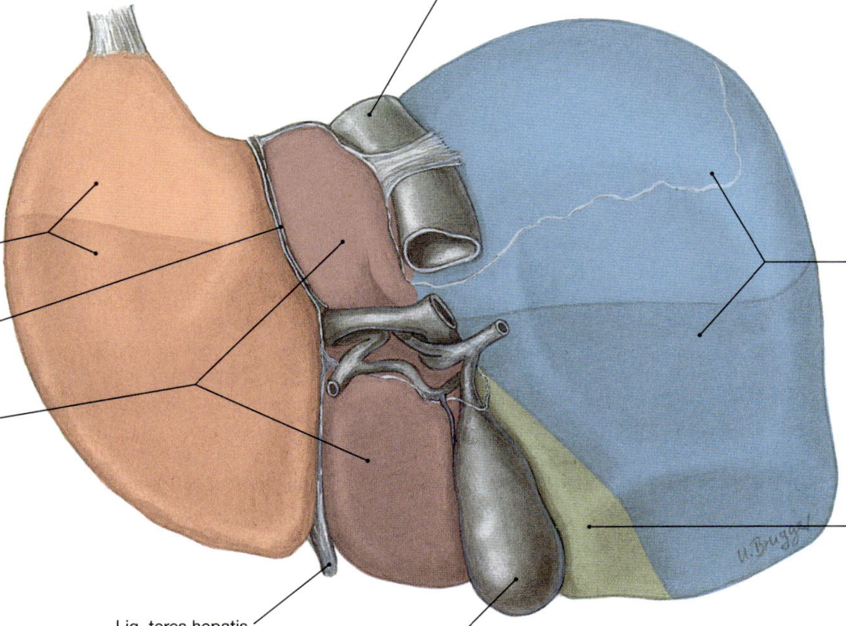

Abb. 6.95 a und b Segmente der Leber, Hepar. Segmente der Leberlappen sind farblich hervorgehoben. [S700]
a Ansicht von ventral.
b Ansicht von dorsal.

Die annähernd vertikal verlaufenden **3 Lebervenen** (Vv. hepaticae, → Abb. 6.96) unterteilen die Leber in **4 nebeneinanderliegende Divisionen.** Die **Divisio lateralis sinistra** entspricht dem linken anatomischen Leberlappen und reicht damit bis an das Lig. falciforme hepatis heran, hinter dem die linke Lebervene liegt. Zwischen dem Lig. falciforme und der Gallenblase, auf deren Höhe die mittlere Lebervene liegt, erstreckt sich die **Divisio medialis sinistra.** Nach rechts folgen dann die **Divisio medialis dextra,** und die **Divisio lateralis dextra,** die durch die rechte Lebervene getrennt werden, was auf der äußeren Oberfläche aber an keiner Landmarke erkennbar ist. Durch die Leitungsbahnen der **Lebertrias** werden diese Lebersegmente **in 8 funktionelle** und klinisch sehr wichtige **Lebersegmente** (→ Abb. 6.96) untergliedert, die hier bereits durch Farbschattierungen abgegrenzt sind.

Lebersegmente

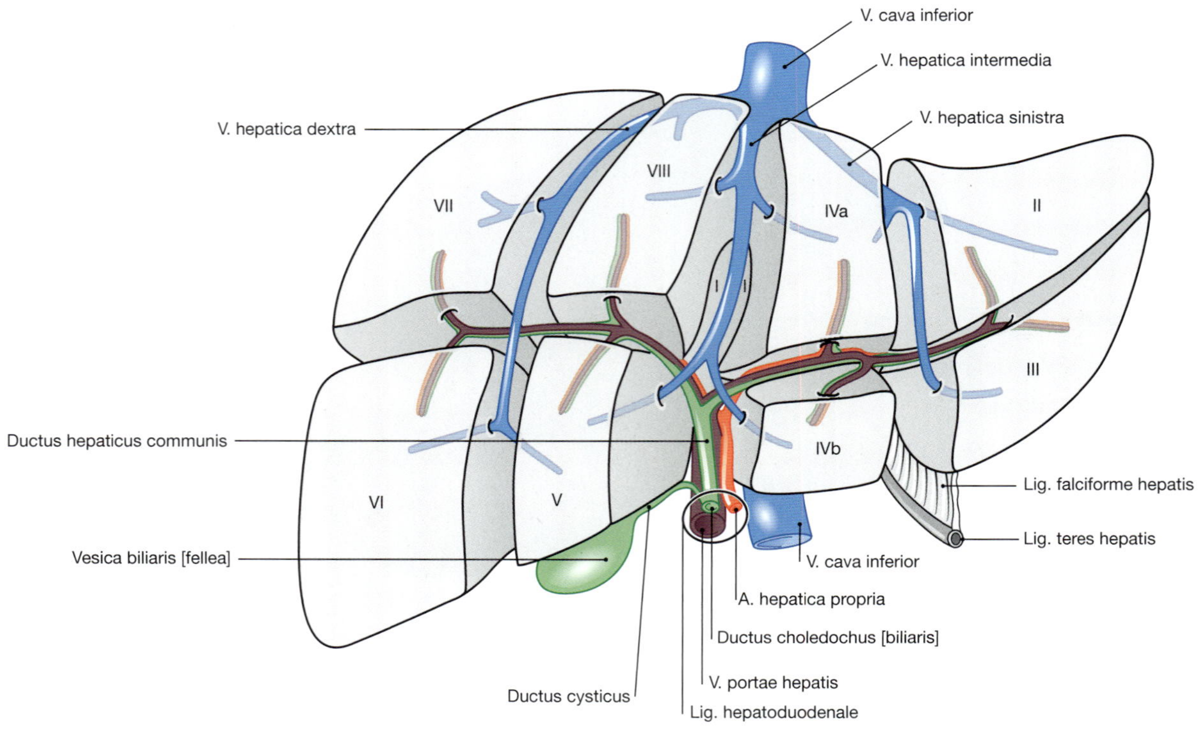

I	Lobus caudatus	V	Segmentum anterius mediale dextrum
II	Segmentum posterius laterale sinistrum	VI	Segmentum anterius laterale dextrum
III	Segmentum anterius laterale sinistrum	VII	Segmentum posterius laterale dextrum
IV (a/b)	Segmentum mediale sinistrum	VIII	Segmentum posterius mediale dextrum

Abb. 6.96 Schematische Darstellung der Lebersegmente und ihre Beziehung zu den intrahepatischen Gefäßen und Gallengängen; Ansicht von ventral. [S700-L126]/[B500-M282-L132]
Die Leber ist in **8 funktionelle Segmente** gegliedert, die jeweils von einer Abzweigung der Lebertrias (V. portae hepatis, A. hepatica propria, Ductus hepaticus communis) versorgt werden und damit funktionell unabhängig sind. Je 2 dieser Segmente werden durch die senkrecht verlaufenden 3 Lebervenen räumlich zu 4 nebeneinanderliegenden Divisionen zusammengefasst (→ Abb. 6.95). Ursprünglich wurde ein Segment IX definiert, das wie Segment I dem Lobus caudatus zugeordnet wurde, inzwischen aber aufgegeben.

Funktionell ist wichtig, dass die **Segmente II bis IV** von den linken Ästen der Lebertrias versorgt werden und damit zu einem funktionellen **linken Leberlappen** zusammengefasst sind, während die **Segmente V bis VIII** von den rechten Ästen der Blutgefäße abhängig sind und den **funktionellen rechten Leberlappen** darstellen. Damit liegt die Grenze zwischen dem funktionellen rechten und linken Leberlappen in einer sagittalen Ebene zwischen V. cava inferior und Gallenblase **(„Cava-Gallenblasen-Ebene")** und nicht auf Höhe des Lig. falcifome hepatis. Das **Segment I (Lobus caudatus)** wird regelmäßig von den Ästen beider Seiten versorgt und wird zu keinem der beiden funktionellen Leberlappen gezählt.

Klinik

Die Lebersegmente haben große klinische Bedeutung für die **Viszeralchirurgie,** da sie, solange die Segmentgrenzen eingehalten werden, eine blutungsarme Resektion einzelner Leberanteile ermöglichen. So können bei krankhaften Prozessen, wie z. B. Lebermetastasen, mehrere einzelne Segmente in verschiedenen Teilen der Leber entfernt werden, ohne die Leber als Ganzes zu gefährden. Praktisch geht der Chirurg bei der Entfernung der Segmente so vor, dass er einzelne Äste der zuführenden Gefäße abbindet, um die abhängigen Lebersegmente sicher an ihrer mit der verringerten Durchblutung einhergehenden Entfärbung identifizieren zu können.
[S008-3-P498]

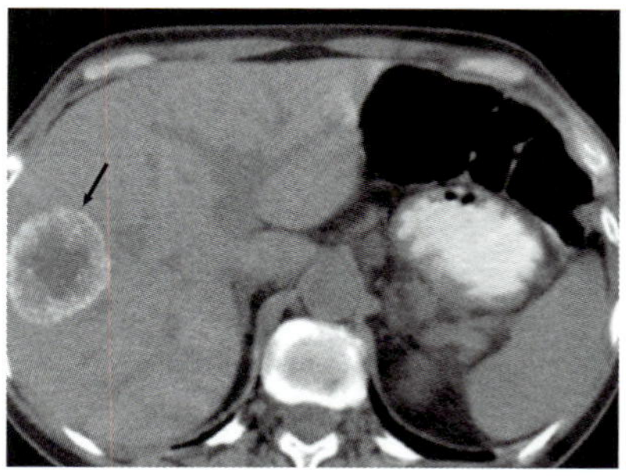
Lebermetastase (Pfeil) in einem abdominalen CT-Transversalschnitt

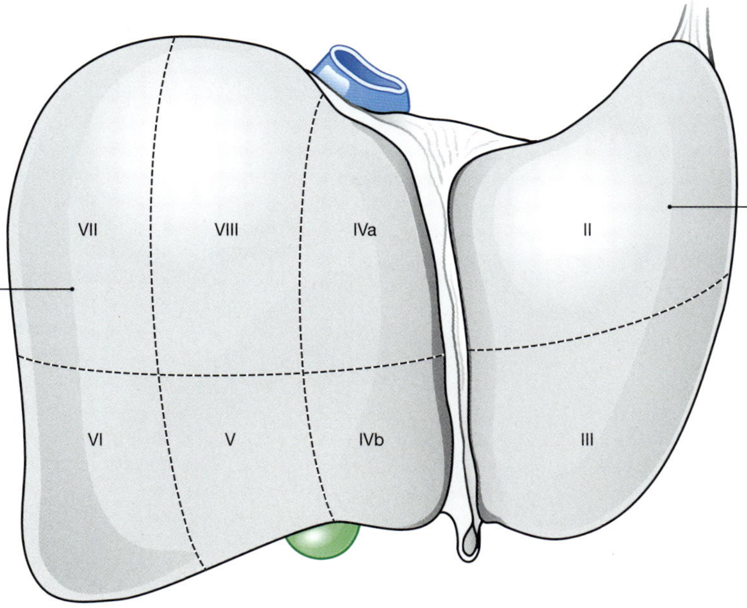

a

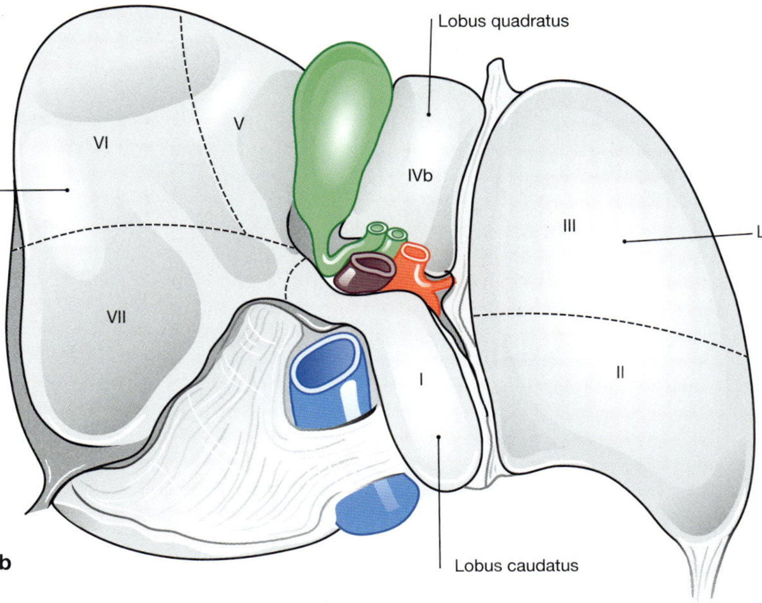

b

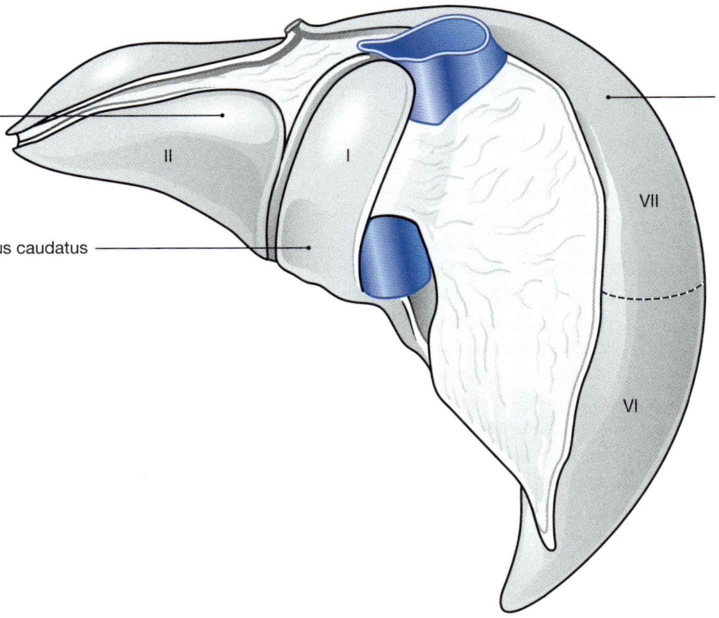

c

Abb. 6.97 a–c Segmente der Leber, Hepar. [S700-L126]/[B500~M282-L132]
a Ansicht von ventral.
b Ansicht von dorsokaudal.
c Ansicht von dorsokranial.
Aufgrund ihrer hohen klinischen Bedeutung für die Viszeralchirurgie sind hier die **8 Lebersegmente** mit römischen Zahlen (→ Abb. 6.96) auf der Leberoberfläche eingezeichnet. Der Lobus caudatus bildet auf der Unterseite des anatomisch rechten Leberlappens das Segment I. Es wird funktionell meist zum linken Leberlappen gezählt, erhält aber von den Ästen beider Seiten Blut.

Arterien von Leber und Gallenblase

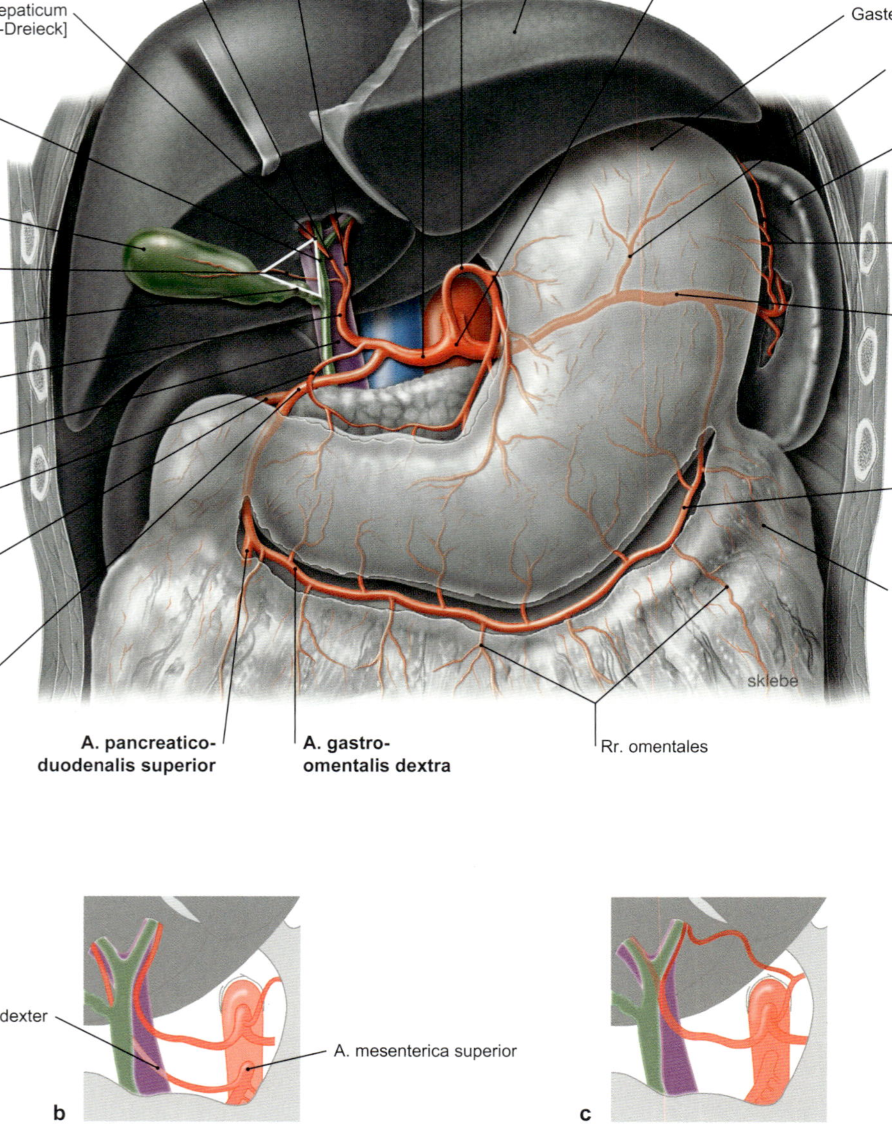

Abb. 6.98 a–c Arterien der Leber, Hepar, und der Gallenblase, Vesica biliaris. a [S700-L238]/[B500], b,c [S700-L281]
a Lehrbuchfall der hepatischen Blutversorgung (≈ 50 %).
b Beteiligung der A. mesenterica superior an der Versorgung des rechten Leberlappens (≈ 10–20 %).
c Versorgung des linken Leberlappens durch die A. gastrica sinistra (≈ 10–20 %).

Die Leber wird neben der V. portae hepatis, die 75 % des Blutflusses ausmacht und nährstoffreiches Blut zur Leber bringt, von der **A. hepatica propria** mit Blut versorgt. Diese macht 25 % der Blutzufuhr aus und führt sauerstoffreiches Blut. Die A. hepatica propria ist die Fortsetzung der A. hepatica communis, die einen Hauptast des Truncus coeliacus darstellt. Selten (1,5–4 %) entspringt die A. hepatica communis aus der A. mesenterica superior. Nach Abgabe der A. gastrica dextra zieht die A. hepatica propria im Lig. hepatoduodenale zusammen mit der V. portae hepatis und dem Ductus choledochus zur Leberpforte. Dort teilt sie sich im Regelfall in einen R. dexter und einen R. sinister für die beiden Leberlappen. Aus dem R. dexter entspringt die **A. cystica,** die die Gallenblase versorgt. In je 10–20 % der Fälle ist die A. mesenterica superior an der Versorgung des rechten Leberlappens **(b)** oder die A. gastrica sinistra an der Versorgung des linken Leberlappens **(c)** beteiligt.

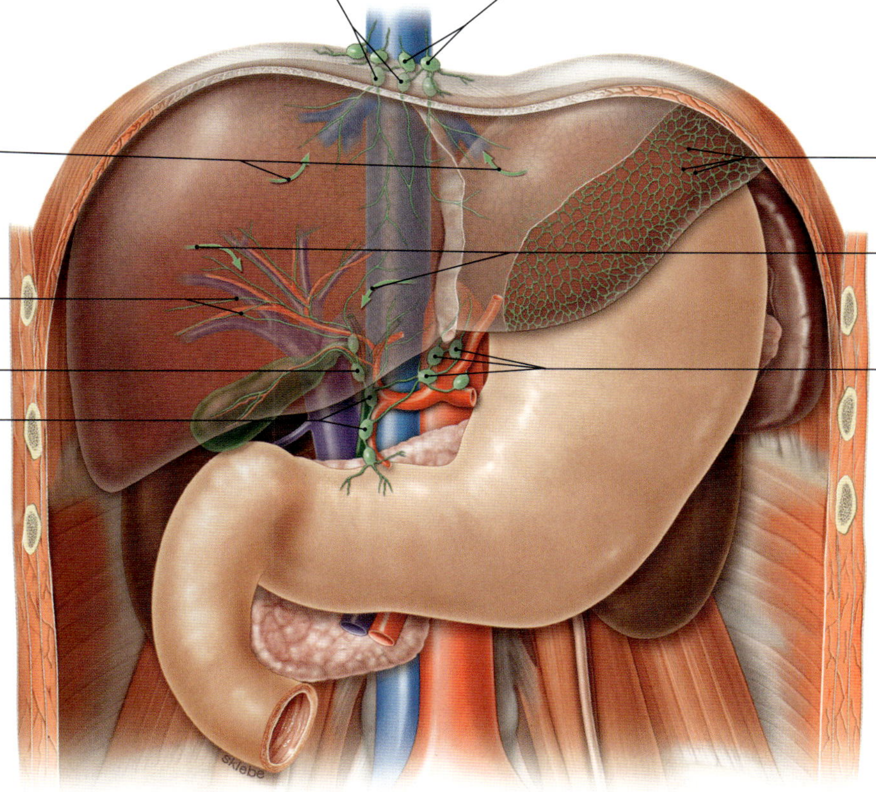

Abb. 6.99 Lymphgefäße und Lymphknoten von Leber und Gallenwegen. [S700-L238]

Die **Leber** hat **2 Lymphgefäßsysteme:**

- Das subperitoneale System an der Leberoberfläche
- Das intraparenchymatöse System, das den Leitungsbahnen der Leber Trias bis zur Leberpforte folgt.

Entsprechend den regionären Lymphknoten gibt es **2 Hauptabflusswege:**

- **Nach kaudal zur Leberpforte** (wichtigster mit 80 % des Lymphvolumens) über die Nodi lymphoidei hepatici an der Leberpforte (→ Abb. 6.44) und von dort über die Nodi lymphoidei coeliaci zum Truncus intestinalis
- **Nach kranial durch das Zwerchfell** über die Nodi lymphoidei phrenici inferiores und superiores in die Nodi lymphoidei mediastinales anteriores und posteriores, die an die Trunci bronchomediastinales Anschluss haben; über diesen Weg können Leberkarzinome auch thorakale Lymphknotenmetastasen setzen.

Außerdem gibt es noch **2 Nebenwege** von untergeordneter Bedeutung:

- Zur vorderen Rumpfwand über die Lymphbahnen im Lig. teres hepatis zu inguinalen und axillären Lymphknoten
- Zu Magen und Pancreas vom linken Leberlappen

Die **Gallenblase** hat meist einen eigenen Nodus lymphoideus cysticus im Bereich des Halsabschnitts, von dem der Lymphabfluss über die Lymphknoten der Leberpforte überwiegend dem kaudalen Weg folgt.

Zur vegetativen Innervation von Leber und Gallenblase → Abb. 6.144

* Die Pfeile bezeichnen die Richtung der Lymphabflusswege aus dem Parenchym nach kranial bzw. nach kaudal.

Klinik

Eine Ausbreitung von Metastasen, die von Karzinomen der Leber oder Gallenwege ausgehen, zur vorderen Rumpfwand ist selten und prognostisch ungünstig. Es kann dabei zu einer Ausbildung eines schmerzlosen, progredienten Knotens im Bauchnabel kommen **(Sister-MARY-JOSEPH-Knoten).** Obwohl selten, hat dieses Symptom eine Relevanz, da es sich um eine Blickdiagnose handelt. Wie die VIRCHOW-Drüse in der linken Supraklavikulargrube kann man die Entstehung ohne Kenntnisse der Lymphdrainagewege nicht nachvollziehen und die Grunderkrankung nicht feststellen.

Venen von Leber und Gallenblase

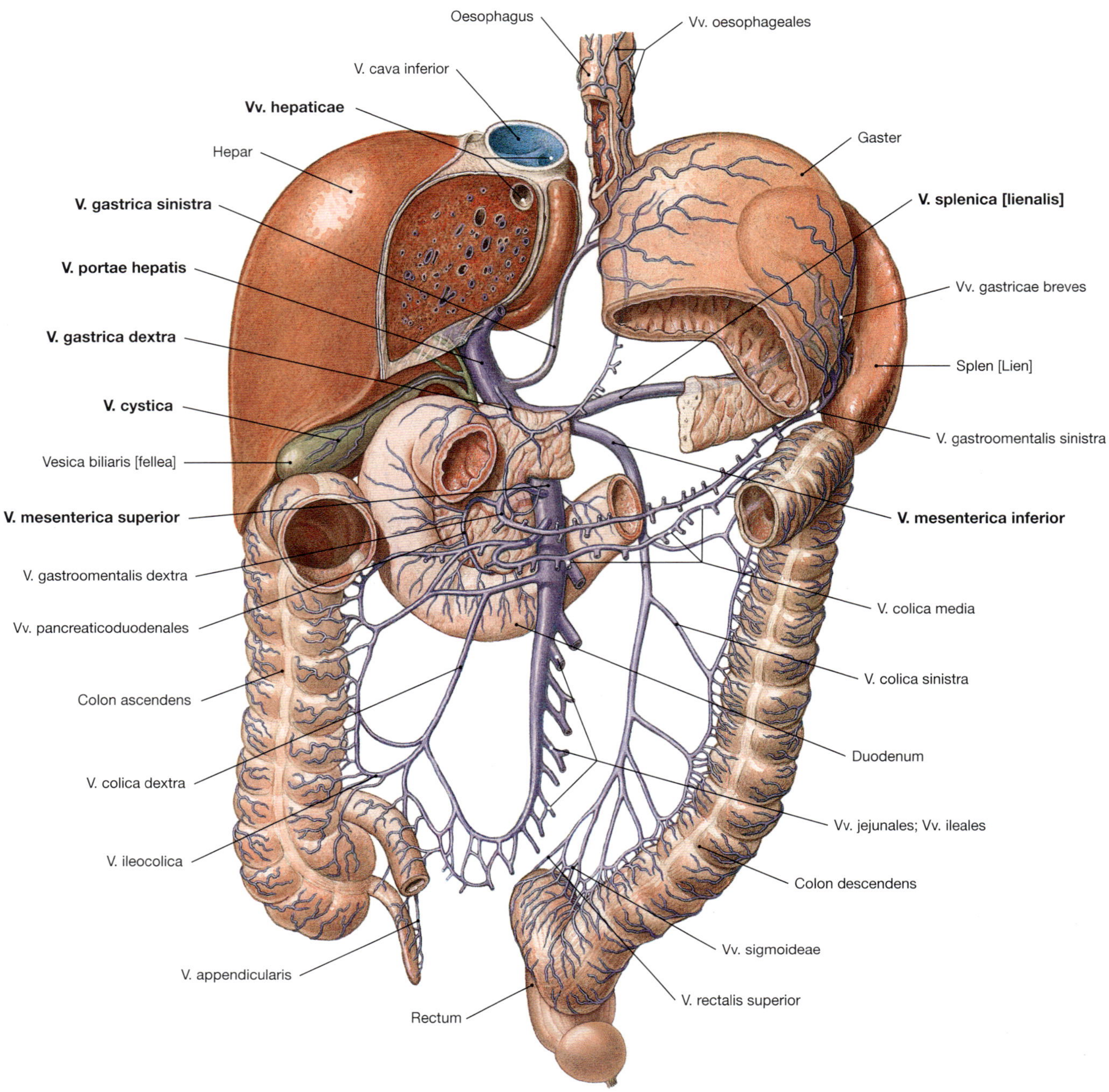

Abb. 6.100 Venen der Leber, Hepar, und der Gallenblase, Vesica biliaris; Ansicht von ventral. [S700]

Die Leber hat ein zuführendes und ein abführendes Venensystem. Die **Pfortader** (V. portae hepatis) sammelt das nährstoffreiche Blut aus den unpaaren Bauchorganen (Magen, Darm, Bauchspeicheldrüse, Milz) und speist es zusammen mit der A. hepatica communis in die Lebersinusoide der Leberläppchen ein. Die 3 **Lebervenen** (Vv. hepaticae; → Abb. 6.96) führen das Blut aus der Leber in die V. cava inferior. Nur der Lobus caudatus ist über kurze Lebervenen direkt an die V. cava inferior angeschlossen.

Die Pfortader hat 3 Hauptstämme: Die V. mesenterica superior vereinigt sich hinter dem Pankreaskopf mit der V. splenica zur V. portae hepatis. Die V. mesenterica inferior mündet meist (in 70 % der Fälle) in die V. splenica, in den übrigen Fällen (30 %) in die V. mesenterica superior. Die Pfortader ist 8 cm lang, bevor sie sich in ihre rechten (1–2 cm) und linken (3–4 cm) Hauptäste verzweigt.

Äste der V. splenica (sammeln Blut aus der Milz sowie aus Teilen von Magen und Pancreas):
- Vv. gastricae breves
- V. gastroomentalis sinistra
- Vv. pancreaticae (vom Schwanzteil und Körper des Pancreas)

Äste der V. mesenterica superior (sammeln Blut aus Teilen von Magen und Pancreas, vom gesamten Dünndarm sowie von Colon ascendens und Colon transversum):
- V. gastroomentalis dextra mit Vv. pancreaticoduodenales
- Vv. pancreaticae (von Kopfteil und Körper des Pancreas)
- Vv. jejunales und ileales
- V. ileocolica
- V. colica dextra
- V. colica media

Äste der V. mesenterica inferior (sammeln Blut aus dem Colon descendens und dem oberen Rectum):
- V. colica sinistra
- Vv. sigmoideae
- V. rectalis superior: Die Vene hat Verbindung zur V. rectalis media und zur V. rectalis inferior, die zum Stromgebiet der V. cava inferior zählen.

Daneben gibt es noch **Venen,** die nach Vereinigung der Hauptstämme **direkt in die Pfortader** münden:
- V. cystica (von der Gallenblase)
- Vv. paraumbilicales (über Venen im Lig. teres hepatis von der Bauchwand um den Nabel)
- Vv. gastricae dextra und sinistra (von der kleinen Magenkurvatur)
- V. pancreaticoduodenalis superior posterior

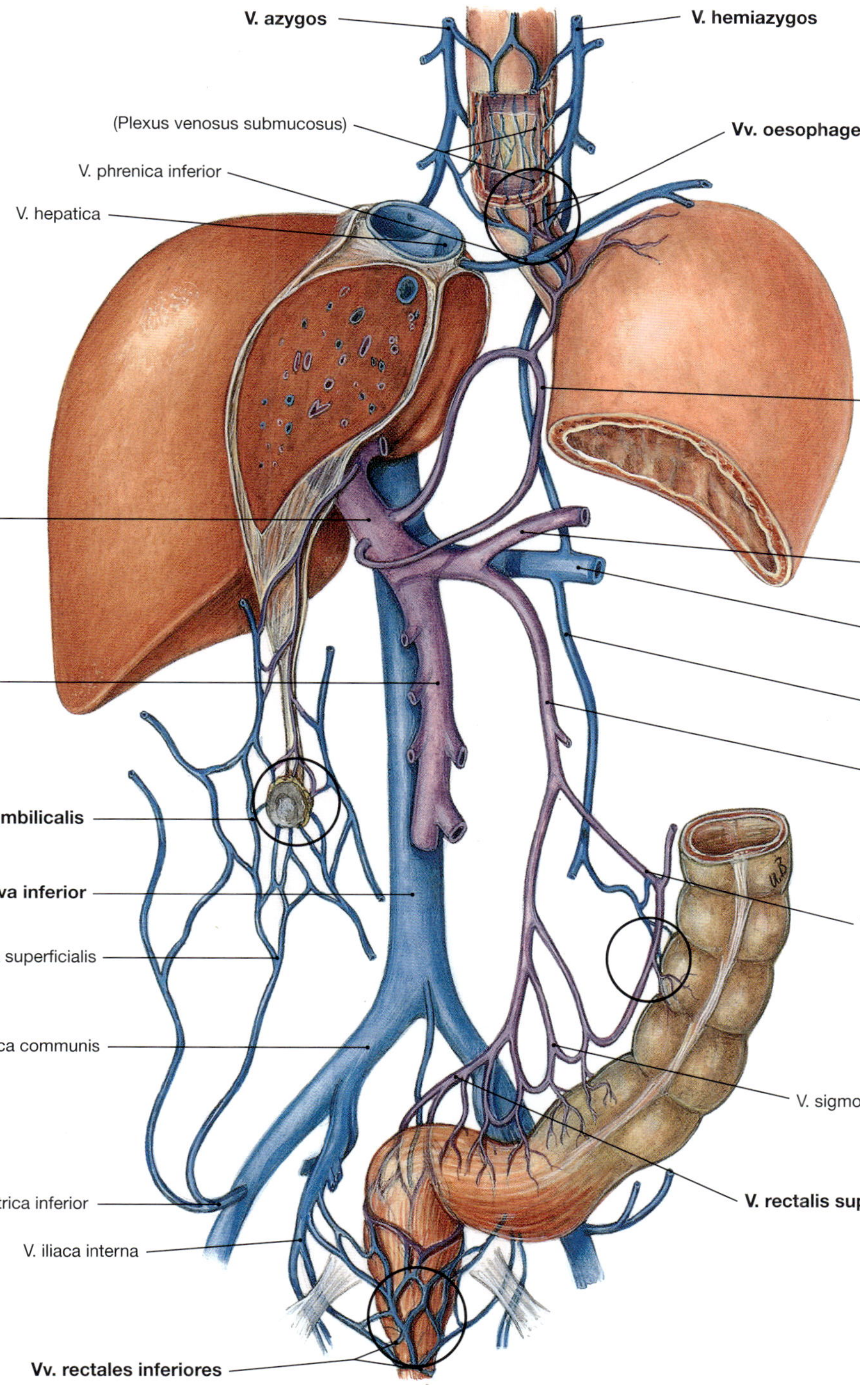

Abb. 6.101 Portokavale Anastomosen (Verbindungen zwischen Pfortader und oberer/unterer Hohlvene). Zuflüsse zur V. cava superior/inferior (blau), Zuflüsse zur V. portae hepatis (violett). [S700]
Durch portokavale Anastomosen gibt es 4 mögliche Umgehungskreisläufe (durch schwarze Kreise hervorgehoben), über die das Blut aus der Pfortader auf seinem Weg zum Herzen die Leber umgehen kann:

- Vv. gastricae dextra und sinistra über Ösophagusvenen und Azygos-Venen zur V. cava superior. Dabei kann es zur Erweiterung der submukösen Venen der Speiseröhre **(Ösophagusvarizen)** kommen.
- Vv. paraumbilicales über Venen der vorderen Rumpfwand (tief: Vv. epigastricae superior und inferior; oberflächlich: V. thoracoepigastrica und V. epigastrica superficialis) zur oberen und zur unteren Hohlvene. Die Erweiterung der oberflächlichen Venen kann zum **Caput medusae** führen.
- V. rectalis superior über Venen des unteren Rectums und die V. iliaca interna zur unteren Hohlvene
- Retroperitoneale Anastomosen über die V. mesenterica inferior zur V. testicularis/ovarica mit Anschluss an die untere Hohlvene

Leberzirrhose

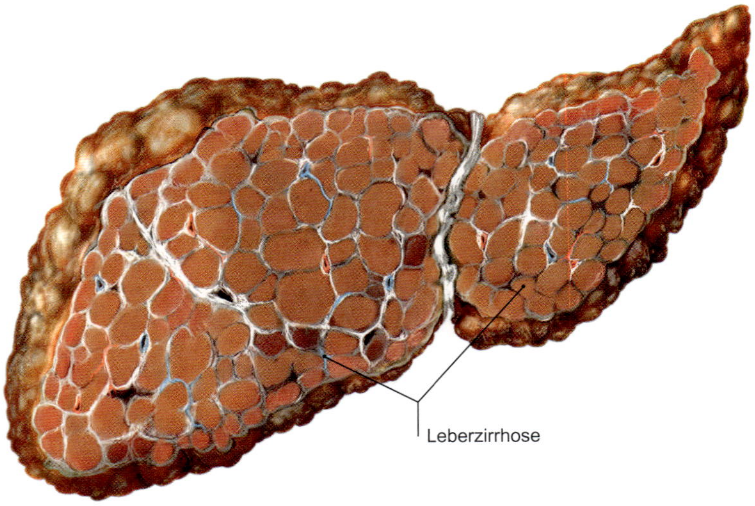

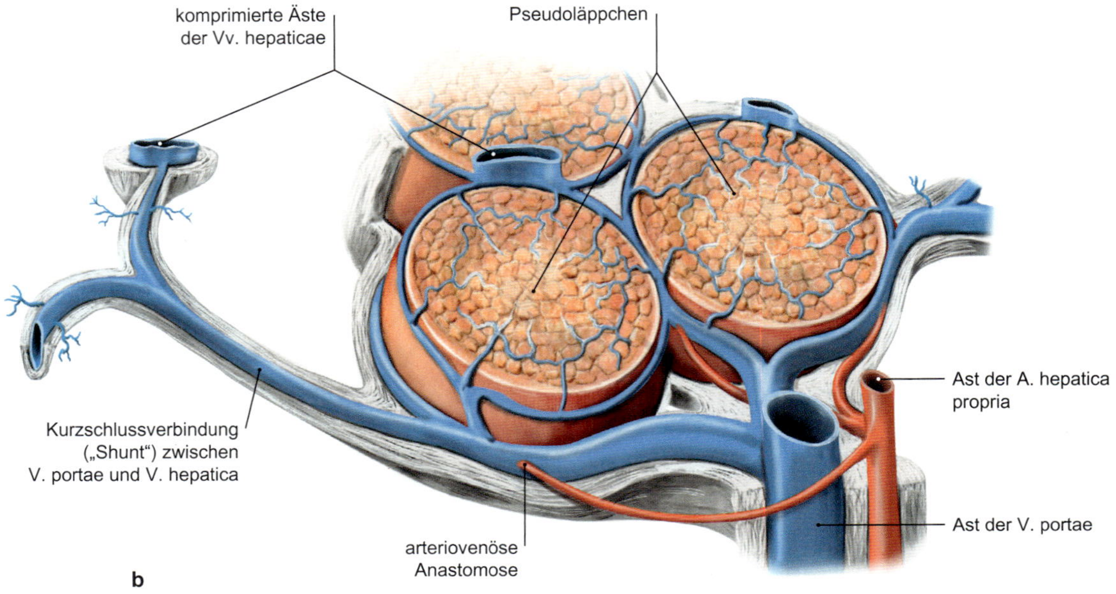

Abb. 6.102 a und b Morphologische Veränderungen der Leber bei Leberzirrhose. [S701-L266]
a Makroskopisch sichtbare Knotenbildung; Frontalschnitt durch die Leber.
b Bildung von Pseudoläppchen; schematische Darstellung bei Lupenvergrößerung.

Klinik

Leberzirrhose ist die terminale Endstrecke vieler chronischer Lebererkrankungen, bei denen die Leber nicht akut zerstört wird (wie bei einer Knollenblätterpilzvergiftung), sondern aufgrund der schleichenden Entzündung oder der anhaltenden Schädigung durch Bindegewebeeinlagerung „vernarbt". Weltweit gesehen ist die Leberzirrhose daher am häufigsten durch eine Virushepatitis (Hepatitis B, C und D) verursacht, in den Industrienationen dagegen meist metabolisch auf dem Boden einer alkoholinduzierten Hepatitis oder zunehmend auch durch eine Leberverfettung bei Diabetes mellitus oder Übergewicht (Adipositas) bedingt. Die Vernarbung ist makroskopisch bereits an der Bildung von **Knoten** auf der Oberfläche zu erkennen. Obwohl diese Knotenbildung eine scheinbare Regelmäßigkeit der morphologischen Veränderungen suggeriert, ist bei genauerer Betrachtung zu erkennen, dass die Läppchenstruktur des Leberparenchyms aufgehoben wird. Durch die Bindegewebeeinlagerungen kommt es zur Ausbildung von **Pseudoläppchen,** bei denen die venösen Äste komprimiert werden und der Blutfluss gestört ist. Dadurch staut sich das Blut zurück in die Pfortader.

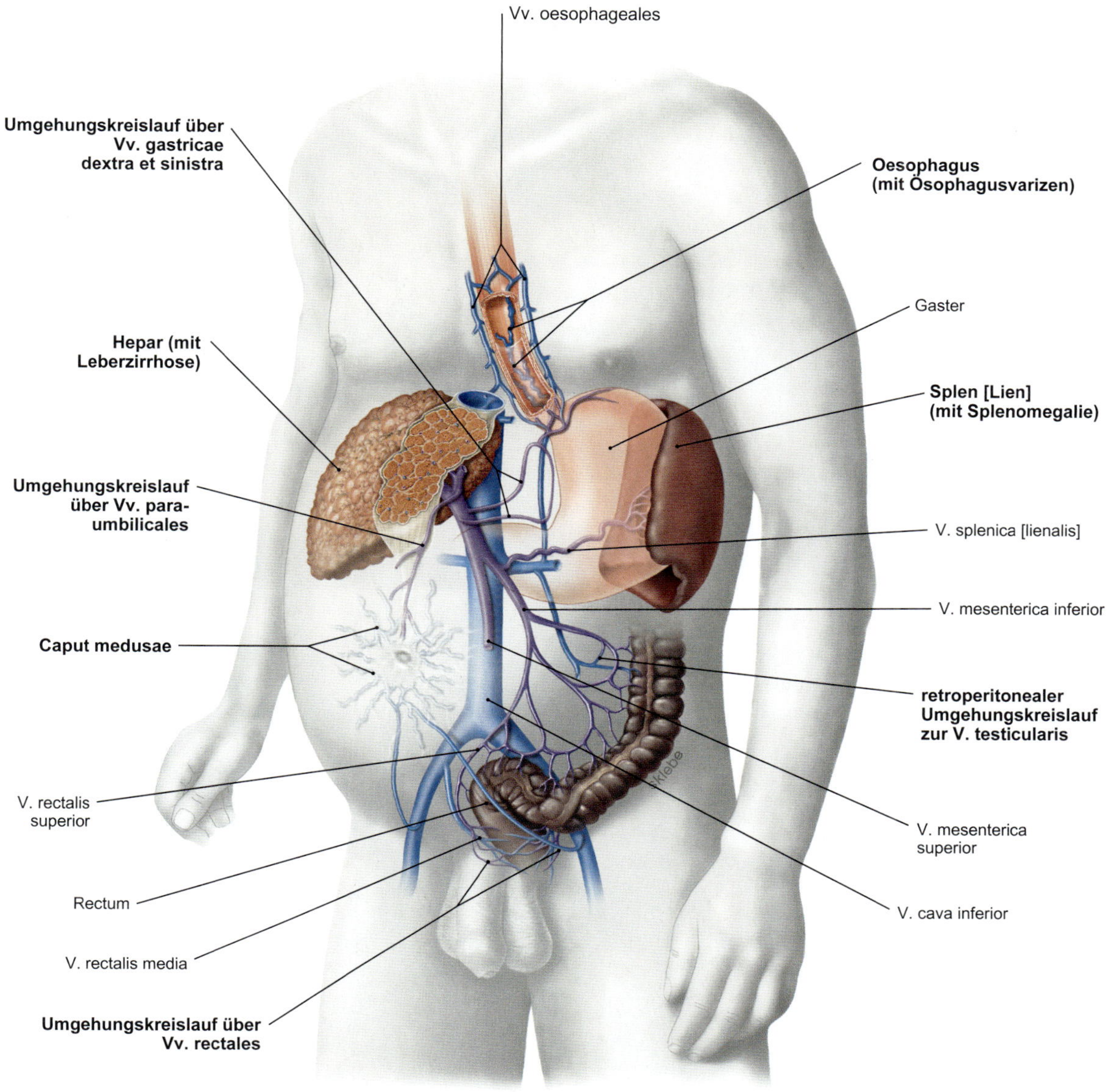

Abb. 6.103 Klinik der portokavalen Anastomosen bei Leberzirrhose; schematische Darstellung, Ansicht von links ventral. [S701-L238]

Klinik

Bei Leberzirrhose kommt es zum Rückstau des Blutes in die Pfortader (→ Abb. 6.102) und damit zum Hochdruck im Pfortaderkreislauf **(portale Hypertonie).** Infolgedessen können sich die bereits angelegten Verbindungen zum Stromgebiet der Vv. cavae superior und inferior **(portokavale Anastomosen)** öffnen oder ausbilden. Klinisch bedeutsam sind die Verbindungen zu den **Ösophagusvenen,** da **Blutungen** aus rupturierten Ösophagusvarizen **lebensbedrohlich** sind und die häufigste Todesursache bei Leberzirrhose darstellen. Die Verbindungen zur vorderen Rumpfwand sind dagegen nur von diagnostischer Relevanz. Obwohl ein **Caput medusae** nur selten vorkommt, ist das Bild so charakteristisch, dass eine Leberzirrhose kaum zu übersehen ist! Dagegen sind die retroperitonealen Verbindungen und die Anastomosen zwischen den Venen des Rectums klinisch bedeutungslos.

Leber, Bildgebung

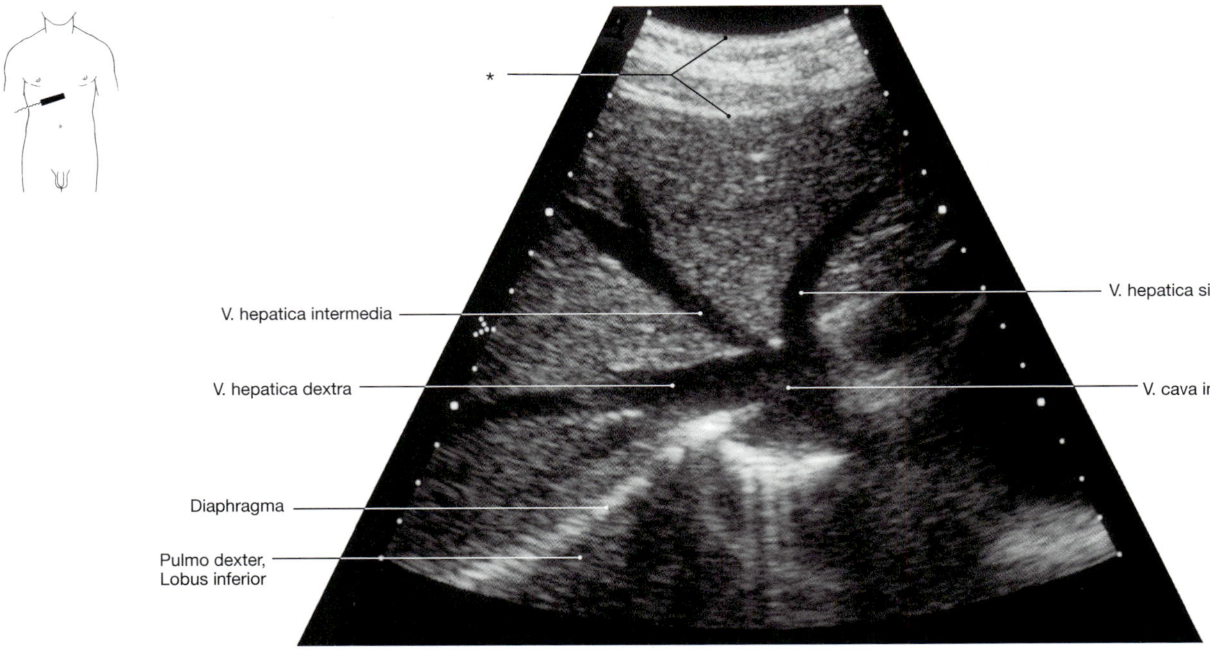

Abb. 6.104 Einmündung der Lebervenen, Vv. hepaticae, in die untere Hohlvene; Ultraschallbild; Ansicht von kaudal. [S700-T894]

* Bauchwand

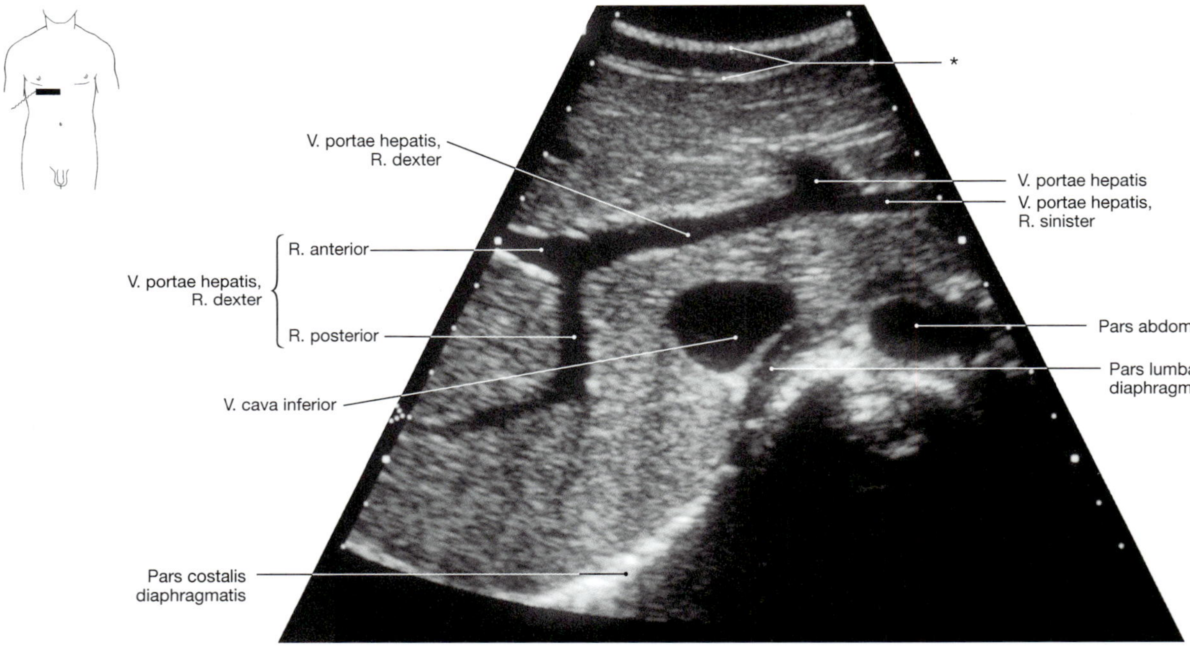

Abb. 6.105 Leber, Hepar, und V. portae hepatis; Darstellung der Aufzweigung der Pfortader; Ultraschallbild; Ansicht von kaudal. [S700-T894]

* Bauchwand

Klinik

Ultraschalluntersuchungen (Sonographie) der Leber sind Standarduntersuchungen der Internisten und Radiologen. Sie erlauben eine nichtinvasive Darstellung des Leberparenchyms, an dessen „Echodichte" Verfettungen (herabgesetztes Binnenecho) oder Fibrosen (vermehrtes Echo) bei Hepatitis oder Leberzirrhose erkannt werden können. Auch Raumforderungen können erfasst werden. Bei unklaren Befunden sind eine Leberpunktion (→ Abb. 6.106, → Abb. 6.107) oder eine Laparoskopie der Leber (→ Abb. 6.109) weitere diagnostische Möglichkeiten.

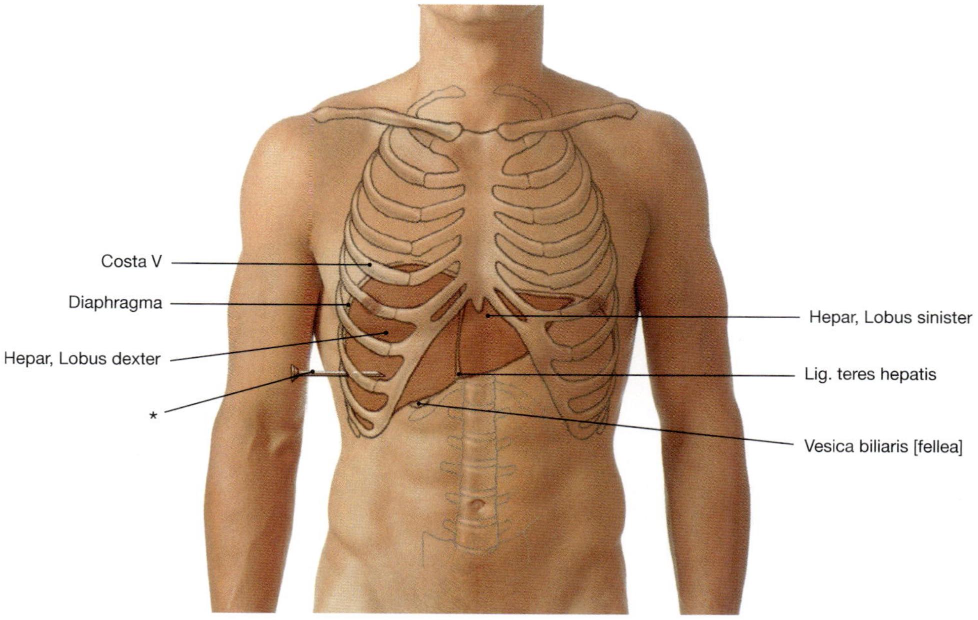

Abb. 6.106 Projektion von Leber, Hepar, und Gallenblase, Vesica biliaris, auf die vordere Rumpfwand in Atemmittelstellung. [S700]

* Nadellage bei der Leberpunktion

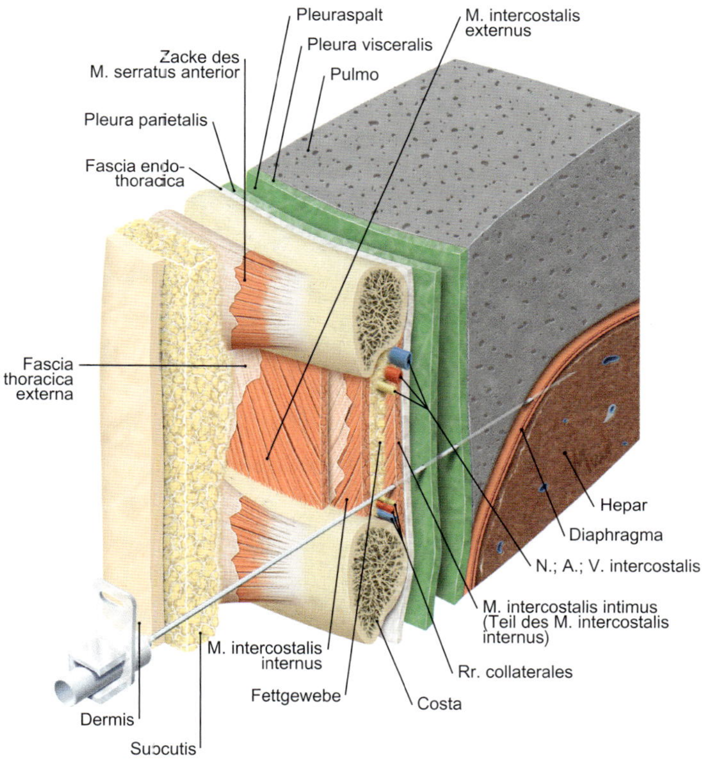

Abb. 6.107 Schichten der Brustwand und der Leber, Hepar; Frontalschnitt; Leberpunktion. [S700-L127]
Die Punktion wird ultraschallgesteuert bei Exspiration in einem der unteren Zwischenrippenräume durchgeführt. Sonst besteht die Gefahr, einen Pneumothorax zu verursachen, da die Leber oben von der Pleurahöhle überdeckt wird. Zur Schonung der interkostalen Gefäß-Nerven-Straße wird immer am Oberrand einer Rippe punktiert. Da das Peritoneum auf der Leberkapsel durch den N. phrenicus (C3–C5) aus dem Plexus cervicalis innerviert wird, empfinden die Patienten oft einen **Projektionsschmerz** im Bereich der rechten Schulter.

Klinik

Bei **unklaren Raumforderungen** der Leber oder zur Sicherung des Stadiums einer **Hepatitis** oder einer **Leberzirrhose** wird oft eine Leberpunktion durchgeführt. Die Probenentnahme (Biopsie) ermöglicht erst eine sichere Diagnose durch den Pathologen.

Aufbau von Gallenblase und extrahepatischen Gallengängen

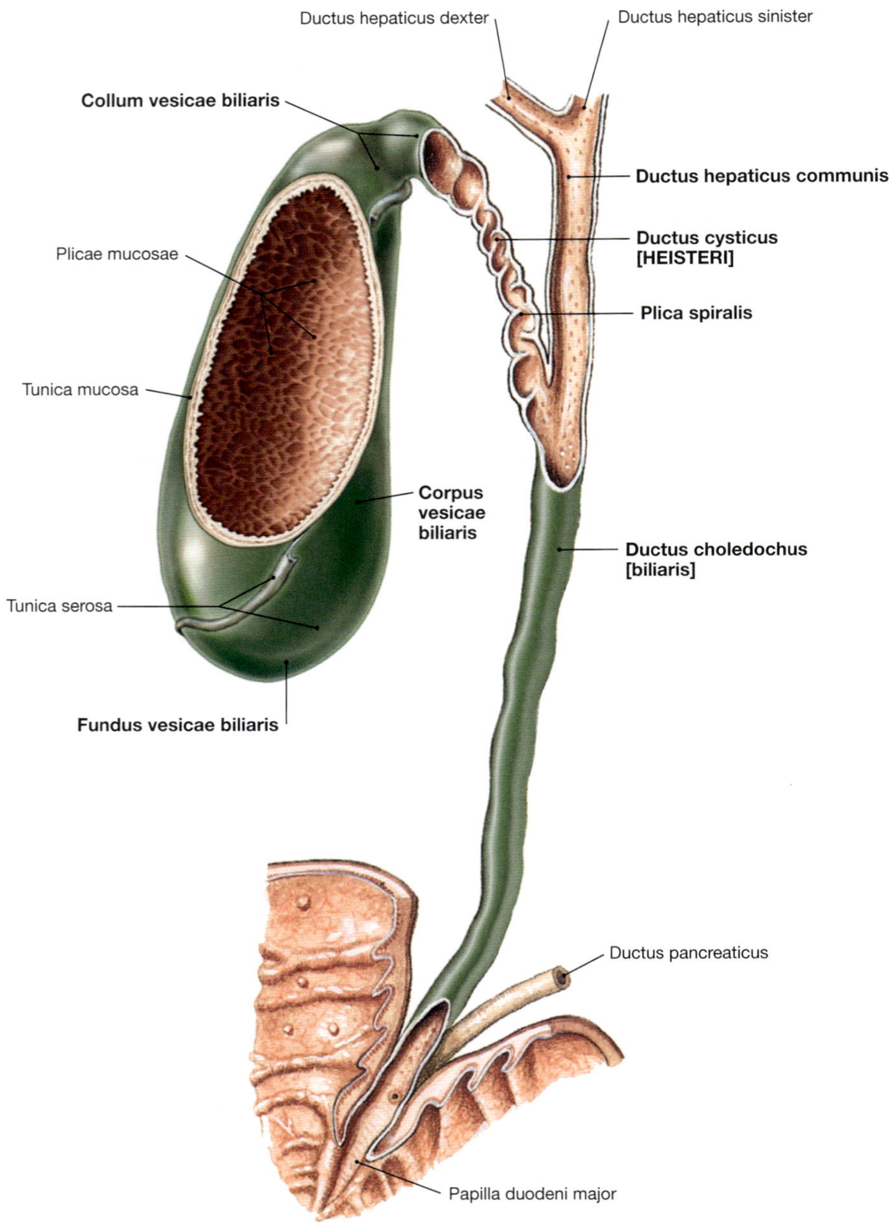

Abb. 6.108 Gallenblase, Vesica biliaris, und extrahepatische Gallengänge; Ansicht von ventral. [S700-L238]
Die Gallenblase fasst im ungestauten Zustand ca. 40–70 ml. Sie gliedert sich in einen **Körper (Corpus vesicae biliaris)** mit einem Fundus und in einen **Halsabschnitt (Collum vesicae biliaris).** An den Hals schließt sich der **Ausführungsgang (Ductus cysticus)** an, der durch eine **Falte (Plica spiralis HEISTERI)** verschlossen ist, bevor er mit dem Hauptgallengang der Leber (Ductus hepaticus communis) zum Ductus choledochus fusioniert.

Klinik

Eine akute **Entzündung der Gallenblase (Cholezystitis)** ist eine schwere Erkrankung, da sich das Entzündungsgeschehen über das Blut sehr schnell zu einer lebensbedrohlichen **Blutvergiftung (Sepsis)** im ganzen Körper ausbreiten kann. Daher gilt nach aktuellen Behandlungsempfehlungen, dass hier die Indikation zur operativen Entfernung **(Cholezystektomie)** innerhalb von 24 Stunden nach Aufnahme gegeben ist. Die Operation sollte mit Bauchspiegelung (Laparoskopie) erfolgen und nicht mehr wie früher unter Eröffnung der Bauchdecke. Da dieser Eingriff sehr häufig ist, vermitteln wir in diesem Teilkapitel alle nötigen Grundlagen!

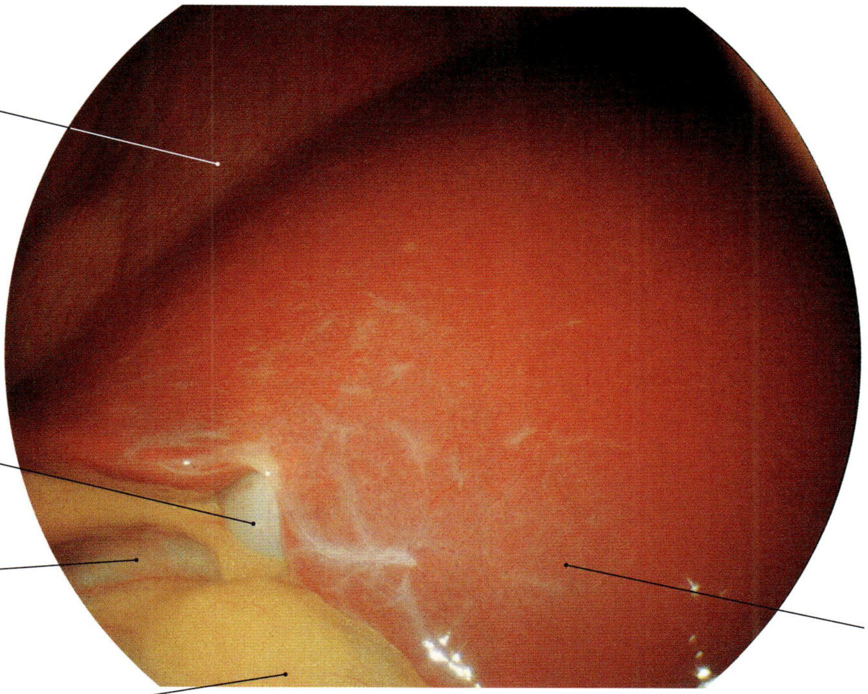

Abb. 6.109 Gallenblase, Vesica biliaris, und Leber, Hepar; Laparoskopie; Ansicht von schräg links kaudal. [S700-T894]

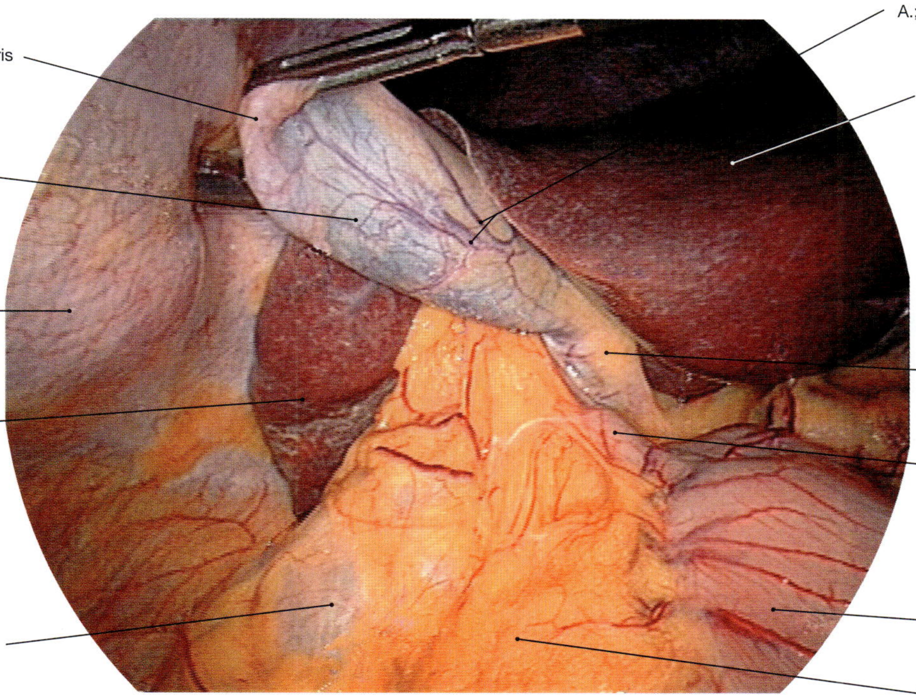

Abb. 6.110 Gallenblase, Vesica biliaris, und Leber, Hepar; Laparoskopie; Ansicht von ventral. [S700-T894]

Klinik

Die **Bauchspiegelung** (Laparoskopie) ermöglicht eine diagnostische Darstellung und Resektion der Gallenblase, ohne dass die Bauchdecke operativ geöffnet werden muss. Mit einem starren Laparoskop und einem oder 2 weiteren Zugängen für Beleuchtung, eine Kamera und Manipulationsgeräte kann die gesamte Bauchhöhle inspiziert werden. Eine weitere Indikation zur Laparoskopie ist die Begutachtung der Leber zur gezielten Probenentnahme. Wenn bildgebende Verfahren (→ Abb. 6.104, → Abb. 6.105) und auch die Leberblindpunktion (→ Abb. 6.106, → Abb. 6.107) nicht erfolgreich waren, können laparoskopisch unter Sicht gezielt Biopsien entnommen werden.

Extrahepatische Gallengänge

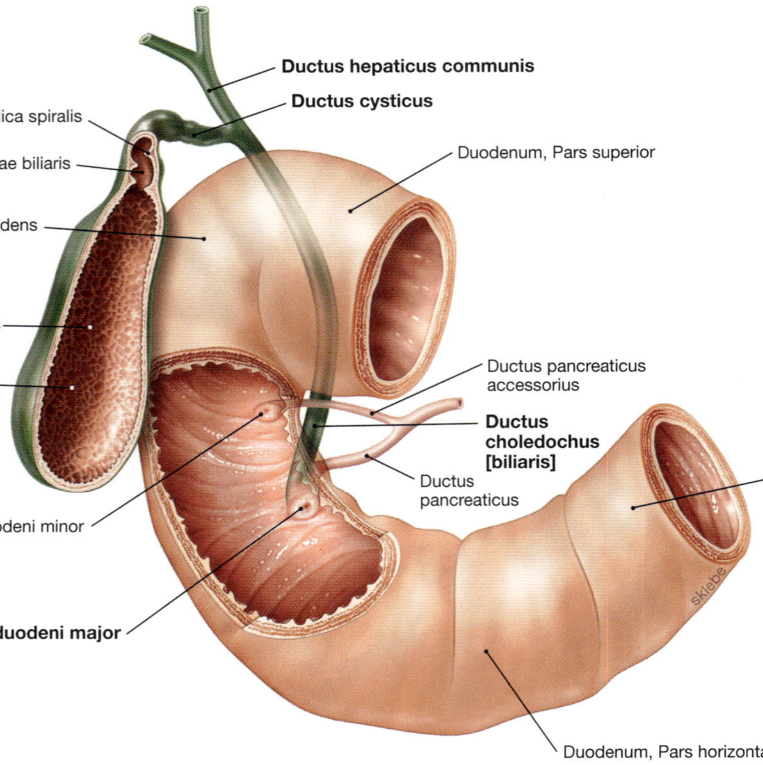

Abb. 6.111 Gallenblase, Vesica biliaris, extrahepatische Gallengänge und Zwölffingerdarm, Duodenum; Ansicht von ventral. [S700-L238]/[G1060-002]

Der Ductus hepaticus communis bildet sich an der Leberpforte durch Vereinigung der beiden intrahepatischen Gallengänge (Ductus hepatici dexter und sinister). Er nimmt im Lig. hepatoduodenale den **Ductus cysticus** von der Gallenblase auf und wird damit zum Ductus choledochus. Der Ductus cysticus ist ca. 3 mm weit und 2–4 cm lang.

Der **Ductus choledochus** ist ca. 6 cm lang und 0,4–0,9 cm stark. Er verläuft zunächst im Lig. hepatoduodenale ventral der Pfortader, dann hinter der Pars superior des Duodenums, um durch den Kopf des Pancreas die Pars descendens des Duodenums zu erreichen. Er verbindet sich meist mit dem Ductus pancreaticus und mündet in einer kleinen Schleimhautaufwerfung, **Papilla duodeni major (Papilla VATERI).**

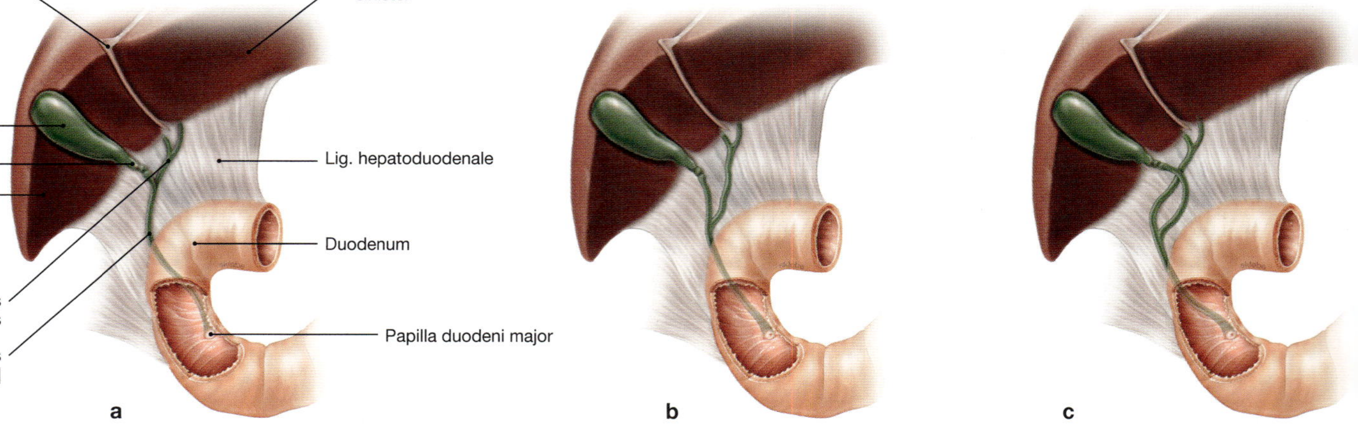

Abb. 6.112 a–c Variabilität der Gallengänge bei der Vereinigung von Ductus hepaticus communis und Ductus cysticus. [S700-L238]

a Hohe Vereinigung.
b Tiefe Vereinigung.
c Tiefe Vereinigung mit Überkreuzung.

Klinik

Die Variabilität der Gallengänge muss bei Diagnostik und Therapie aus der Gallenblase abgehender **Gallensteine (Cholezystolithiasis)** und bei operativer **Entfernung der Gallenblase (Cholezystektomie)** berücksichtigt werden. Zur diagnostischen Abklärung führt man oft eine endoskopische Röntgenkontrastmitteldarstellung (endoskopische retrograde Cholezystopankreatikographie, ERCP) durch. Ein erweiterter Durchmesser des Ductus choledochus über 1 cm spricht für einen Gallestau **(Cholestase).**

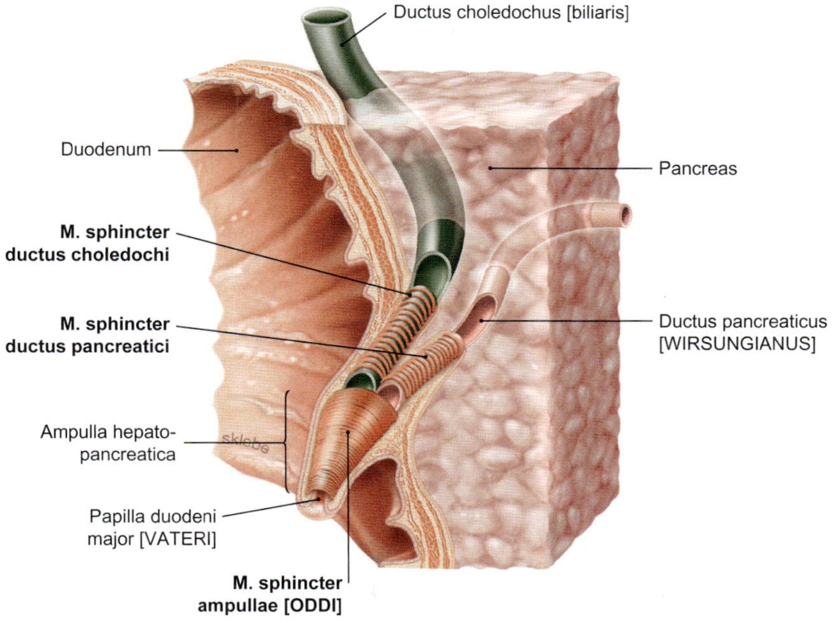

Abb. 6.113 Ampulla hepatopancreatica mit Einmündung des Ductus choledochus und des Ductus pancreaticus; halbschematische Darstellung; Ansicht von ventral. [S700-L238]/[B500 /(H230-001)~M282-L132]

Typischerweise (in 60 % der Fälle) vereinigt sich der Ductus choledochus mit dem Ductus pancreaticus zur **Ampulla hepatopancreatica,** die an der **Papilla duodeni major (Papilla VATERI)** in das Duodenum mündet. Die Papille ist 8–10 cm vom Pylorus des Magens entfernt und befindet sich in der dorsomedialen Wand im mittleren Drittel der Pars descendens des Duodenums.

An der Papilla duodeni major befindet sich unter der Schleimhaut ein Schließmuskelsystem. Die glatte Muskulatur der Ausführungsgänge setzt sich dabei auf der Ampulle fort. Die zirkulären Muskelfasern des Ductus choledochus bilden vor der Vereinigung einen M. sphincter ductus choledochi. Entsprechend gibt es einen M. sphincter ductus pancreatici. Die distalen Abschnitte der Schließmuskeln umfassen als **M. sphincter ampullae (ODDI)** auch die Ampulle und deren Mündung.

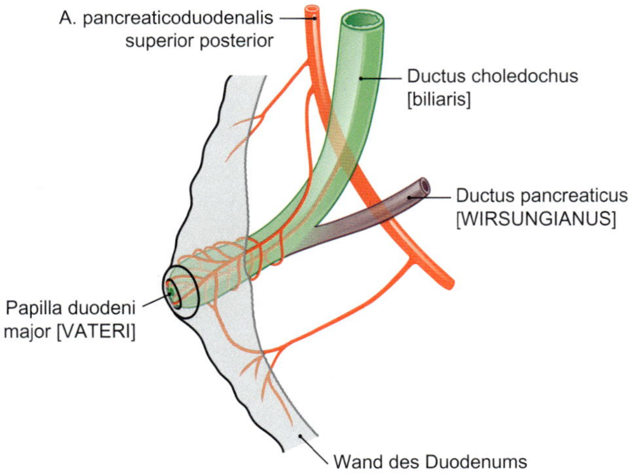

Abb. 6.114 Arterielle Versorgung der Ampulla hepatopancreatica und des Ductus choledochus; schematische Darstellung; Ansicht von ventral. [S700-L126]/[G1069]

Der Ductus choledochus wird außer durch feine Äste aus der **A. cystica** und dem R. dexter der **A. hepatica propria** auch durch aufsteigende Äste aus der **A. gastroduodenalis** versorgt. Das distale Drittel des Ductus choledochus einschließlich der Ampulla hepatopancreatica erhält Blut aus der **A. pancreaticoduodenalis superior posterior.**

Klinik

Das Mündungsverhalten von Ductus choledochus und Ductus pancreaticus ist klinisch sehr relevant. **Gallensteine** aus der Gallenblase **(Cholezystolithiasis)** können spontan abgehen und an der Papilla duodeni major stecken bleiben und diese verlegen. Dadurch kann es zu einem **Rückstau der Galle** in das Blut kommen **(Cholestase),** der meist mit einer schmerzhaften Schwellung der Gallenblase verbunden ist, deren Fundus sich rechts auf die IX. Rippe projiziert. Durch Ablagerung des Gallenfarbstoffs Bilirubin im Bindegewebe kommt es zu einer Gelbfärbung der Sclera des Auges und der Haut **(Gelbsucht, Ikterus).** In diesem Fall muss der Gallenstein endoskopisch entfernt werden. Dabei kann es aufgrund der guten Blutversorgung im Bereich der Papilla duodeni major zu starken Nachblutungen kommen. Bei Cholestase muss immer auch an ein **Pankreaskarzinom** im Pankreaskopf gedacht werden. Hier ist die Schwellung der Gallenblase nicht mit einer Entzündung verbunden und daher meist schmerzlos.

CALOT-Dreieck

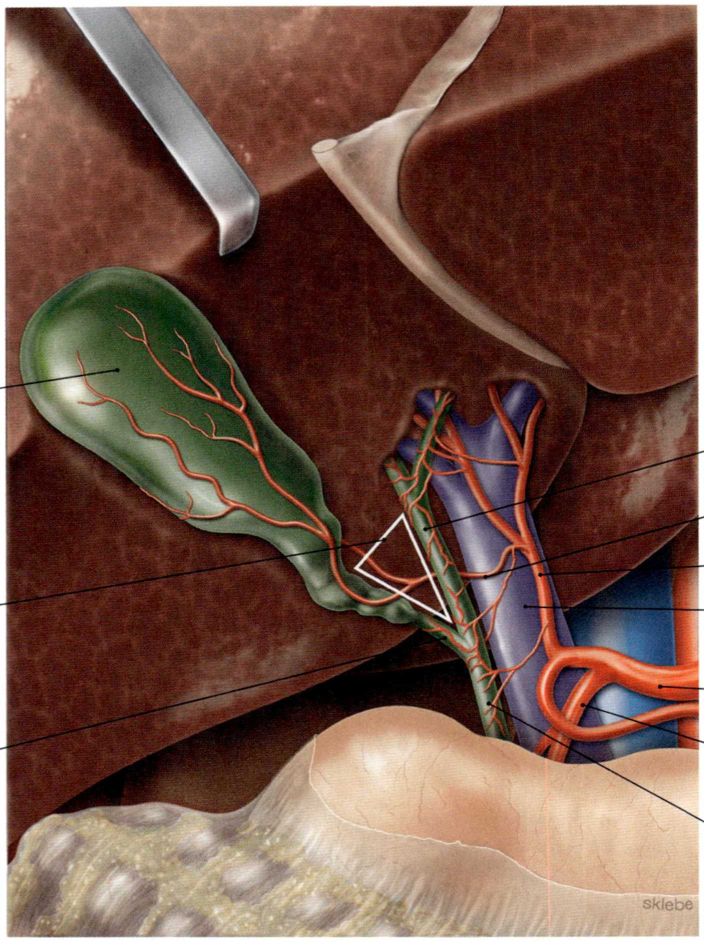

Abb. 6.115 CALOT-Dreieck, Trigonum cholecystohepaticum; Ansicht von kaudal. [S700-L238]/[S124]
Der Ductus cysticus bildet mit dem Ductus hepaticus communis und der Unterfläche der Leber das **Trigonum cholecystohepaticum,** das auch als **CALOT-Dreieck** bezeichnet wird. In 75 % der Fälle entspringt die A. cystica im Bereich des CALOT-Dreiecks aus dem R. dexter der A. hepatica propria und zieht von hinten durch das Dreieck zum Ductus cysticus und zum Hals der Gallenblase.

Begrenzungen des CALOT-Dreiecks	
Richtung	**Begrenzende Struktur**
kranial	Unterfläche der Leber
rechts	Ductus cysticus
links	Ductus hepaticus communis

Klinik

Wenn es bei Gallensteinen wiederholt zu einer **Entzündung der Gallenblase (Cholezystitis)** kommt, ist meist die operative **Entfernung der Gallenblase (Cholezystektomie)** indiziert. Das **CALOT-Dreieck** ist ein wichtiger Orientierungsbereich, der bei jeder operativen Entfernung der Gallenblase dargestellt werden muss. Vor der Entfernung der Gallenblase werden alle genannten Strukturen identifiziert, bevor die A. cystica und der Ductus cysticus abgebunden werden. Dadurch lässt sich das Risiko verringern, fälschlicherweise den Ductus choledochus zu unterbinden, was einen Gallestau (Cholestase) verursachen würde.

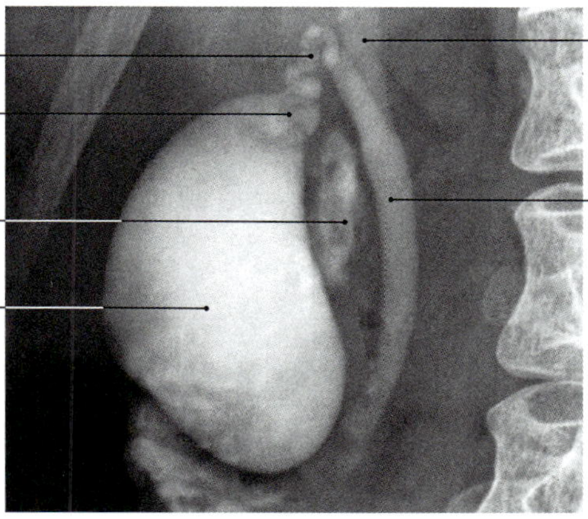

Abb. 6.116 Gallenblase, Vesica biliaris, und extrahepatische Gallengänge; Röntgenbild im anteroposterioren (ap) Strahlengang nach Gabe eines Kontrastmittels; Patient in aufrechter Haltung; Ansicht von ventral. [S700]

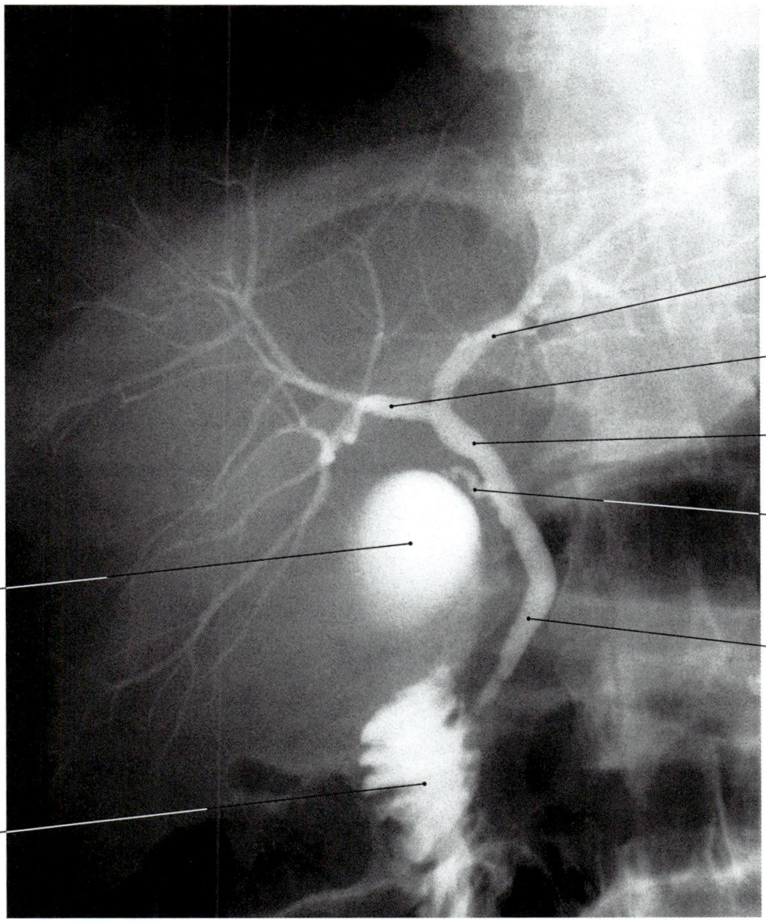

Abb. 6.117 Gallenblase, Vesica biliaris, sowie intra- und extrahepatische Gallengänge; Röntgenbild im anteroposterioren (ap) Strahlengang nach Gabe eines Kontrastmittels; Patient in aufrechter Haltung; Ansicht von ventral. [S700]

Klinik

Die **Röntgendarstellung** der Gallenblase und der Gallengänge erlaubt nach intravenöser Kontrastmittelgabe auch einen Nachweis von nicht verkalkten Gallensteinen. Bösartige Tumoren der Gallenwege (Gallengangkarzinome) oder der Bauchspeicheldrüse (Pankreaskarzinome) können einen Gallerückstau (Cholestase) verursachen, der anhand der Aufweitung der Gallengänge nachgewiesen werden kann.

Bauchspeicheldrüse

Projektion der Bauchspeicheldrüse

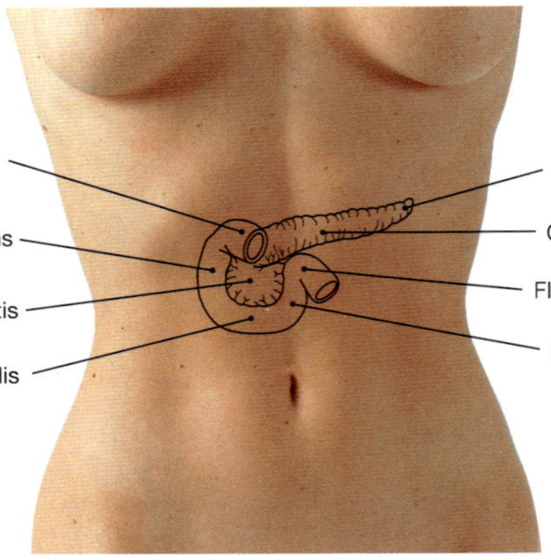

Abb. 6.118 Projektion von Bauchspeicheldrüse, Pancreas, und Zwölffingerdarm, Duodenum, auf die vordere Rumpfwand. [S700]
Die Bauchspeicheldrüse liegt **sekundär retroperitoneal** und projiziert sich ungefähr auf den 1.–2. Lendenwirbel. Der Kopf (Caput pancreatis) schmiegt sich an die Pars descendens des Duodenums und geht in den Körper (Corpus pancreatis) über, der die Wirbelsäule überquert und dann in den Schwanzabschnitt (Cauda pancreatis) ausläuft, der bis an das Milzhilum heranreicht.

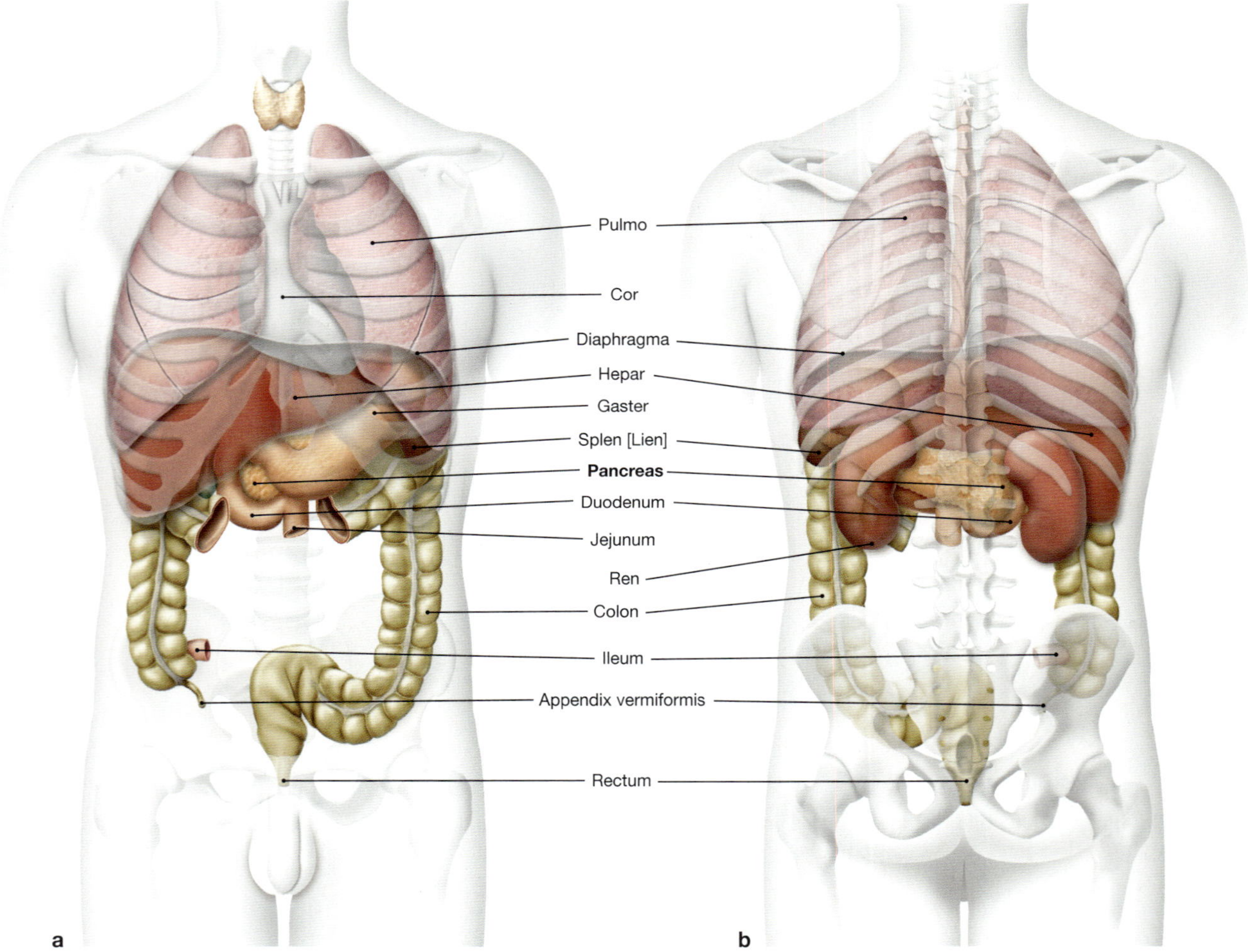

Abb. 6.119 a und b Projektion der inneren Organe auf die Körperoberfläche. [S700-L275]
a Ansicht von ventral.
b Ansicht von dorsal.

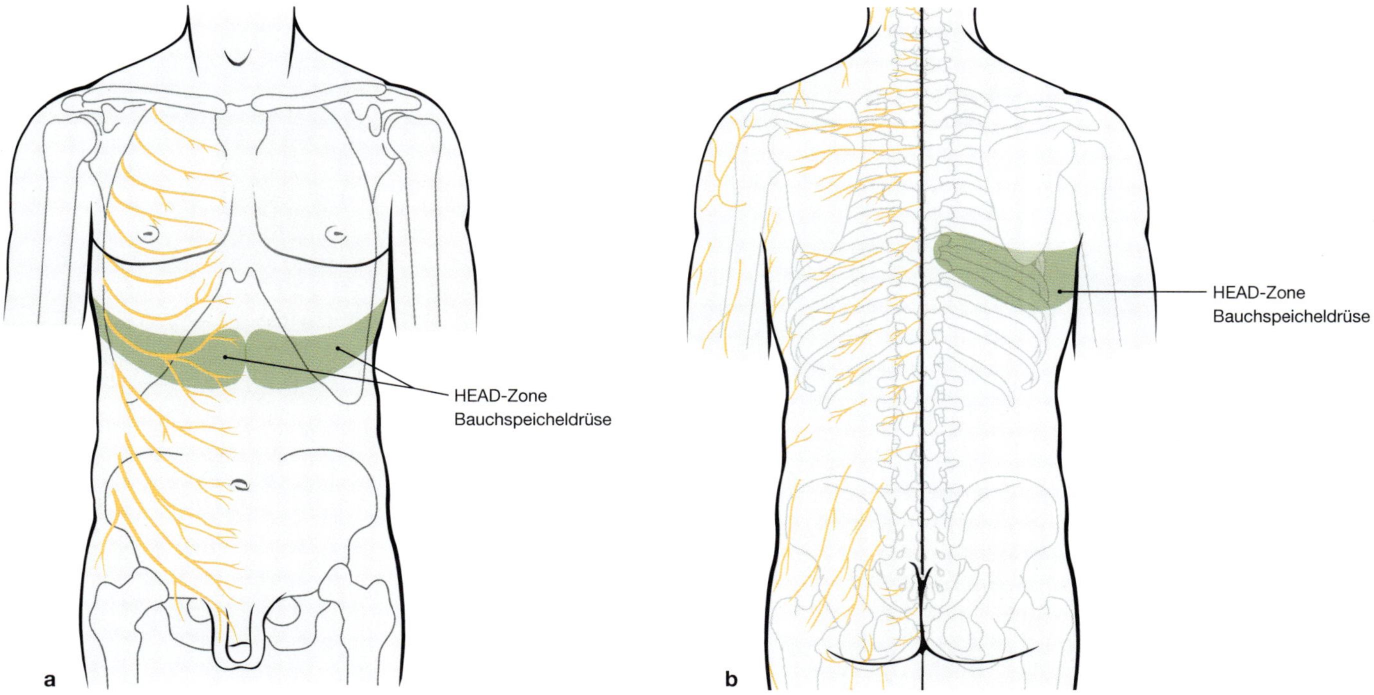

Abb. 6.120 a und b HEAD-Zone der Bauchspeicheldrüse, schematische Darstellung. [S700-L126]/[G1071]
a Ansicht von ventral.
b Ansicht von dorsal.
Das organbezogene Hautareal oder die **HEAD-Zone** des Pancreas ist meist nicht genau lokalisiert. Wenn Schmerzen in einem umgrenzten Gebiet auftreten, projizieren sie sich bei Erkrankungen des Pancreas häufig in das **Dermatom** (Hautwurzelfeld) **T8.** Dies ist dadurch bedingt, dass in dem entsprechenden Rückenmarksegment die afferenten Neurone aus der Bauchspeicheldrüse mit denen von der Körperoberfläche konvergieren, sodass bei (meist entzündlicher) Erkrankung des Pancreas Schmerzen an der Körperoberfläche im Dermatom T8 wahrgenommen werden. Man spricht daher von projiziertem Schmerz. Eine Besonderheit beim Pancreas ist, dass die Schmerzen sich aufgrund der retroperitonealen Lage des Organs auch dorsal auf das gleiche Dermatom projizieren.

Klinik

Eine **Entzündung der Bauchspeicheldrüse (Pankreatitis),** die am häufigsten durch einen in der Papille steckenden Gallenstein mit Sekretrückstau oder durch Alkoholabusus bedingt ist, geht typischerweise mit gürtelförmig ausstrahlenden Schmerzen einher.

Aufgrund der sekundär retroperitonealen Lage des Pancreas können **Pankreaskarzinome** durch Einwachsen in die vegetativen Nervengeflechte auf der Aorta (Plexus aorticus abdominalis) zu Schmerzen führen, die besonders in den Rücken ausstrahlen. Dies ist bei der Abklärung von Rückenschmerzen zu berücksichtigen.

Entwicklung der Bauchspeicheldrüse

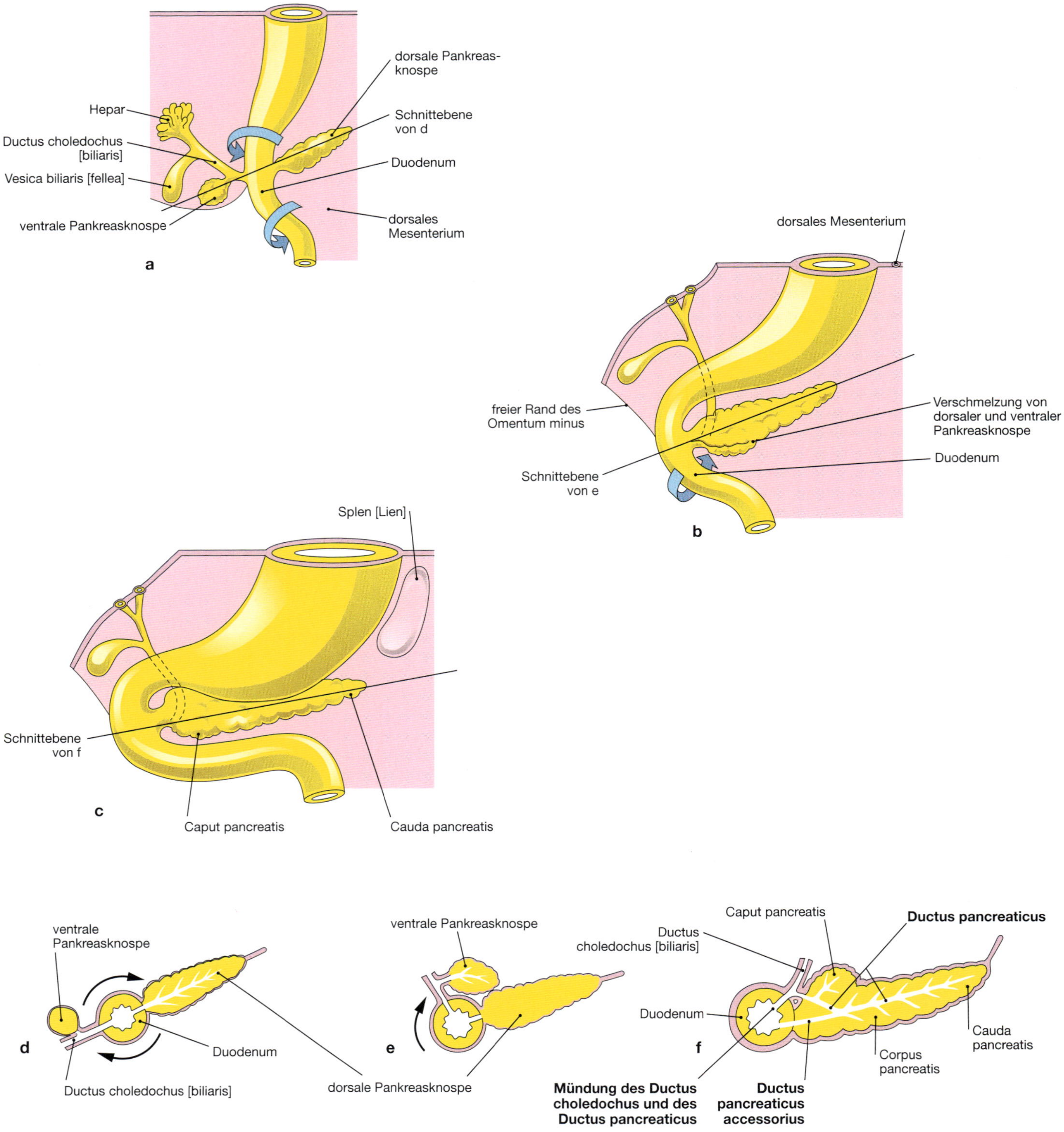

Abb. 6.121 a–f Entwicklungsstadien der Bauchspeicheldrüse, Pancreas, in der 5.–8. Woche. [E347-09]

a–c Ansicht von ventral.

d–f Schematische Querschnitte durch Duodenum und Pankreasanlage mit Angabe der Rotationsvorgänge (Pfeile).

Am 28. Tag gehen unterhalb der Anlage von Leber und Gallenblase auf Höhe des Duodenums eine ventrale und eine dorsale Pankreasknospe aus dem Entoderm des Darmrohrs hervor **(a, d).** Die ventrale Pankreasknospe klappt nach dorsal **(b, e)** und verschmilzt in der 6.–7. Woche zusammen mit ihren Ausführungsgängen mit der dorsalen Pankreasknospe **(c, f).**

Der Ausführungsgang des Pancreas entsteht aus der Vereinigung des distalen dorsalen mit dem ventralen Pankreasgang und mündet auf der Papilla duodeni major. Der proximale Anteil des dorsalen Pankreasgangs wird meist (in 65 % der Fälle) zum akzessorischen Pankreasgang, der auf der Papilla duodeni minor in das Duodenum mündet.

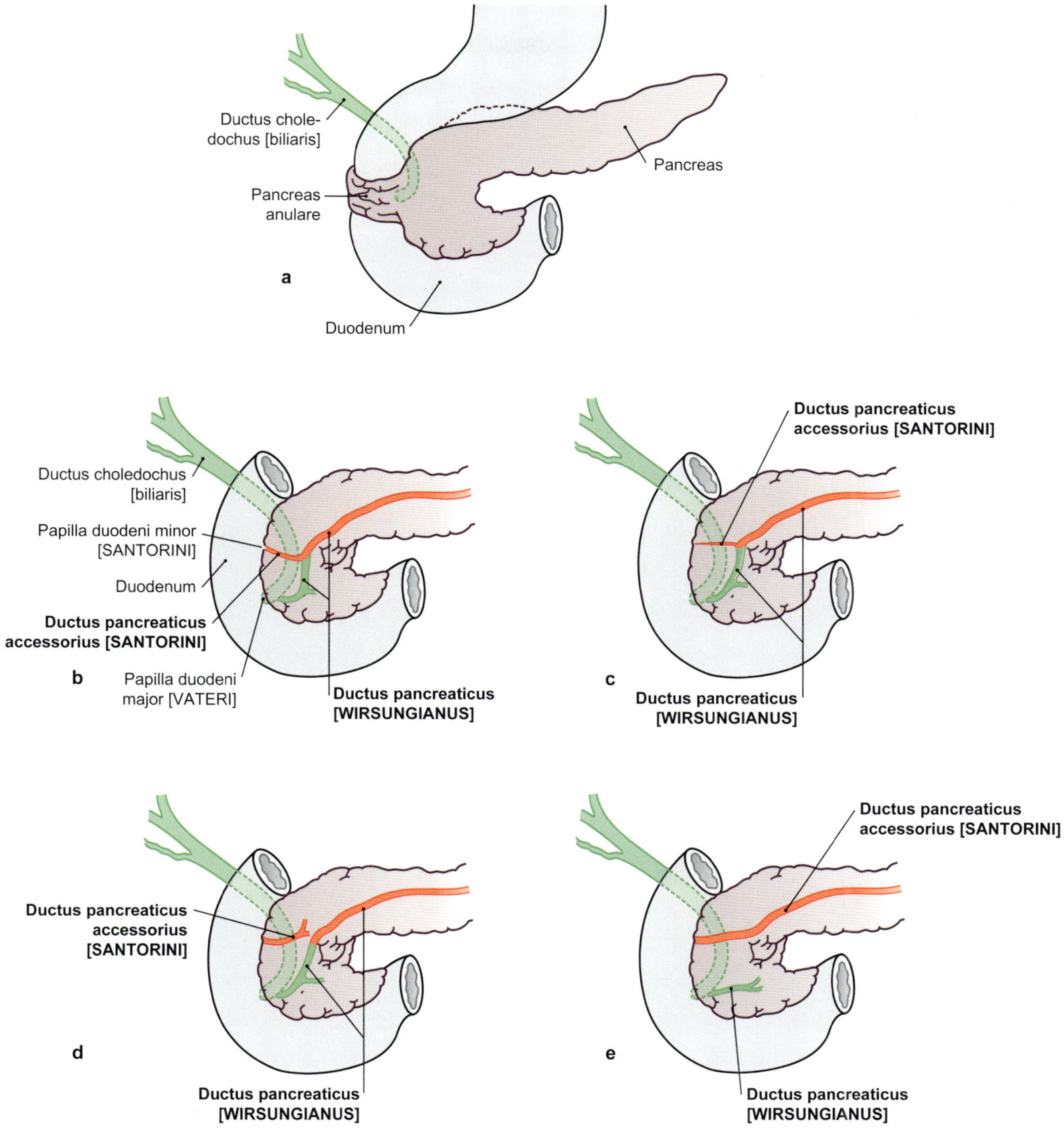

Abb. 6.122 a–e Fehlbildungen der Pankreasentwicklung, schematische Darstellung, Ansicht von ventral. [S700-L126]/[G1069]
a Ringförmige Ausbildung der Pankreasanlage um die Pars descendens des Duodenums **(Pancreas anulare),** die zu Passagestörungen des Speisebreis führen kann.
b und **c** Normale Vereinigung der Pankreasgänge, wobei der Ductus pancreaticus accessorius (in b) an seiner Mündung in das Duodenum stenosiert ist.
d und **e** Unvollständige Vereinigung der Ausführungsgänge **(Pancreas divisum),** bei der Ductus pancreaticus und Ductus pancreaticus accessorius getrennt bleiben und unabhängig in das Duodenum einmünden.

Klinik

Wenn das Pankreasgewebe ringförmig um das Duodenum herumwächst **(Pancreas anulare),** kann es insbesondere bei Neugeborenen zum Darmverschluss (Ileus) mit Erbrechen kommen. Die Symptomatik tritt häufig erst bei Umstellung von Milchnahrung auf feste Nahrung auf. In diesem Fall muss das Duodenum durchtrennt und neben der Pankreasanlage wieder vernäht werden.
Wenn die Verschmelzung der beiden Anlagen unvollständig ist **(Pancreas divisum),** kann der dorsale Gang den Hauptausführungsgang bilden (in 10 % der Fälle), was durch Sekretrückstau eine Ursache für eine wiederkehrende Entzündung (Pankreatitis) darstellen kann. Daran muss gedacht werden, wenn bei wiederkehrenden Entzündungsschüben Gallensteine und Alkoholabusus als Ursache ausgeschlossen werden können.
Wenn die Fusion der beiden Pankreasgänge unterbleibt, ist bei einer Verlegung der Papilla duodeni major durch einen **Gallenstein (Cholelithiasis)** kein Abfluss des Pankreassekrets über die Papilla duodeni minor möglich, sodass es bei Pancreas divisum neben dem **Gallerückstau (Cholestase)** auch zu einer stärkeren entzündlichen Beteiligung des Pancreas **(Pankreatitis)** kommen kann.

Bau und Lagebeziehungen der Bauchspeicheldrüse

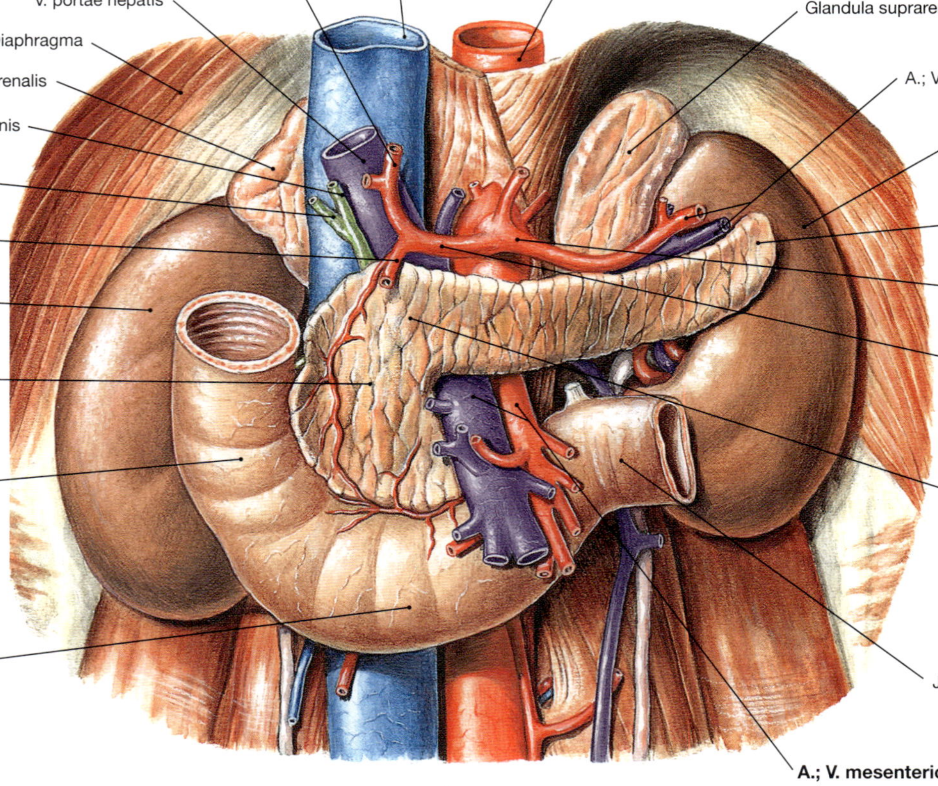

Abb. 6.123 Retroperitoneale Organe des Oberbauchs: Bauchspeicheldrüse, Pancreas, Zwölffingerdarm, Duodenum, und beidseits Niere, Ren, und Nebenniere, Glandula suprarenalis; Ansicht von ventral. [S700]

Die Bauchspeicheldrüse liegt **sekundär retroperitoneal.** Der **Kopf (Caput pancreatis)** liegt der Pars descendens des Duodenums an und geht nach hinten in einen **hakenförmigen Fortsatz (Proc. uncinatus)** über, der A. und V. mesenterica superior umfasst. Kaudal legt sich die Pars horizontalis des Duodenums an.

Nach links setzt sich der Kopf über einen kurzen (1,5–2 cm) **Halsabschnitt (Collum pancreatis)** ventral der A./V. mesenterica superior im **Körper (Corpus pancreatis)** fort, der die Wirbelsäule überquert. Der sich anschließende **Schwanzabschnitt (Cauda pancreatis)** zieht dorsal der linken Kolonflexur vor der linken Niere vorbei und reicht bis an das Milzhilum heran.

Das Pancreas hat eine Vorder- und eine Rückseite (Facies anterior und Facies posterior), die durch je einen unscharfen oberen und unteren Rand (Margo superior und Margo inferior) voneinander getrennt werden. Die Vorderseite ist vom Peritoneum parietale bedeckt und bildet die Rückwand der Bursa omentalis. Die Rückseite ist mit dem ursprünglichen Peritoneum parietale der hinteren Bauchwand verwachsen, da das Pancreas erst im Lauf seiner Entwicklung in den Retroperitonealraum verlagert wird. Die Verwachsungsfläche stellt sich bei der Präparation als Faszie dar (TOLDT-Fusionsfaszie, → Abb. 6.136).

Klinik

Die enge Lagebeziehung des Pankreaskopfes zur A. und V. mesenterica superior und zur Pfortader birgt die Gefahr, dass die Gefäße bei **endoskopischer Untersuchung der Papilla duodeni major** zur Entfernung eines Gallensteins oder zur Kontrastmitteldarstellung der Gallen- und Pankreasgänge (ERCP, endoskopische retrograde Cholezystopankreatikographie) verletzt werden, was meist nur durch eine Notfalloperation behoben werden kann.

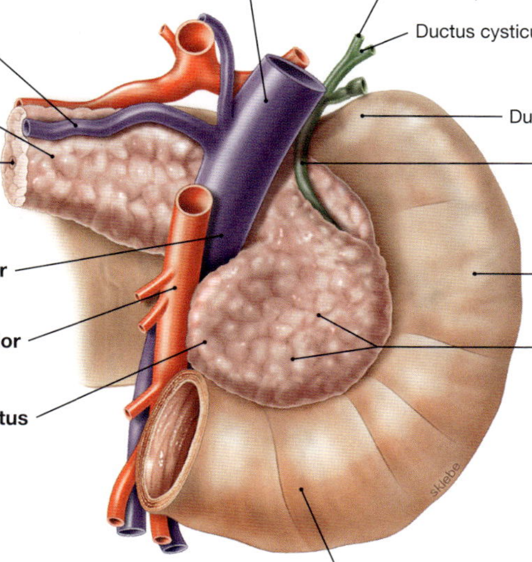

Abb. 6.124 Bauchspeicheldrüse, Pancreas, und Zwölffingerdarm, Duodenum; Ansicht von dorsal. [S700-L238]
Die Abbildung zeigt, wie der **Kopf des Pancreas (Caput pancreatis)** sich an die Pars descendens des Duodenums anlagert, wo er vom Ductus choledochus in dessen Verlauf zur Papilla duodeni major schräg durchquert wird. Nach hinten umfasst der **hakenförmige Fortsatz (Proc. uncinatus)** des Pankreaskopfes die A. und V. mesenterica superior.

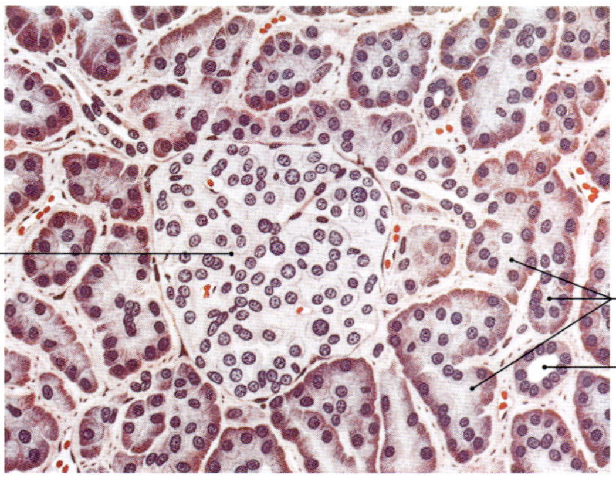

Abb. 6.125 Bau der Bauchspeicheldrüse, Pancreas; Lupenvergrößerung. [R252]
Das Pancreas ist eine gemischte exokrine und endokrine Drüse. Der **exokrine** Teil produziert mit seinen Drüsenendstücken (Acini) Verdauungsenzyme, die noch als Vorstufen über das Gangsystem in das Darmlumen abgegeben werden. Den **endokrinen** Teil bilden LANGERHANS-Inseln (Insulae pancreaticae), die in das Parenchym des exokrinen Teils besonders im Schwanzabschnitt eingestreut sind. Die Inseln produzieren u. a. die Hormone Insulin und Glukagon, die in das Blut abgegeben werden und insbesondere den Blutzuckerspiegel regulieren.

Klinik

Die Funktion des Pancreas macht verständlich, warum es durch Gewebeuntergänge (Nekrosen), z. B. bei Entzündung **(Pankreatitis),** zu **Verdauungsstörungen** bis hin zu Durchfällen und bei sehr ausgedehnter Schädigung (Verlust von 80–90 % des Gewebes) auch zu einem **Diabetes mellitus** kommen kann: weil zu wenig Insulin gebildet wird.

Ausführungsgänge der Bauchspeicheldrüse

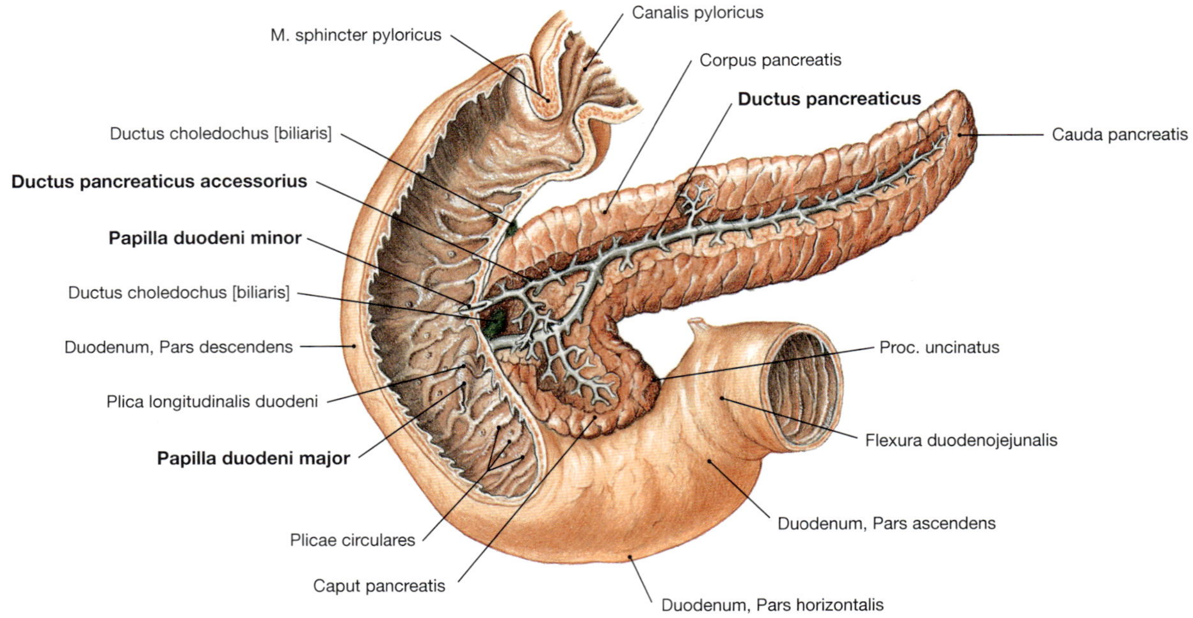

Abb. 6.126 Ausführungsgangsystem der Bauchspeicheldrüse, Pancreas; Ansicht von ventral; Ductus pancreaticus nach Eröffnung von Pancreas und Duodenum. [S700]

Der **Hauptausführungsgang (Ductus pancreaticus [Ductus WIRSUNGIANUS])** vereinigt sich meist (in 60 % der Fälle) mit dem Endabschnitt des Ductus choledochus zur **Ampulla hepatopancreatica,** die auf der Papilla duodeni major (Papilla VATERI) in der Pars descendens des Duodenums mündet. Entwicklungsgeschichtlich bedingt (→ Abb. 6.121) gibt es zusätzlich in 65 % der Fälle einen **akzessorischen Gang (Ductus pancreaticus accessorius [Ductus SANTORINI]),** der getrennt auf der 2 cm proximal gelegenen Papilla duodeni major mündet.

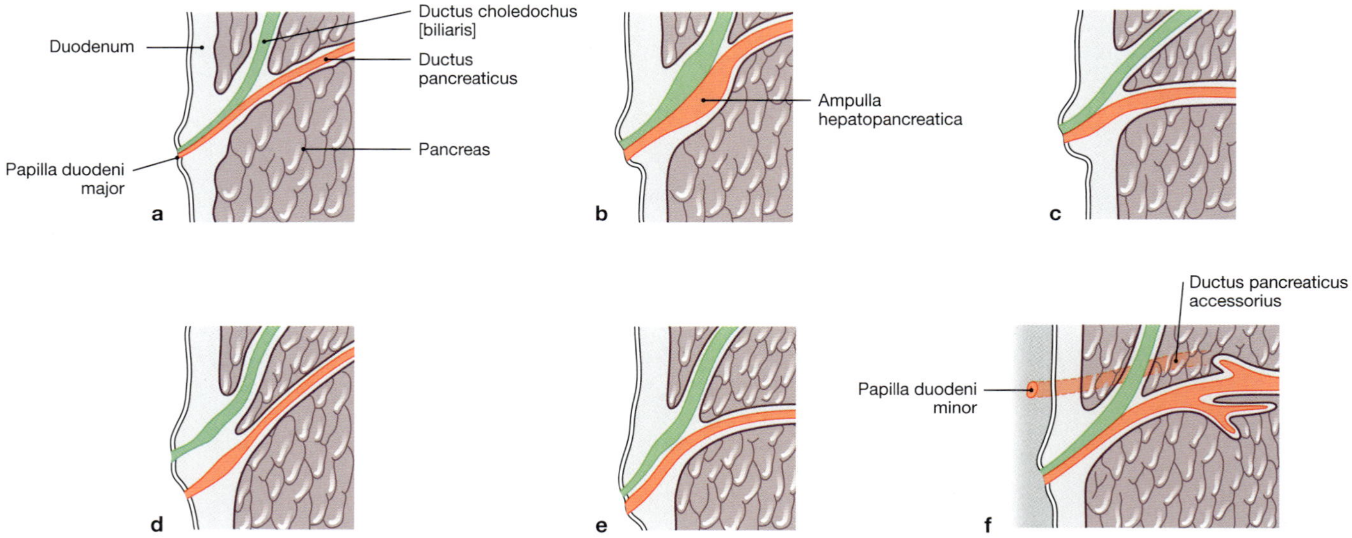

Abb. 6.127 a–f Variabilität der Mündung von Ductus pancreaticus und Ductus choledochus. [S700-L126]

a Langer gemeinsamer Abschnitt.
b Ampulläre Erweiterung des Endstücks (in 60 % der Fälle), → Abb. 6.113
c Kurzer gemeinsamer Abschnitt.
d Getrennte Mündung.
e Einheitliche Mündung mit Septierung des gemeinsamen Gangs.
f Zusätzlicher Gang (Ductus pancreaticus accessorius, in 65 % der Fälle).

Klinik

Das Mündungsverhalten der Ausführungsgänge hat Einfluss auf den **Verlauf von Erkrankungen des Pancreas.** Neben Alkoholabusus ist eine Verlegung der Papilla duodeni major durch einen Gallenstein die häufigste Ursache der Bauchspeicheldrüsenentzündung (Pankreatitis), die durch einen Sekretrückstau mit Selbstverdauung bedingt ist. Ein separat mündender Ductus pancreaticus accessorius kann sich dann als hilfreich erweisen, wenn er mit dem Hauptgang kommuniziert und einen Abfluss des Verdauungssekrets ermöglicht.

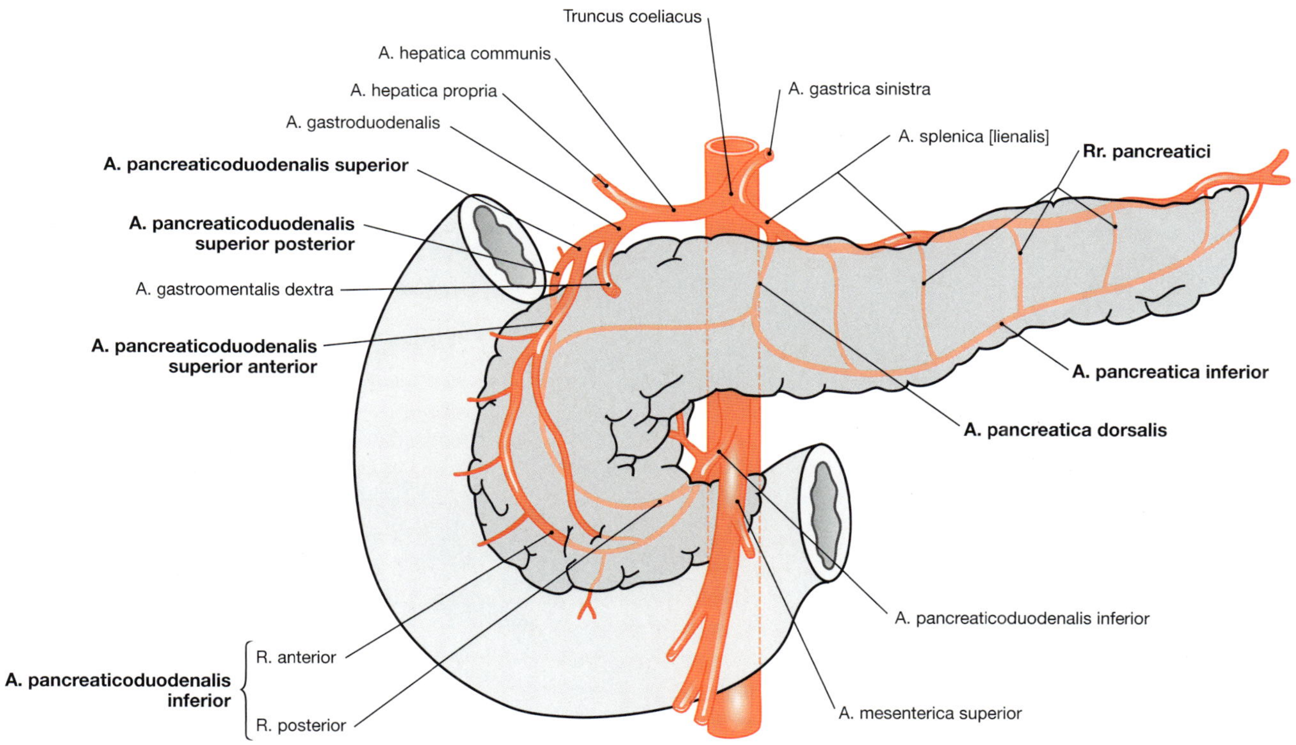

Abb. 6.128 Arterien der Bauchspeicheldrüse, Pancreas; schematische Darstellung, Ansicht von ventral. [S700-L126]/[G1069]

Das Pancreas wird durch **2 getrennte arterielle Systeme** versorgt, eines für den Kopf-Hals-Abschnitt, das andere für Körper und Schwanzabschnitt.

- **Kopf und Halsabschnitt:** doppelter Gefäßkranz aus den Aa. pancreaticoduodenales superiores anterior und posterior (aus der A. gastroduodenalis) und aus der A. pancreaticoduodenalis inferior mit R. anterior und R. posterior (aus der A. mesenterica superior). Damit wird die Versorgung aus den Stromgebieten von Truncus coeliacus und A. mesenterica superior gewährleistet.
- **Körper und Schwanzabschnitt:** Rr. pancreatici aus der A. splenica, die eine A. pancreatica dorsalis hinter dem Pancreas und eine A. pancreatica inferior am Unterrand der Drüse bilden. Die A. pancreatica inferior anastomosiert meist mit den hinteren Gefäßarkaden des Kopfbereichs, sodass eine ausgeprägte Redundanz der Versorgung gegeben ist.

Die **Venen** entsprechen den Arterien und münden über die V. mesenterica superior und die V. splenica in die Pfortader (→ Abb. 6.100).

Arterielle Versorgung des Pancreas	
Versorgungsgebiet	**Arterien**
Caput pancreatis, Collum pancreatis	• A. pancreaticoduodenalis superior (aus A. gastroduodenalis, Stromgebiet des Truncus coeliacus) • A. pancreaticoduodenalis inferior (aus A. mesenterica superior)
Corpus pancreatis, Cauda pancreatis	Rr. pancreatici aus A. splenica

Klinik

Diese **intensive arterielle Blutversorgung** durch 2 Arterien des Truncus coeliacus und zusätzlich durch die A. mesenterica superior erklärt deutlich, warum Infarkte dieser lebenswichtigen Drüse selten sind.

Lymphgefäße der Bauchspeicheldrüse

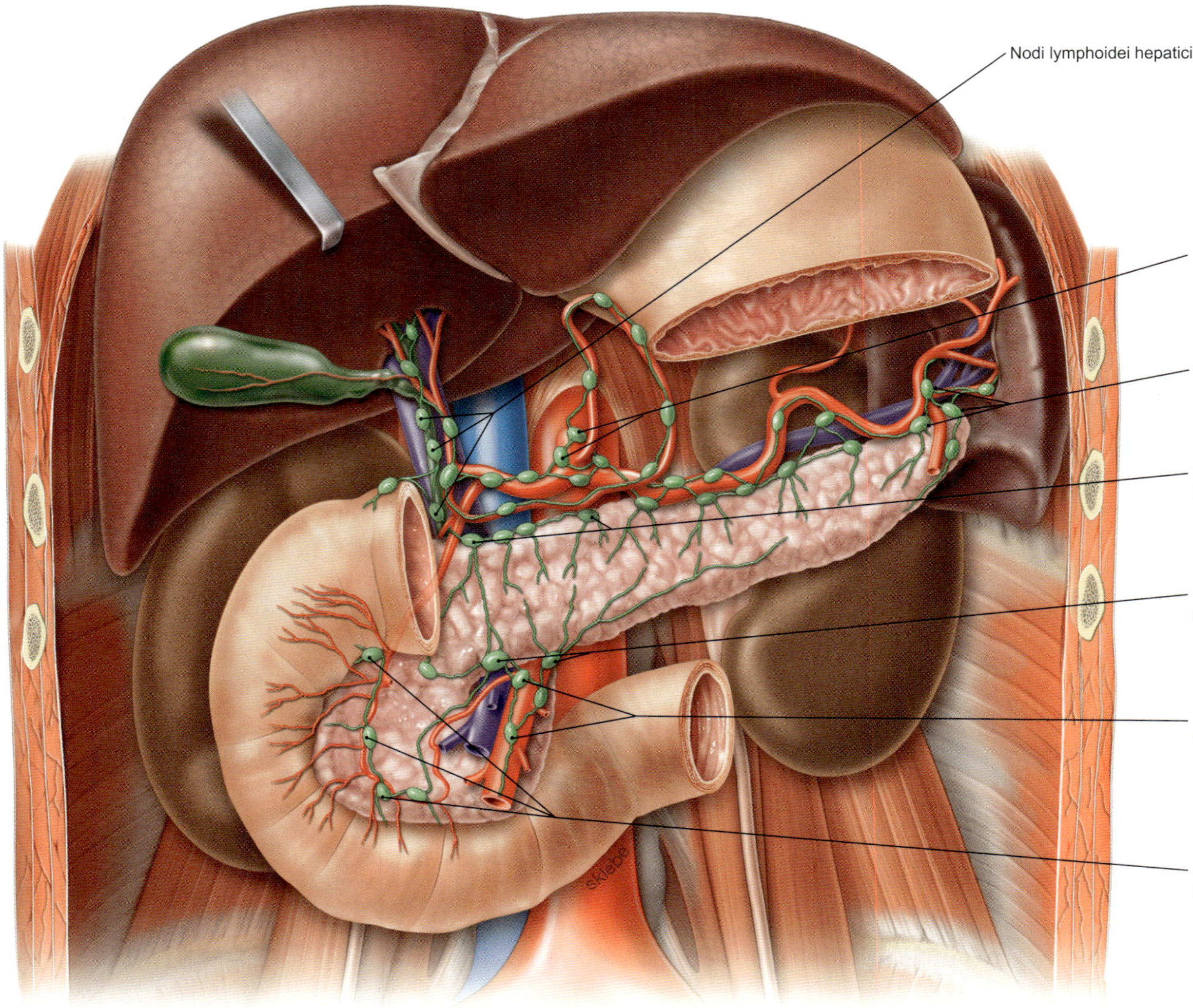

Abb. 6.129 Lymphgefäße und Lymphknoten der Bauchspeicheldrüse, Pancreas; Ansicht von ventral. [S700-L238]
Die verschiedenen Abschnitte des Pancreas besitzen eigene regionäre Lymphknoten:

- **Kopf und Halsabschnitt: Nodi lymphoidei pancreaticoduodenales anteriores und posteriores** entlang der gleichnamigen Arterien (Aa. pancreaticoduodenales superiores anterior und posterior)
- **Körper: Nodi lymphoidei pancreatici superiores und inferiores** entlang der A. und V. splenica.
- **Schwanzabschnitt:** Nodi lymphoidei splenici

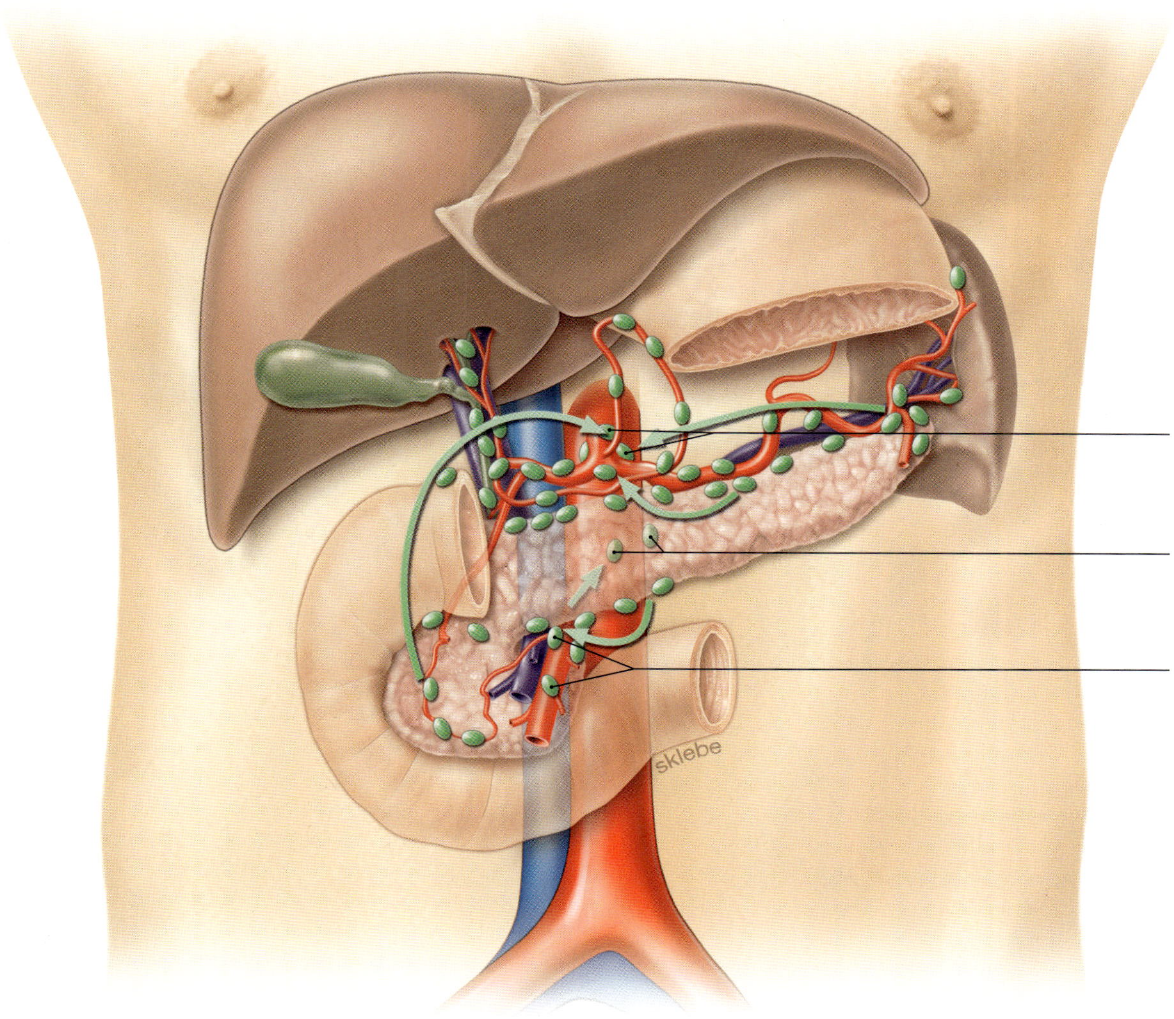

Abb. 6.130 Lymphabflusswege der Bauchspeicheldrüse, Pancreas; Ansicht von ventral. [S700-L238]
Die regionären Lymphknotengruppen stehen über ausgeprägte Verbindungen untereinander und mit Lymphknotengruppen in der Umgebung in Verbindung:

- **Kopf und Halsabschnitt:** Die Nodi lymphoidei pancreaticoduodenales drainieren über die Nodi lymphoidei hepatici zu den **Nodi lymphoidei coeliaci** oder direkt zu den **Nodi lymphoidei mesenterici superiores.** Der weitere Anschluss erfolgt über die **Trunci intestinales** an den Ductus thoracicus.
- **Körper und Schwanzabschnitt:** Die regionären Lymphknoten am Oberrand der Drüse sind die Nodi lymphoidei pancreatici, für den Schwanzabschnitt dagegen die Nodi lymphoidei splenici. Diese sind über Lymphbahnen entlang der A. und V. splenica an die **Nodi lymphoidei coeliaci** angeschlossen. Vom Unterrand der Drüse haben die Nodi lymphoidei pancreatici Anschluss an die **Nodi lymphoidei mesenterici superiores.** Es bestehen aber aufgrund der retroperitonealen Lage auch Verbindungen zu den **Nodi lymphoidei lumbales.** Die Drainage erfolgt dann über die **Trunci lumbales.**

Klinik

Die unterschiedlichen Lymphdrainagewege machen verständlich, warum bei **Pankreaskarzinomen** zum Zeitpunkt der Diagnose meist bereits ausgedehnte **Lymphknotenmetastasen** vorliegen. Da sie nicht komplett entfernbar sind, ist eine operative Heilung kaum möglich.

Innervation der Bauchspeicheldrüse

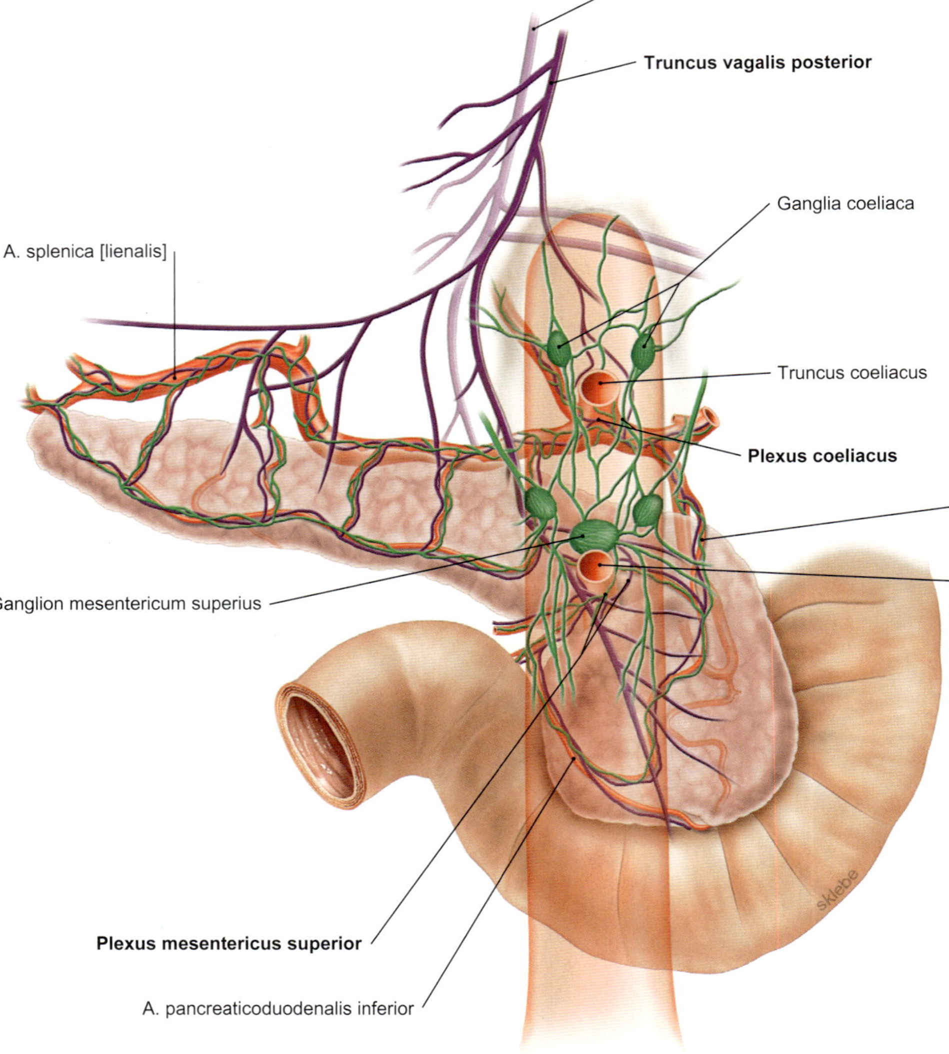

Abb. 6.131 Vegetative Innervation der Bauchspeicheldrüse, Pancreas; schematische Darstellung, Ansicht von dorsal. [S700-L238]
Das Pancreas wird sympathisch und parasympathisch innerviert. Der **Parasympathicus** fördert die Abgabe des Verdauungssekrets und die Insulinbildung, der **Sympathicus** hemmt diese Funktionen. Die sympathischen postganglionären Neurone und die parasympathischen präganglionären Nervenfasern erreichen das Pancreas aus dem **Plexus coeliacus** überwiegend durch perivaskuläre Geflechte. Besonders für den Kopfbereich treten auch aus dem **Truncus vagalis posterior** und vereinzelt aus dem **Truncus vagalis anterior** Nervenfasern direkt an die Drüse heran. Die synaptische Umschaltung der parasympathischen Fasern erfolgt über mikroskopisch kleine Ganglien, die z.T. in das Pancreas eingelagert sind.

Klinik

Die enge Lagebeziehung des Pancreas zu den vegetativen Nervengeflechten auf der Aorta (Plexus aorticus abdominalis) verdeutlicht, warum **Pankreaskarzinome** oft erst bei Einwachsen in die Nervengeflechte symptomatisch werden, was zu starken **Rückenschmerzen** führen kann. Die Prognose ist dann schlecht, weil eine vollständige operative Entfernung meist nicht möglich ist.

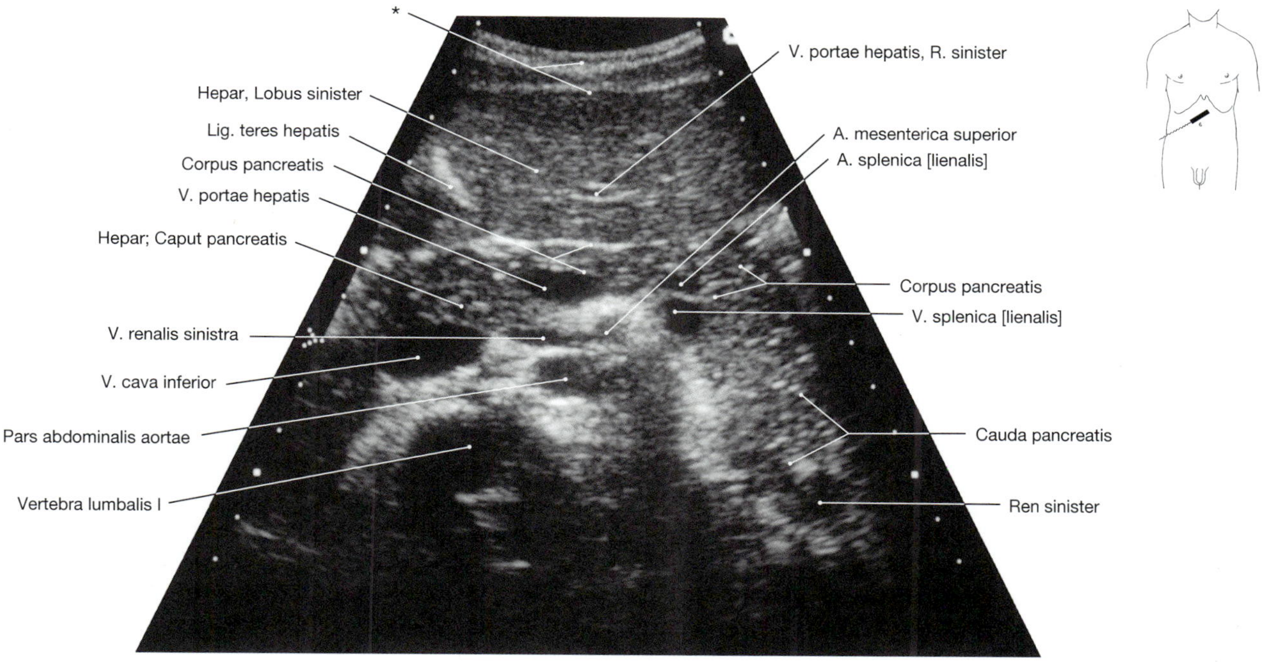

Abb. 6.132 Bauchspeicheldrüse, Pancreas; Ultraschallbild; Ansicht von schräg kaudal; bei tiefer Inspiration. [S700-T894]

Die Ultraschalluntersuchung des Pancreas ist oft wenig aussagekräftig, da es aufgrund seiner Lage im Retroperitoneum oft vom luftgefüllten Darm überlagert wird.

* Bauchwand

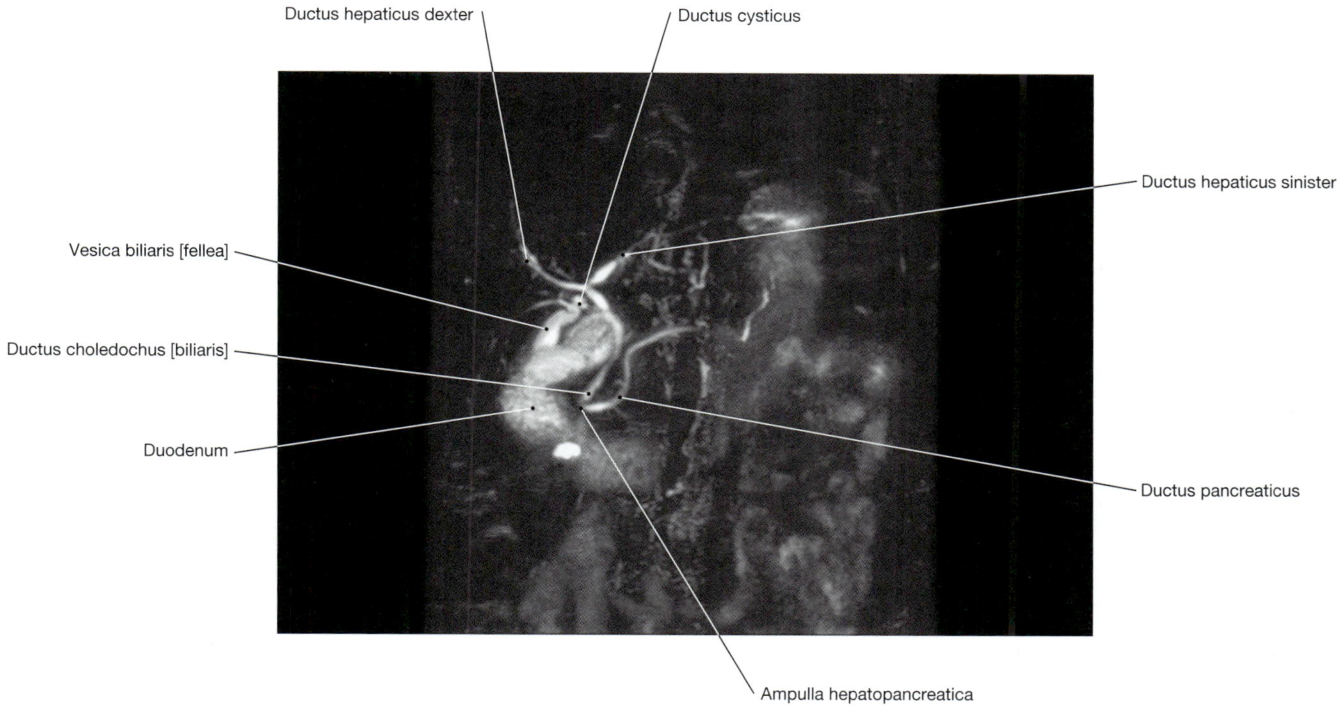

Abb. 6.133 Bauchspeicheldrüse, Pancreas, und Gallenwege; endoskopische retrograde Cholezystopankreatikographie (ERCP); Ansicht von ventral. [S700-T832]

Der Ausführungsgang des Pancreas und der Ductus choledochus wurden über ein Endoskop von der Papilla duodeni major aus mit Kontrastmittel gefüllt, um die Gangsysteme im Röntgenbild darstellen zu können.

Klinik

Zur **Darstellung des Pancreas** wird zunächst die Ultraschalluntersuchung eingesetzt, z. B. um eine Schwellung des Organs als Hinweis auf eine Pankreatitis nachzuweisen. Wenn diese wegen Luftüberlagerung nicht eindeutig ist, ist eine Computertomographie nötig. Mittels ERCP kann z. B. ein Pancreas divisum als Ursache rezidivierender Pankreatitiden diagnostiziert werden. Bei Gangabbrüchen besteht der Verdacht auf bösartige Pankreastumoren.

Projektion der Milz

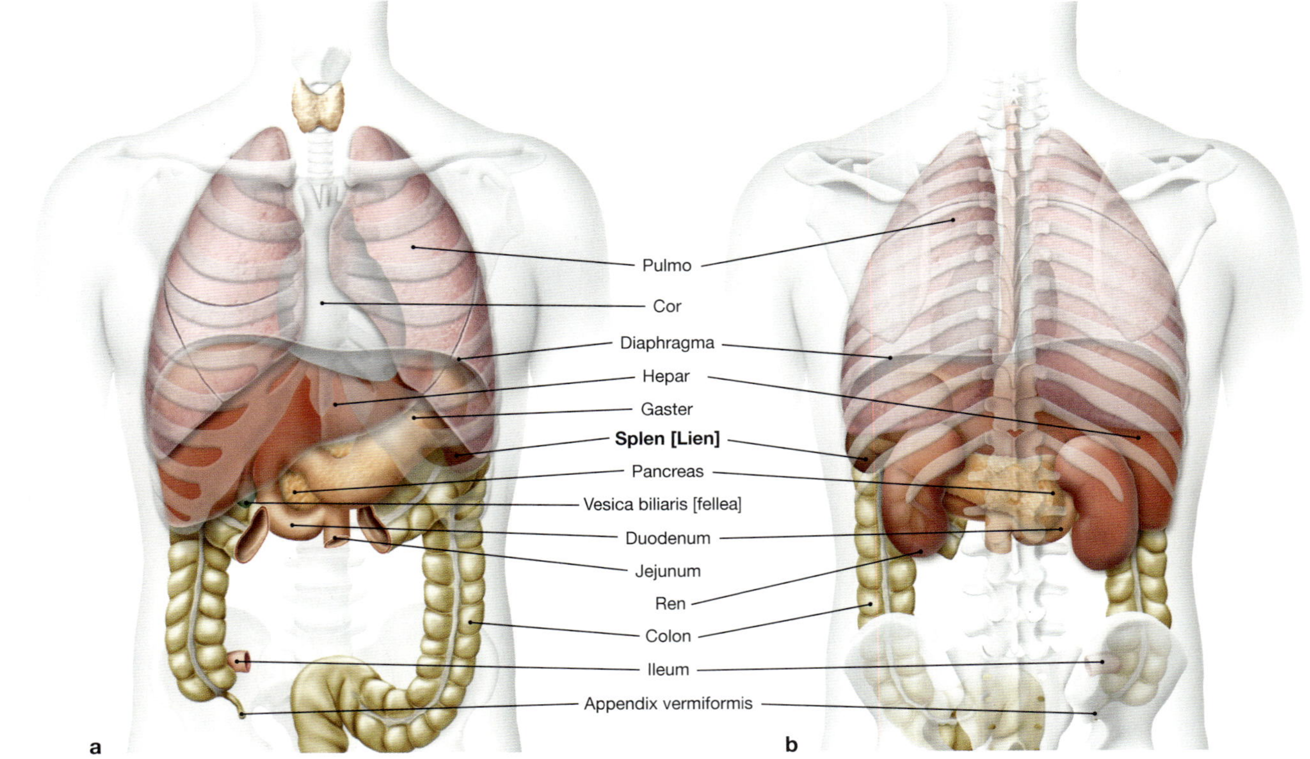

Abb. 6.134 a–c Projektion der inneren Organe auf die Körperoberfläche. [S700-L275]
a Ansicht von ventral.
b Ansicht von dorsal.
c Ansicht von links.
Die Milz liegt **intraperitoneal** im linken Oberbauch. Ihre Längsachse projiziert sich auf den Verlauf der X. Rippe. Eine normal große Milz ist daher unter dem Rippenbogen nicht tastbar. Aufgrund der großen Kontaktfläche zum Zwerchfell ist die Lage der Milz stark atemabhängig. Die Milz liegt in der sog. **Milznische,** die nach unten durch das Lig. phrenicocolicum zwischen linker Kolonflexur und Zwerchfell begrenzt wird (→ Abb. 6.10).

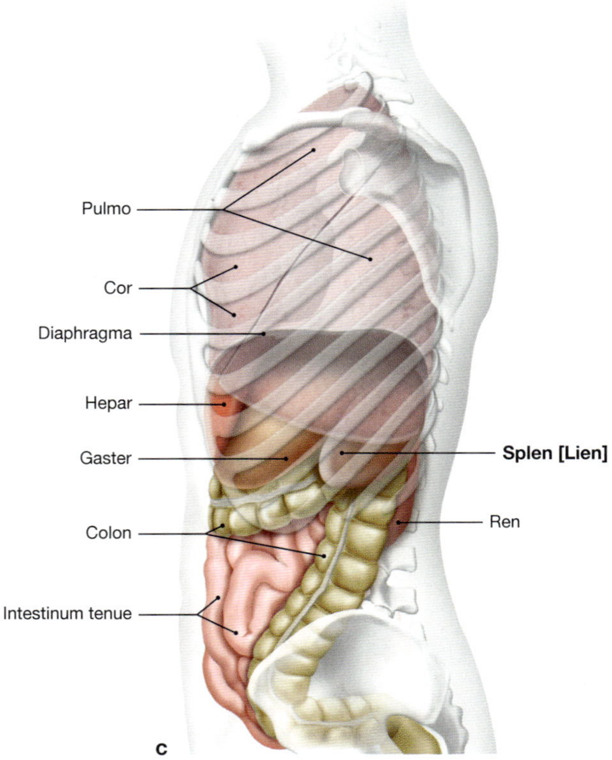

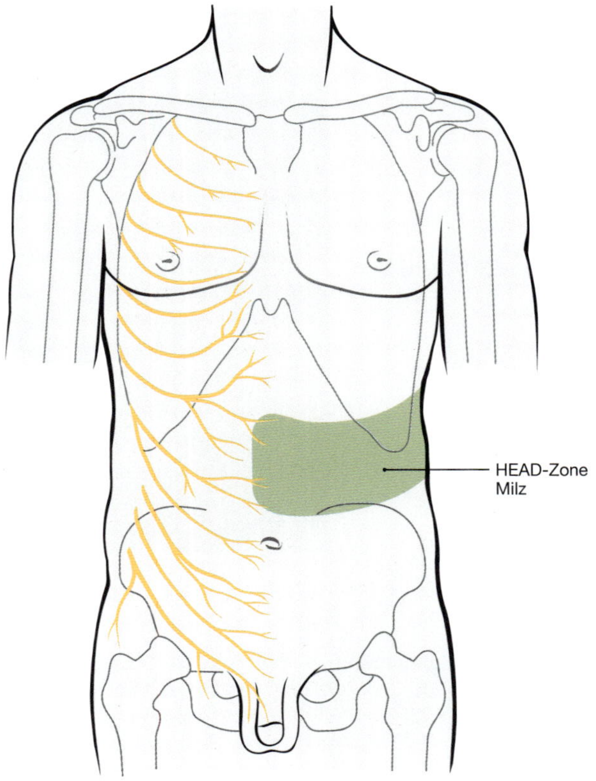

Abb. 6.135 HEAD-Zone der Milz, schematische Darstellung; Ansicht von ventral. [S700-L126]/[G1071]
Das organbezogene Hautareal oder die **HEAD-Zone** der Milz ist unscharf begrenzt und projiziert sich auf die **Dermatome** (Hautwurzelfelder) **T8–T9** des linken Oberbauchs. Dies ist dadurch bedingt, dass in den entsprechenden Rückenmarksegmenten die afferenten Neurone aus der Milz mit denen von der Körperoberfläche konvergieren, sodass bei Schwellung oder Ruptur der Milz Schmerzen an der Körperoberfläche in den Dermatomen T8 und T9 wahrgenommen werden. Man spricht daher von projiziertem Schmerz.

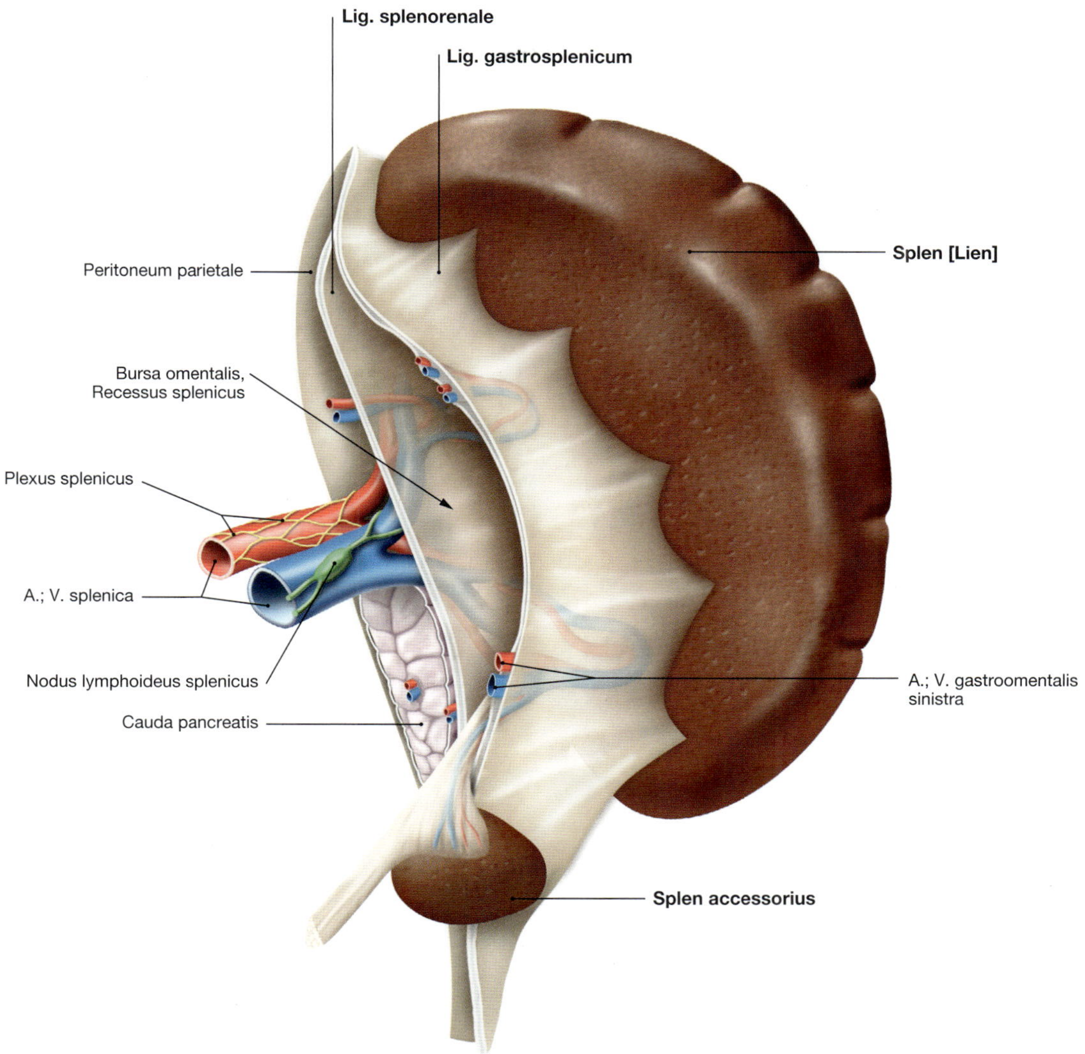

Abb. 6.136 Peritonealduplikaturen der Milz, Splen [Lien] im Lig. splenorenale; Milz nach lateral hochgeklappt; Ansicht von ventromedial. [S700-L275]

Die Milz ist durch 2 **Peritonealduplikaturen** in der Umgebung verankert, die beidseits des Milzhilums ansetzen. Vom Magen kommt das **Lig. gastrosplenicum,** das sich dann als **Lig. splenorenale** zur hinteren Rumpfwand fortsetzt. Zwischen diesen beiden Peritonealduplikaturen erstreckt sich der Recessus splenicus der Bursa omentalis bis an das Milzhilum. Dorsal des Lig. splenorenale und damit retroperitoneal erreichen die Leitungsbahnen (A. splenica mit vegetativem Plexus splenicus, V. splenica und Lymphbahnen von den Nodi lymphoidei splenici) kranial des Pankreasschwanzes die Milz.

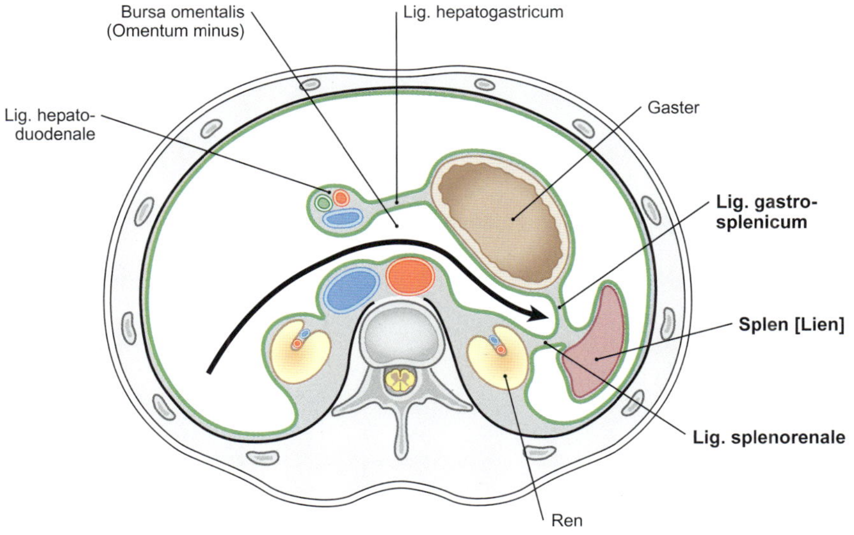

Abb. 6.137 Peritonealduplikaturen der Milz, Splen [Lien]; schematische Darstellung eines Tranversalschnitts; Ansicht von kaudal. [S701-L126]

Die Bursa omentalis (Pfeil) reicht mit ihrem Recessus splenicus bis zum Hilum der Milz. Der Recessus wird durch die ventrale (Lig. gastrosplenicum) und dorsale (Lig. splenorenale) Peritonealduplikatur begrenzt, die die Milz verankern.

Aufbau der Milz

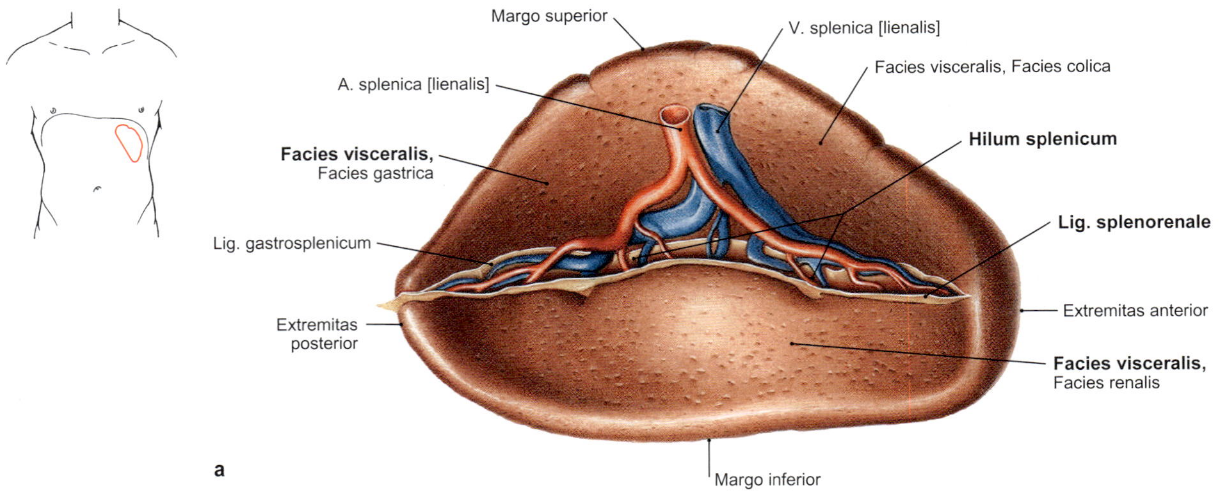

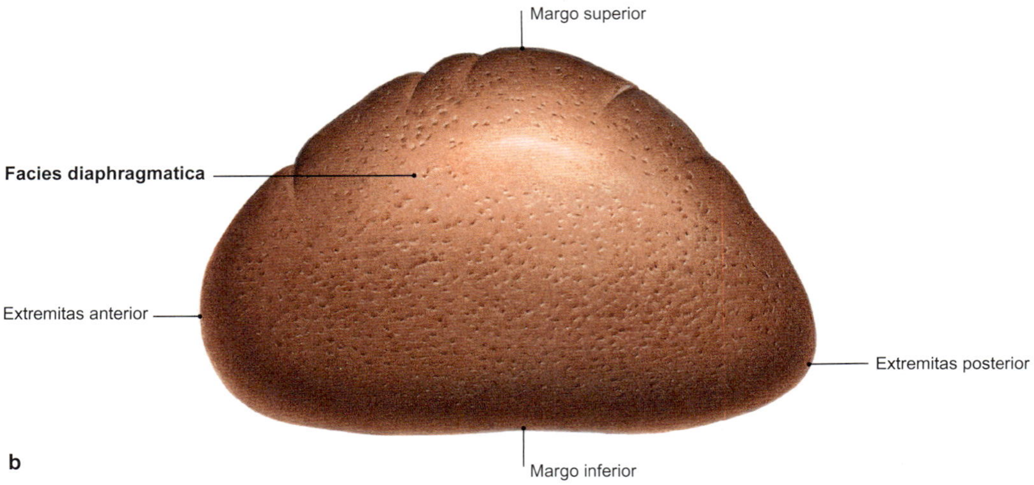

Abb. 6.138 a und b Milz, Splen [Lien]. [S700]
a Ansicht von medial ventral.
b Ansicht von lateral kranial.
Die Milz ist ein **sekundär lymphatisches Organ** und dient der Immunabwehr sowie der Filterung des Blutes. Sie ist 150 g schwer und misst 11 cm in der Länge, 7 cm in der Breite und 4 cm in der Dicke. Die Milz hat eine konvexe, dem Zwerchfell anliegende **Facies diaphragmatica** und eine konkave, den Eingeweiden zugewandte **Facies visceralis.** Diese liegt der linken Niere, der linken Kolonflexur und dem Magen an. Der nach oben gerichtete Rand (Margo superior) zwischen den beiden Flächen ist meist eingekerbt, während der untere Rand (Margo inferior) eher glatt ist. An der Milzpforte (Hilum splenicum) treten die Gefäße ein bzw. aus. Aus dem Verzweigungsmuster der Blutgefäße ergeben sich Milzsegmente, die allerdings auf der Oberfläche nicht abgrenzbar sind.

Klinik

Da die Milz relativ weit kranial im linken Oberbauch liegt und sich auf die X. Rippe projiziert, ist sie auch bei Einatmung komplett von den Rippen bedeckt. Bei krankhaften Veränderungen wie einer bösartigen Entartung weißer Blutkörperchen bei **Leukämie** oder **Lymphomen** oder aber bei Virusinfektionen wie dem **PFEIFFER-Drüsenfieber** („kissing disease", weil durch Speichel asymptomatischer Träger übertragen) kann die Milz massiv vergrößert und mehrere Kilogramm schwer sein (Splenomegalie) und dann bei der Untersuchung im linken Oberbauch als Raumforderung in Erscheinung treten.

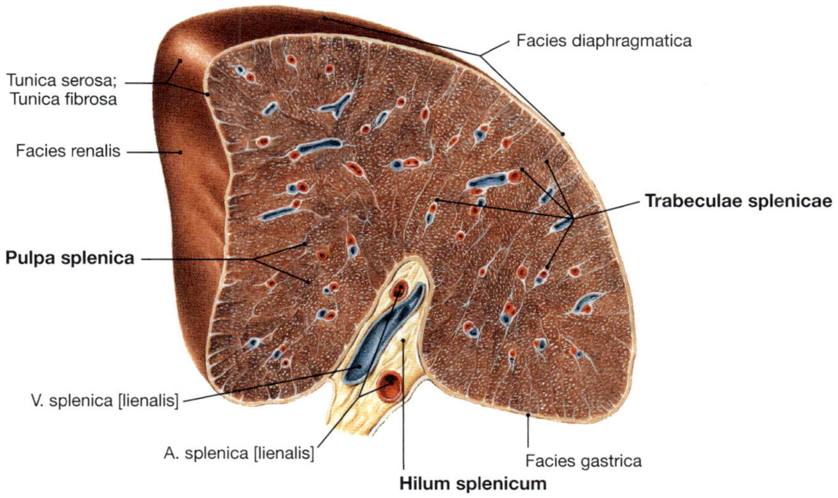

Abb. 6.139 Milz, Splen [Lien]; Querschnitt durch das Milzhilum; Ansicht von medial kranial. [S700]
Die Milz ist von einer festen Kapsel umgeben, von der aus bindegewebige Balken in das Parenchym (Pulpa splenica) ziehen. In diesen Balken verlaufen die großen Äste von A. und V. splenica. Die Milzpulpa besteht aus einer **roten Pulpa,** die mit Blut gefüllt ist, und eingelagerten weißen Knötchen, die als **weiße Pulpa** bezeichnet werden. In der weißen Pulpa befindet sich das lymphatische Gewebe.

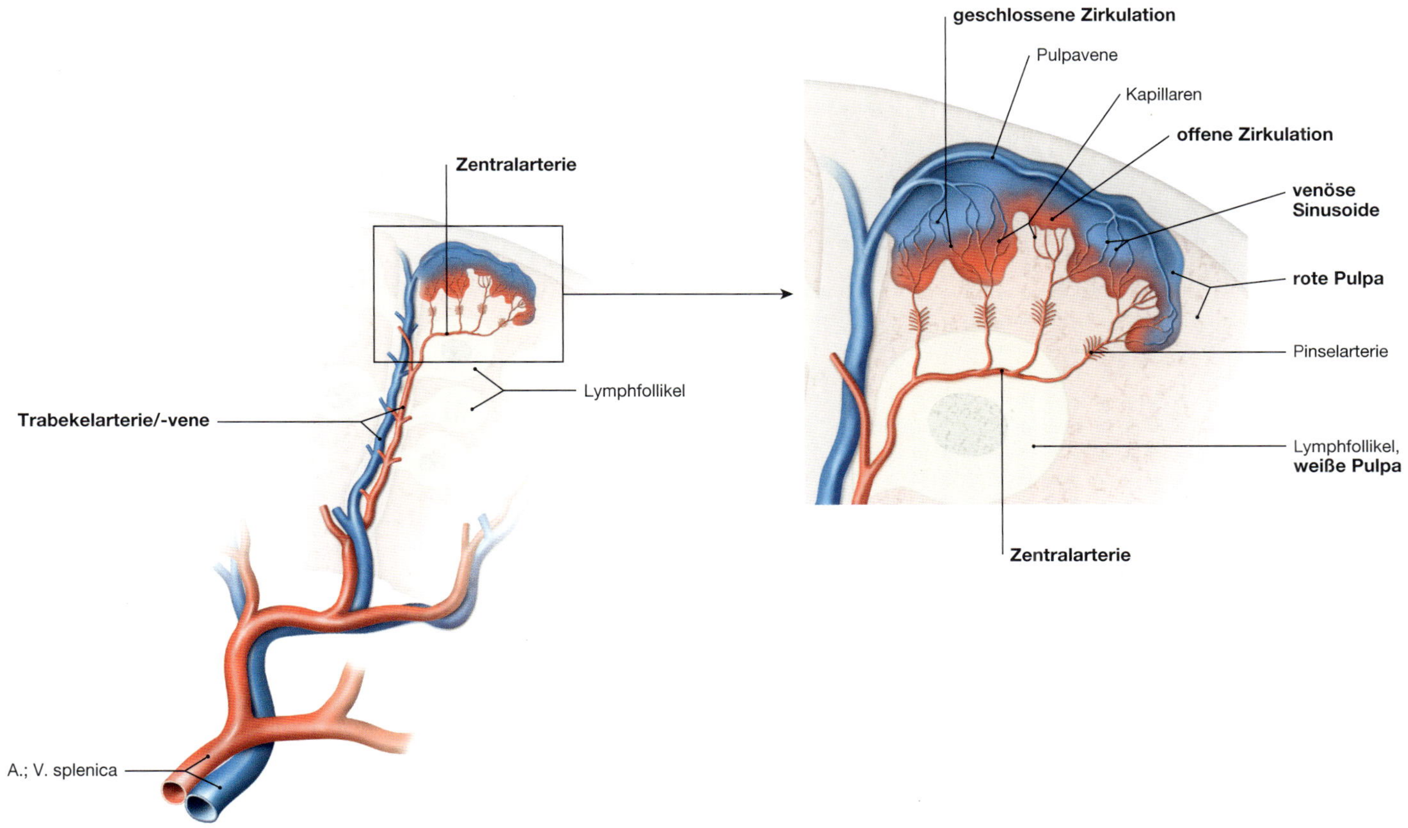

Abb. 6.140 Milzpulpa und Blutgefäßsystem der Milz; schematische Darstellung. [S700-L275]
Das **Parenchym der Milz (Pulpa splenica)** besteht aus einem bindegewebigen Grundgerüst, in das sich aus Blutgefäßen der „offenen Zirkulation" Blut ergießt. Diese **rote Pulpa** dient dem Abbau von roten Blutkörperchen (Erythrozyten) sowie der Speicherung von Blutplättchen (Thrombozyten) und ist in der Fetalzeit zusammen mit der Leber für die Blutbildung verantwortlich. In die rote Pulpa eingelagert sind bereits mit der Lupe erkennbare weiße Knötchen, die als weiße Pulpa bezeichnet werden. In der **weißen Pulpa** befindet sich das lymphatische Gewebe, das zum einen Lymphfollikel und zum anderen periarterielle Lymphozytenscheiden (PALS) bildet.
Der Verlauf und das Verzweigungsmuster der Blutgefäße sind funktionell und klinisch relevant: **A. splenica** und **V. splenica** verzweigen sich am Hilum, und ihre Äste dringen über bindegewebige Balken **(Trabekelarterien und -venen)** in das Parenchym ein. Da die Endäste der A. splenica untereinander nicht anastomosieren, bilden sie funktionelle Endarterien und gliedern die Milz in Segmente. Von den Balkenarterien zweigen Gefäße ab, die von den Lymphozyten der weißen Pulpa umgeben sind und entsprechend als **Zentralarterien** bezeichnet werden. Sie verzweigen sich teilweise büschelartig (Pinselarterien) und münden dann in Kapillaren. Diese enden entweder offen und ergießen das Blut in das bindegewebige Maschenwerk der roten Pulpa **(offene Zirkulation)** oder gehen direkt in **venöse Sinusoide** über **(geschlossene Zirkulation).** Die Blutzellen, die über die offene Zirkulation in die rote Pulpa gelangen, müssen zwischen den Endothelzellen in der Wand der Sinusoide wieder in den Kreislauf eintreten. Dabei können „alte" oder pathologisch veränderte rote Blutkörperchen (Erythrozyten) abgefangen und aussortiert werden. Von den Sinusoiden gelangt das Blut über Pulpavenen wieder in die Trabekelvenen und damit zur V. splenica.

Leitungsbahnen der Milz

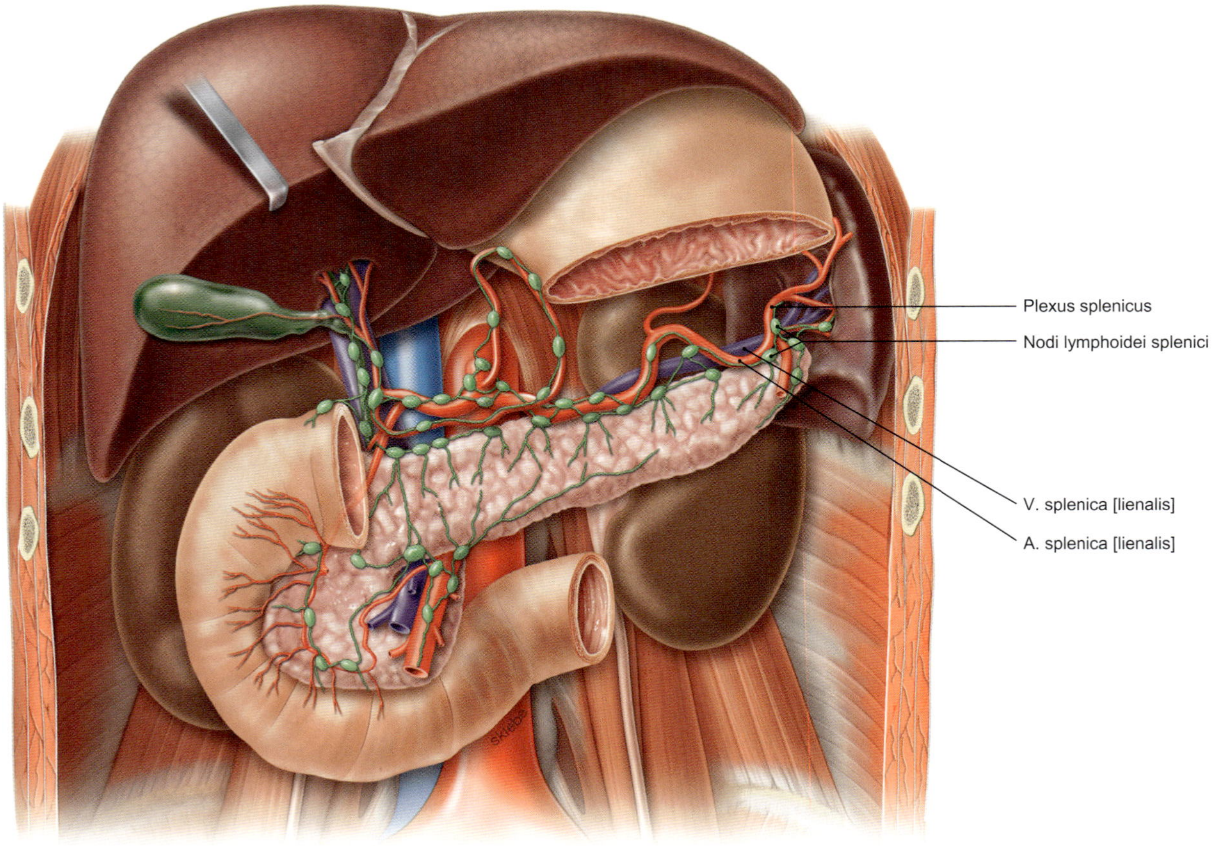

Abb. 6.141 Leitungsbahnen der Milz, Splen [Lien]; Ansicht von ventral. [S700-L238]
Die Milz besitzt eigene Leitungsbahnen, die am Hilum ein- und austreten. Die **A. splenica** wendet sich nach ihrem Abgang aus dem Truncus coeliacus nach links und zieht retroperitoneal am Oberrand des Pancreas zur Milz. Dabei wird sie von vegetativen Nervenfasern des **Plexus splenicus** begleitet (hier nicht gezeigt, → Abb. 6.136). Am Hilum teilt sie sich in 2–3 Hauptäste und dann bis zu 6 Endäste. Vor ihrer Aufzweigung gibt sie in 30–60 % der Fälle eine A. gastrica posterior zur Rückseite des Magens ab. Am Hilum zweigen dann auch die A. gastroomentalis sinistra und die Aa. gastricae breves zum Magen ab.
Die **V. splenica** zieht meist dorsal des Pancreas bis zum Halsabschnitt, wo sie sich mit der V. mesenterica superior zur Pfortader verbindet. Meist (70 % der Fälle) nimmt sie auf diesem Weg die V. mesenterica inferior auf. Die **Nodi lymphoidei splenici** am Hilum sind nicht nur die regionären Lymphknoten für die Milz, sondern auch für den Schwanzabschnitt des Pancreas und den oberen Anteil der großen Magenkurvatur. Sie drainieren über die Nodi lymphoidei coeliaci zu den Trunci intestinales.

Klinik

Bei einer operativen **Entfernung der Milz (Splenektomie)** werden A. und V. splenica unterbunden. Da die Milz große Mengen an Blutplättchen (Thrombozyten) speichern kann, muss vor der Operation einer Bildung von **Blutgerinnseln (Thromben)** vorgebeugt werden, da sonst ein erhöhtes Risiko für einen Schlaganfall oder Herzinfarkt besteht.

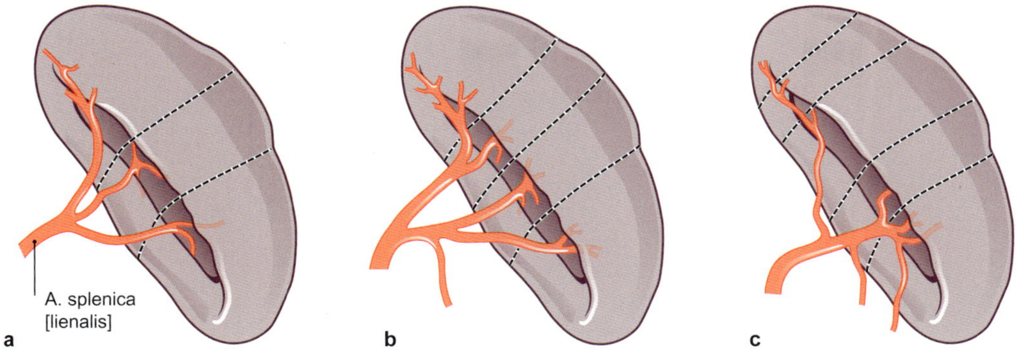

Abb. 6.142 a–c Segmente der Milz, Splen [Lien]; schematische Darstellung von 3, 4 oder 5 Segmenten; Ansicht von ventral. [S700-L126]

Die Endäste der A. splenica sind funktionelle Endarterien und untergliedern die Milz variabel in **3–6 keilförmige Segmente.**

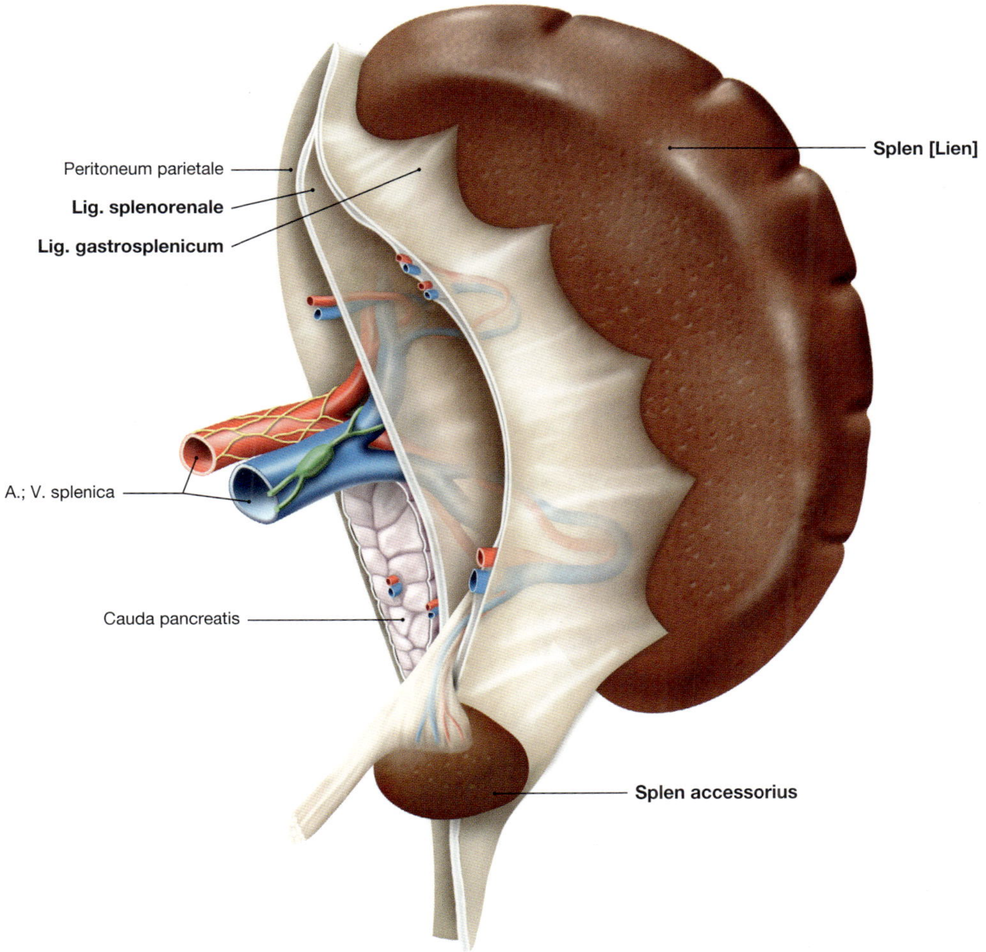

Abb. 6.143 Nebenmilz im Lig. splenorenale; Milz hochgeklappt; Ansicht von ventral. [S700-L275]

In 5–30 % (in aktuellen großen Studien < 15 %) der Fälle kommt eine **Nebenmilz** vor, die als eigenständiges Organ meist hilumnah in eine der Peritonealduplikaturen eingebettet ist.

Klinik

Bei einem Sturz auf den Bauch kann es zu **Milzrupturen** kommen, die mit lebensbedrohlichen Blutungen einhergehen können. Hier sind die Milzsegmente von Bedeutung: Besonders Längsrisse, die mehrere Segmente mit einbeziehen, bluten stark, Querrisse dagegen verhältnismäßig wenig, da die Milzarterien funktionelle Endarterien darstellen. Dies erklärt auch, warum **Milzinfarkte** sich meist keilförmig zwischen den Segmentgrenzen ausdehnen.
Eine Nebenmilz kann nach einer operativen **Entfernung der Milz (Splenektomie)** klinisch relevant sein, ihr Vorhandensein sollte daher abgeklärt werden. Wenn die Milz aufgrund einer traumatischen Ruptur entfernt werden muss, kann die Nebenmilz ihre Funktion übernehmen, sodass kein Immundefekt entsteht. Ist die Splenektomie aber therapeutisch indiziert, z. B. weil genetisch veränderte Erythrozyten zu stark abgebaut werden und es zu einer Blutarmut (Anämie) kommt, sollte auch die Nebenmilz entfernt werden, da die Symptomatik sonst wieder auftreten kann.

Topographie der Oberbauchorgane mit Leitungsbahnen

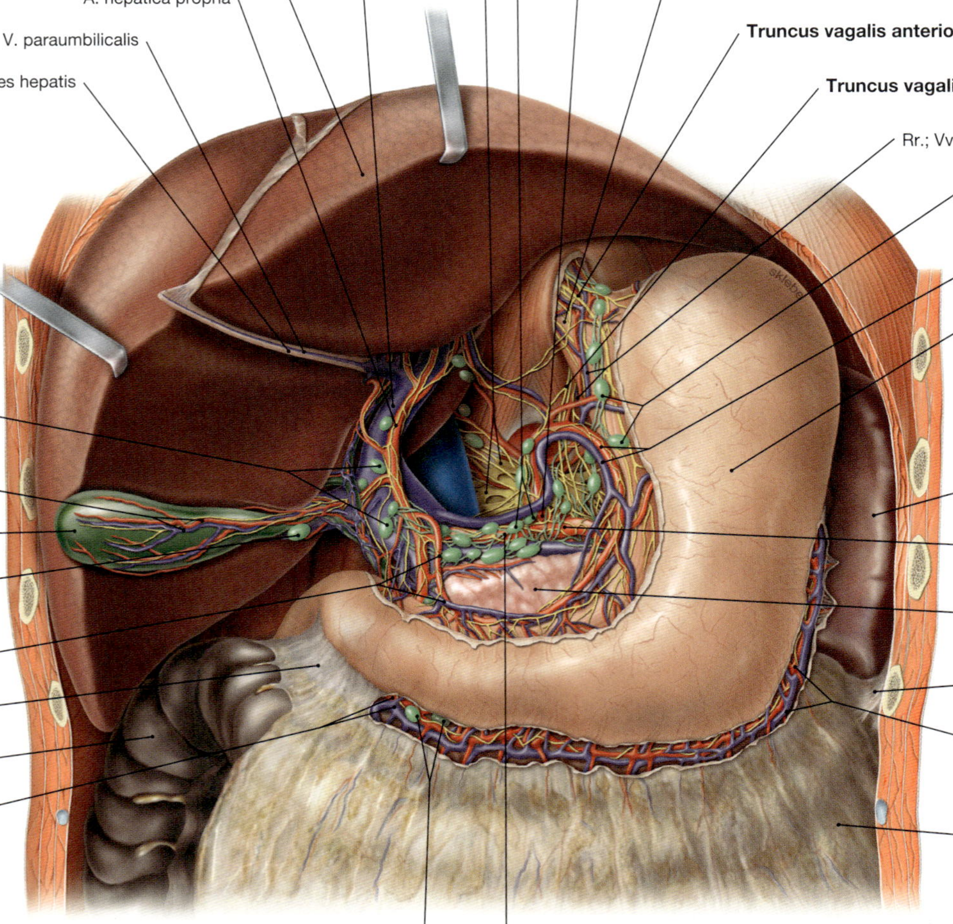

Abb. 6.144 Situs der Oberbauchorgane; die Leber ist nach oben mobilisiert, das Omentum minus wurde entfernt und das Lig. gastrocolicum eröffnet, um die Leitungsbahnen der Organe darzustellen; Ansicht von ventral. [S700-L238]/[Q300]

Diese Ansicht ist für die Präparation der Oberbauchorgane sehr hilfreich, da sie auch alle Leitungsbahnen zeigt. Zunächst muss die Leber nach oben mobilisiert werden, um das Omentum minus entfernen zu können. Dadurch werden die Äste des **Truncus coeliacus** und die Zuflüsse zur **Pfortader (V. portae hepatis)** sichtbar. Die **A. hepatica communis** wendet sich nach rechts, die **A. splenica** nach links. Die **A. gastrica sinistra** wendet sich nach kranial und zieht dann zur kleinen Magenkurvatur. Sie teilt sich meist in 2 Stämme und anastomosiert dort mit der **A. gastrica dextra.** Die Begleitvenen münden direkt in die Pfortader ein. Die A. gastrica sinistra versorgt mit feinen Ästen die Pars abdominalis des Oesophagus und hier mit einem zusätzlichen Ast den linken Leberlappen, der in 10–20 % der Fälle vorkommt. An der großen Magenkurvatur verbinden sich die **Aa./Vv. gastroomentales dextra und sinistra.**

Die Abbildung zeigt auch die Lymphbahnen und vegetativen Nerven, die häufig bei der Präparation nicht gut darstellbar sind: An der kleinen Magenkurvatur liegen die **Nodi lymphoidei gastrici,** deren Kollektoren im Anschluss an die **Nodi lymphoidei coeliaci** am Abgang des Truncus coeliacus sehr gut sichtbar sind. Zu diesen Sammellymphknoten drainieren ebenfalls die **Nodi lymyphoidei hepatici** und der **Nodus lymphoideus cysticus** am Hals der Gallenblase. Von dem vegetativen Geflecht um den Truncus coeliacus **(Plexus coeliacus)** aus schließen sich die vegetativen Nervenfasern des Sympathicus und Parasympathicus den Blutgefäßen an und erreichen ihre Zielorgane als perivaskuläre Plexus. Die präganglionären sympathischen Neurone treten als **Nn. splanchnici major und minor** durch das Zwerchfell und werden in den **Ganglia coeliaca** synaptisch verschaltet. Die parasympathischen Neurone erreichen den Plexus coeliacus dagegen über die **Trunci vagales anterior und posterior,** die mit dem Oesophagus durch das Zwerchfell treten und an der kleinen Magenkurvatur verlaufen.

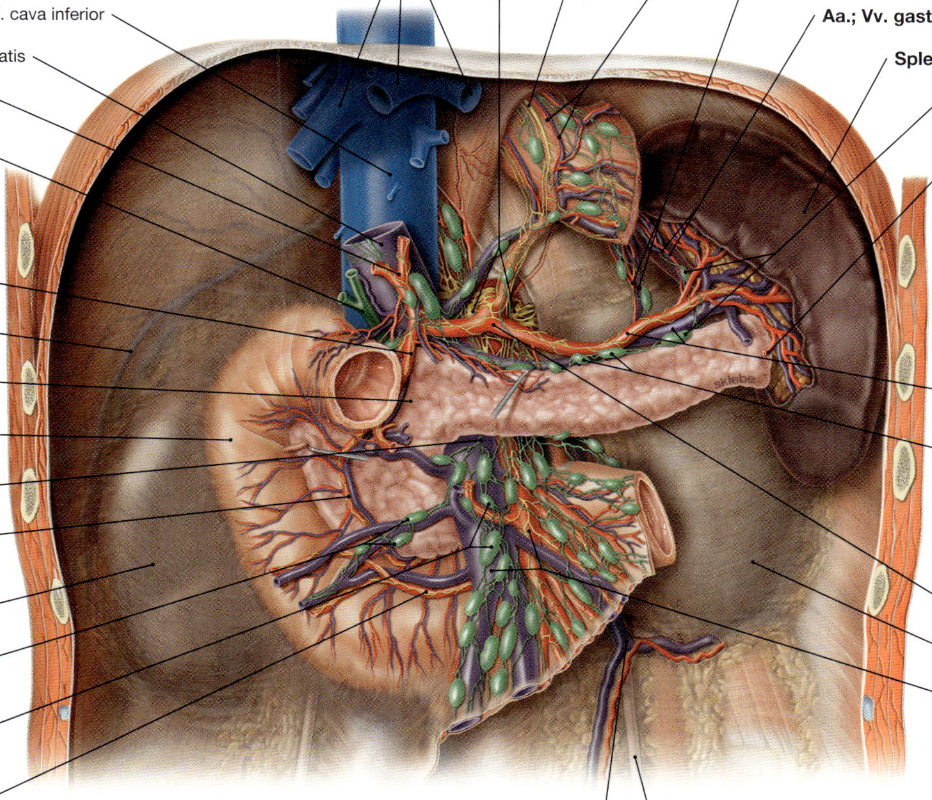

Abb. 6.145 Situs der Oberbauchorgane mit Darstellung der retroperitonealen Organe; die Leber wurde vollständig und der Magen weitgehend entfernt, um die retroperitonealen Organe und Leitungsbahnen des Oberbauchs darstellen zu können. Das Mesenterium wurde an seiner Wurzel durchtrennt und mit den Dünndarmschlingen des Jejunums und Ileums reseziert; Ansicht von ventral. [S700-L238]/[Q300]

Von den intraperitonealen Oberbauchorganen wurde nur die Milz belassen. Dadurch sind das Pancreas und auch das Duodenum sichtbar. Man erkennt die von der **A. splenica** abgehenden Äste zum Magen **(A. gastrica posterior, A. gastroomentalis sinistra und Aa. gastricae breves).** Die **A. gastrica sinistra** gibt Äste zum Oesophagus ab, an dem die **Trunci vagales anterior und posterior** in die Bauchhöhle eintreten. Aus der **A. hepatica communis** zweigt die **A. gastroduodenalis** ab, als deren Endast sich die A. pancreaticoduodenalis superior anterior mit der A. pancreaticoduodenalis inferior aus der A. mesenterica superior verbindet. Hinter dem Halsabschnitt des Pancreas verlaufen die **A./V. mesenterica superior** und treten in das Mesenterium ein. Sie werden von den **Nodi lymphoidei mesenterici superiores** begleitet, deren Kollektoren sich wie die entsprechenden Lymphbahnen entlang des Truncus coeliacus zu den **Trunci intestinales** vereinigen. Diese bilden mit den Trunci lumbales den **Ductus thoracicus.**

Bauch und Becken, Medianschnitt

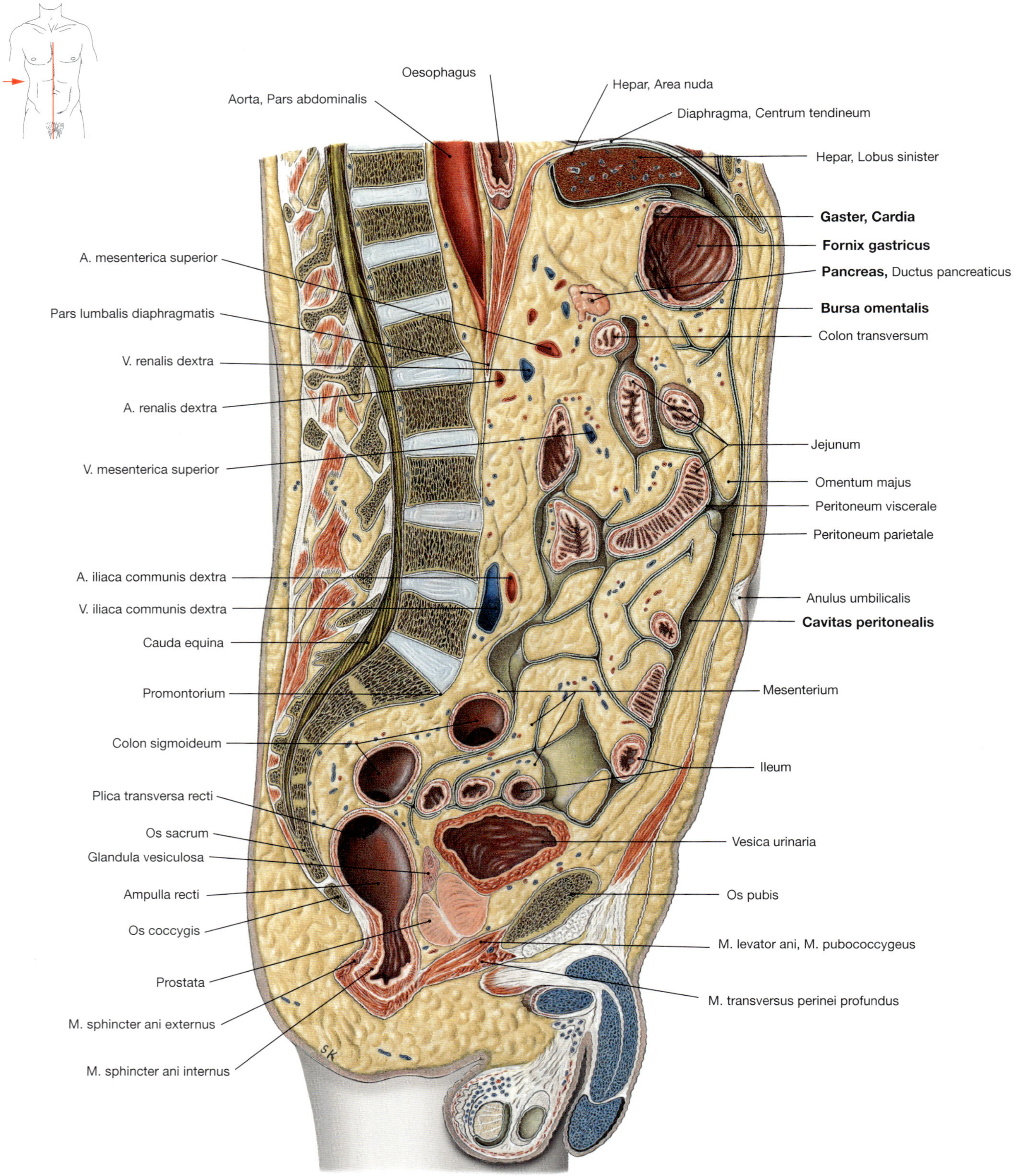

Abb. 6.146 Bauch, Abdomen, und Becken, Pelvis, eines Mannes; Medianschnitt; Ansicht von rechts. [S700-L238]
Die Abbildung macht klar, dass die Peritonealhöhle (Cavitas peritonealis) kein weiter freier Raum ist, sondern aus schmalen Spalträumen besteht, die sich zwischen den intraperitoneal gelegenen Organen ausbreiten. Auch die Bursa omentalis zwischen Magen (Gaster) und Bauchspeicheldrüse (Pancreas) ist nur ein schmaler, mit Peritoneum ausgekleideter Spalt. Ein großer Teil des Bauchraums wird vom Mesenterium eingenommen, in das sehr große Mengen an Fettgewebe eingelagert sein können.

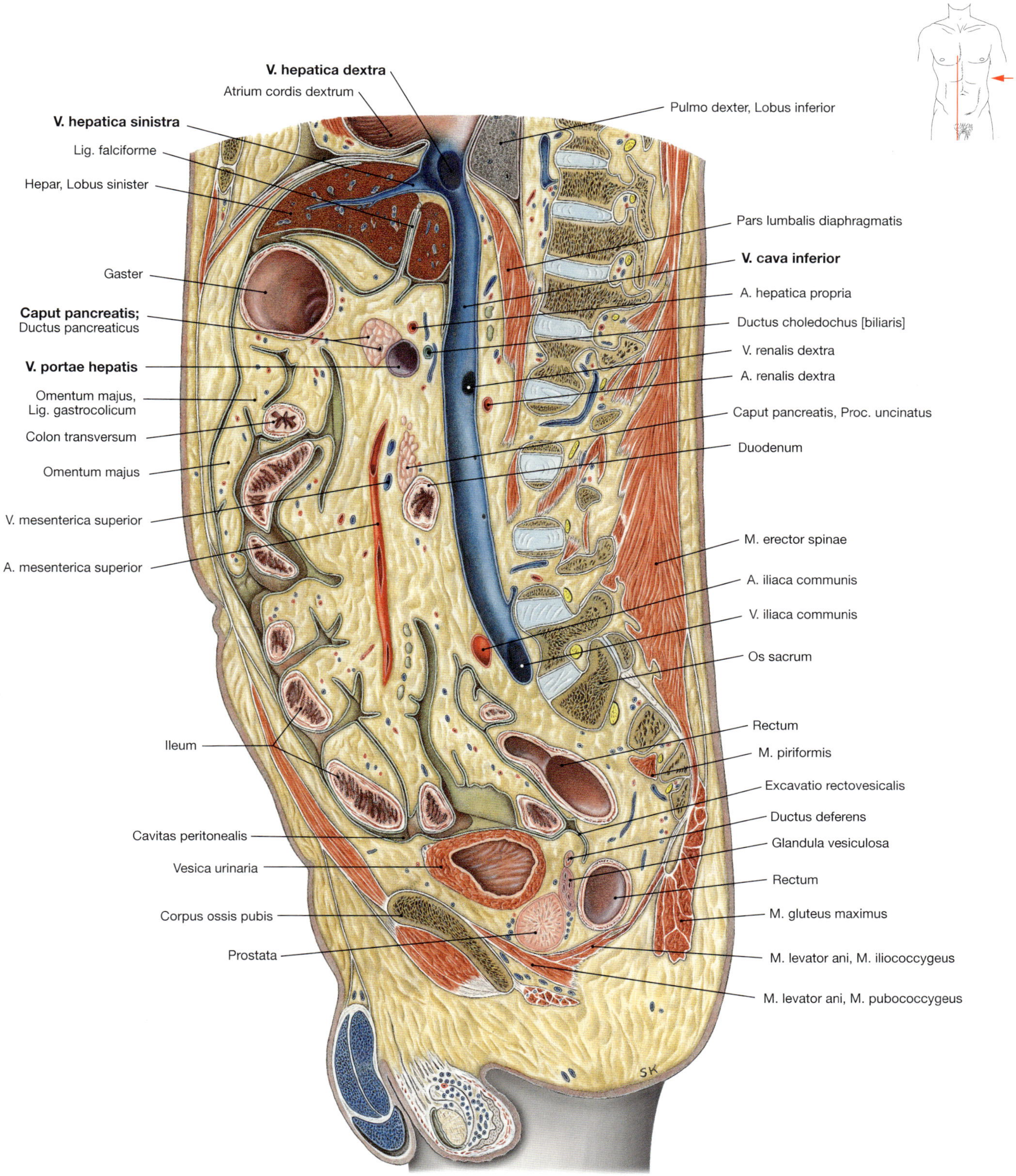

Abb. 6.147 Bauch, Abdomen, und Becken, Pelvis, eines Mannes; Sagittalschnitt; Ansicht von links. [S700-L238]
Der Schnitt verläuft rechts paramedian auf Höhe der V. cava inferior. Daher ist die Einmündung der Lebervenen (Vv. hepaticae) sehr gut zu erkennen, die das venöse Blut aus der Leber (Hepar) führen. Die Pfortader (V. portae hepatis), die das nährstoffreiche Blut der unpaaren Bauchorgane zur Leber bringt, entsteht aus ihren Hauptstämmen hinter dem Kopf der Bauchspeicheldrüse (Pancreas).

Bauch und Becken, Frontalschnitt

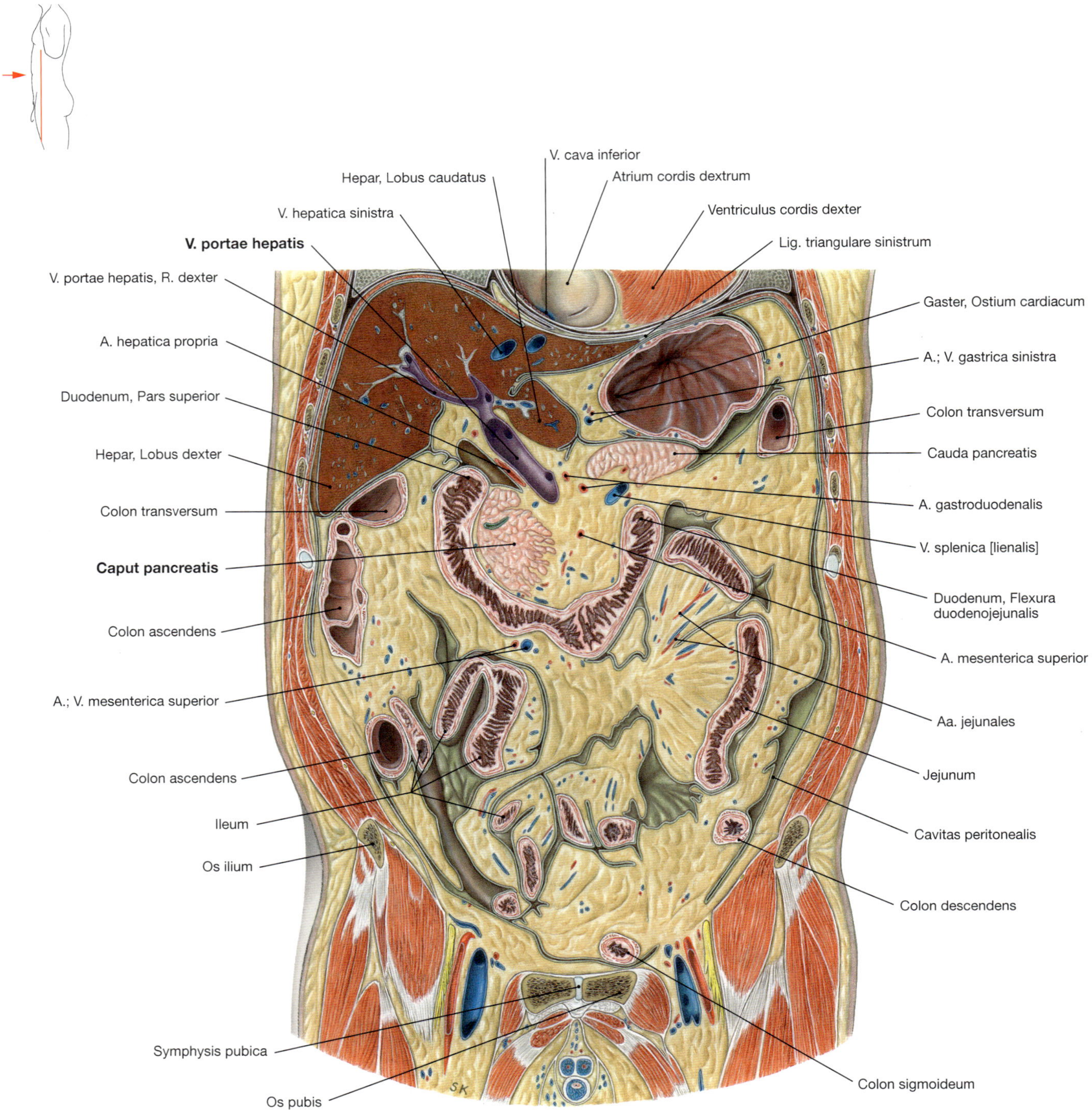

Abb. 6.148 Bauch, Abdomen, und Becken, Pelvis, eines Mannes; Frontalschnitt durch die hinteren Abschnitte; Ansicht von ventral. [S700-L238]

Dieser frontale Schnitt verläuft durch die Pfortader (V. portae hepatis), die oberhalb des Pankreaskopfes (Caput pancreatis) zur Leberpforte zieht und sich dort in ihren rechten und linken Ast teilt.

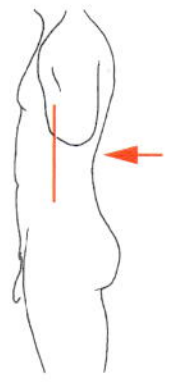

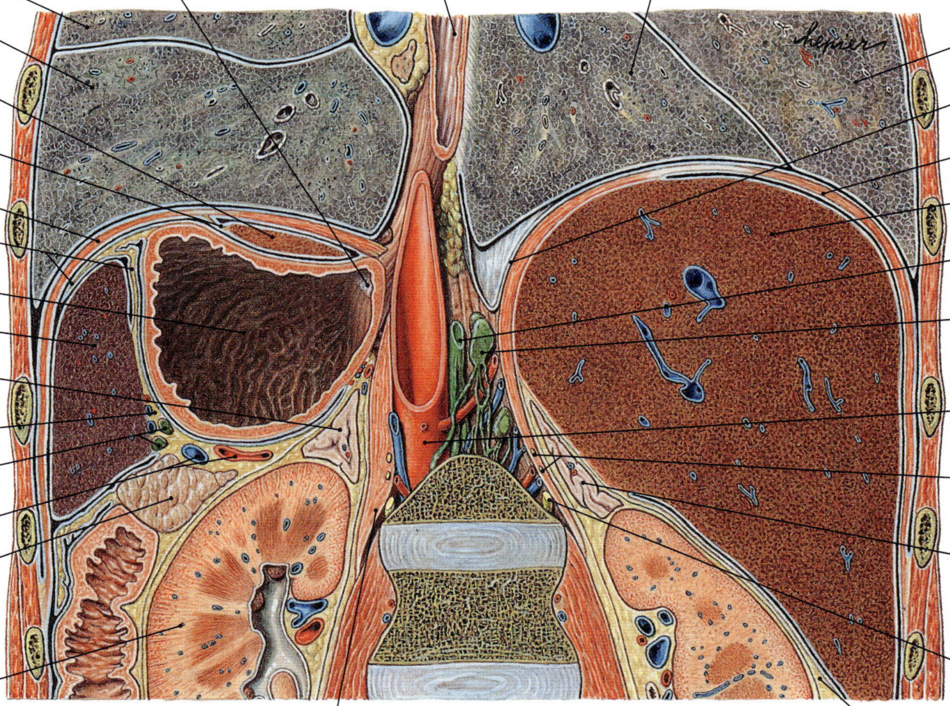

Abb. 6.149 Bauchhöhle, Cavitas abdominalis, und unterer Brustkorb, Cavea thoracis; Frontalschnitt auf Höhe der Nieren; Ansicht von dorsal. [S700]
Der Schnitt zeigt die Lagebeziehungen der einzelnen Oberbauchorgane zueinander. Der rechte Oberbauch wird vollständig vom rechten Leberlappen (Lobus hepatis dexter) ausgefüllt, der nach kaudal Kontakt zur rechten Niere (Ren) und zur rechten Nebenniere (Glandula suprarenalis) hat. Links bedeckt der linke Leberlappen von kranial den Magen (Gaster), der nach links Kontakt zur Milz (Splen) und nach kaudal zur linken Niere, zur Nebenniere und zur Bauchspeicheldrüse (Pancreas) aufweist. Der Schwanzabschnitt des Pancreas reicht bis an die Milz heran.

Oberbauch, Sagittalschnitt

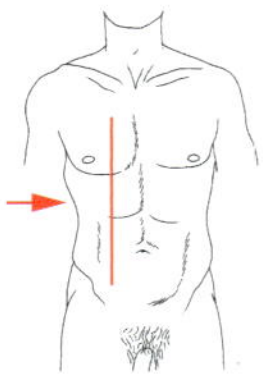

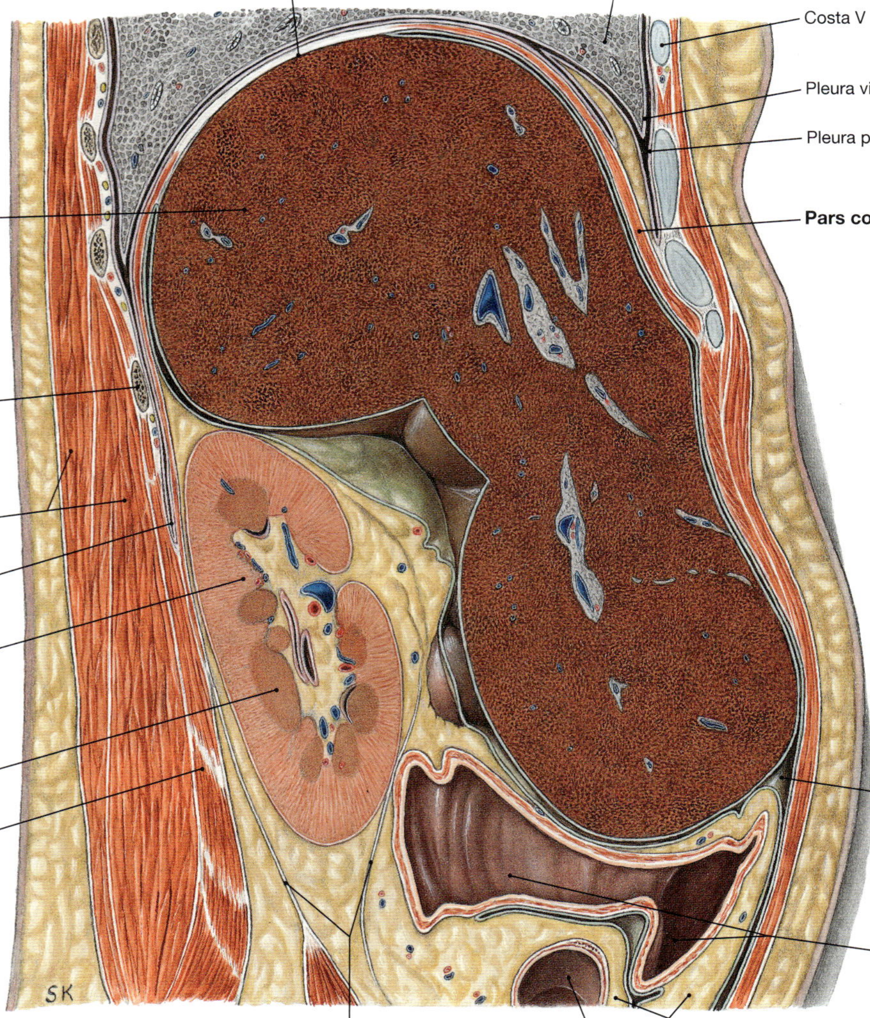

Abb. 6.150 Bauch Abdomen; Sagittalschnitt durch den rechten Oberbauch auf Höhe der Niere; Ansicht von rechts. [S700-L238]
Im rechten Oberbauch liegt der rechte Leberlappen (Hepar, Lobus dexter) großflächig dem Zwerchfell (Diaphragma) von unten an. Dorsal unterhalb der Leber liegt im Retroperitoneum die rechte Niere (Ren), ventral davon intraperitoneal die Pars pylorica des Magens (Gaster).

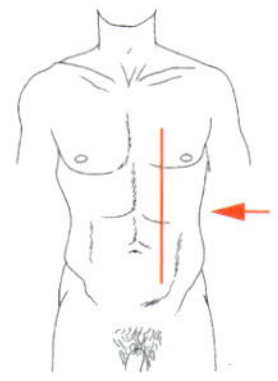

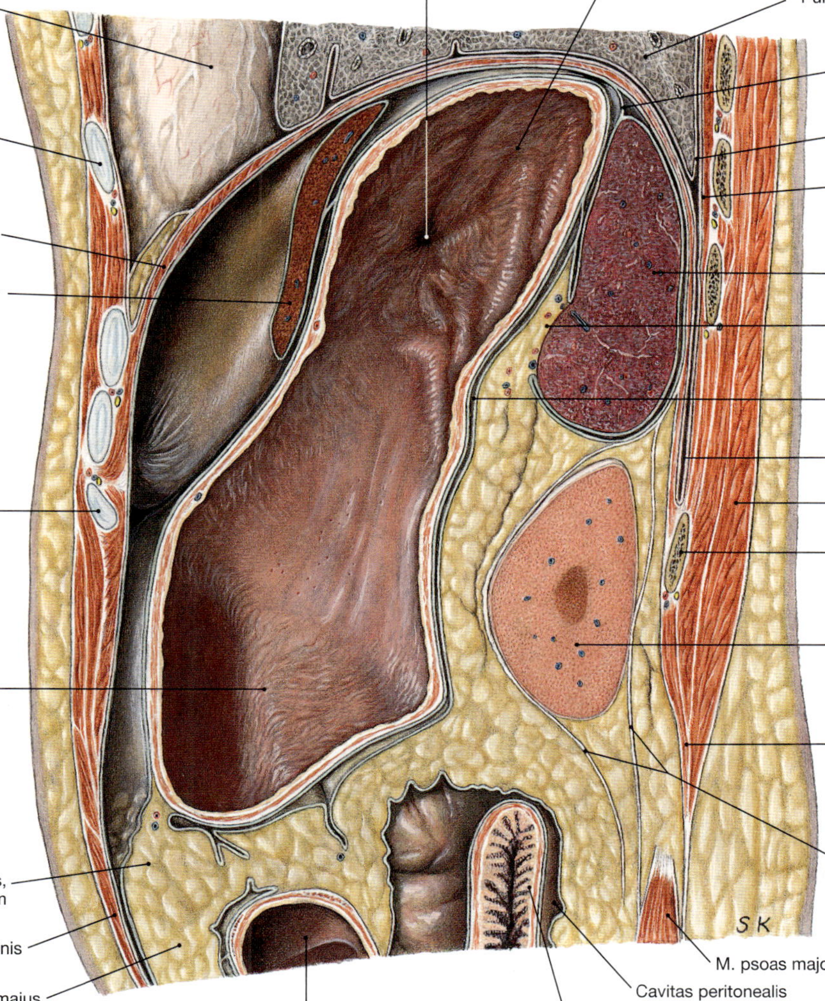

Abb. 6.151 Bauch, Abdomen; Sagittalschnitt durch den linken Oberbauch auf Höhe der Milz; Ansicht von links. [S700-L238]
Der Magen (Gaster) nimmt einen Großteil des linken Oberbauchs ein. Er ist ventral vom linken Leberlappen (Hepar, Lobus sinister) bedeckt und hat auf seiner Rückseite großflächigen Kontakt zur Milz (Splen) und zur linken Niere (Ren), die im Retroperitonealraum liegt. Die Bursa omentalis bildet hinter dem Magen einen schmalen, mit Peritoneum ausgekleideten Spaltraum.

Oberbauch, Transversalschnitte

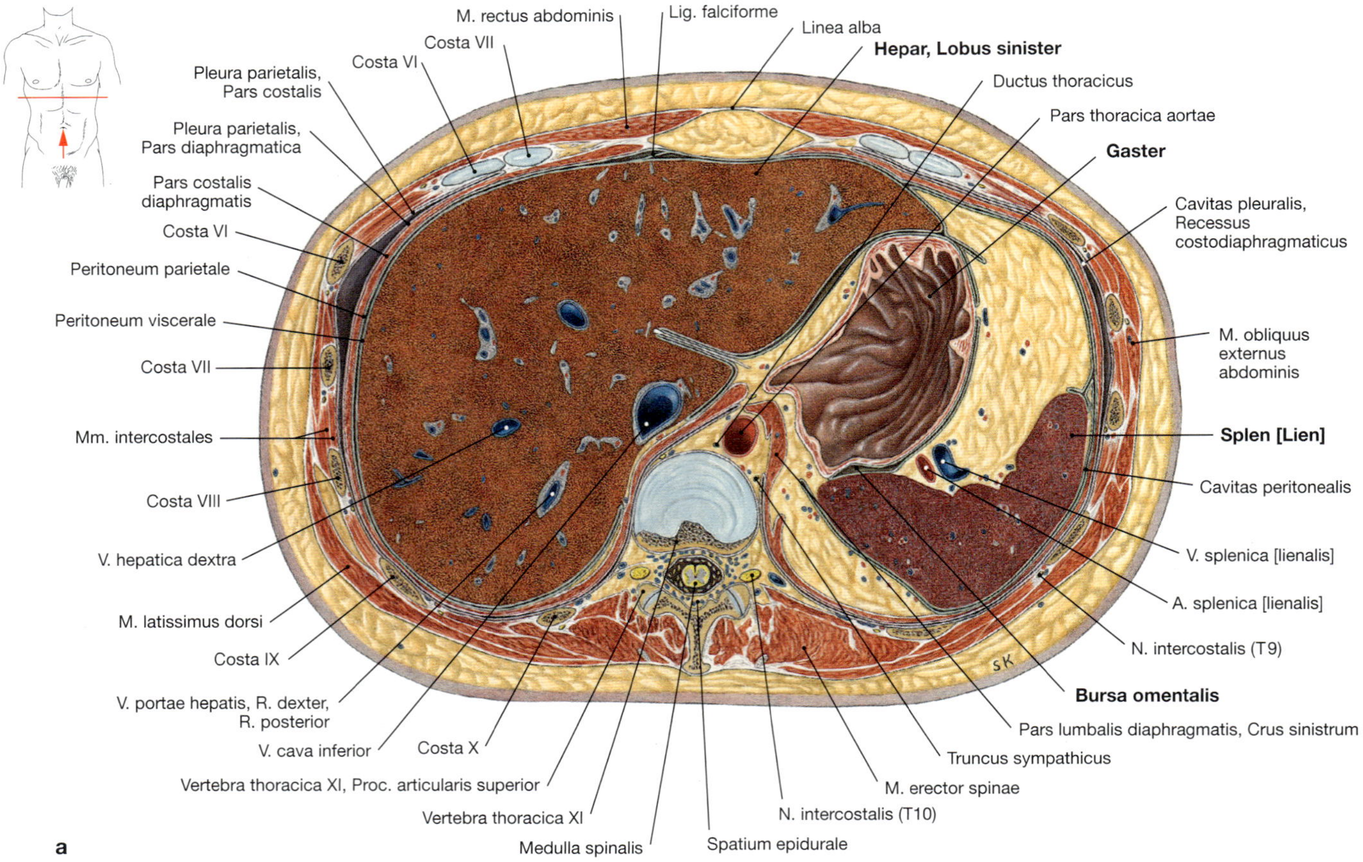

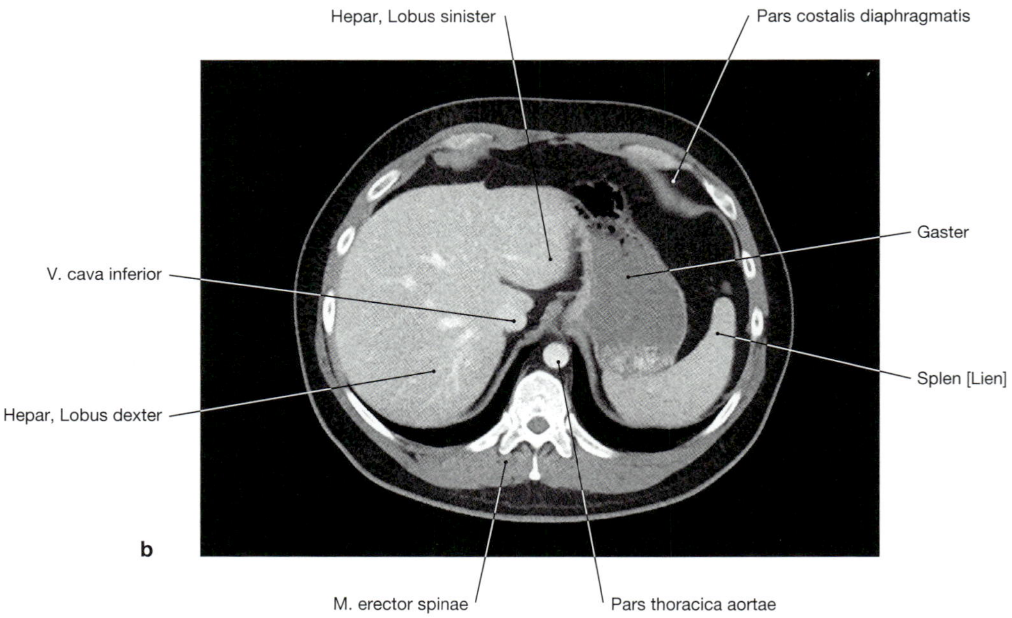

Abb. 6.152 a und b Bauchhöhle, Cavitas abdominalis; Ansicht von kaudal.
a Transversalschnitt auf Höhe des 11. Brustwirbels. [S700-L238]
b Korrespondierender computertomographischer Querschnitt (CT). [S700-T832]

Die Leber (Hepar) nimmt den gesamten rechten Oberbauch ein und reicht mit ihrem Lobus sinister nach links bis vor den Magen (Gaster). Hinter dem Magen liegt als mit Peritoneum ausgekleideter Spaltraum die Bursa omentalis. Im linken Oberbauch ist die Milz (Splen) angeschnitten.

Klinik

Die Schnittbilddiagnostik, hier z. B. mit der **Computertomographie** (CT), gehört inzwischen zur Routine in der Bildgebung. Sie ermöglicht ohne Kontrastmittel eine Darstellung der Weichteile und ist nicht so anfällig für Störungen, z. B. durch luftgefüllte Darmschlingen, wie die Sonographie. Daher werden CT-Untersuchungen zur weiteren Abklärung von Befunden oder zur Operationsplanung durchgeführt. Entsprechend einer allgemeinen Konvention werden CT-Aufnahmen **immer mit der Sicht von kaudal** abgebildet. Daher ist es ratsam, sich auch anatomische Schnitte immer mit Blick von kaudal anzusehen, um sich die Lageverhältnisse korrekt einzuprägen.

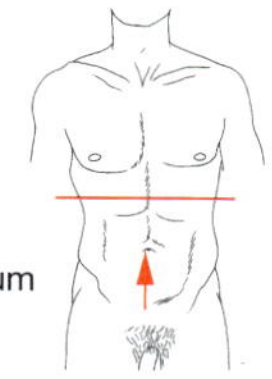

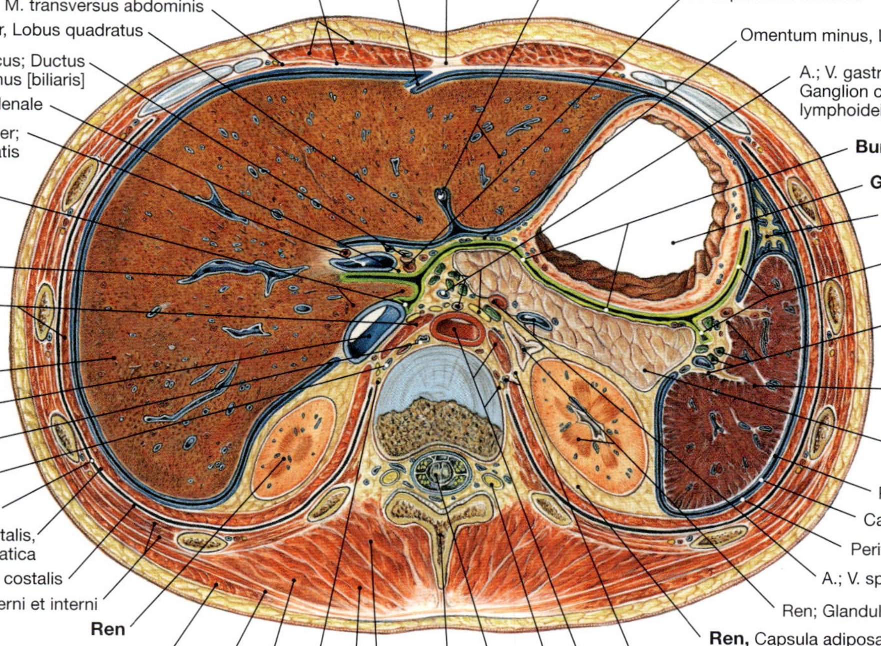

a

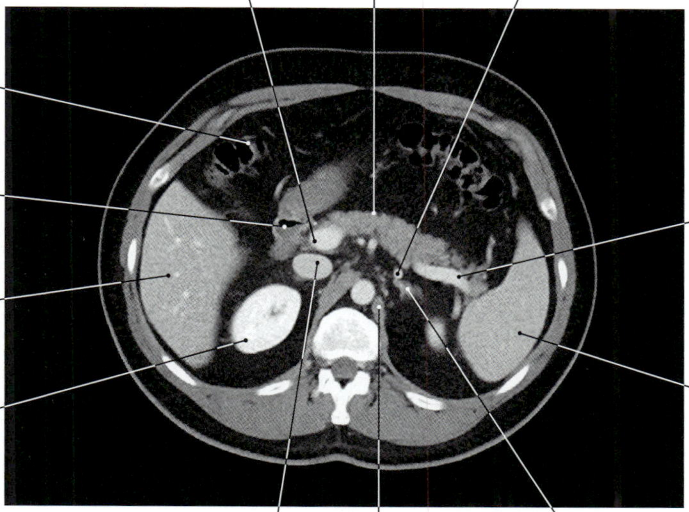

b

Abb. 6.153 a und b Bauchhöhle, Cavitas abdominalis; Ansicht von kaudal.
a Transversalschnitt auf Höhe des 1. Lendenwirbels. [S700]
b Korrespondierender computertomographischer Querschnitt (CT). [S700-T832]

Auf Höhe des 1. Lendenwirbels sind nun zusätzlich die oberen Pole der Nieren (Renes) sowie die Bauchspeicheldrüse (Pancreas) angeschnitten. Das Pancreas liegt, durch die Bursa omentalis getrennt, hinter dem Magen (Gaster) und erstreckt sich links bis zum Hilum der Milz (Splen).

Klinik

Bei Untersuchung der Bauchspeicheldrüse ist die Sonographie wegen luftgefüllter Darmschlingen oft nicht aussagekräftig und verlangt nach einer Klärung durch CT-Aufnahmen. Diese lassen dann z. B. bei Entzündung **(Pankreatitis)** oft ödematöse und zystische Schwellungen des Organs erkennen und können auch zur Verlaufsbeurteilung herangezogen werden.

Oberbauch, Transversalschnitte

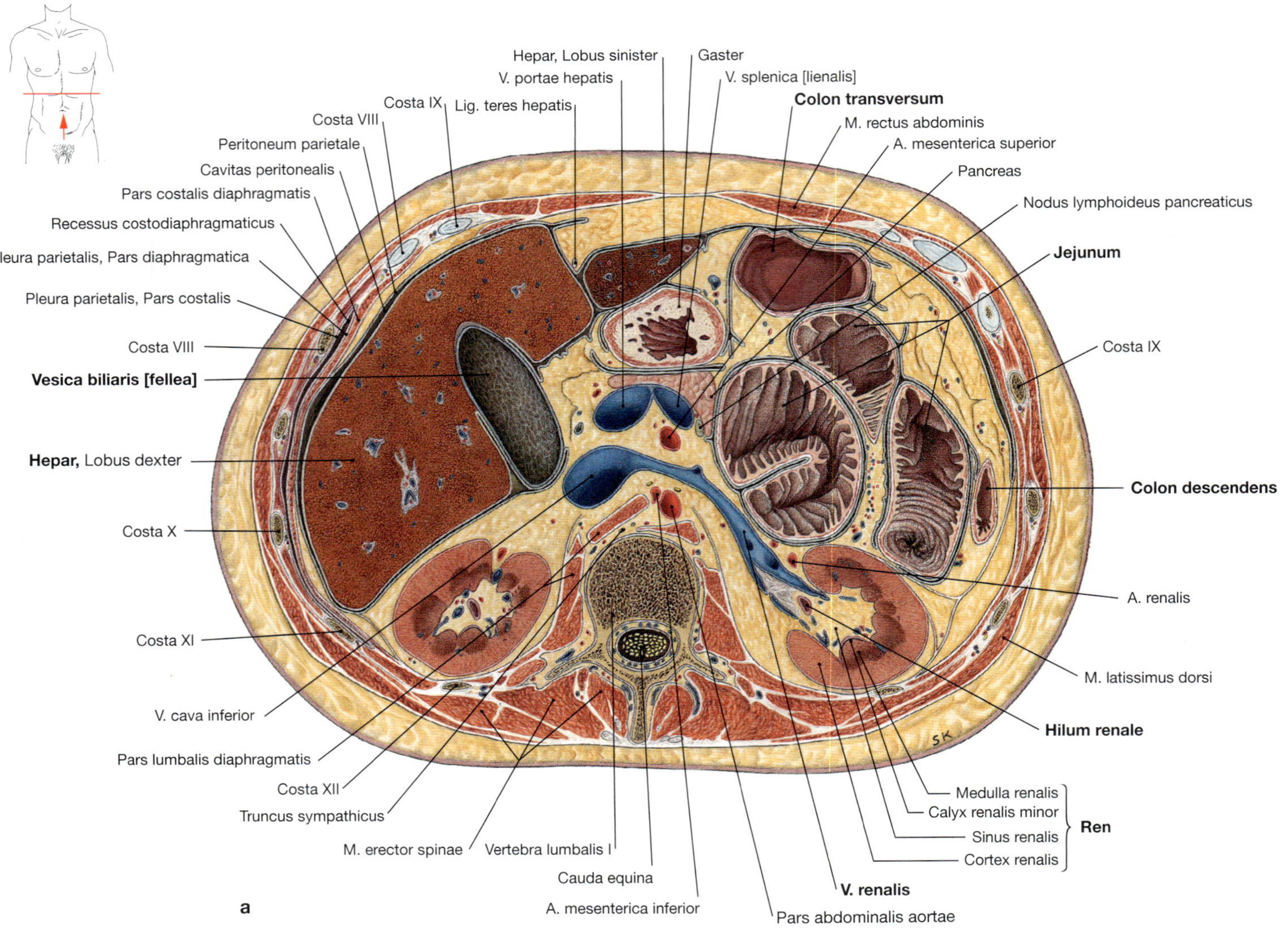

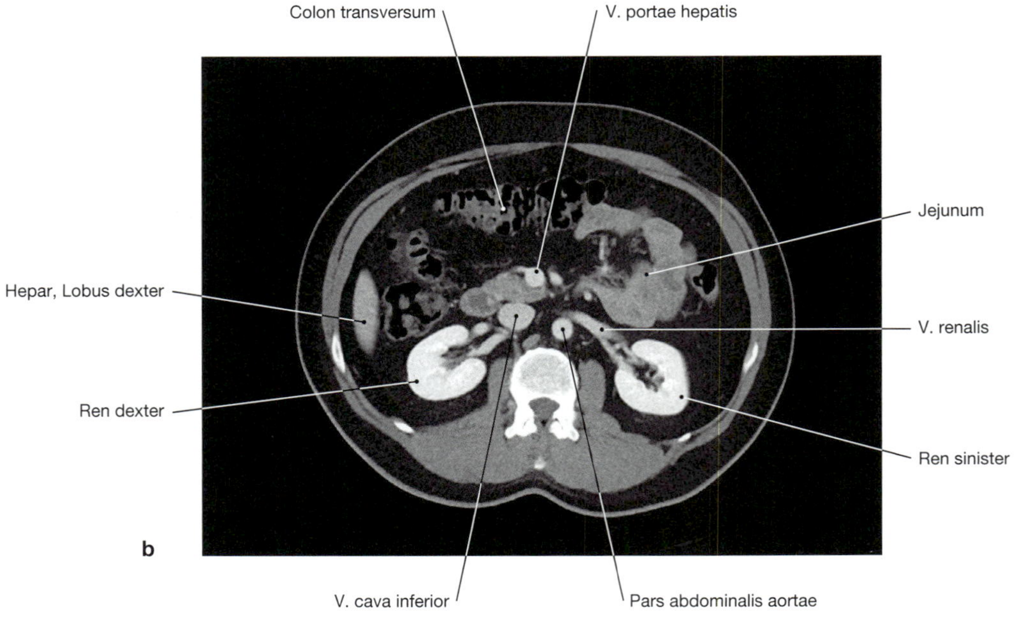

Abb. 6.154 a und b Bauchhöhle, Cavitas abdominalis; Ansicht von kaudal.
a Transversalschnitt auf Höhe des 1. Lendenwirbels. [S700-L238]
b Korrespondierender computertomographischer Querschnitt (CT). [S700-T832]

Das Hilum der Niere (Ren) liegt typischerweise auf Höhe des 1.–2. Lendenwirbels (erkennbar an der Mündung der linken V. renalis). Am Unterrand der Leber (Hepar) ist die Gallenblase (Vesica biliaris) angeschnitten. Im linken Oberbauch sind Dünndarmschlingen (Jejunum) und Dickdarmanteile (Colon transversum und Colon descendens) sichtbar.

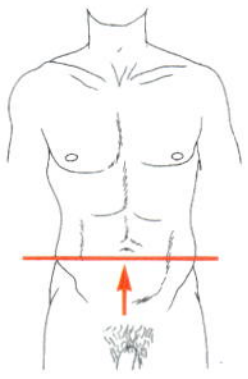

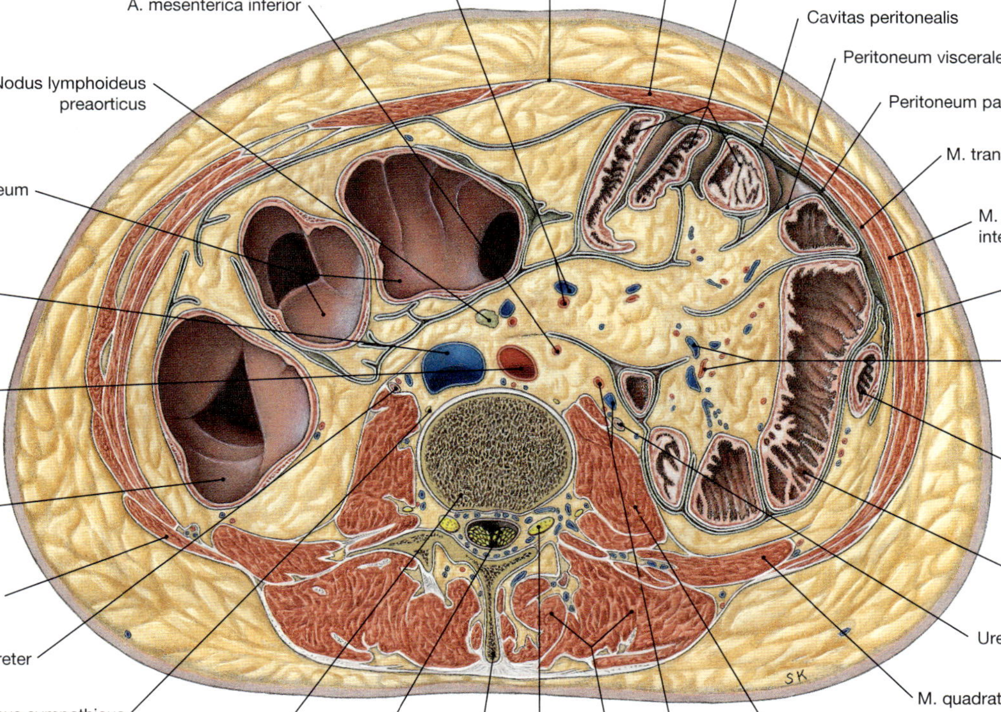

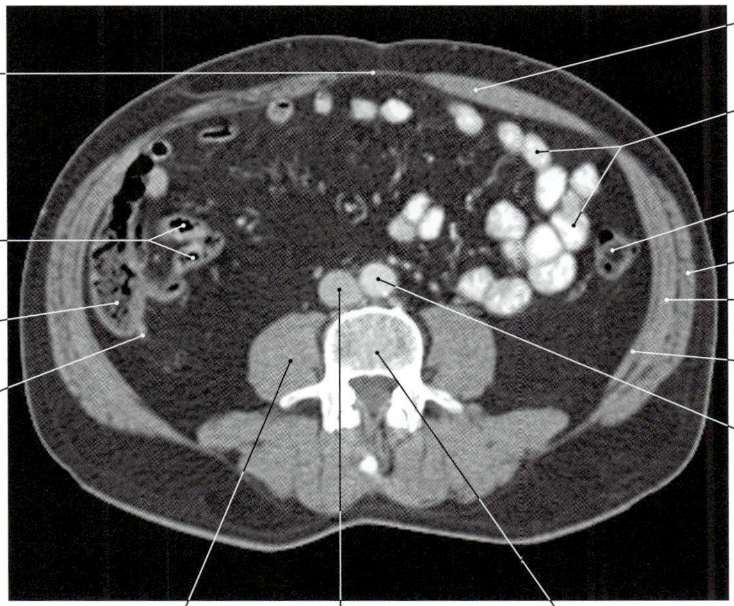

Abb. 6.155 a und b Bauchhöhle, Cavitas abdominalis; Ansicht von kaudal.

a Transversalschnitt auf Höhe des 3. Lendenwirbels. [S700-L238]
b Korrespondierender computertomographischer Querschnitt (CT). [S700]

Oberbauch, Transversalschnitte

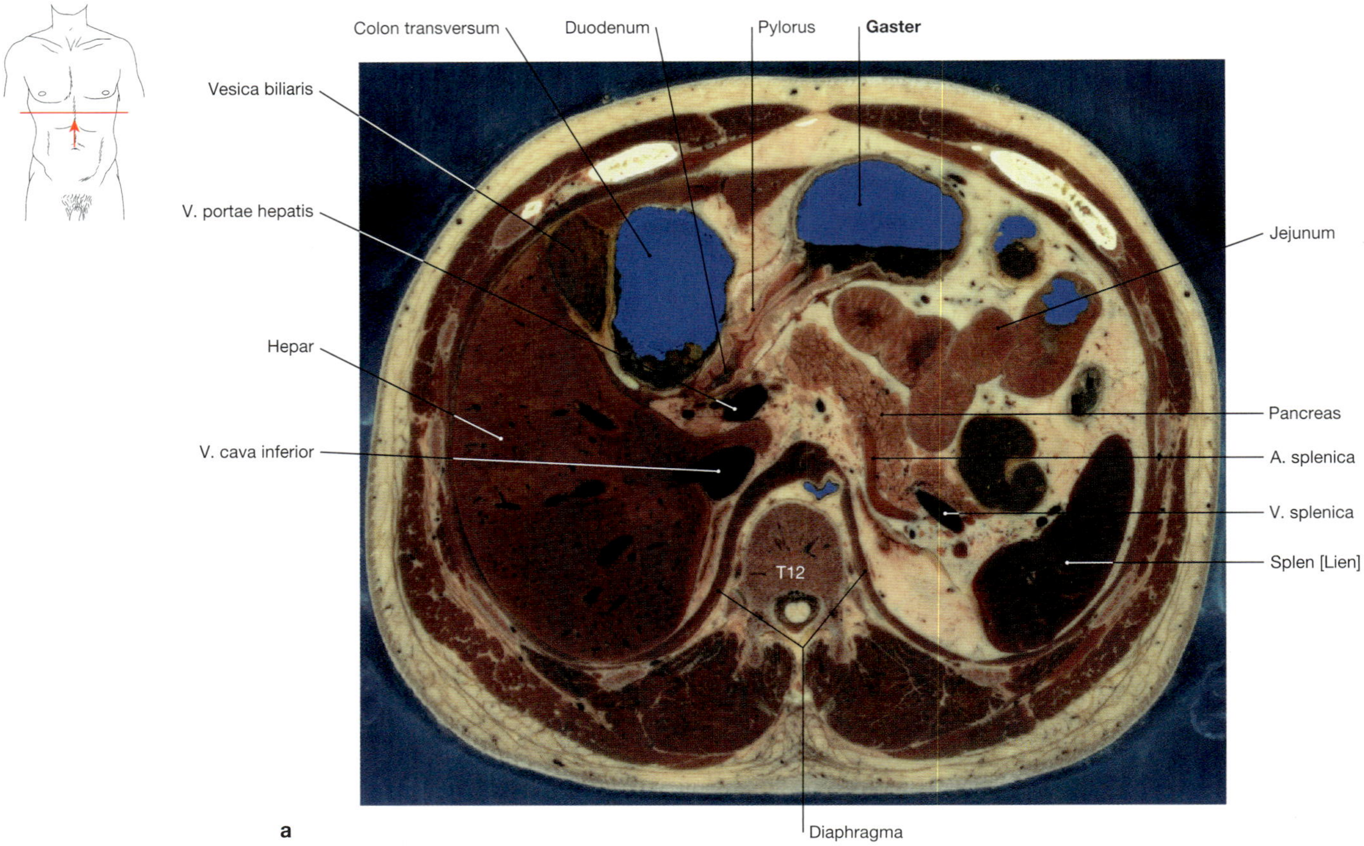

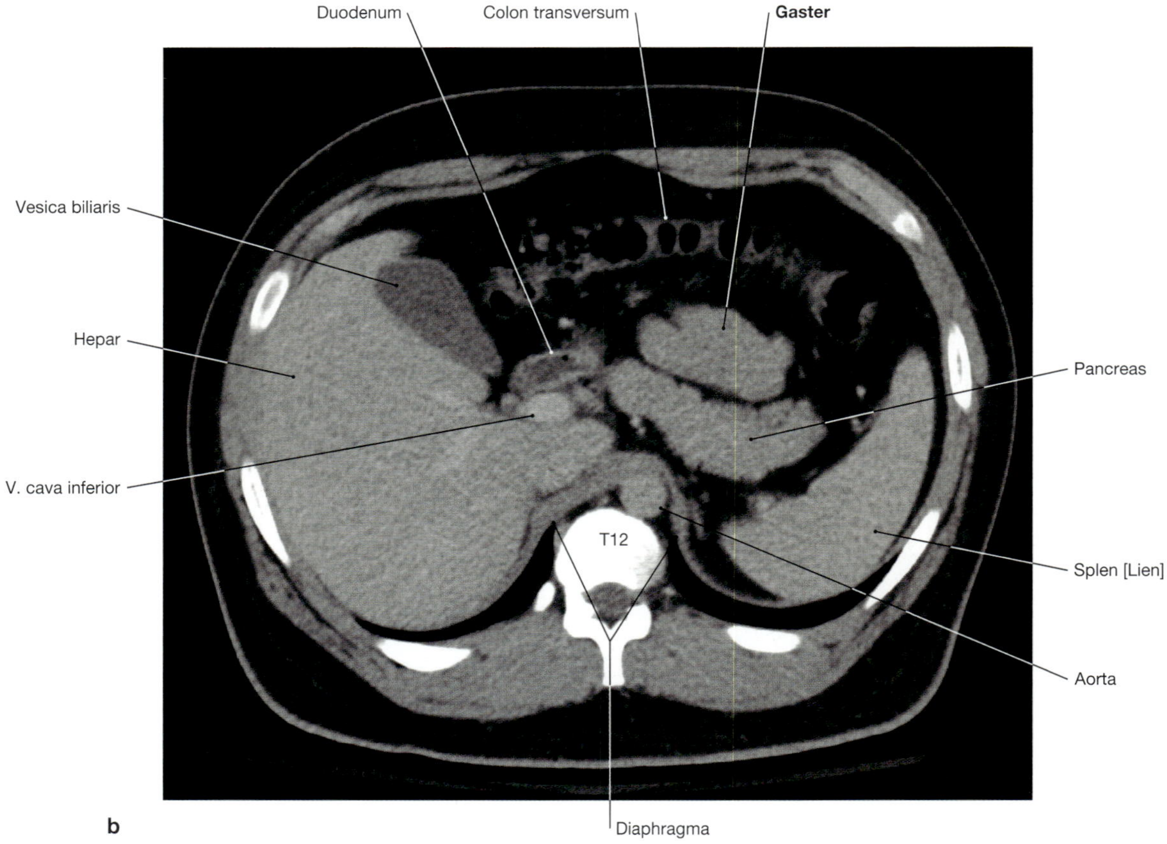

Abb. 6.156 a und b Bauchhöhle, Cavitas abdominalis; Ansicht von kaudal. [X338]
a Transversalschnitt auf Höhe des 12. Brustwirbels.
b Korrespondierender computertomographischer Querschnitt (CT).

Die Schnittebene zeigt Anschnitte der Pars pylorica des Magens und der Pars superior duodeni.

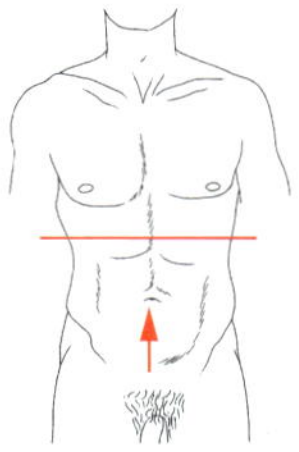

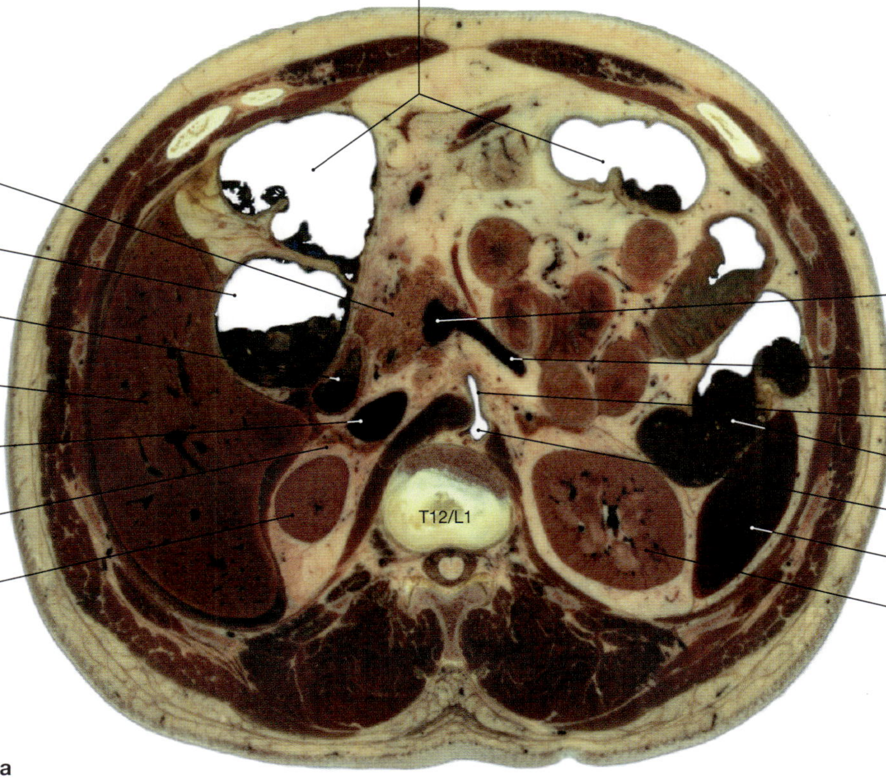

a

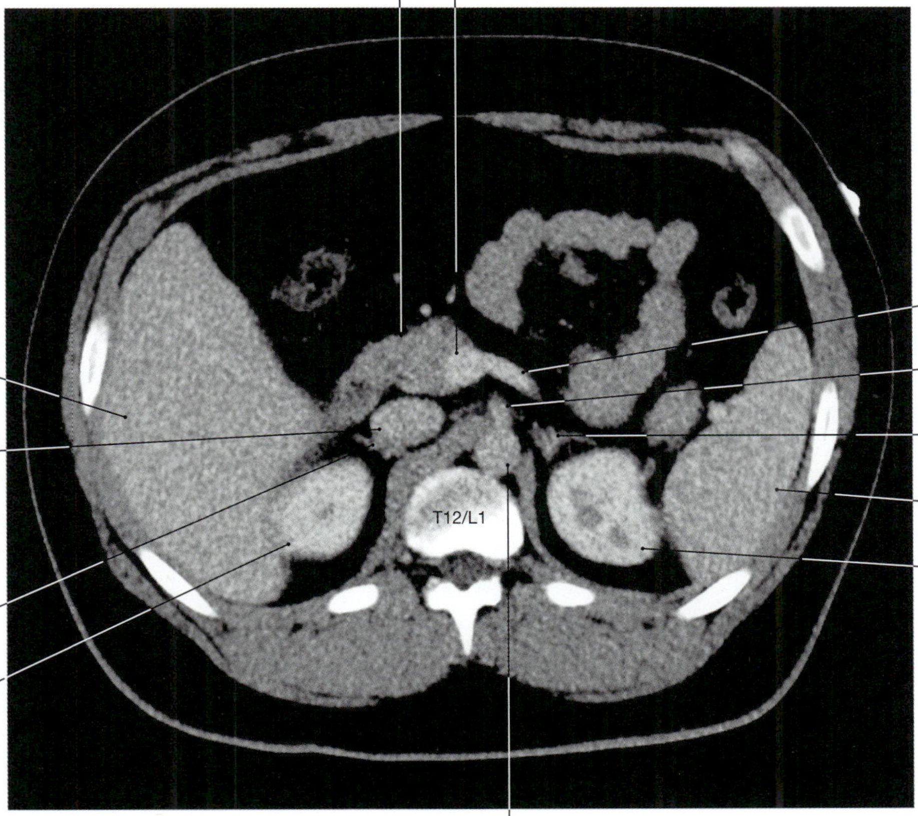

b

Abb. 6.157 a und b Bauchhöhle, Cavitas abdominalis; Ansicht von kaudal. [X338]
a Transversalschnitt auf Höhe des Übergangs vom 12. Brustwirbel auf den 1. Lendenwirbel.
b Korrespondierender computertomographischer Querschnitt (CT).

Die Schnittebene zeigt die enge Nachbarschaft des Pancreas zur Pfortader, V. portae hepatis, in die die V. splenica einmündet.

Oberbauch, Transversalschnitte

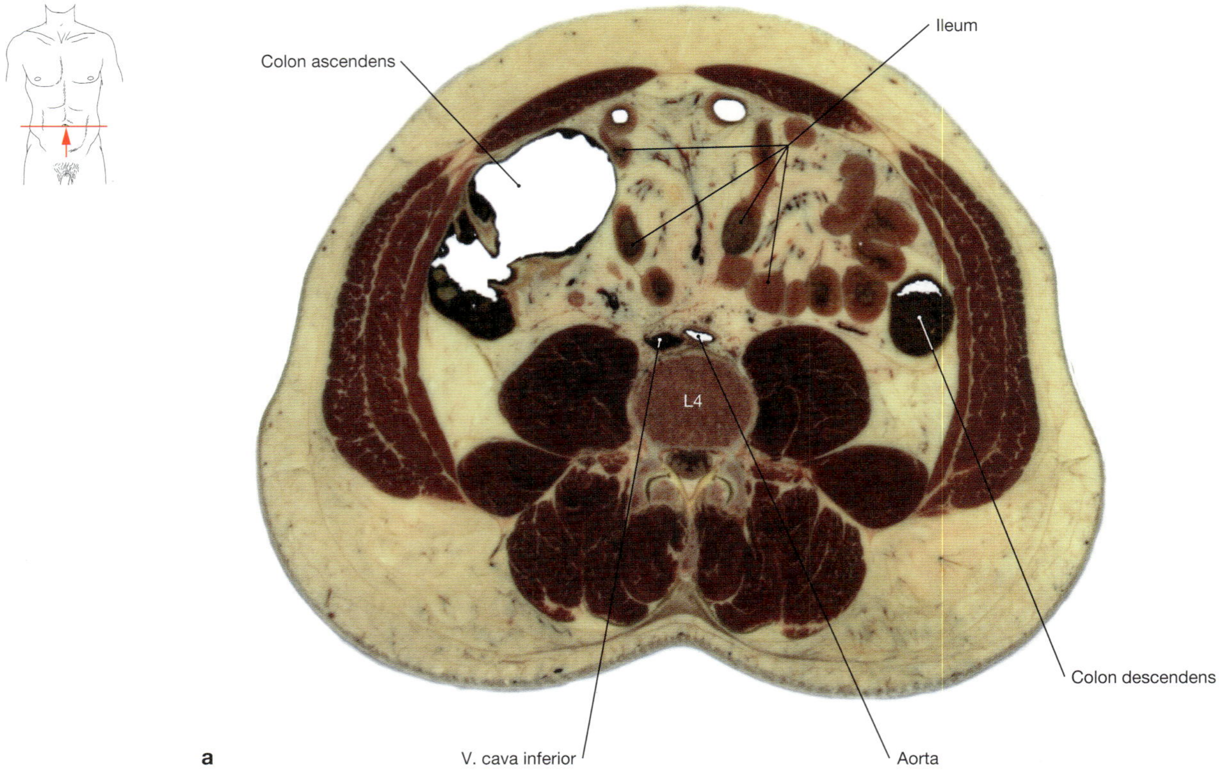

a

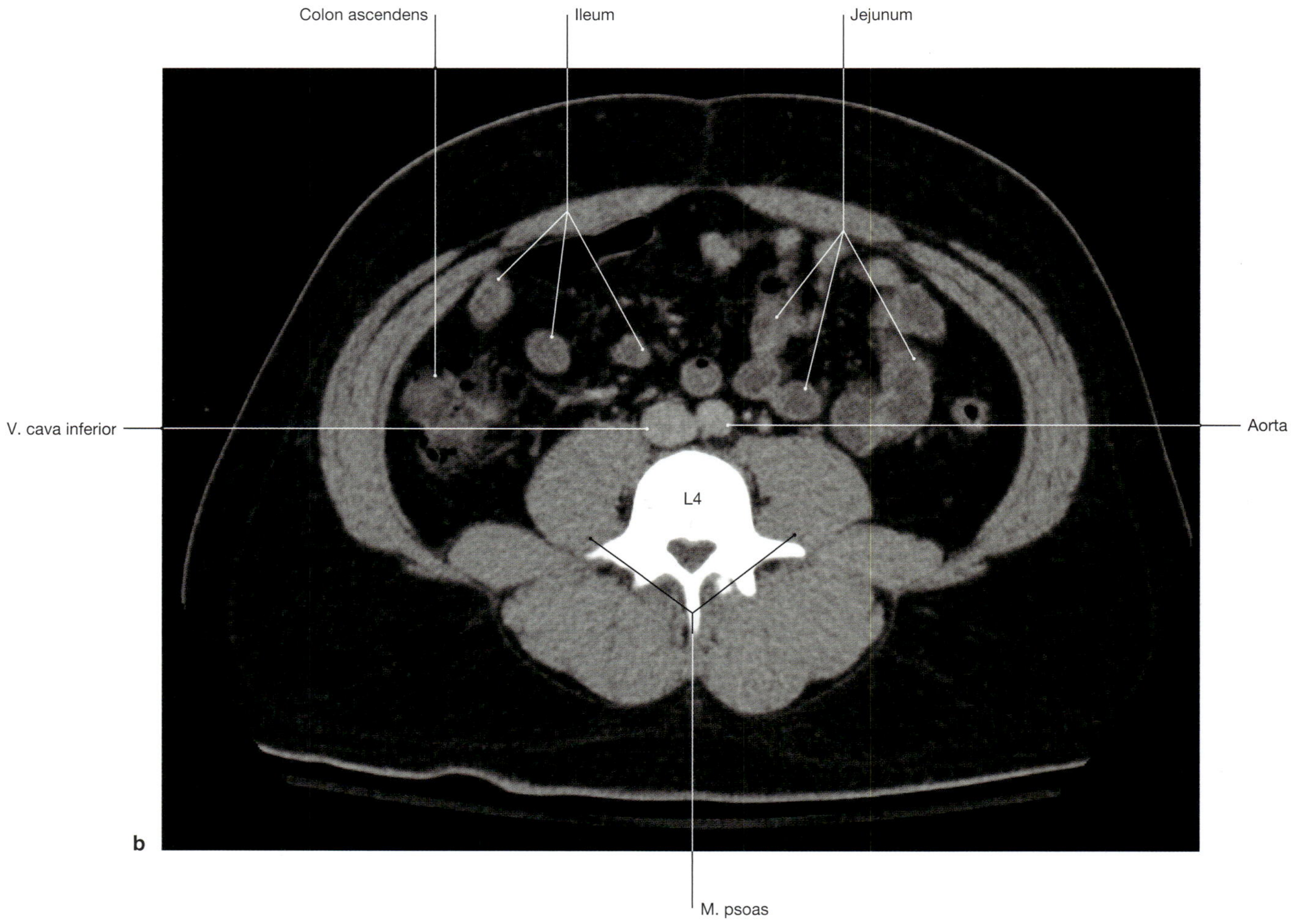

b

Abb. 6.158 a und b Bauchhöhle, Cavitas abdominalis; Ansicht von kaudal. [X338]
a Transversalschnitt auf Höhe 4. Lendenwirbels.
b Korrespondierender computertomographischer Querschnitt (CT).

Die Schnittebene zeigt Dünndarmschlingen sowie Colon ascendens/descendens. Die Pars abdominalis der Aorta ist oberhalb der Bifurkation in die Aa. iliacae communes geschnitten.

Beispielfragen aus der Prüfung

Damit Sie überprüfen können, ob Sie die Inhalte dieses Kapitels verinnerlicht haben, werden hier exemplarisch Fragen aus einer mündlichen Anatomieprüfung aufgelistet.

Bitte erläutern Sie die Lageverhältnisse der einzelnen Bauchorgane.

Welche Peritonealduplikaturen verankern die Leber?

Welche Relevanz haben die Recessus der Peritonealhöhle?

- Bitte erläutern Sie den Bau der Bursa omentalis im Detail.

Wie ist das Omentum majus aufgebaut und welche Funktionen hat es?

Wie ist der Magen gegliedert?

Welche Blutgefäße versorgen ihn?

- Bitte zeigen Sie diese und erläutern Sie deren Herkunft.

Bitte erläutern Sie die Stationen der Lymphdrainage des Magens am Präparat mit ihrer klinischen Bedeutung.

Bitte zeigen Sie die Lageverhältnisse der einzelnen Darmabschnitte am Präparat.

- Durch welche Projektionspunkte ist die Appendix charakterisiert und wofür benötigt man diese?

Wo liegt die RIOLAN-Anastomose und wofür ist sie gut?

Wo wechseln entwicklungsgeschichtlich bedingt die Versorgungsgebiete der Leitungsbahnen zwischen den einzelnen Darmabschnitten?

Bitte erläutern Sie die anatomische und die funktionelle Gliederung der Leber.

- Was versteht man unter ihrer Segmenteinteilung?

Welche portokavalen Anastomosen kennen Sie?

Wie wird die Leber mit Blut versorgt?

Wo und woraus bildet sich die Pfortader?

Bitte erläutern Sie am Präparat die Lage, Gliederung und Projektion des Pancreas.

Wie bildet sich das Gangsystem des Pancreas und wie verläuft es?

Wo liegt die Milz und wo projiziert sie sich auf das Skelett?

Welche Bedeutung hat die Segmentgliederung der Milz?

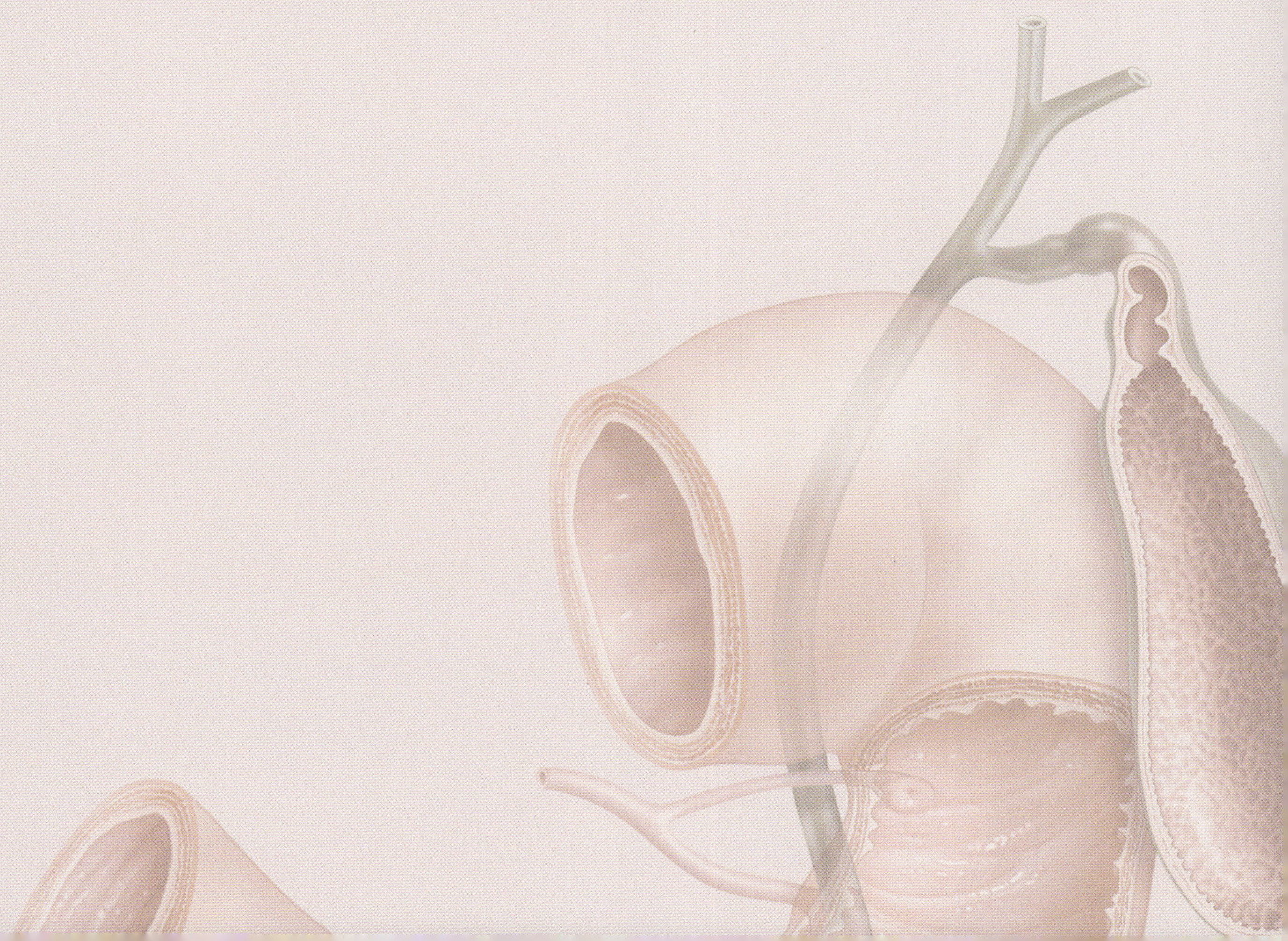

Retroperitonealraum und Beckenhöhle

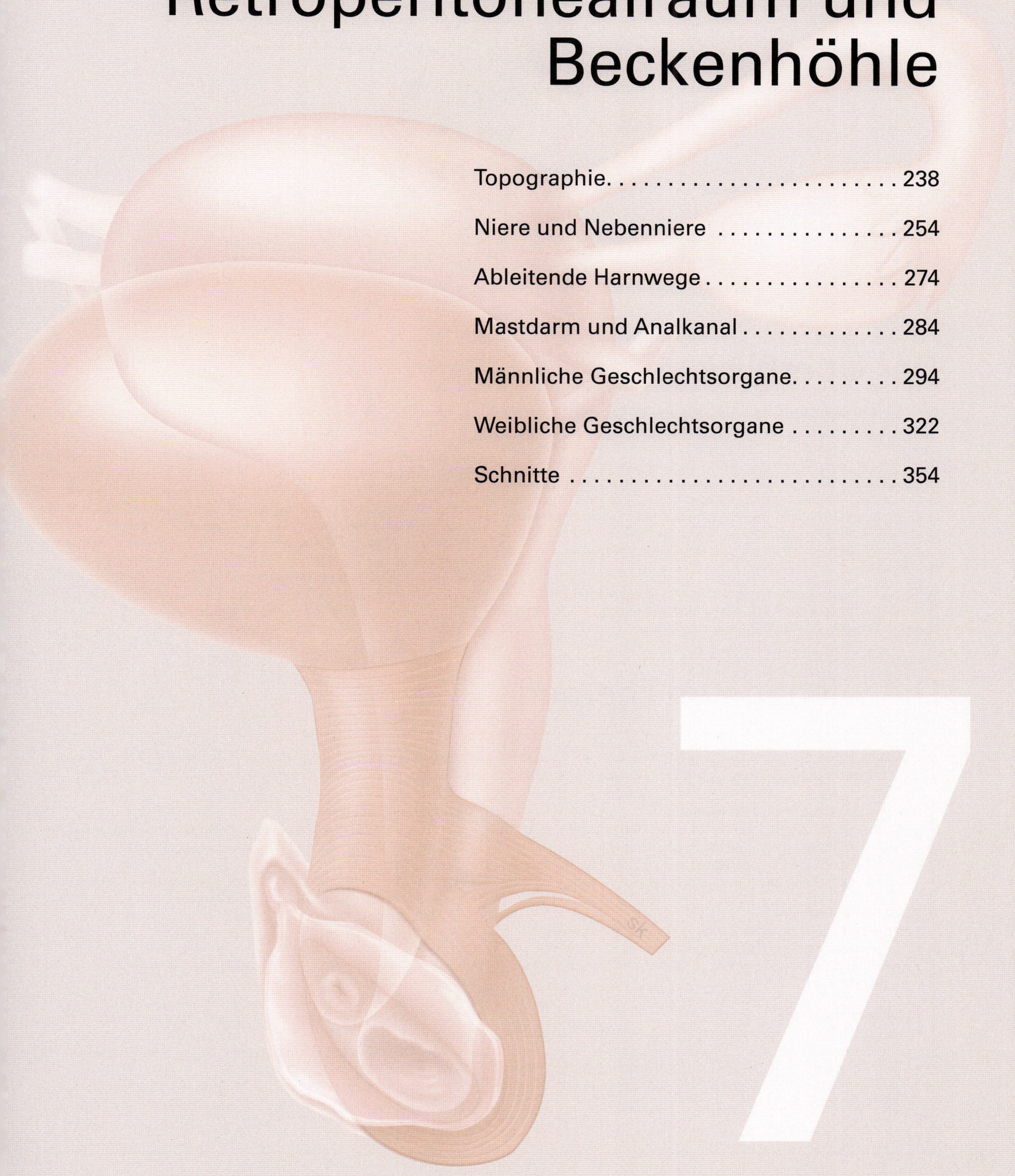

7

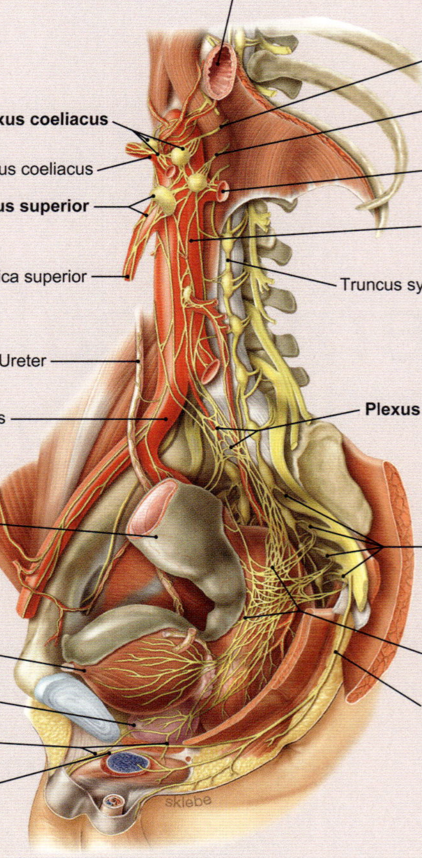

Der Überblick

Dass der **retroperitoneale Situs des Abdomens** – also die Organe, die nicht in der Leibeshöhle, sondern in deren Rückwand liegen – zusammen mit dem Becken abgehandelt wird, hat seinen guten Grund. Die Nieren, die größten Organe des Retroperitonealraums, stammen nämlich ursprünglich aus dem Becken, aus dem sie bis unter die Rippen hinaufstiegen. Umgekehrt sind die Keimdrüsen, also Hoden und Eierstöcke, vom Abdomen ins Becken und beim Mann sogar noch weiter, bis in den Hodensack, hinabgewandert. Die subperitonealen Bindegewebsräume des Beckens und die des Retroperitonealraums bilden also ein Kontinuum.

Im Retroperitonealraum liegt beidseits je eine **Niere (Ren)** mit einer aufsitzenden **Nebenniere (Glandula suprarenalis).** Der **Harnleiter (Ureter)** verbindet die Niere mit der Harnblase im Becken. Er verläuft beidseits der großen Gefäße Aorta und unterer Hohlvene (V. cava inferior) mit begleitenden Lymphbahnen und vegetativen Nerven.

Das **Becken** bildet 3 Etagen. Von kranial erstreckt sich die **Peritonealhöhle** vom Bauchraum in das Becken. Dabei liegt das sog. **große Becken** zwischen den Darmbeinschaufeln und enthält im Wesentlichen Darmschlingen und damit Bauchorgane. Kaudal schließt das sich verjüngende **kleine Becken** an, das die eigentlichen Beckenorgane umfasst. Hier bildet das parietale Bauchfell die Grenze zum **Subperitonealraum** als der 2. Etage. Diese wird kaudal durch den Beckenboden begrenzt, an den sich die **Dammregion** anschließt. Zu den Beckenorganen zählen die inneren Geschlechtsorgane, Harnblase (Vesica urinaria) und Harnröhre (Urethra) sowie Mastdarm (Rectum) und Analkanal (Canalis analis) als distale Abschnitte des Dickdarms.

Die wichtigsten Themen

In Anlehnung an die Lernziele des Nationalen Kompetenzbasierten Lernzielkatalogs Medizin (NKLM) finden Sie hier eine Zusammenfassung der wichtigsten Themen dieses Kapitels. Nach Bearbeitung dieses Kapitels sollten Sie in der Lage sein:

Retroperitonealraum und Beckenhöhle
- die Gliederung von Retroperitoneum und Beckenhöhle sowie deren Leitungsbahnen am Präparat zu beschreiben;
- für alle Organe die Leitungsbahnen mit klinischer Bedeutung und organspezifischen Eigenheiten zu erläutern;

Niere und Nebenniere
- die vitale Bedeutung anhand ihrer Funktionen aufzuzeigen;
- die Entwicklung mit möglichen Fehlbildungen zu erläutern;
- Lage und Projektion einschließlich des Hüllsystems am Präparat zu zeigen;

Ableitende Harnwege
- die Gliederung der ableitenden Harnwege mit ihrer Entwicklung zu erläutern;
- Abschnitte, Engstellen und Verschlussmechanismen bei beiden Geschlechtern sowie die grundsätzlichen Vorgänge bei der Miktion zu beschreiben;

Mastdarm und Analkanal
- Abschnitte und Lageverhältnisse von Rectum und Analkanal am Präparat zu zeigen und ihre entwicklungsgeschichtliche Herkunft zu erläutern;
- das Kontinenzorgan mit den Funktionen seiner verschiedenen Anteile zu erklären und die wesentlichen Abläufe bei der Defäkation zu beschreiben;

Geschlechtsorgane
- Abschnitte und Lage der inneren und äußeren männlichen und weiblichen Geschlechtsorgane sowie deren Entwicklung und Funktion zu erläutern;
- Hüllen und Inhalt des Samenstrangs am Präparat nachzuvollziehen;
- alle Peritonealduplikaturen und Bänder der inneren Geschlechtsorgane mit Verlauf und Inhalt zu erläutern;
- Bau, Innervation und Funktion des Beckenbodens und der Dammmuskulatur zu erläutern sowie die Fossa ischioanalis am Präparat zu zeigen.

Der Bezug zur Klinik

Um bei den vielen anatomischen Details nicht den Bezug zum späteren Klinikalltag zu verlieren, wird im Folgenden ein typischer Fall geschildert, der zeigt, warum die Inhalte dieses Kapitels so wichtig sind.

Beckenbodeninsuffizienz

Anamnese

Eine 78-jährige Patientin berichtet bei einem Vorsorgetermin ihrer Gynäkologin, dass bei ihr zunehmend Urin abgehe, wenn sie husten oder niesen müsse. Sie habe diese Beschwerden zwar schon lange und bisher mit Einlagen gut in den Griff bekommen, jetzt sei der Harnabgang aber zunehmend unangenehm. Die Patientin hat in ihrem Leben 4 Kinder auf natürlichem Weg geboren.

Untersuchungsbefund

Die körperliche Untersuchung ist weitgehend unauffällig. Beim Anspannen der Bauchmuskulatur (Bauchpresse) prolabiert eine schleimhautüberzogene Aussackung bis in den Scheidenvorhof.

Diagnostik

Die Spiegelung der Scheide (Kolposkopie) zeigt, dass sich die hintere Wand der Harnblase abgesenkt hat (Zystozele). Bei intraabdominaler Druckerhöhung stülpt sich auch die Vorderwand des Uterus aus (Uterusprolaps).

Diagnose

Harninkontinenz bei Beckenbodeninsuffizienz mit Zystozele und Uterusprolaps (→Abb. a). Diese Beschwerden sind bei älteren Frauen sehr häufig und werden durch Schwangerschaften begünstigt. Dabei spielt anscheinend der Geburtsmodus keine entscheidende Rolle, sodass wohl auch Kaiserschnitte das Risiko nicht wesentlich reduzieren.

Therapie

Der Patientin wird Beckenbodentraining unter Anleitung einer Physiotherapeutin verordnet. Nach 2 Monaten kann die Patientin den Harnabgang zunehmend besser kontrollieren.

Weiterer Verlauf

Nach 5 Jahren nimmt die Harninkontinenz wieder zu. Die Patientin wird zur operativen Anlage von sog. spannungsfreien Bändern („tension-free tapes") stationär in der Gynäkologie aufgenommen. Danach ist sie weitgehend beschwerdefrei.

Aus dem Präpsaal

Der **Beckenboden (Diaphragma pelvis)** und die **Dammregion (Regio perinealis),** die sich darunter anschließt, sind anatomisch und klinisch anspruchsvoll. Der Beckenboden lässt sich gut vom kleinen Becken aus präparieren, nachdem das Becken in der Mitte gespalten und eine Hälfte mit dem Bein abgesetzt wurde. Das Diaphragma pelvis ist dann als Muskelplatte sichtbar, deren quergestreifte Muskulatur sich aus 3 Muskelteilen zusammensetzt.

Vergleiche mal an verschiedenen Präparaten, wie unterschiedlich stark der Beckenboden bei Männern und Frauen ist. Da die meisten Körperspender älter sind, ist der Beckenboden oft nur sehr schwach ausgebildet.

Sie werden überwiegend durch direkte Muskeläste aus dem Plexus sacralis innerviert und ventral als **M. levator ani** (bestehend aus den Mm. pubococcygeus und iliococcygeus) und dorsal als **M. ischiococcygeus** bezeichnet. Der Begriff „Beckenboden" (Diaphragma pelvis) wurde gewählt, weil diese Muskelplatte wie das Zwerchfell (Diaphragma) an der unteren Öffnung des Brustkorbs eine Körperhöhle nach kaudal abschließt. Die Muskeln beider Seiten lassen medial das **Levatortor (Hiatus levatorius)** für den Durchtritt von Analkanal, Harnröhre und bei der Frau der Scheide frei. Die Bezeichnung der Muskeln gibt weitgehend ihren Verlauf von den Abschnitten des Hüftbeins zum Kreuz- und Steißbein wieder. Nur der M. iliococcygeus hat keinen knöchernen Ursprung, sondern ist nur indirekt an Beckenknochen befestigt, da er von einer Faszienduplikatur des M. obturatorius internus **(Arcus tendineus m. levatoris ani)** entspringt. Dieser Muskel ist gut anhand des **Canalis obturatorius** zu erkennen, der ihn durchbohrt und die **A./V. obturatoria** und den **N. obturatorius** aus der Beckenhöhle zur Vorderseite des Oberschenkels führt. Er taucht kaudal des Arcus tendineus m. levatoris ani unter dem Beckenboden ab

Hier musst du mal eine Hand zwischen den M. levator ani und den M. obturatorius internus stecken, um den unterschiedlichen Verlauf der beiden Muskeln nachzuvollziehen.

und schmiegt sich an die laterale Beckenwand, wo er am Sitzbein umgelenkt wird und dann durch das **Foramen ischiadicum minus** zum Trochanter major des Oberschenkelknochens (Femur) zieht. Diese Öffnung lässt sich besser von dorsal und kaudal darstellen. Dorsal muss dazu in der Glutealregion der große Hüftmuskel (M. gluteus maximus) an seinen Ursprüngen medial abgesetzt und nach lateral geklappt werden. Dann werden der M. piriformis und auch das **Lig. sacrotuberale** sichtbar, welches das Foramen ischiadicum minus überbrückt. Durch diese Öffnung treten **A./V. pudenda interna** und **N. pudendus** von der Glutealregion nach kaudal in die **Fossa ischioanalis** ein, die die hintere Hälfte der Dammregion beidseits des Anus einnimmt. Sie sind dabei in eine weitere Faszienduplikatur des M. obturatorius **(Canalis pudendalis, ALCOCK-Kanal)** eingebettet.

Wenn du die Größe des Raums mal gesehen hast, verstehst du, wie sich hier fast faustgroße Entzündungsherde (Abszesse) absiedeln können, die sich meist von Fisteln aus dem Analkanal ausbreiten.

Die Fossa ischioanalis ist ein weitgehend mit Fettgewebe ausgefüllter pyramidenförmiger Raum, dessen Spitze medial von der Unterfläche des M. levator ani und lateral vom M. obturatorius internus mit dem ALCOCK-Kanal begrenzt wird. Er reicht nach vorne bis an die Dammmuskulatur heran und hat sehr variable Ausläufer bis zur **Schambeinfuge (Symphysis pubica).**

Zurück in der Klinik

Der Beckenboden stützt alle Beckenorgane, die ihm aufsitzen. So wird verständlich, warum er für die Harn- und Stuhlkontinenz wichtig ist, obwohl er keinen Schließmuskel ausbildet wie die Dammmuskulatur. Bei Operationen in der Dammregion zur Unterstützung des Beckenbodens kommt erschwerend hinzu, dass die Patientinnen meist in „Steinschnittlage" auf dem Rücken liegen, was man sich bei der Vorstellung der anatomischen Lageverhältnisse vor Augen führen muss.

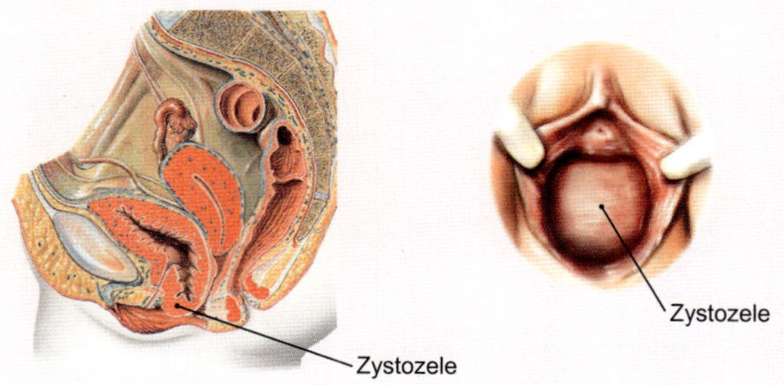

Abb. a Links: Beckenbodeninsuffizienz mit Absenkung der Harnblase (Zystozele); Ansicht von links im Sagittalschnitt; **rechts:** Zystozele; Ansicht von vaginal. [S700-L266]

Oberflächenanatomie

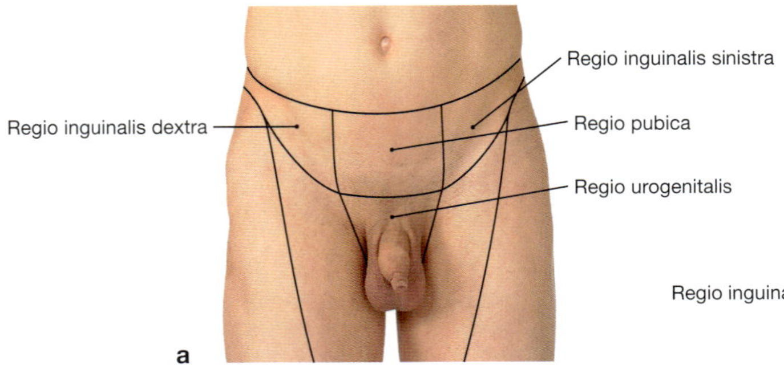

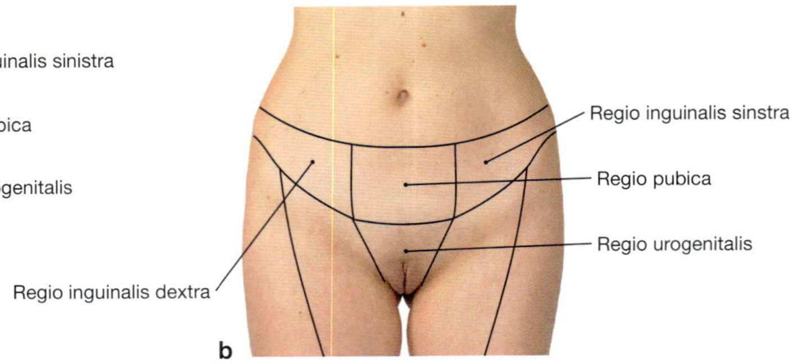

Abb. 7.1 a und b Regionen des Beckenabschnitts des Rumpfs, Pelvis; Ansicht von ventral. [S700-J803]

a Regionen beim Mann.
b Regionen bei der Frau.

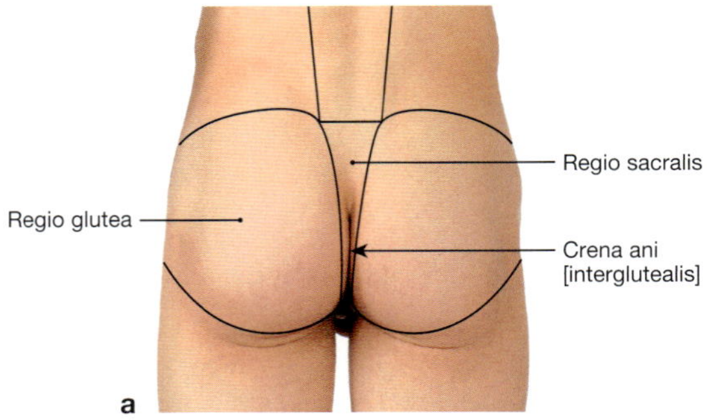

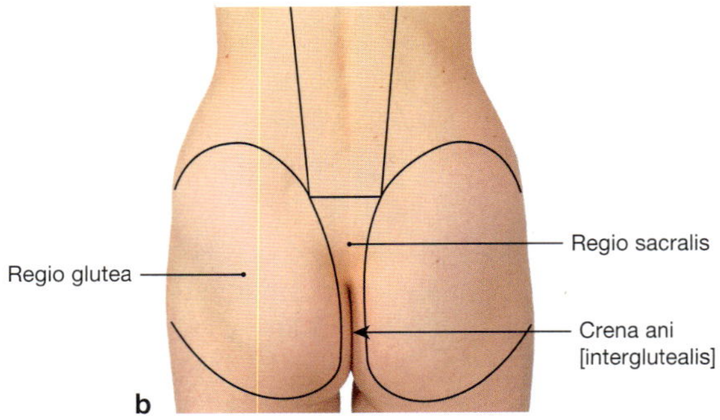

Abb. 7.2 a und b Regionen des Beckenabschnitts des Rumpfs, Pelvis; Ansicht von dorsal. [S700-J803]

a Regionen beim Mann.
b Regionen bei der Frau.

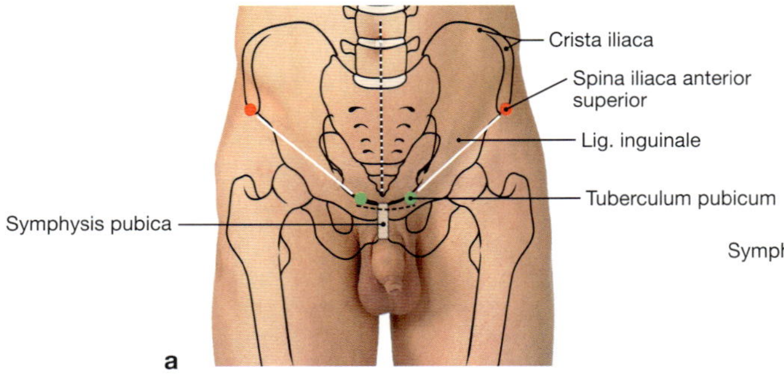

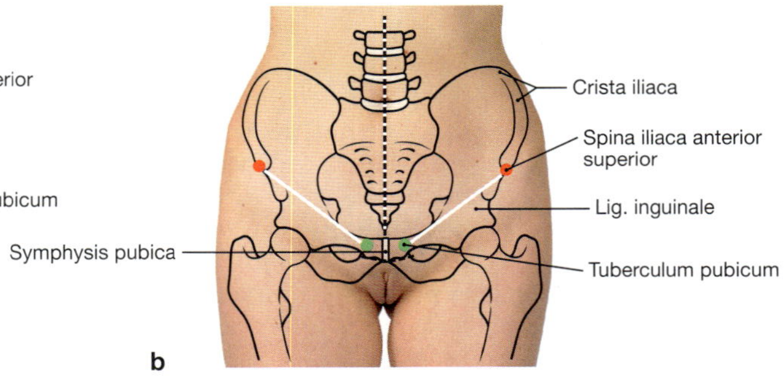

Abb. 7.3 a und b Oberflächenprojektion des Beckengürtels, Cingulum pelvicum, und der Oberschenkelknochen, Femora, sowie von Oberflächen-Landmarken; Ansicht von ventral. [S700-J803]

a Oberflächenprojektion beim Mann.
b Oberflächenprojektion bei der Frau.

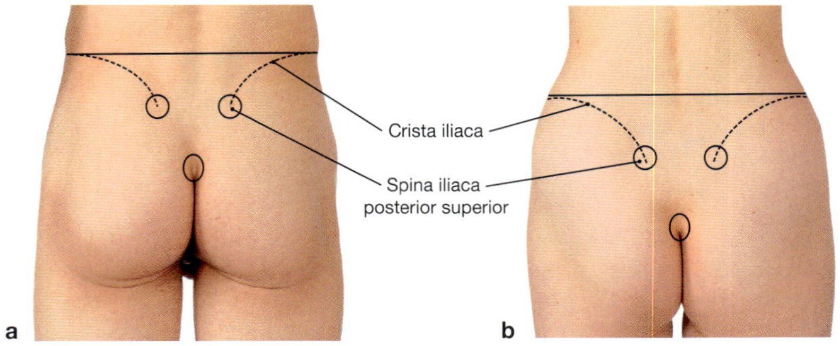

Abb. 7.4 a und b Oberflächenprojektion des Beckengürtels, Cingulum pelvicum, und der Oberschenkelknochen, Femora, sowie von Oberflächen-Landmarken; Ansicht von dorsal. [S700-J803]

a Oberflächenprojektion beim Mann.
b Oberflächenprojektion bei der Frau.

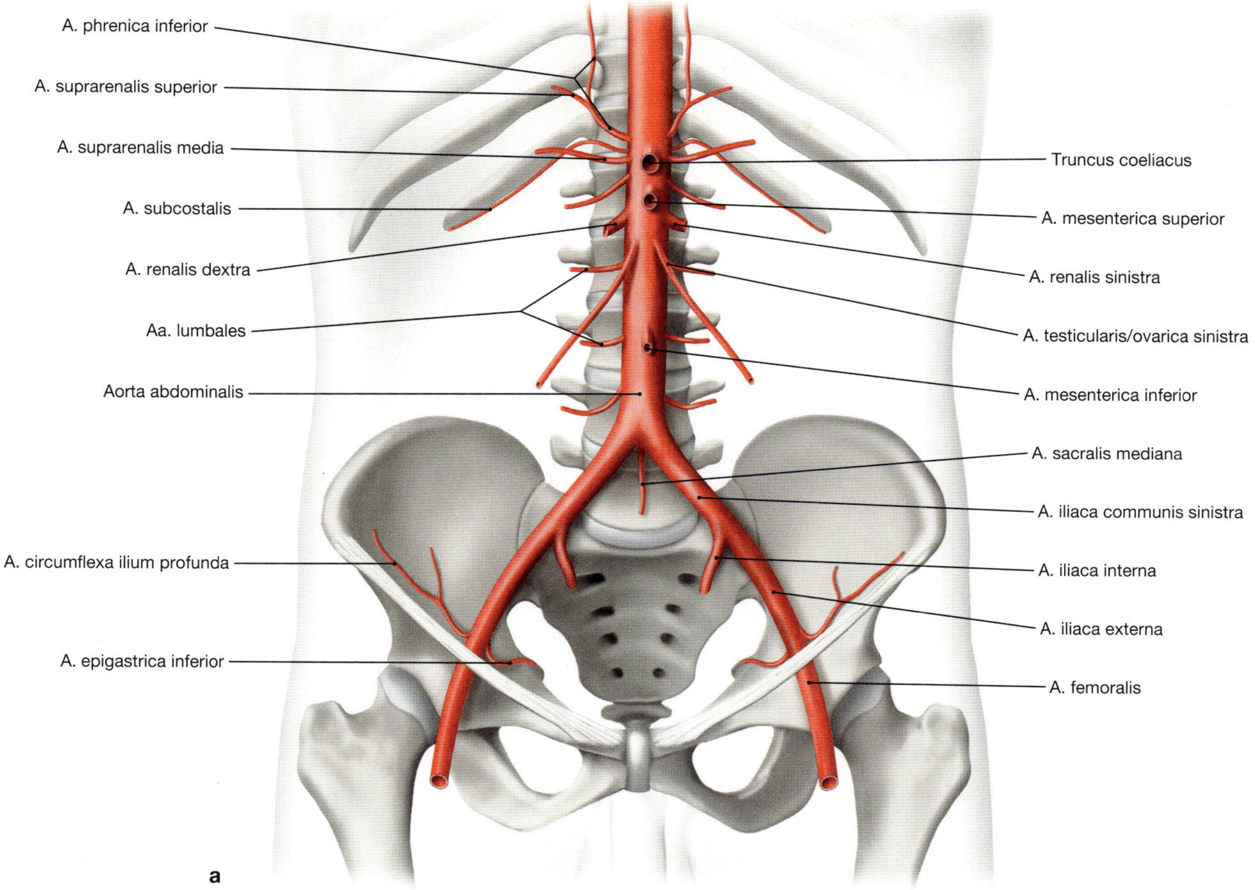

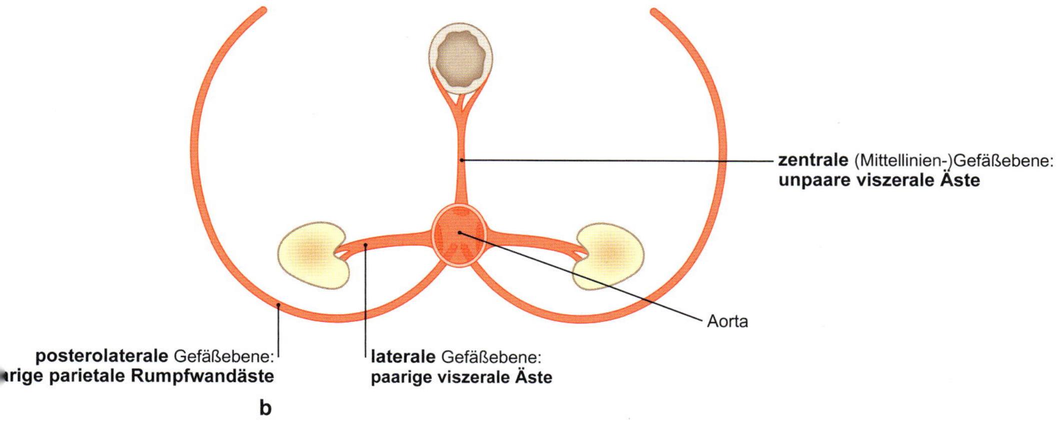

Abb. 7.5 a und b Bauchabschnitt der Aorta; Pars abdominalis aortae.
a Abgehende Äste, in Projektion auf das Skelett; schematisierte Darstellung, Ansicht von ventral. [S700-L275]
b Querschnitt auf Höhe des 2. Lendenwirbels, schematisierte Darstellung, Ansicht von kaudal. [S700-L126]

Äste der Bauchaorta			
Ast	Wirbelebene	Gefäßebene (→ Abb. 7.5b)	Versorgungsgebiet
Truncus coeliacus	T12	median, unpaar viszeral	Magen, Dünndarm, Leber, Gallenblase, Bauchspeicheldrüse, Milz
A. mesenterica superior	L1	median, unpaar viszeral	Bauchspeicheldrüse, Dünndarm, Dickdarm
A. mesenterica inferior	L3	median, unpaar viszeral	Dickdarm
A. sacralis mediana	L4	median, unpaar parietaler Endast	Rumpfwand; Rückenmark
A. suprarenalis media	L1	lateral, paarig viszeral	Nebenniere
A. renalis	L2	lateral, paarig viszeral	Niere, Nebenniere
A. testicularis/ovarica	L2	lateral, paarig viszeral	Hoden und Nebenhoden/Ovar und Eileiter
A. iliaca communis	L4	lateral, paarige Endäste	untere Extremität
A. phrenica inferior	T12	posterolateral, paarig, parietal	Zwerchfell
A. subcostalis	T12	posterolateral, paarig, parietal	Rumpfwand
Aa. lumbales (4)	L1–L4	posterolateral, paarig, parietal	Rumpfwand

Organe und Gefäße des Retroperitonealraums

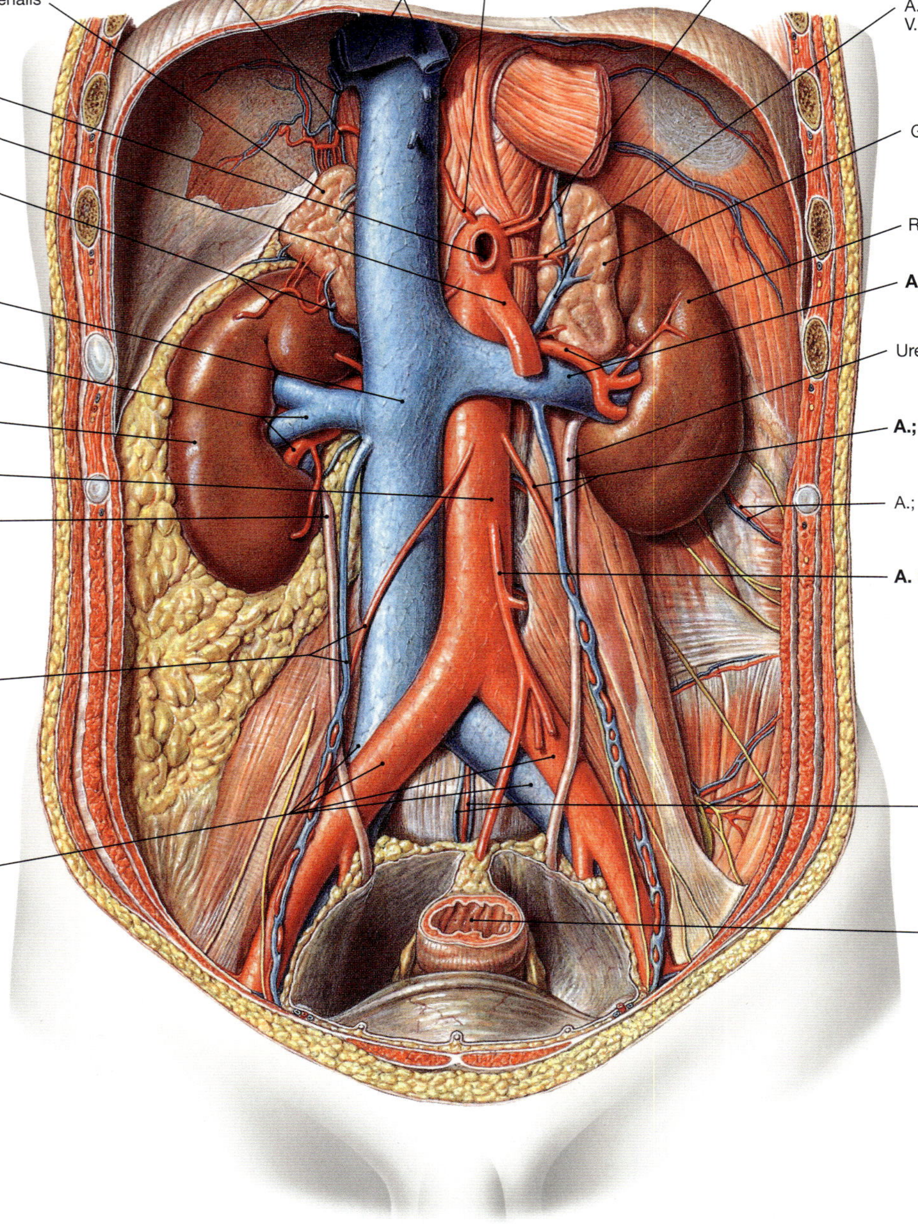

Abb. 7.6 Organe und Blutgefäße des Retroperitonealraums; die intraperitoneal und sekundär retroperitoneal gelegenen Bauchorgane wurden entnommen, Lymphgefäße und vegetative Nerven wurden entfernt, Ansicht von ventral. [S700]

Die Abbildung zeigt einen sog. **Retrositus,** d. h. den Situs der Organe und Leitungsbahnen im Retroperitonealraum. Diese Ansicht erhält man im Präpariersaal, wenn man alle intraperitoneal und sekundär retroperitoneal gelegenen Organe entnimmt. Wie hier geschehen, kann man die Organe „en bloc" mit den versorgenden Leitungsbahnen entnehmen. Dazu werden die 3 **unpaaren viszeralen Äste (Truncus coeliacus, A. mesenterica superior, A. mesenterica inferior)** der **Aorta (Pars abdominalis aortae)** nahe ihrem Ursprung oder im Fall der A. mesenterica inferior weiter distal abgesetzt. Da die Venen der entnommenen Bauchorgane zum Portalsystem gehören und damit an die Leber angeschlossen sind, kann man diese komplett entnehmen. Nur die **Lebervenen (Vv. hepaticae)** werden nahe ihrer Einmündung in die **untere Hohlvene (V. cava inferior)** durchtrennt.

Diese Präparation wird gewählt, um die Leitungsbahnen des Retroperitonealraums und die dort gelegenen Organe **Niere, Ren,** mit **Harnleiter, Ureter,** und die **Nebenniere, Glandula suprarenalis,** darzustellen. Die **Aorta** setzt sich nach ihrem Durchtritt durch das Zwerchfell als **Pars abdominalis aortae** fort und liegt im Retroperitonealraum links der V. cava inferior vor der Wirbelsäule. Die **untere Hohlvene, V. cava inferior,** bildet sich rechts der Aorta auf Höhe des 5. Lendenwirbels durch Vereinigung der beiden Vv. iliacae communes.

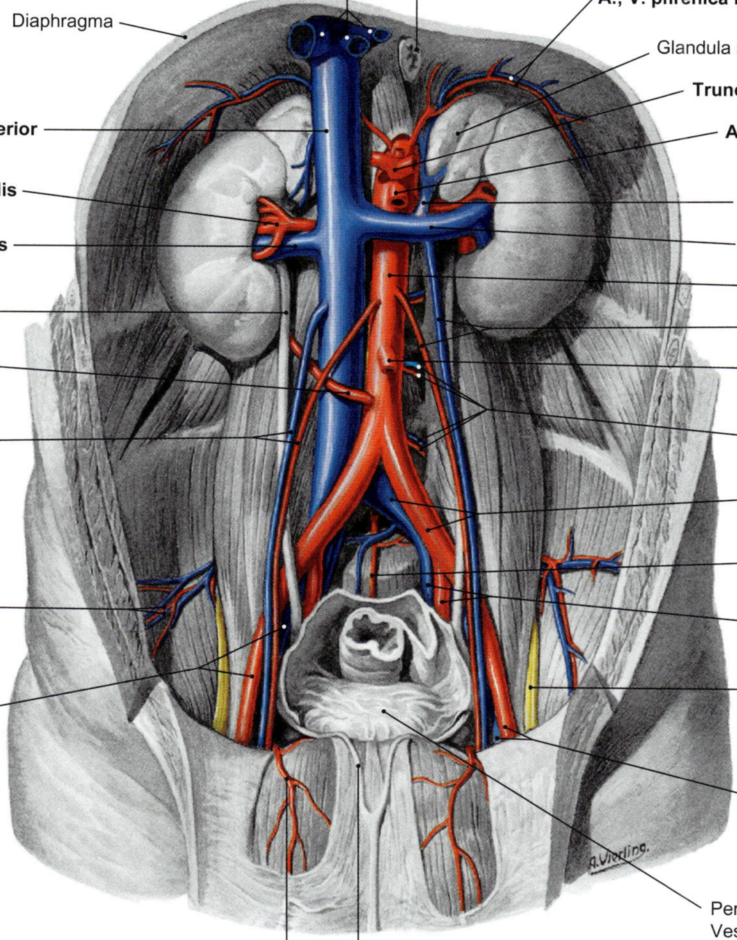

Abb. 7.7 Blutgefäße des Retroperitonealraums; die Blutgefäße sind farbig hervorgehoben, um ihre Systematik zu zeigen; Ansicht von ventral. [G1066-O1109]

Die Äste der **Pars abdominalis aortae** sind der Tabelle unten zu entnehmen. Sie lassen sich in **parietale Äste** für die Rumpfwand, **viszerale Äste** für die Organe und in **Endäste** untergliedern.

Die Zuflüsse der **V. cava inferior** entsprechen (abgesehen von den unpaaren viszeralen Ästen, da diese Venen in die Pfortader münden) weitgehend den arteriellen Ästen der Aorta. Zu beachten ist allerdings, dass 3 Venen, die auf der rechten Körperseite direkt in die V. cava einmünden, auf der linken Seite an die V. renalis angeschlossen sind:

- V. phrenica inferior
- V. suprarenalis
- V. testicularis/ovarica

Zuflüsse der V. cava inferior

- Vv. iliacae communes
- V. sacralis mediana
- Vv. lumbales
- V. phrenica inferior dextra, links Einmündung in V. renalis
- V. testicularis/ovarica dextra, links Einmündung in V. renalis
- V. suprarenalis dextra, links Einmündung in V. renalis
- Vv. renales dextra und sinistra
- 3 Vv. hepaticae (Vv. hepaticae dextra, intermedia und sinistra)

Äste der Pars abdominalis aortae [Aorta abdominalis]

Äste	Arterien im Einzelnen
parietale Äste zur Rumpfwand	• A. phrenica inferior: auf der Unterseite des Zwerchfells, gibt A. suprarenalis superior zur Nebenniere ab • Aa. lumbales: 4 Paare direkt aus der Aorta, das 5. Paar entspringt aus der A. sacralis mediana
viszerale Äste für die Eingeweide	• Truncus coeliacus: unpaar, entspringt unmittelbar unter dem Hiatus aorticus und versorgt die Oberbauchorgane (→Abb. 6.24) • A. suprarenalis media: versorgt die Nebenniere • A. renalis: zur Niere, gibt außerdem die A. suprarenalis inferior zur Nebenniere ab • A. mesenterica superior: unpaar, versorgt Teile des Pancreas, den gesamten Dünndarm und den Dickdarm bis zur linken Kolonflexur (→Abb. 6.27) • A. testicularis/ovarica: versorgt beim Mann Hoden und Nebenhoden, bei der Frau das Ovar • A. mesenterica inferior: unpaar, versorgt Colon descendens und Colon sigmoideum sowie oberes Rectum (→Abb. 6.29)
Endäste	• A. iliaca communis: für Becken und Bein • A. sacralis mediana: steigt auf dem Kreuzbein ab

Lymphgefäße des Retroperitonealraums

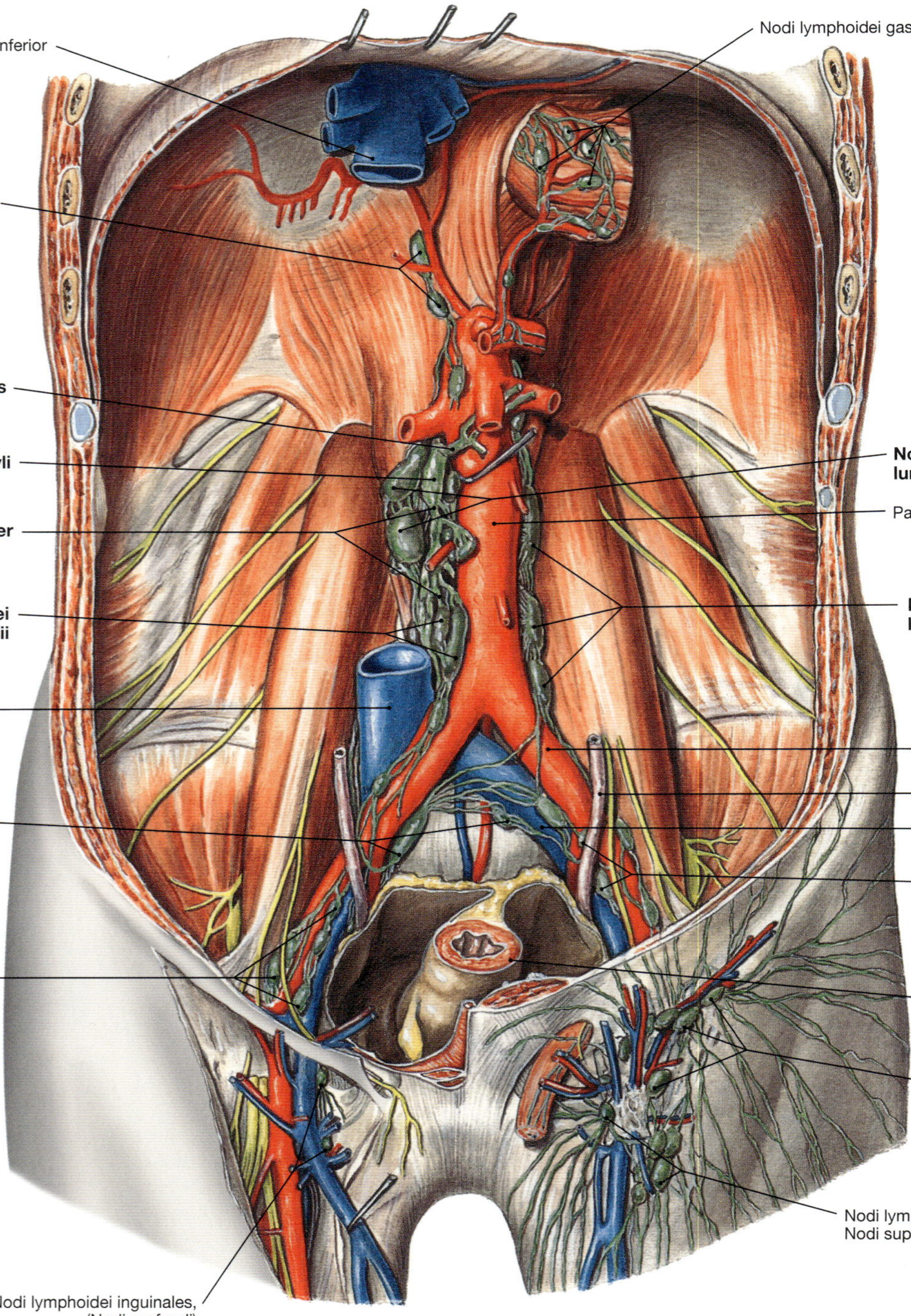

Abb. 7.8 Lymphgefäße und Lymphknoten des Retroperitonealraums; Ansicht von ventral. [S700]

Über die Nodi lymphoidei iliaci communes gelangt die Lymphe aus dem Becken in die parietalen Lymphknoten des Retroperitonealraums, die als **Nodi lymphoidei lumbales** zusammengefasst werden. Diese liegen in 3 Ketten als Nodi lymphoidei lumbales sinistri um die Aorta, als Nodi lymphoidei lumbales dextri beidseits der V. cava inferior und als Nodi lymphoidei lumbales intermedii zwischen den beiden Gefäßen. Die lumbalen Lymphknoten sind nicht nur die Sammellymphknoten für die untere Extremität, Beckeneingeweide und Colon descendens, sondern auch die regionären Lymphknoten für Niere, Nebenniere und Hoden/Ovar.

Aus den efferenten Lymphbahnen der lumbalen Lymphknoten gehen beidseits die **Trunci lumbales** hervor, die sich in der Cisterna chyli mit dem **Truncus intestinalis** (sammelt die Lymphe der viszeralen Lymphknoten aus der Bauchhöhle) vereinigen, um sich im **Ductus thoracicus** fortzusetzen. Damit führt der Ductus thoracicus unterhalb des Zwerchfells die gesamte Lymphe der unteren Körperhälfte.

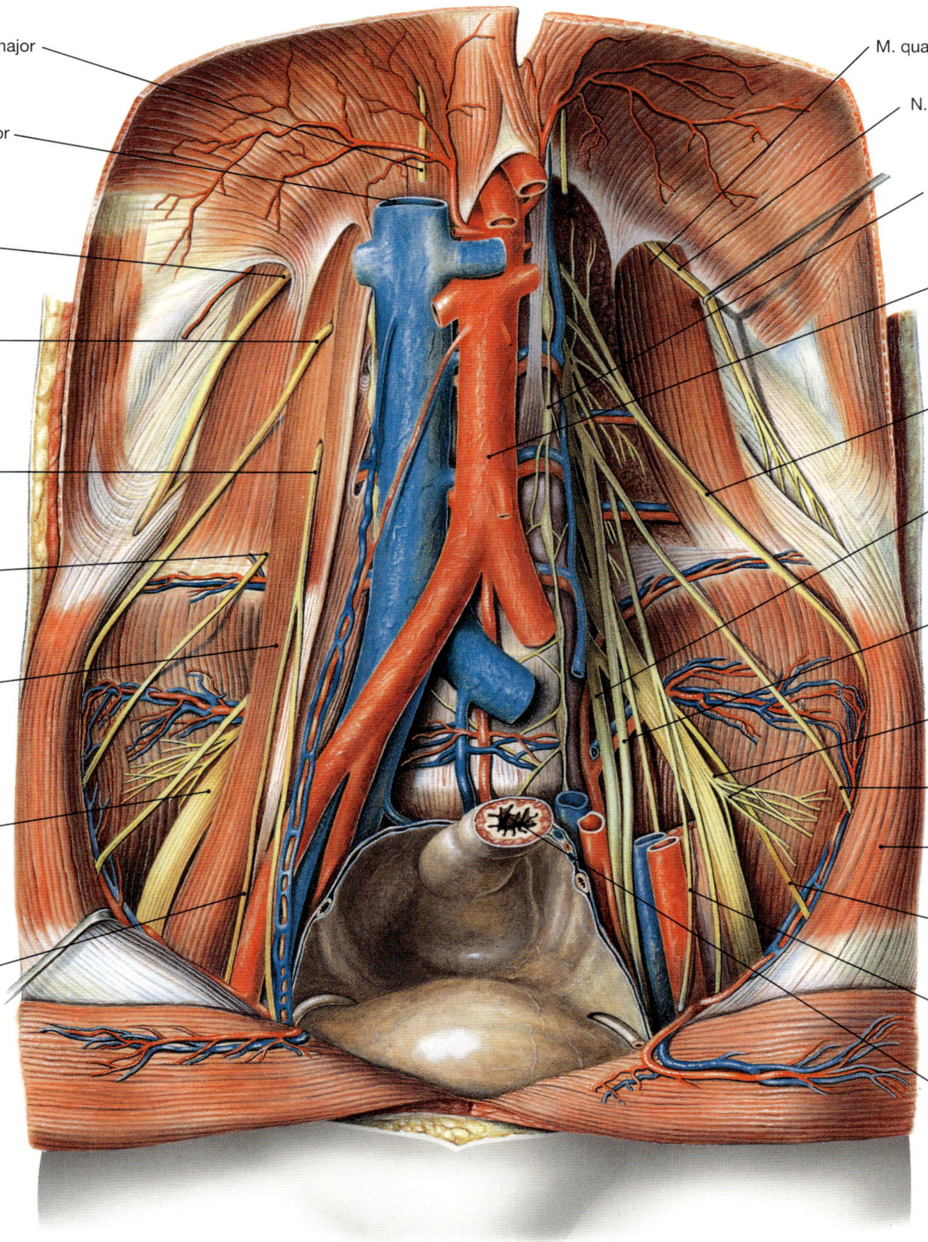

Abb. 7.9 Somatische Nerven des Retroperitonealraums; der M. psoas major ist auf der linken Seite entfernt worden, damit man den Verlauf der Nerven des Plexus lumbalis besser sehen kann; Ansicht von ventral. [S700]

Neben den Blut- und den Lymphgefäßen ziehen auch die Nerven des **Plexus lumbalis,** der für die Innervation der Leistenregion und der Vorderseite des Beins zuständig ist, durch den Retroperitonealraum (→Abb. 4.146). Der **Truncus lumbosacralis** stellt die Verbindung zum Plexus sacralis (→Abb. 7.12) im kleinen Becken her, sodass sich die beiden Nervengeflechte zum **Plexus lumbosacralis** (→Abb. 4.142) vereinen.

Äste des Plexus lumbalis (T12–L4):

- Muskeläste für M. iliopsoas und M. quadratus lumborum (T12–L4)
- N. iliohypogastricus (T12, L1)
- N. ilioinguinalis (T12, L1)
- N. genitofemoralis (L1, L2)
- N. cutaneus femoris lateralis (L2, L3)
- N. femoralis (L2, L4)
- N. obturatorius (L2, L4)

→T 42

Vegetative Nerven des Retroperitonealraums

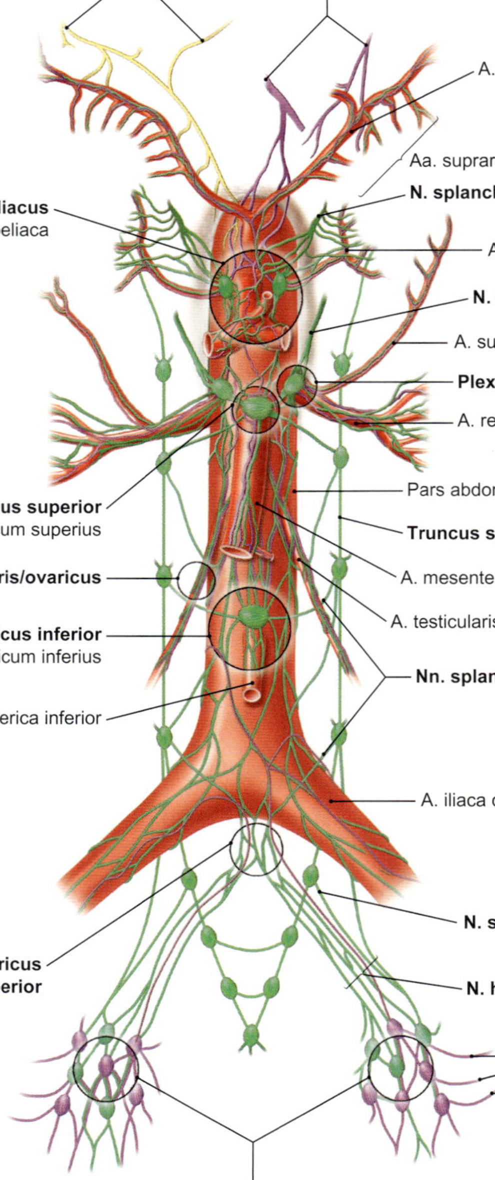

Abb. 7.10 Plexus aorticus abdominalis und Plexus hypogastricus inferior; schematische Darstellung, Ansicht von ventral. [S700-L238]
Auf der Vorderseite der Aorta bilden die vegetativen Nervenfasern des Sympathicus und des Parasympathicus ein Geflecht **(Plexus aorticus abdominalis)**, von dem aus an den Abgängen der Aortenäste eigene Plexus gebildet werden, deren Nervenfasern die jeweiligen Gefäße zu ihren Zielorganen begleiten. Zu diesen Geflechten zählen am Abgang der 3 unpaaren viszeralen Äste der Aorta **Plexus coeliacus, Plexus mesenterici superior und inferior** (→Abb. 6.84). Nach kaudal setzen sich die Nervengeflechte vom Plexus hypogastricus superior beidseits über ein als **N. hypogastricus** bezeichnetes Bündel aus Nervenfasern bis zum **Plexus hypogastricus inferior** im kleinen Becken fort, der die Beckeneingeweide innerviert.
Die präganglionären Neurone des **Sympathicus** sitzen in den Seitenhörnern des Rückenmarks, gelangen zum **Grenzstrang (Truncus sympathicus)** und weiter ohne Umschaltung über die Nn. splanchnici major und minor zu den Plexus der Aorta, wo sie in den verschiedenen Ganglien (Ganglia coeliaca, Ganglia mesenterica superius und inferius, Ganglia aorticorenalia, Ganglia pelvica des Plexus hypogastricus inferior) synaptisch auf postganglionäre Neurone verschaltet werden, deren Axone mit den Ästen der jeweiligen Arterien die verschiedenen Organe erreichen.
Die präganglionären parasympathischen Neurone der **Nn. vagi [X]** ziehen mit der Speiseröhre als **Trunci vagales anterior und posterior** durch das Zwerchfell zu den vegetativen Nervengeflechten der Bauchaorta, die sie allerdings ohne Verschaltung bis zu den Organen durchlaufen, in deren Wand oder Umgebung die postganglionären Neurone liegen. Das Versorgungsgebiet der Nn. vagi [X] endet im Plexus mesentericus superior und damit im Bereich der linken Kolonflexur (traditionell als CANNON-BÖHM-Punkt bezeichnet). Das **Colon descendens** wird dagegen vom **sakralen Teil des** Parasympathicus versorgt, dessen präganglionäre Neurone im Rückenmark (S2–S4) liegen, mit den Spinalnerven als **Nn. splanchnici pelvici** austreten und dann im **Plexus hypogastricus** inferior in der Umgebung des Rectums auf postganglionäre Neurone verschaltet werden. Die postganglionären Nervenfasern steigen zum Colon descendens und Colon sigmoideum auf.

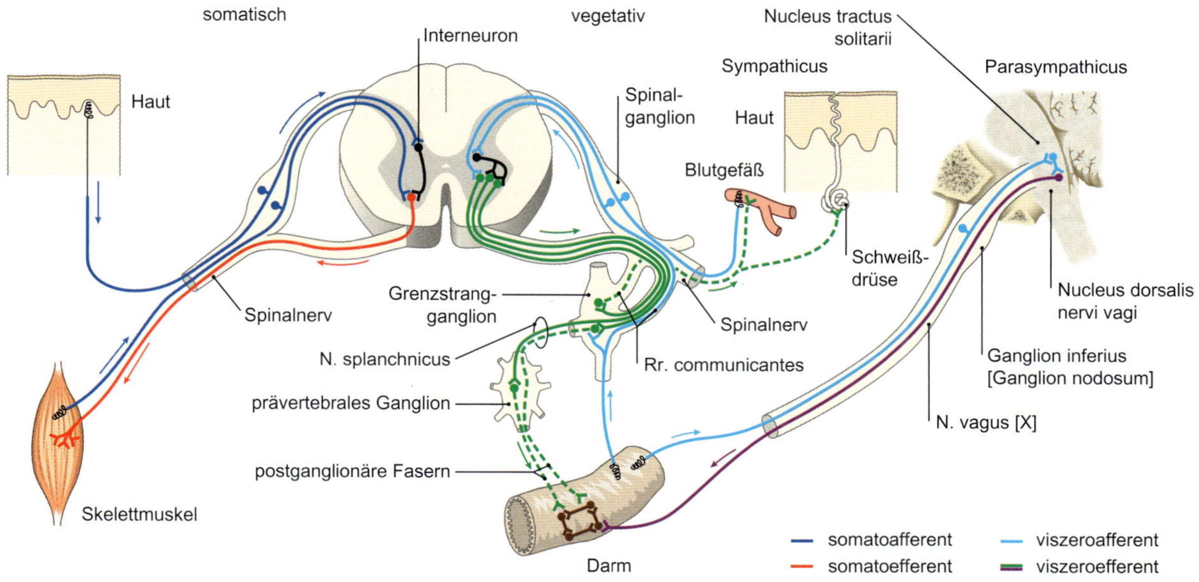

Abb. 7.11 Organisation des vegetativen Nervensystems im Vergleich zum somatischen Nervensystem; schematische Darstellung des Verlaufs und der synaptischen Verschaltung eines Rückenmarksegments. [S702-L127]/[G1076]

Im Unterschied zum somatischen Nervensystem sind beim vegetativen Nervensystem **2 viszeroefferente Neurone** auf dem Weg vom ZNS zum Erfolgsorgan durch Synapsen hintereinandergeschaltet. Die präganglionären Neurone des **Sympathicus** sitzen in den Seitenhörnern des Rückenmarks und treten zusammen mit den somatischen Efferenzen über die Vorderwurzel in den Spinalnerv hinein. Über **Rr. communicantes** gelangen sie zum **Grenzstrang (Truncus sympathicus)** und nach synaptischer Verschaltung als postganglionäre Neurone wieder zurück. Diese Neurone ziehen mit den somatischen Nerven in die Peripherie und bewirken eine Engstellung (Vasokonstriktion) der Blutgefäße **(Vasomotorik),** eine Aktivierung der Schweißdrüsen **(Sudomotorik)** und eine Aufstellung der Flaumhaare auf dem Körper **(Pilomotorik,** hier nicht gezeigt). Postganglionäre Neurone verlaufen auch vom Grenzstrang zu den Organen des Halses und der Brusthöhle wie Herz und Lunge. Die Neurone für die Bauchorgane werden dagegen nicht im Grenzstrang umgeschaltet, sondern ziehen über die **Nn. splanchnici major und minor** zu den Plexus auf der Aorta, wo sie in den verschiedenen prävertebralen Ganglien synaptisch auf postganglionäre Neurone verschaltet werden, deren Axone mit den Ästen der jeweiligen Arterien die verschiedenen Organe erreichen.

Die präganglionären parasympathischen Neurone ziehen dagegen mit den **Nn. vagi [X]** ohne Umschaltung durch die vegetativen Nervengeflechte der Bauchaorta und werden erst in deren Wand oder Umgebung auf kurze postganglionäre Neurone umgeschaltet.

Über den Grenzstrang bzw. den N. vagus [X] erreichen auch **viszeroafferente Neurone** das ZNS.

Vegetative Nerven des Retroperitonealraums

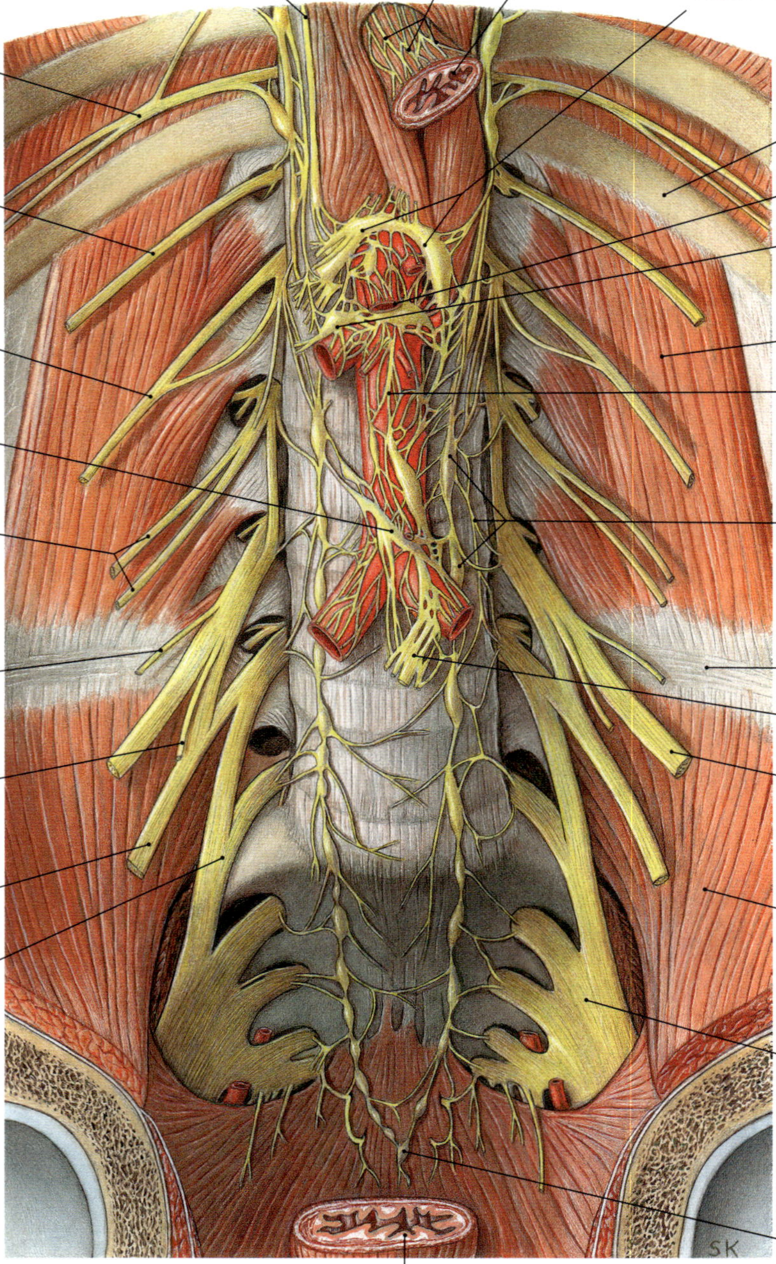

Abb. 7.12 Somatische und vegetative Nerven des Retroperitonealraums; Ansicht von ventral; nach Entfernung der Organe, Venen und Lymphbahnen. [S700-L238]

Die Abbildung stellt die vegetativen Nerven auf der Bauchaorta **(Plexus aorticus abdominalis)** ohne Schematisierung dar. Die somatischen Nerven wurden belassen, um eine topopgraphische Orientierung zu ermöglichen.

Das Geflecht besteht aus den Neuronen des Sympathicus und Parasympathicus, die über unterschiedliche Wege in den Plexus gelangen und sich auch im Nervengeflecht hinsichtlich ihrer synaptischen Verschaltung unterscheiden.

Die präganglionären Neurone des **Sympathicus** kommen aus dem Grenzstrang (Truncus sympathicus) über die **Nn. splanchnici major und minor** zu den Plexus der Aorta, wo sie in den verschiedenen Ganglien (Ganglia coeliaca, Ganglia mesenterica superius und inferius, Ganglia aorticorenalia) synaptisch auf postganglionäre Neurone verschaltet werden. Dies bedeutet, dass es sich bei den Ganglien in den Teilgeflechten um die Abgänge der 3 unpaaren viszeralen Äste der Aorta **(Plexus coeliacus, Plexus mesenterici superior und inferior)** um sympathische Ganglien handelt. Die präganglionären parasympathischen Neurone der **Nn. vagi [X]** dagegen ziehen mit der Speiseröhre als **Trunci vagales anterior und posterior** zum Plexus aorticus abdominalis.

Die präganglionären sympathischen Nervenfasern steigen aus dem Plexus aorticus abdominalis in das kleine Becken bis zum **Plexus hypogastricus inferior** ab, über den sie die Beckeneingeweide versorgen. Die parasympathischen Neurone dagegen erreichen nur den Plexus mesentericus superior. Die Beckenorgane dagegen werden vom **sakralen Teil des Parasympathicus** versorgt, dessen präganglionäre Nervenfasern als **Nn. splanchnici pelvici** aus dem Rückenmark austreten und dann im Plexus hypogastricus inferior verschaltet werden.

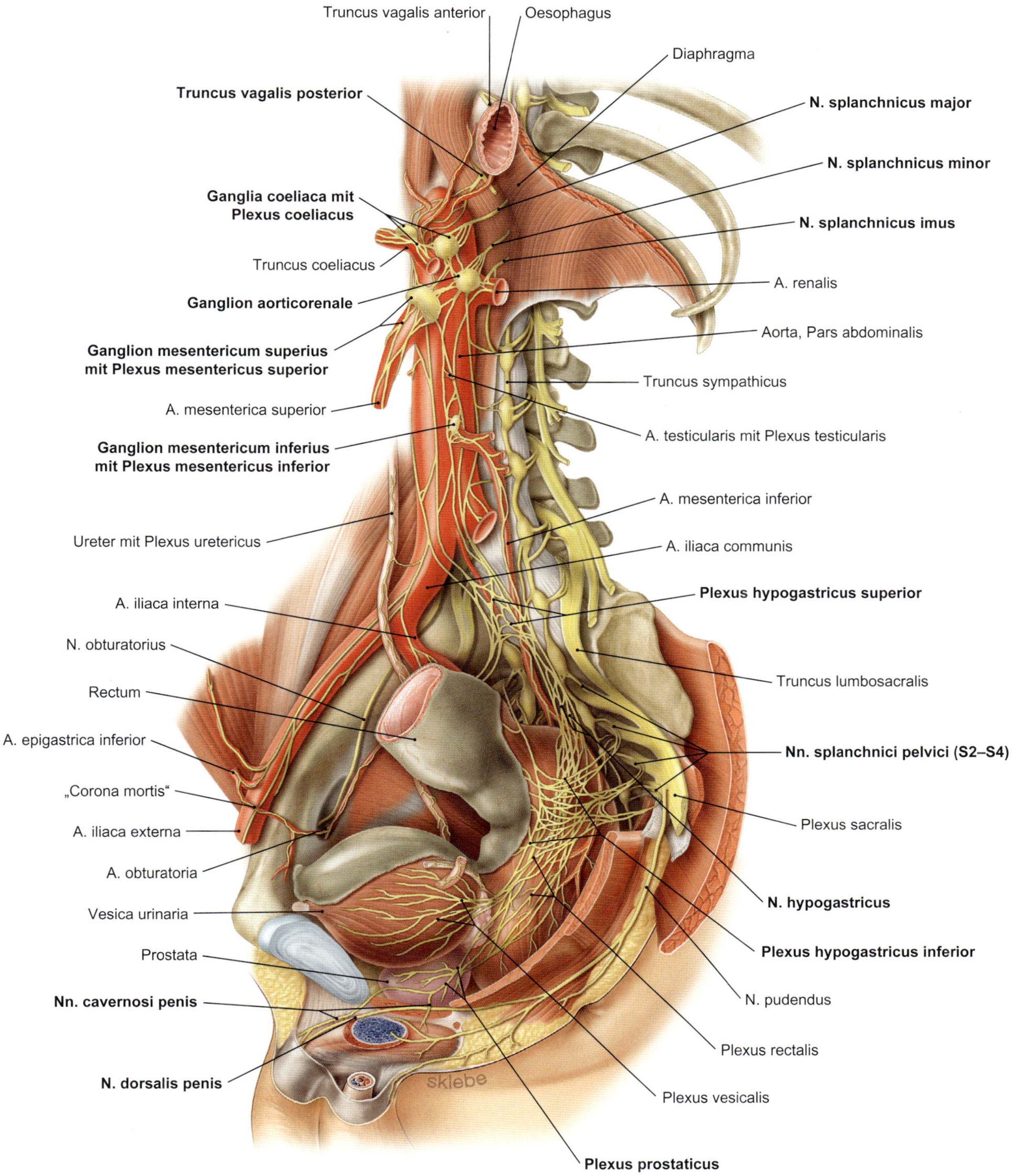

Abb. 7.13 Vegetative Nerven der Beckenhöhle; halbschematische Darstellung nach Entfernung der Organe des Retroperitonealraums sowie der Venen und Lymphbahnen; Ansicht von ventral. [S702-L238]

Die Abbildung zeigt den Verlauf der vegetativen Neurone im Becken. Die sympathischen Neurone steigen vom Plexus aorticus abdominalis in das kleine Becken ab, wo sie im **Plexus hypogastricus inferior** synaptisch umgeschaltet werden und die Beckenorgane erreichen. Der Plexus hypogastricus inferior bildet um die einzelnen Beckenorgane Untergeflechte wie den Plexus rectalis, Plexus vesicalis und Plexus prostaticus (bei der Frau entsprechend Plexus uterovaginalis).

Die parasympathischen Neurone erreichen den Plexus dagegen über die **Nn. splanchnici pelvici.** Nach ihrer Umschaltung erreichen sie die Beckenorgane und das linksseitige Colon bis zur linken Flexur über eigene Nerven.

Hervorzuheben ist der Verlauf der parasympathischen Neurone zu den Schwellkörpern des Penis, die in ähnlicher Weise auch die Schwellkörper des weiblichen Genitales erreichen. Die Neurone bilden die **Nn. cavernosi penis,** die an der Prostata vorbei durch Beckenboden und Dammmuskulatur in die Corpora cavernosa des Penis eintreten. Die längeren Äste lagern sich an den somatischen N. dorsalis penis an, der den Endast des N. pudendus darstellt, und gelangen mit diesem in die Schwellkörper hinein. Diese Neurone vermitteln durch Gefäßerweiterung in den Schwellkörpern die Erektion des Penis.

A. iliaca interna

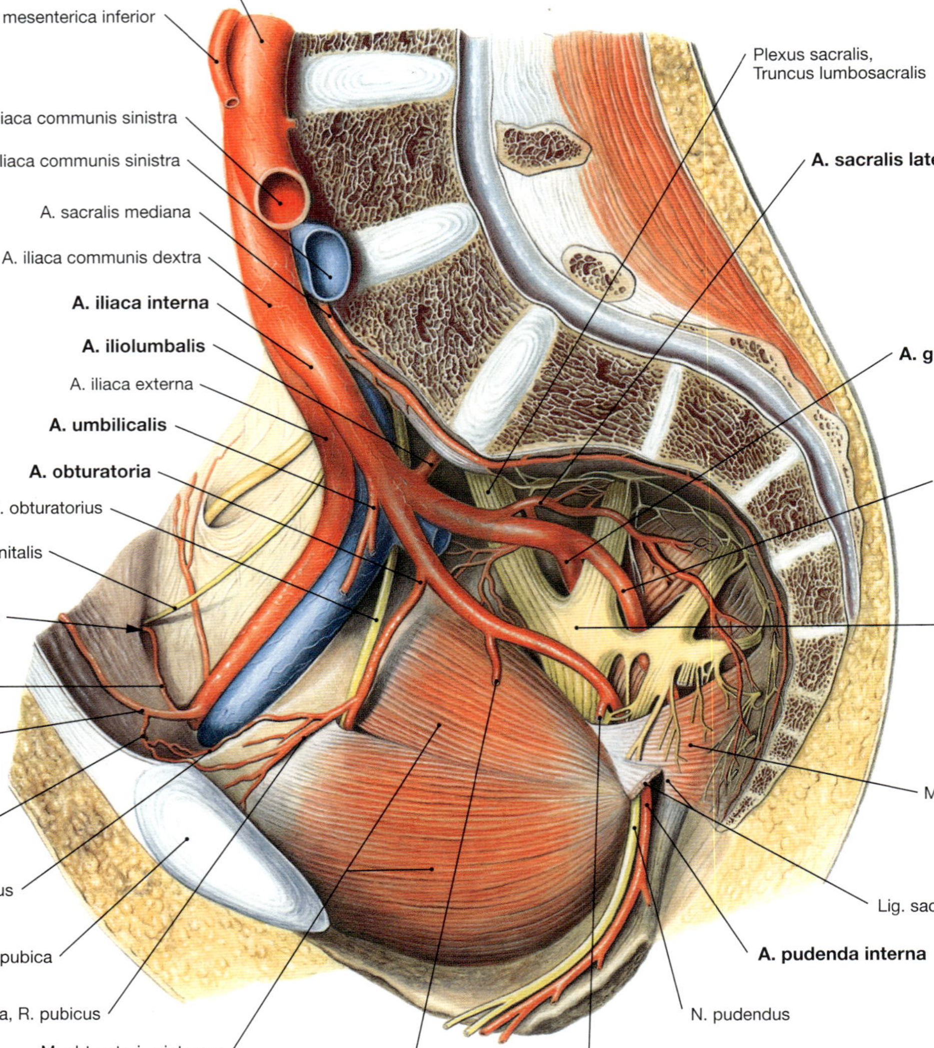

Abb. 7.14 A. iliaca interna; Ansicht von links. [S700]
Meist (in 60 % der Fälle) teilt sich die A. iliaca interna in einen vorderen und in einen hinteren Hauptstamm. Die Astabfolge ist ziemlich variabel, sodass es sich anbietet, stattdessen die Äste nach ihrem Versorgungsgebiet in **parietale Äste** für die Beckenwand und die äußeren Geschlechtsorgane und in **viszerale Äste** für die Beckeneingeweide einzuteilen. Während die parietalen Äste bei beiden Geschlechtern gleich sind, unterscheiden sich die viszeralen Äste, da sie die Geschlechtsorgane versorgen. Auch die **parietalen Venen** entsprechen den arteriellen Ästen und begleiten diese.

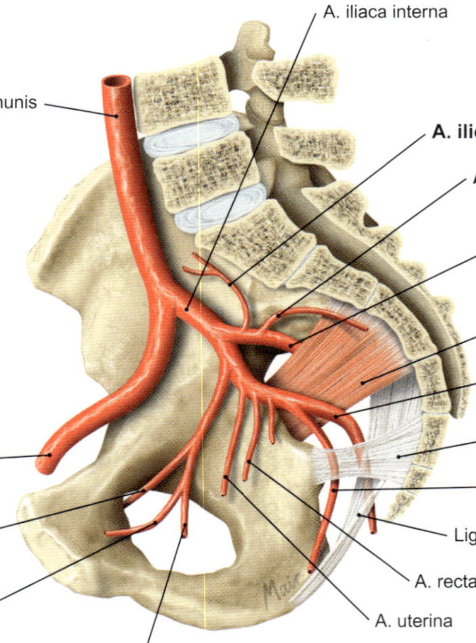

Abb. 7.15 Parietale Äste der A. iliaca interna. [S700-L127]
Parietale Äste der A. iliaca interna bei Mann und Frau:

- **A. iliolumbalis:** versorgt Fossa iliaca und Lumbalregion
- **Aa. sacrales laterales:** 2 Arterien für Sakralkanal mit Meningen
- **A. obturatoria:** zieht durch den Canalis obturatorius
- **A. glutea superior:** zieht durch das Foramen suprapiriforme in die Glutealregion
- **A. glutea inferior:** zieht durch das Foramen infrapiriforme zur Glutealregion

In bis zu 20 % entspringt die A. obturatoria nicht aus der A. iliaca interna, sondern als absteigender Ast der A. epigastrica inferior aus dem Stromgebiet der A. iliaca externa (= **Corona mortis,** da früher bei Operationen in der Leistenregion für lebensbedrohliche Blutungen verantwortlich).
Zu den viszeralen Ästen (bei Mann und Frau verschieden) → Abb. 7.16 und → Abb. 7.17.

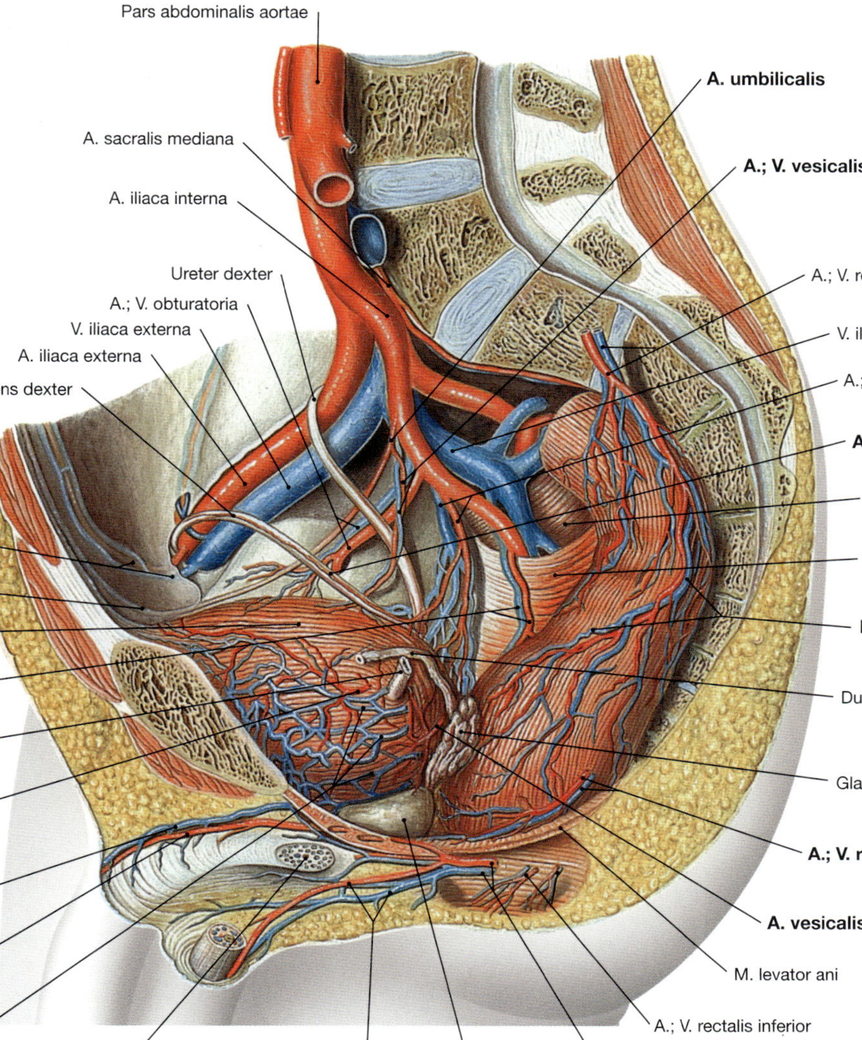

Abb. 7.16 Blutversorgung der Beckeneingeweide beim Mann; Ansicht von links. [S700]

Die Beckeneingeweide werden von den **viszeralen Ästen** der A. iliaca interna mit Blut versorgt. Die **parietalen Äste** für die Beckenwand sind bei beiden Geschlechtern gleich ausgebildet (→ Abb. 7.15).

Viszerale Äste der A. iliaca interna beim Mann:

- **A. umbilicalis:** Sie gibt die A. vesicalis superior ab, bevor sie verschlossen ist (Lig. umbilicale mediale) und die Plica umbilicalis medialis aufwirft. Meist geht die A. ductus deferentis aus der A. vesicalis superior und nicht wie hier gezeigt aus der A. vesicalis inferior hervor.
- **A. vesicalis inferior:** zu Harnblase, Prostata und Bläschendrüse, gibt gelegentlich (wie hier) die A. ductus deferentis ab
- **A. rectalis media:** oberhalb des Beckenbodens zum Rectum
- **A. pudenda interna:** Sie zieht durch das Foramen infrapiriforme und anschließend durch das Foramen ischiadicum minus in die Seitenwand der Fossa ischioanalis (Canalis pudendalis, ALCOCK-Kanal). Hier gibt sie die A. rectalis inferior für den unteren Analkanal ab und teilt sich in ihre oberflächlichen und tiefen Endäste zur Versorgung des äußeren Genitales. Die oberflächliche A. perinealis versorgt den Damm und gibt die Rr. scrotales posteriores zum Hodensack ab. Die tiefen Äste versorgen den Penis mit seinen Schwellkörpern (A. bulbi penis, A. dorsalis penis, A. profunda penis).

Das venöse Blut aus den Beckenorganen gelangt in die **V. iliaca interna,** deren zuführende Äste den viszeralen Arterienästen entsprechen und um die einzelnen Organe Venengeflechte (Plexus venosi) bilden, die alle untereinander in Verbindung stehen. Diese müssen bei der Präparation meist entfernt werden, um die Arterien und Nerven im Becken freilegen zu können:

- **Plexus venosus rectalis:** Dieser steht über die V. rectalis superior mit dem Pfortaderkreislauf und über die Vv. rectales media und inferior mit dem Stromgebiet der V. cava inferior in Verbindung (portokavale Anastomose).
- **Plexus venosus vesicalis:** am Blasengrund, sammelt auch das Blut der akzessorischen Geschlechtsdrüsen
- **Plexus venosus prostaticus (SANTORINI):** nimmt neben dem Blut der Prostata auch das Blut der Penisschwellkörper (V. dorsalis profunda penis) auf. Verbindungen zu den Venengeflechten der Wirbelsäule erklären z.T. die beim Prostatakarzinom häufig auftretenden Wirbelsäulenmetastasen. Die V. iliaca interna nimmt zusätzlich noch die **parietalen Venen** auf, die den arteriellen Ästen entsprechen und diese direkt begleiten.

Gefäße des weiblichen Beckens

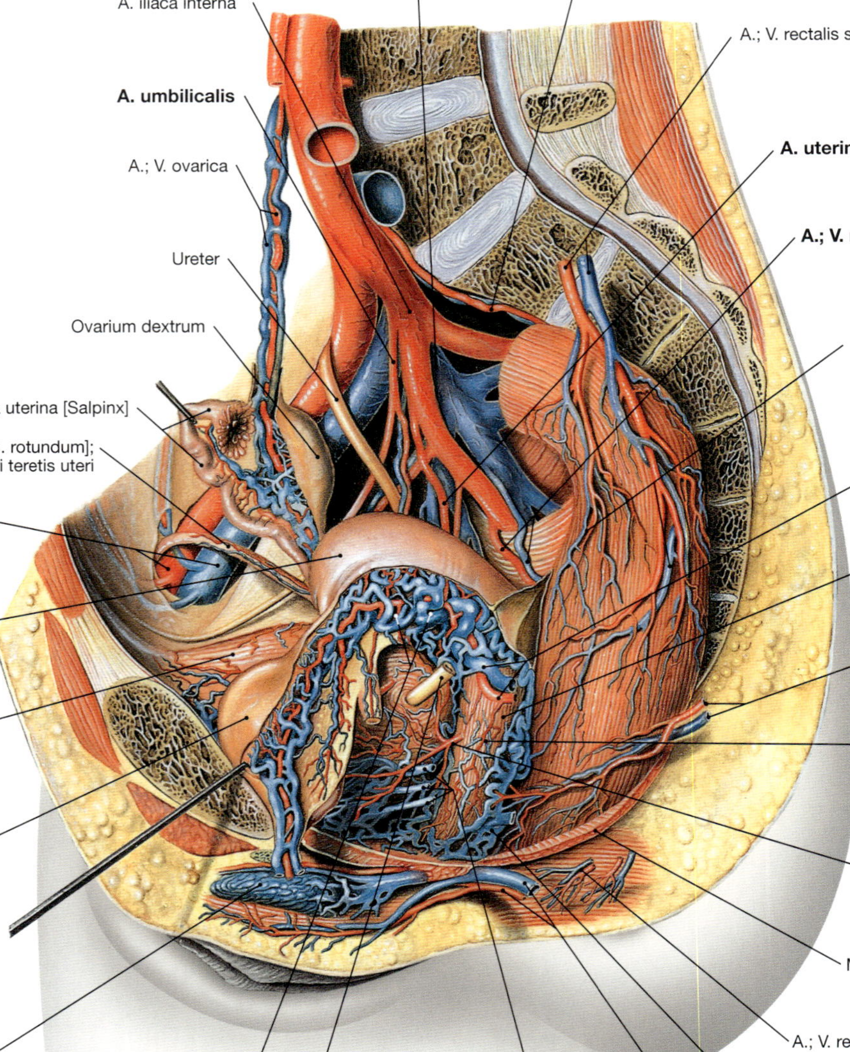

Abb. 7.17 Blutversorgung der Beckeneingeweide bei der Frau; Ansicht von links. [S700]

Die Beckeneingeweide werden von den **viszeralen Ästen** der A. iliaca interna mit Blut versorgt. Die **parietalen Äste** für die Beckenwand sind bei beiden Geschlechtern gleich ausgebildet (→ Abb. 7.15).

Viszerale Äste der A. iliaca interna bei der Frau:

- **A. umbilicalis:** Sie gibt die A. vesicalis superior zur Harnblase und die A. uterina ab, bevor sie verschlossen ist (Lig. umbilicale mediale) und die Plica umbilicalis medialis aufwirft.
- **A. vesicalis inferior:** zu Harnblase und Vagina, kann fehlen und wird dann von der A. vaginalis ersetzt
- **A. uterina [Salpinx]:** versorgt mit eigenen Ästen Uterus, Tuba uterina, Ovar und Vagina
- **A. vaginalis:** ersetzt manchmal die A. vesicalis inferior
- **A. rectalis media:** oberhalb des Beckenbodens zum Rectum
- **A. pudenda interna:** Sie zieht durch das Foramen infrapiriforme und anschließend durch das Foramen ischiadicum minus in die Seitenwand der Fossa ischioanalis (Canalis pudendalis, ALCOCK-Kanal). Hier gibt sie die A. rectalis inferior für den unteren Analkanal ab und teilt sich in ihre oberflächlichen und tiefen Endäste zur Versorgung des äußeren Genitales. Die oberflächliche A. perinealis versorgt den Damm und gibt die Rr. labiales posteriores an die Vulvalippen ab. Die tiefen Äste versorgen die Clitoris mit Schwellkörpern und den Vorhofschwellkörper in den großen Vulvalippen (A. bulbi vestibuli, A. dorsalis clitoridis, A. profunda clitoridis).

Das venöse Blut aus den Beckenorganen gelangt in die **V. iliaca interna,** deren zuführende Äste den viszeralen Arterienästen entsprechen und um die einzelnen Organe Venengeflechte (Plexus venosi) bilden, die alle untereinander in Verbindung stehen. Diese müssen bei der Präparation meist entfernt werden, um die Arterien und Nerven im Becken freilegen zu können:

- **Plexus venosus rectalis:** Dieser steht über die V. rectalis superior mit dem Pfortaderkreislauf und über die Vv. rectales media und inferior mit dem Stromgebiet der V. cava inferior in Verbindung (portokavale Anastomose).
- **Plexus venosus vesicalis:** am Blasengrund, nimmt auch das Blut der Schwellkörper (V. dorsalis profunda clitoridis) auf
- **Plexus venosi uterinus und vaginalis:** sammeln das Blut von Uterus und Vagina

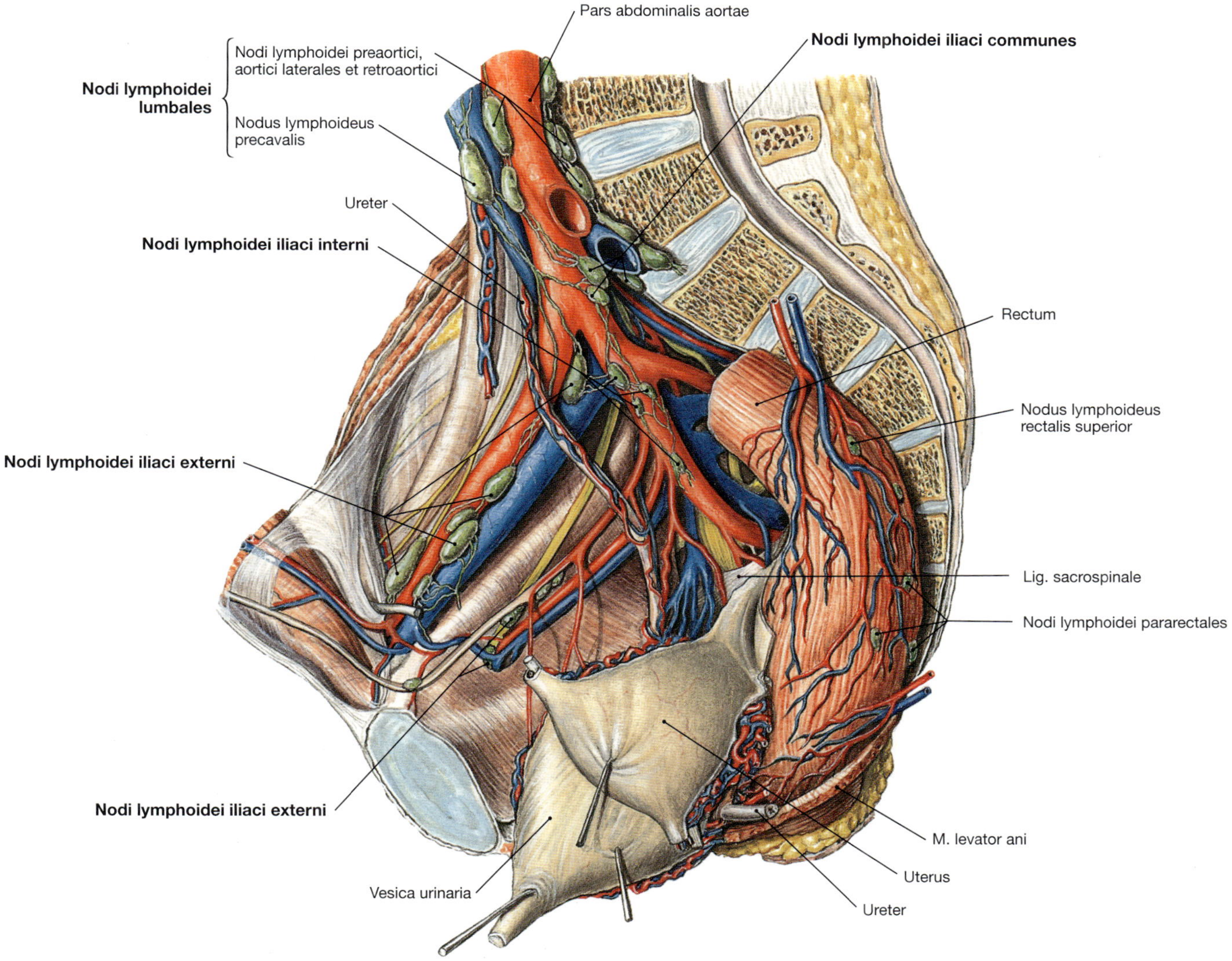

Abb. 7.18 Lymphknoten und Lymphgefäße des Beckens (hier bei der Frau); Ansicht von links. [S700]

Im Becken liegen die Nodi lymphoidei iliaci interni und externi entlang der jeweiligen Blutgefäße und die Nodi lymphoidei sacrales auf der Vorderseite des Kreuzbeins. Aufgrund der engen Lagebeziehungen ist eine strenge Unterscheidung von parietalen Lymphknoten für die Rumpfwand und viszeralen Lymphknoten für die Organe nicht möglich. Die Beckeneingeweide (Rectum, Harnblase, pelviner Teil des Harnleiters und innere Geschlechtsorgane) besitzen damit zu allen Lymphknotengruppen Verbindungen.

Die Lymphe aus dem oberen **Rectum** gelangt über die Nodi lymphoidei rectales superiores zu den Nodi lymphoidei mesenterici inferiores im Retroperitonealraum und zu den Nodi lymphoidei iliaci interni im Becken. Aus dem unteren Rectum wird die Lymphe dagegen in die Nodi lymphoidei inguinales superficiales abgeleitet. Daher sind Lymphknotenmetastasen von proximalen Rektumkarzinomen im Retroperitonealraum und im Becken, von distalen Tumoren dagegen in der Leiste zu finden.

Die regionären Lymphknoten der **Harnblase** sind überwiegend die Nodi lymphoidei iliaci interni.

Die Lymphabflusswege der **weiblichen Geschlechtsorgane** (→ Abb. 7.143, → Abb. 7.144, → Abb. 7.145) und der **männlichen Geschlechtsorgane** (→ Abb. 7.104, → Abb. 7.105) sind bei den jeweiligen Organen im Detail beschrieben.

Über die Nodi lymphoidei iliaci communes gelangt die Lymphe schließlich in die parietalen Lymphknoten des Retroperitonealraums, die als Nodi lymphoidei lumbales beidseits von Aorta und V. cava inferior zusammengefasst werden.

Klinik

Bei einer **Lymphknotendissektion im Becken,** die im Rahmen der Operation von Karzinomen der Beckenorgane vorgenommen wird, sollten vor Durchtrennung der Lymphbahnen die Leitungsbahnen des Obturatorkanals (A./V. obturatoria und N. obturatorius) dargestellt werden, um eine Verletzung auszuschließen. Dabei wird meist eine ausgedehnte Entfernung aller Lymphknoten bis zur Aufzweigung der A. iliaca communis vorgenommen.

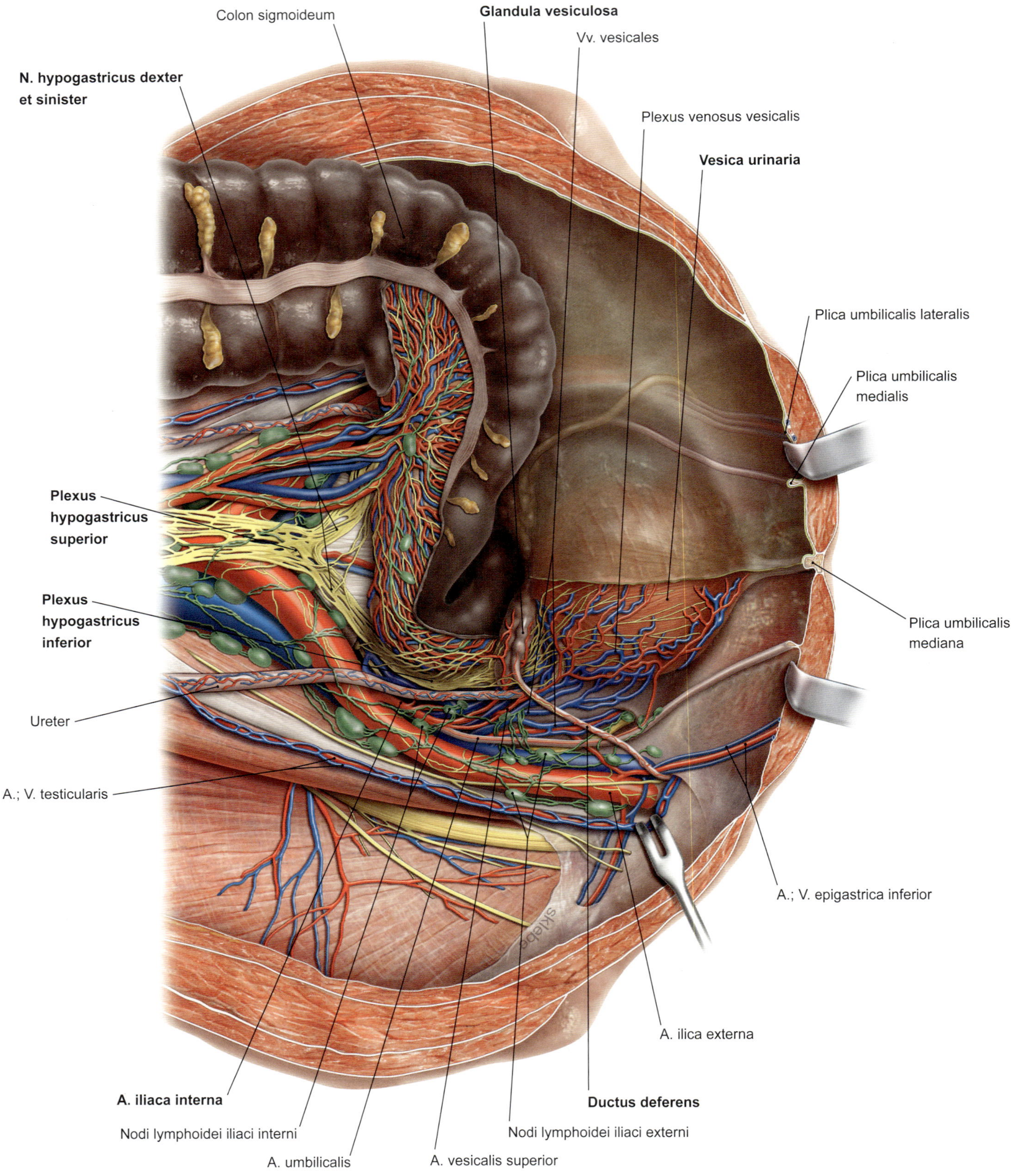

Abb. 7.19 Beckeneingeweide mit Leitungsbahnen beim Mann; Ansicht von kranial. [S700-L238]/[Q300]
Dargestellt ist u. a. das vegetative Nervensystem der Beckenhöhle. Der **Plexus hypogastricus superior** setzt sich beidseits über einen Strang vegetativer Nervenfasern, die als **N. hypogastricus dexter und sinister** zusammengefasst werden, bis zum **Plexus hypogastricus inferior** im kleinen Becken fort (auf der rechten Körperseite dargestellt).

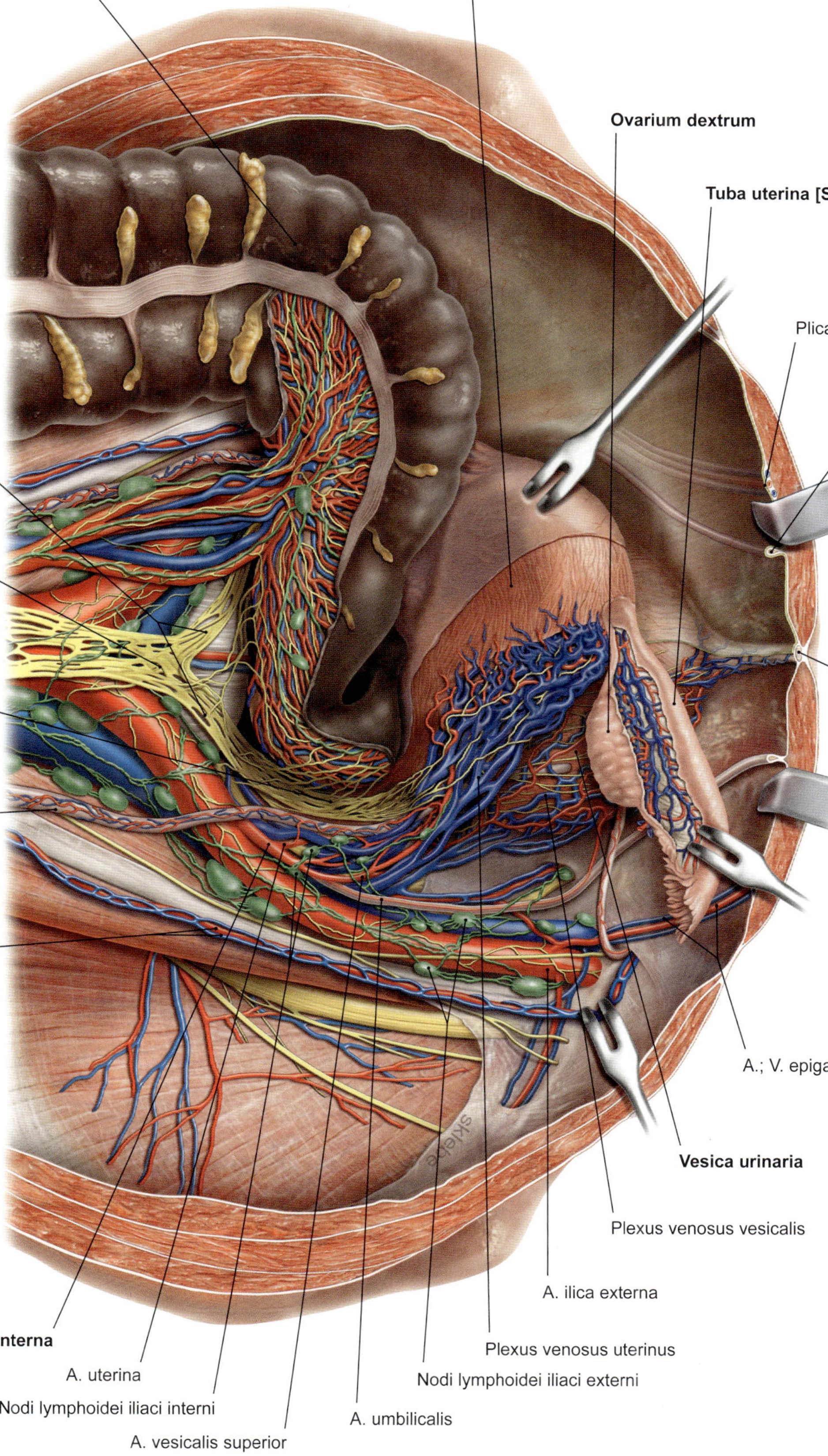

Abb. 7.20 Beckeneingeweide mit Leitungsbahnen bei der Frau; Ansicht von kranial. [S700-L238]/[Q300]
Dargestellt ist u. a. das vegetative Nervensystem der Beckenhöhle. Der **Plexus hypogastricus superior** setzt sich beidseits über einen Strang vegetativer Nervenfasern, die als **N. hypogastricus dexter und sinister** zusammengefasst werden, bis zum **Plexus hypogastricus inferior** im kleinen Becken fort (auf der rechten Körperseite dargestellt).

Gliederung des Harnwegsystems

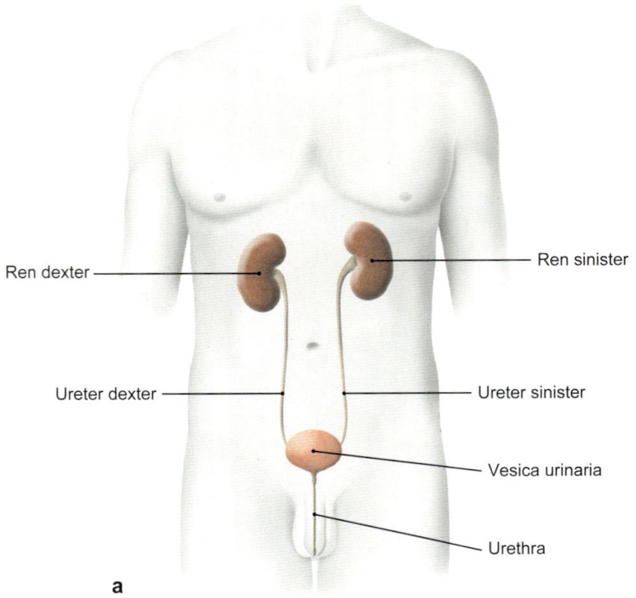

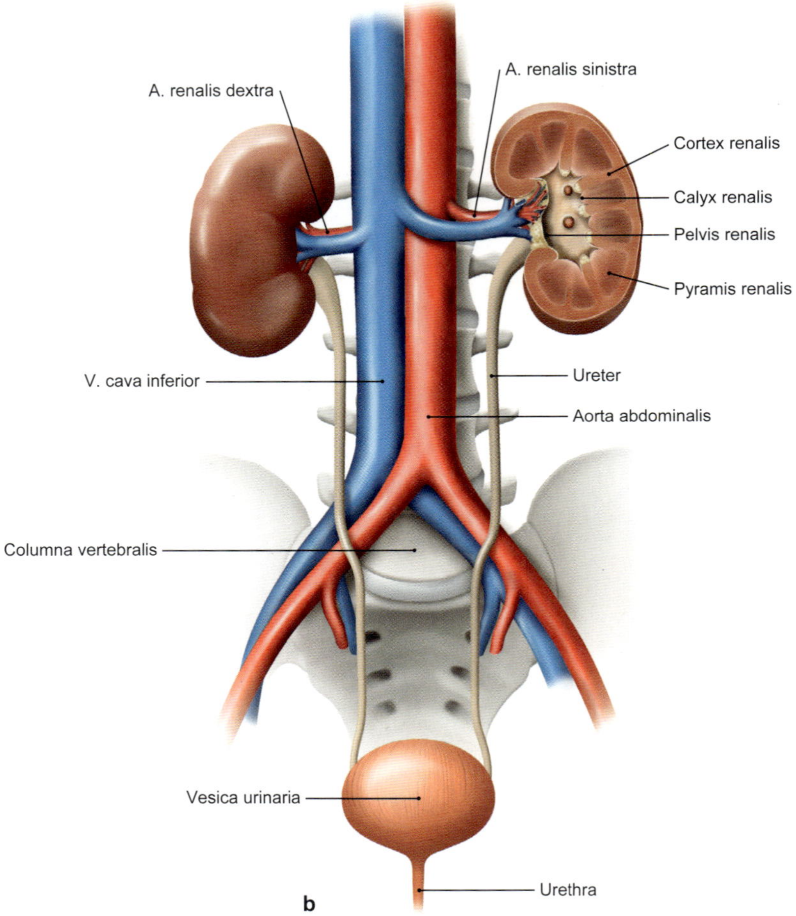

Abb. 7.21a und b Gliederung des Harnwegsystems; schematisierte Darstellung, Ansicht von ventral. [S701-L275]
a Projektion auf die Körperoberfläche.
b Projektion auf das Skelett mit Darstellung der A./V. renalis.

Das **Harnwegsystem** gliedert sich in die paarigen **Nieren (Ren [Nephros]),** die den Harn bilden, und in die **ableitenden Harnwege,** die der Ausscheidung des Harns dienen. Zu diesen zählen:

- Nierenbecken (Pelvis renalis)
- Harnleiter (Ureter)
- Harnblase (Vesica urinaria)
- Harnröhre (Urethra)

Bei den **Nebennieren** handelt es sich um endokrine Organe (→ Abb. 7.22), die nicht zum Harnwegsystem gehören.
Das Harnwegsystem ist, abgesehen von der Harnröhre, bei beiden Geschlechtern gleich ausgebildet. Die Harnröhre im Penis des Mannes ist eine **Harn-Samen-Röhre,** da sie auch dem Transport des Ejakulats dient, und gehört damit zu den äußeren männlichen Geschlechtsorganen.

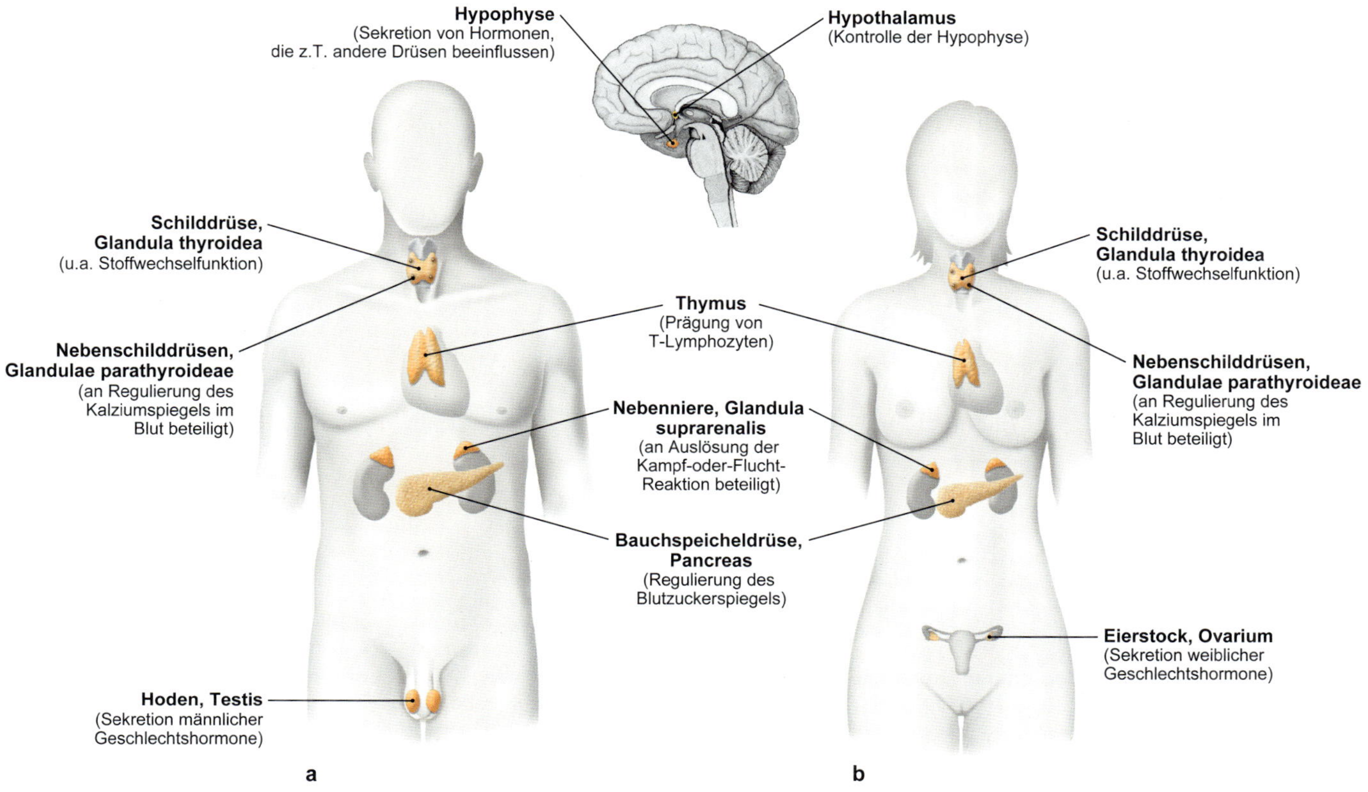

Abb. 7.22 a und b Endokrine Organe beim Mann und bei der Frau; Ansicht von ventral. [S701-L275]
a Endokrine Organe beim Mann.
b Endokrine Organe bei der Frau.

Die **Nebenniere (Glandula suprarenalis)** gehört nicht zu den Harnorganen, sondern zu den Hormondrüsen, die als endokrine Organe als Hormonsystem zusammengefasst werden.

Da die Nebennieren den Nieren aufsitzen und z.T. von denselben Leitungsbahnen versorgt werden, wird die Nebenniere zusammen mit der Niere abgehandelt.

Einleitend soll allerdings eine kurze Übersicht über das **Hormonsystem** gegeben werden, um die Funktion und Regulation der Nebenniere zu erläutern. Die Nebenniere bildet in ihren beiden entwicklungsgeschichtlich verschiedenen Teilen (→ Abb. 7.43), der Rinde (Cortex) und dem Mark (Medulla), unterschiedliche Typen von Hormonen, die sie in das Blut abgibt. Auch die Freisetzung der Hormone wird unterschiedlich reguliert. Die Rinde produziert verschiedene, z.T. lebensnotwendige **Steroidhormone,** wie z.B. Aldosteron (Mineralokortikoid) und Kortisol (Glukokortikoid), das **Mark** dagegen bildet **Katecholamine** (Adrenalin und Noradrenalin). Die Freisetzung von Kortisol, einem Stresshormon zur Bereitstellung von Energie durch Abbau z.B. von Zuckerspeichern (Glykogen) in der Leber, untersteht dem **Hypothalamus-Hypophysen-System.** Der Hypothalamus als Teil des Zwischenhirns bildet Steuerhormone (z.B. CRH, Corticotropin-Releasing-Hormon), die in der Hirnanhangsdrüse (Hypophyse) die Freisetzung von weiteren Hormonen induzieren, die dann ihrerseits die peripheren Hormondrüsen kontrollieren. So stimuliert CRH im Hypophysenvorderlappen die Freisetzung von Corticotropin (ACTH, adrenokortikotropes Hormon), das in der Nebennierenrinde die Freisetzung von Kortisol bewirkt. Kortisol hemmt in einem Regelkreis die Bildung der Steuerhormone aus Hypothalamus und Hypophyse. Dieses Prinzip bezeichnet man als **negatives Feedback**. Es ist für die medizinische Diagnostik von großer Bedeutung, da man durch die Messung der Konzentrationen der einzelnen Hormone samt ihrer Steuerhormone Aufschluss über die Ursache von Störungen der Hormonbildung erhält. Aldosteron dagegen hat blutdrucksteigernde Wirkung und wird nicht über die Hypophyse, sondern über ein anderes Regulationssystem gesteuert, an dem Enzyme und Hormone von Niere und Leber beteiligt sind **(Renin-Angiotensin-Aldosteron-System, RAAS)**, da in der Niere die Höhe des Blutdrucks wahrgenommen werden kann. Die verschiedenen Regulationssysteme des Hormonsystems sind Gegenstand der mikroskopischen Anatomie.

Die Katecholamine des Nebennierenmarks haben ebenfalls blutdrucksteigernde Wirkung, werden aber durch Aktivierung des **sympathischen Nervensystems** freigesetzt. Da das Nebennierenmark entwicklungsgeschichtlich einem sympathischen Ganglion entspricht, enden die präganglionären Neurone direkt an den hormonbildenden Zellen (→ Abb. 7.48).

Projektion von Niere und Nebenniere

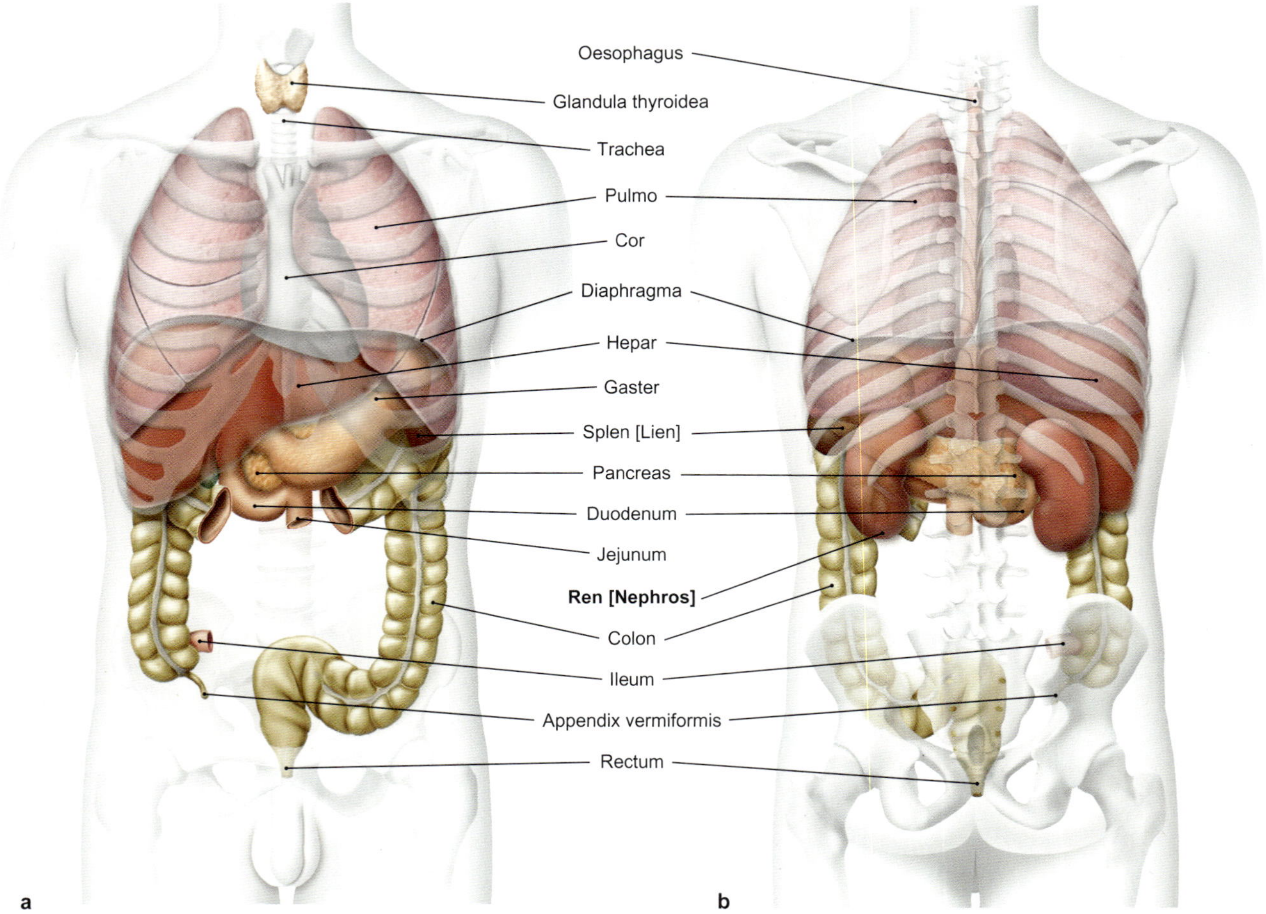

Abb. 7.23 a und b Projektion der inneren Organe auf die Körperoberfläche. [S700-L275]
a Ansicht von ventral.
b Ansicht von dorsal.

Nieren und Nebennieren liegen **retroperitoneal**. Die Nebennieren sitzen dem oberen Pol der Nieren auf und sind mit diesen in ein gemeinsames Hüllsystem eingebettet (→ Abb. 7.31).

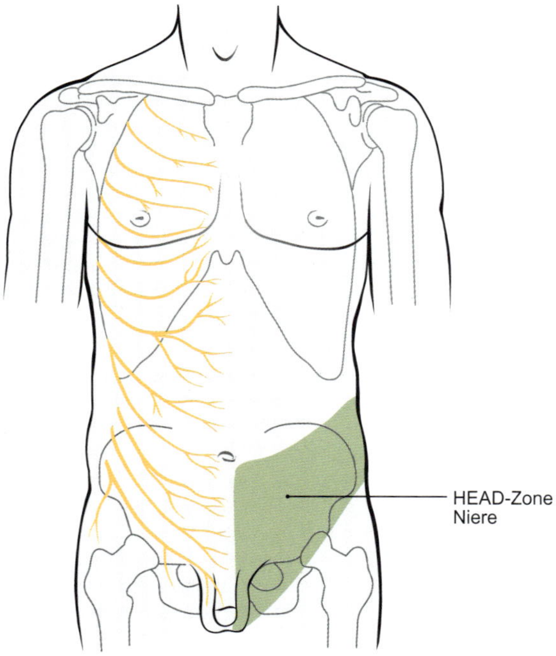

Abb. 7.24 HEAD-Zone der Niere, Ren [Nephros]; Ansicht von ventral. [S700-L126]/[G1071]
Das organbezogene Hautareal oder die **HEAD-**Zone der Niere projiziert sich auf die Hautwurzelfelder (Dermatome) T10–L1. Erkrankungen der Niere können daher zu Schmerzen führen, die in der Leiste und im Bereich des äußeren Genitales wahrgenommen werden (projizierter Schmerz). Dies ist dadurch verursacht, dass die viszeroafferenten Neurone aus der Niere in den Rückenmarksegmenten T10–L1 mit den somatoafferenten Neuronen von der Körperoberfläche konvergieren, sodass eine genaue Unterscheidung der Ursache nicht möglich ist.

Klinik

Die **Untersuchung der Niere** auf Schmerzempfindlichkeit erfolgt durch einen wohldosierten Faustschlag in die Lendenregion (hinten auf Höhe der Nieren, knapp unterhalb der Rippen). Man darf den Patienten allerdings nicht vorwarnen, da der Schlag sonst durch das Anspannen der Rückenmuskulatur zu sehr abgedämpft würde. Bei Entzündung des Nierenbeckens (Pyelonephritis) würde der Patient beispielsweise nicht nur überrascht zusammenzucken, sondern angeben, einen deutlichen Schmerz zu spüren. Diese diagnostische Maßnahme ist auch bei korrekter Durchführung immer eine gewisse Belastungsprobe für die Arzt-Patient-Beziehung.

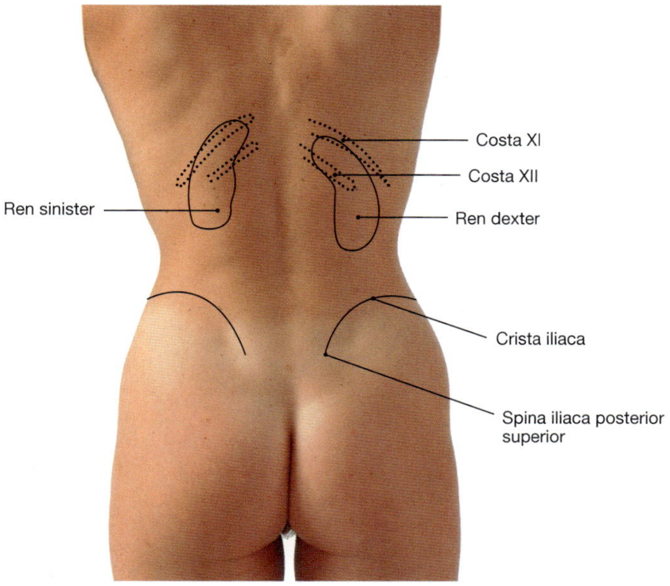

Abb. 7.25 Projektion der Nieren auf die dorsale Rumpfwand. [S700]
Die linke Niere projiziert sich:

- Mit dem oberen Pol auf den 12. Brustwirbel bzw. die XI. Rippe
- Mit dem Hilum auf den 2. Lendenwirbel
- Mit dem unteren Pol auf den 3. Lendenwirbel

Die rechte Niere sitzt wegen der Ausdehnung der Leber etwa einen halben Wirbel tiefer. Der obere Pol liegt damit rechts knapp unterhalb der XI. Rippe.
Aufgrund der Nähe zum Zwerchfell ist die Lage der Nieren atemabhängig, sodass sich beide Nieren bei der Einatmung um bis zu 3 cm senken.
Die Nebennieren projizieren sich auf den Hals der XI. und XII. Rippe.

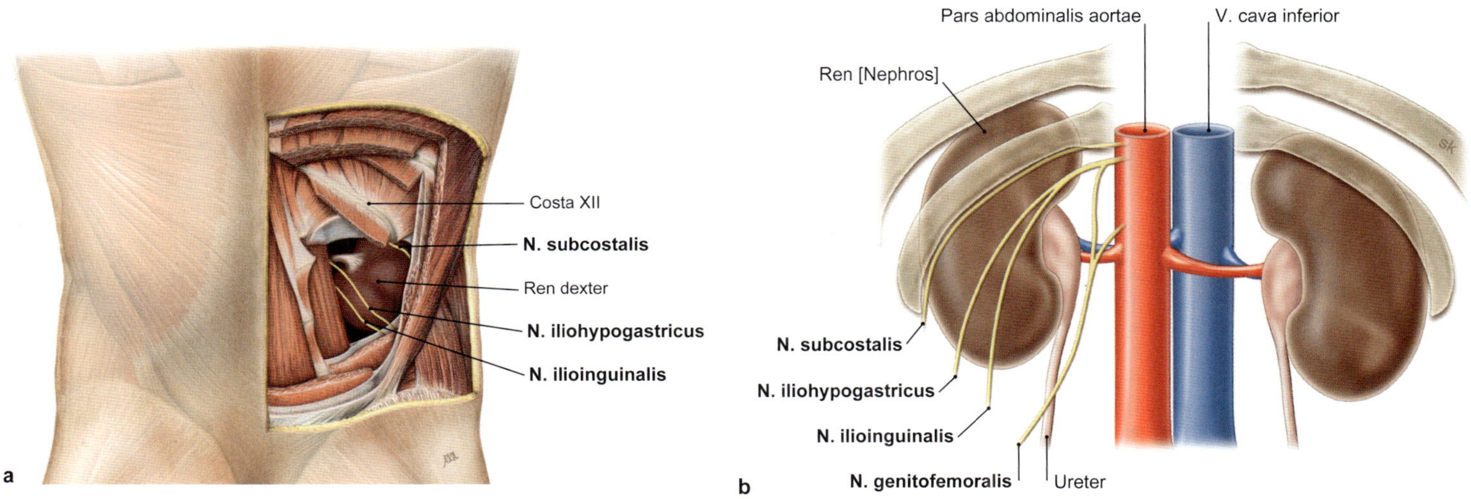

Abb. 7.26 a und b Lage der Niere in Bezug zu den Nerven des Plexus lumbalis.
a Verlauf der Nerven des Plexus lumbalis in Beziehung zur Niere, Ansicht von dorsal. [S701-L285]
b Verlauf der Nerven des Plexus lumbalis in Beziehung zur Niere, halbschematische Darstellung nach Entfernung der Muskeln, Ansicht von dorsal. [S702-L238]/[B500]

Zwischen der Nierenfaszie im Bereich des unteren Nierenpols und den Muskeln der dorsalen Bauchwand verlaufen der **N. iliohypogastricus** und der **N. ilioinguinalis** aus dem Plexus lumbalis, die u. a. die Leistenregion sensibel innervieren. Weiter kranial liegen der Nierenrückseite unterhalb der beiden untersten Rippen der 11. und 12. Interkostalnerv an (der 12. Interkostalnerv **= N. subcostalis).** Der **N. genitofemoralis** dagegen verläuft weiter kaudal und hat daher keinen Kontakt zur Niere, sondern nur zum Harnleiter.

Klinik

Der enge Kontakt der Niere zu N. iliohypogastricus und N. ilioinguinalis erklärt, warum Erkrankungen der Niere, wie Nierenbeckenentzündung (Pyelonephritis) oder eingeklemmte Nierensteine im Becken (Nephrolithiasis), bis **in die Leistenregion ausstrahlende Schmerzen** verursachen können.
[S702-L126]

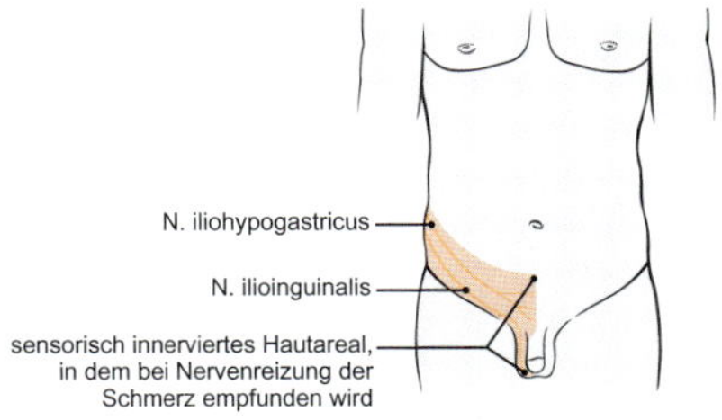

Entwicklung der Niere

Abb. 7.27 Entwicklung der Nieren in der 5. Entwicklungswoche. [S700-L126]/[B500/E107]
Die Nieren und die ableitenden Harnwege entstehen aus dem Mesoderm, das zunächst beidseits der Somiten einen **nephrogenen Strang** bildet. Aus diesem entwickeln sich von kranial nach kaudal nacheinander der **3 Nierengenerationen:**
Die 1. Generation ist die **Vorniere** (Pronephros), die sich vollständig zurückbildet.
Die **Urniere** (Mesonephros) hat zwar vorübergehend Ausscheidungsfunktion, bildet sich dann aber, mit Ausnahme ihres primitiven Harnleiters (WOLFF-Gang), ebenfalls zurück. Aus ihr geht beim Mann ein Teil des Kanälchensystems zwischen Hoden und Nebenhoden hervor.
Ab der 5. Woche wird die **Nachniere** (Metanephros) nach Induktion durch die Ureterknospe aus dem WOLFF-Gang zum Parenchym der definitiven Niere (Nephrone).
Die Sammelrohre und die proximalen ableitenden Harnwege (Nierenbecken und Ureter) gehen aus der Ureterknospe selbst hervor.

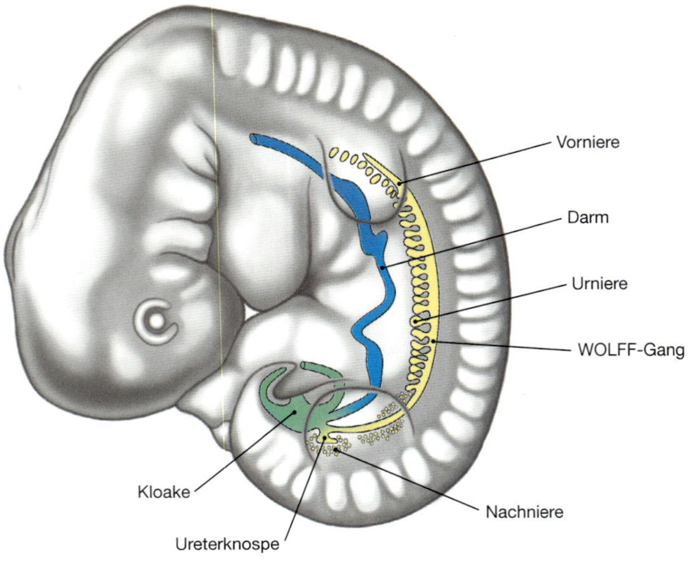

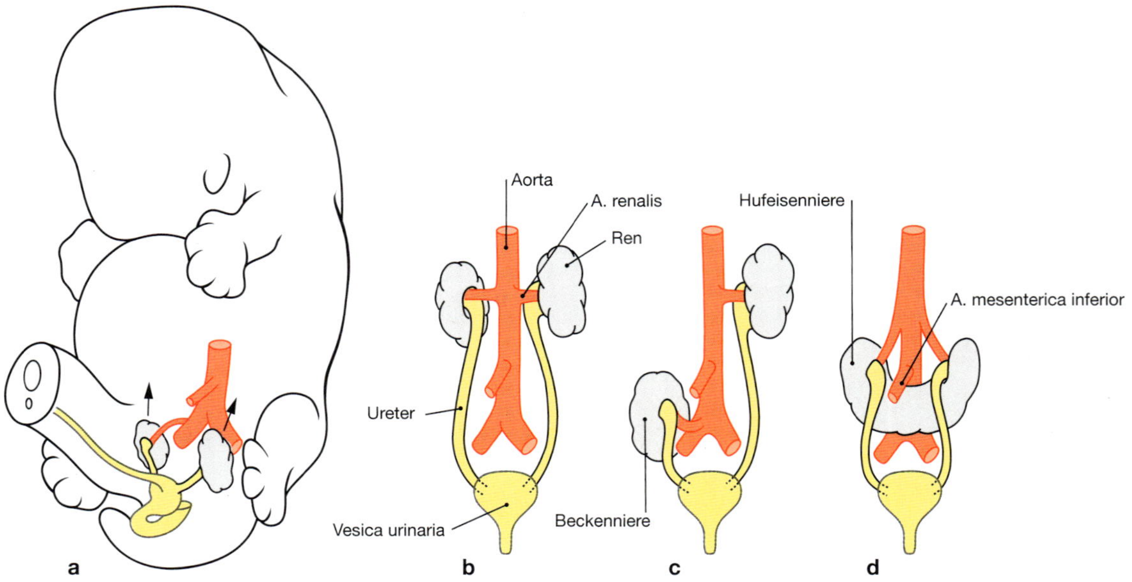

Abb. 7.28 a–d Aszensus der Nieren. [S700-L126]/[(B500-M282-L132)/G322]
Die Nachniere wird auf Höhe des 1.–4. Sakralwirbels angelegt **(a)** und steigt während der Entwicklung zwischen der 6. und 9. Woche auf (Aszensus, **b**). Eigentlich handelt es sich dabei um eine relative Verlagerung, da der kaudal der Nieren liegende Körperanteil stärker wächst. Bei fehlendem Aszensus kommt es zur Bildung einer **Beckenniere (c).** Wenn sich die beiden Nieren beim Aufstieg zu nahe kommen, können sie zu einer Hufeisenniere **(d)** verschmelzen, was bei einem von 400 Individuen vorkommt. Diese bleibt meist unterhalb der definitiven Position zurück, weil sie durch die A. mesenterica inferior am Aszensus gehindert wird.

Klinik

Beckennieren (→Abb. 7.28c) und auch **Hufeisennieren** (→Abb. 7.28d) sind meist Zufallsbefunde und haben keine klinische Bedeutung, solange der Verlauf des Harnleiters dabei nicht beeinträchtigt wird. Verlagerungen des Harnleiters können einen Harnstau bedingen, was durch Druckerhöhung und durch aufsteigende Infektionen zu Nierenschädigungen führen kann.

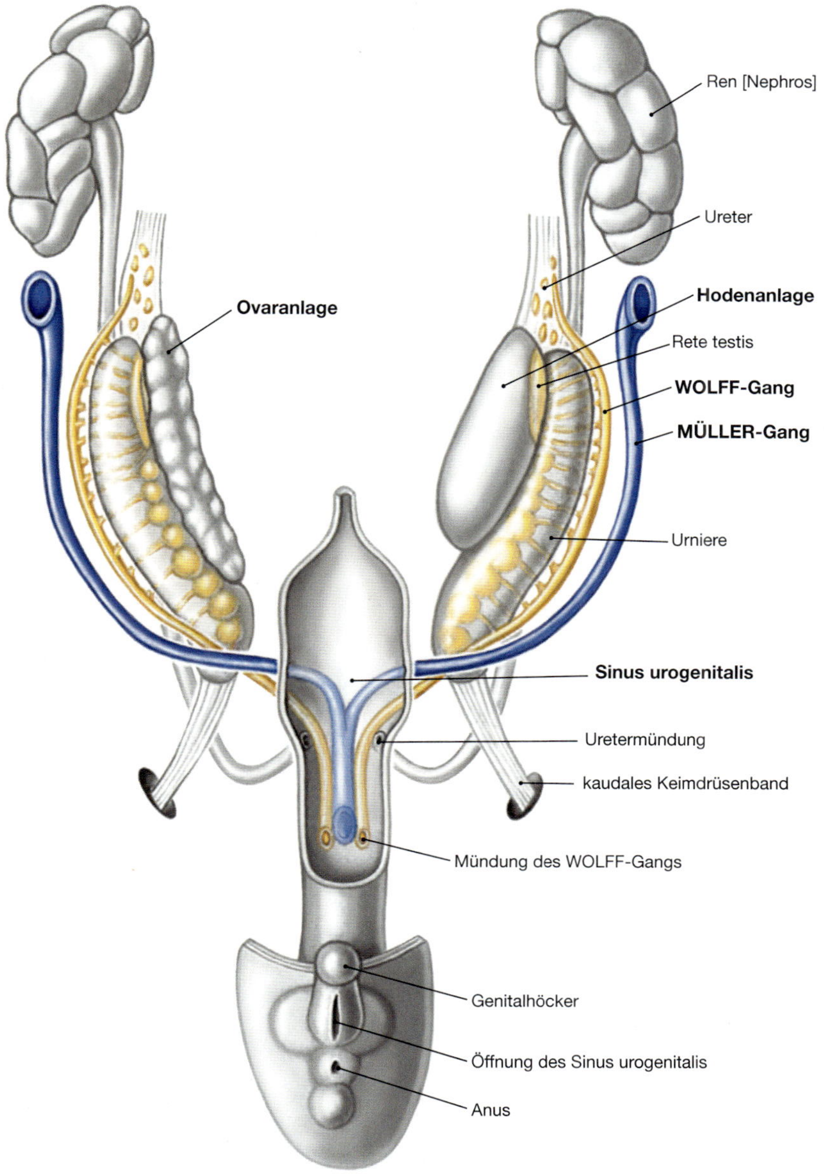

Abb. 7.29 Entwicklung der Harnorgane und frühe Entwicklung der inneren Geschlechtsorgane bei beiden Geschlechtern in der 8. Entwicklungswoche. [B500-L238]/[H233-001]

Die Nieren entwickeln sich aus der Nachniere (Metanephros) und der Ureterknospe, die aus dem WOLFF-Gang hervorgeht. Die Ureterknospe bildet die proximalen ableitenden Harnwege (Nierenbecken und Ureter), während Harnblase und Harnröhre aus dem Sinus urogenitalis (vorderer Teil der Kloake des Darmrohrs) entstehen.

Die inneren Geschlechtsorgane entwickeln sich bei beiden Geschlechtern bis zur 7. Woche gleich (sexuell indifferentes Stadium). Neben einer Gonade, die sich noch nicht zu Hoden oder Ovar differenziert hat, existieren 2 parallel verlaufende Gangpaare: Urnierengang (Ductus mesonephricus) oder **WOLFF-Gang** und **MÜLLER-Gang** (Ductus paramesonephricus). Im Unterschied zum WOLFF-Gang verschmelzen die distalen Enden des MÜLLER-Gangs vor ihrer Einmündung in den Sinus urogenitalis. Am Ende der 7. Woche entwickelt sich beim männlichen Geschlecht aus der Gonadenanlage der Hoden, beim weiblichen Geschlecht das Ovar. Die Hormone des Hodens (Testosteron und Anti-MÜLLER-Hormon) bewirken dann die Ausdifferenzierung des WOLFF-Gangs zu den inneren männlichen Genitalwegen (→ Abb. 7.91) und die Unterdrückung der Entwicklung des MÜLLER-Gangs. Wenn beide Hormone fehlen, entwickeln sich die inneren weiblichen Genitalwege (→ Abb. 7.121).

Topographie von Niere und Nebenniere

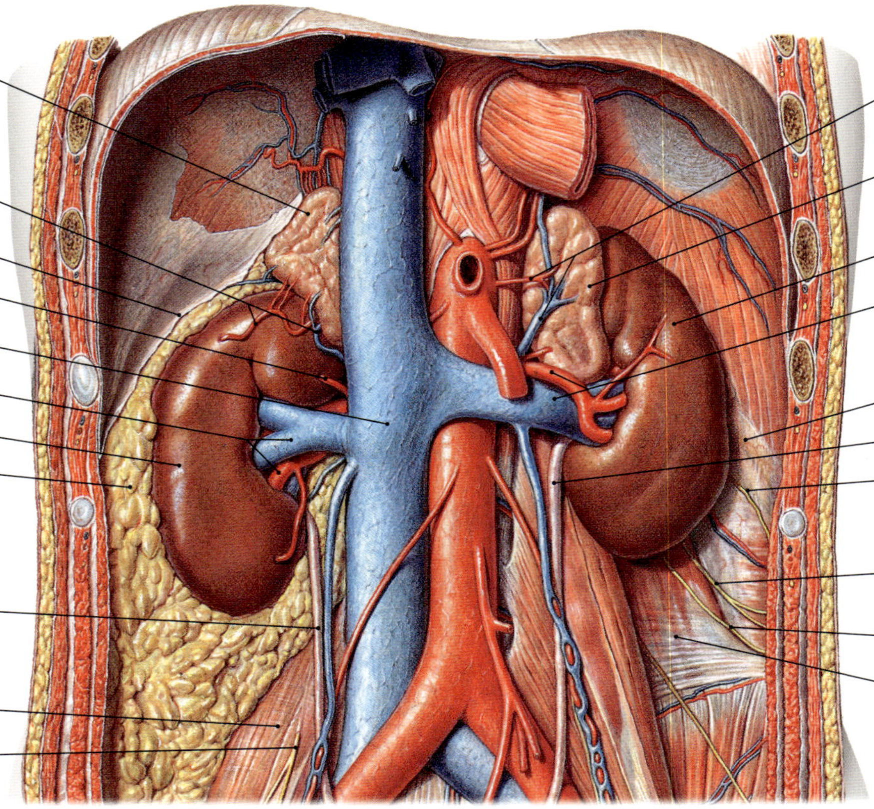

Abb. 7.30 Lage von Niere, Ren [Nephros], und Nebenniere, Glandula suprarenalis, im Retroperitonealraum; Ansicht von ventral. [S700]

Niere und Nebenniere liegen im Retroperitonealraum ventral des M. psoas major und des M. quadratus lumborum. Die Niere ist zusammen mit der Nebenniere in eine Fettkapsel (Capsula adiposa) eingebettet, die von einem Fasziensack (Fascia renalis, GEROTA-Faszie) umhüllt wird. Dorsal der Nierenfaszie liegen medial der M. psoas major und lateral als Muskel der dorsalen Bauchwand der M. quadratus lumborum. Zwischen Nierenfaszie und Muskeln verlaufen der N. iliohypogastricus und der N. ilioinguinalis aus dem Plexus lumbalis, die u. a. die Leistenregion sensibel innervieren.

Klinik

Die retroperitoneale Lage von Niere und Nebenniere spielt für die Wahl der **operativen Zugangswege** eine Rolle. Zugänge über die Peritonealhöhle sind immer mit dem Risiko von Infektionen und damit einer **Bauchhöhlenentzündung (Peritonitis)** sowie **Verwachsungen (Briden)** von Darmschlingen mit der Bauchwand verbunden. Daher wählt man **transperitoneale** Zugangswege nur, wenn man bei der Entfernung von Nieren- und Nebennierenkarzinomen viel Platz benötigt, da man den Tumor nicht komprimieren und so womöglich bösartige Zellen verschleppen möchte. Bei gutartigen Erkrankungen wie z. B. der Entfernung von Nierensteinen (Nephrolithiasis) aus dem Nierenbecken kann man einen **retroperitonealen** Zugang wählen. Dabei kann man von dorsal durch die Fascia thoracolumbalis (→ Abb. 7.33) oder lateral von dieser eingehen, sodass die Faszie als wichtige Orientierungsstruktur anzusehen ist.

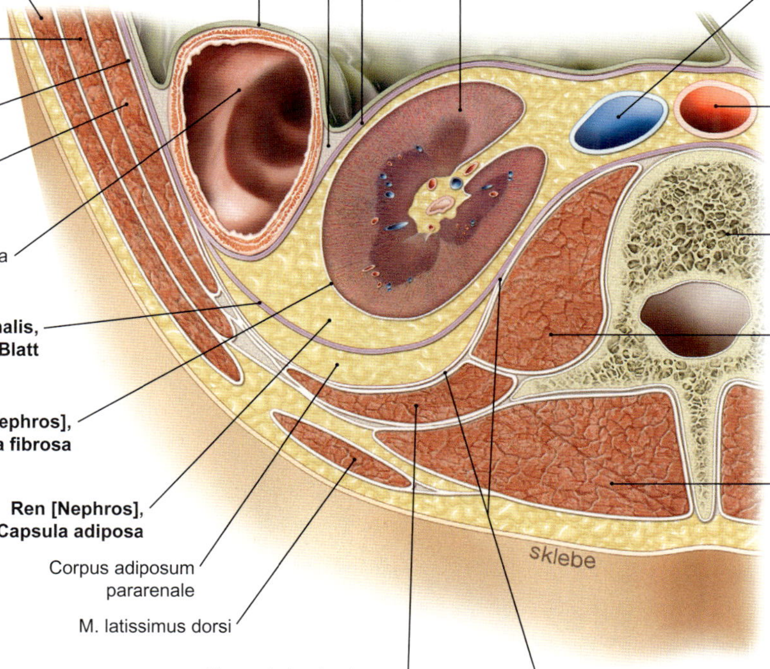

Abb. 7.31 Hüllsysteme der Niere, Ren [Nephros], im Retroperitonealraum; Horizontalschnitt in Höhe des 3. Lendenwirbels; Ansicht von kaudal. [S700-L238]/[B500-M580]

Niere und Nebenniere liegen im Retroperitonealraum ventral des M. psoas major und des M. quadratus lumborum. Die Niere besitzt an der Oberfläche eine **Organkapsel** aus straffem Bindegewebe **(Capsula fibrosa).** Zusammen mit der Nebenniere ist sie von einer **Fettkapsel (Capsula adiposa)** umhüllt. Diese ist von einem **Fasziensack (Fascia renalis)** umgeben, der nach unten medial für den Durchtritt der Leitungsbahnen und des Harnleiters offen ist. Das **vordere Blatt des Fasziensacks** wird von den Klinikern als **GEROTA-Faszie** bezeichnet.

Die Abbildung zeigt die Lageverhältnisse des **Colon ascendens.** Wie auch das **Colon descendens** wurde es während der Entwicklung des Unterbauchsitus an die dorsale Rumpfwand verlagert und gelangte so in eine **sekundär retroperitoneale Lage.** Das bedeutet, dass es nur auf seiner ventralen Fläche von Peritoneum parietale bedeckt ist. Dabei fusionierte das embryonale Mesocolon mit dem embryonalen Peritonealüberzug der hinteren Bauchwand und bildet dadurch die **Fusionsfaszie nach TOLDT.** Diese verschmilzt mit dem vorderen Blatt der Fascia renalis **(GEROTA-Faszie).** Die Umschlagsfalten lateral von Colon ascendens und Colon descendens erscheinen am unfixierten Situs als die „weißen Linien" nach TOLDT.

Klinik

Die Hüllsysteme und die Lagebeziehungen der Niere sind von klinischer Bedeutung. Bei **bösartigen Tumoren** der Niere werden immer Niere und Nebenniere zusammen einschließlich der GEROTA-Faszie entfernt (Nephrektomie).

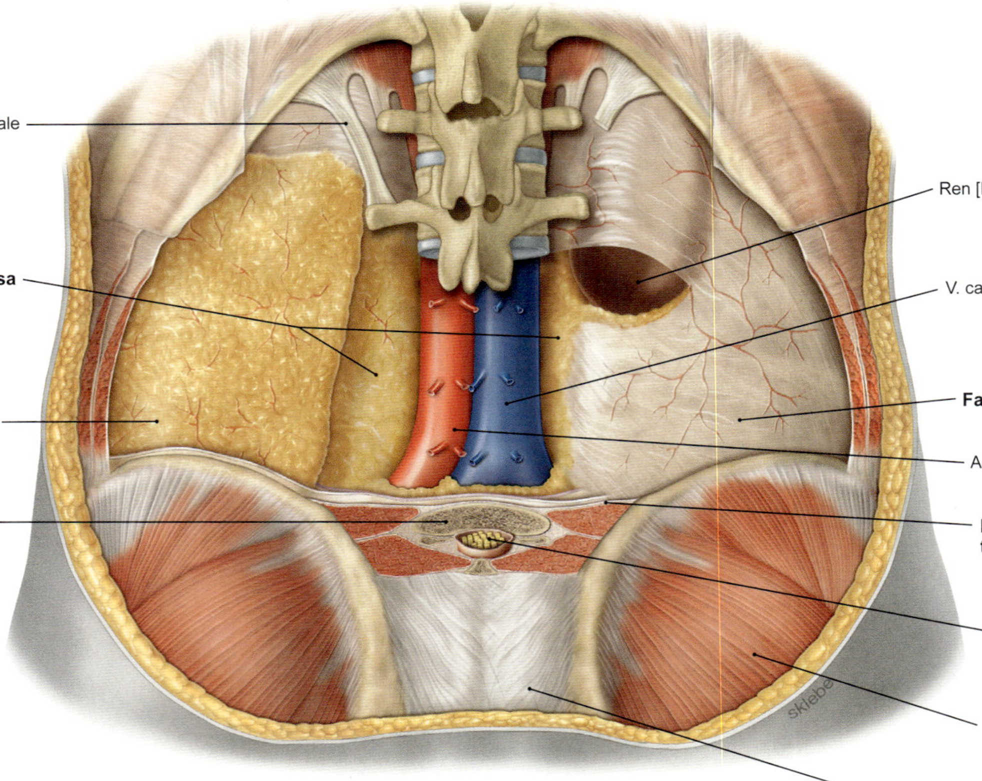

Abb. 7.32 Hüllsysteme der Niere, Ren [Nephros], im Retroperitonealraum; nach Entfernung der hinteren Rumpfwand unterhalb der Rippen sowie Absetzen der Rücken- und dorsalen Anteil der flachen Bauchmuskeln einschließlich der meisten retroperitonealen Leitungsbahnen abgesehen von Aorta abdominalis und V. cava inferior. Auf der rechten Körperseite wurde außerdem das retroperitoneale Fett **(Corpus adiposum pararenale)** reseziert, um die Faszienhülle, Fascia renalis, darzustellen; Ansicht von dorsal. [S700-L238]/[G1079]

Das tiefe Blatt der **Fascia thoracolumbalis** hüllt die primäre oder auch autochthon genannte Rückenmuskulatur ein. Ventral vom tiefen Blatt der Faszie liegt zunächst eine variabel ausgebildete Schicht von retroperitonealem Fettgewebe **(Corpus adiposum pararenale)**, bevor das dorsale Blatt des **Fasziensacks (Fascia renalis)** sichtbar wird. Der kraniale Ausläufer des tiefen Blatts der Fascia thoracolumbalis zur 12. Rippe wird auch als Lig. lumbocostale bezeichnet. Der Fasziensack ist medial und kaudal offen, da hier auch die Leitungsbahnen und der Harnleiter, Ureter (nicht gezeigt), ein- und austreten. Innerhalb der Faszienhülle sind Niere und Nebenniere in eine **Fettkapsel (Capsula adiposa)** eingebettet.

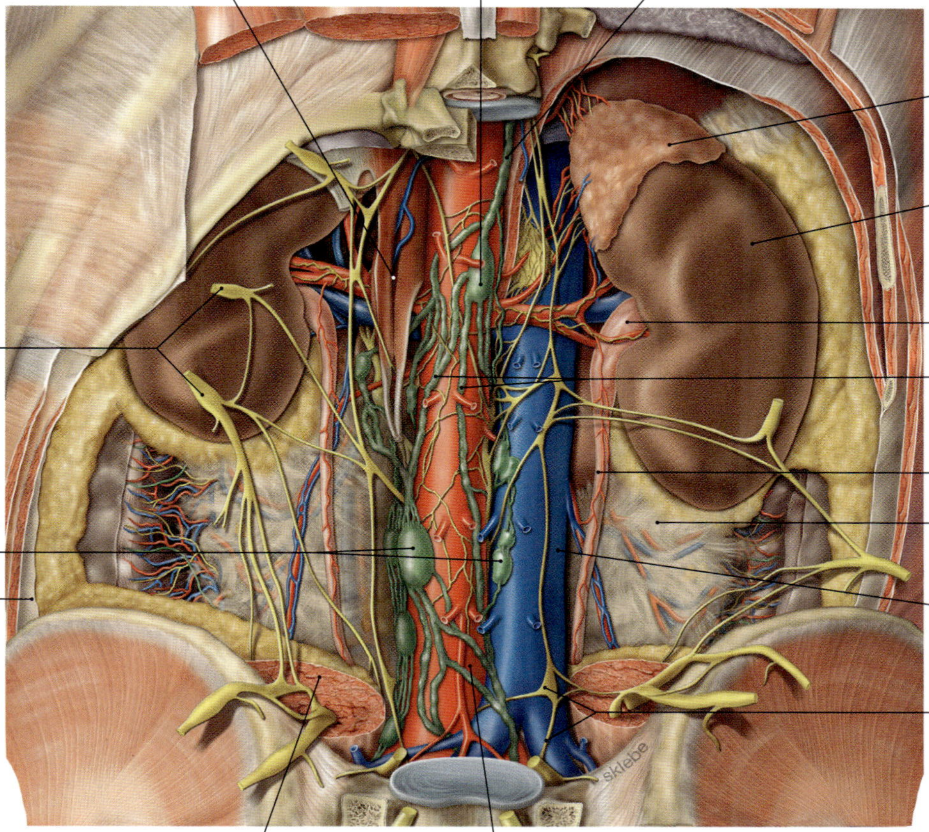

Abb. 7.33 Hüllsysteme der Niere, Ren [Nephros], im Retroperitonealraum; nach Entfernung der hinteren Rumpfwand unterhalb der Rippen einschließlich der Fascia renalis sowie Absetzen der Rücken- und dorsalen Anteil der flachen Bauchmuskeln sowie des M. psoas major. Die Spinalganglien sind nach lateral geklappt, da die Nervenwurzeln nicht mehr mit dem ebenfalls entfernten Rückenmark in Verbindung stehen; Ansicht von dorsal. [S700-L238]/[Q300]

Da die Leber rechts direkt unter dem Zwerchfell einen großen Teil des Oberbauchs einnimmt, liegt die Niere auf der rechten Körperseite ca. eine halbe Wirbellänge tiefer und ist hier einschließlich der aufsitzenden Nebenniere sichtbar. Medial verlässt der **Harnleiter, Ureter,** das Nierenbecken und steigt im Retroperitonealraum ab zur Harnblase im kleinen Becken. Ventral der **Fettkapsel (Capsula adiposa)** ist auch das vordere Blatt des **Fasziensacks (Fascia renalis)** erkennbar, das klinisch als **GEROTA-Faszie** bezeichnet wird. Diese dünne Bindegewebsschicht geht direkt in die **TOLDT-Fusionsfaszie** über, die durch die Verlagerung von Colon ascendens und descendens mit ihren Leitungsbahnen an die dorsale Rumpfwand entsteht.

Die Darstellung zeigt auch den Verlauf der **lumbalen Lymphstämme (Trunci lumbales)** mit ihrer Vereinigung **(Cisterna chyli)** zum **Ductus thoracicus** sowie den Grenzstrang des **sympathischen Nervensystems (Truncus sympathicus)**.

Aufbau der Niere

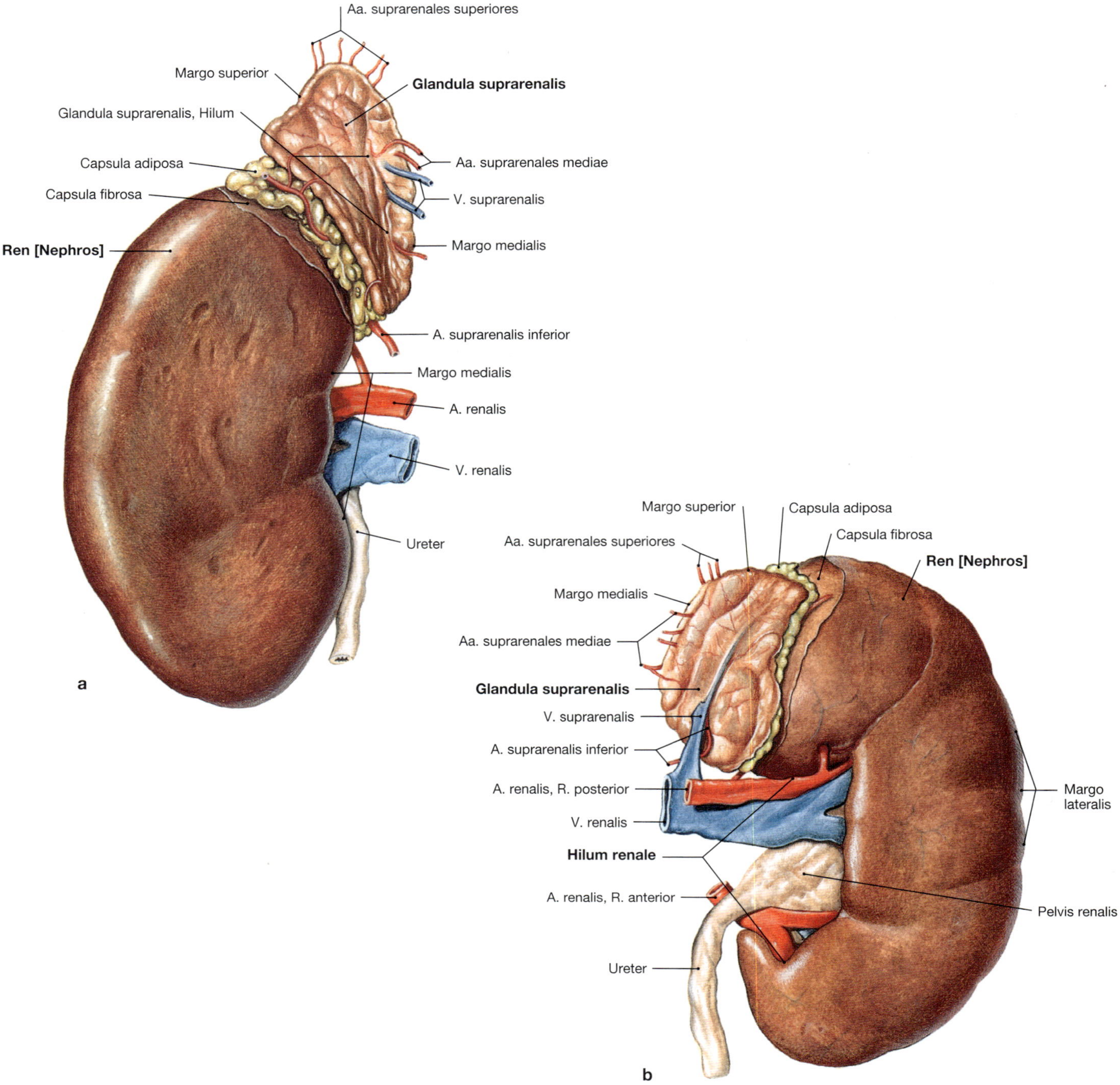

Abb. 7.34 a und b Niere, Ren [Nephros], und Nebenniere, Glandula suprarenalis; Ansicht von ventral. [S700]
a Rechte Niere und Nebenniere.
b Linke Niere und Nebenniere.
Die Niere ist „nierenförmig" und 10–12 cm lang, 5–6 cm breit und 4 cm dick. Ihr Gewicht beträgt durchschnittlich 150 g (120–200 g). Sie besitzt einen oberen und einen unteren Pol und dazwischen liegt das nach medial ausgerichtete **Nierenhilum (Hilum renale),** das den Zugang zu einer **Einbuchtung** im Inneren **(Sinus renalis)** darstellt. Es wird von Leitungsbahnen und Harnleiter als Ein- und Austrittsöffnung genutzt. Die **Nebenniere** sitzt mit einer abgeplatteten Basis der Niere auf. Die Eintrittsstelle der Blutgefäße am medialen Rand wird manchmal ebenfalls als **Hilum** bezeichnet.

Klinik

Für die Klinik ist die Beurteilung des Nierenvolumens von großer Bedeutung, da es bei Erkrankungen auch von prognostischer Relevanz ist. Das **normale Nierenvolumen** bei einer Bestimmung mit Ultraschall beträgt **120–200 ml.** Bei **polyzystischen Nierenerkrankungen** kann das Volumen 1.500 ml überschreiten. Ab 1.000 ml ist mit einer Einschränkung der Nierenfunktion zu rechnen. Die autosomal-dominante polyzystische Nierenerkrankung (ADPKD) gehört mit einer Häufigkeit von 1:500–1:1.000 Geburten zu den häufigsten angeborenen Erkrankungen.

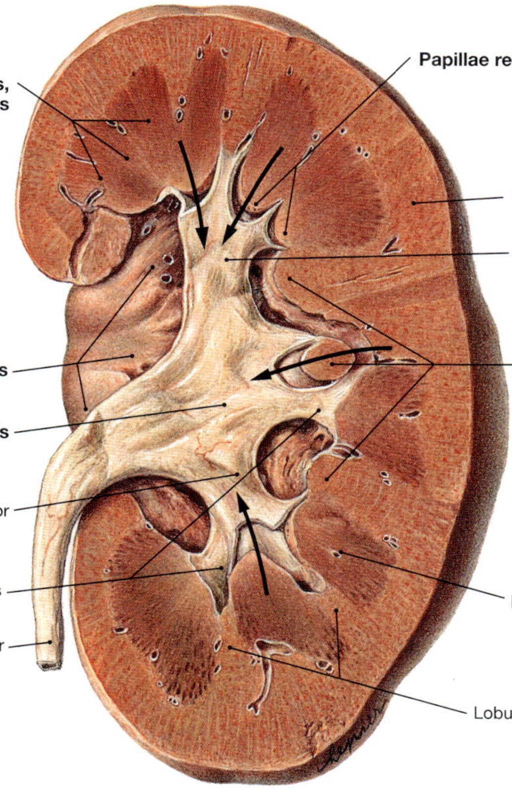

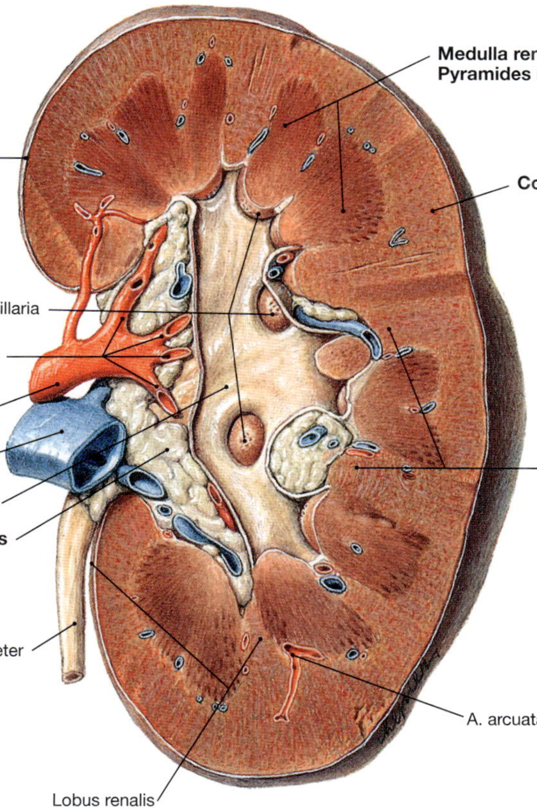

Abb. 7.35 a und b Niere, Ren [Nephros], links; Ansicht von ventral. [S700]

a Nach vertikaler Halbierung.

b Mit freigelegtem und eröffnetem Nierenbecken.

Die Niere gliedert sich in **Rinde** (Cortex renalis) und **Mark** (Medulla renalis). Das Mark ist in verschiedene Abschnitte gegliedert, die nach ihrer Form als **Markpyramiden** (Pyramides renales) bezeichnet werden. Zwischen den Pyramiden liegen Rindenanteile (Columnae renales). Eine Pyramide mit den angrenzenden Rindenanteilen wird als **Nierenlappen** (Lobus renalis) bezeichnet. Die Grenze zwischen den meist ca. 14 Lappen ist auf der äußeren Oberfläche in der Regel beim Erwachsenen nicht erkennbar. Die Pyramiden münden mit ihren Spitzen (Papillae renales) in die **Nierenkelche** (Calices renales majores und minores), in die der Harn abgegeben wird (Pfeile). Das **Nierenbecken** (Pelvis renalis) liegt zusammen mit Fettgewebe und den Leitungsbahnen in einer Einbuchtung des Nierenparenchyms (Sinus renalis).

Aufbau der Niere

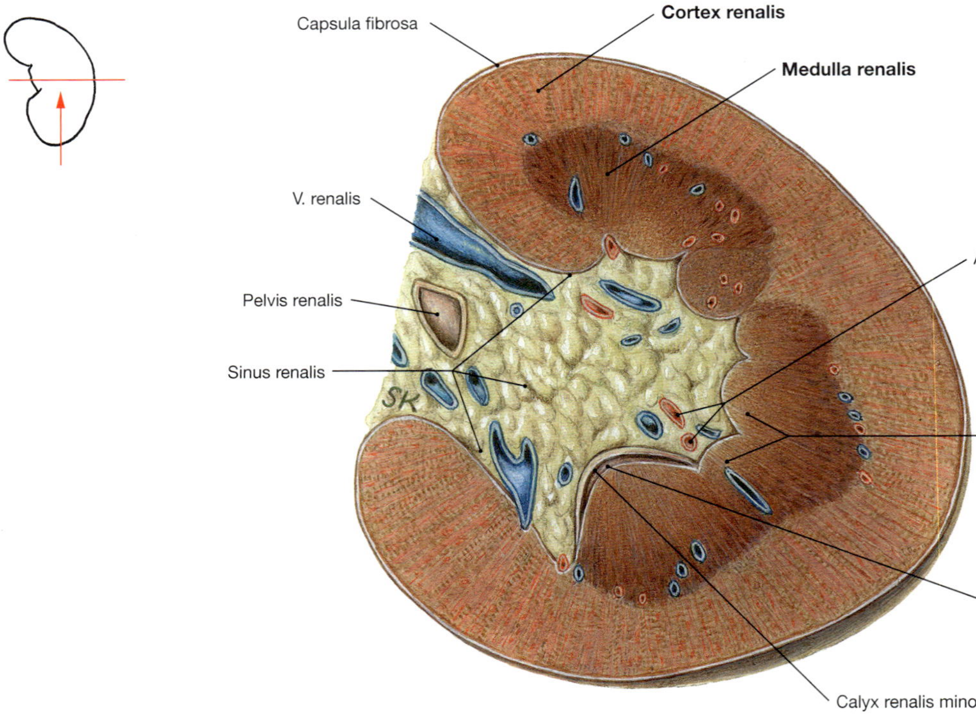

Abb. 7.36 Niere, Ren [Nephros]; Transversalschnitt durch die Nierenbucht (Sinus renalis); Ansicht von kaudal. [S700-L238]

Das Parenchym der Niere gliedert sich in **Rinde (Cortex renalis)** und **Mark (Medulla renalis).**

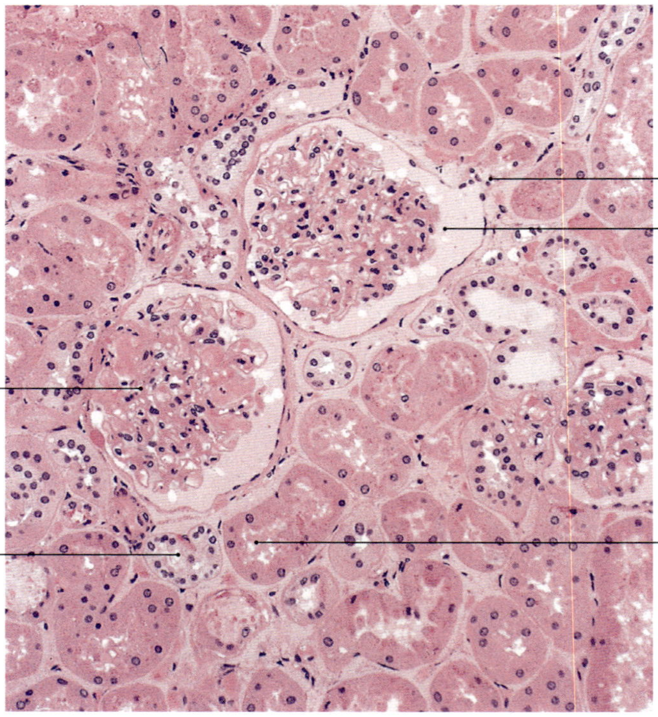

Abb. 7.37 Nierenrinde, Cortex renalis; mikroskopischer Ausschnitt 100-fach. [R252]

Das gesamte Parenchym der Niere besteht aus **Nephronen** und **Sammelrohren.** Die Nephrone setzen sich aus den **Nierenkörperchen** und einem **Tubulussystem** zusammen. In der Rinde befinden sich im Unterschied zum Mark Nierenkörperchen (Corpuscula renalia). Im **Kapillarknäuel (Glomerulus)** des Nierenkörperchens wird der Primärharn als Ultrafiltrat aus dem Blut in den Kapselraum abgepresst (170 l/Tag). Von dort gelangt er am Harnpol in den proximalen Tubulus (Tubulus proximalis). Im Tubulussystem und im Sammelrohr wird der überwiegende Teil des Primärharns durch Resorption wieder aufgenommen und zusätzlich durch Sekretion in seiner Zusammensetzung verändert, bevor er als Endharn an den Nierenpapillen in das Nierenbecken abgegeben wird (1,7 l/Tag).

Abb. 7.38 Verlauf von Arterien (rot), Venen (blau) und Nephronen (grau) im Parenchym der Niere; schematische Darstellung. [S700-L126]/[B500-M580]
A. und **V. renalis** verzweigen sich im Bereich des Hilums und steigen als **A.** und **V. interlobaris** am Rand der Pyramiden auf, ziehen an der Rinden-Mark-Grenze als **A.** und **V. arcuata** bogenförmig um die Pyramiden herum und verlassen diese an deren Basis als **A.** und **V. corticalis radiata,** die zur Kapsel aufsteigen. Diese Abschnitte sind noch makroskopisch erkennbar. Im Unterschied zu den Venen bilden die Arterien keine geschlossenen Gefäßbögen, sind also Endarterien. Daher führt ein Verschluss der Arterien, z. B. durch ein verschlepptes Blutgerinnsel (Embolie), zu **Niereninfarkten.**
Für das Verständnis der Nierenfunktion sind auch die folgenden mikroskopisch kleinen Abschnitte des Blutgefäßsystems wichtig: Von der A. corticalis radiata abgehende kleine Arteriolen zu den Nierenkörperchen (Vasa afferentia) bilden die Kapillarschlingen des **Glomerulus.** In den Glomeruli wird der Primärharn aus dem Blut durch einen Filter in das Tubulussystem der Nephrone abgepresst. Danach gehen die Kapillarschlingen über ein zweites System von Arteriolen (Vasa efferentia) in die peritubulären Kapillaren und im Nierenmark in die venösen Vasa recta über, die ab- und aufsteigende Anteile haben. Diese Gefäße sind schließlich an die Venen angeschlossen. Die Vasa recta, die im Mark von arteriellen Gefäßen begleitet werden, sind für die Resorption und Sekretion von Stoffen in den Tubulusabschnitten des Nephrons und im Sammelrohr wichtig.

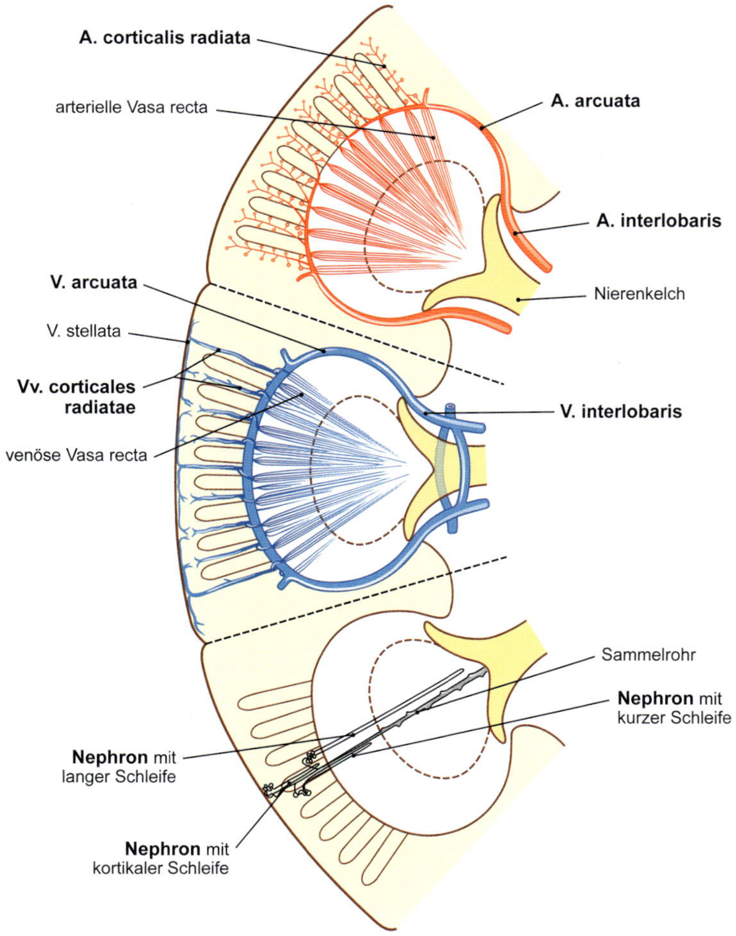

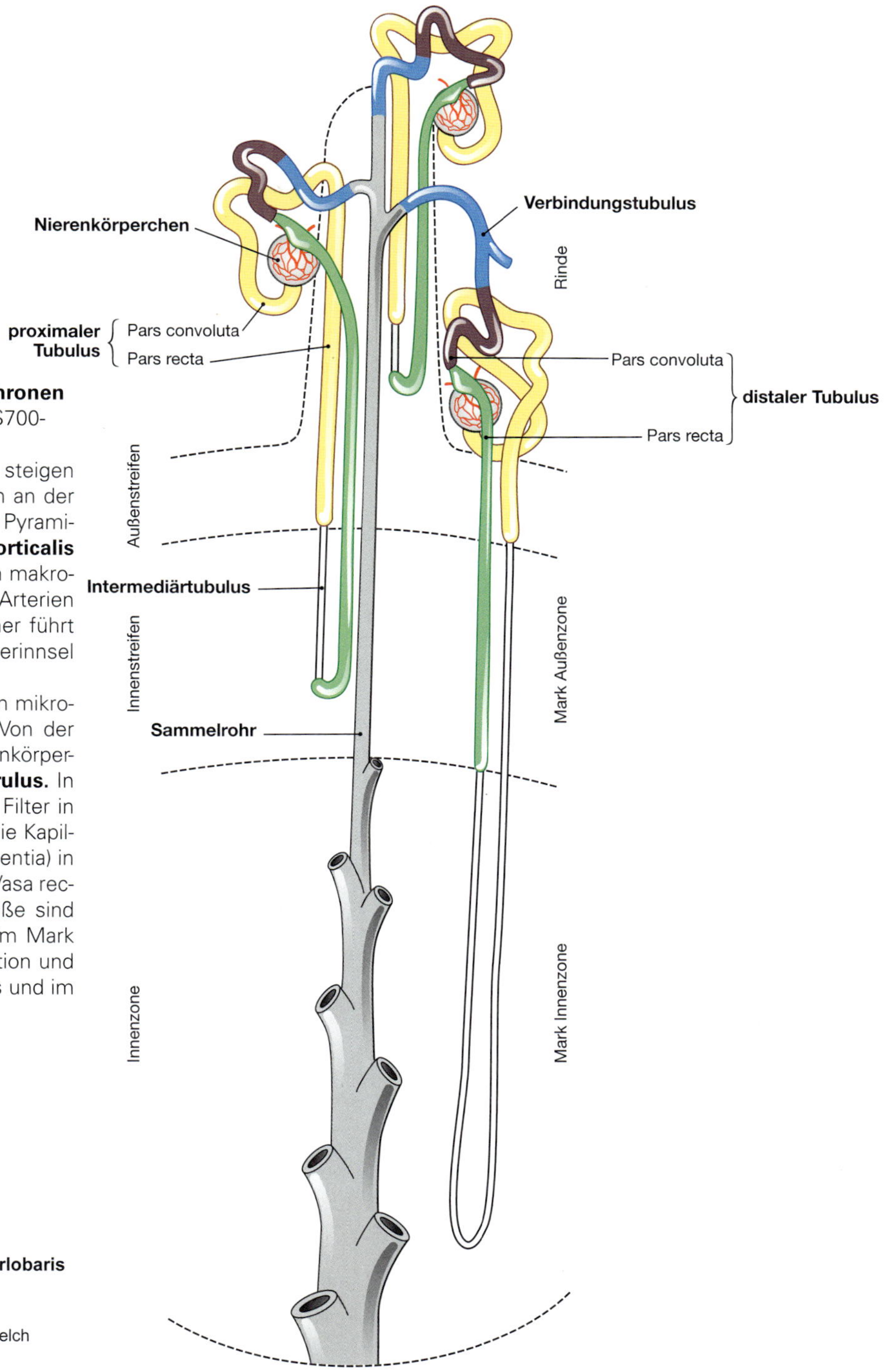

Abb. 7.39 Bau von Nephron und Sammelrohr; schematische Darstellung. [S700-L126]/[B500-M580]
Am **Nierenkörperchen,** in dem der Primärharn gebildet wird, beginnt der **proximale Tubulus** mit einem gewundenen Abschnitt (Pars convoluta), der sich in einen geraden Abschnitt (Pars recta) fortsetzt. Danach folgt der **intermediäre Tubulus** mit einem absteigenden (Pars descendens) und einem aufsteigenden Schenkel (Pars ascendens), an den sich der **distale Tubulus** (wieder mit Pars recta und Pars convoluta) anschließt. Der **Verbindungstubulus** bildet den Übergang zum **Sammelrohr,** aus dem der Endharn schließlich in das Nierenbecken gelangt.

Segmente und Lagebeziehungen der Niere

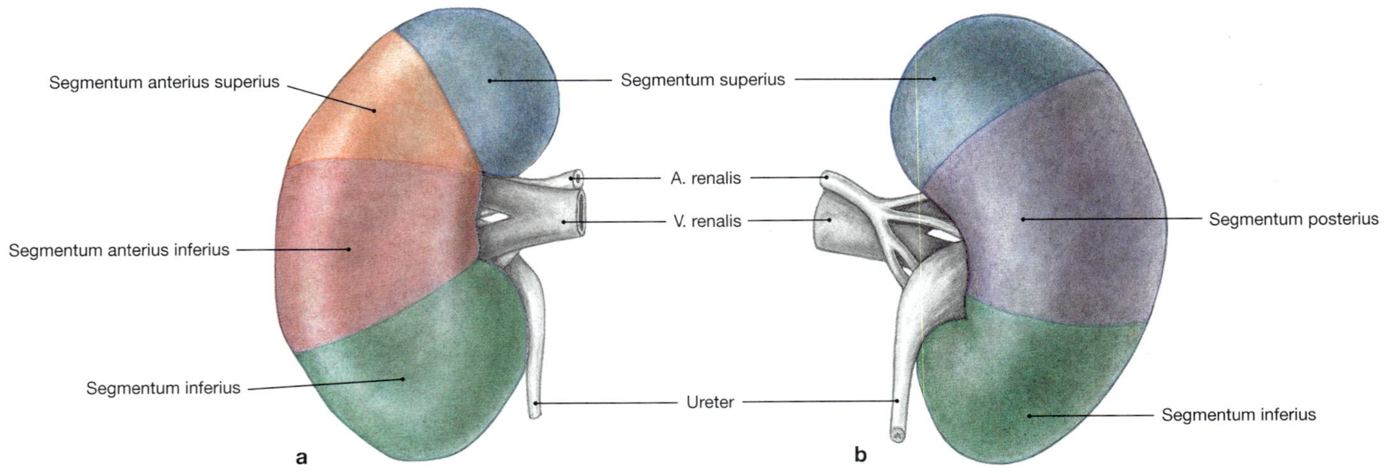

Abb. 7.40 a und b Nierensegmente, Segmenta renalia, rechts. [S700]
a Ansicht von ventral.
b Ansicht von dorsal.
Durch Aufzweigung der arteriellen Gefäße wird die Niere in **Segmente** (Segmenta renalia) gegliedert, da die Gefäße Endarterien darstellen und untereinander nicht anastomosieren. Bei Verschluss der Äste der A. renalis entspricht die Ausdehnung der **Niereninfarkte** den Segmentgrenzen. Die Verzweigungsmuster sind jedoch sehr variabel.
Die Nierenarterie (A. renalis) verzweigt sich im Bereich des Hilums in einen R. principalis anterior, der mit verschiedenen Ästen das obere, die beiden vorderen und das untere Segment versorgt, und einen R. principalis posterior für das hintere Segment.

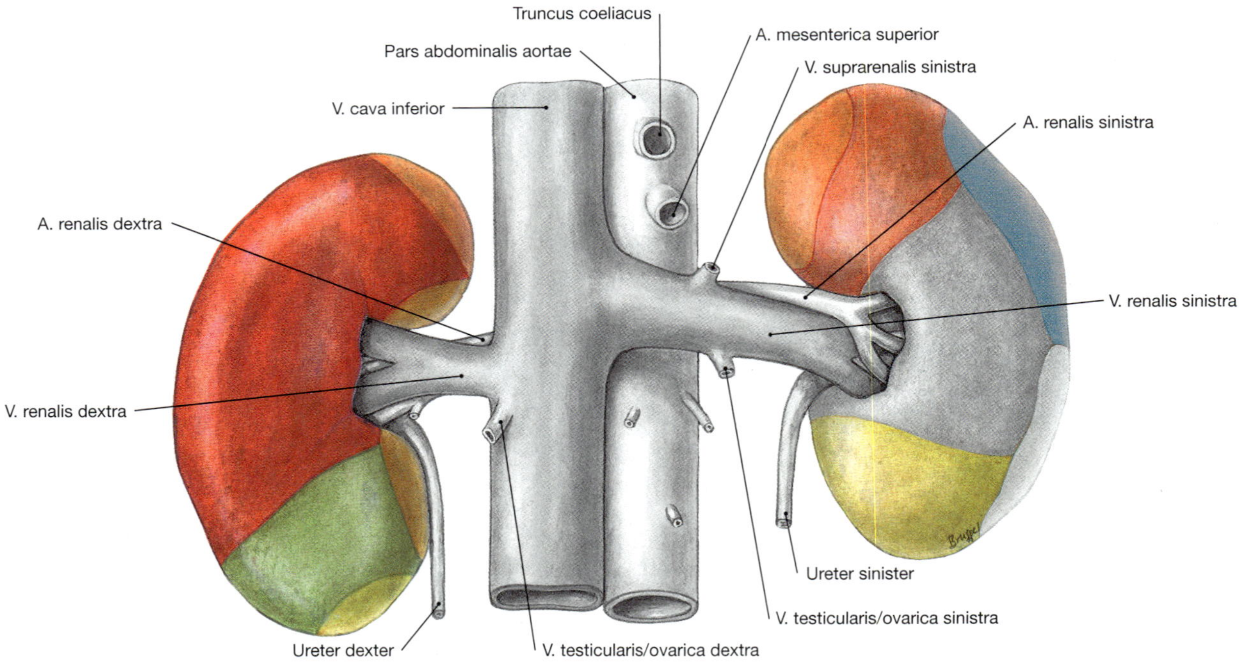

Abb. 7.41 Kontaktflächen der Niere, Ren [Nephros], mit benachbarten Organen; Ansicht von ventral. [S700]
Während die Dorsalseite der Niere der hinteren Rumpfwand anliegt, haben die Vorderseiten zu verschiedenen Organen Kontakt. Zusammen mit den Nebennieren sind die Nieren von den Bauchorganen durch Peritoneum parietale, Nierenfaszie und Fettkapsel getrennt, sodass die Kontaktflächen keine klinische Bedeutung haben.

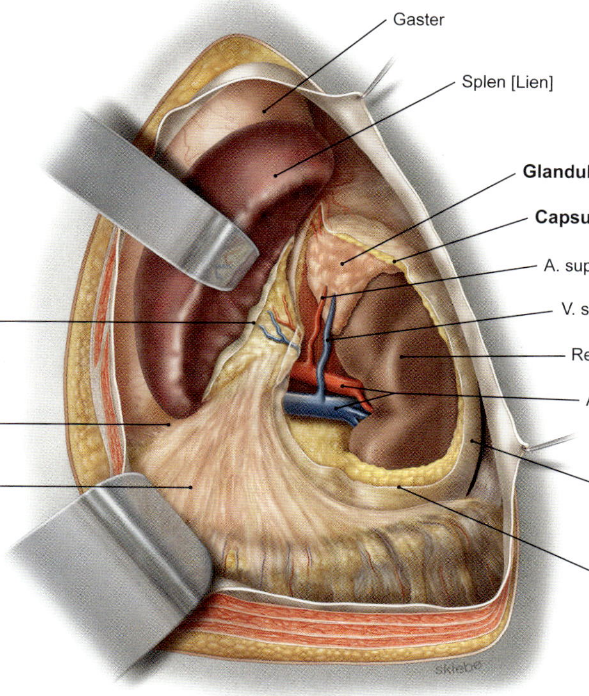

Abb. 7.42 Situs der Nebenniere, Glandula suprarenalis, links; die Milz wurde nach medial mobilisiert und die Hüllsysteme von Niere und Nebenniere eröffnet und teilweise reseziert, Ansicht von ventral. [S700-L238]
Die Nebennieren sitzen beidseits den Nieren auf und teilen sich deren Hüllen. Das parietale Peritoneum liegt dem vorderen Blatt der **Nierenfaszie (Fascia renalis)** direkt auf, das klinisch als **GEROTA-Faszie** bezeichnet wird. Unter diesem hüllt die **Capsula adiposa** die Niere und die Nebenniere ein.

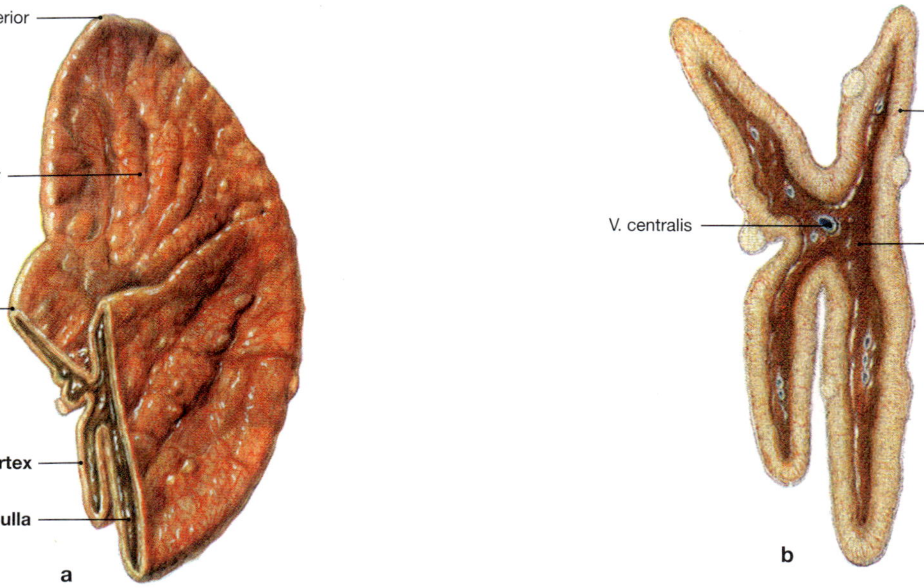

Abb. 7.43 a und b Nebenniere, Glandula suprarenalis, rechts. [S700]
a Ansicht von ventral.
b Sagittalschnitt; Ansicht von lateral.
Die Nebenniere ist eine lebensnotwendige endokrine Drüse. Sie besteht aus **Rinde (Cortex)** und **Mark (Medulla),** die entwicklungsgeschichtlich und funktionell völlig verschieden sind. Die Rinde entsteht aus dem **Mesoderm** in der Wand der **Leibeshöhle (Zölomepithel),** das Mark dagegen aus dem **Neuroektoderm** der **Neuralleiste** und entspricht daher einem modifizierten sympathischen Ganglion. Die **Rinde** produziert **Steroidhormone** (Mineralokortikoide, Glukokortikoide, Androgene), das **Mark Katecholamine** (Adrenalin und Noradrenalin), die Stoffwechsel und Blutdruck regulieren.
Makroskopisch unterscheidet man einen **medialen und einen oberen Rand (Margo medialis und Margo superior),** die eine **Vorder- und Rückseite (Facies anterior und Facies posterior)** sowie eine **Basis (Facies renalis)** abgrenzen. Am medialen Rand befindet sich außerdem das Hilum als Ein- und Austritt der Leitungsbahnen.

Klinik

Wenn beide Nebennieren aufgrund von Erkrankungen entfernt werden, müssen Mineralo- und Glukokortikoide medikamentös ersetzt werden, da es sonst zu **lebensgefährlichen Schockzuständen** durch zu niedrigen Blutzucker (Hypoglykämie) und durch Blutdruckabfall (Hypotonie) kommen kann. Dies kann auch bei Insuffizienz der Nebennieren der Fall sein (Morbus ADDISON).

Gefäße von Niere und Nebenniere

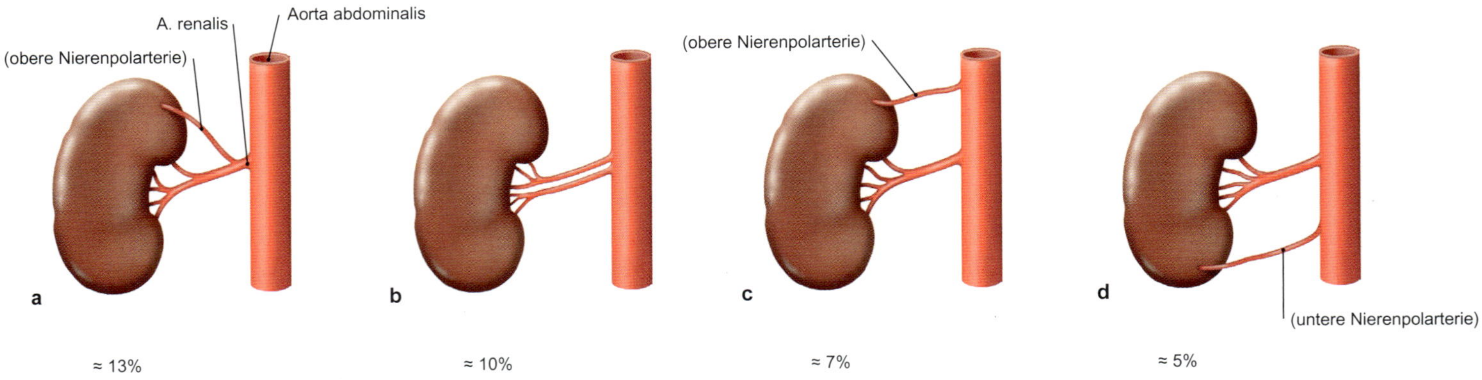

Abb. 7.44 a–d Nierenarterie, A. renalis mit Varietäten; Ansicht von ventral. [S700-L275]
a A. renalis mit einem Ast als oberer Polarterie.
b 2 Aa. renales zum Nierenhilum.
c Akzessorische obere Polarterie.
d Akzessorische untere Polarterie

In 70 % der Fälle liegt nur eine Nierenarterie vor, während in 30 % akzessorische Nierenarterien vorhanden sind.
Die Nierenarterie (A. renalis) entspringt im Regelfall beidseits aus der Aorta und tritt durch das Hilum in die Niere ein. Polarterien gelangen nicht über das Hilum, sondern direkt in das Nierenparenchym hinein. **Akzessorische** Arterien entspringen dagegen selbstständig aus der Aorta.

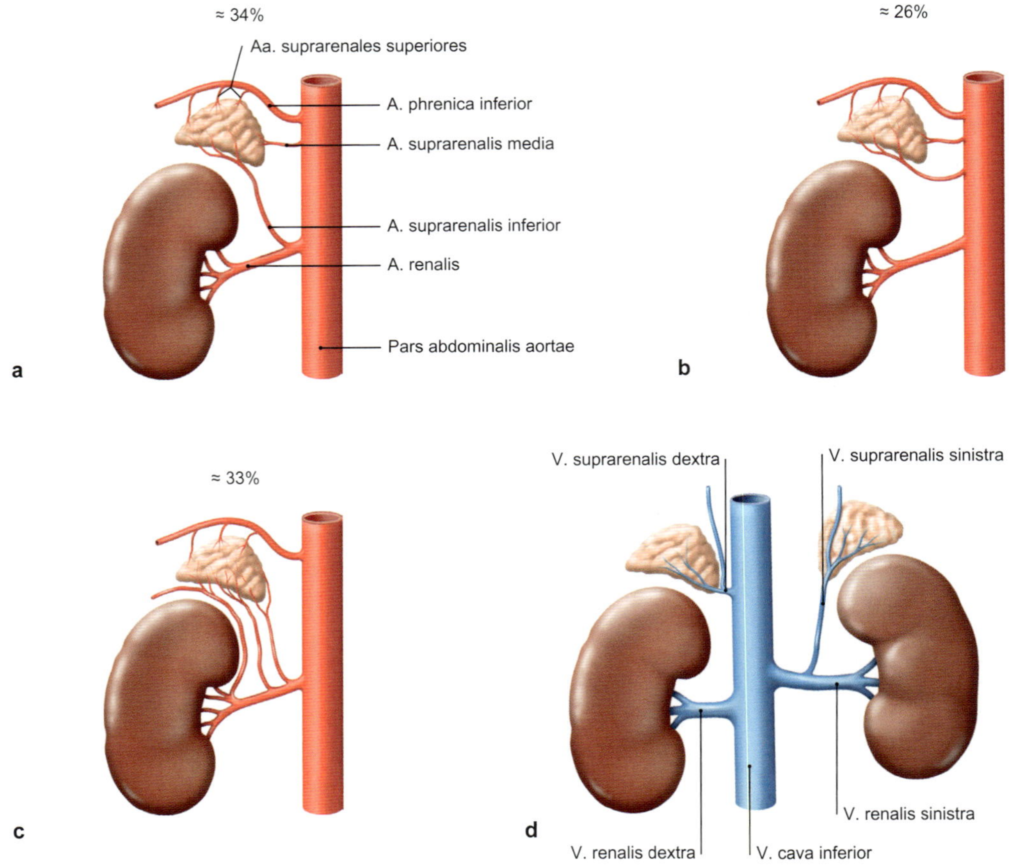

Abb. 7.45 a–d Nebennierenarterien, Aa. suprarenales, mit Varietäten sowie Nierenvene, V. renalis, und Nebennierenvene, V. suprarenalis; Ansicht von ventral. [S700-L275]
Im Regelfall gibt es **3 Nebennierenarterien:**
- **A. suprarenalis superior:** entspringt aus der A. phrenica inferior
- **A. suprarenalis media:** direkt aus der Aorta
- **A. suprarenalis inferior:** Ast der A. renalis

Diese „Luxusperfusion" verhindert, dass es zu Organinfarkten kommt, die das lebenswichtige Organ gefährden könnten. Allerdings sind nur in einem Drittel der Fälle alle Nebennierenarterien ausgebildet. Die verschiedenen Nebennierenarterien dringen in die Rinde des Organs ein. Von dort wird das Blut in das Mark geleitet und da durch die Nebennierenvene gesammelt. Der von der Rinde in das Mark gerichtete Blutfluss ist funktionell von Bedeutung, da die Hormone der Nebennierenrinde die Differenzierung und Funktion der Zellen im Mark steuern.
Varietäten der Nebennierenarterien:
a Arterielle Versorgung über 3 Arterien (Lehrbuchfall).
b Arterielle Versorgung ohne Zufluss aus der A. renalis.
c Arterielle Versorgung ohne Arterie direkt aus der Aorta.
Die **Nierenvene, V. renalis,** mündet beidseits in die V. cava inferior. Ebenso gibt es pro Nebenniere nur **eine Nebennierenvene, V. suprarenalis,** die das Blut sammelt und rechts in die V. cava inferior bzw. links in die V. renalis leitet **(d).**

Klinik

Da Nierenkarzinome oft in die Nierenvenen einwachsen, kann es beim Mann bei einem Tumor auf der linken Seite zu einem Rückstau in die V. testicularis mit einer knäuelartigen Erweiterung der Venen im Hodensack kommen **(Varikozele).** Daher muss bei einer linksseitigen Varikozele immer auch ein Nierentumor ausgeschlossen werden!

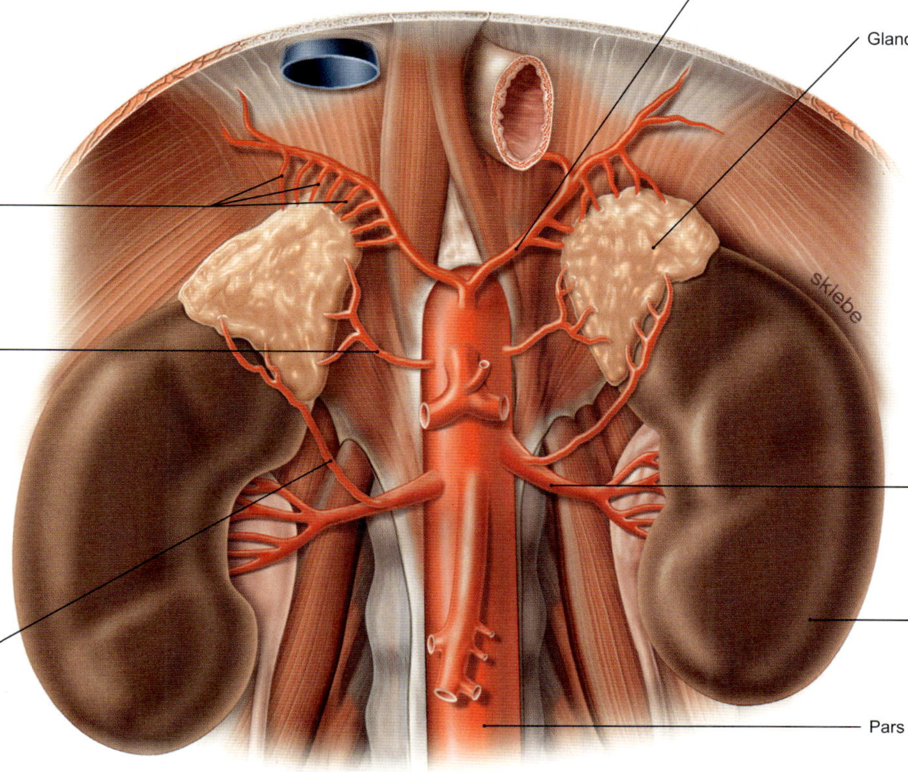

Abb. 7.46 Arterielle Versorgung von Niere und Nebenniere; Ansicht von ventral. Alle Organe der Bauchhöhle außer Niere und Nebenniere sowie die Venen, Lymphbahnen und Nerven des Retroperitoneums wurden entfernt. [S702-L238]
Die **A. renalis** entspringt beidseits aus der Aorta und zieht zum Hilum der Niere, wo sie sich sehr variabel in mehrere Endäste aufzweigt. Sie gibt im Regelfall auch die A. suprarenalis inferior ab. Die **A. suprarenalis superior** dagegen geht in den meisten Fällen in Form mehrerer kleiner Äste aus der A. phrenica inferior hervor. Die **A. suprarenalis media** ist ein eigenständiger Ast der Aorta, fehlt aber wie die untere Nebennierenarterie relativ häufig (→ Abb. 7.6).

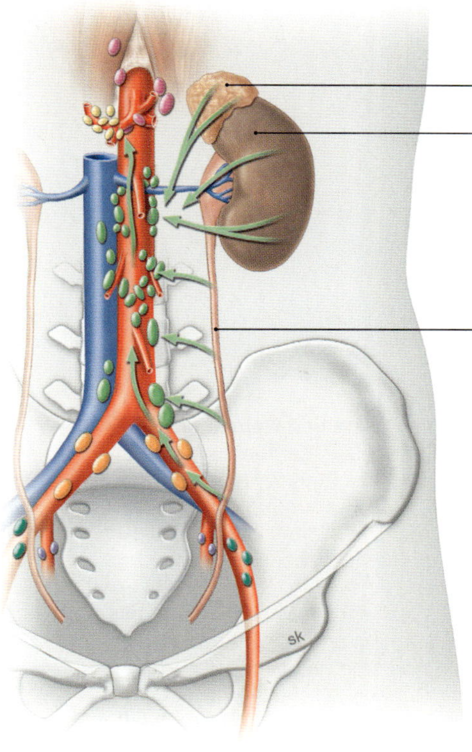

Abb. 7.47 Lymphabflusswege von Niere und Nebenniere; Ansicht von ventral. [S700-L238]
Die regionären Lymphknoten der Niere, Nebenniere und des abdominalen Abschnitts des Harnleiters sind die **Nodi lymphoidei lumbales** auf der jeweiligen Seite. Von dort wird die Lymphe über die Trunci lumbales in den **Ductus thoracicus** drainiert.
Nur der pelvine Abschnitt des Harnleiters ist an die Lymphknoten im Becken angeschlossen (→ Abb. 7.18).

Klinik

Karzinome von Nieren und Nebennieren können sich über Metastasen in die lumbalen Lymphknotengruppen ausbreiten. Entwicklungsgeschichtlich bedingt sind die lumbalen Lymphknotengruppen aber auch die erste Lymphknotenstation für Hoden/Ovar. Bei einer Vergrößerung der lumbalen Lymphknoten muss daher auch ein Tumor dieser inneren Geschlechtsorgane ausgeschlossen werden.

Innervation von Niere und Nebenniere

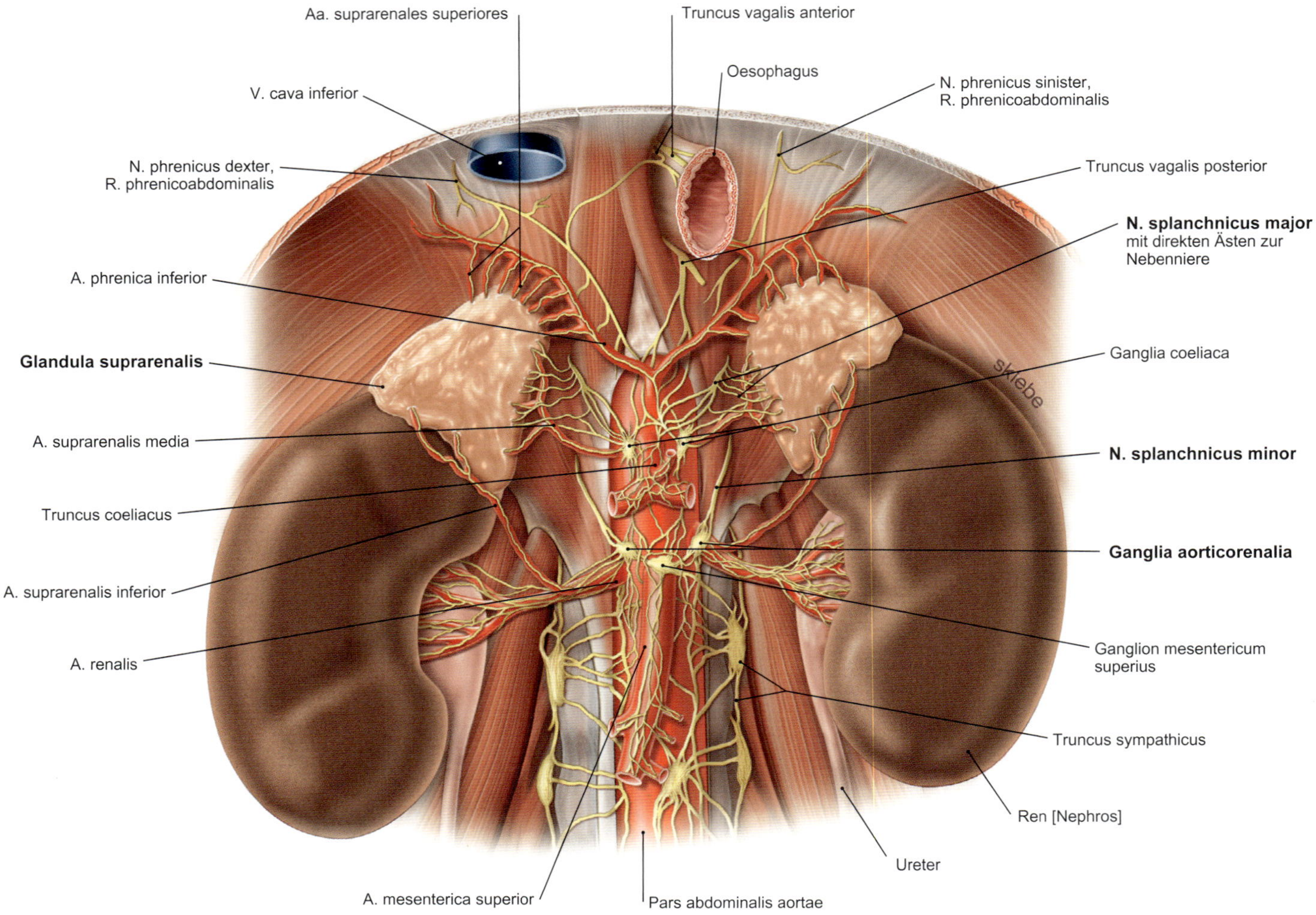

Abb. 7.48 Vegetative Innervation von Niere und Nebenniere; Ansicht von ventral. Alle Organe der Bauchhöhle außer Niere und Nebenniere sowie die Venen und Lymphbahnen des Retroperitoneums wurden entfernt. [S700-L238]

Die **vegetative Innervation** von Niere und Nebenniere erfolgt ganz überwiegend durch den Sympathicus. Hier bestehen bei beiden Organen aber grundlegende Unterschiede:

- Die **Niere** wird durch ein eigenes Nervengeflecht **(Plexus renalis)** innerviert, das sich entlang der A. renalis erstreckt. Die **postganglionären** Neurone haben ihre Zellkörper in den **Ganglia aorticorenalia,** die am Abgang der Nierenarterien auf der Aorta liegen und daher zum Plexus aorticus abdominalis gehören.
- Die **Nebenniere** dagegen wird überwiegend von **präganglionären** (!) sympathischen Nervenfasern aus den Nn. splanchnici erreicht. Die Nervenendigungen befinden sich an den Zellen des Nebennierenmarks und induzieren die Freisetzung der Katecholamine. Das Nebennierenmark entspricht daher einem modifizierten sympathischen Ganglion. Die Blutgefäße der Nebennierenrinde werden auch von einzelnen postganglionären sympathischen Neuronen erreicht.

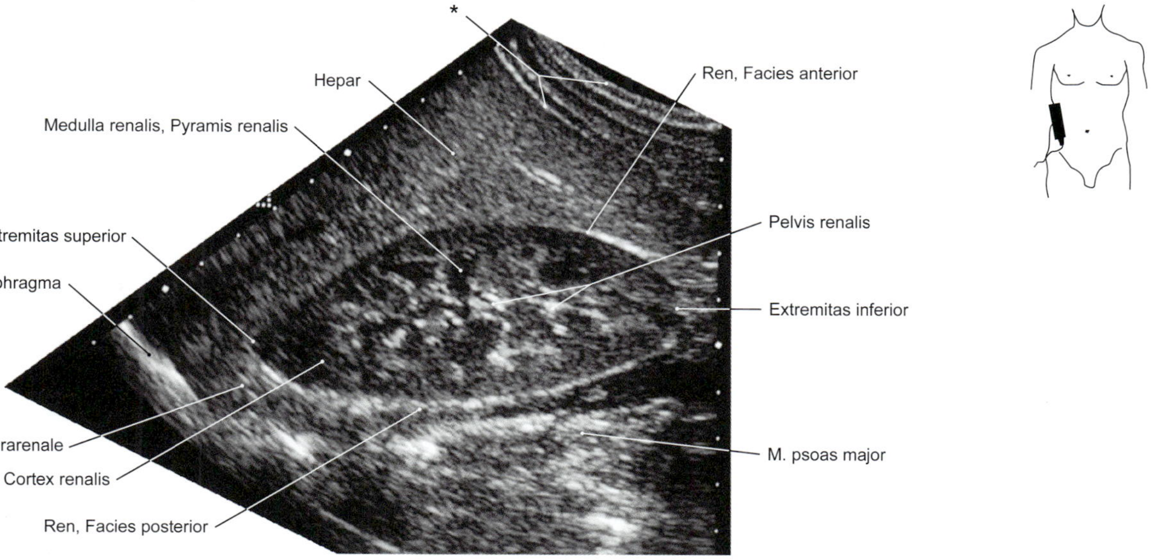

Abb. 7.49 Niere, Ren [Nephros], rechts; Ultraschallbild; Ansicht von lateral; Schallkopf annähernd senkrecht gestellt. [S700-T894]

* Bauchwand

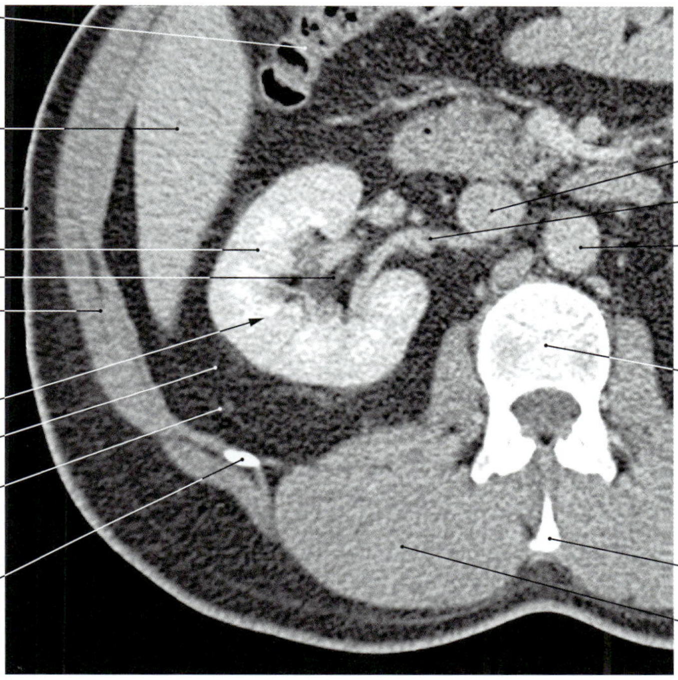

Abb. 7.50 Niere, Ren [Nephros], rechts; computertomographischer Querschnitt (CT); Ansicht von kaudal. [S700-T900]
Es kann auch CT-gesteuert punktiert werden, um z. B. unklare Funktionsstörungen abzuklären.

* Führung der Nadel zur Nierenbiopsie

Klinik

Die **Sonographie** eignet sich gut zur Darstellung der Nieren. Raumforderungen, wie Zysten (→ Abbildung) oder Tumoren, können meist gut erkannt werden. Bei unklaren Befunden bietet sich die **CT-Untersuchung** an, mit der man auch zuverlässig Lymphknotenmetastasen in lumbalen Lymphknoten erkennen und einen Einbruch der Tumoren in die Nierenvenen nachweisen kann.
[S701-T975]

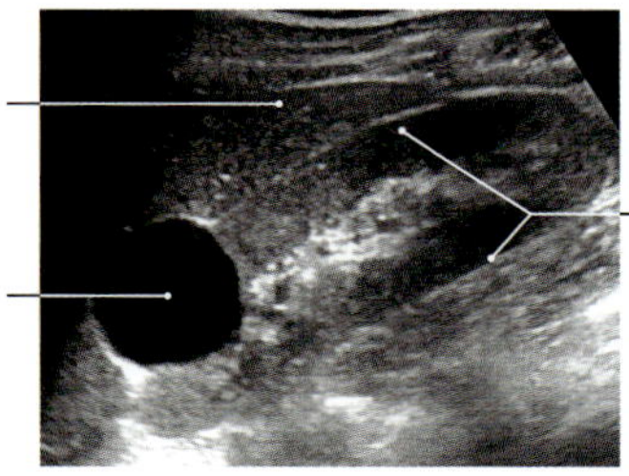

Nierenbecken und Harnleiter

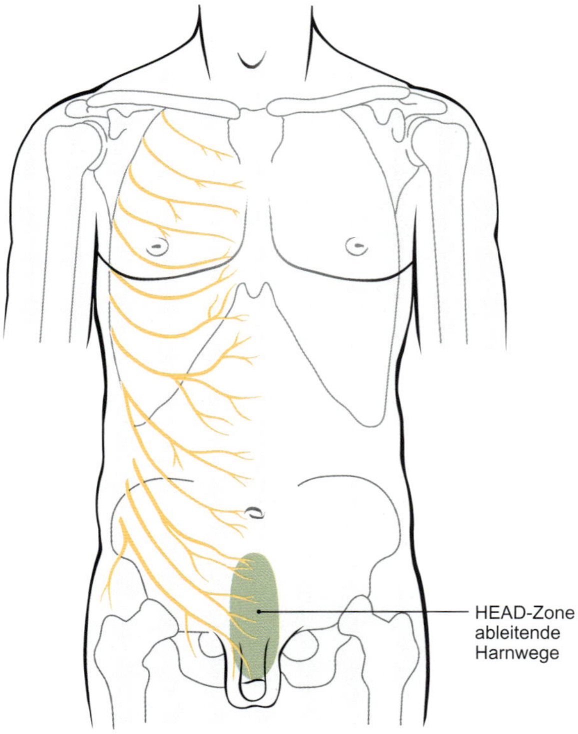

Abb. 7.51 HEAD-Zone der ableitenden Harnwege; Ansicht von ventral. [S700-L126]/[G1071]
Zu den **ableitenden Harnwegen** zählen:

- Nierenbecken (Pelvis renalis)
- Harnleiter (Ureter)
- Harnblase (Vesica urinaria)
- Harnröhre (Urethra)

Das organbezogene Hautareal oder die **HEAD-Zone** des **Nierenbeckens** entspricht dem der Niere und projiziert sich auf die **Hautwurzelfelder (Dermatome) T10–L1,** die HEAD-Zone der **Harnblase** projiziert sich median auf die **Dermatome T11–L1.** Erkrankungen des Nierenbeckens wie eine Nierenbeckenentzündung (Pyelonephritis) oder eine Harnblasenentzündung (Zystitis) können daher zu Schmerzen führen, die in diesen Hautarealen wahrgenommen werden (projizierter Schmerz).

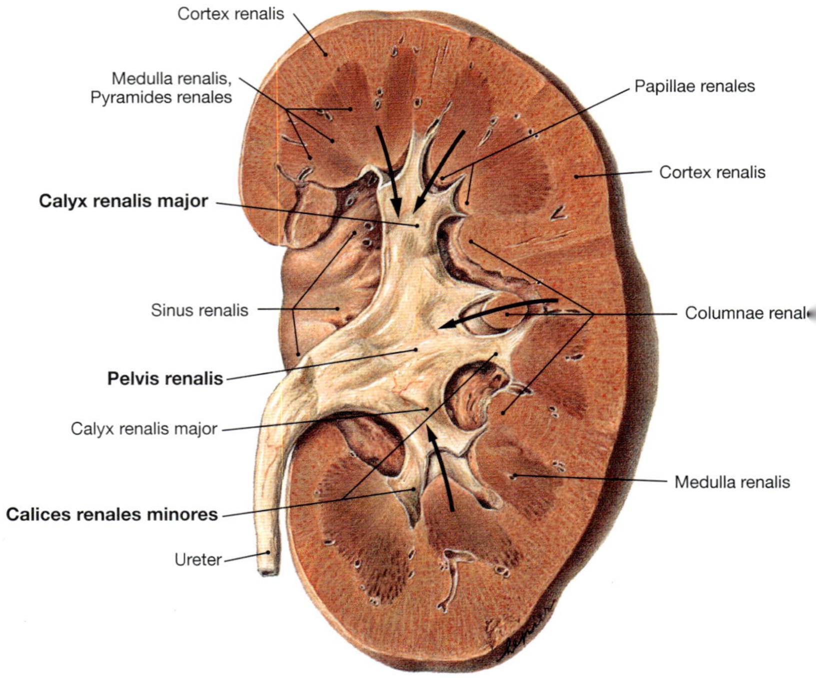

Abb. 7.52 Nierenbecken, Pelvis renalis, links; Ansicht von ventral. [S700]
Nachdem der Harn als sog. Primärharn in den Nierenkörperchen aus dem Blut abfiltriert wurde, wird er im Tubulussystem der Nephrone und in den Sammelrohren konzentriert und in seiner Zusammensetzung durch Resorptions- und Sekretionsvorgänge verändert. Dieser Endharn wird an der Spitze der **Markpyramiden (Pyramides renales),** deren perforierte Flächen als **Nierenpapillen (Papillae renales)** bezeichnet werden, in die **Nierenkelche (Calices renales)** des **Nierenbeckens (Pelvis renalis)** abgegeben (Pfeile).
Zu den Leitungsbahnen der ableitenden Harnwege im Becken → Abb. 7.13, → Abb. 7.16, → Abb. 7.17 und → Abb. 7.18.

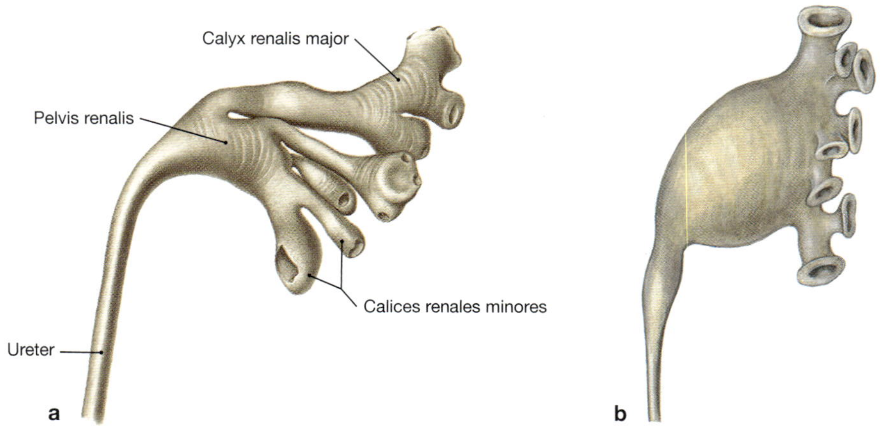

Abb. 7.53 a und b Nierenbecken, Pelvis renalis, links; Ausgusspräparate, Ansicht von ventral. [S700]
a Dendritischer Typ des Nierenbeckens.
b Ampullärer Typ des Nierenbeckens.

Die beiden Typen werden nach der Weite und der Länge der Nierenkelche unterschieden.

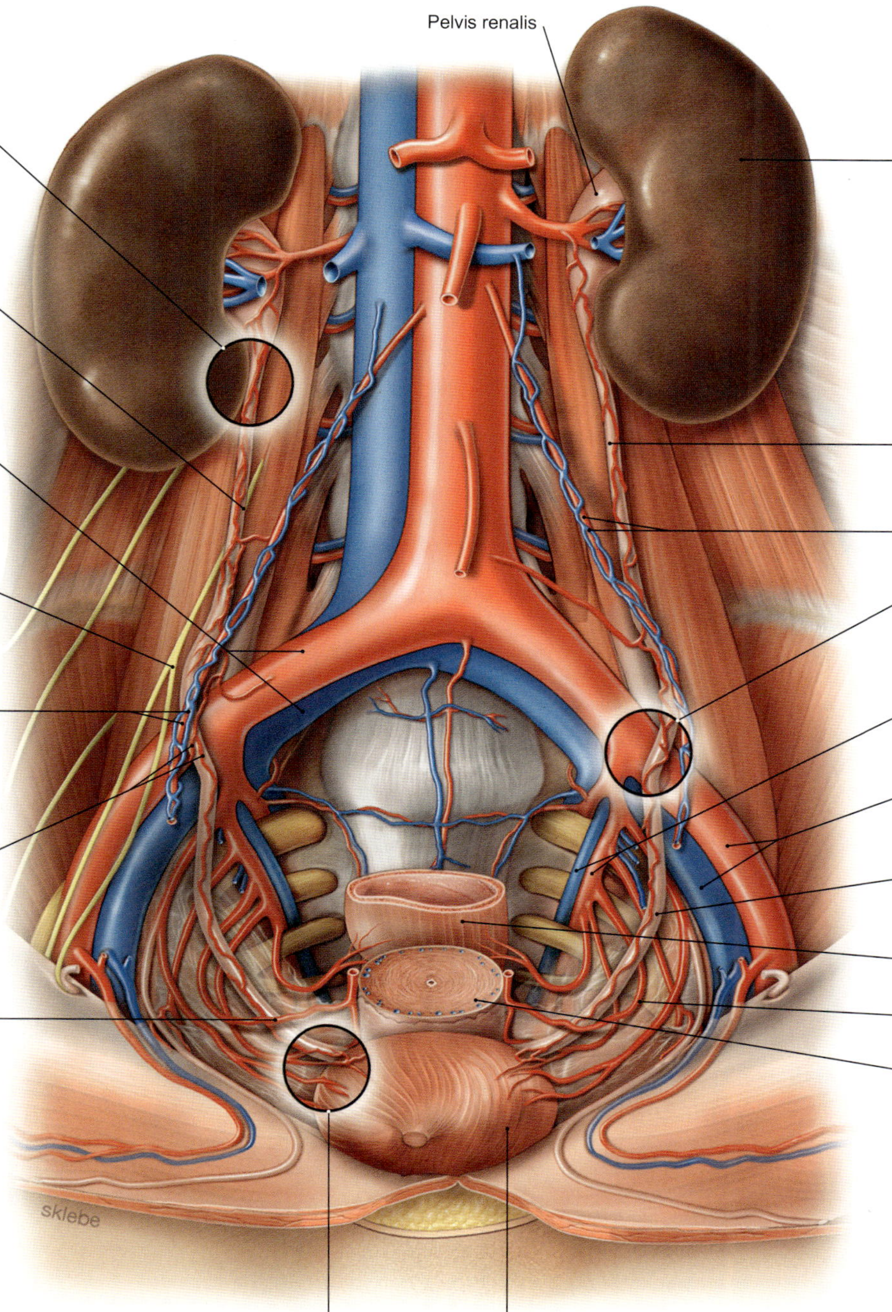

Abb. 7.54 Abschnitte, Engstellen und Verlauf des Harnleiters, Ureter; Ansicht von ventral. [S702-L238]
Vom Nierenbecken aus gelangt der Harn über den **Harnleiter (Ureter)** in die **Harnblase (Vesica urinaria).** Nach Verlassen des Nierenmarks wird der Harn dabei in seiner Zusammensetzung und in seinem Volumen nicht mehr verändert. Der Transport im Ureter erfolgt durch peristaltische Wellen seiner glatten Wandmuskulatur. Der Harnleiter ist 25 bis 30 cm lang und ca. 3 mm weit. Er gliedert sich in 3 Abschnitte und weist 3 Engstellen auf.

Abschnitte:
- Pars abdominalis: im Retroperitonealraum
- Pars pelvica: im kleinen Becken
- Pars intramuralis: durchquert die Harnblasenwand

Engstellen:
- Am Abgang vom Nierenbecken
- An der Überkreuzung der A. iliaca communis oder externa
- Am Durchtritt durch die Harnblasenwand (engste Stelle)

Die Engstelle am Durchtritt durch die Harnblasenwand ist physiologisch von Bedeutung, da sie einen Reflux von Harn aus der Harnblase verhindert.

Struktur und Funktion

Verlauf des Ureters
In seinem Verlauf hat der Ureter Kontakt zu verschiedenen Strukturen. Seine **Pars abdominalis** überquert meist den N. genitofemoralis und unterquert die A./V. testicularis/ovarica. Rechts wird er dabei vom Duodenum, von der A. colica dextra und der Mesenterialwurzel (Radix mesenterii) bedeckt, auf der linken Seite von der A./V. mesenterica inferior oder der A. colica sinistra. Am Übergang zur Pars pelvica überquert der Ureter die A./V. iliaca communis. Im kleinen Becken unterkreuzt er beim Mann den Samenleiter (Ductus deferens) und bei der Frau die A. uterina.
Über-unter-über-unter-Regel: Der Harnleiter zieht erst **über** den N. genitofemoralis, **unter**quert A. und V. testicularis/ovarica, **über**quert A. und V. iliaca und **unter**kreuzt dann beim Mann den Ductus deferens und bei der Frau die A. uterina.

Gefäße des Harnleiters

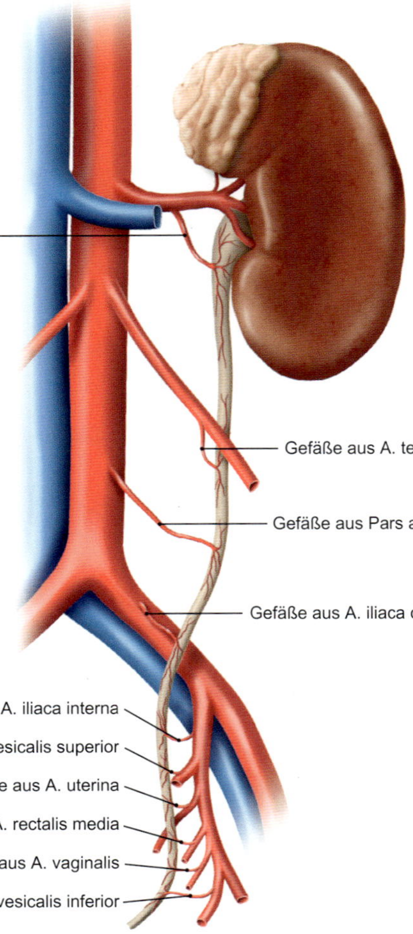

Abb. 7.55 Arterielle Versorgung des Harnleiters, Ureter; Ansicht von ventral. [S701-L275]
Der Harnleiter hat keine eigenen Blutgefäße, sondern wird von Gefäßen aus seiner Umgebung versorgt:
- **Pars abdominalis:** A. renalis, A. testicularis/ovarica, Pars abdominalis der Aorta, A. iliaca communis
- **Pars pelvica:** A. iliaca interna und von allen ihren viszeralen Ästen

Klinik

Da Nierenbecken und Harnleiter bei der Entwicklung auch von der Ureterknospe gebildet werden (→ Abb. 7.27), können diese im Rahmen der Aufspaltung der Knospe zu den einzelnen Kelchen des Nierenbeckens und den Sammelrohren ebenfalls gespalten werden. Man unterscheidet dabei:
- Gespaltenes Nierenbecken (Pelvis renalis bifida; → Abb. a)
- Gespaltener Harnleiter (Ureter fissus; → Abb. b)
- Doppelter Harnleiter (Ureter duplex; → Abb. c)

Der **Ureter fissus** ist wie eine Spaltung des Nierenbeckens **(Pelvis renalis bifida)** meist ein Zufallsbefund und hat keine klinische Bedeutung (→ Abb. 7.57b). Dagegen kommt es beim **Ureter duplex** (→ Abb. 7.57a), der in 0,8 % aller Geburten einseitig und in 0,125 % beidseitig vorliegt, oft zu Fehleinmündungen in die Harnblase, die zu Harnreflux oder Inkontinenz führen können. Meist überkreuzen sich die beiden Harnleiter (MEYER-WEIGERT-Regel). In der Regel mündet der aus dem höher gelegenen Nierenbecken entspringende Harnleiter an einer tiefer gelegenen Stelle in die Harnblase oder sogar noch weiter distal in die Harnröhre, was eine Harninkontinenz zur Folge haben kann. Der höher einmündende, meist im unteren Nierenbecken entspringende Harnleiter hat dagegen eine kürzere Pars intramuralis im Bereich der Harnblasenwand, sodass es hier zum Harnreflux kommen kann. Ein Reflux begünstigt aufsteigende Infektionen, die zu einer dauerhaften Schädigung der Niere führen können. [S701-L126]

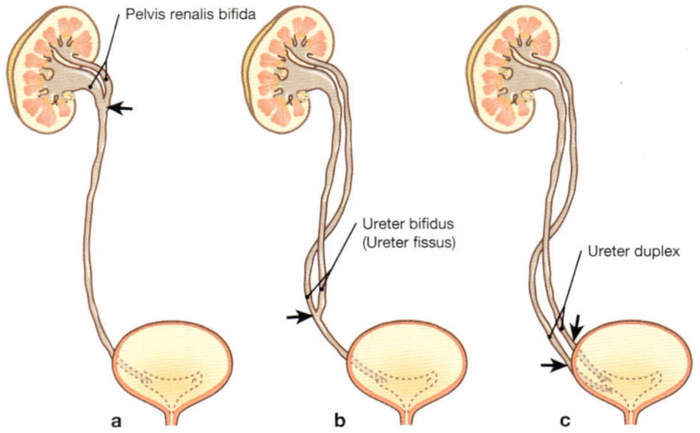

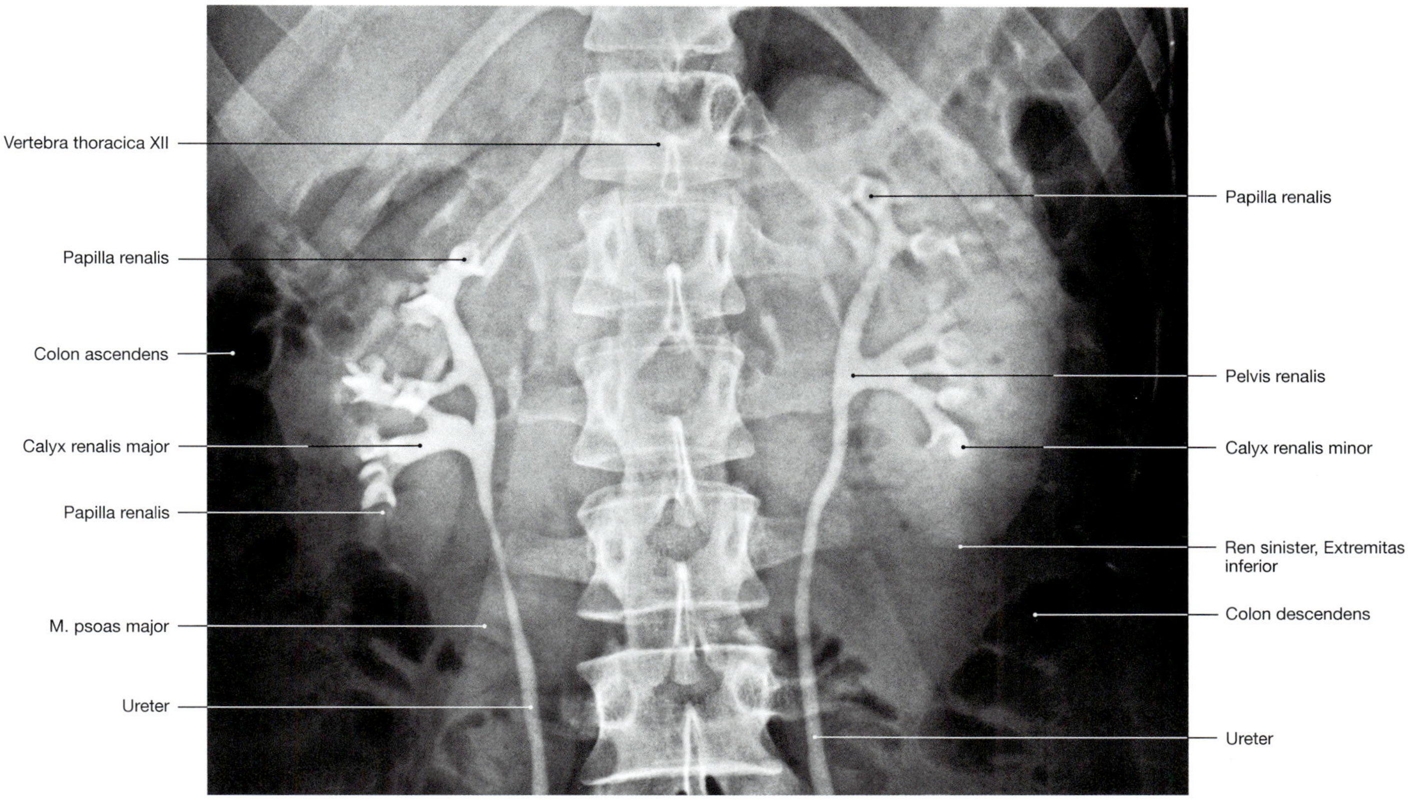

Abb. 7.56 Nierenbecken, Pelvis renalis, und Harnleiter, Ureter; Röntgenbild im anteroposterioren (ap) Strahlengang nach retrograder Injektion eines Röntgenkontrastmittels über beide Ureteren; Ansicht von ventral. [S700]

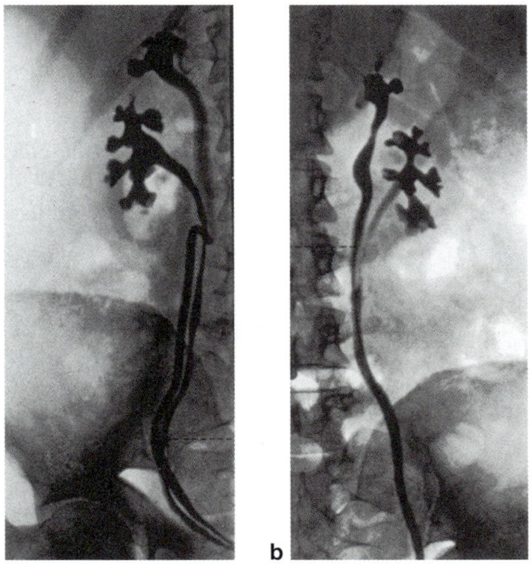

Abb. 7.57 a und b Häufige Varietäten des Harnleiters, Ureter; Röntgenbilder im anteroposterioren (ap) Strahlengang nach retrograder Injektion eines Röntgenkontrastmittels; Ansicht von ventral. [S002-7]
a Doppelter Harnleiter (Ureter duplex).
b Gespaltener Harnleiter (Ureter fissus).
In beiden Fällen sind 2 Nierenbecken vorhanden.

Klinik

Abgehende **Nierensteine** können an den Engstellen stecken bleiben und dann sehr starke, wellenförmig verlaufende Schmerzen (Nierenkoliken) verursachen. Die Nähe des Ureters zur A. uterina muss bei **Entfernung des Uterus** (Hysterektomie) berücksichtigt werden, damit nicht mit der Arterie auch der Ureter abgebunden wird. Ein Harnstau würde zu einer irreversiblen Schädigung der Niere führen.

Harnblase

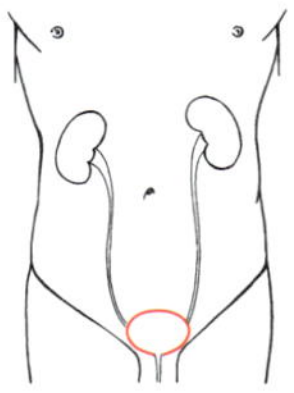

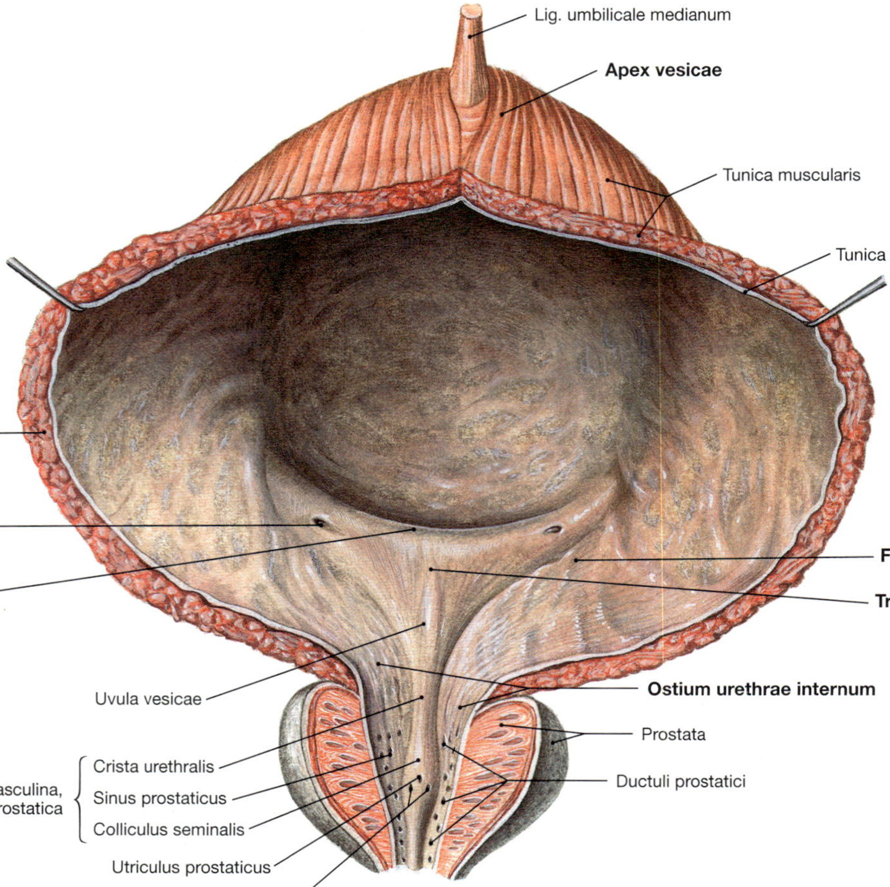

Abb. 7.58 Harnblase, Vesica urinaria, und Abgang der Harnröhre, Urethra, beim Mann; Ansicht von ventral. [S700]

Die Harnblase liegt **subperitoneal** und gliedert sich in einen **Körper (Corpus vesicae),** der nach oben zur **Spitze (Apex vesicae)** ausläuft und unten einen **Blasengrund (Fundus vesicae)** besitzt. Am Fundus bildet der Abgang der Harnröhre (Ostium urethrae internum) mit der beidseits gelegenen Einmündung der Harnleiter (Ostium ureteris) das **Blasendreieck (Trigonum vesicae).** Die Harnblase hat ein Fassungsvermögen von 500–1.500 ml, bei 250–500 ml tritt allerdings bereits Harndrang auf. Die Wand besteht innen aus Schleimhaut (Tunica mucosa), gefolgt von einer parasympathisch innervierten dreilagigen Muskelschicht (Tunica muscularis = **M. detrusor vesicae**) aus glatter Muskulatur und außen von einer Tunica adventitia bzw. kranial der Tunica serosa des Peritoneums.

Die Harnblase ist von paravesikalem Fettgewebe umgeben und durch verschiedene **Bänder** fixiert. Von der Spitze zieht das **Lig. umbilicale medianum** (enthält den Urachus = Relikt des Allantoisgangs vom späteren Sinus urogenitalis in die Nabelschnur) zum Bauchnabel. Bei der Frau bewirkt beidseits das **Lig. pubovesicale** (→ Abb. 7.166), beim Mann das Lig. puboprostaticum (→ Abb. 7.165) eine Verankerung am knöchernen Becken. Beim Mann liegt die Vorsteherdrüse (Prostata) direkt unter dem Blasengrund und wird von der Harnröhre durchquert.

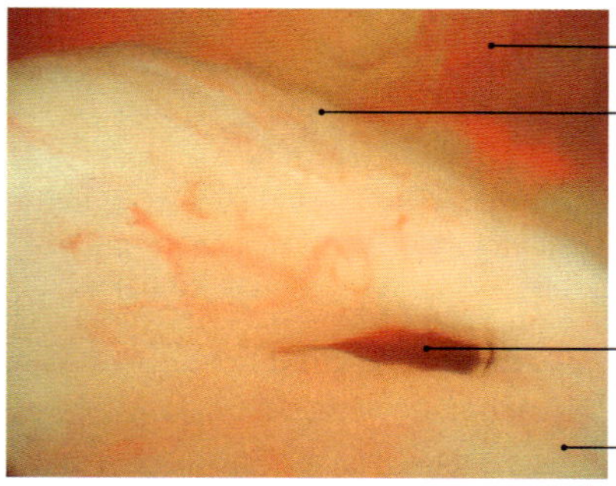

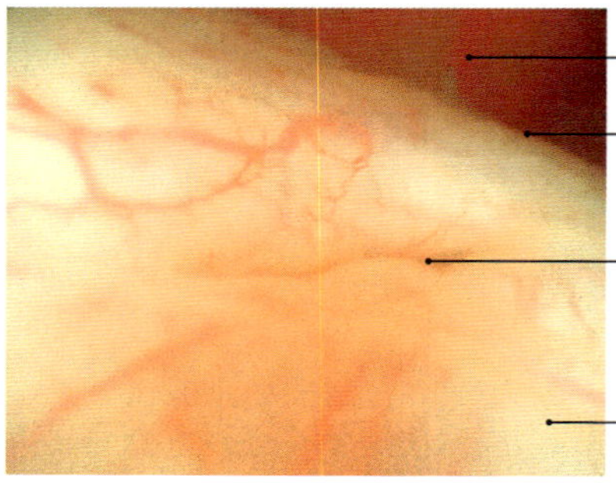

Abb. 7.59 a und b Ureteröffnung, Ostium ureteris; Zystoskopie. [S700-T898]
a Uretermündung geöffnet, eine peristaltische Welle hat Urin in die Harnblase transportiert.
b Uretermündung geschlossen.

Die klappenähnlich ausgebildete Form der Ureteröffnung trägt entscheidend dazu bei, einen Harnreflux zu vermeiden, der durch aufsteigende Infektionen die Niere gefährden kann.

Abb. 7.60 Harnblase, Vesica urinaria, Samenleiter, Ductus deferentes, Bläschendrüsen, Glandulae vesiculosae, sowie Vorsteherdrüse, Prostata; Ansicht von dorsal. [S700]
Beim Mann liegen der Harnblase auf der Rückseite von **medial nach lateral** paarig an:

- Erweiterter Abschnitt des Samenleiters (Ampulla ductus deferentis)
- Bläschendrüse (Glandula vesiculosa)
- Harnleiter (Ureter)

Die Harnblase sitzt der Vorsteherdrüse direkt auf.

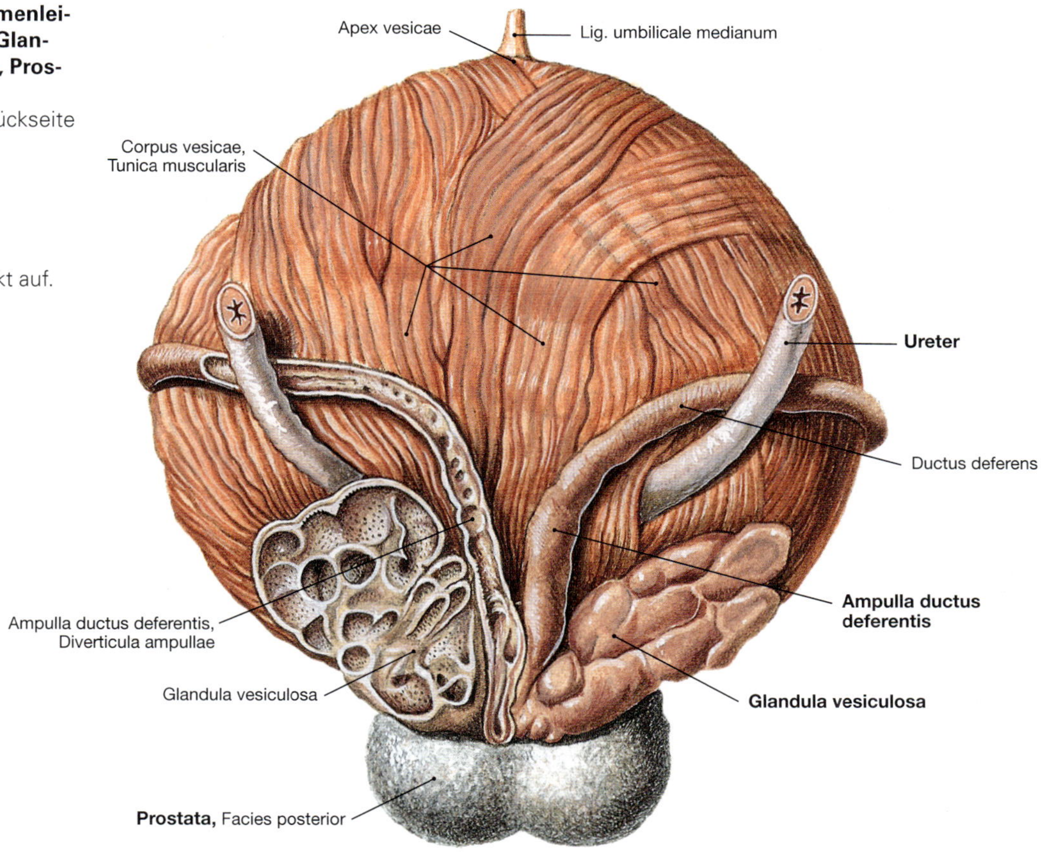

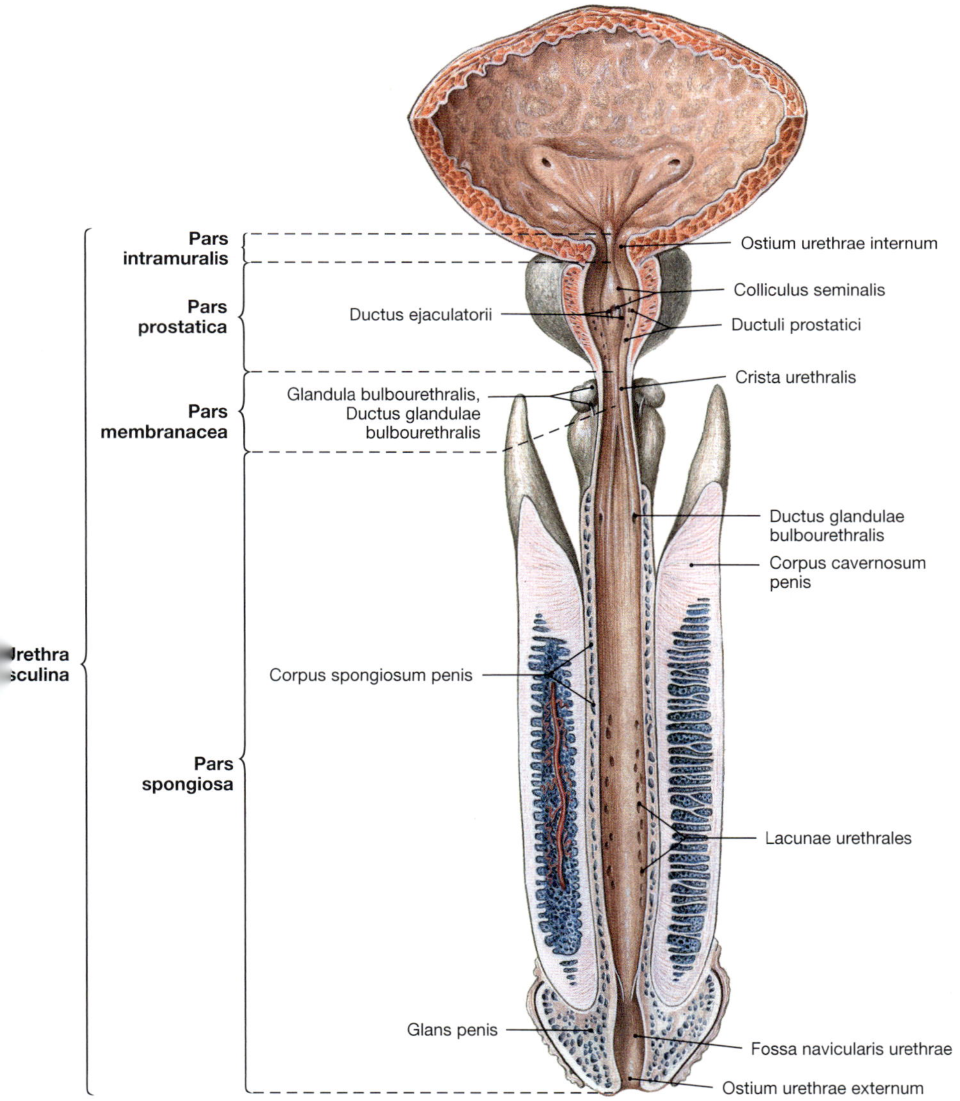

Abb. 7.61 Harnblase, Vesica urinaria, und Harnröhre, Urethra masculina; Ansicht von ventral; Harnblase und Harnröhre von vorne eröffnet. [S700]

Abschnitte der Harnröhre:

- **Pars intramuralis** (1 cm): in der Harnblasenwand
- **Pars prostatica** (3,5 cm): durchquert die Prostata. Hier münden die Ductus ejaculatorii (gemeinsamer Ausführungsgang von Samenleiter und Bläschendrüse) auf dem Colliculus seminalis und beidseits davon die Prostatadrüsen.
- **Pars membranacea** (1–2 cm): am Durchtritt durch den Beckenboden
- **Pars spongiosa** (15 cm): verläuft im Corpus spongiosum des Penis bis zur äußeren Öffnung (Ostium urethrae externum). Hier münden die COWPER-Drüsen (Glandulae bulbourethrales) und die nur mikroskopisch sichtbaren LITTRÉ-Drüsen (Glandulae urethrales). Der Endabschnitt ist zur Fossa navicularis erweitert.

Die Urethra hat folgende **Engstellen:**

- Ostium urethrae internum
- Pars membranacea
- Ostium urethrae externum

Besonders **weit** ist die Harnröhre dagegen in der:

- Proximalen Pars spongiosa („Ampulla urethrae“)
- Fossa navicularis

Harnröhre beim Mann

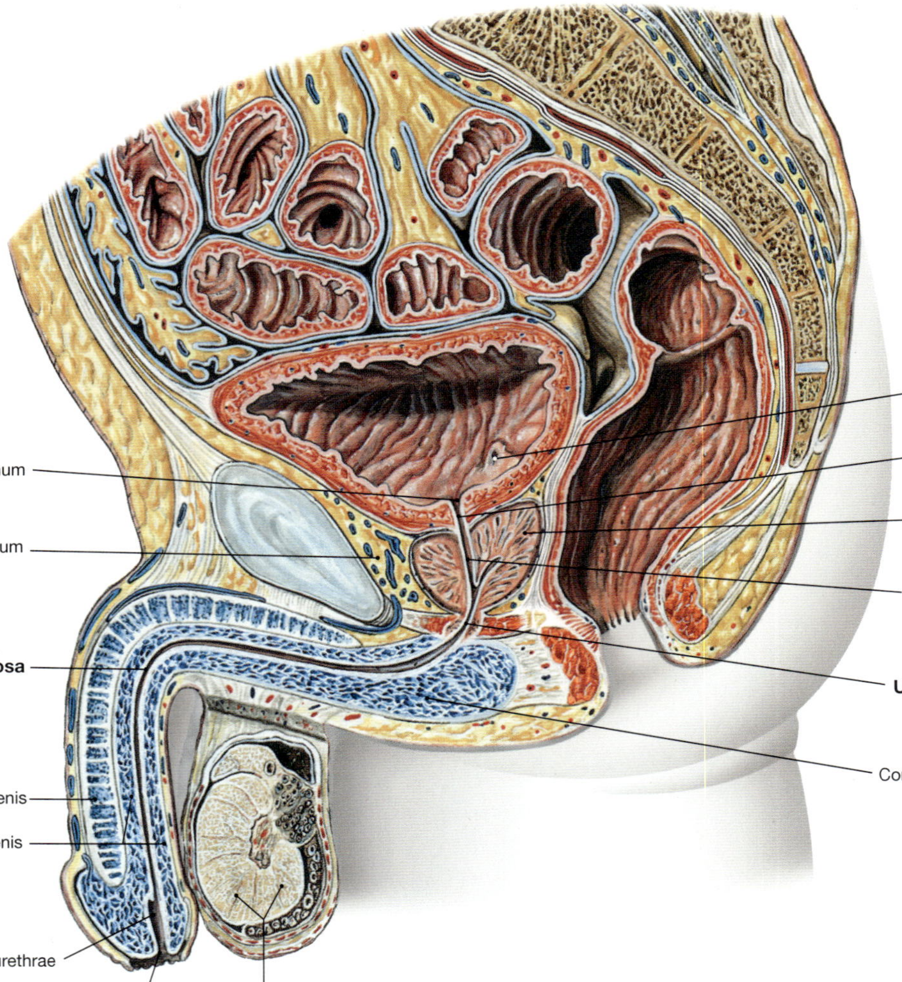

Abb. 7.62 Becken, Pelvis, eines Mannes; Medianschnitt; Ansicht von links. [S700]
Die Abbildung zeigt Verlauf und Abschnitte der männlichen Harnröhre (Urethra masculina):

- **Pars intramuralis:** in der Harnblasenwand
- **Pars prostatica:** durchquert die Prostata
- **Pars membranacea:** durchsetzt den Beckenboden
- **Pars spongiosa:** verläuft im Corpus spongiosum des Penis, mündet auf der Eichel (Glans penis)

Die Urethra hat 2 **Biegungen:**

- Am Übergang von Pars membranacea zur Pars spongiosa
- Im Mittelteil der Pars spongiosa

Klinik

Aufgrund der größeren Länge und des exponierten Verlaufs sind **Verletzungen der Urethra** bei Männern viel häufiger als bei Frauen. Die proximale Pars spongiosa im Bereich des Bulbus penis wird am häufigsten geschädigt (Sattel-Verletzungen bei Fahrradfahren, Trittverletzungen in die Dammregion). Die distale Pars spongiosa kann bei Penis-Verletzungen und beim Katheterisieren geschädigt werden. Beckenbrüche führen zu Verletzungen der Pars membranacea, da die Prostata über die Ligg. puboprostatica am Beckenknochen fixiert ist und es bei Verlagerung von Beckenanteilen zu Abscherungen der Urethra kommen kann.

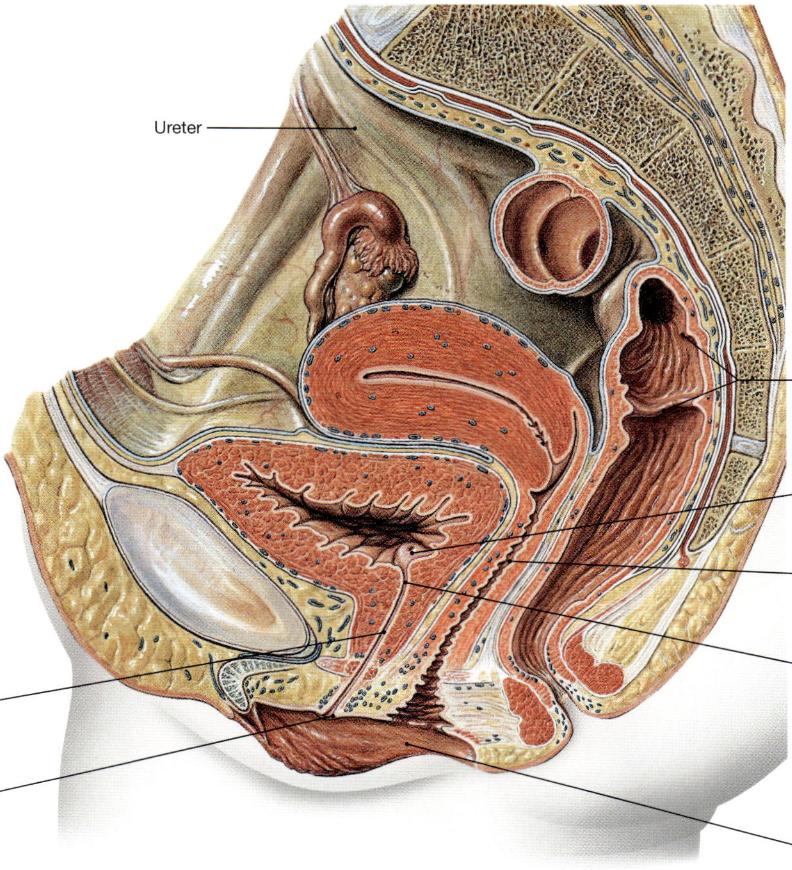

Abb. 7.63 Becken, Pelvis, einer Frau; Medianschnitt; Ansicht von links. [S700]

Die Abbildung zeigt den Verlauf und die Mündung der Harnröhre (Urethra) bei der Frau. Die weibliche Harnröhre ist 3–5 cm lang und mündet direkt vor der Vagina in den **Scheidenvorhof (Vestibulum vaginae).**

Klinik

Aufgrund der geringeren Länge der weiblichen Harnröhre sind **aufsteigende Infektionen** der Harnblase (Zystitis) bei Frauen viel häufiger als bei Männern.

Anlegen eines Blasenkatheters

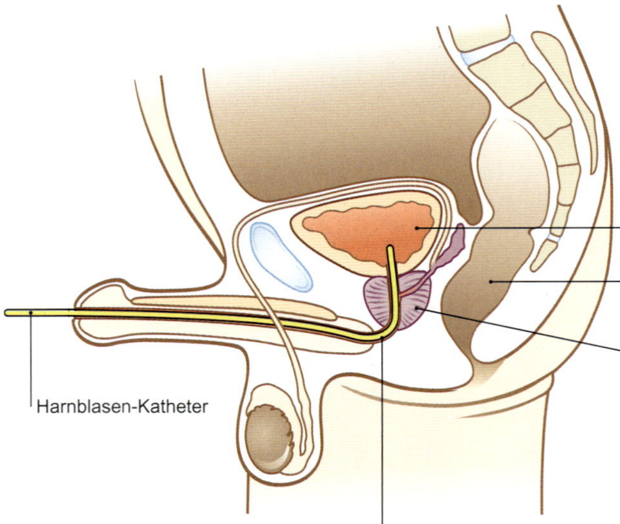

Abb. 7.64 Katheterisierung der Harnblase beim Mann; schematische Darstellung eines Medianschnitts; Ansicht von links. [S700-L126]

Für die Durchführung einer Katheterisierung der Harnblase sind die Abschnitte und Biegungen der Urethra von Bedeutung.

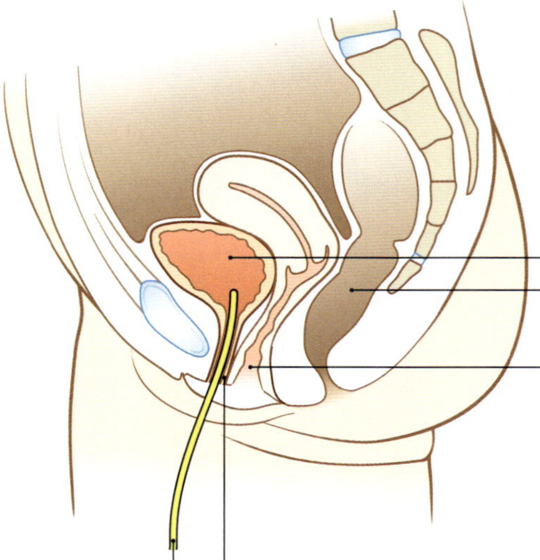

Abb. 7.65 Katheterisierung der Harnblase bei der Frau; schematische Darstellung eines Medianschnitts; Ansicht von links. [S700-L126]

Bei einer Katheterisierung der Harnblase bei der Frau ist wichtig, dass die äußere Harnröhrenöffnung ventral der Öffnung der Vagina liegt.

Klinik

Das Legen eines **Blasenkatheters** gehört mit zu den ersten Maßnahmen, die man als Medizinstudentin oder Medizinstudent in Krankenpflegepraktika und Famulaturen durchführen darf. Da man sich in diesen Situationen sehr auf das sterile Arbeiten konzentrieren muss, ist es hilfreich, wenn man die anatomischen Grundlagen beherrscht. **Beim Mann** ist das Legen des Blasenkatheters durch die Länge und die Biegungen der Harnröhre erschwert. Daher müssen die Biegungen der Harnröhre durch Ausrichtung des Penis ausgeglichen werden, um Perforationen besonders in das Gewebe der Prostata zu verhindern, die schmerzhaft sind und stark bluten können. Zunächst führt man den Katheter an der Spitze der Eichel (Glans penis) in die Urethra ein, wobei man den Penis beim liegenden Patienten aufrichtet (→ Abb. 7.64), um die Biegung der Urethra in der Pars spongiosa auszugleichen. So lässt sich der Katheter bis zur zweiten Biegung am Übergang zur Pars membranacea vorschieben. Jetzt legt man den Penis nach schräg unten zwischen die Beine, um eine Perforation der Urethra in das Corpus spongiosum penis zu vermeiden (→ Abb. 7.62). Dann kann man den Katheter bis in die Blase vorschieben, wobei man vorsichtig sein sollte, um in der Pars prostatica nicht die umliegende Prostata zu verletzen, was zu narbigen Verengungen führen kann.

Wegen des gestreckten Verlaufs der relativ kurzen weiblichen Harnröhre ist das Legen eines **Blasenkatheters bei Frauen** viel einfacher. Allerdings muss beachtet werden, dass die Öffnung der Harnröhre im Scheidenvorhof **vor** der Öffnung der Vagina liegt.

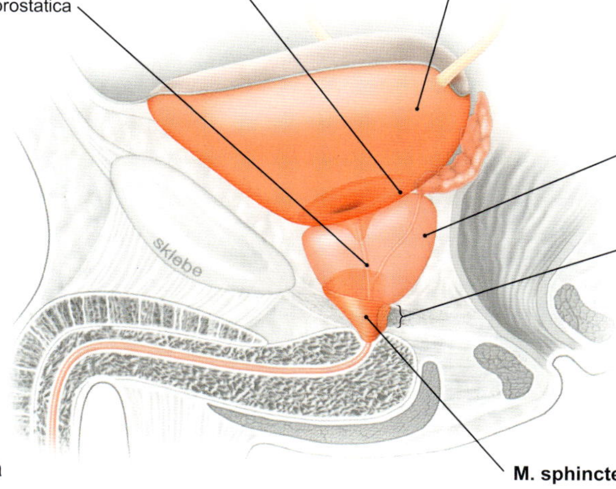

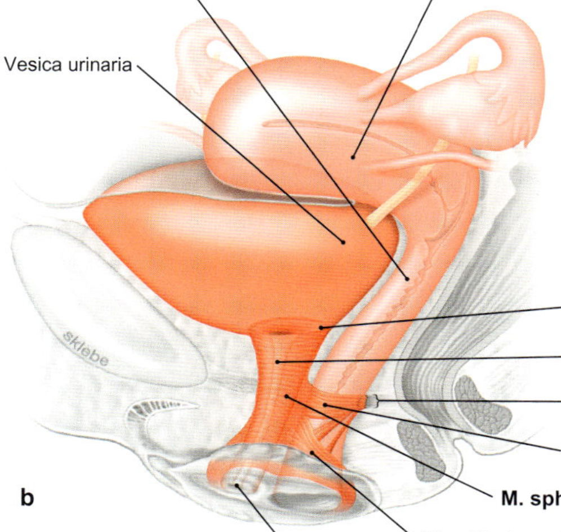

Abb. 7.66 a und b Verschlussmechanismen von Harnblase, Vesica urinaria, und Harnröhre, Urethra; Medianschnitt; Ansicht von links. [S700-L238]
a Beim Mann.
b Bei der Frau.
An den Verschlussmechanismen sind sowohl Muskelzüge aus glatter Muskulatur in der Wand der Harnröhre als auch quergestreifte Muskulatur im Dammbereich beteiligt:

- **Glatte Muskulatur** der Ringmuskelschicht der **Urethra** („M. sphincter urethrae internus"): Ein echter Sphinkter ist morphologisch nicht abgrenzbar.
- **M. sphincter urethrae externus:** Beim Mann eine Abspaltung des M. transversus perinei profundus, der bei der Frau meist keine eindeutig abgrenzbare Muskelplatte bildet.

Zusätzlich ist auch die Form des **Beckenbodens (Diaphragma pelvis)** für die Kontinenz entscheidend, da er die Harnblase stützt.
Beim **Wasserlassen (Miktion)** kontrahiert sich, aktiviert durch den sakralen Parasympathicus, die glatte Muskulatur der Harnblasenwand (M. detrusor vesicae). Dann erschlafft der Beckenboden, sodass die Harnblase tiefer tritt und der Tonus der glatten und quergestreiften Schließmuskeln nachlässt.

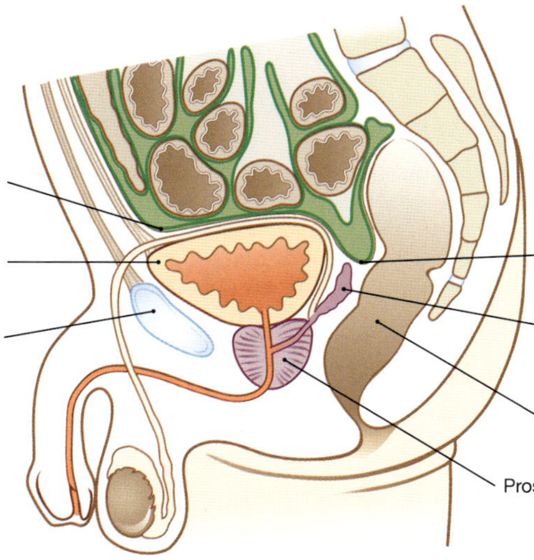

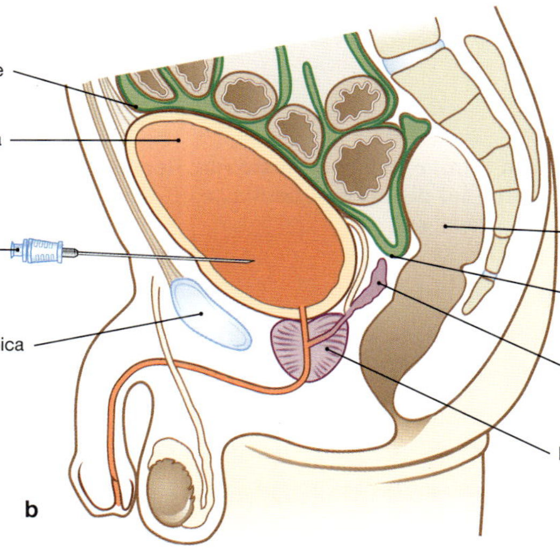

Abb. 7.67 a und b Harnblase, Vesica urinaria, im fast entleerten Zustand; schematischer Medianschnitt; Ansicht von links. [S700-L126]
a Im fast entleerten Zustand.
b Im gefüllten Zustand.

* Punktionsnadel

Die Harnblase liegt subperitoneal und ist auf ihrer Oberseite von Peritoneum parietale bedeckt. Im entleerten Zustand liegt sie weitgehend hinter der Schambeinfuge (Symphysis pubica). Im gefüllten Zustand überragt sie dagegen das Schambein und kann punktiert werden, ohne die Peritonealhöhle zu eröffnen **(suprapubischer Blasenkatheter).**

Projektion von Mastdarm und Analkanal

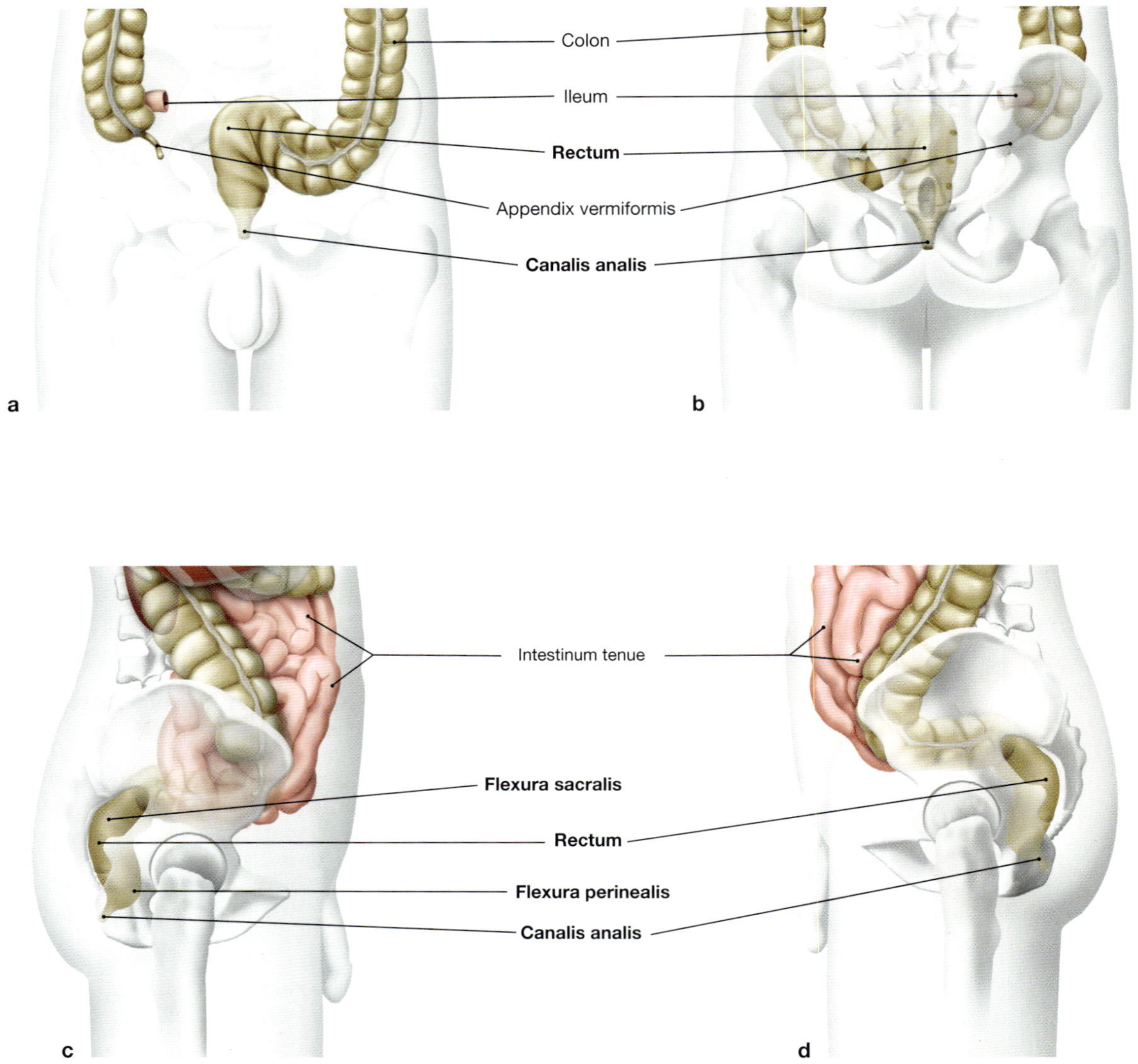

Abb. 7.68 a–d Projektion von Mastdarm, Rectum, und Analkanal, Canalis analis, auf die Körperoberfläche. [S700-L275]
a Ansicht von ventral.
b Ansicht von dorsal.
c Ansicht von lateral rechts.
d Ansicht von lateral links.

Mastdarm (Rectum) und **Analkanal (Canalis analis)** sind die beiden letzten Abschnitte des Dickdarms (Intestinum crassum). Da diese beiden Anteile im kleinen Becken gelegen sind, ergeben sich besondere Eigenheiten bei den Lageverhältnissen und den Leitungsbahnen, sodass es sinnvoll ist, sie gesondert bei den Beckenorganen abzuhandeln. Das Rectum beginnt auf Höhe des 2. oder 3. Sakralwirbels und endet am Beckenboden, der vom Analkanal durchzogen wird. In der Sagittalebene weist das Rectum 2 Biegungen auf: die nach dorsal konvexe **Flexura sacralis** und die nach ventral konvexe **Flexura perinealis.** Der obere Teil des Rectums bis zur Flexura sacralis liegt **sekundär retroperitoneal,** der distale Teil und der Analkanal befinden sich im **Subperitonealraum.**

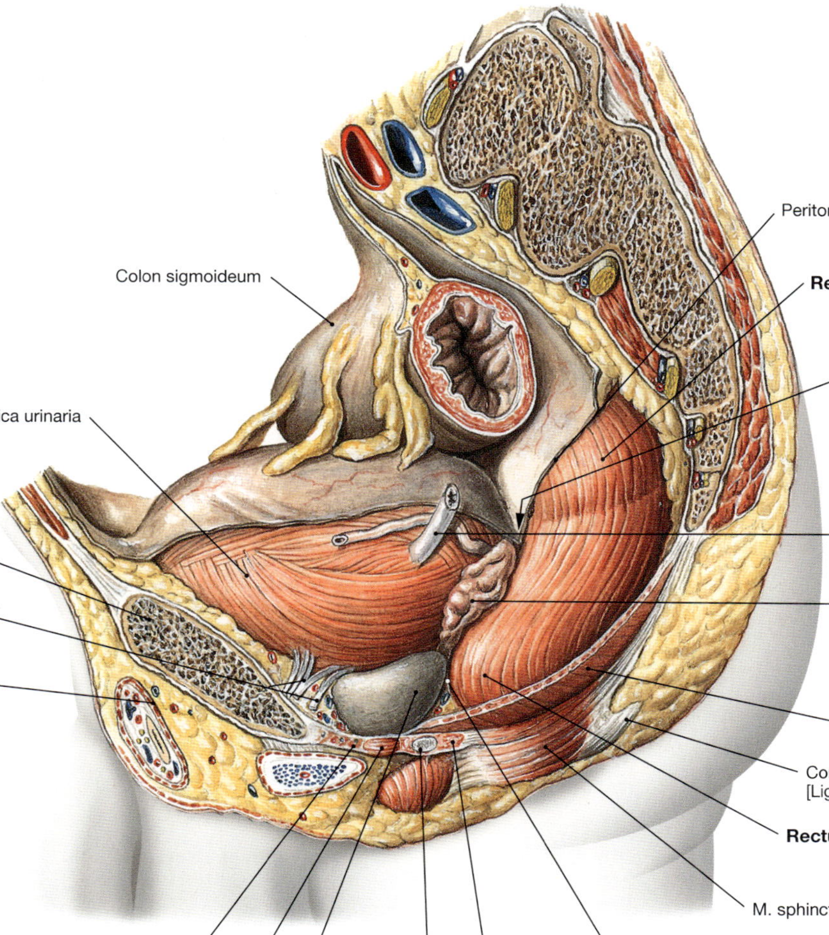

Abb. 7.69 Mastdarm, Rectum, und Analkanal, Canalis analis, im männlichen Becken; Ansicht von links. [S700]

Die Abbildung zeigt die beiden Biegungen des Rectums in der Sagittalebene. In seinem oberen, sekundär retroperitoneal gelegenen Abschnitt folgt das Rectum der Krümmung des Kreuzbeins und bildet die nach **dorsal konvexe Flexura sacralis.** Danach verliert das Rectum seine Bedeckung durch das parietale Peritoneum und gelangt in den Subperitonealraum. Hier knickt es nach hinten um und bildet dadurch die **ventral konvexe Flexura perinealis.** Beim Durchtritt durch den Beckenboden setzt sich das Rectum in den Analkanal fort. Beim Mann lagert sich die Vorderwand des Rectums zunächst von hinten der Harnblase (Vesica urinaria) und den Bläschendrüsen (Glandulae vesiculosae) und weiter kaudal der Vorsteherdrüse (Prostata) an. Dabei wird das Rectum nur durch die dünne **Fascia rectoprostatica** (** klin.: DENONVILLIER-Faszie) von der Prostata getrennt. Bei der Frau hat das Rectum eine enge Lagebeziehung zur Rückseite der Scheide (Vagina) und ist hier nur durch die Fascia rectovaginalis getrennt (→ Abb. 7.166).

* klin.: COWPER-Drüse

Klinik

Da das Rectum nur durch die dünne Fascia rectoprostatica (DENONVILLIER-Faszie) von der Prostata getrennt ist, ist die **Prostata bei der rektalen Untersuchung** diagnostisch zugänglich. Aufgrund der Häufigkeit der gutartigen Prostataadenome (Prostatahyperplasie) und der bösartigen Prostatakarzinome gehört die rektale Untersuchung bei allen Männern über 50 Jahre zu einer vollständigen körperlichen Untersuchung.

Lage des Mastdarms im Mesorectum

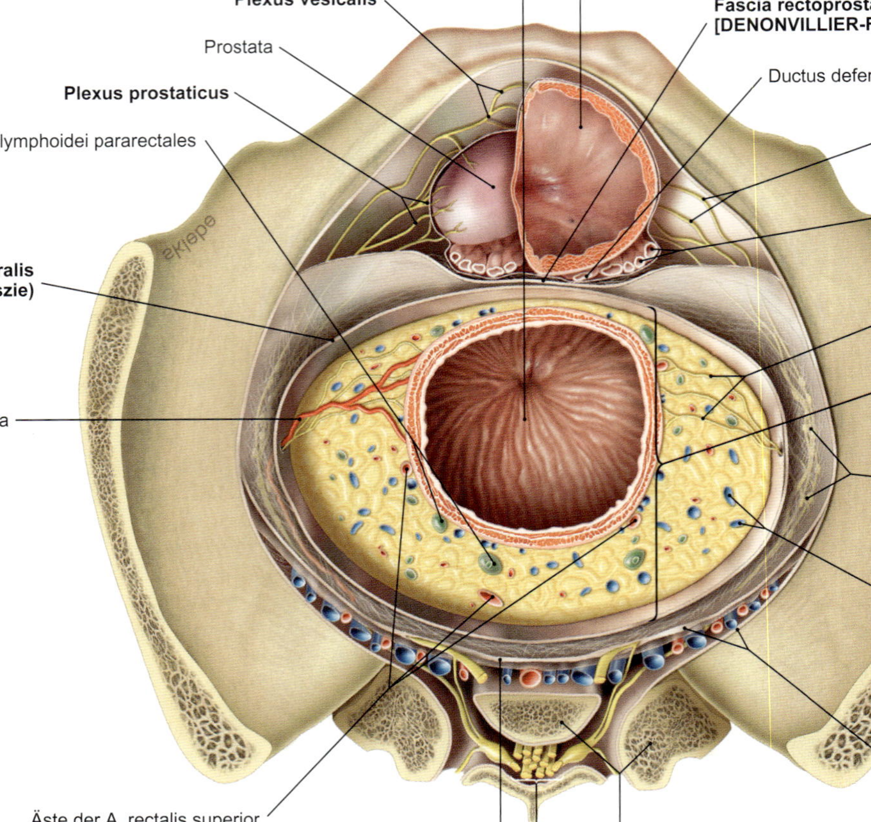

Abb. 7.70 Lageverhältnisse des Mastdarms, Rectum, im männlichen Becken; halbschematische Darstellung; Ansicht von kranial. [S702-L238]/[G1060-002]

Das kleine Becken enthält an verschiedenen Stellen Bindegewebsverdichtungen, die unter anderem als **Faszien** bezeichnet werden. Sie sind von großer klinischer Relevanz, allerdings leider bei konventionell mit Formalin fixierten Körpern nicht darstellbar. Daher soll ihre Anordnung anhand dieser Schemazeichnung erläutert werden.

Das knöcherne Becken ist auf der Innenseite von einer **parietalen Faszie (Fascia pelvis parietalis)** ausgekleidet, die eine Fortsetzung der Fascia transversalis von der Bauchwand darstellt. Ihr dorsaler Abschnitt auf der ventralen Fläche des Kreuzbeins wird als **Fascia presacralis** (klin.: **WALDEYER-Faszie)** bezeichnet. Die Fascia presacralis besteht aus meheren Blättern, da der parietalen Bindegewebefaszie noch die **TOLDT-Faszie** aufgelagert ist, die sich bildet, wenn während der Entwicklung das Rectum von seiner intraperitonealen Lage nach subperitoneal verlagert wird. Das Rectum selbst wird von einer **Eingeweidefaszie (Fascia pelvis visceralis)** umhüllt, die als **mesorektale Faszie** bezeichnet wird und das Rectum zusammen mit dem Fettgewebe und den Leitungsbahnen seiner Umgebung umgibt. Der von der mesorektalen Faszie eingeschlossene Raum wird klinisch **Mesorectum** genannt. Die Bezeichnung gibt das Ergebnis neuerer Studien wieder, da das Mesorectum trotz seiner subperitonealen Lage als Peritonealduplikatur anzusehen ist und damit der kaudal spitz zulaufende Endabschnitt des Mesenteriums, dessen kraniales Ende das Mesogastrium darstellt. Lateral des Mesorectums erstreckt sich der **Plexus hypogastricus inferior,** der für die vegetative Innervation sämtlicher Beckenorgane zuständig ist. Das Nervengeflecht ist dabei von der parietalen Faszie umschlossen.

In das Mesorectum eingebettet hat das Rectum nach ventral Kontakt zur Rückseite der Harnblase (Vesica urinaria), der beim Mann die Bläschendrüsen (Glandulae vesiculosae) aufsitzen. Kaudal davon wird das Rectum nur von einer weiteren dünnen **Fascia rectoprostatica** (klin.: **DENONVILLIER-Faszie)** von der Vorsteherdrüse (Prostata) getrennt.

Klinik

Das Mesorectum (siehe Abbildung) spielt eine Rolle in der koloproktologischen Chirurgie, da die mesorektale Faszie eine Grenzstruktur bei der Operation des **Rektumkarzinoms** ist. Sie erlaubt eine blutungsarme Resektion des Rectums und seiner regionären Lymphknoten **(totale mesorektale Exzision, TME).** Der Plexus hypogastricus inferior liegt außerhalb der mesorektalen Faszie. Er ist für Harn- und Stuhlkontinenz sowie beim Mann für Erektion und Ejakulation bzw. bei der Frau für die Funktion der Schwellkörper und der BARTHOLIN-Drüsen des äußeren Genitales nötig. Er wird bei der Operation nicht geschädigt, da er in die parietale Faszie integriert ist. [E393]

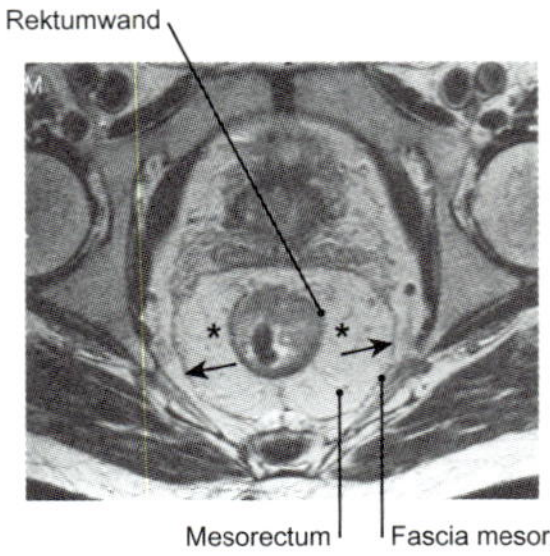

T2-gewichtete Magnetresonanztomographie. Das Mesorectum (Sterne) ist der Raum innerhalb der mesorektalen Faszie (Pfeile).

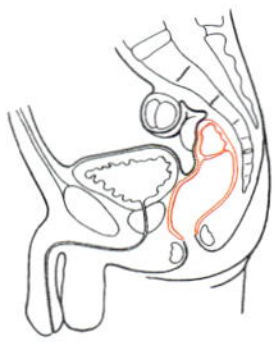

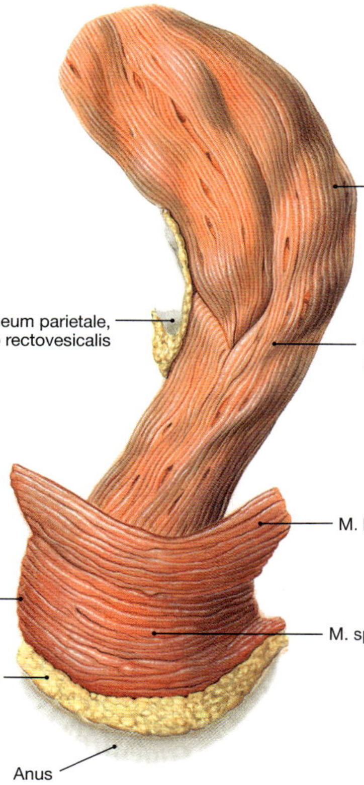

Abb. 7.71 Mastdarm, Rectum; Ansicht von links. [S700]
Das Rectum bildet kranial die dorsal konvexe Flexura sacralis und kaudal beim Durchtritt durch den M. levator ani des Beckenbodens die ventral konvexe Flexura perinealis. Im Unterschied zum Colon besteht die Muskelschicht (Tunica muscularis) neben der Quermuskelschicht (Stratum circulare) auch aus einer geschlossenen Längsmuskelschicht (Stratum longitudinale).

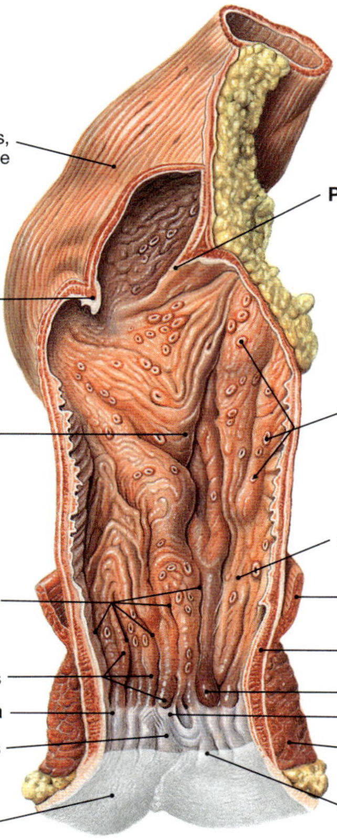

Abb. 7.72 Mastdarm, Rectum, und Analkanal, Canalis analis; Ansicht von ventral. [S700]
Auf der Innenseite hat das Rectum Querfalten, Plicae transversae recti. Eine von bis zu 3 Falten ist relativ konstant 6–7 cm oberhalb des Anus gelegen tastbar **(KOHLRAUSCH-Falte).** Unter dieser Falte ist das Rectum zur Ampulla recti erweitert. Die Linea anorectalis bildet den Übergang zum Analkanal. Sie wird durch den Wechsel der Querfalten des Rectums zu den Längsfalten des Analkanals hervorgerufen und ist daher eigentlich weniger eine Linie als vielmehr ein Übergangsbereich (Junctio anorectalis).
Der **Analkanal** selbst ist in **3 Abschnitte** gegliedert:
- **Zona columnaris:** enthält 6–10 Längsfalten (Columnae anales), die durch den Schwellkörper des Rectums (Corpus cavernosum recti/ani) aufgeworfen werden
- **Zona alba:** Durch mehrschichtig unverhorntes Plattenepithel hat die Schleimhaut eine weißliche Farbe; die obere Grenze dieses Übergangsabschnitts, der auch als **Pecten analis** bezeichnet wird, ist durch die **Linea pectinata** (klin.: **Linea dentata**) markiert, deren Verlauf „gezackt" ist, da hier die Valvulae anales von unten und das auf den Längsfalten auslaufende weißliche Plattenepithel von oben aufeinandertreffen.
- **Zona cutanea:** Außenhaut, die durch die unscharfe Linea anocutanea abgegrenzt wird

* Hämorrhoidalknoten

Anorektales Kontinenzorgan

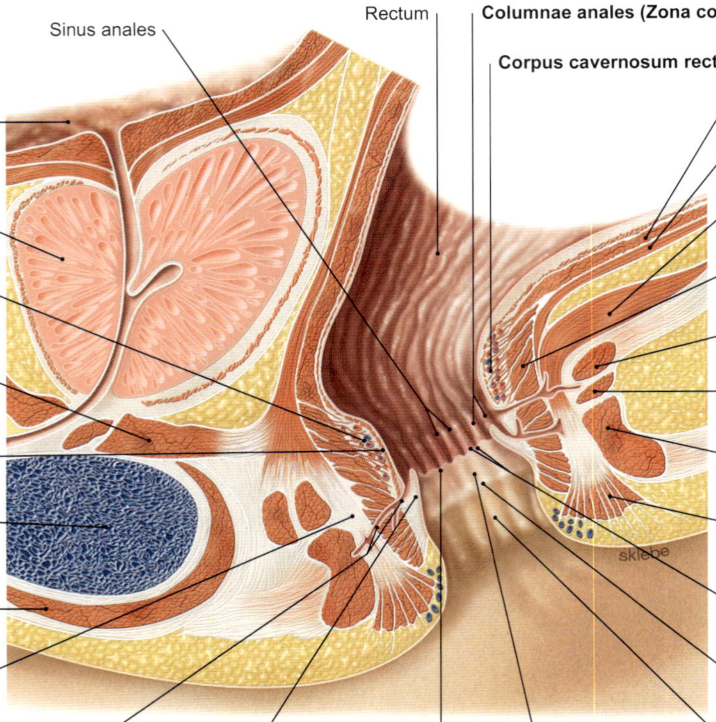

Abb. 7.73 Mastdarm, Rectum, und Analkanal, Canalis analis, beim Mann; Medianschnitt; Ansicht von links. [S702-L238]/[B500]/[G1078]

Die Abbildung verdeutlicht die Abschnitte des Analkanals und den Bau des Kontinenzorgans. Der Analkanal ist in **3 Abschnitte** gegliedert (→ Abb. 7.72).

Im Bereich der **Linea pectinata,** die die Grenze zwischen Zona columnaris und Pecten analis markiert, wechseln ähnlich wie an der linken Kolonflexur, entwicklungsgeschichtlich bedingt, die Versorgungsgebiete der Leitungsbahnen. Daher ist die Linea pectinata eine wichtige Orientierungslinie im Analkanal.

Rectum und Analkanal besitzen ein zentralnervös gesteuertes **Kontinenzorgan,** das sich aus Ampulla recti, After (Anus), Schließmuskeln und Schwellkörper des Rectums (Corpus cavernosum recti) zusammensetzt. Der Anus ist außer beim Stuhlgang (Defäkation) durch eine Dauerkontraktion der Schließmuskeln verschlossen. Der von der A. rectalis superior gespeiste Schwellkörper sorgt für einen gasdichten Verschluss.

Zu den **Schließmuskeln** zählen:

- **M. sphincter ani internus** (glatte Muskulatur, unwillkürlich sympathisch innerviert): Fortsetzung der Ringmuskulatur
- **M. corrugator ani** (glatte Muskulatur): Fortsetzung der Längsmuskulatur
- **M. sphincter ani externus** (quergestreifte Muskulatur, willkürlich vom N. pudendus innerviert): besitzt verschiedene Abschnitte (Partes subcutanea, superficialis, profunda)
- **M. puborectalis** (quergestreifte Muskulatur, willkürlich vom N. pudendus und direkt vom Plexus sacralis innerviert): Teil des M. levator ani, der hinter dem Rectum eine Schlinge bildet und das Rectum nach vorne zieht. Dieser Zug ruft die Flexura perinealis hervor und führt durch Abknicken des Rectums zum Verschluss.

* Proktodealdrüse

→ T 22

Klinik

Da das Rectum Querfalten (Plicae transversae recti), der Analkanal dagegen Längsfalten (Columnae anales) aufweist, kann man bei einer Ausstülpung von Darmabschnitten aus dem Anus (Prolaps) mit bloßem Auge erkennen, ob es sich um einen **Rektum-** oder einen **Analprolaps** handelt. Beide können zu Inkontinenz führen. Aufgrund des Wechsels der Versorgungsgebiete der Leitungsbahnen ist die Linea pectinata eine wichtige Orientierungslinie bei der **Operation von Karzinomen des Analkanals.** Proximale Tumoren metastasieren in die Beckenlymphknoten, distale Karzinome dagegen zunächst in die Lymphknoten der Leiste. Dennoch richtet sich die Einteilung aktuell nach dem Abstand der Tumoren von der Linea anocutanea. Krankhafte Erweiterungen des Corpus cavernosum recti werden als **Hämorrhoiden** bezeichnet (→ Abb. 7.79, → Abb. 7.80). Hinter den Valvulae anales liegen die Analkrypten (Sinus anales) als Einsenkungen, von denen die Proktodealdrüsen (Glandulae anales) abgehen. Diese können die Schließmuskeln durchsetzen und bei Entzündung zur Bildung von **Fisteln** führen, die sich in die Fossa ischioanalis ausbreiten können.

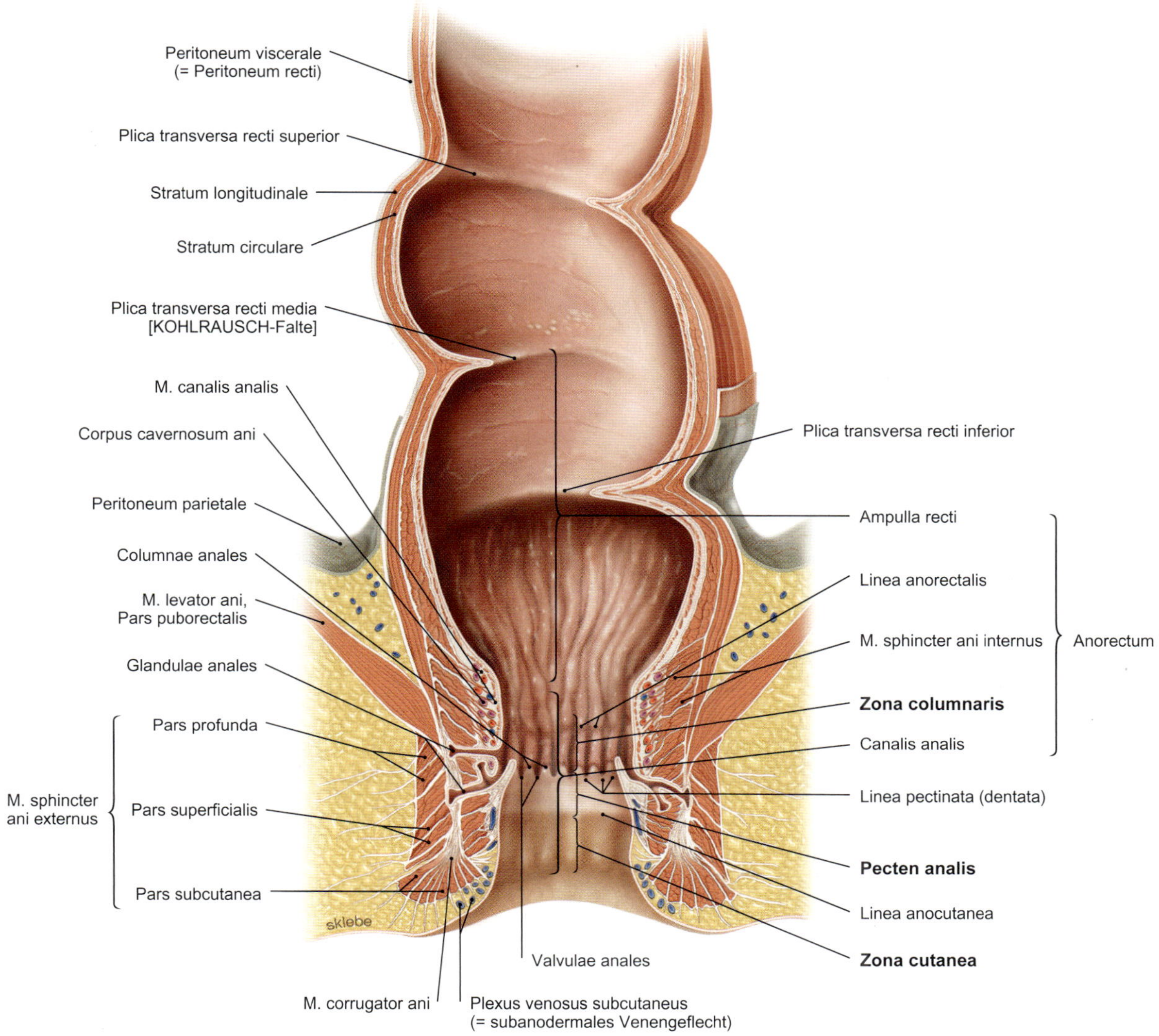

Abb. 7.74 Mastdarm, Rectum, und Analkanal, Canalis analis, mit Kontinenzorgan; Frontalschnitt; Ansicht von ventral. [S702-L238]

Das **Kontinenzorgan** reicht von der Ampulla recti bis zum After (Anus). Bei Füllung der Ampulle wird über viszeroafferente und-efferente Neurone in den Nn. splanchnici pelvici durch kurzzeitige Erschlaffung des M. sphincter ani internus ein **anorektaler Relaxationsreflex** ausgelöst, der zu einer Tonuserhöhung sämtlicher Schließmuskeln führt. Die willkürlich innervierten Muskeln ermöglichen eine bewusste Steuerung der Stuhlkontinenz:

- **M. puborectalis:** Dieser Teil des M. levator ani befindet sich im Zustand der Dauerkontraktion.
- **M. sphincter ani externus:** Er hat eine Regulatorfunktion, da er eine Tonuserhöhung des M. sphincter ani internus induziert, wenn willkürlich der Stuhlgang verhindert werden soll.

Hinzu kommen die unwillkürlich innervierten Muskeln, die ohne bewusste Kontrolle einen Verschluss des Kontinenzorgans ermöglichen:

- **M. sphincter ani internus:** Er bewirkt in Ruhe 70 % der Kontinenzleistung und bildet daher das **Zentrum des Kontinenzorgans.** Seine Fasern durchflechten teilweise das Corpus cavernosum recti und sind in der Schleimhaut des Analkanals verankert. Sie werden daher gesondert als **M. canalis analis** hervorgehoben.
- **M. corrugator ani:** Die Längsmuskulatur inseriert in der perianalen Haut und rafft diese nach innen.

Alle Schließmuskeln zusammen können keinen vollständigen Verschluss des Anus bewerkstelligen. Dazu ist der **Schwellkörper des Rectums (Corpus cavernosum recti/ani)** nötig, der unter der Schleimhaut gelegen ist und, gespeist von der A. rectalis superior, einen gasdichten Verschluss erlaubt (10 % der Kontinenzleistung in Ruhe). Der Schwellkörper bildet zusammen mit den Muskelfasern des M. canalis analis, die ihn durchflechten, einen **angiomuskulären Verschlussapparat.**

Arterien von Mastdarm und Analkanal

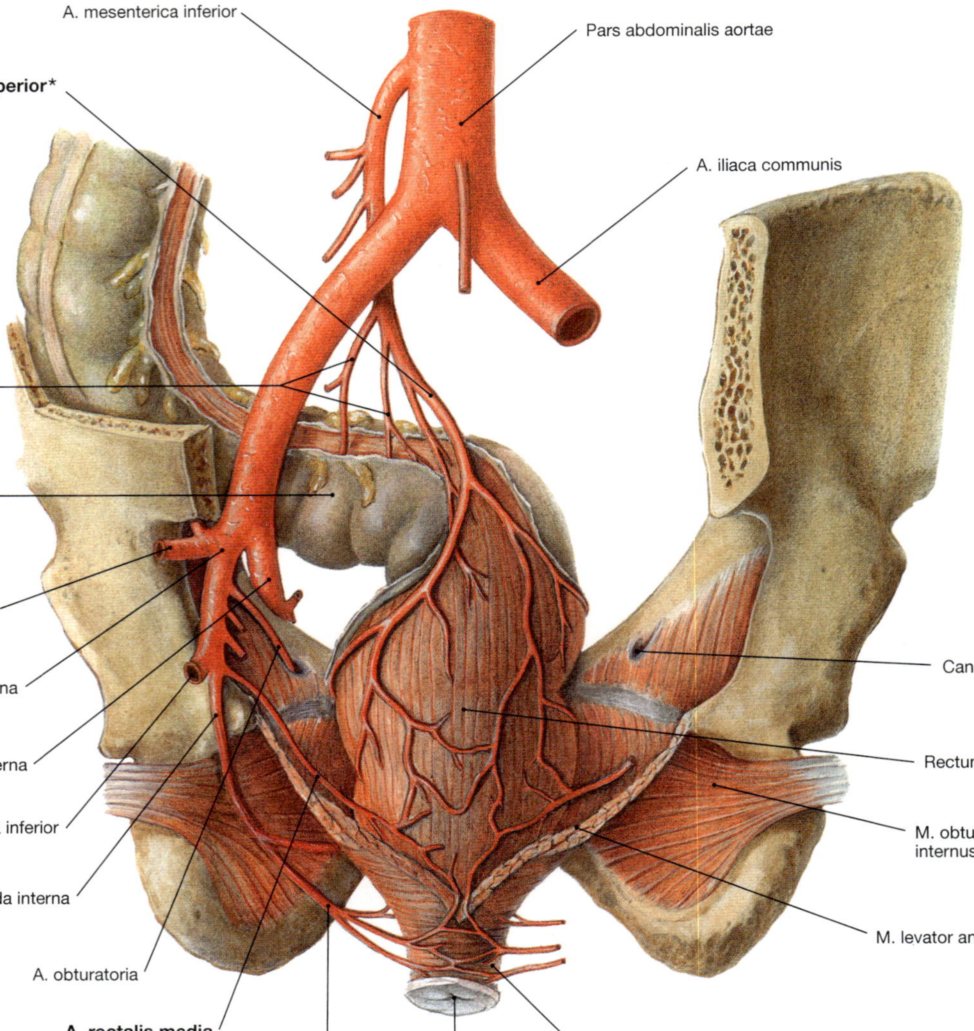

Abb. 7.75 Arterien des Mastdarms, Aa. rectales; Ansicht von dorsal. [S700]

Rectum und Analkanal werden von 3 Arterien mit Blut versorgt:

- **A. rectalis superior** (unpaar): aus der A. mesenterica inferior. Sie versorgt den größten Teil des Rectums sowie den Analkanal oberhalb der Linea pectinata und ist damit maßgeblich für die Schwellkörperfüllung des **Corpus cavernosum recti/ani** zuständig.
- **A. rectalis media** (paarig, meist jedoch nur einseitig vorhanden oder ganz fehlend): Abgang aus der A. iliaca interna oberhalb des Beckenbodens (M. levator ani). Wenn vorhanden, versorgt sie nur einen kleinen Bereich des unteren Rectums.
- **A. rectalis inferior** (paarig): Abgang aus der A. pudenda interna unterhalb des Beckenbodens. Die Arterie versorgt die **Schließmuskeln des Analkanals** von außen und die Schleimhaut unterhalb der Linea pectinata.

Die Grenze zwischen dem Versorgungsgebiet aus der A. mesenterica inferior und der A. iliaca interna liegt im Bereich der **Linea pectinata,** wo es zur Ausbildung zahlreicher Anastomosen zwischen den verschiedenen Arterien kommt. Die A. rectalis superior als letzter Ast der A. mesenterica inferior gibt einen Ast ab, der mit den Aa. sigmoideae anastomosiert. Ab dieser Stelle (klin.: SUDECK-Punkt [*]) ist sie eine Endarterie. Der Schwellkörper des Rectums (Corpus cavernosum recti) wird überwiegend von der A. rectalis superior gespeist. Deshalb sind Blutungen aus Hämorrhoiden, die erweiterte Kavernen des Schwellkörpers darstellen, arterielle Blutungen, die durch ihre helle Farbe auffallen.

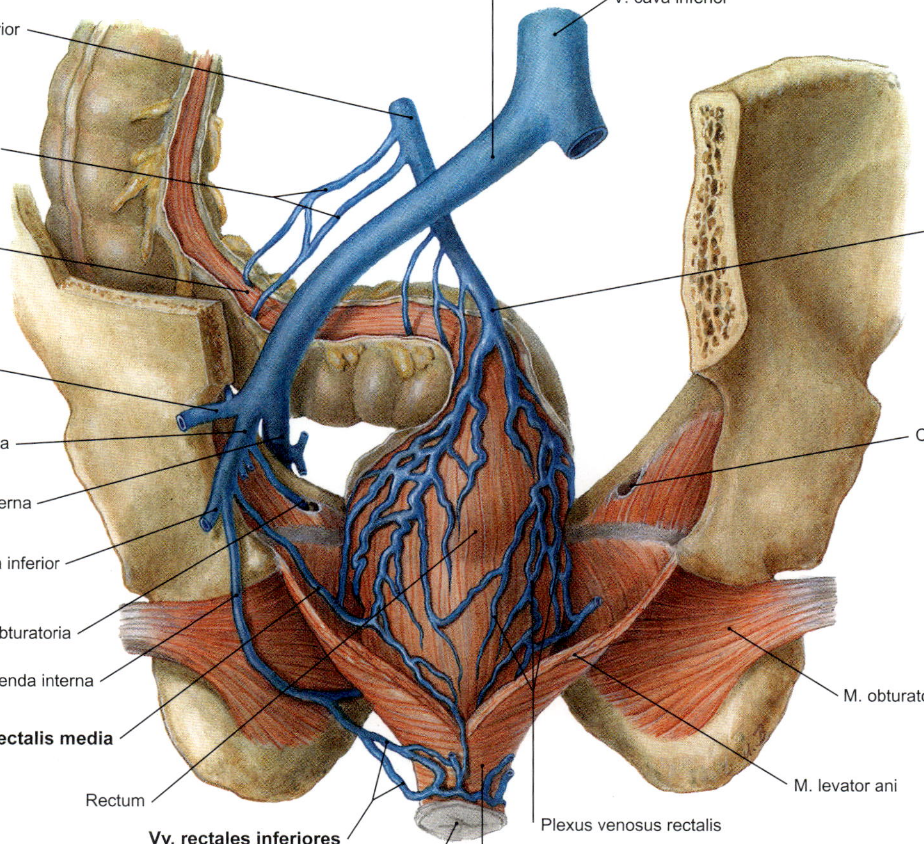

Abb. 7.76 Venen des Mastdarms, Vv. rectales; Ansicht von dorsal. [S700]
Entsprechend der Arterien fließt das Blut von Rectum und Analkanal über 3 Venen ab:

- **V. rectalis superior** (unpaar): Anschluss über die V. mesenterica inferior an die Pfortader (V. portae hepatis)
- **V. rectalis media** (paarig): Anschluss über die V. iliaca interna an die untere Hohlvene (V. cava inferior)
- **V. rectalis inferior** (paarig): Anschluss über die V. pudenda interna und die V. iliaca interna an die V. cava inferior

Die Grenze zwischen dem Abflussgebiet der V. portae hepatis und der V. cava inferior liegt im Bereich der Linea pectinata. Allerdings gibt es hier zahlreiche Verbindungen.

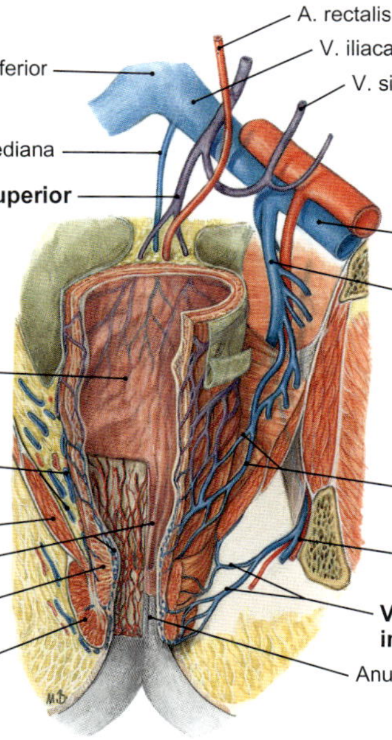

Abb. 7.77 Venöse Versorgung von Mastdarm, Rectum, und Analkanal, Canalis analis; Ansicht von ventral. Zuflüsse zur V. portae hepatis (violett) und zur V. cava inferior (blau). [S700]
Die Abbildung zeigt, dass die Abflussgebiete zur Pfortader (V. rectalis superior) und zur unteren Hohlvene (V. rectalis media und V. rectalis inferior) ausgiebig miteinander anastomosieren.

Klinik

Bei einer Druckerhöhung im Portalkreislauf **(portale Hypertonie),** z. B. bei Leberzirrhose, kann das Blut über die Verbindungen zwischen den oberen und unteren Rectum-Venen zur unteren Hohlvene gelangen **(portokavale Anastomosen)**. Hämorrhoiden entstehen dabei nicht. Daher sind diese Verbindungen klinisch ohne pathologische Bedeutung. Lediglich bei der Gabe von Suppositorien („Zäpfchen") sollte man sich vor Augen führen, dass hier gezielt Wirkstoffe über die Venen des unteren Analkanals in den Körperkreislauf eingebracht werden, um die Leber zu umgehen, die die Wirkstoffe sonst teilweise bereits abbaut und ausscheidet.

Innervation von Mastdarm und Analkanal

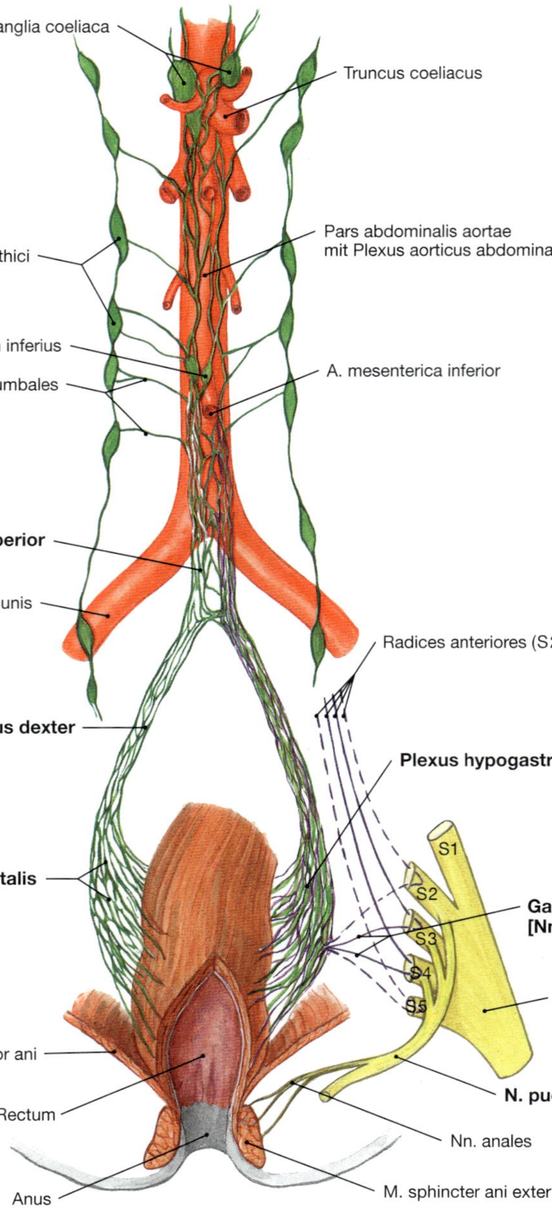

Abb. 7.78 Innervation von Mastdarm, Rectum, und Analkanal, Canalis analis; Ansicht von ventral; schematische Darstellung. Der Plexus rectalis enthält sympathische (grün) und parasympathische (violett) Nervenfasern. [S700]

Der Plexus rectalis ist eine Fortsetzung des Plexus hypogastricus inferior. Die präganglionären **sympathischen Nervenfasern** (T10–L3) steigen vom Plexus aorticus abdominalis über den Plexus hypogastricus superior und aus den sakralen Ganglien des Grenzstrangs (Truncus sympathicus) über die Nn. splanchnici sacrales ab und werden überwiegend im **Plexus hypogastricus inferior** auf postganglionäre Neurone verschaltet. Dieser versorgt als **Plexus rectalis** das Rectum und den Analkanal. Die sympathischen Fasern aktivieren die Schließmuskeln.

Die präganglionären **parasympathischen Nervenfasern** gelangen aus dem sakralen Parasympathicus (S2–S4) über die **Nn. splanchnici pelvici** in die Ganglien des **Plexus hypogastricus inferior.** Entweder hier oder in der Umgebung des Darms werden sie auf postganglionäre Fasern umgeschaltet, die die Peristaltik fördern und die Schließmuskeln (M. sphincter ani internus) hemmen, sodass es zum Stuhlgang kommen kann.

Die vegetative Innervation endet ungefähr im Bereich der Linea pectinata. Der untere Abschnitt des Analkanals wird somatisch durch den **N. pudendus** mit sensorischen Fasern innerviert. Daher sind Analkarzinome aus den oberen Abschnitten des Analkanals in der Regel schmerzlos, während Karzinome aus dem unteren Abschnitt schmerzhaft sind. Zusätzlich aktiviert der N. pudendus mit motorischen Fasern den M. sphincter ani externus und den M. puborectalis und ermöglicht so einen willkürlichen Verschluss des Anus.

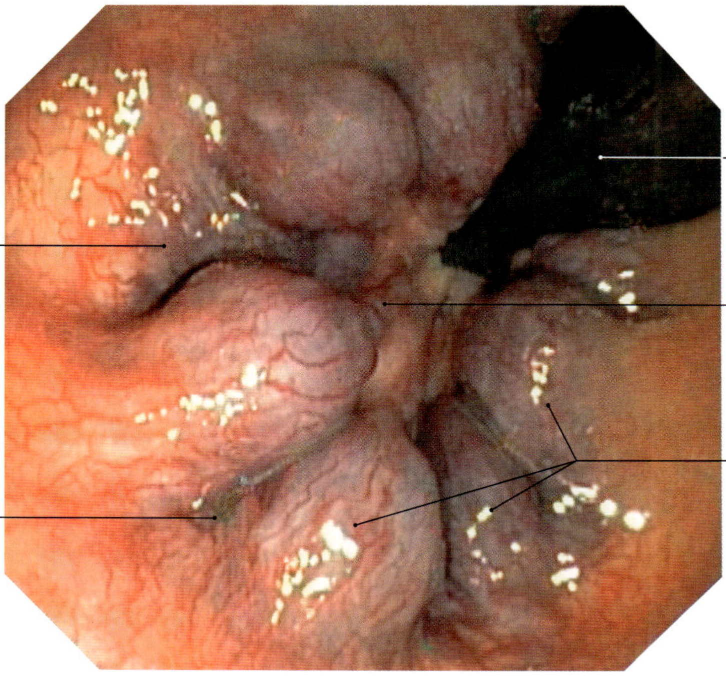

Abb. 7.79 Analkanal, Canalis analis; Rektoskopie; Ansicht von kranial. [S700-T901]
Man sieht 6 deutlich vergrößerte Knoten des Corpus cavernosum recti (Hämorrhoiden).

* Koloskop
** 3 Hämorrhoidalknoten

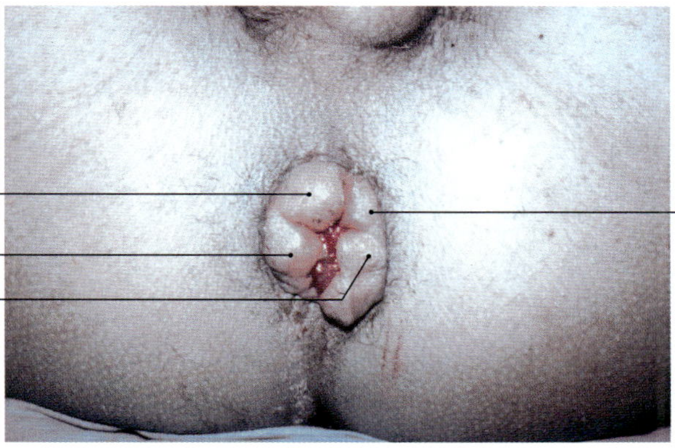

Abb. 7.80 Hämorrhoiden Stadium IV; Ansicht von kaudal in der „Steinschnittlage", bei der der Patient auf dem Rücken liegt und der Untersucher auf den Damm blickt. [O892-M526]
Entsprechend dem Ziffernblatt der Uhr wird die Lage der Hämorrhoidalknoten angegeben. Aufgrund des Verzweigungsmusters der Hauptäste der A. rectalis superior bei Eintritt in das Corpus cavernosum recti bilden sich typischerweise bei 3, 7 und 11 Uhr sog. Hauptknoten. Daneben können „Nebenknoten" vorkommen, die aus den Hauptästen hervorgehenden Nebenästen entsprechen. Von diesen ist hier ein Nebenknoten bei 1 Uhr ausgebildet.

Klinik

Hämorrhoiden sind krankhafte Erweiterungen des Corpus cavernosum recti und kommen häufig vor. Die Ursachen sind weitgehend unklar, scheinen aber mit den Ernährungsgewohnheiten in den Industrienationen (viel Fett, wenig Ballaststoffe) einherzugehen. Man kann die Hämorrhoiden in verschiedene **Stadien** einteilen:

- Stadium I: nur endoskopisch sichtbar
- Stadium II: treten beim Pressen nach außen, kehren aber wieder in den Analkanal zurück
- Stadium III: treten spontan aus, können aber mit dem Finger reponiert werden
- Stadium IV: können nicht reponiert werden

Ab Stadium II sollte therapiert werden: entweder durch Sklerosierung oder Gummibandligatur (Stadium II) oder mittels operativer Entfernung (Stadien III und IV).

Äußere männliche Geschlechtsorgane

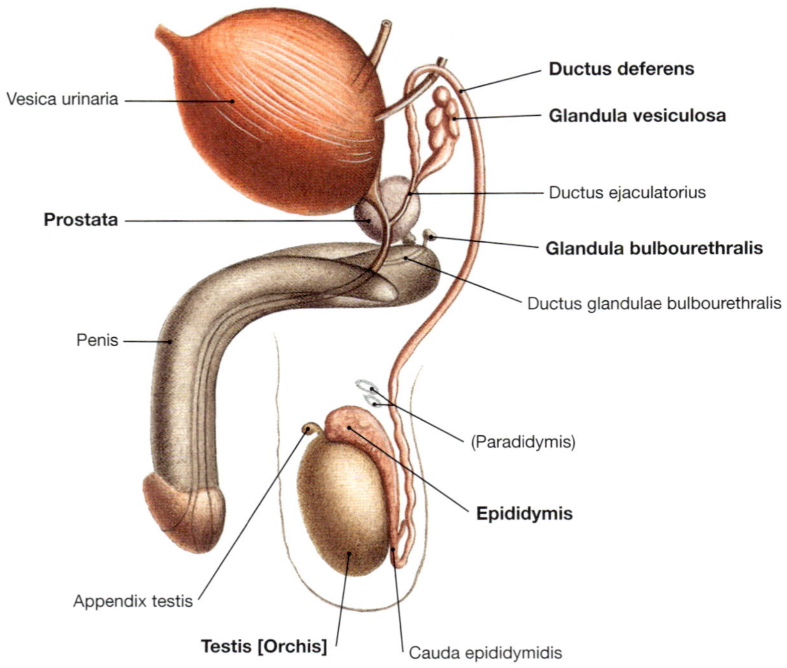

Abb. 7.81 Äußere männliche Geschlechtsorgane, Organa genitalia masculina externa; schematisierte Darstellung, Ansicht von ventral. [S700]
Bei den männlichen Geschlechtsorganen lassen sich äußere Geschlechtsorgane (Organa genitalia masculina externa) und innere Geschlechtsorgane (Organa genitalia masculina interna; → Abb. 7.90) unterscheiden.

Zu den **äußeren Geschlechtsorganen** zählen:
- Glied (Penis)
- Harnröhre (Urethra masculina)
- Hodensack (Scrotum)

Die äußeren Geschlechtsorgane sind die **Sexualorgane.** Der Penis dient dem Geschlechtsverkehr.
Die Harnröhre wird bei den ableitenden Harnwegen beschrieben (→ Abb. 7.61, → Abb. 7.62).

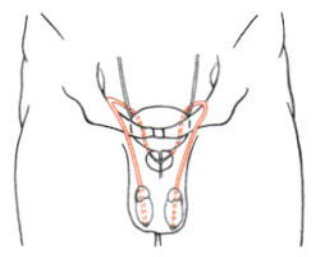

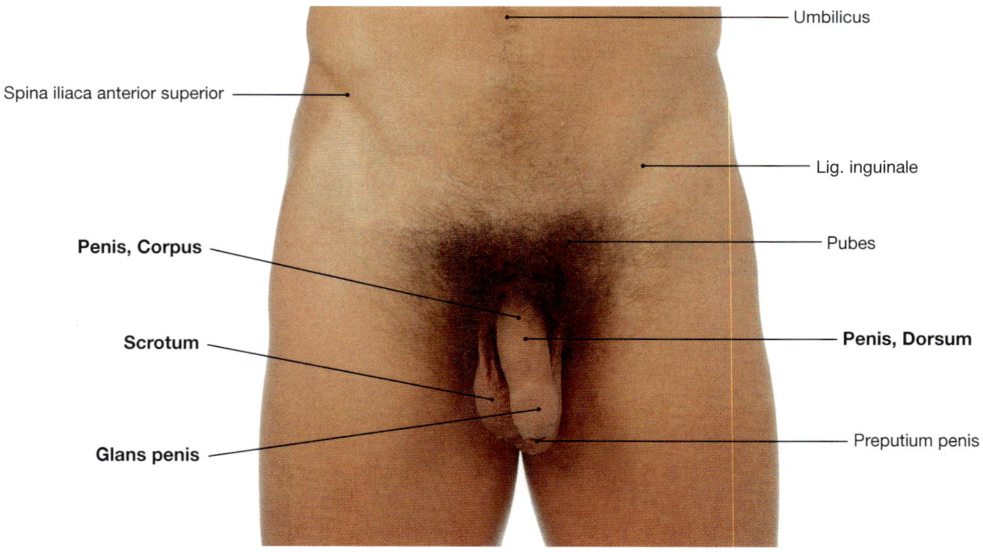

Abb. 7.82 Äußere männliche Geschlechtsorgane, Organa genitalia masculina externa; Ansicht von ventral. [S700]
Zu den äußeren männlichen Geschlechtsorganen (Organa genitalia masculina externa) zählen nur Glied (Penis) und Hodensack (Scrotum). Dagegen sind Hoden und Nebenhoden Teile der inneren Geschlechtsorgane, obwohl sie nach dem Abstieg (Deszensus) des Hodens während der Entwicklung außerhalb der Beckenhöhle liegen. Hier handelt es sich nicht um eine anatomische Spitzfindigkeit, da die entwicklungsgeschichtlichen Unterschiede klinisch wichtige Konsequenzen für die Versorgungsgebiete der Leitungsbahnen haben, wie bei der Lymphdrainage erläutert wird.

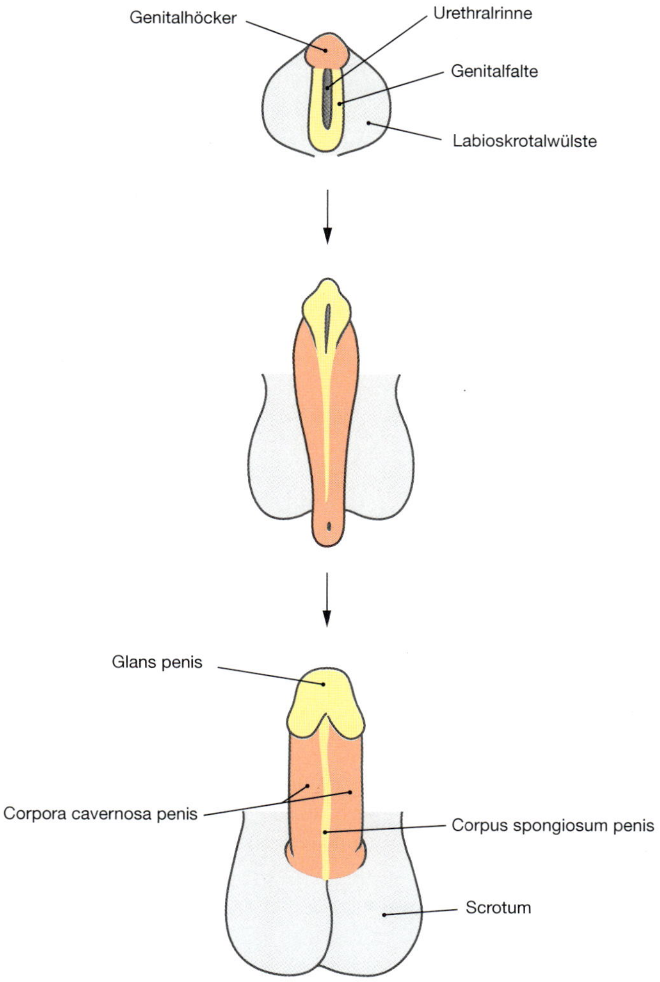

Abb. 7.83 Entwicklung der äußeren männlichen Geschlechtsorgane, Organa genitalia masculina externa. [S700-L126]/[G1060-002]
Das äußere Genitale entwickelt sich aus dem kaudalen Abschnitt des Sinus urogenitalis. Dieser geht aus der Kloake des Darmrohrs hervor und bildet u.a. die Harnblase und Teile der Harnröhre (→ Abb. 7.29). Daneben ist auch das Ektoderm mit dem darunter gelegenen Bindegewebe (Mesenchym) beteiligt. Zunächst entwickelt sich bei beiden Geschlechtern das äußere Genitale gleich (sexuell indifferentes Stadium). Dabei senkt sich die vordere Wand des Sinus urogenitalis zunächst zur **Urethralrinne** ein, die auf beiden Seiten von den **Genitalfalten** begrenzt wird. Seitlich von diesen liegen die **Labioskrotalwülste** und am Vorderrand der Rinne der **Genitalhöcker.**
Danach entwickelt sich beim Mann unter dem Einfluss der vom Hoden produzierten männlichen Geschlechtshormone (Testosteron) der **Genitalhöcker** zum **Penisschaft** mit Corpora cavernosa. Die **Genitalfalten** schließen sich über der Urethralrinne zum Corpus spongiosum und bilden die **Eichel (Glans penis).** Dadurch entsteht zugleich die Pars spongiosa der **Harnröhre.** Pars prostatica und Pars membranacea entstehen weiter proximal aus dem Sinus urogenitalis. Die **Labioskrotalwülste** vergrößern sich und vereinigen sich zum **Scrotum.**

Klinik

Wenn der Verschluss der Urethralrinne unvollständig ist, befindet sich die Urethralöffnung nicht auf der Glans penis, sondern liegt weiter proximal. Bei der **Hypospadie** (→ Abb. a) mündet die Urethra auf der Unterseite des Penis im Verlauf zwischen Scrotum und Glans. Bei der **Epispadie** (→ Abb. b) tritt die Urethra in einer Rinne auf der Dorsalseite des Penis aus. Neben Störungen beim Wasserlassen kann es auch zu einer Verkrümmung des Penis kommen, sodass in den ersten Lebensjahren eine operative Korrektur vorgenommen werden muss.
[S702-L266]

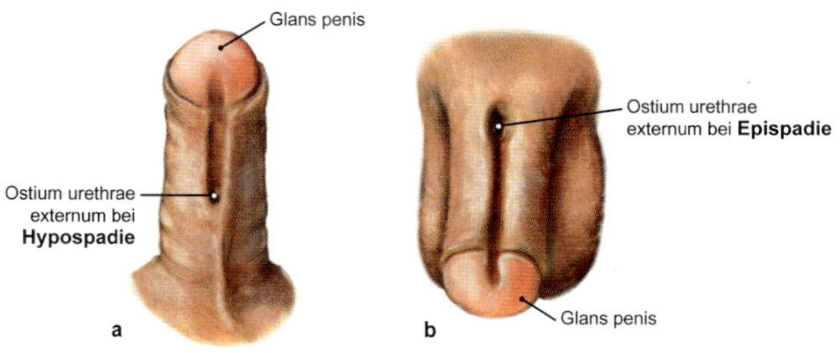

Männliches Glied

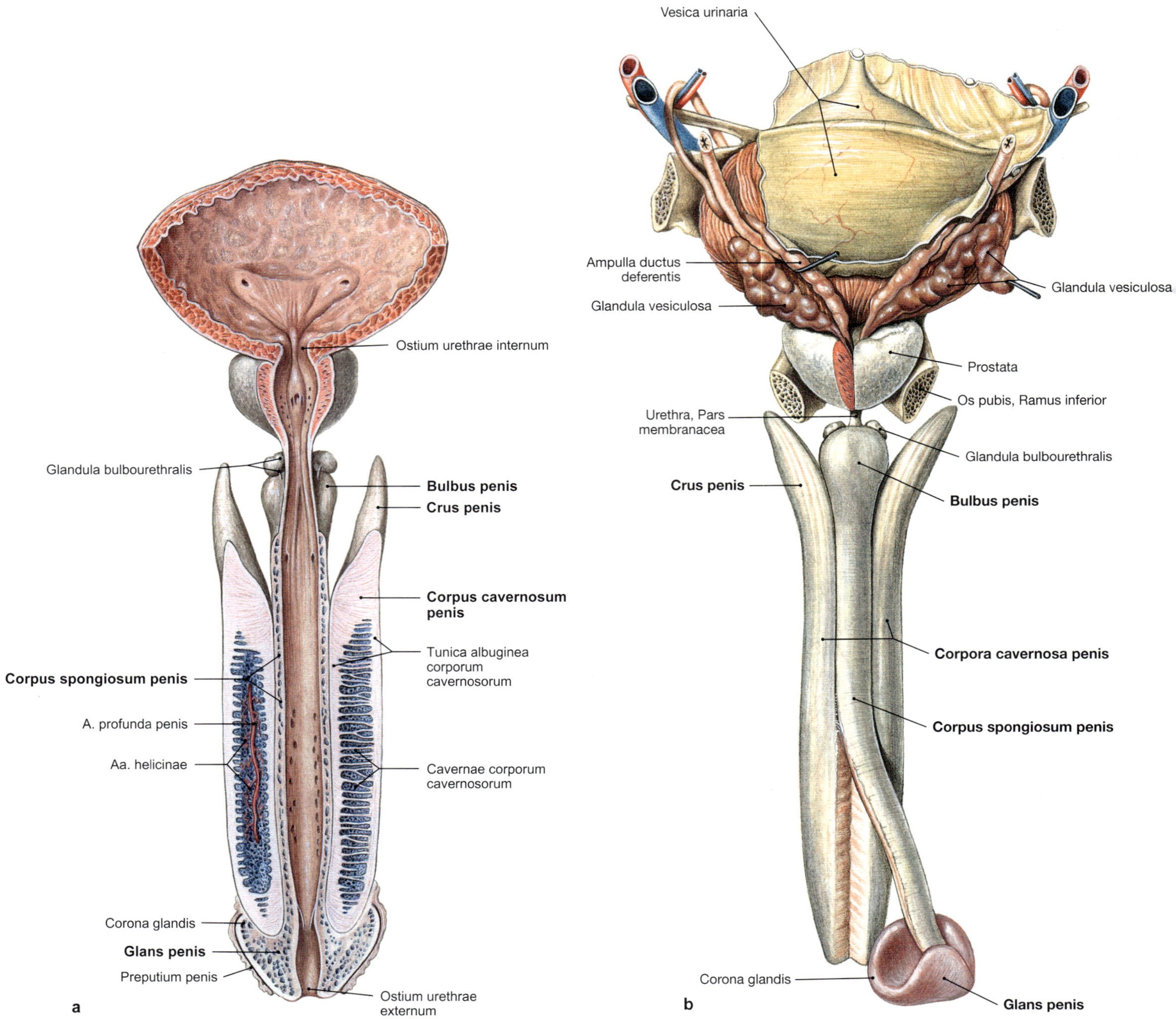

Abb. 7.84 a und b Harnblase, Vesica urinaria, Vorsteherdrüse, Prostata, und männliches Glied, Penis, mit freigelegten Schwellkörpern. [S700]
a Ansicht von ventral, Harnblase und Harnröhre eröffnet.
b Ansicht von dorsal.
Der Penis ist im erschlafften Zustand ca. 10 cm lang und gliedert sich in **Schaft (Corpus penis), Eichel (Glans penis)** und **Wurzel (Radix penis).** Er besteht aus den paarigen **Penisschwellkörpern (Corpora cavernosa),** die von einer derben **Hülle (Tunica albuginea)** umgeben und durch ein Septum penis getrennt sind, und aus dem **Harnröhrenschwellkörper (Corpus spongiosum),** der die Urethra umgibt. Die Corpora cavernosa sind mit den proximalen Enden (Crura penis) an den unteren Schambeinästen fixiert. Das Corpus spongiosum ist proximal zum Bulbus penis erweitert und bildet distal die Glans penis. Außen werden alle Schwellkörper zusammen von der **Penisfaszie (Fascia penis)** umhüllt, die hier in der Abbildung entfernt wurde.
Zur Gliederung der Harnröhre (Urethra masculina) → Abb. 7.61 und → Abb. 7.62.

Klinik

Wenn die Vorhaut (Preputium penis) zu eng ist **(Phimose)** und sich nicht zurückstreifen lässt, kann es zu Störungen beim Wasserlassen und zu Infektionen kommen. Dann muss die Vorhaut durch Umschneidung (Zirkumzision) entfernt werden.

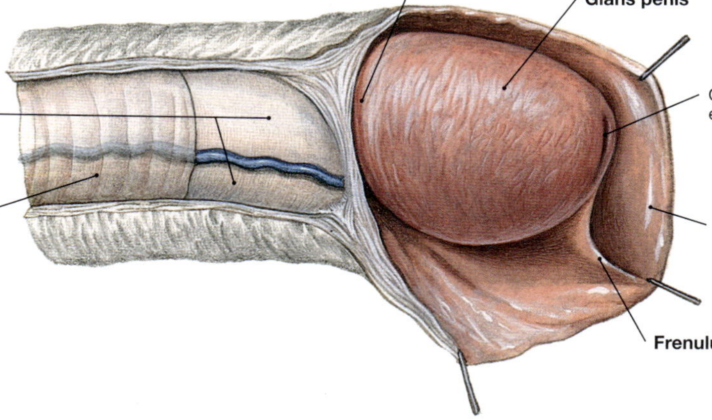

Abb. 7.85 Männliches Glied, Penis, mit Eichel, Glans penis, und Vorhaut, Preputium penis; Ansicht von rechts. [S700]
Das distale Ende des Penis ist zur **Eichel (Glans penis)** verdickt, die an der Basis einen Wall (Corona glandis) aufweist. Die Eichel wird im erschlafften Zustand des Penis von der **Vorhaut (Preputium penis)** bedeckt, die an der Unterseite durch ein Bändchen (Frenulum preputii) befestigt ist.

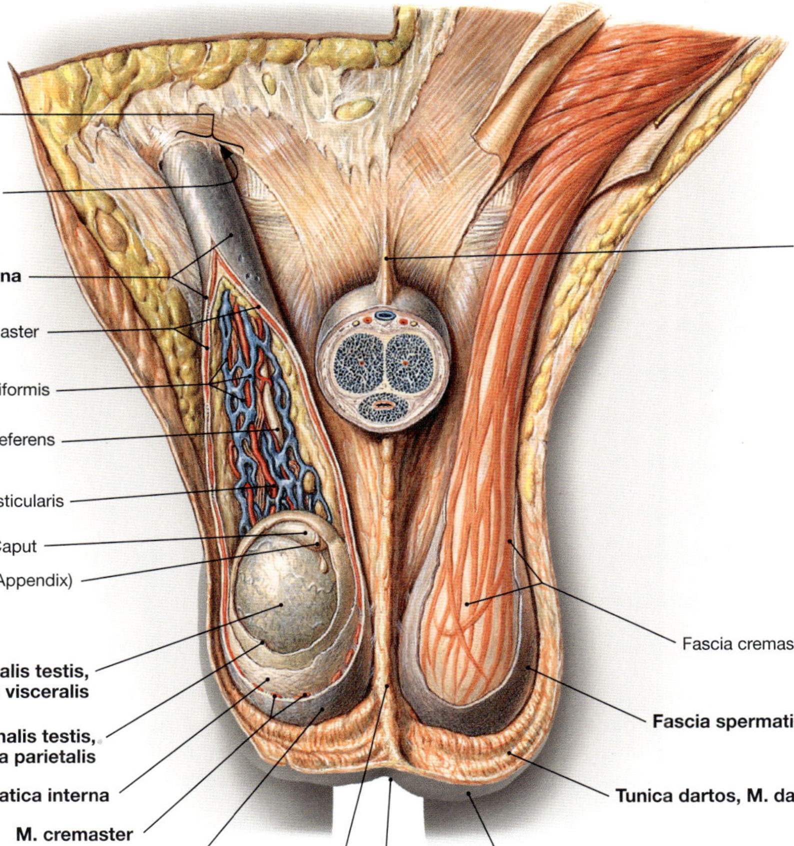

Abb. 7.86 Hodensack, Scrotum; Ansicht von ventral; Hodensack eröffnet und Penis frontal durchtrennt. [S700]
Die Peniswurzel ist an der vorderen Rumpfwand durch das oberflächliche **Lig. fundiforme penis** und das darunterliegende **Lig. suspensorium penis** befestigt. Der Hodensack (Scrotum) ist innen durch ein Septum geteilt, dem außen eine Naht (Raphe scroti) entspricht.
Hoden und **Samenstrang** weisen folgende **Hüllen** auf:
- Skrotalhaut
- Tunica dartos: Subcutis mit glatter Muskulatur
- Fascia spermatica externa: Fortsetzung der oberflächlichen Körperfaszie (Fascia abdominalis superficialis)
- M. cremaster mit Fascia cremasterica
- Fascia spermatica interna: Fortsetzung der Fascia transversalis

Der Hoden besitzt als weitere Hülle auf seiner Oberfläche die **Tunica vaginalis testis** mit einer Lamina parietalis (Periorchium) außen und einer Lamina visceralis (Epiorchium) innen, die durch das Mesorchium miteinander verbunden sind und zwischen sich die **Cavitas serosa scroti** bilden.

Leitungsbahnen des männlichen Gliedes

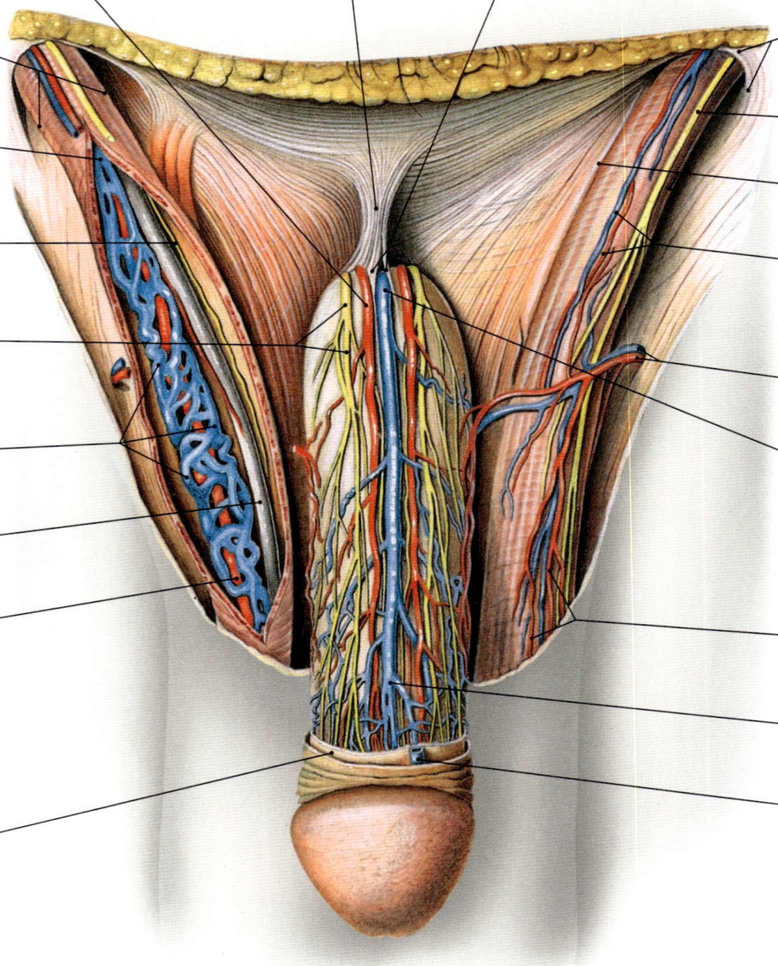

Abb. 7.87 Äußere männliche Geschlechtsorgane, Organa genitalia masculina externa, mit Leitungsbahnen; Ansicht von ventral; nach Entfernung der oberflächlichen Penisfaszie (COLLES-Faszie) und der eigentlichen tiefen Penisfaszie (BUCK-Faszie). [S700]

Der Penis wird von **3 paarigen Arterien** aus der A. pudenda interna und **3 Venensystemen** versorgt (→ Abb. 7.88). Hier sind nur die subfaszial gelegenen Blutgefäße sichtbar, nachdem die **Penisfaszie (BUCK-Faszie)** entfernt wurde.

Die A. dorsalis penis ist paarig angeordnet und versorgt Penishaut und Glans. Zwischen den Arterien beider Seiten verläuft die unpaare **V. dorsalis profunda penis,** die die Schwellkörper zum Plexus venosus prostaticus drainiert.

Die Abbildung zeigt auch die **Nerven des Penis:**

- Sensorisch: N. dorsalis penis (aus N. pudendus)
- Vegetativ: Überwiegend parasympathische Nn. cavernosi penis (aus Plexus hypogastricus inferior) durchbohren den Beckenboden und lagern sich dem N. dorsalis penis an (Parasympathicus vasodilatatorisch und damit erigierend; Sympathicus vasokonstriktorisch).

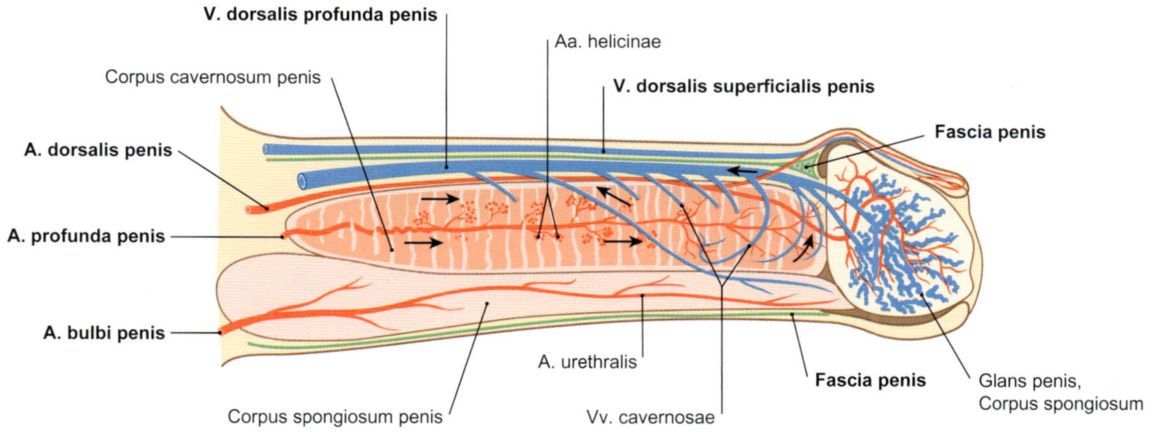

Abb. 7.88 Blutgefäße des Penis; schematische Darstellung eines Medianschnitts mit Hervorhebung der tiefen Penisfaszie (BUCK-Faszie) in grün; Ansicht von rechts. [S702-L126]/[B500/O1107]
Wichtig ist die Lage der Gefäße relativ zur **tiefen Penisfaszie (Fascia penis; BUCK-Faszie).**
Der Penis wird von **3 paarigen Arterien** aus der A. pudenda interna versorgt:

- A. dorsalis penis: verläuft subfaszial, versorgt Penishaut und Glans
- A. profunda penis: in den Corpora cavernosa, für deren Füllung sie zuständig ist
- A. bulbi penis: dringt in den Bulbus penis ein, versorgt Glandula bulbourethralis und als A. urethralis Harnröhre und Corpus spongiosum

Das Blut wird von **3 Venensystemen** aufgenommen:

- V. dorsalis superficialis penis: paarig oder unpaar, epifaszial, leitet Blut aus der Penishaut zur V. pudenda externa
- V. dorsalis profunda penis: unpaar, subfaszial, drainiert die Schwellkörper zum Plexus venosus prostaticus
- V. bulbi penis: paarig, bringt Blut vom Bulbus penis zur V. dorsalis profunda penis

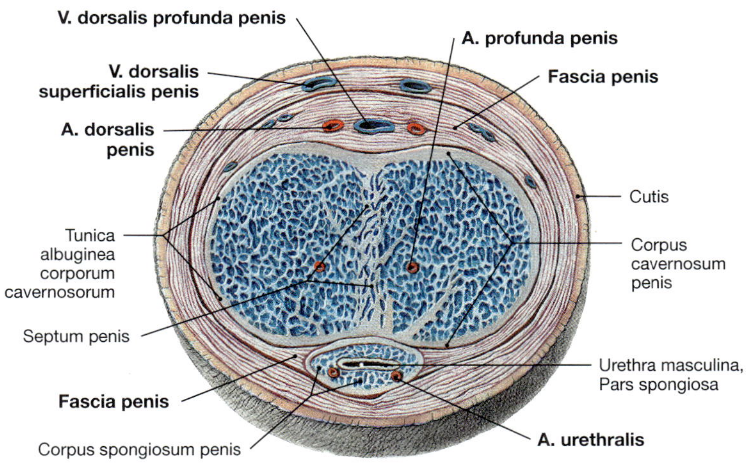

Abb. 7.89 Männliches Glied, Penis; Querschnitt im Bereich der Schaftmitte; Ansicht von ventral. [S700]
Die Penisschwellkörper und deren Tunica albuginea sind zusammen mit den tiefen Gefäßen von der **tiefen Penisfaszie (Fascia penis; BUCK-Faszie)** umhüllt. Das subkutane Bindegewebe ist um die oberflächlichen Venen verdichtet, was auch als **oberflächliche Penisfaszie (COLLES-Faszie)** bezeichnet wird.

Die Lage der Blutgefäße ist für die **Erektion** des Penis wichtig. Parasympathisch aktiviert kommt es zu einer Dilatation der **A. profunda penis** und damit zu einer Füllung der Corpora cavernosa. Diese komprimieren die **V. dorsalis profunda penis** unter der straffen tiefen Penisfaszie (Fascia penis; BUCK-Faszie), sodass das Blut nicht abfließen kann. Unter zusätzlicher Kontraktion der **Mm. ischiocavernosi** (vom N. pudendus innerviert) kommt es zur Erektion.

Klinik

Die parasympathischen Nervenfasern setzen Stickoxid (NO) frei, das in den glatten Muskelzellen der Blutgefäße zu einer Erhöhung des sekundären Botenstoffs cGMP führt, der die Kontraktion der Zellen hemmt. **Hemmstoffe der Phosphodiesterase** (z. B. Viagra®) verzögern den Abbau von cGMP und verbessern damit die **Erektion.**
Bei **Verletzungen des Penis** wird die Ausbreitung der Blutung durch die Penisfaszien eingeschränkt. Wenn die BUCK-Faszie intakt ist, bleibt die Blutung auf den Penisschaft beschränkt („Auberginen-Penis"). Wenn diese tiefe Faszie verletzt ist, breitet sich das Hämatom schmetterlingsartig in die Dammregion aus. Wenn auch die COLLES-Faszie rupturiert, setzt sich die Blutung in die Bauchwand und das Scrotum fort.

Innere männliche Geschlechtsorgane

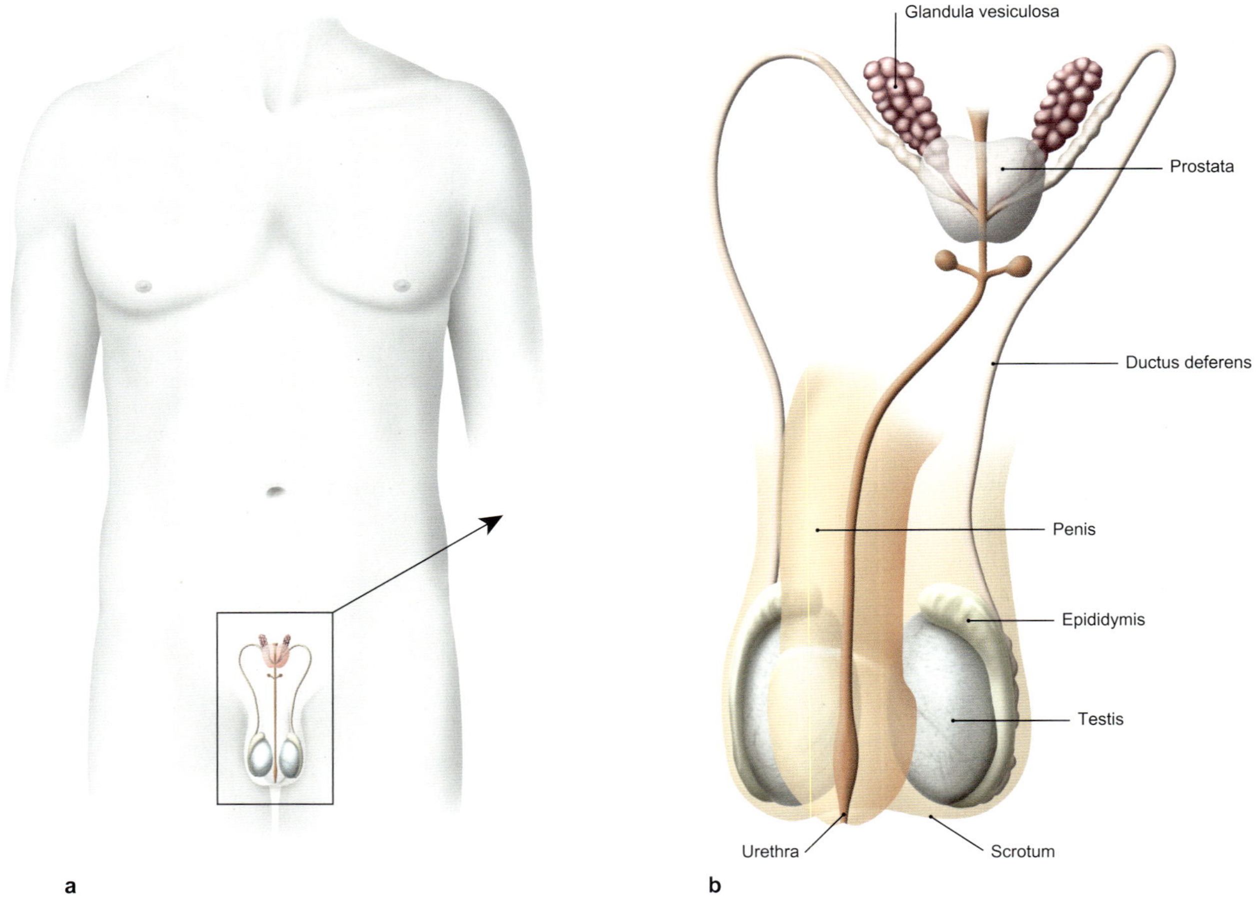

Abb. 7.90a und b Innere Geschlechtsorgane, Organa genitalia masculina interna; Ansicht von rechts. [S701-L275]
Zu den **inneren Geschlechtsorganen** gehören:

- Hoden (Testis)
- Nebenhoden (Epididymis)
- Samenleiter (Ductus deferens)
- Samenstrang (Funiculus spermaticus)
- Akzessorische Geschlechtsdrüsen:
  - Vorsteherdrüse (Prostata)
  - Bläschendrüse (Glandula vesiculosa), paarig
  - COWPER-Drüse (Glandula bulbourethralis), paarig

Hoden und Nebenhoden gehören zu den **inneren** Geschlechtsorganen, weil sie bei der Entwicklung zusammen mit einer Peritonealhülle (Cavitas serosa scroti) aus der Bauchhöhle in den Hodensack (Scrotum) verlagert wurden.
Die inneren Geschlechtsorgane sind **Fortpflanzungsorgane.** Sie dienen der Bildung, der Reifung und dem Transport der Spermien und der Produktion der Samenflüssigkeit. Der Hoden produziert zusätzlich männliche Geschlechtshormone (Testosteron).

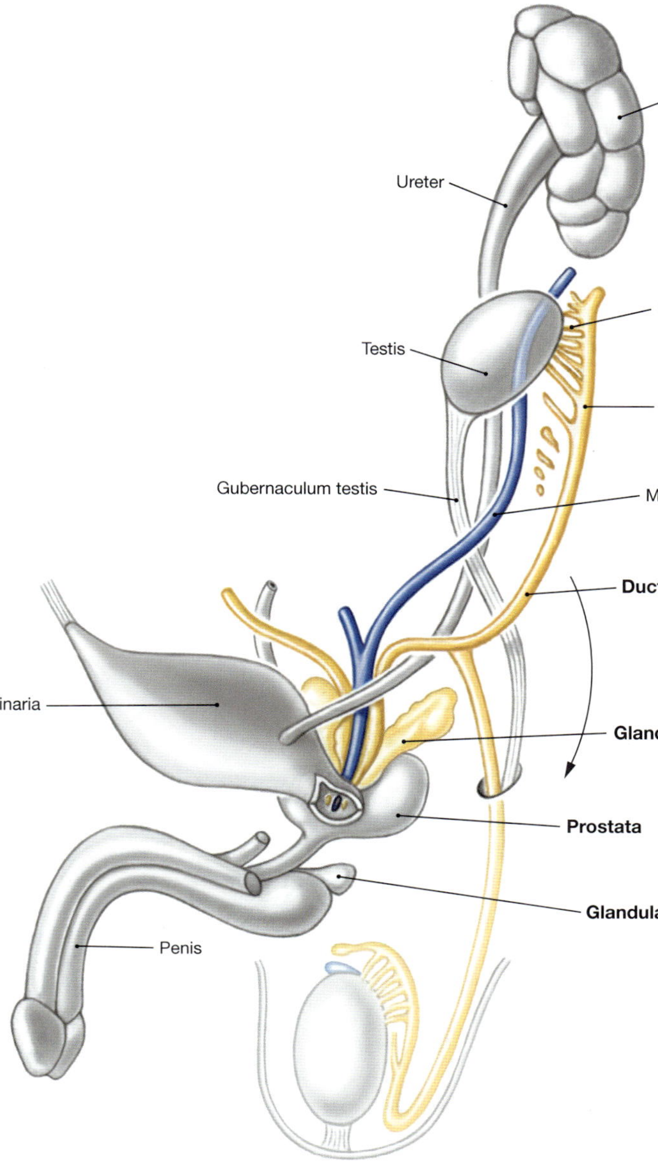

Abb. 7.91 Entwicklung der inneren männlichen Geschlechtsorgane, Organa genitalia masculina interna. [B500-L238]/[H233-001]
Die inneren Geschlechtsorgane entwickeln sich bei beiden Geschlechtern bis zur 7. Woche gleich (sexuell indifferentes Stadium, → Abb. 7.29). Beim männlichen Geschlecht bildet sich dann aus der **Gonadenanlage der Hoden.** Er wird im Lumbalbereich auf Höhe der Urniere angelegt, die auch einige Kanälchen als Verbindung zum Nebenhoden bereitstellt. Im Zuge des Körperwachstums wird der Hoden dann nach kaudal verlagert **(Descensus testis),** wobei er seine Leitungsbahnen mitnimmt. Dabei bildet sich entlang des unteren Keimbands (Gubernaculum testis) zunächst eine Peritonealausstülpung (Proc. vaginalis peritonei) bis in den Bereich des späteren Scrotums aus, an der entlang der Hoden bis zur Geburt absteigt. Um die Geburt schließt sich der Proc. vaginalis peritonei im Bereich des Samenstrangs. Der distale Teil des Proc. vaginalis bleibt bestehen und bildet einen Teil der Hodenhüllen (Tunica vaginalis testis).
Die Geschlechtshormone des Hodens (Testosteron) bewirken die **Ausdifferenzierung des WOLFF-Gangs** zu den inneren männlichen Genitalwegen (Epididymis, Samenleiter), zu den Bläschendrüsen sowie zu den übrigen akzessorischen Geschlechtsdrüsen (Prostata, COWPER-Drüsen) aus dem Sinus urogenitalis. Das Anti-MÜLLER-Hormon unterdrückt die Ausdifferenzierung der MÜLLER-Gänge zu den weiblichen Genitalwegen.

Klinik

Der Deszensus der Hoden lässt verstehen, dass ihre Blutgefäße ungefähr auf Höhe der Nieren entspringen und auch ihre regionären Lymphknoten auf dieser Höhe im Retroperitonealraum liegen. Dort und nicht in der Leiste sind daher bei **Hodenkarzinomen** die ersten Lymphknotenmetastasen zu erwarten. Wenn der Deszensus innerhalb der ersten Lebensjahre unvollständig bleibt **(Hodenhochstand, Kryptorchismus),** kann dies zu Unfruchtbarkeit führen. Dies ist mit einem erhöhten Risiko für Hodenkarzinome assoziiert. Neue Ergebnisse deuten an, dass eine hormonelle oder operative Therapie im 1. Lebensjahr eine Unfruchtbarkeit verhindern kann. Das Karzinomrisiko lässt sich allerdings offenbar nicht therapeutisch beeinflussen. Wenn der Proc. vaginalis peritonei nicht obliteriert, kann es (auch im Erwachsenenalter noch) zu Flüssigkeitsansammlungen im Scrotum **(Hydrocele testis)** (→ Abb. 7.96) oder zu einer Verlagerung von Baucheingeweiden **(kongenitale Leistenhernie)** kommen.
Zu Inter- und Transsexualität → Abb. 7.122

Organbezogene Hautareale von Hoden und Nebenhoden

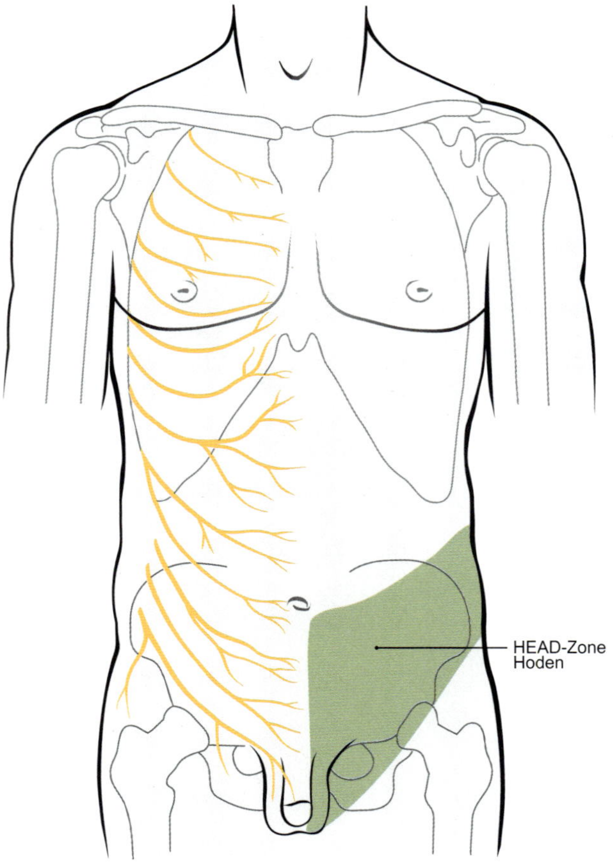

Abb. 7.92 HEAD-Zone des Hodens, Testis [Orchis]; Ansicht von ventral. [S700-L126]/[G1071]

Das organbezogene Hautareal **(HEAD-Zone)** des Hodens projiziert sich auf die **Hautwurzelfelder (Dermatome) T10–L1** und entspricht damit dem der Niere. Diese Lokalisation ist dadurch bedingt, dass der Hoden zunächst im späteren Lumbalbereich angelegt wird und bei seinem Abstieg (Deszensus) in das Scrotum seine Leitungsbahnen einschließlich seiner vegetativen Innervation (Plexus testicularis) mitnimmt. Erkrankungen des Hodens, wie eine Entzündung (Orchitis) oder eine Torsion seiner Leitungsbahnen (Hodentorsion), können daher zu starken Schmerzen führen, die in den Hautwurzelfeldern T10–L1 wahrgenommen werden (projizierter Schmerz).

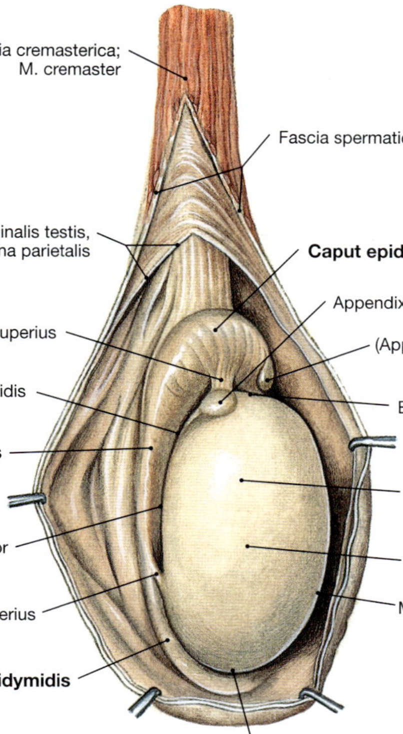

a

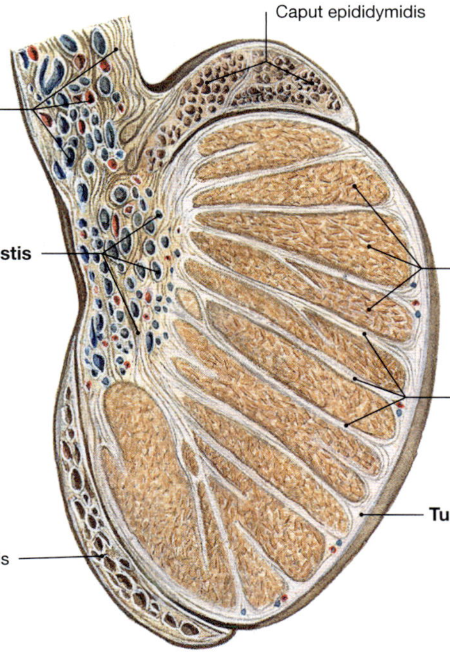

b

Abb. 7.93 a und b Hoden, Testis [Orchis], und Nebenhoden, Epididymis. [S700]
a Ansicht von rechts.
b Sagittalschnitt; Ansicht von rechts.
Der Hoden ist eiförmig und 4 × 3 cm groß (20–30 g). Er besitzt einen **oberen** und einen **unteren Pol** (Extremitas superior und Extremitas inferior). Der Hoden ist von einer straffen Hülle (Tunica albuginea) umgeben, von der Septen in das Innere ziehen und das Hodenparenchym in 370 **Läppchen** (Lobuli testis) gliedern. Innerhalb der Läppchen werden in den **Hodenkanälchen** die Spermien gebildet. Zwischen den Kanälchen liegen die testosteronproduzierenden Zellen (LEYDIG-Zellen). Die Hodenkanälchen sind im Bereich des **Mediastinum testis,** an dem die Leitungsbahnen ein- und austreten, mit dem Kopf des Nebenhodens verbunden. Der **Nebenhoden (Epididymis)** sitzt oben und dorsal dem Hoden auf und ist an diesem durch ein oberes und ein unteres Band (Ligg. epididymidis superius und inferius) befestigt. Der Nebenhoden gliedert sich in **Kopf (Caput), Körper (Corpus) und Schwanzabschnitt (Cauda),** der sich in den Samenleiter fortsetzt.

Hoden und Nebenhoden

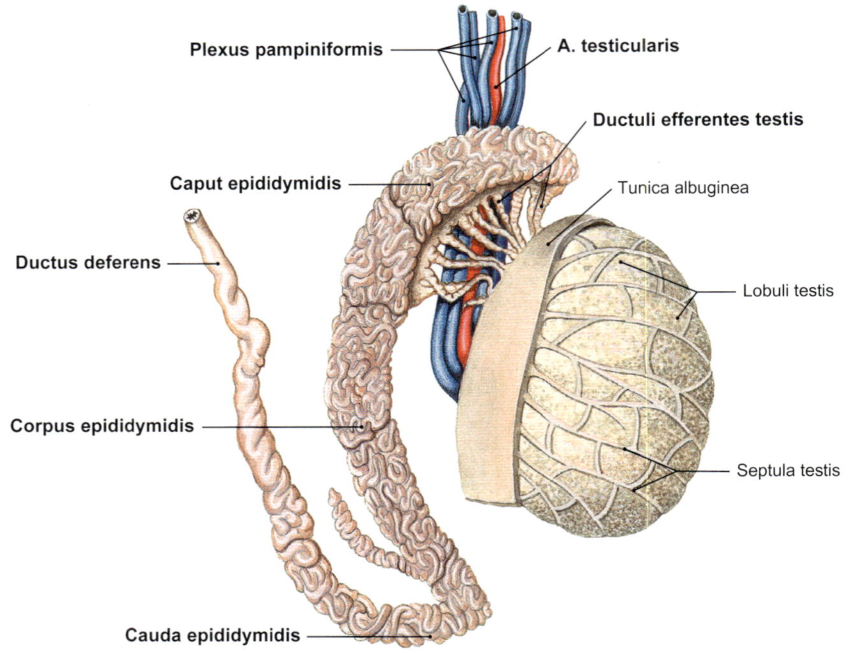

Abb. 7.94 Hoden, Testis [Orchis], und Nebenhoden, Epididymis, mit Blutgefäßen; Ansicht von rechts. [S700]
Der **Hoden (Testis)** ist über feine Kanälchen (Ductuli efferentes testis) mit dem Kopf des Nebenhodens (Caput epididymidis) verbunden. Der **Nebenhoden (Epididymis)** selbst besteht aus einem 6 m langen aufgeknäuelten Gang, der sich am Schwanzabschnitt in den **Samenleiter (Ductus deferens)** fortsetzt. Hoden und Nebenhoden werden von einer **A. testicularis** und einem Geflecht aus Venen **(Plexus pampiniformis)** versorgt.

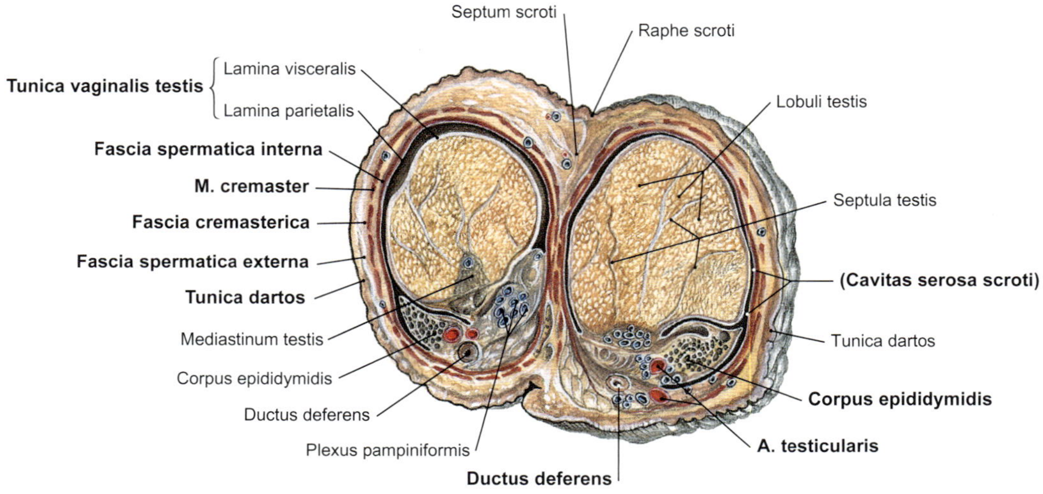

Abb. 7.95 Hoden, Testis [Orchis], und Nebenhoden, Epididymis; Transversalschnitt; Ansicht von kranial. [S700]
Neben den Hodenhüllen (→ Abb. 7.98) sind die Leitungsbahnen und der Samenleiter (Ductus deferens) angeschnitten. Zwischen den serösen Blättern der **Tunica vaginalis testis** ist eine seröse Höhle **(Cavitas serosa scroti)** ausgebildet.

Klinik

Wenn sich in der Entwicklung (→ Abb. 7.91) nach dem Deszensus des Hodens der Proc. vaginalis peritonei nicht verschließt, kann es (auch im Erwachsenenalter) noch zu Flüssigkeitsansammlungen im Hoden kommen **(Hydrocele testis).**
[S701-T975]

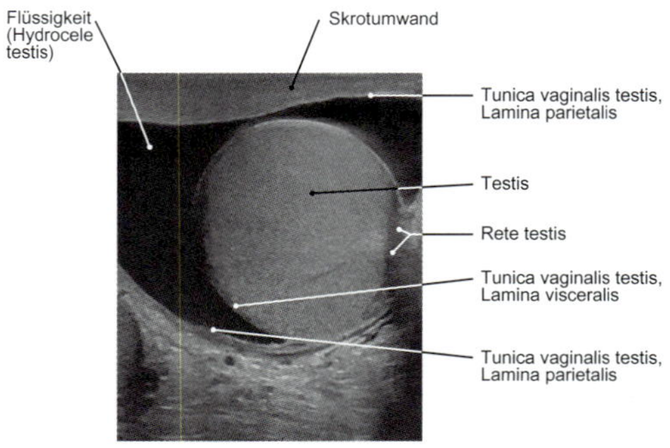

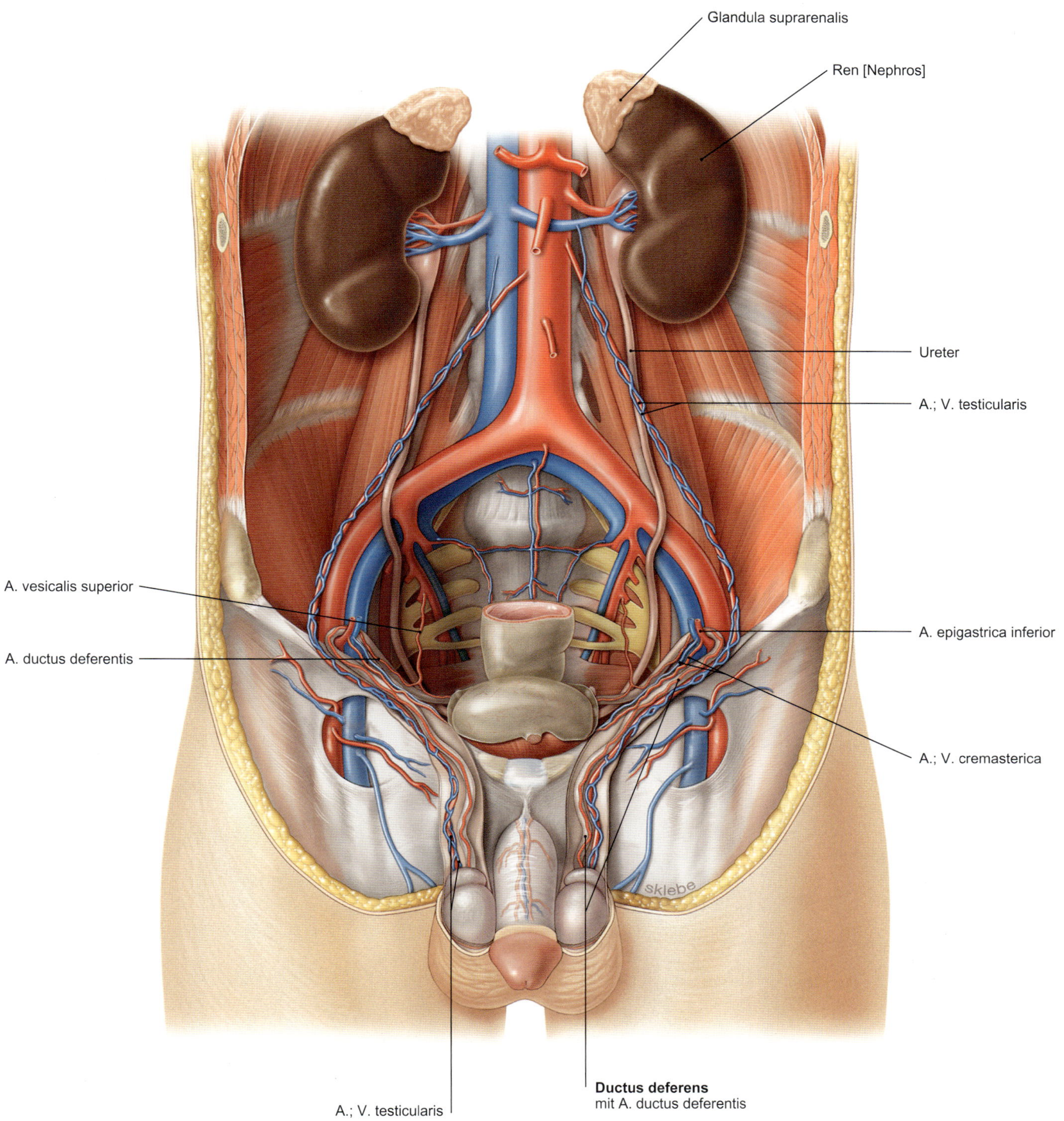

Abb. 7.96 Abschnitte und Verlauf des Samenleiters, Ductus deferens. Die Bauchwand sowie alle intra- und sekundär retroperitoneal gelegenen Organe wurden entfernt; der Samenstrang ist auf ganzer Länge eröffnet; Ansicht von ventral. [S702-L238]

Der **Samenleiter (Ductus deferens)** ist 35–40 cm lang und hat einen Durchmesser von 3 mm. Er geht aus dem Schwanzabschnitt des Nebenhodens (Cauda epididymidis) hervor und steigt zunächst im Hodensack auf **(skrotaler Abschnitt),** bevor er sich im Samenstrang (Funiculus spermaticus) fortsetzt **(funikulärer Abschnitt)**. Im Samenstrang zieht er durch den Leistenkanal **(inguinaler Abschnitt)** und tritt dann in das kleine Becken ein **(pelviner Abschnitt).** Im kleinen Becken überquert er den Harnleiter, bevor er sich der Dorsalseite der Harnblase anlagert. Hier erweitert er sich zur **Ampulla ductus deferentis** und vereinigt sich mit dem Ausführungsgang der Bläschendrüse (Glandula vesiculosa) zum **Ductus ejaculatorius.** Dieser durchquert die Prostata und mündet auf dem Colliculus seminalis in die Pars prostatica der Harnröhre (→ Abb. 7.61 und → Abb. 7.62). Hier werden bei der Emission die Spermien in die Harnröhre entleert. Daher hat der Samenleiter eine sehr starke Muskelschicht aus glatter Muskulatur (→ Abb. 7.97).

Samenstrang

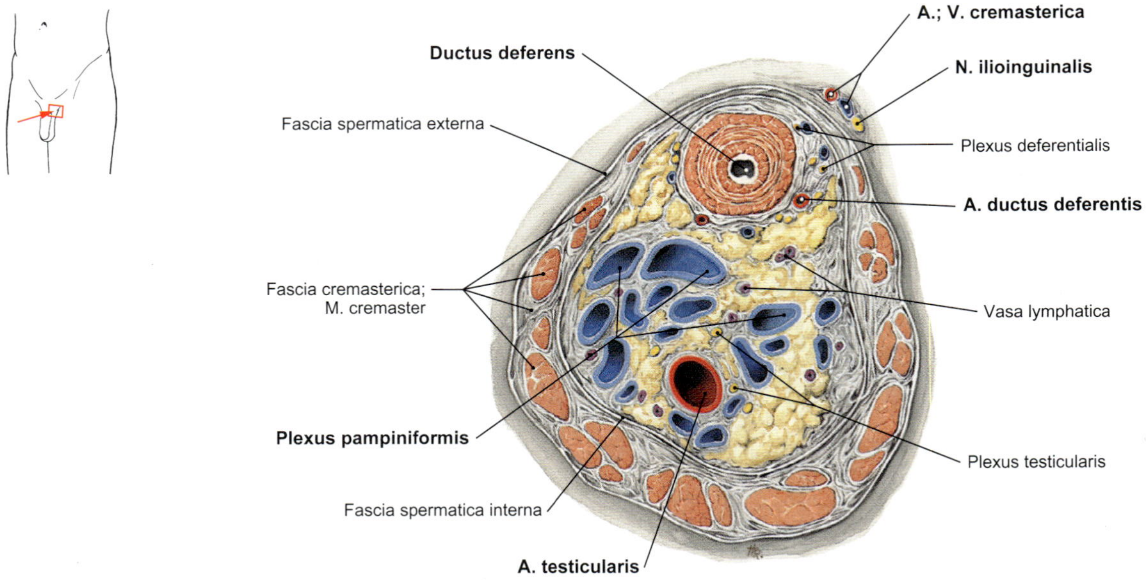

Abb. 7.97 Samenstrang, Funiculus spermaticus, links; Frontalschnitt; Ansicht von ventral, Vergrößerung 2,5-fach. [B500-L240]
Der Samenstrang hat folgenden **Inhalt:**

- Samenleiter (Ductus deferens) mit A. ductus deferentis (aus der A. umbilicalis)
- A. testicularis aus der Bauchaorta und als venöse Begleitgefäße den Plexus pampiniformis
- N. genitofemoralis, R. genitalis (→ Abb. 7.87)
- Lymphgefäße (Vasa lymphatica) zu den lumbalen Lymphknoten
- Vegetative Nervenfasern (Plexus testicularis) aus den Geflechten der Bauchaorta

Außen lagern sich dem Samenstrang der **N. ilioinguinalis** sowie **A. und V. cremasterica** an (→ Abb. 7.87 und → Abb. 7.98).

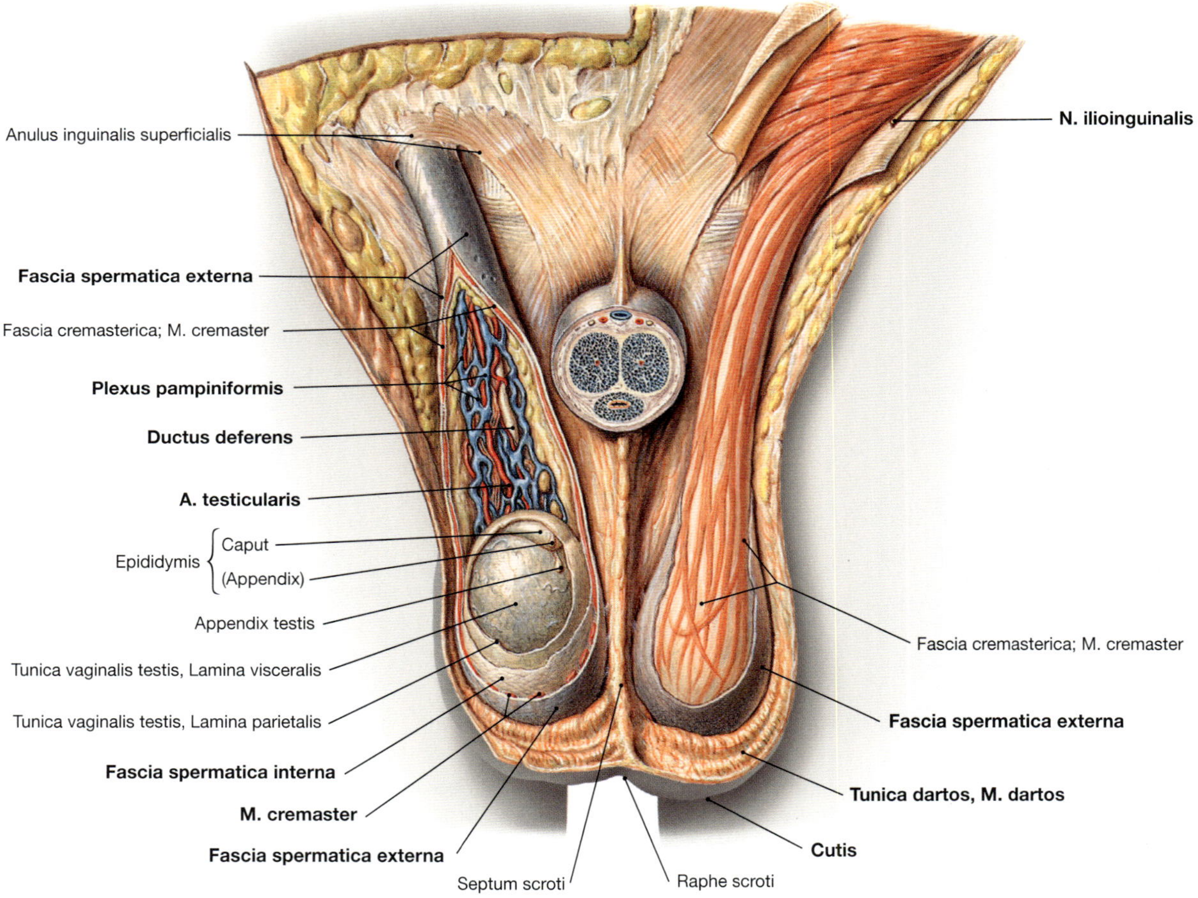

Abb. 7.98 Hüllen des Samenstrangs, Funiculus spermaticus, und des Hodens, Testis; Ansicht von ventral; Hodensack eröffnet. [S700]
Hoden und **Samenstrang** haben folgende **Hüllen:**

- Fascia spermatica externa: Fortsetzung der oberflächlichen Körperfaszie (Fascia abdominalis superficialis)
- M. cremaster mit Fascia cremasterica
- Fascia spermatica interna: Fortsetzung der Fascia transversalis

Im Bereich des Scrotums kommen außen noch 2 Schichten hinzu, die damit nur den Hoden umhüllen:

- Skrotalhaut (Cutis)
- Tunica dartos: Subcutis mit glatter Muskulatur

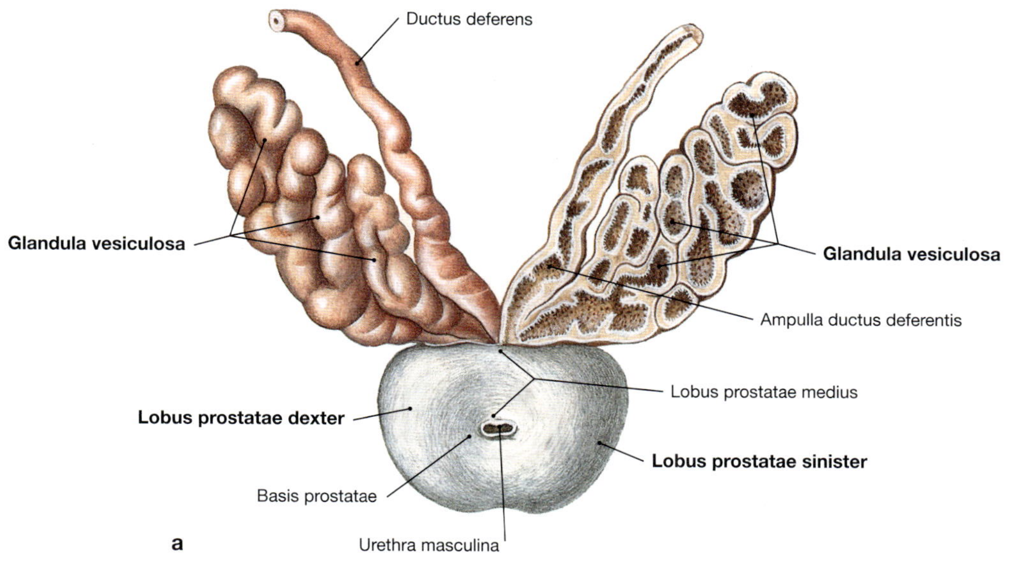

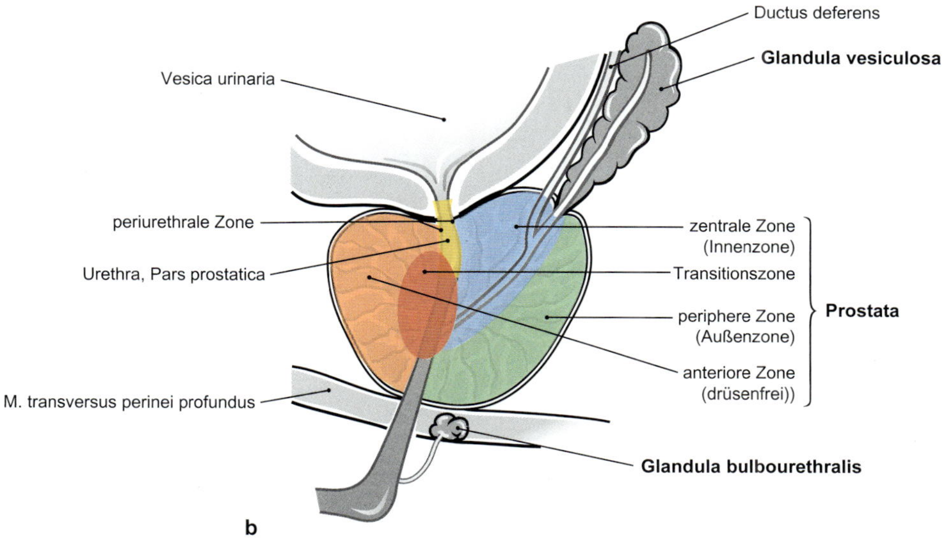

Abb. 7.99 a und b Bläschendrüsen, Glandulae vesiculosae, und Vorsteherdrüse, Prostata.
a Ansicht von kranial. [S700]
b Ansicht von links; Medianschnitt. [S702-L126]

Zu den inneren männlichen Geschlechtsorganen gehören auch die **akzessorischen Geschlechtsdrüsen.** Sie beteiligen sich an der Bildung des Ejakulats und bilden Sekrete zur Befeuchtung des weiblichen Genitales beim Geschlechtsverkehr.
Zu den **akzessorischen Geschlechtsdrüsen** zählen:

- **Vorsteherdrüse** (Prostata): unpaare Drüse unter dem Blasengrund. Die Prostata ist 4 × 3 × 2 cm groß (20 g) und besitzt oben eine Basis und unten eine Spitze (Apex). Sie ist in einen rechten und einen linken Lappen (Lobus dexter und Lobus sinister), die durch eine flache Rinne getrennt werden, sowie in einen Lobus medius gegliedert. Diese Lappen sind miteinander verbunden und bei der Präparation nicht abgrenzbar. Innen wird die Prostata von der Harnröhre (Pars prostatica) durchquert. Histologisch besteht die Prostata aus 35 bis 50 Einzeldrüsen, die alle über getrennte Ausführungsgänge ihr Sekret in die **Pars prostatica der Harnröhre** abgeben. Die Öffnungen der Ausführungsgänge liegen beidseits des Colliculus seminalis.
- **Bläschendrüse** (Glandula vesiculosa): paarige Drüse auf der Dorsalseite der Harnblase (→ Abb. 7.60). Die Bläschendrüsen sind länglich oval (5 × 1 × 1 cm) und bestehen aus einem einzelnen gewundenen Gang von ca. 15 cm Länge. Ihr jeweiliger Ausführungsgang vereinigt sich mit dem Ductus deferens zum Ductus ejaculatorius und endet in der **Pars prostatica der Harnröhre** auf dem Colliculus seminalis.
- **COWPER-Drüse** (Glandula bulbourethralis): paarige Drüse, die in die Dammmuskulatur eingelagert ist (→ Abb. 7.61). Die COWPER-Drüsen sind linsengroß (bis ca. 1 cm) und münden mit ihren 3 cm langen Ausführungsgängen in die **Pars spongiosa der Harnröhre.**

Bläschendrüsen und Prostata bilden die Flüssigkeit des Ejakulats, die zur Ernährung der Spermien dient. Die COWPER-Drüsen geben ihr Sekret, das als Gleitmittel wirkt, bereits vor der Ejakulation ab.

Akzessorische männliche Geschlechtsdrüsen

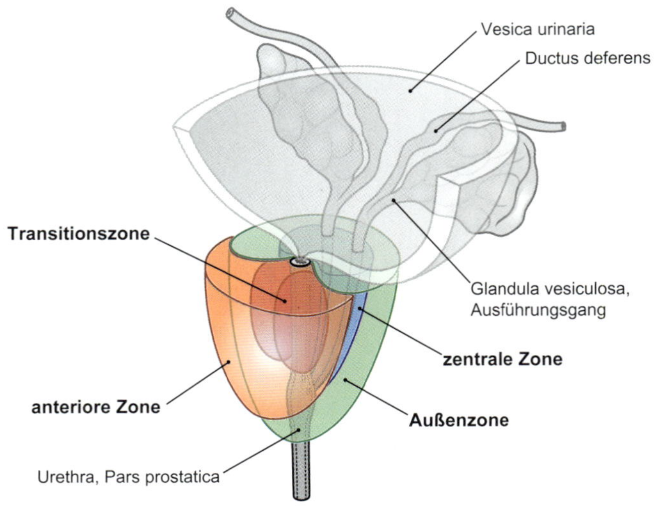

Abb. 7.100 Gliederung der Vorsteherdrüse, Prostata; schematische Darstellung der Zonen; Ansicht in Rückenlage des Patienten (wie bei der rektalen Untersuchung üblich) von links. [S700-L126]

Die **Vorsteherdrüse** (Prostata) weist zusätzlich zu ihrer makroskopischen Gliederung in einen rechten und linken sowie einen mittleren Lappen eine histologische Gliederung in **Zonen auf,** die von großer klinischer Bedeutung sind:

- **Zentrale Zone oder Innenzone** (25 % des Drüsengewebes): keilförmiges Segment zwischen Ductus ejaculatorii und Harnröhre
- **Periphere Zone oder Außenzone** (70 % des Drüsengewebes): umgibt mantelförmig die Innenzone auf der Dorsalseite
- **Periurethrale Zone:** schmaler Gewebestreifen um die proximale Urethra
- **Transitions- oder Übergangszone** (5 % des Drüsengewebes): beidseits lateral der periurethralen Zone im Übergangsbereich zur Innenzone
- **Anteriore Zone:** drüsenfreies Areal ventral der Urethra, das nur Stroma aus Bindegewebe und glatter Muskulatur enthält

Es ist zu beachten, dass bei älteren Einteilungen nur zwischen Innen- und Außenzone unterschieden wurde. Die Transitionszone zählte damit zur Innenzone.

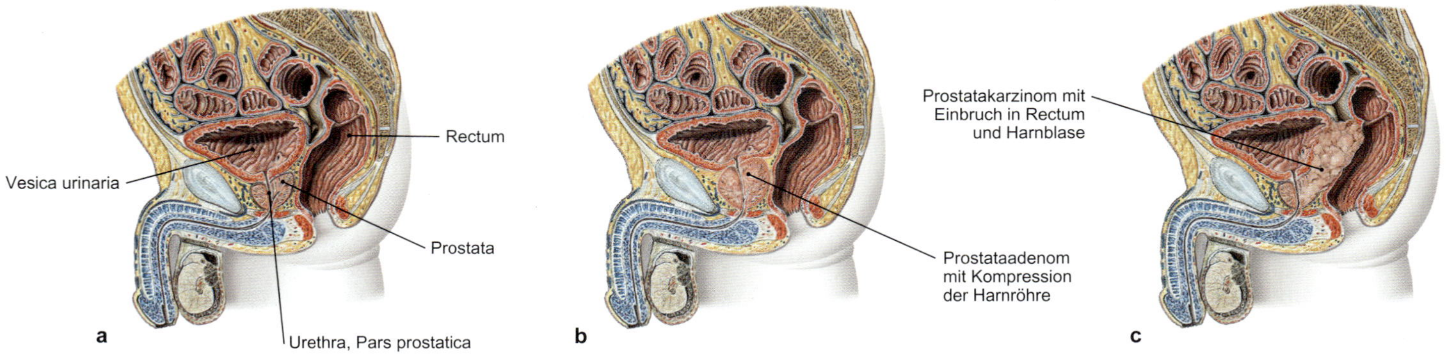

Abb. 7.101 a–c Tumoren der Prostata mit Zuordnung zu den Zonen der Prostata; Sagittalschnitt durch ein männliches Becken, Ansicht von links. [S702-L266]
a Normale Prostata.
b Prostataadenom mit Ausgang von der Transitionszone und Kompression der Urethra.
c Prostatakarzinom mit Ausgang von der Außenzone und Infiltration von Rectum und Harnblase.

Klinik

Prostataadenome sind gutartige Vergrößerungen (Prostatahyperplasie) der Drüse bis zu einem Gewicht von über 100 g und kommen in unterschiedlicher Ausprägung bei nahezu jedem Mann über 70 Jahre vor. Da diese Adenome meist von der **Transitionszone** ausgehen (→ Abb. 7.101 b), die nur 5 % des Prostatavolumens ausmacht und seit einigen Jahren von der Innenzone unterschieden wird, kommt es hier frühzeitig zu Störungen beim Wasserlassen und einem Harnrückstau.

Prostatakarzinome gehören zu den 3 häufigsten bösartigen Tumoren des Mannes. Sie gehen meist von der **Außenzone** der Drüse aus (→ Abb. 7.101 c), die man im Mikroskop abgrenzen kann. Daher verursachen sie erst spät Symptome. Weil die Prostata aber nur durch die dünne Fascia rectoprostatica (DENONVILLIER-Faszie) vom Rectum getrennt ist (→ Abb. 7.69), sind die Tumoren bei der klinischen Untersuchung von rektal tastbar. Daher gehört die rektale Untersuchung bei einem über 50-jährigen Mann zu einer vollständigen Untersuchung.

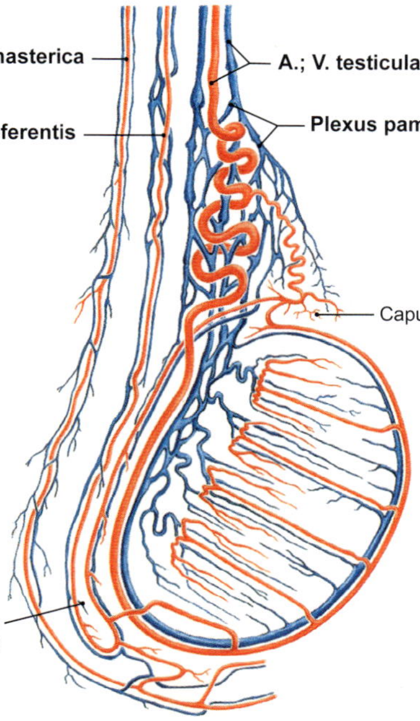

Abb. 7.102 Blutgefäße der inneren männlichen Geschlechtsorgane; Ansicht von rechts. [S700]
Hoden und Nebenhoden werden von der **A./V. testicularis** versorgt. Die V. testicularis ist distal zu einem Geflecht (Plexus pampiniformis) erweitert. Der Samenleiter wird von der **A. ductus deferentis** ernährt, der Samenstrang von der **A. cremasterica.**

Blutgefäße der inneren Geschlechtsorgane		
Organ	**Arterien**	**Venen**
Hoden und Nebenhoden	A. testicularis (aus der Pars abdominalis der Aorta)	Plexus pampiniformis: Venengeflecht, dessen Äste sich zur V. testicularis vereinigen, die rechts in die V. cava inferior, links in die V. renalis sinistra mündet
Samenleiter	A. ductus deferentis (meist aus A. umbilicalis)	
Samenstrang (M. cremaster)	A. cremasterica (aus A. epigastrica inferior)	
akzessorische Geschlechtsdrüsen	A. vesicalis inferior, A. ductus deferentis, A. pudenda interna und A. rectalis media (aus A. iliaca interna)	Plexus venosi vesicalis und prostaticus mit Anschluss an die V. iliaca interna

Klinik

Wenn der Hoden nach seinem Deszensus nicht im Scrotum fixiert ist, können sich Hoden und A. testicularis im Samenstrang z. B. bei körperlicher Belastung verdrillen **(Hodentorsion).** Dabei handelt es sich um einen urologischen Notfall, da es durch Schädigung des Hodens zu Unfruchtbarkeit kommen kann. Mit Doppler-Ultraschall (→ Abbildung) lässt sich die Diagnose vor einer operativen Fixierung sichern.

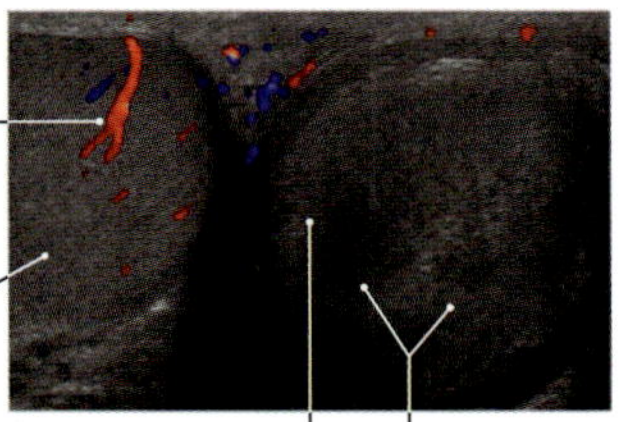

Abflussbehinderungen an der Einmündung in die linke V. renalis oder **Nierentumoren,** die in die Nierenvene eingewachsen sind, können einen Blutrückstau und dadurch eine sicht- und tastbare Erweiterung des Plexus pampiniformis in der linken Skrotumhälfte hervorrufen **(Varikozele).** Daher muss bei einer linksseitigen Varikozele ein Nierentumor ausgeschlossen werden. Eine länger bestehende Varikozele kann darüber hinaus zu Unfruchtbarkeit führen.
[G724]

Gefäße der inneren männlichen Geschlechtsorgane

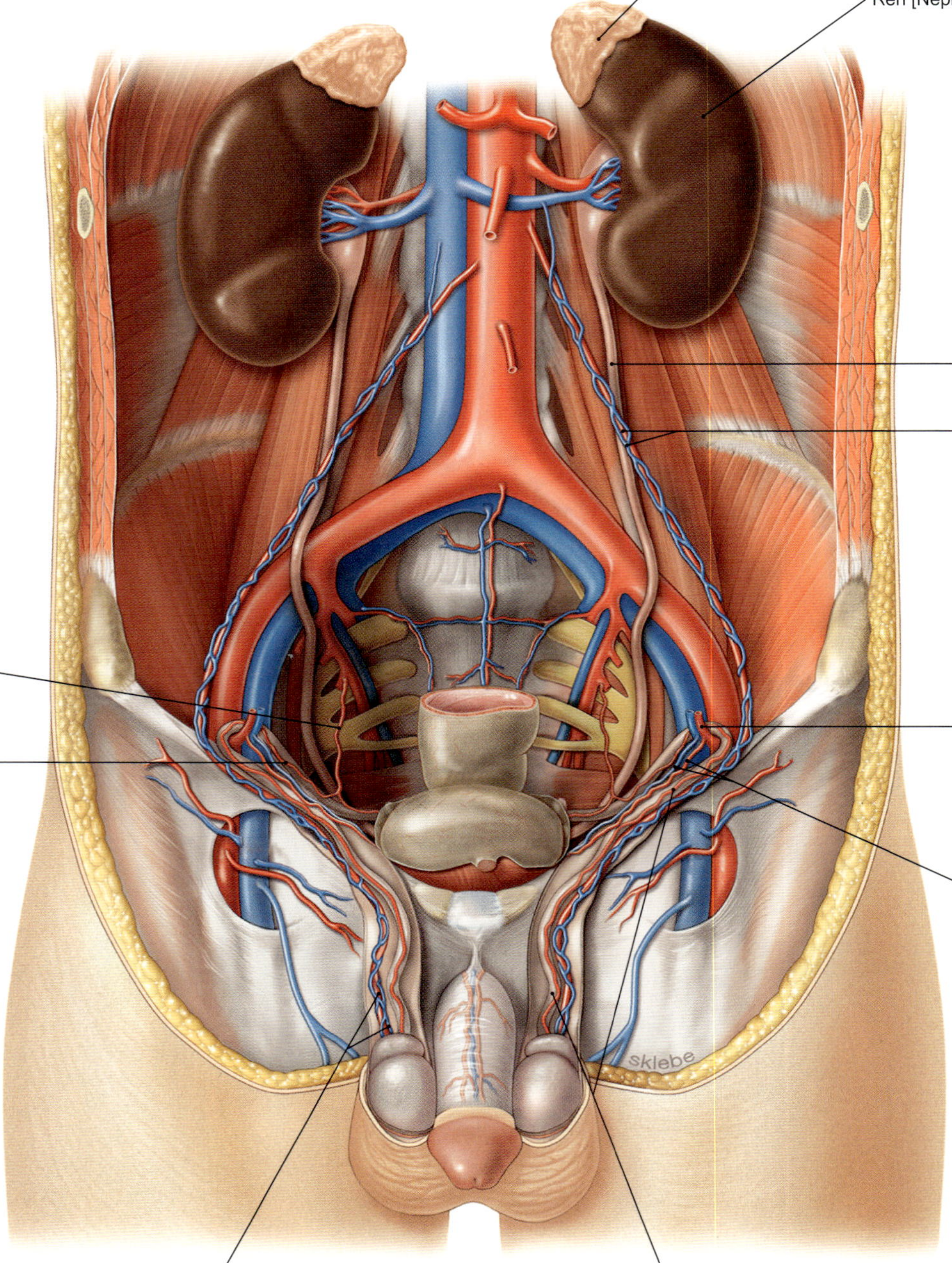

Abb. 7.103 Blutgefäße der inneren männlichen Geschlechtsorgane. Die Bauchwand sowie alle intra- und sekundär retroperitoneal gelegenen Organe wurden entfernt; der Samenstrang ist auf ganzer Länge eröffnet; Ansicht von ventral. [S702-L238]

Hoden und Nebenhoden werden von der **A. testicularis** versorgt, die als viszeraler Ast der Bauchaorta (Pars abdominalis aortae) entspringt. Sie zieht retroperitoneal bis zum Leistenkanal, durch den sie im Samenstrang in das Scrotum gelangt. Das venöse Blut nimmt über die **V. testicularis** den gleichen Weg. Diese mündet rechts in die V. cava inferior, links dagegen in die linke V. renalis.

Der **Samenleiter** erhält mit der **A. ductus deferentis** eine eigene, meist jedoch sehr feine Arterie, die entweder direkt aus der A. umbilicalis oder aus der von ihr abgehenden A. vesicalis superior entspringt. Die A. ductus deferentis legt sich direkt dem Samenleiter an und begleitet ihn bis zu seinem Ursprung aus dem Nebenhoden.

Die Hüllen des **Samenstrangs** werden von der **A. cremasterica** ernährt, die als Ast aus der A. epigastrica inferior entspringt und sich von außen dem Samenstrang anlegt, bevor sie im weiteren Verlauf zwischen dessen Hüllen eindringt.

Hier nicht gezeigt sind die **akzessorischen Geschlechtsdrüsen,** die ihr Blut aus **verschiedenen Ästen der A. ilica interna** erhalten. Für die Prostata ist das dominierende Gefäß die A. vesicalis inferior, aber auch die A. rectalis media und die A. pudenda interna sind beteiligt. Die Bläschendrüsen werden von der A. ductus deferentis und der A. vesicalis inferior ernährt. Die COWPER-Drüsen sind durch die **A. pudenda interna** versorgt, die mit ihren tiefen Ästen durch den Dammraum zieht.

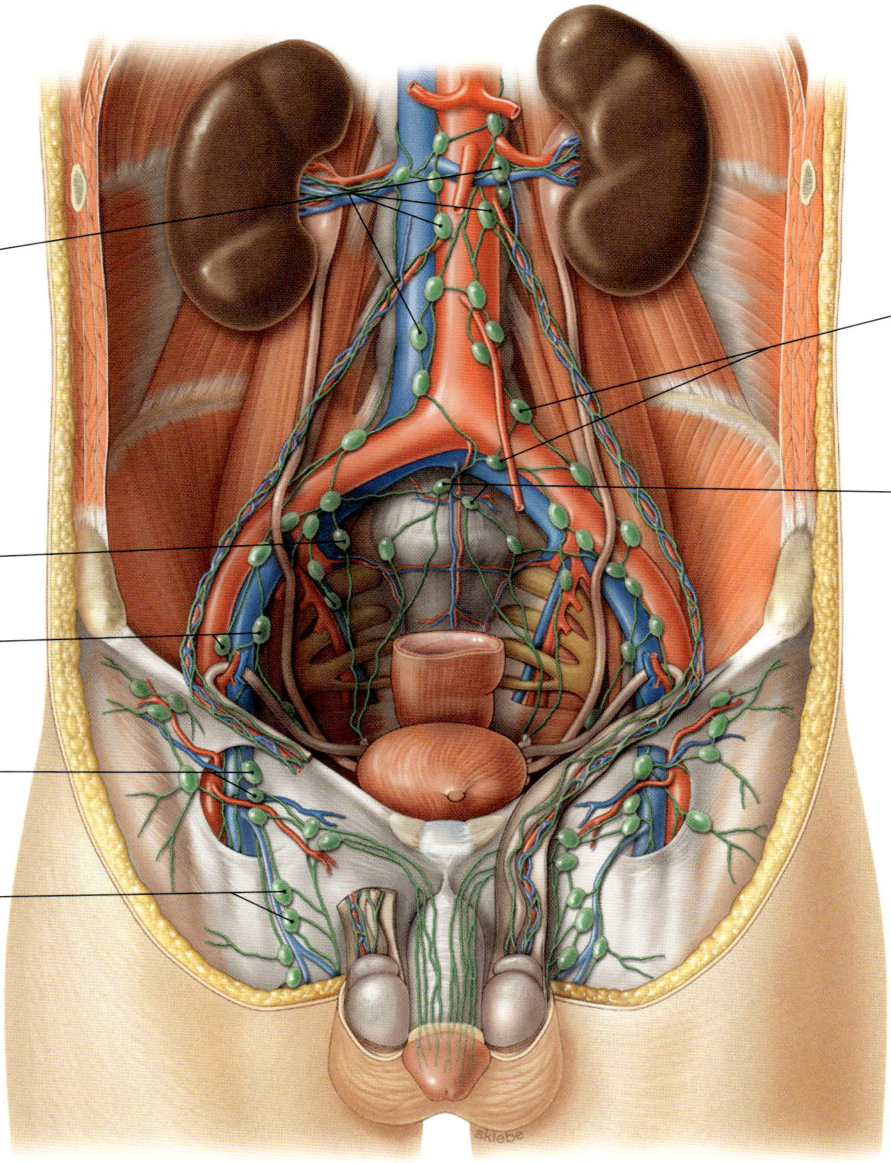

Abb. 7.104 Lymphgefäße und Lymphknoten der äußeren und inneren männlichen Geschlechtsorgane; Ansicht von ventral. [S700-L238]

Die regionären Lymphknoten für die äußeren Geschlechtsorgane sind die Leistenlymphknoten **(Nodi lymphoidei inguinales).** Dagegen liegt die erste Lymphknotenstation von Hoden und Nebenhoden retroperitoneal auf Höhe der Nieren **(Nodi lymphoidei lumbales).**

Klinik

Aufgrund der unterschiedlichen Lymphabflusswege befinden sich die ersten **Lymphknotenmetastasen** bei Peniskarzinomen in der Leiste, bei Hodentumoren dagegen im Retroperitonealraum. Da die Lymphabflusswege der inneren und der äußeren Geschlechtsorgane nicht miteinander kommunizieren, darf bei Verdacht auf einen **Hodentumor keine transskrotale Biopsie** vorgenommen werden, weil dadurch Tumorzellen in die Lymphbahnen zu den Leistenlymphknoten verschleppt werden können. Die Biopsie muss in diesem Fall immer vom Leistenkanal aus erfolgen.

Lymphgefäße der männlichen Geschlechtsorgane

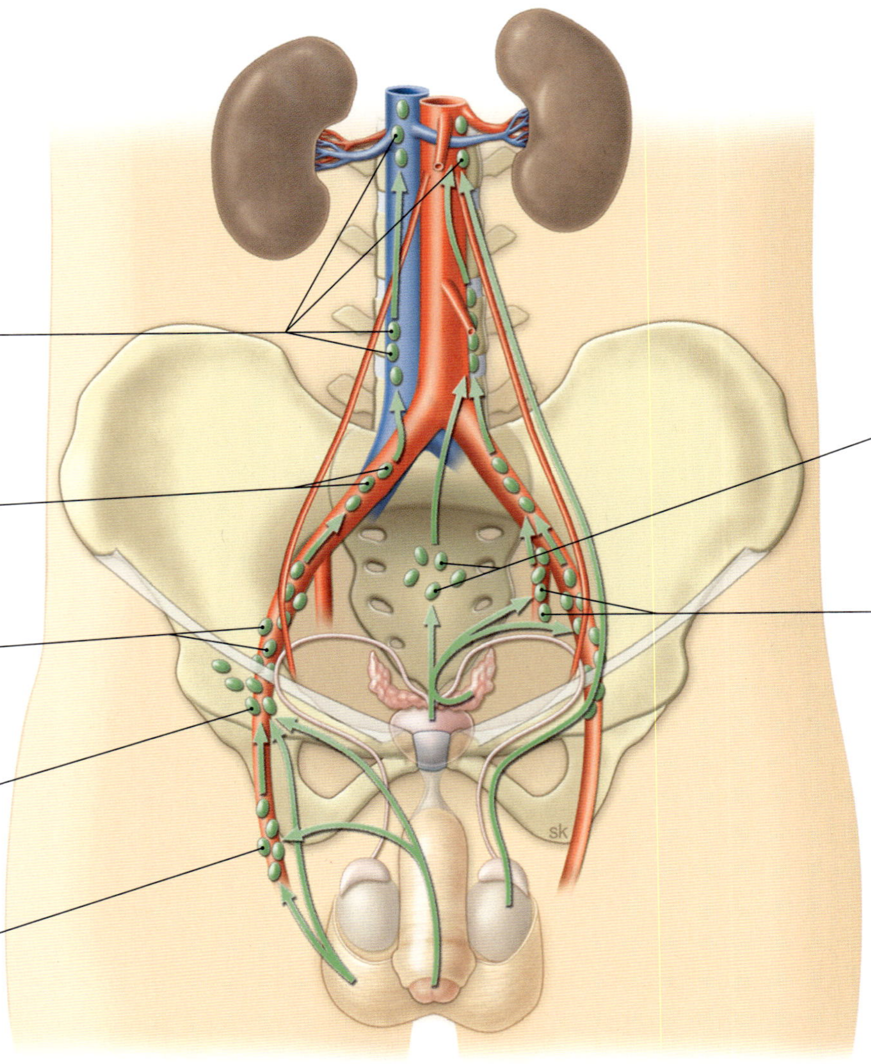

Abb. 7.105 Lymphabflusswege der äußeren und inneren männlichen Geschlechtsorgane; Ansicht von ventral. [S700-L238]
Äußere und innere Geschlechtsorgane haben beim Mann völlig getrennte Lymphabflusswege.
Äußere Geschlechtsorgane: Penis und Scrotum: Nodi lymphoidei inguinales

Innere Geschlechtsorgane:
- Hoden und Nebenhoden: Nodi lymphoidei lumbales auf Höhe der Nieren
- Samenleiter, Samenstrang und akzessorische Geschlechtsdrüsen: Nodi lymphoidei iliaci interni/externi und Nodi lymphoidei sacrales

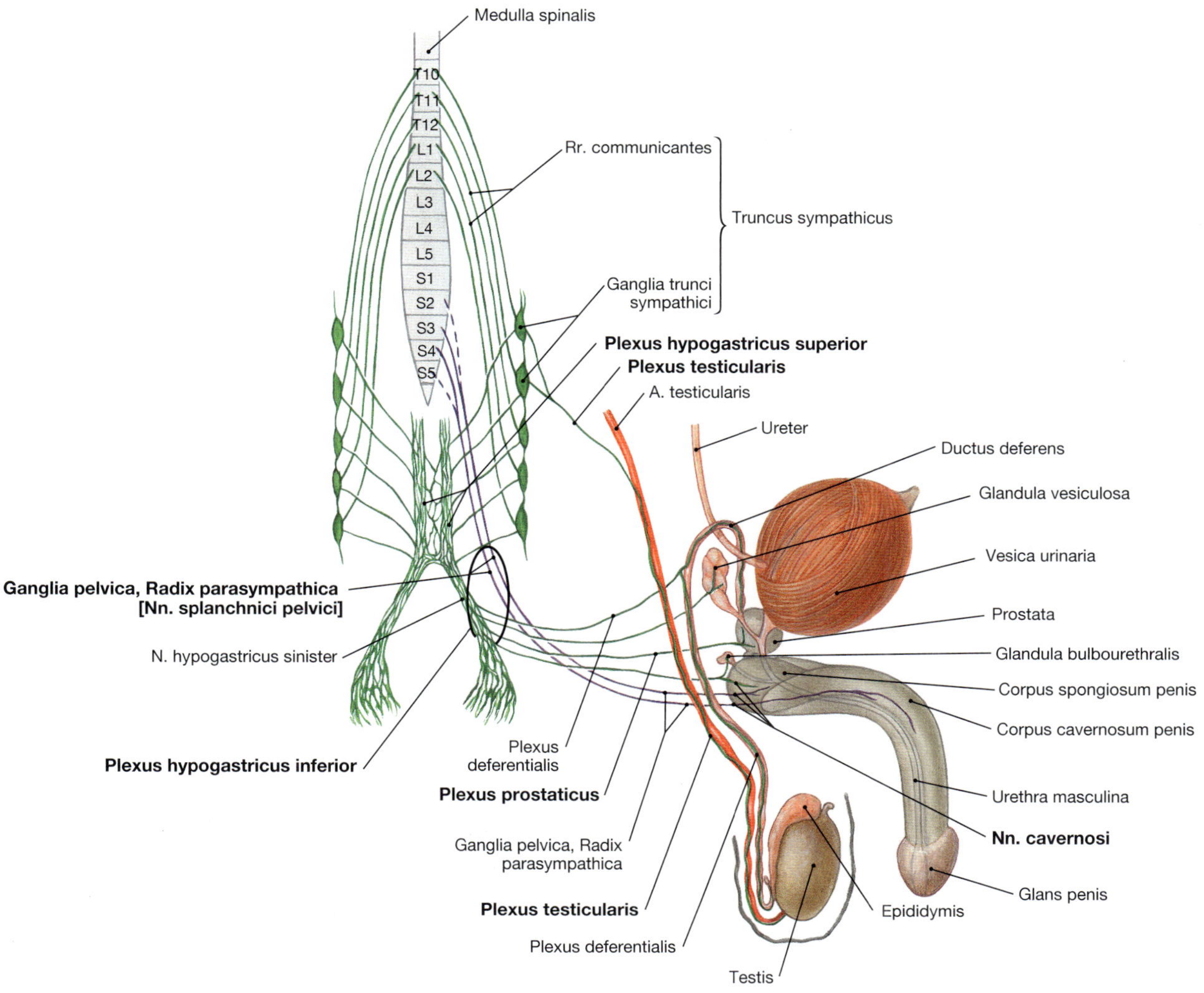

Abb. 7.106 Innervation der männlichen Geschlechtsorgane; Ansicht von ventral bzw. von lateral; schematische Darstellung. Der Plexus hypogastricus inferior enthält sympathische (grün) und parasympathische (violett) Nervenfasern. [S700]

Die präganglionären **sympathischen Nervenfasern** (T10–L2) steigen vom Plexus aorticus abdominalis über den Plexus hypogastricus superior und aus den sakralen Ganglien des Grenzstrangs (Truncus sympathicus) über die Nn. splanchnici sacrales ab und werden überwiegend im **Plexus hypogastricus inferior** synaptisch auf postganglionäre Neurone verschaltet. Diese erreichen die Beckenorgane und damit auch die akzessorischen Geschlechtsdrüsen. Fasern zum Ductus deferens **(Plexus deferentialis)** bewirken durch Aktivierung der glatten Muskulatur die **Emission** der Spermien in die Harnröhre. Einige Fasern schließen sich auch den Nn. cavernosi an, die den Beckenboden durchdringen und die Schwellkörper des Penis versorgen. Die (vorwiegend) postganglionären sympathischen Nervenfasern für Hoden und Nebenhoden verlaufen im **Plexus testicularis** entlang der A. testicularis, nachdem sie bereits in den Ganglia aorticorenalia oder im Plexus hypogastricus superior umgeschaltet wurden.

Die präganglionären **parasympathischen Nervenfasern** gelangen aus dem sakralen Parasympathicus (S2–S4) über die **Nn. splanchnici pelvici** in die Ganglien des **Plexus hypogastricus inferior.** Entweder hier oder in der Umgebung der Organe (hier: Ganglia pelvica) werden sie auf postganglionäre Fasern umgeschaltet, die die akzessorischen Drüsen erreichen. Die **Nn. cavernosi penis** durchdringen den Beckenboden und ziehen (teils unter Anlagerung an den N. dorsalis penis) in die Schwellkörper, wo sie die **Erektion** auslösen.

Die somatische Innervation erfolgt durch den **N. pudendus.** Er innerviert den Penis über den N. dorsalis penis sensorisch und bewirkt mit den motorischen Fasern der Nn. perineales zum M. bulbospongiosus und M. ischiocavernosus im Dammbereich die **Ejakulation** des Spermas aus der Harnröhre.

Der **Parasympathicus** bewirkt die **Erektion,** der **Sympathicus** die **Emission** und der **N. pudendus** die **Ejakulation.**

Klinik

Bei einer operativen Entfernung der paraaortalen Lymphknoten, z. B. bei Hodenkarzinomen oder Kolonkarzinomen im Bereich des Colon descendens oder bei Operationen an der Bauchaorta und den großen Beckenarterien, kann der Sympathicus geschädigt werden, wodurch eine Emission und damit die Ejakulation unmöglich werden können **(Impotentia generandi).** Bei Operationen der Prostata, z. B. bei Prostatakarzinomen oder ausgeprägter Hyperplasie, können die parasympathischen Fasern zum Penis durchtrennt werden, sodass eine Erektion nicht mehr möglich ist **(Impotentia coeundi).**

Beckenboden beim Mann

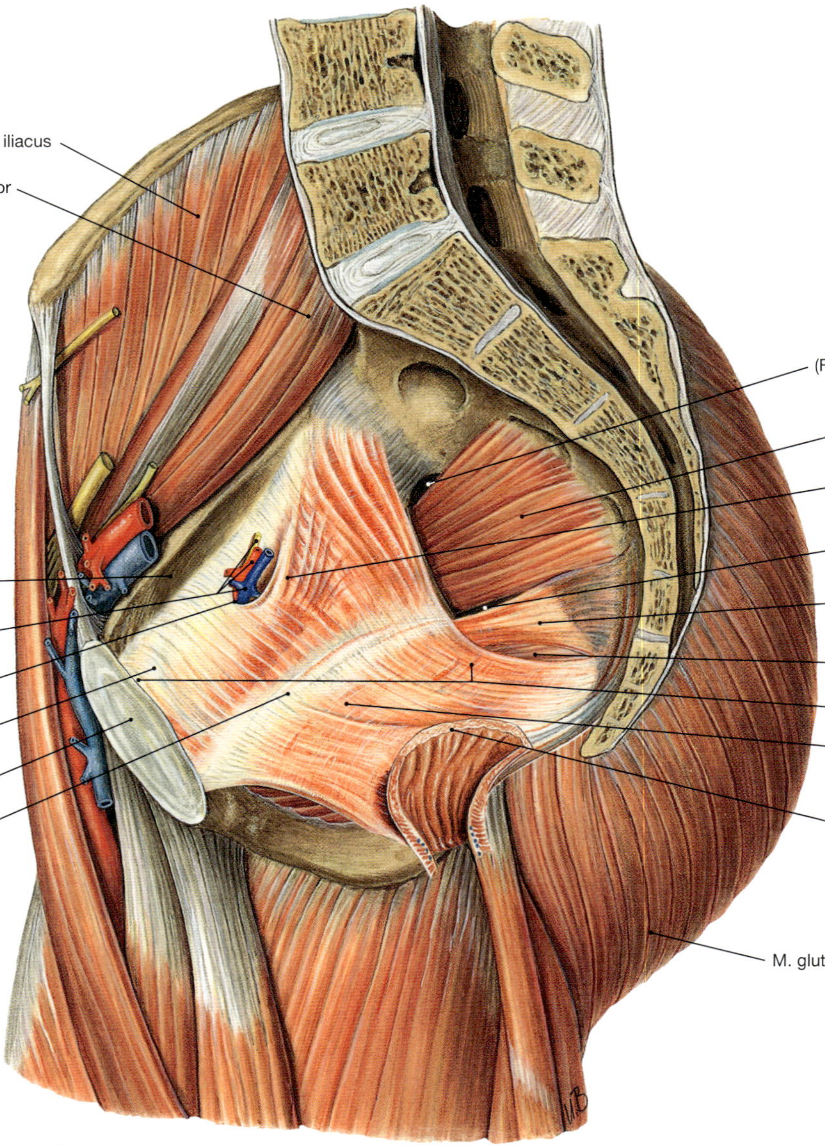

Abb. 7.107 Muskeln von Beckenboden, Diaphragma pelvis, Oberschenkel und Hüfte beim Mann; Ansicht von links. [S700]

Der Beckenboden verschließt die Beckenhöhle nach kaudal.

Bau:

- **M. levator ani,** der sich aus M. pubococcygeus, M. iliococcygeus und M. puborectalis zusammensetzt
- **M. ischiococcygeus**

Im Unterschied zu M. pubococcygeus und M. ischiococcygeus entspringt der M. iliococcygeus nicht von den Knochen des Hüftbeins, sondern vom **Arcus tendineus musculi levatoris ani,** der eine Verstärkung der Faszie des M. obturatorius internus darstellt.

Die Muskeln beider Seiten lassen das Levatortor (Hiatus levatorius) zwischen sich frei (→ Abb. 7.151), das durch das Bindegewebe des Corpus perineale (Centrum perinei) in einen **Hiatus urogenitalis** (vorne) als Durchtritt für die Urethra und einen **Hiatus analis** (hinten) für das Rectum unterteilt wird.

Der Beckenboden wird von direkten Ästen aus dem Plexus sacralis (S3–S4) innerviert und weist ähnlich wie der M. sphincter ani externus eine konstante Grundaktivität auf.

Funktion: Der Beckenboden stabilisiert die Lage der Beckenorgane und gewährleistet damit Harn- und Stuhlkontinenz. Beckenbodeninsuffizienz mit Inkontinenz ist beim Mann relativ selten, weil der Beckenboden nicht durch Geburten strapaziert wird wie bei der Frau.

→ T 22.1

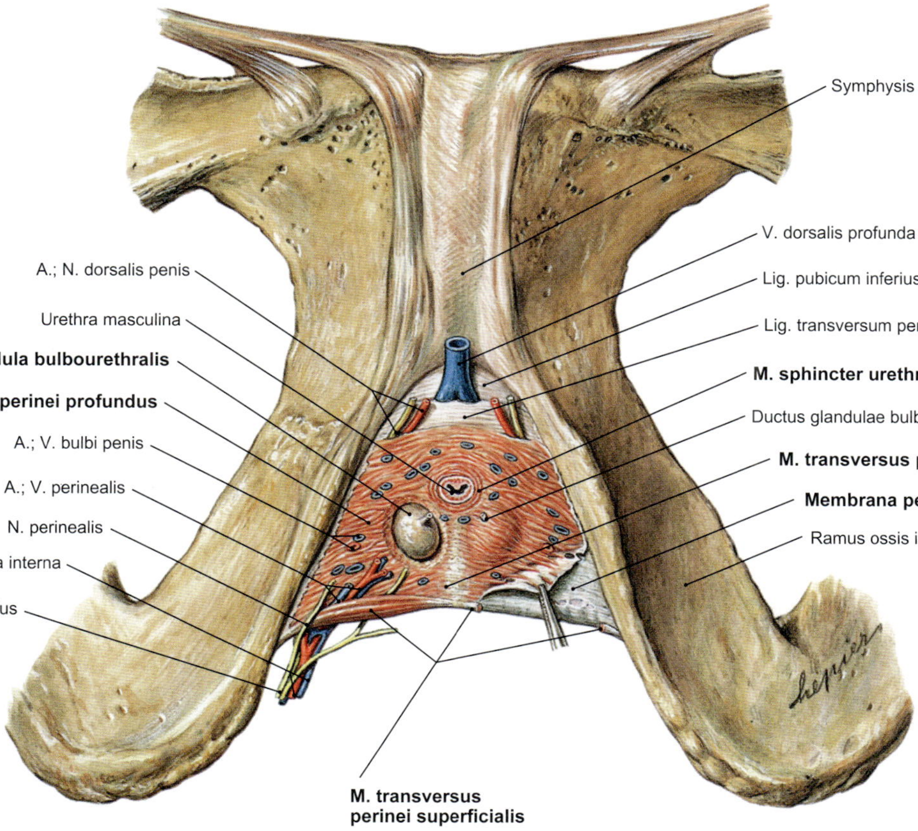

Abb. 7.108 Dammmuskulatur beim Mann; Ansicht von kaudal; nach Entfernung aller übrigen Muskeln. [S700]

Beim Mann wird das durch die Levatorschenkel frei gelassene Levatortor (Hiatus levatorius) durch die darunterliegende Dammmuskulatur weitgehend verschlossen, sodass nur der Durchtritt der Harnröhre (Urethra masculina) frei bleibt.

Die Dammmuskulatur besteht beim Mann aus einem relativ kräftigen **M. transversus perinei profundus,** an dessen Hinterrand der dünne **M. transversus perinei superficialis** gelegen ist. Da diese Muskeln eine Art Muskelplatte bilden, wurden sie früher mit dem Begriff „Diaphragma urogenitale" dem Diaphragma pelvis des Beckenbodens gegenübergestellt. Da aber kein echtes Diaphragma besteht und eine vergleichbare Muskelplatte bei der Frau nicht vorhanden ist, wurde der Begriff fallengelassen.

Der M. transversus perinei profundus bildet auch den M. sphincter urethrae externus, der den willkürlichen Schließmuskel der Harnblase darstellt.

Auf Ober- und Unterseite ist der M. transversus perinei profundus von einer Faszie bedeckt. Sie ist auf der Unterseite verstärkt und wird hier als **Membrana perinei** bezeichnet.

Der Raum zwischen beiden Faszien, der vom M. transversus perinei profundus nahezu komplett ausgefüllt wird, ist der **tiefe Dammraum** (Spatium profundum perinei). Dieser enthält beim Mann neben der Urethra die COWPER-Drüsen (Glandulae bulbourethrales) und wird von den tiefen Ästen des N. pudendus und der A. und V. pudenda interna auf ihrem Weg zur Peniswurzel durchquert.

Der **oberflächliche Dammraum** (Spatium superficiale perinei) schließt sich kaudal an die Membrana perinei an und enthält u. a. den M. transversus perinei superficialis.

→ T 22.2

Beckenboden und Dammmuskulatur beim Mann

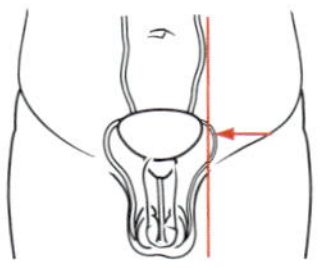

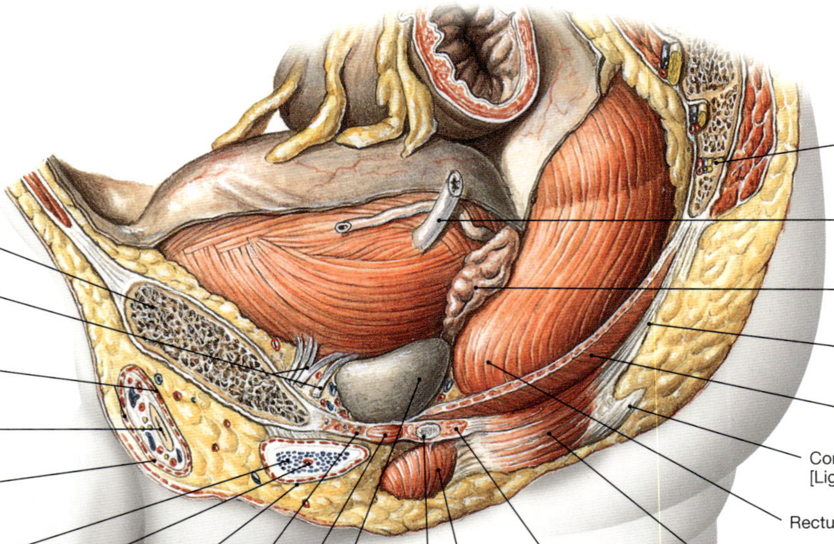

Abb. 7.109 Beckenboden, Diaphragma pelvis, und Dammmuskulatur beim Mann; Ansicht von links. [S700]
Der Beckenboden besteht vorne aus dem **M. levator ani** und hinten aus dem **M. ischiococcygeus.** Unter dem Beckenboden liegt der **M. transversus perinei profundus** der Dammmuskulatur, der auch den **M. sphincter urethrae externus** als Schließmuskel für die Harnblase bildet. In den M. transversus perinei profundus sind die COWPER-Drüsen (Glandulae bulbourethrales) eingebettet.

→T 22

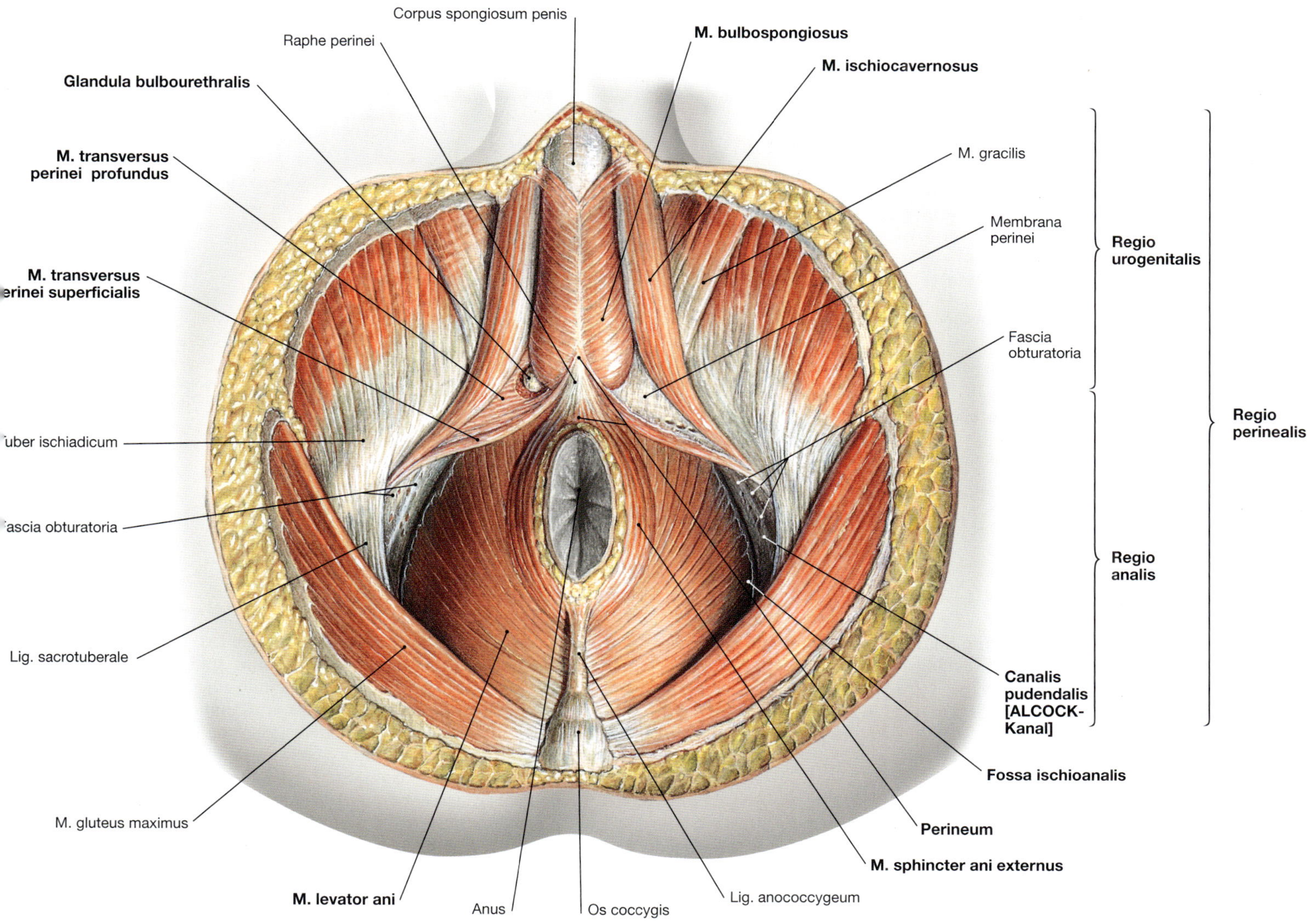

Abb. 7.110 Dammregion, Regio perinealis, beim Mann; Ansicht von kaudal; nach Entfernung sämtlicher Leitungsbahnen. [S700]

Die **Dammregion** reicht vom Unterrand der Schambeinfuge (Symphysis pubica) bis zur Spitze des Steißbeins (Os coccygis). Im Unterschied dazu beschreibt der Begriff **Damm** (Perineum) beim Mann nur die schmale Weichteilbrücke zwischen Peniswurzel und Anus. Die Dammregion lässt sich in eine **vordere Regio urogenitalis** mit Geschlechtsorganen und Harnröhre und in eine **hintere Regio analis** um den Anus einteilen. Beide Regionen enthalten Räume:

- Die **Regio analis** enthält die **Fossa ischioanalis** (siehe Tabelle), die einen pyramidenförmigen Raum beidseits des Anus darstellt. Nach kranial wird der Raum vom M. levator ani des Beckenbodens begrenzt. In der lateralen Wand befindet sich in einer Faszienduplikatur des M. obturatorius internus (Fascia obturatoria) der Canalis pudendalis (ALCOCK-Kanal). In diesem verlaufen A. und V. pudenda interna und der N. pudendus, die durch das Foramen ischiadicum minus aus der Regio glutealis kommen.
- Die **Regio urogenitalis** enthält die beiden **Dammräume:**
  - Der **tiefe Dammraum** (Spatium profundum perinei) wird weitgehend vom M. transversus perinei profundus eingenommen und enthält auch die COWPER-Drüsen (Glandulae bulbourethrales).
  - Im **oberflächlichen Dammraum** (Spatium superficiale perinei) liegen der M. transversus perinei superficialis, der M. bulbospongiosus und der M. ischiocavernosus, die die Schwellkörper der Peniswurzel stabilisieren und die Ejakulation bewirken.

Begrenzungen der Fossa ischioanalis

Richtung	Begrenzende Struktur
medial und kranial	M. sphincter ani externus und M. levator ani
lateral	M. obturatorius internus
dorsal	M. gluteus maximus und Lig. sacrotuberale
ventral	Hinterrand des oberflächlichen und des tiefen Dammraums, Ausläufer reichen bis zur Symphyse
kaudal	Faszie und Haut des Damms

Leitungsbahnen der Dammregion beim Mann

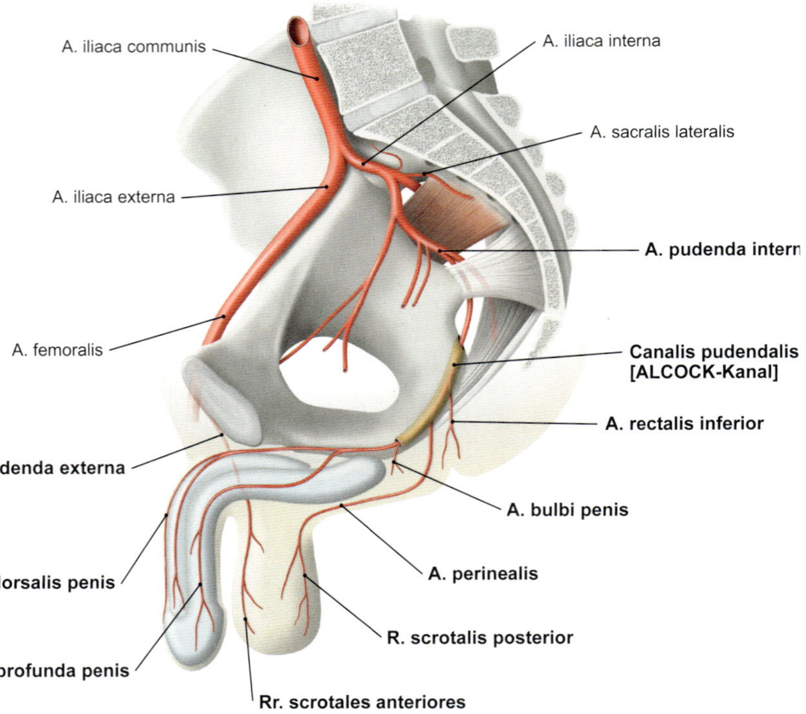

Abb. 7.111 Arterielle Versorgung der Dammregion, Regio perinealis, beim Mann; schematisierte Darstellung; Ansicht von links. [S701-L275]
Die Dammregion wird von ventral durch die **A. pudenda externa** (aus der A. femoralis und damit Stromgebiet der A. iliaca externa) und von dorsal durch die **A. pudenda interna** (aus der A. iliaca interna) mit Blut versorgt.
Die **A. pudenda externa** geht nach dem Durchtritt der A. femoralis durch die Lacuna vasorum unter dem Leistenband nach medial ab. Sie versorgt das vordere Drittel der Dammregion und das Scrotum von ventral über die Rr. scrotales anteriores.
Die **A. pudenda interna** (→ Abb. 7.16) tritt mit ihrer Begleitvene und dem N. pudendus durch das **Foramen infrapiriforme** aus dem Becken aus. Sie windet sich dann nach medial um das Lig. sacrospinale und gelangt so durch das **Foramen ischiadicum minus** in die Fossa ischioanalis. Dabei werden die Leitungsbahnen zunächst von der kaudalen Faszie des M. obturatorius internus im **Canalis pudendalis (ALCOCK-Kanal)** umhüllt. Sie gibt in der Fossa ischioanalis die **A. rectalis inferior** ab und verzweigt sich dann in den beiden Dammräumen in oberflächliche und tiefe Endäste:

- Die oberflächliche **A. perinealis** versorgt die hinteren zwei Drittel der Dammregion und mit Rr. scrotales posteriores den Hodensack.
- Die tiefen Äste bilden die **A. bulbi penis** zum proximalen Ende des Corpus spongiosum sowie die **A. dorsalis penis** zur Penishaut und zur Eichel und die **A. profunda penis** für die Füllung der Corpora cavernosa bei der Erektion (→ Abb. 7.89).

Abb. 7.112 Innervation der Dammregion, Regio perinealis, beim Mann; schematisierte Darstellung; Ansicht von links. [S701-L275]
Die Dammregion wird von ventral durch den **N. ilioinguinalis** (aus dem Plexus lumbalis, hier nicht gezeigt) und von dorsal durch den **N. pudendus** (aus dem Plexus sacralis) sowie den **N. cutaneus femoris posterior** (Plexus sacralis, hier nicht gezeigt) innerviert.
Der **N. ilioinguinalis** lagert sich außen dem Samenstrang an und versorgt das vordere Drittel der Dammregion und das Scrotum von ventral über die Rr. scrotales anteriores.
Der **N. pudendus** tritt mit der A./V. pudenda interna durch das **Foramen infrapiriforme** aus dem Becken aus, windet sich dann nach medial um das Lig. sacrospinale und gelangt so durch das **Foramen ischiadicum minus** in die Fossa ischioanalis. Dabei werden die Leitungsbahnen zunächst von der kaudalen Faszie des M. obturatorius internus im **Canalis pudendalis (ALCOCK-Kanal)** umhüllt. Zunächst geht in der Fossa ischioanalis der **N. rectalis inferior** ab und verzweigt sich dann in den beiden Dammräumen in seine Endäste:

- Die **Nn. perineales** innervieren die Dammmuskulatur und versorgen die hinteren zwei Drittel der Dammregion und mit den Rr. scrotales posteriores den Hodensack.
- Der **N. dorsalis penis** innerviert sensorisch Penishaut und Eichel

Der **N. cutaneus femoris posterior** innerviert nur einen kleinen Teil der Dammregion von lateral (→ Abb. 7.115).

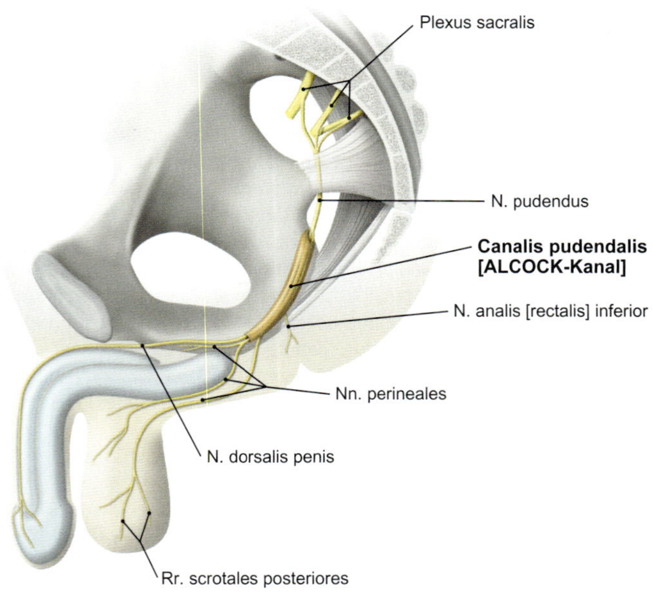

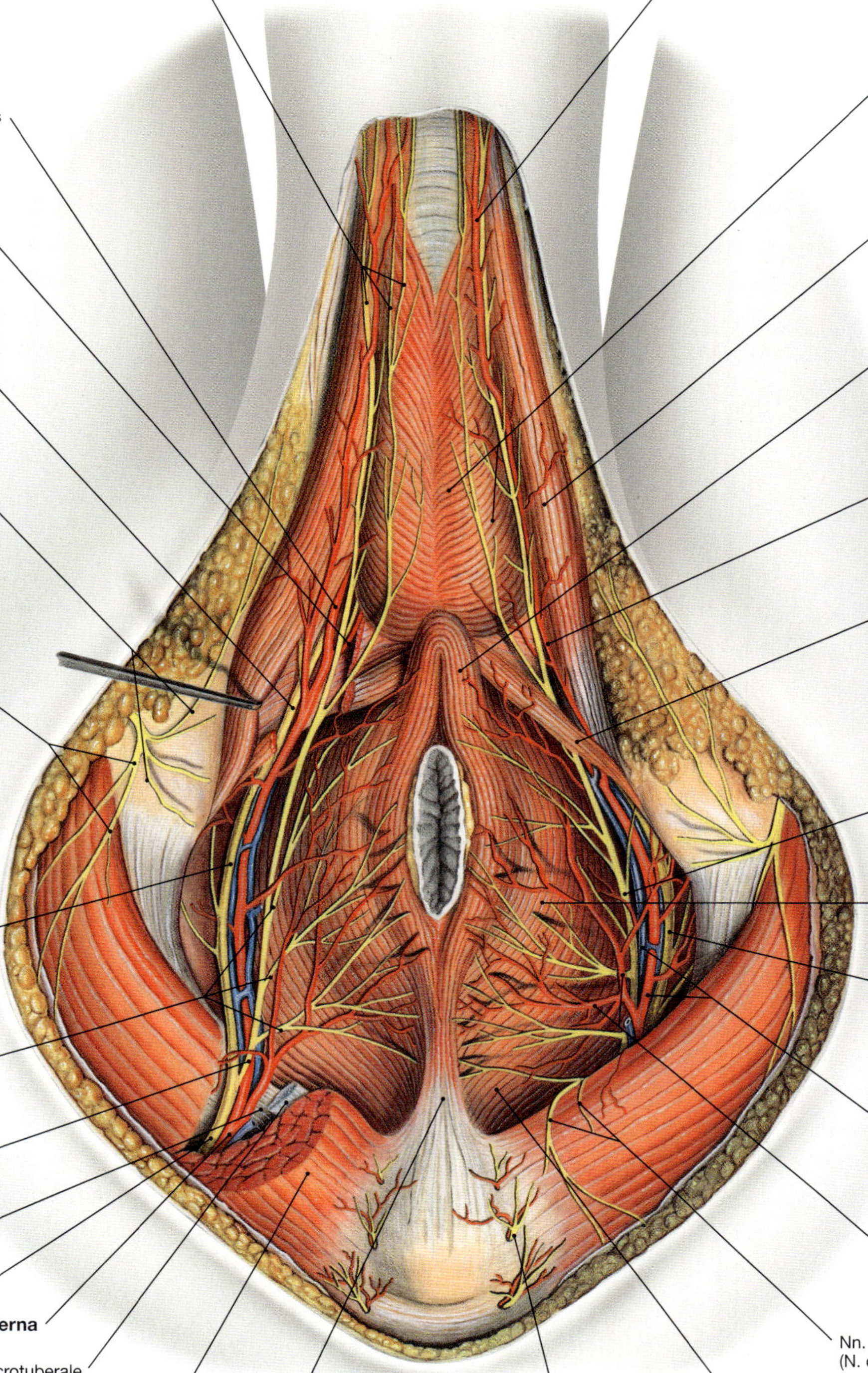

Abb. 7.113 Gefäße und Nerven der Dammregion, Regio perinealis, beim Mann; Ansicht von kaudal. [S700]
Die Leitungsbahnen gelangen in dem durch eine Faszienduplikatur des M. obturatorius internus gebildeten Canalis pudendalis (ALCOCK-Kanal) von dorsolateral in die mit Fett ausgefüllte pyramidenförmige **Fossa ischioanalis.** Sie geben zunächst die Äste zu Anus und Analkanal ab und durchqueren den Raum, um ventral durch die beiden Dammräume zur Peniswurzel zu gelangen.

Inhalt der Fossa ischioanalis:

- A. und V. pudenda interna und N. pudendus: im Canalis pudendalis (ALCOCK-Kanal)
- A., V. und N. rectalis inferior: zum Analkanal

Klinik

Die Fossa ischioanalis hat wegen ihrer Ausdehnung beidseits des Anus große klinische Bedeutung. **Eiteransammlungen** (Abszesse), z. B. bei Fisteln aus dem Analkanal, können sich in der gesamten Fossa ischioanalis bis nach vorne zur Symphyse ausdehnen. Derartige Abszesse fallen neben unspezifischen Entzündungssymptomen nur durch einen starken Druckschmerz in der Dammregion auf.

Leitungsbahnen der Dammregion beim Mann

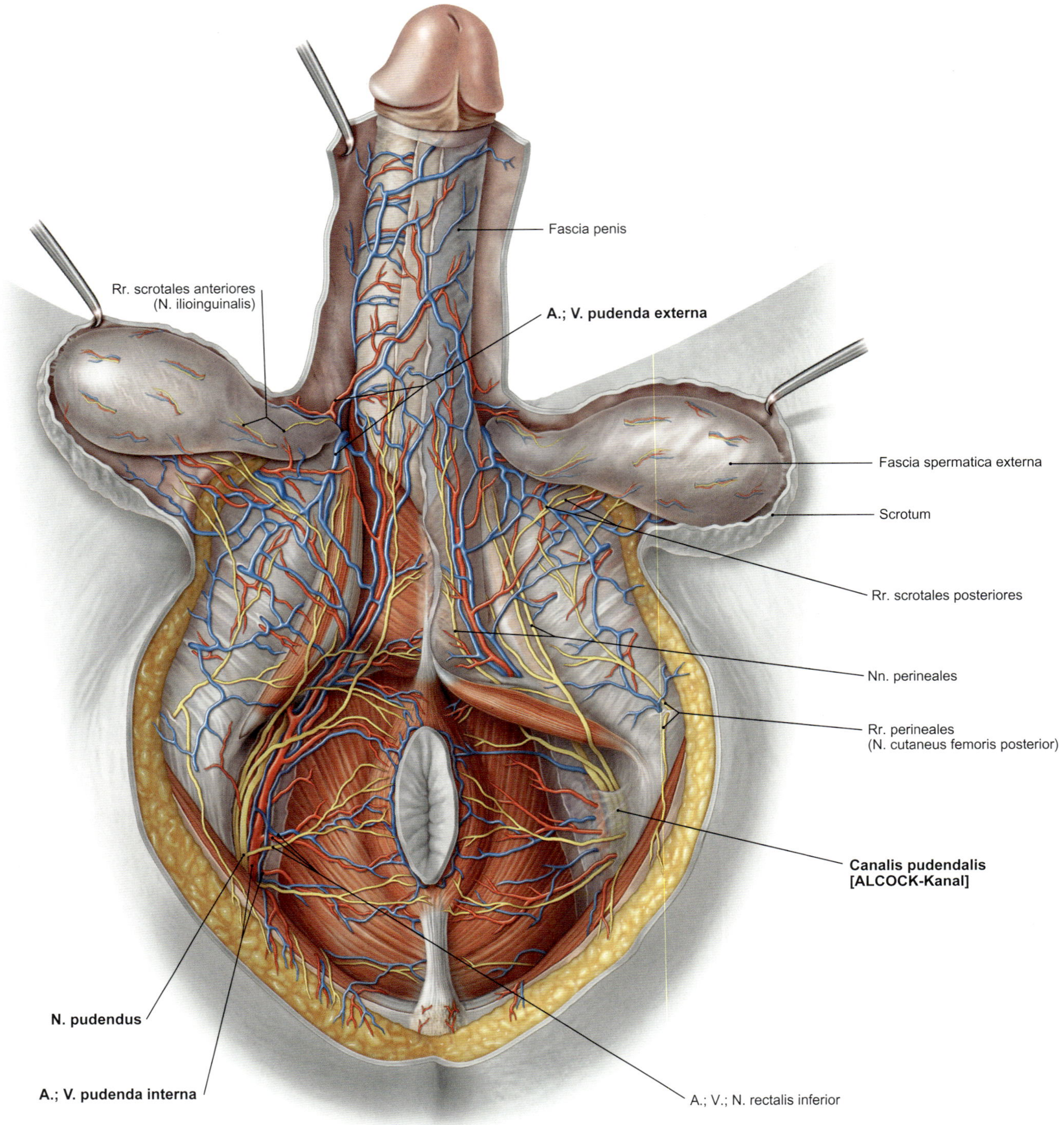

Abb. 7.114 Gefäße und Nerven der Dammregion, Regio perinealis, beim Mann. Das Scrotum und der Canalis pudendalis auf der rechten Seite wurden eröffnet, Ansicht von kaudal. [S700-L238/[Q300]

In Ergänzung zu → Abb. 7.113 zeigt die Abbildung auch die vorderen Leitungsbahnen der Dammregion. Das vordere Drittel der Dammregion wird aus der **A./V. pudenda externa** mit Blut versorgt, die auch Rr. scrotales anteriores für den Hodensack abgeben. Der **N. ilioinguinalis** innerviert entsprechende Abschnitte und bildet ebenfalls Rr. scrotales anteriores.

Auf der rechten Körperseite ist der durch die Faszienduplikatur des M. obturatorius internus gebildete **Canalis pudendalis (ALCOCK-Kanal)** in der Seitenwand der **Fossa ischioanalis** eröffnet. Man sieht hier den Abgang von A., V. und N. rectalis inferior zum Analkanal.

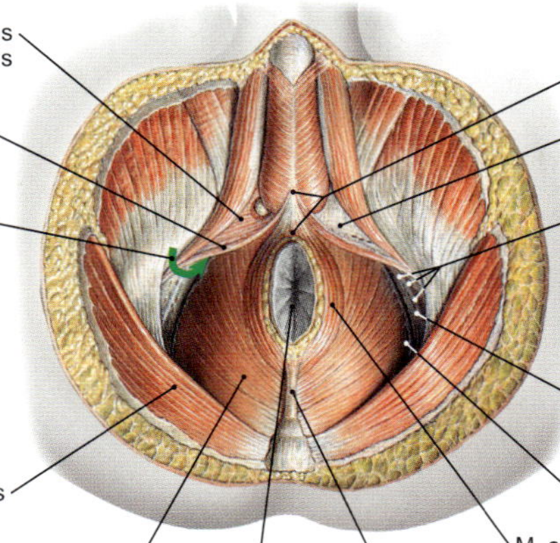

Abb. 7.115 Dammräume beim Mann; Ansicht von kaudal.
Die Dammräume liegen im vorderen Abschnitt (Regio urogenitalis) der Dammregion (Regio perinealis). [S700]
Der **oberflächliche Dammraum** (Spatium superficiale perinei) erstreckt sich zwischen der Membrana perinei auf der Unterseite des M. transversus perinei profundus und der Körperfaszie (Fascia perinei).
Der **tiefe Dammraum** (Spatium profundum perinei) wird nahezu komplett vom M. transversus perinei profundus ausgefüllt und nimmt den Raum zwischen den Faszien des Muskels ein.

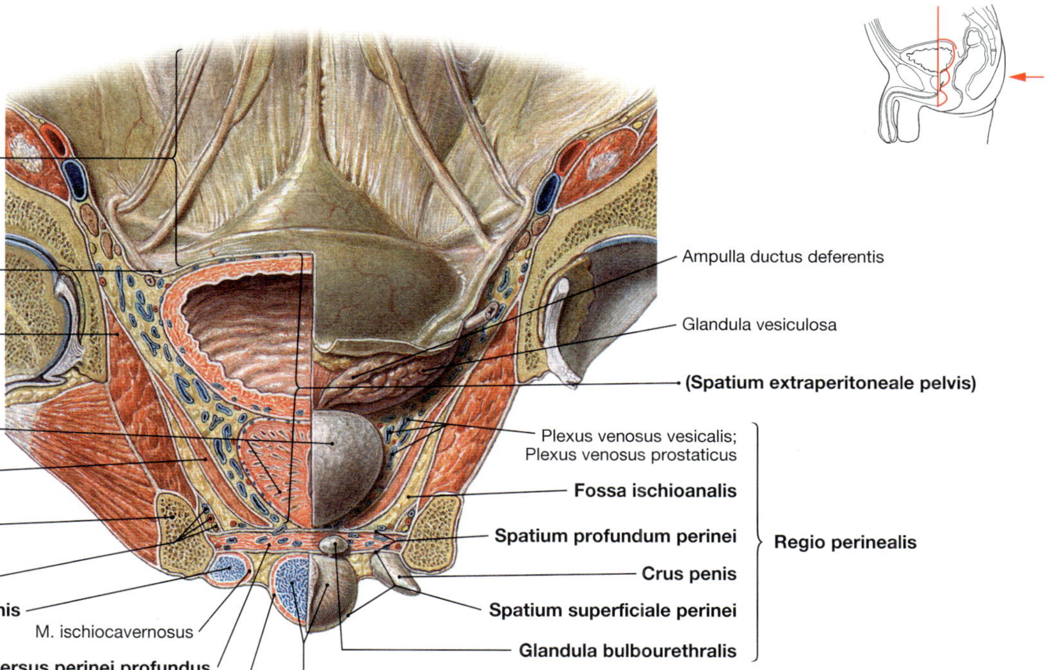

Abb. 7.116 Dammräume beim Mann; links; Frontalschnitt auf Höhe des Hüftkopfes; Ansicht von dorsal. (Vergleiche auch den Schnitt in der kleinen Skizze) [S700]
Der Frontalschnitt zeigt die **3 Etagen** des männlichen Beckens:

- **Peritonealhöhle des Beckens (Cavitas peritonealis pelvis),** die kaudal durch das parietale Peritoneum begrenzt wird
- **Subperitonealraum (Spatium extraperitoneale pelvis),** der nach unten bis zum M. levator ani des Beckenbodens reicht
- **Dammregion (Regio perinealis)** unterhalb des Beckenbodens. Der vordere Anteil wird im Wesentlichen von den beiden Dammräumen eingenommen, enthält aber darüber noch die sehr variablen vorderen Ausläufer der Fossa ischioanalis (hier rechts und links unterschiedlich dargestellt).

Der **tiefe Dammraum** (Spatium profundum perinei) wird nahezu komplett vom M. transversus perinei profundus ausgefüllt und enthält die COWPER-Drüsen (Glandulae bulbourethrales) und den Durchtritt der Harnröhre (Urethra masculina). Außerdem wird er von den tiefen Ästen des N. pudendus (N. dorsalis penis) und der A. und V. pudenda interna (A. bulbi penis, A. dorsalis penis, A. profunda penis) auf ihrem Weg zur Peniswurzel durchquert. Die Nn. cavernosi penis durchbohren den Damm und treten in die Schwellkörper des Penis ein.
Der **oberflächliche Dammraum** (Spatium superficiale perinei) enthält neben dem M. transversus perinei superficialis auch die proximalen Anteile der Schwellkörper des Penis. Der Bulbus penis wird dabei vom M. bulbospongiosus umfasst, die Crura penis beidseits vom M. ischiocavernosus. Außerdem ziehen die oberflächlichen Äste des N. pudendus (N. perinealis mit Nn. scrotales posteriores) und der A. und V. pudenda interna (A. perinealis mit Rr. scrotales posteriores) durch diesen Raum zum Hodensack.

Äußere weibliche Geschlechtsorgane

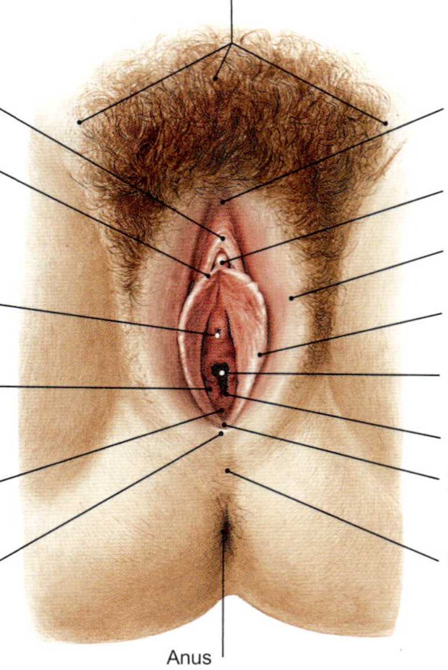

Abb. 7.117 Äußere weibliche Geschlechtsorgane, Organa genitalia feminina externa; Ansicht von kaudal. [S700]

Bei den weiblichen Geschlechtsorganen lassen sich äußere Geschlechtsorgane (Organa genitalia feminina externa) und innere Geschlechtsorgane (Organa genitalia feminina interna, → Abb. 7.120) unterscheiden.

Zu den **äußeren Geschlechtsorganen,** die als **Vulva** zusammengefasst werden, zählen:

- Schambeinberg (Mons pubis)
- Große Vulvalippen (Labia majora vulvae)
- Kleine Vulvalippen (Labia minora vulvae)
- Kitzler (Clitoris)
- Scheidenvorhof (Vestibulum vaginae)
- Scheidenvorhofdrüsen (Glandulae vestibulares majores BARTHOLINI und minores)

Der Scheidenvorhof reicht bis an das Jungfernhäutchen (Hymen), das den Eingang der Scheide (Ostium vaginae) begrenzt. Ventral des Eingangs in die Scheide liegt die äußere Öffnung der Harnröhre (Ostium urethrae externum).

Die äußeren Geschlechtsorgane sind die **Sexualorgane** und dienen dem Geschlechtsverkehr.

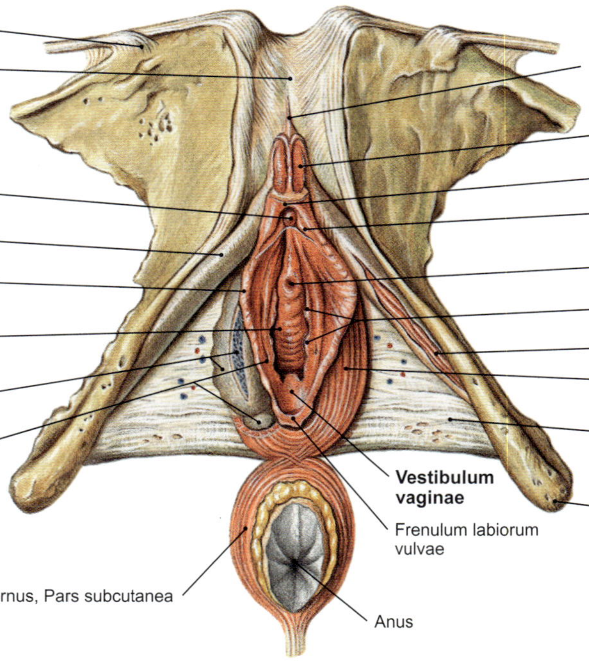

Abb. 7.118 Äußere weibliche Geschlechtsorgane, Organa genitalia feminina externa; Ansicht von kaudal, nach Entfernung der Körperfaszie und der Leitungsbahnen. [S700]

Die **großen Vulvalippen (Labia majora vulvae),** die hier entfernt wurden, enthalten den Schwellkörper des Vorhofs (Bulbus vestibuli). Zwischen diesen liegen die **kleinen Vulvalippen (Labia minora vulvae),** die den **Scheidenvorhof (Vestibulum vaginae)** umfassen, in den lateral die **Scheidenvorhofdrüsen (Glandulae vestibulares majores BARTHOLINI und minores)** münden. Vorn ziehen die kleinen Vulvalippen mit einem Bändchen (Frenulum clitoridis) zur Eichel des Kitzlers (Glans clitoridis). Der **Kitzler (Clitoris)** ist das sensorische Organ der sexuellen Erregung. Die beiden Schwellkörper (Corpora cavernosa clitoridis) bilden einen kurzen Körper (Corpus clitoridis), der kaudal mit der Eichel endet, bevor sie zu den Schenkeln des Kitzlers (Crura clitoridis) auseinanderweichen, die an den unteren Schambeinästen verankert sind. Die Schenkel werden von den Mm. ischiocavernosi umgeben. Der M. bulbospongiosus stabilisiert den **Schwellkörper des Vorhofs (Bulbus vestibuli).**

Entwicklungsgeschichtlich bedingt bestehen damit zwischen dem Bau der Clitoris, die auch eine Vorhaut (Preputium clitoridis) aufweist, und dem Bau des Penis einige Gemeinsamkeiten. Auch die Mechanismen der Schwellkörperfüllung und Erektion sind bei beiden Geschlechtern vergleichbar.

* klin.: BARTHOLIN-Drüse

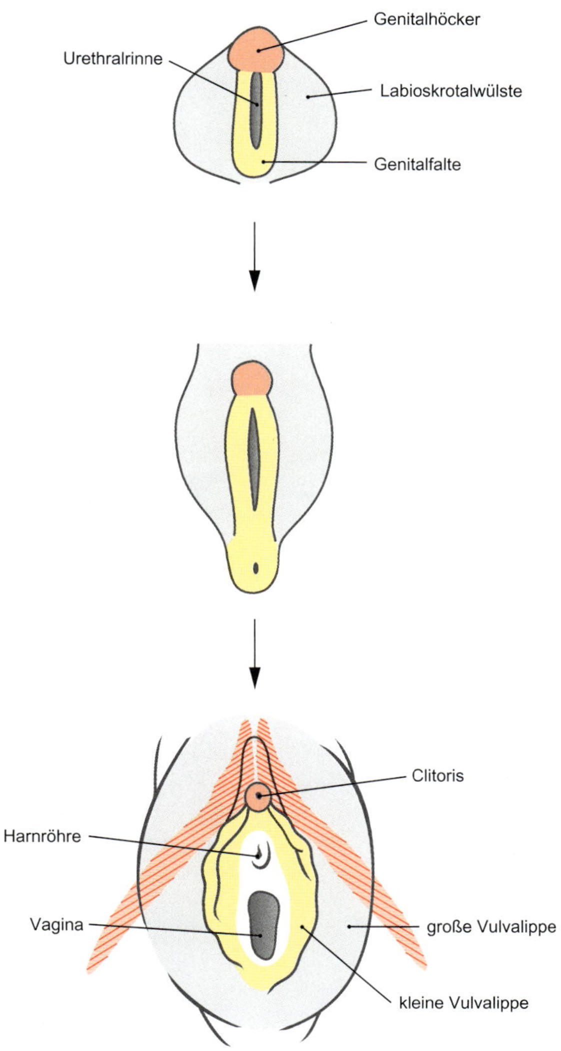

Abb. 7.119 Entwicklung der äußeren weiblichen Geschlechtsorgane, Organa genitalia feminina externa. [S700-L126]/[G1060-002]
Das äußere Genitale entwickelt sich aus dem kaudalen Abschnitt des Sinus urogenitalis. Dieser geht aus der Kloake des Darmrohrs hervor und bildet unter anderem die Harnblase und die Harnröhre (→ Abb. 7.29). Daneben ist auch das Ektoderm mit dem unter diesem gelegenen Bindegewebe (Mesenchym) beteiligt. Zunächst entwickelt sich bei beiden Geschlechtern das äußere Genitale gleich (sexuell indifferentes Stadium). Dabei senkt sich die vordere Wand des Sinus urogenitalis zunächst zur **Urethralrinne** ein, die auf beiden Seiten von den **Genitalfalten** begrenzt wird. Seitlich von diesen liegen die **Labioskrotalwülste** und am Vorderrand der Rinne der **Genitalhöcker.**
Danach entwickelt sich beim weiblichen Geschlecht unter dem Einfluss der vom Ovar gebildeten weiblichen Geschlechtshormone (Östrogene) der Genitalhöcker zur **Clitoris** (Corpora cavernosa). Anders als beim Mann schließen sich die Genitalfalten und die Labioskrotalwülste nicht. Die Genitalfalten werden zu den **kleinen Vulvalippen,** die Labioskrotalwülste bilden die **großen Vulvalippen.** Aus dem Sinus urogenitalis gehen die kurze Harnröhre und die **BARTHOLIN-Drüsen** hervor.

Klinik

Die Gemeinsamkeiten mit der Entwicklung der äußeren männlichen Geschlechtsorgane machen verständlich, warum bei Störungen, die mit einer übermäßigen Produktion von männlichen Geschlechtshormonen einhergehen, wie das **adrenogenitale Syndrom** (Bildung in der Nebenniere), penisartige Hyperplasien der Clitoris vorkommen können (→ Abb. 7.121).

Innere weibliche Geschlechtsorgane

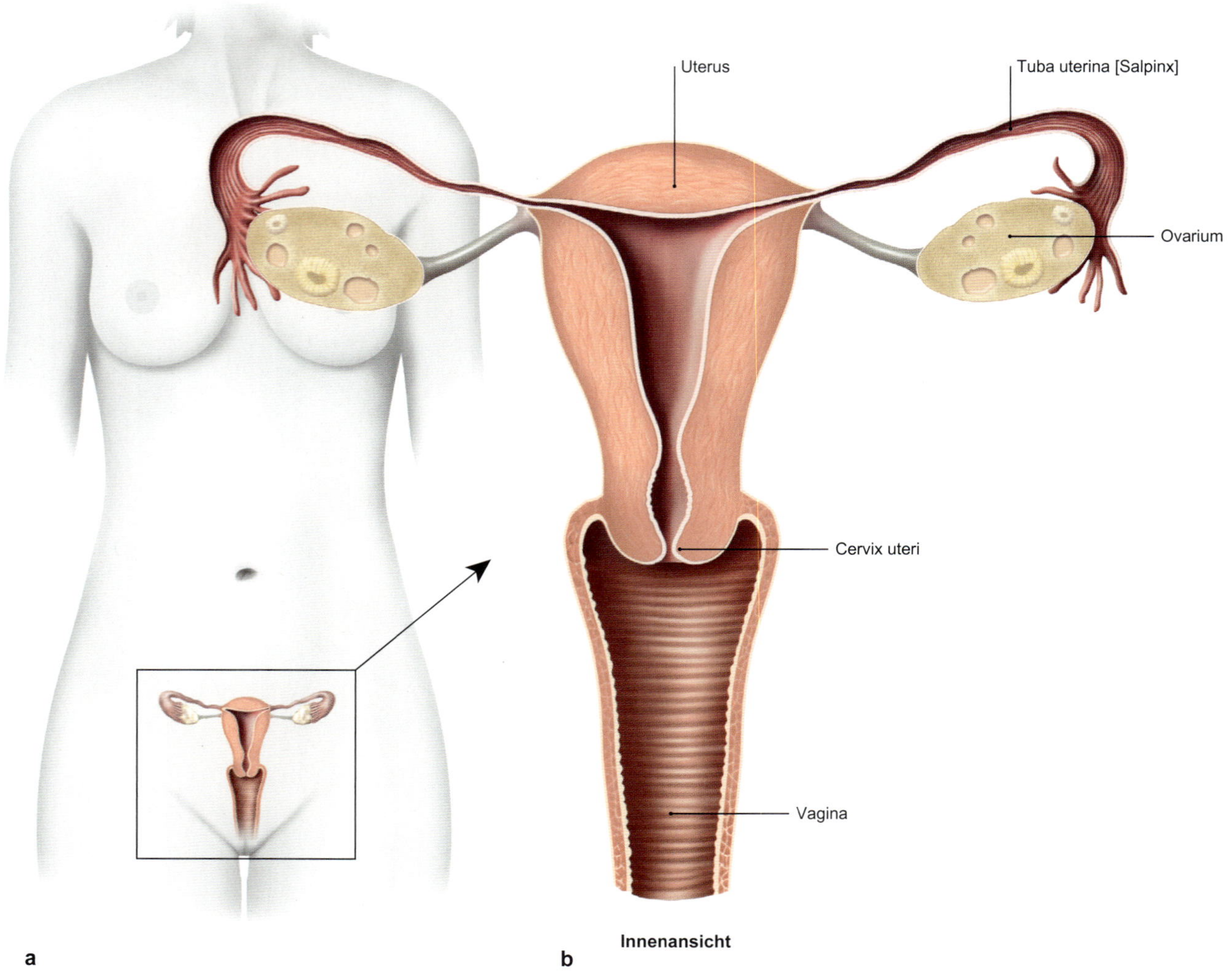

Abb. 7.120a und b Weibliche Harn- und Geschlechtsorgane, Organa urogenitalia feminina; Ansicht von ventral. [S701-L275]
Zu den **inneren Geschlechtsorganen** gehören:

- Scheide (Vagina)
- Gebärmutter (Uterus)
- Eileiter (Tuba uterina)
- Eierstock (Ovar)

Eileiter und Ovar sind paarig angelegt und werden als **Adnexe** (Anhänge) zusammengefasst.

Die inneren Geschlechtsorgane der Frau sind sowohl **Fortpflanzungs-** als auch **Sexualorgane.** Die Eierstöcke dienen der Reifung der Follikel (mit Eizellen) und der weiblichen Geschlechtshormone (Östrogene). Der Eileiter ist der Ort der Befruchtung. Er transportiert die Eizelle in die Gebärmutter, wo während der Schwangerschaft die Entwicklung des Kindes stattfindet. Die Scheide dient dem Geschlechtsverkehr und ist der Geburtsweg.

Entwicklung der inneren weiblichen Geschlechtsorgane

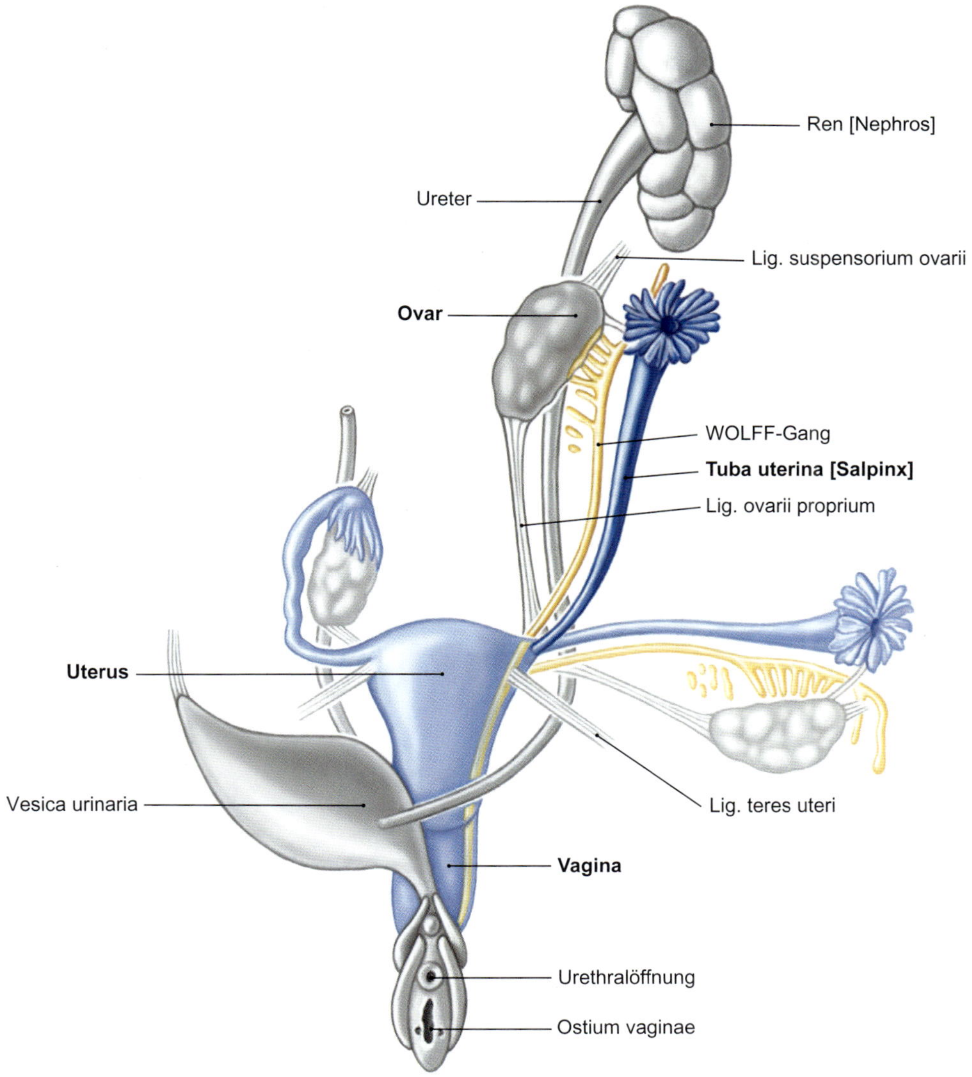

Abb. 7.121 Entwicklung der inneren weiblichen Geschlechtsorgane, Organa genitalia feminina interna. [B500-L238]/[H233-001]
Die inneren Geschlechtsorgane entwickeln sich bei beiden Geschlechtern bis zur 7. Woche gleich (sexuell indifferentes Stadium, → Abb. 7.29). Beim weiblichen Geschlecht bildet sich dann aus der Gonadenanlage der Eierstock. Ähnlich wie der Hoden wird auch das Ovar im Lumbalbereich auf Höhe der Urniere angelegt. Im Zuge des Körperwachstums wird das Ovar aber nur bis in das kleine Becken verlagert und verlässt die Peritonealhöhle nicht. Ovar und Adnexe liegen daher **intraperitoneal.** Ohne die unterdrückende Wirkung des Anti-MÜLLER-Hormons aus dem Hoden entwickeln sich die MÜLLER-Gänge zu den weiblichen Genitalwegen. Ab der 12. Woche bilden diese die Tuba uterina und in ihrem distalen verschmolzenen Bereich Uterus und Vagina. Der untere Teil der Vagina entsteht aus dem Sinus urogenitalis.

Klinik

Wenn die MÜLLER-Gänge nicht miteinander fusionieren, kann es zu **Septierungen** des Uteruslumens (Uterus septus oder subseptus) oder sogar zu **Doppelbildungen** (Uterus duplex) kommen.
Von **Intersexualität** spricht man, wenn die Geschlechtschromosomen, die Geschlechtsorgane oder sekundäre Geschlechtsmerkmale nicht eindeutig männlich oder weiblich sind. Die Ursachen sind sehr unterschiedlich und beinhalten genetische und hormonelle Faktoren. Im Unterschied zu noch vor wenigen Jahrzehnten ist heute klar, dass Intersexualität per se keine Störung ist und der Betroffene selbst entscheiden sollte, wie er sich am besten in seinem Umfeld und in der Gesellschaft integriert. Die Prävalenz ist je nach Definition sehr verschieden: Wenn man nur Abweichungen des chromosomalen Geschlechts vom Phänotyp oder einen nicht eindeutig männlichen oder weiblichen Phänotyp annimmt, liegt die Prävalenz bei ca. 0,02 %. Von **Hermaphroditismus verus** spricht man in dem sehr seltenen Fall, bei dem bei einer Person sowohl Hoden- als auch Ovargewebe vorhanden, meist aber nicht funktionstüchtig sind. Häufiger liegt dagegen ein männlicher oder weiblicher **Pseudohermaphroditismus** vor, bei dem entweder Hoden oder Ovar ausgebildet, die aus den WOLFF- und MÜLLER-Gängen entwickelten Geschlechtsorgane aber nicht eindeutig dem entsprechenden Geschlecht zuzuordnen sind. Mögliche Ursachen sind Enzymdefekte in der Bildung von Testosteron oder AMH oder Mutationen der entsprechenden Rezeptoren. Am häufigsten ist ein weiblicher Pseudohermaphoditismus durch ein **adrenogenitales Syndrom** bedingt, bei dem durch einen Enzymdefekt in der Nebennierenrinde zu wenig Kortisol und stattdessen zu viel männliche Geschlechtshormone gebildet werden.
Bei **Transsexualität** stimmen dagegen Genotyp und Phänotyp nicht mit der subjektiv empfundenen Geschlechtsidentität überein. Von Transmann spricht man bei biologisch weiblichem Geschlecht und männlicher Identität, von Transfrau bei biologisch männlicher Geschlechtsdifferenzierung und weiblicher Identität.

Bau und Lage

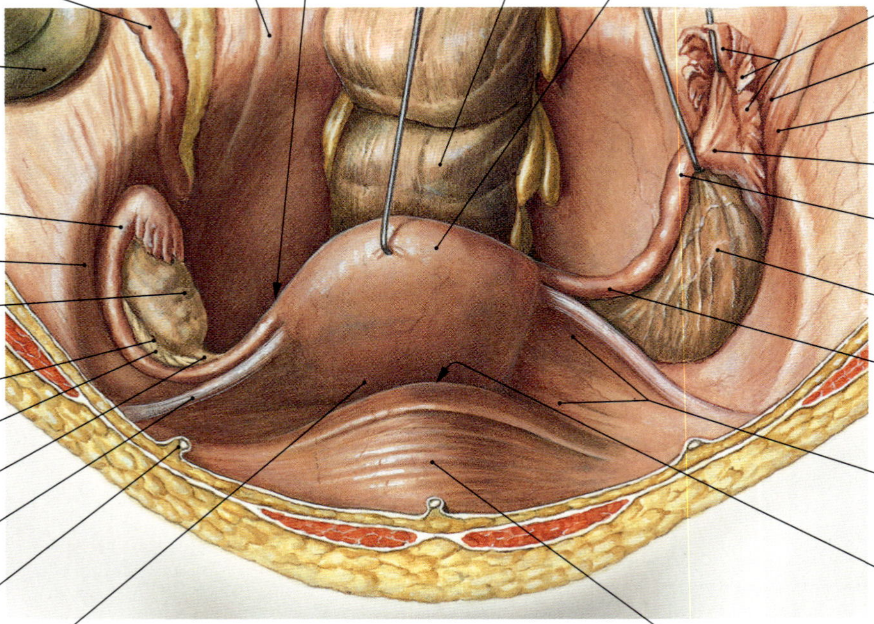

Abb. 7.122 Gebärmutter, Uterus, Eierstock, Ovarium, und Eileiter, Tuba uterina, mit Peritonealduplikaturen; Ansicht von ventral. [S700]
Gebärmutter, Eileiter und Eierstock liegen **intraperitoneal.** Ihre **Peritonealduplikaturen** (Lig. latum uteri, Mesosalpinx, Mesovarium) bilden eine frontal stehende Falte im kleinen Becken. Das Lig. teres uteri zieht vom Tubenwinkel des Uterus nach vorne zur seitlichen Beckenwand und tritt dort in den Leistenkanal ein, um schließlich im Bindegewebe der großen Vulvalippen auszulaufen. Das Lig. ovarii proprium entspringt ebenfalls am Tubenwinkel und verbindet Uterus und Ovar. Das Ovar schmiegt sich dabei in eine Einsenkung, die durch die Aufzweigung der A./V. iliaca communis hervorgerufen wird (Fossa ovarica). Nach lateral zieht das Lig. suspensorium ovarii. Es ist an der seitlichen Beckenwand befestigt und enthält die A. und V. ovarica.
Die enge Lagebeziehung der Adnexe (Ovar und Tuba uterina) zum Wurmfortsatz (Appendix vermiformis) des Dickdarms macht verständlich, warum sowohl eine Entzündung des Wurmfortsatzes (Appendizitis) als auch eine Entzündung der Eileiter (Salpingitis) mit ähnlichen Schmerzen im rechten Unterbauch einhergehen können. Zwischen Uterus und Harnblase liegt die **Excavatio vesicouterina** als Aussackung der Bauchhöhle. Die **Excavatio rectouterina** (DOUGLAS-Raum) hinter dem Uterus ist die am weitesten nach kaudal reichende Stelle der weiblichen Bauchhöhle und kann bei Entzündungen im Unterbauch Ansammlungen von freier Flüssigkeit enthalten.

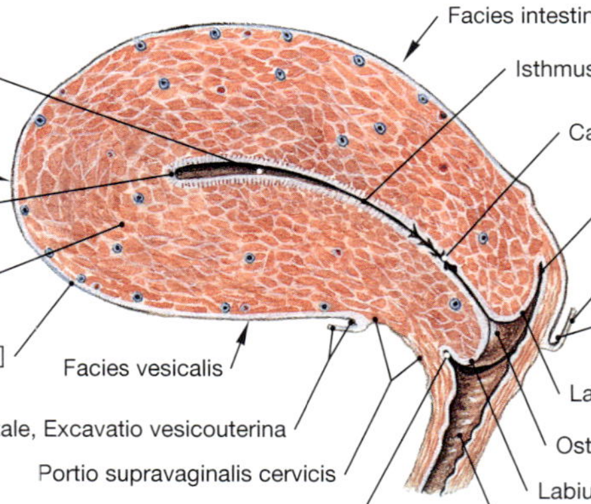

Abb. 7.123 Wandschichten der Gebärmutter, Uterus, Sagittalschnitt; Ansicht von links. [S700]
Die Wand des Uterus besteht innen aus einer **Schleimhaut (Endometrium),** deren Bau und Ausdehnung sich während des weiblichen Zyklus anpassen, um nach der Befruchtung einer Eizelle deren Einnistung zu ermöglichen. Es schließt sich eine dicke Schicht aus **glatter Muskulatur (Myometrium)** an, deren Muskelfasern verschiedene Anordnungen zeigen. Außen liegt der Bauchfellüberzug aus viszeralem Peritoneum auf **(Perimetrium).** Auch Teile der Aufhängebänder werden entsprechend der Nomenklatur der Wandschichten bezeichnet. Das **Lig. latum uteri (Mesometrium)** ist die Fortsetzung des Peritonealüberzugs und bildet eine frontale Bauchfellduplikatur vom intraperitoneal gelegenen Corpus des Uterus zu den beiden Seiten des kleinen Beckens aus. Das **Lig. cardinale (Parametrium)** dagegen verankert die subperitoneal gelegene Cervix uteri beidseits am Beckenknochen.

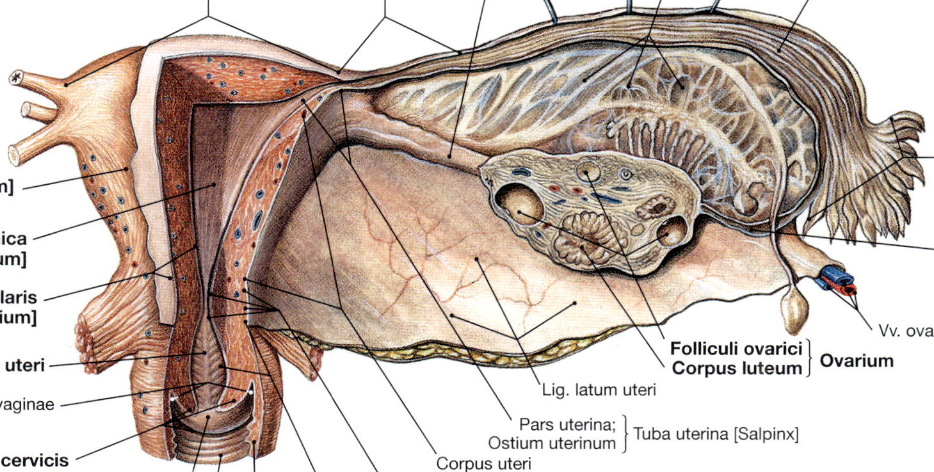

Abb. 7.124 Gebärmutter, Uterus, Scheide, Vagina, Eierstock, Ovarium, und Eileiter, Tuba uterina; Frontalschnitt; Ansicht von dorsal. [S700]
Die **Gebärmutter** (Uterus [Metra]) ist 8 cm lang, 5 cm breit und 2–3 cm dick. Sie gliedert sich in einen Körper (Corpus uteri) mit einem nach oben gerichteten Boden (Fundus uteri) und einen Hals (Cervix uteri), die durch eine Engstelle (Isthmus uteri) gegeneinander abgesetzt sind. Der Hohlraum der **Gebärmutter** gliedert sich in die Cavitas uteri im Körper des Uterus und den Canalis cervicis uteri im Hals. Die Cervix mündet mit ihrem unteren Abschnitt in die Scheide, der daher als Portio vaginalis cervicis bezeichnet wird. Der obere Abschnitt ist die Portio supravaginalis cervicis. Die **Scheide** selbst ist ein muskulöses Hohlorgan mit einer Länge von 10 cm und liegt **subperitoneal.** An die Portio vaginalis der Cervix grenzt das Scheidengewölbe (Fornix vaginae). Man unterscheidet Vorder- und Rückwand (Paries anterior und Paries posterior), die beide auf der Innenseite Querfalten (Rugae vaginales) aufweisen.
Der Frontalschnitt zeigt auch den **Wandbau des Uterus:** Innen liegt die Schleimhaut (Tunica mucosa, Endometrium), der die starke Muskelschicht (Tunica muscularis, Myometrium) aus glatter Muskulatur sowie außen der Peritonealüberzug (Tunica serosa, Perimetrium) folgen.
Das Stroma des **Ovars** enthält die Follikel (Folliculi ovarici), die die Eizellen enthalten und sich später im weiblichen Zyklus in den Gelbkörper (Corpus luteum) umwandeln. Follikel und Gelbkörper bilden die Hormone (Östrogene und Gestagene), die die zyklusabhängige Differenzierung des Endometriums steuern.

Bau und Aufhängebänder

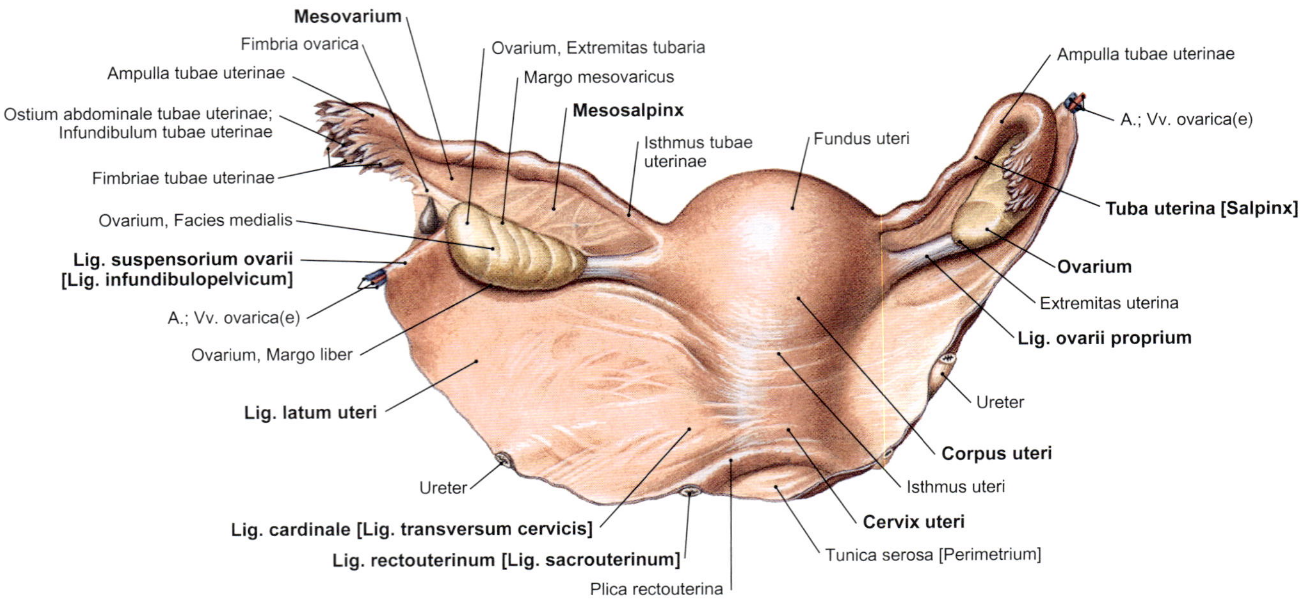

Abb. 7.125 Gebärmutter, Uterus, Eierstock, Ovarium, und Eileiter, Tuba uterina, mit Peritonealduplikaturen; Ansicht von dorsal. [S700]
An das Corpus des Uterus schließt sich beidseits der Eileiter (Tuba uterina) als Verbindung zum Eierstock (Ovar) an. Der **Eileiter** (Tuba uterina [Salpinx]) ist 10–14 cm lang und hat ebenfalls verschiedene Abschnitte:

- **Tubentrichter (Infundibulum tubae uterinae):** 1–2 cm lang, besitzt die Öffnung zur Bauchhöhle (Ostium abdominale tubae uterinae) und fransenartige Fortsätze (Fimbriae tubae uterinae) zur Aufnahme der Eizelle bei der Ovulation
- **Ampulle (Ampulla tubae uterinae):** 7–8 cm, zieht bogenförmig um das Ovar
- **Isthmus (Isthmus tubae uterinae):** 3–6 cm, Engstelle am Übergang zum Uterus
- **Intramuraler Abschnitt (Pars uterina tubae),** mündet in den Uterus (Ostium uterinum)

Der **Eierstock** (Ovarium) ist 3 × 1,5 × 1 cm groß und oval. Man unterscheidet einen oberen Pol (Extremitas tubaria) und einen unteren Pol (Extremitas uterina). Am vorderen Rand ist das Mesovar befestigt (Margo mesovaricus), während der hintere Rand frei bleibt (Margo liber). [S700]
Gebärmutter, Eileiter und Eierstock liegen **intraperitoneal** und besitzen daher eigene, mit einer Tunica serosa überzogene **Peritonealduplikaturen** und haben außerdem weitere **Aufhängebänder,** die bei Operationen in der Gynäkologie klinische Relevanz haben:

- **Lig. latum uteri:** frontal gestellte Bauchfellfalte
- **Mesovar** und **Mesosalpinx:** Peritonealduplikaturen von Ovar und Tube zum Lig. latum
- **Lig. cardinale (Lig. transversum cervicis):** Bindegewebezüge von der Cervix zur seitlichen Beckenwand
- **Lig. rectouterinum** (klin.: Lig. sacrouterinum): Bindegewebezüge von der Cervix nach dorsal
- **Lig. teres uteri** (klin.: Lig. rotundum): vom Tubenwinkel durch den Leistenkanal zu den großen Vulvalippen
- **Lig. ovarii proprium:** verbindet Ovar und Uterus
- **Lig. suspensorium ovarii** (klin.: Lig. infundibulopelvicum): verbindet Ovar und seitliche Beckenwand, führt A. und V. ovarica

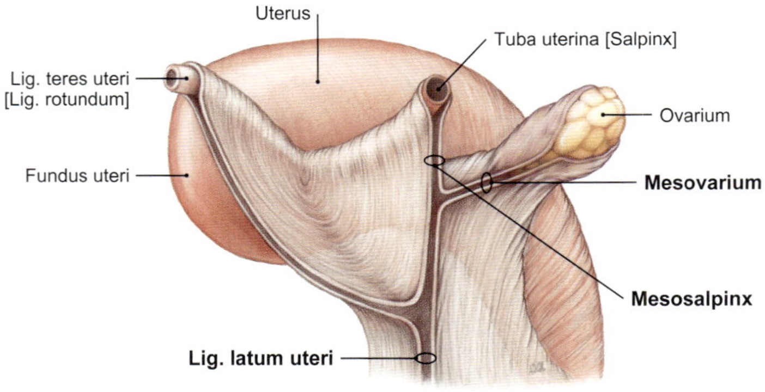

Abb. 7.126 Lig. latum uteri, Mesovarium und Mesosalpinx; parasagittaler Schnitt rechts, schematische Darstellung; Ansicht von rechts. [S701-L285]

Das **Lig. latum uteri** ist die Fortsetzung des Peritonealüberzugs des Corpus uteri (Perimetrium) und bildet eine Peritonealduplikatur, die die Leitungsbahnen des Uterus umhüllt. Das Lig. latum uteri setzt sich als **Mesovarium** und **Mesosalpinx** zu Eierstock und Eileiter fort.

Klinik

Aufgrund der engen Lagebeziehungen der Adnexe (Eierstock und Eileiter) auf der rechten Körperseite zur Appendix vermiformis des Dickdarms sind bei Frauen Schmerzen im rechten Unterbauch immer als Differenzialdiagnose zwischen einer Entzündung des Wurmfortsatzes **(Appendizitis)** und des rechten Eileiters **(Salpingitis)** anzusehen und müssen entsprechend abgeklärt werden.

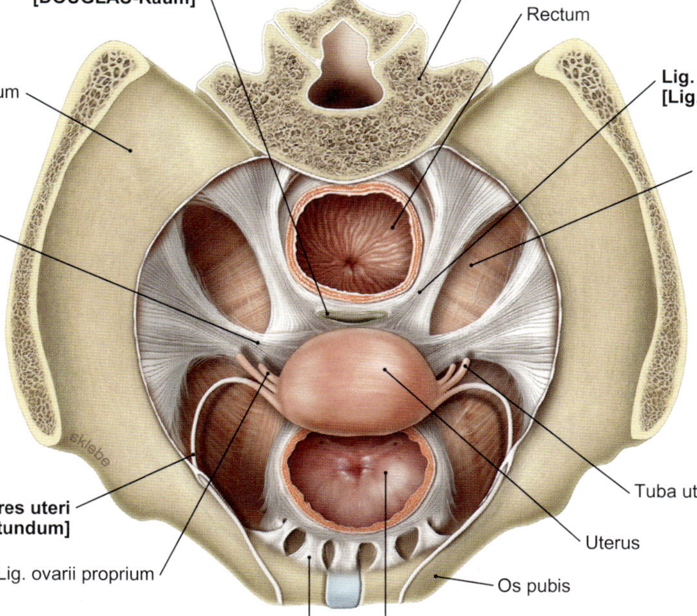

Abb. 7.127 Fixierungsbänder der Gebärmutter; Transversalschnitt in Höhe der Cervix uteri; Ansicht von kranial; halbschematische Darstellung. [S702-L238]

An manchen Stellen ist das Bindegewebe im kleinen Becken zu sog. Bändern verdichtet. Diese dienen der Fixierung der verschiedenen Abschnitte der Gebärmutter. Das **Lig. transversum cervicis (Lig. cardinale)** befestigt die Portio supravaginalis der Cervix uteri beidseits am Beckenknochen. Das **Lig. rectouterinum** (klin. **Lig. sacrouterinum)** zieht von der Cervix nach dorsal und setzt sich beidseits des Mastdarms zur Innenseite des Kreuzbeins fort. Das **Lig. teres uteri** dagegen ist ein Relikt des unteren Keimdrüsenbands und zieht vom Uterus-Tubenwinkel nach ventral durch den Leistenkanal zum Bindegewebe oberhalb der großen Vulvalippen. Ihm schließen sich auch Lymphbahnen zu den Leistenlymphknoten an. Das Band ist für die Fixierung des Uterus wichtig, da es ihn in seiner Anteversion gegenüber der Vagina stabilisiert und damit das Ausstülpen der Gebärmutter bei intraabdominalem Druckanstieg durch z. B. Husten und Niesen verhindert (→ Abb. 7.130).

Der **DOUGLAS-Raum (Excavatio rectouterina)** reicht als tiefste Aussackung der Peritonealhöhle bis in das Bindegewebe des kleinen Beckens hinein.

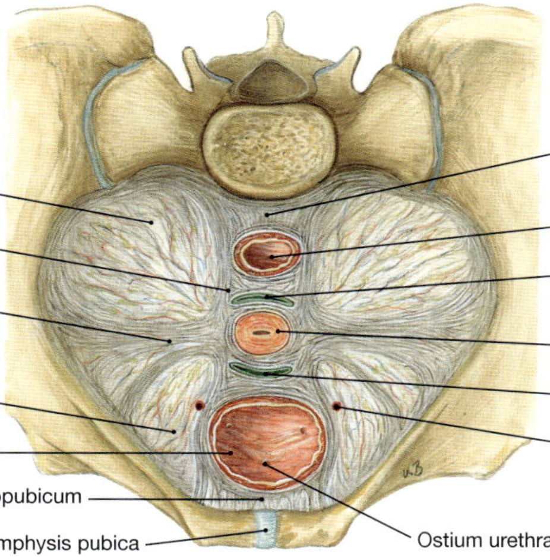

Abb. 7.128 Fixierungsbänder und Bindegeweberäume der Gebärmutter, Uterus; Transversalschnitt in Höhe der Cervix uteri; Ansicht von kranial; halbschematische Darstellung. [S700]

Das Bindegewebe im kleinen Becken wird unter klinischen Gesichtspunkten in der Umgebung der einzelnen Organe untergliedert; einzelne Faserzüge werden als Bänder bezeichnet, obwohl eine solche Abgrenzung anatomisch nicht eindeutig möglich ist.

- **Parametrium:** Faserzüge von der Cervix zur seitlichen Beckenwand (Lig. cardinale)
- **Paraproctium:** Bindegewebe um das Rectum
- **Paracystium:** Bindegewebe um die Harnblase
- **Parakolpium:** Bindegewebe um die Scheide

Nur das **Lig. rectouterinum** von der Cervix nach dorsal ist besser abgrenzbar und wird auch bei gynäkologischen Operationen dargestellt, um die Nervenfasern des Plexus hypogastricus inferior schonen zu können.

Bau und Lage von Uterus und Vagina

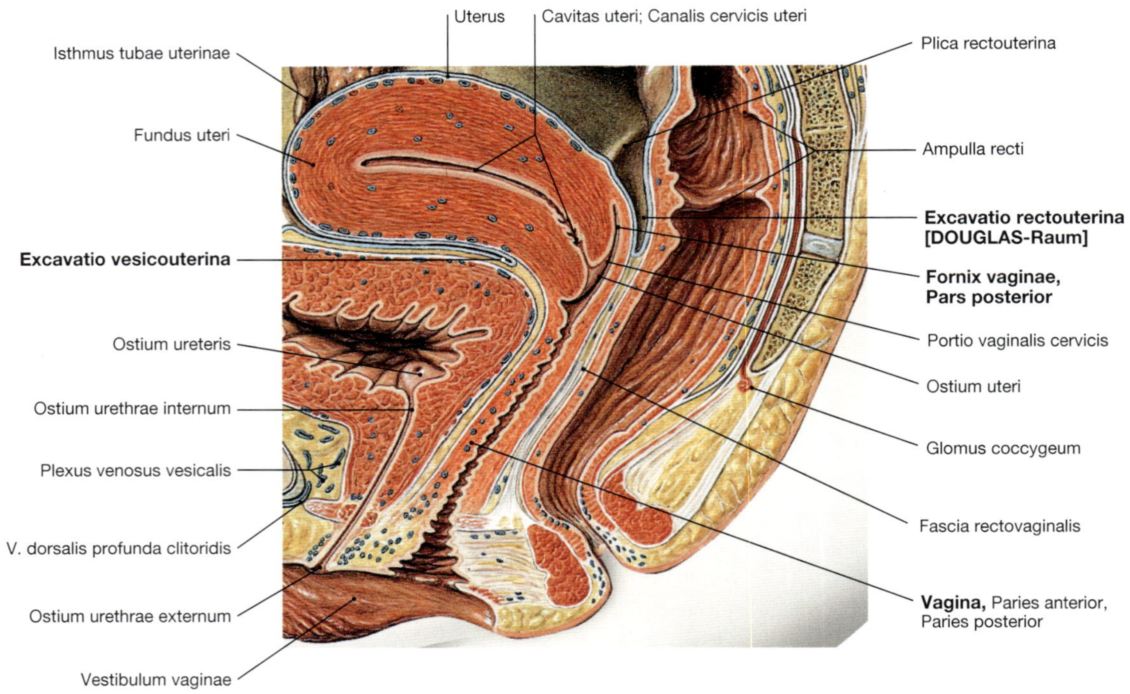

Abb. 7.129 Gebärmutter, Uterus und Scheide, Vagina; Medianschnitt, Ansicht von links. [S700]

Der **Halsabschnitt des Uterus (Cervix uteri)** gliedert sich in 2 Anteile: Der untere Abschnitt (Portio vaginalis) ragt in das Scheidengewölbe hinein und mündet mit seinem Lumen (Canalis cervicis uteri) am äußeren Muttermund (Ostium uteri) in die Scheide. Der obere Abschnitt (Portio supravaginalis) geht über eine Engstelle (Isthmus) am inneren Muttermund (Ostium anatomicum uteri internum) in den Hohlraum des Corpus uteri (Cavitas uteri) über. Die **Scheide (Vagina)** besitzt Vorder- und Rückwand (Parietes anterior und posterior), die beide Querfalten (Rugae vaginales) aufweisen. Sie mündet in den Scheidenvorhof (Vestibulum vaginae), der bereits zu den äußeren Geschlechtsorganen gezählt wird. An ihrem kranialen Ende umgibt die Vagina die Portio vaginalis der Cervix mit dem Scheidengewölbe (Fornix vaginae), das in einen vorderen, hinteren und seitlichen Abschnitt gegliedert ist. Das hintere Scheidengewölbe steht in direktem Kontakt zum DOUGLAS-Raum, der eine kaudale Aussackung der Peritonealhöhle darstellt.

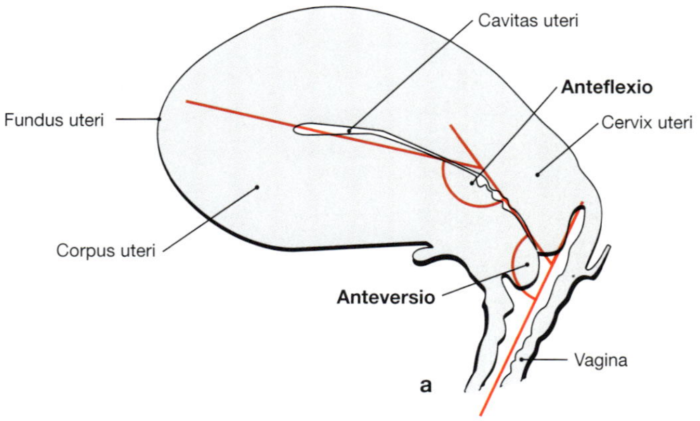

Abb. 7.130 a–d Lage von Gebärmutter, Uterus, und Scheide, Vagina; Ansicht von rechts. [S700]

a In Normalstellung ist der Uterus gegenüber der Vagina nach vorne abgewinkelt **(Anteversio)** und der Körper gegenüber dem Hals nach vorne abgeknickt **(Anteflexio).** Diese Lage dient als Schutz und verhindert, dass der Uterus bei intraabdominalem Druckanstieg (Niesen, Husten) durch die Scheide nach außen gestülpt wird.

b Anteversio, Anteflexio = Normalstellung

c Anteversio, fehlende Anteflexio

d Retroversio, Retroflexio

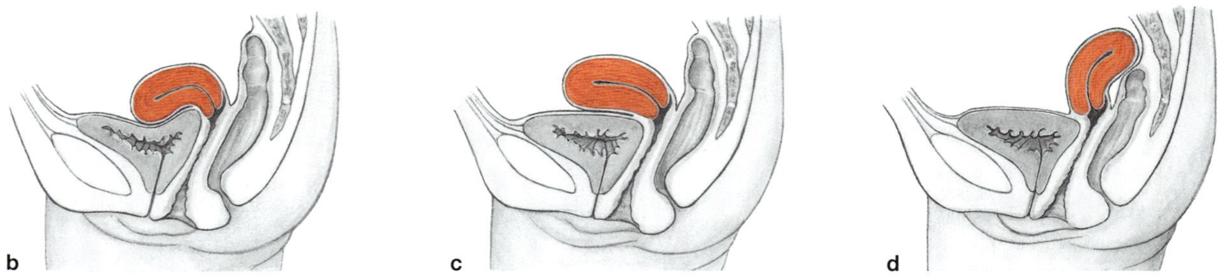

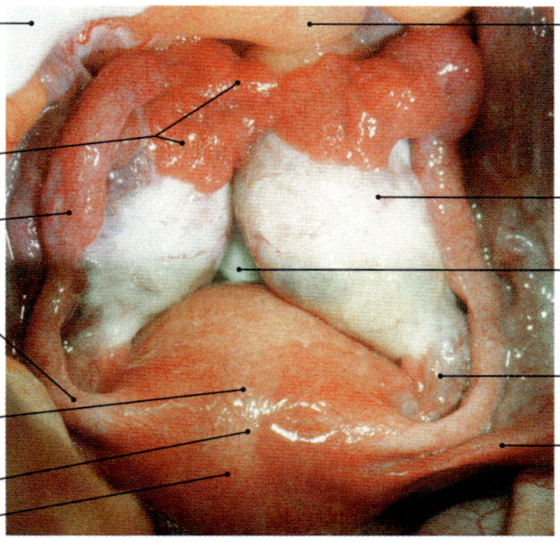

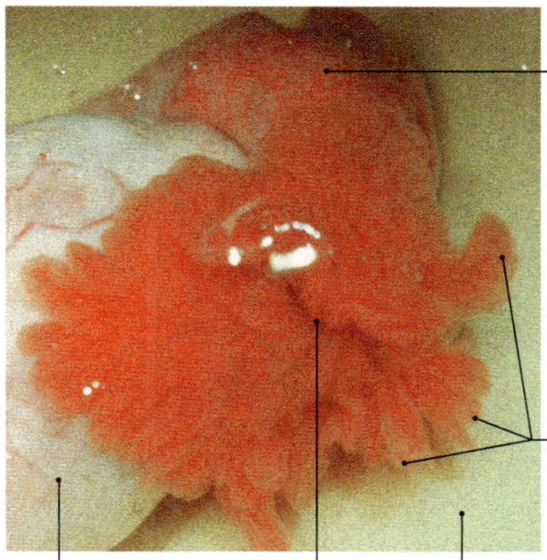

Abb. 7.131 a und b Eierstock, Ovarium, Eileiter, Tuba uterina, und Gebärmutter, Uterus; Operationssitus bei einer jungen Frau. [S700-T911]

a Ovarien sind durch Kompressen (*) nach medial oben gedrängt; Ansicht von ventral kranial.

b Zur Darstellung des Tubentrichters wurde die Beckenhöhle mit Kochsalzlösung gefüllt; Ansicht von dorsal kranial.

Der **Tubentrichter** ist an seinem abdominalen Ende zur Bauchhöhle hin offen. Die Fimbrien, die um diese Öffnung herum angeordnet sind, stehen in Kontakt mit der Oberfläche der Ovarien und nehmen bei der Ovulation die gesprungene Eizelle auf. Im Eileiter findet ggf. die Befruchtung statt. Die Eizelle wird dann durch die Tubenmotilität zur Gebärmutter transportiert, wo sie sich im Fall einer Befruchtung einnistet. Beachtlich ist die Größe der Ovarien, die für eine junge Frau typisch ist. Die meisten anderen Abbildungen in Lehrbüchern stammen wie die Kurspräparate überwiegend von älteren Frauen, bei denen die Eierstöcke wie auch die Gebärmutter oft atrophiert sind.

** Tupfer

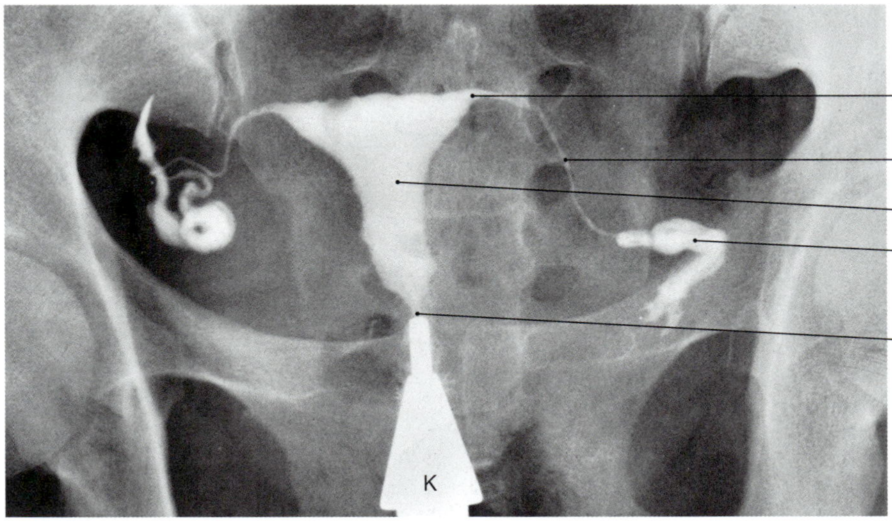

Abb. 7.132 Gebärmutter, Uterus, und Eileiter, Tuba uterina; Röntgenkontrastmitteldarstellung, Ansicht von ventral. [S700]

Die Durchgängigkeit der Eileiter kann mit einer Röntgenkontrastmitteldarstellung von Uterus und Tuben überprüft werden **(Hysterosalpingographie),** um bei Unfruchtbarkeit Stenosierungen der Eileiter auszuschließen, die z. B. aus Entzündungen resultieren können. Heute wird diese Darstellung meist mittels Ultraschall vorgenommen, bei dem ebenfalls Kontrastmittel verwendet wird.

K = Portioadapter des Injektionstubus für das Kontrastmittel

Bau und Lage

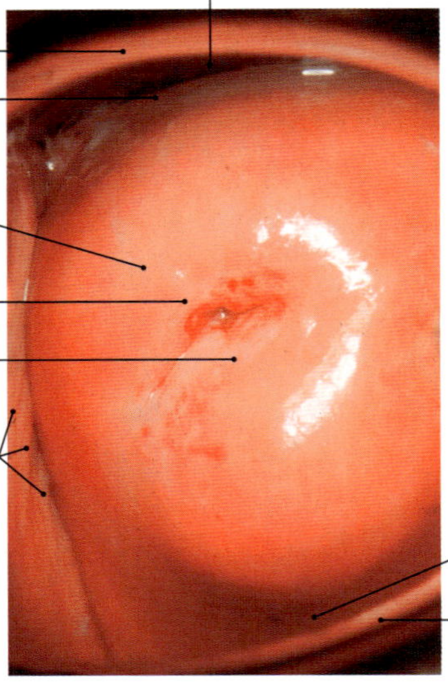

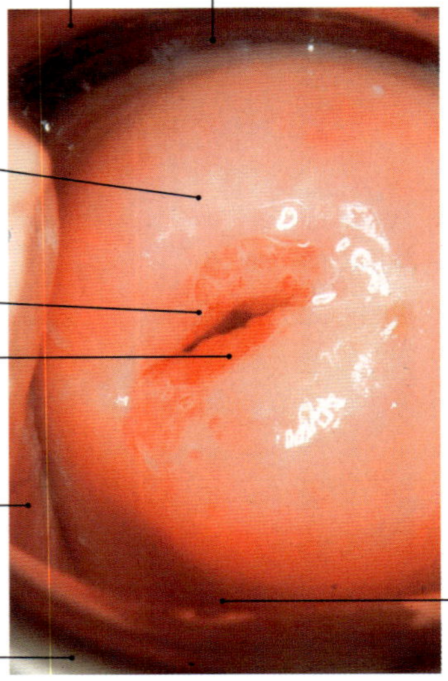

Abb. 7.133 a und b Gebärmutterhals, Portio vaginalis cervicis; Ansicht von kaudal. [S700]
a Gebärmutterhals einer jungen Frau, die noch kein Kind geboren hat (Nullipara)
b Gebärmutterhals einer jungen Frau, die 2 Kinder geboren hat

Zur Inspektion der Portio wird die Vagina durch 2 Spekula aus der normalen spaltförmigen Form breit auseinandergezogen.

* Spekulum

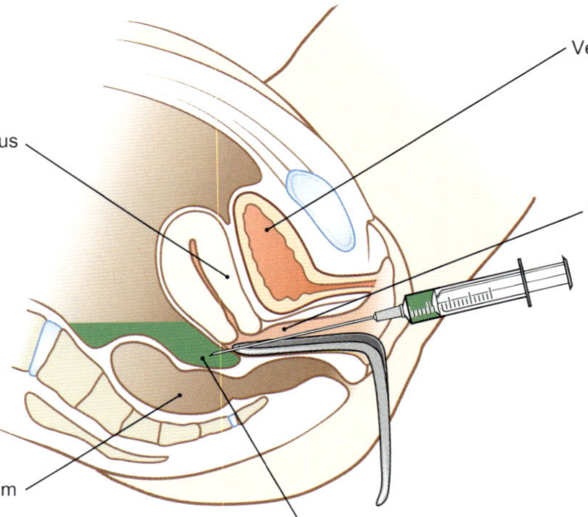

Abb. 7.134 Punktion des DOUGLAS-Raums; schematische Darstellung an einem Medianschnitt, Ansicht in Steinschnittlage von rechts. [S700-L126]
Aufgrund des direkten Kontakts der **Excavatio rectouterina (DOUGLAS-Raum)** zum hinteren Scheidengewölbe besteht die Möglichkeit, die Peritonealhöhle von vaginal aus mit Ultraschall darzustellen oder sogar zu punktieren, wenn unklare freie Flüssigkeit im DOUGLAS-Raum vorhanden ist.

Klinik

Inspektion und Abstriche von der Cervix gehören in der Gynäkologie zur Routinediagnostik und werden für Frauen ab dem 20. Lebensjahr als **Vorsorgeuntersuchung** von den Krankenkassen erstattet. Die Untersuchungen sollten mindestens einmal im Jahr erfolgen, um Entartungen als Vorstufen eines bösartigen Tumors **(Zervixkarzinom)** frühzeitig erkennen und entfernen zu können. Zervixkarzinome gehören bei Frauen unter 40 Jahren zu den häufigsten bösartigen Tumoren. Da die Karzinome durch Viren aus der Familie der Papilloma-Viren (HPV) ausgelöst werden, konnte eine Impfung entwickelt werden, die für Mädchen in der Pubertät empfohlen wird. Die Impfung kann relativ sicher eine Infektion verhindern. Da aber aufgrund der bisher geringen Erfahrung unklar ist, wie viele Karzinome tatsächlich verhindert werden können, ist der Nutzen der Impfung momentan noch umstritten.
Da die Excavatio rectouterina den tiefsten Abschnitt der Peritonealhöhle darstellt, sammelt sich bei aufrecht stehenden Patientinnen bei Entzündung des Bauchfells **(Peritonitis)** oder Ausbreitung von Tumorzellen z. B. aus dem Ovar **(Peritonealkarzinose)** freie Flüssigkeit im DOUGLAS-Raum. Auch Blut bei einer **Milzruptur** kann mit Ultraschall nachgewiesen werden. Die Punktion des DOUGLAS-Raums hat an Bedeutung verloren, da bei diesen Befunden die Ursache meist durch bildgebende Verfahren abgeklärt werden kann. Sollte dies nicht gelingen, kann die freie Flüssigkeit nach Punktion auf weiße Blutkörperchen, Bakterien und Tumorzellen untersucht werden.
Eine Schwächung der Zervixverankerung oder eine Entfernung des Uterus (Hysterektomie) können zum **Vaginalprolaps** führen. Dann wird operativ das Scheidengewölbe am Lig. sacrospinale oder Lig. longitudinale anterius (Sakrokolpopexie) fixiert.

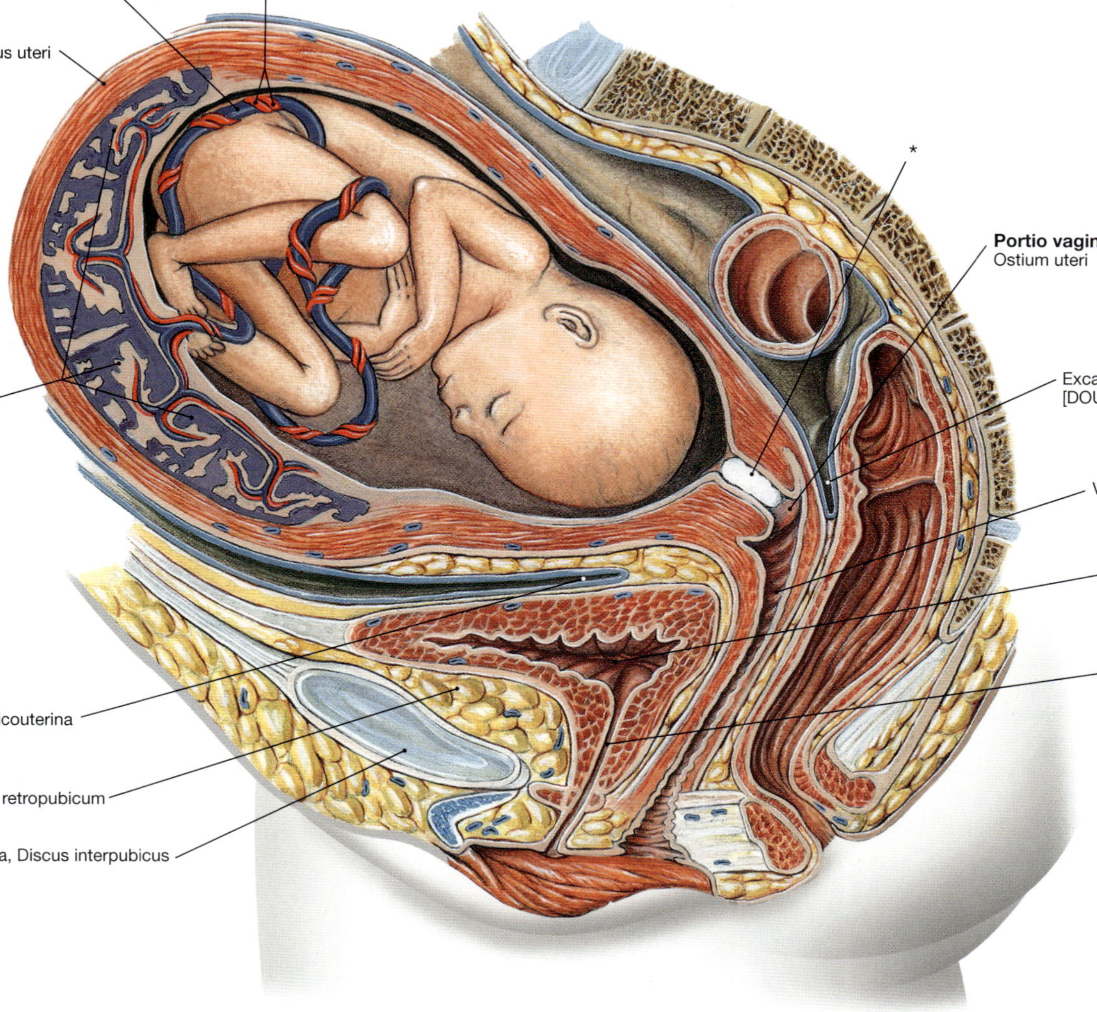

Abb. 7.135 Gebärmutter, Uterus, mit Mutterkuchen, Placenta, und Fetus; mit Ausnahme des Fetus Medianschnitt des Beckens; Ansicht von links. [S700]

Das Kind wird im Uterus über die Placenta ernährt, die sich nach der Einnistung im Endometrium aus kindlichem Gewebe bildet. Der Zervixkanal wird während der Schwangerschaft durch den KRISTELLER-Schleimpfropf verschlossen (*).

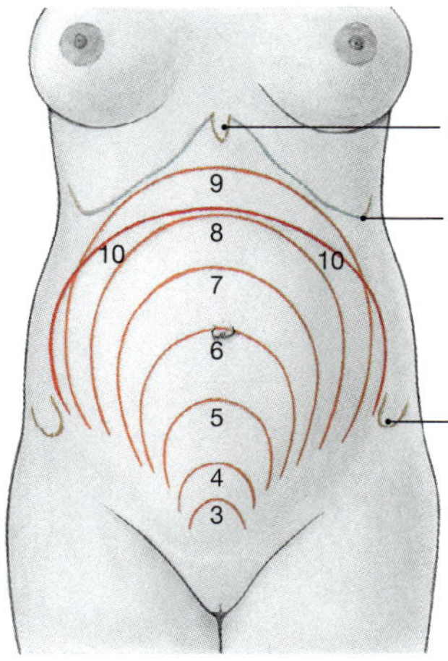

Abb. 7.136 Stand des Fundus uteri in der Schwangerschaft; Ansicht von ventral. [S700]
Die Zahlen geben das Ende des jeweiligen Schwangerschaftsmonats an. Im 6. Monat (24. Woche) steht der Fundus uteri am Nabel, im 9. Monat (36. Woche) am Rippenbogen. Bis zur Geburt nimmt das Volumen des Uterus 800- bis 1.200-fach zu und sein Gewicht erhöht sich von 30–120 g auf 1.000–1.500 g.

Gebärmutter und Mutterkuchen (Placenta)

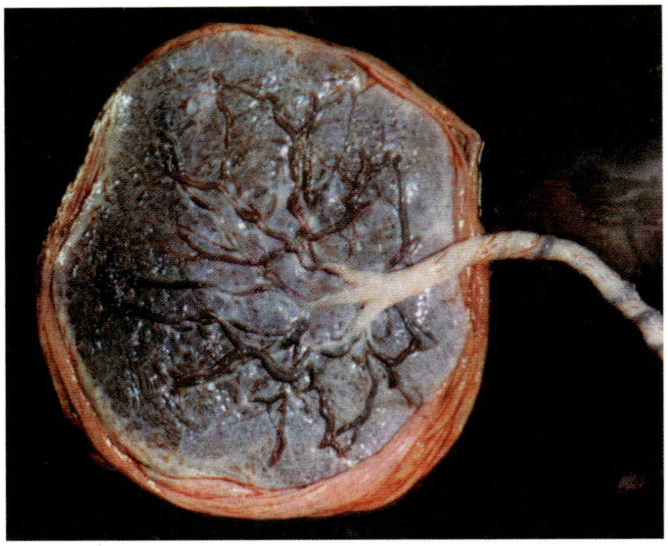
a

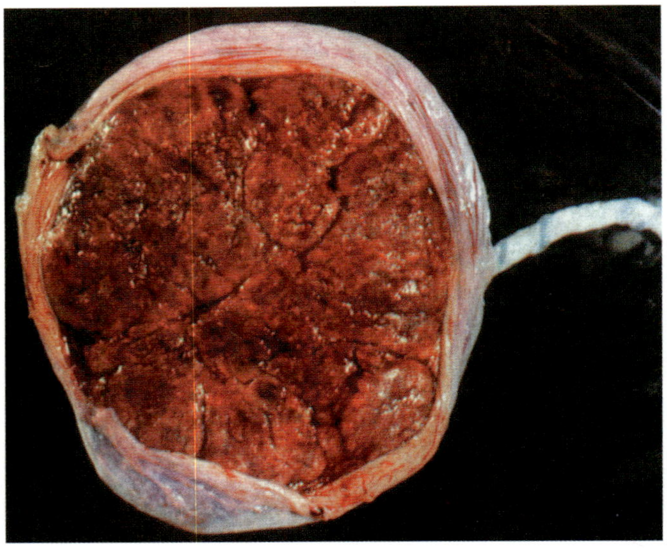
b

Abb. 7.137 a und b Mutterkuchen, Placenta, und Nabelschnur, Funiculus umbilicalis, nach der Geburt. [S700]
a Ansicht von der kindlichen Seite.
b Ansicht von der mütterlichen Seite.
Der **Mutterkuchen (Placenta)** wird bei der Geburt nach dem Kind ausgeschieden. Auf der kindlichen Seite inseriert die **Nabelschnur (Funiculus umbilicalis)** an der Chorionplatte der Placenta. Hier verästeln sich die beiden Nabelschnurarterien (Aa. umbilicales), die von der inneren Beckenarterie (A. iliaca interna) des Kindes abgehen und sauerstoff- und nährstoffarmes Blut zur Placenta leiten. Nach dem Gas- und Nährstoffaustausch wird das Blut durch eine einzelne Nabelschnurvene (V. umbilicalis) zum Kind zurückgeführt. Auf der mütterlichen Seite ist die Placenta in der Schleimhaut der Gebärmutter verankert. Man kann auf der Abbildung erkennen, dass die Placenta in 10–40 **funktionelle Lappen (Kotyledone)** gegliedert ist. Nach der Geburt muss die Vollständigkeit der Placenta durch Inspektion sichergestellt werden, da im Uterus verbleibende Plazentareste zu starken Nachblutungen und Infektionen führen können.

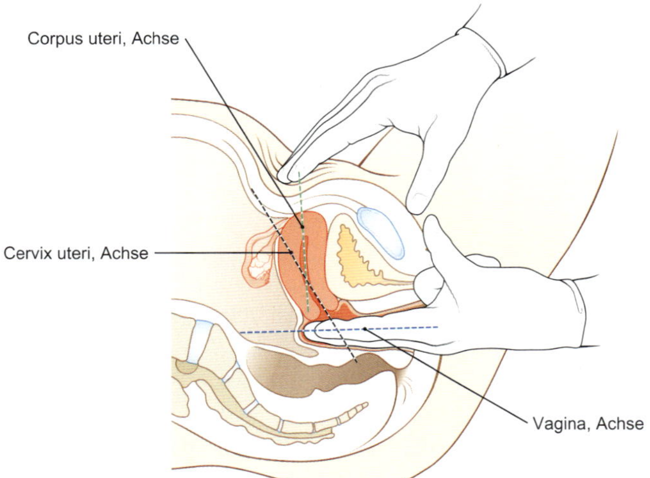

a

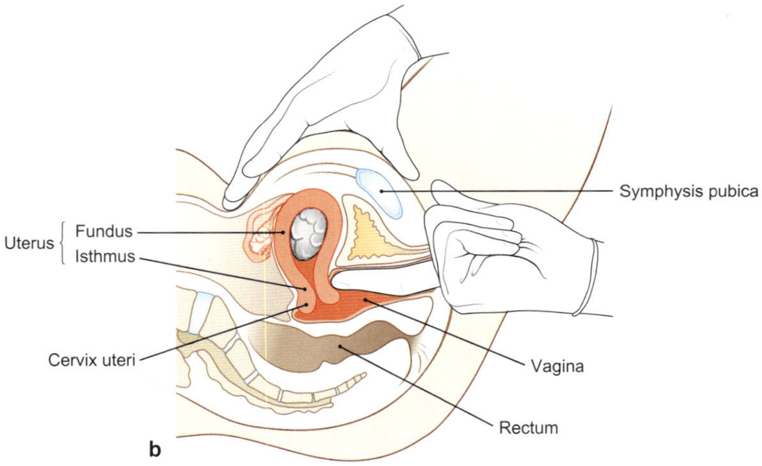

b

Abb. 7.138 a und b Manuelle Palpation des Uterus; schematische Darstellung eines Sagittalschnitts. [S701-L126]
a Bimanuelle Palpation zur Bestimmung von Größe und Lage des Uterus.
b Palpation zur Konsistenzbestimmung der Cervix uteri in der Schwangerschaft.

Klinik

Besonders früher, als keine weiteren diagnostischen Maßnahmen verfügbar waren, hatte die manuelle Untersuchung des Uterus in der Schwangerschaft einen hohen Stellenwert. So können Größe und Lage des Uterus durch **bimanuelle Palpation** festgestellt werden. Dabei schiebt man die Cervix uteri (mit 2 Fingern einer Hand im hinteren Scheidengewölbe) nach ventral. Außen bestimmt man die Lage des Fundus uteri von der Bauchdecke her. Zusätzlich kann man den Zervixabschnitt des Uterus im vorderen Scheidengewölbe komprimieren. Eine erhöhte Komprimierbarkeit im 2. und 3. Monat wurden als Schwangerschaftszeichen **(HEGAR-Zeichen)** herangezogen.

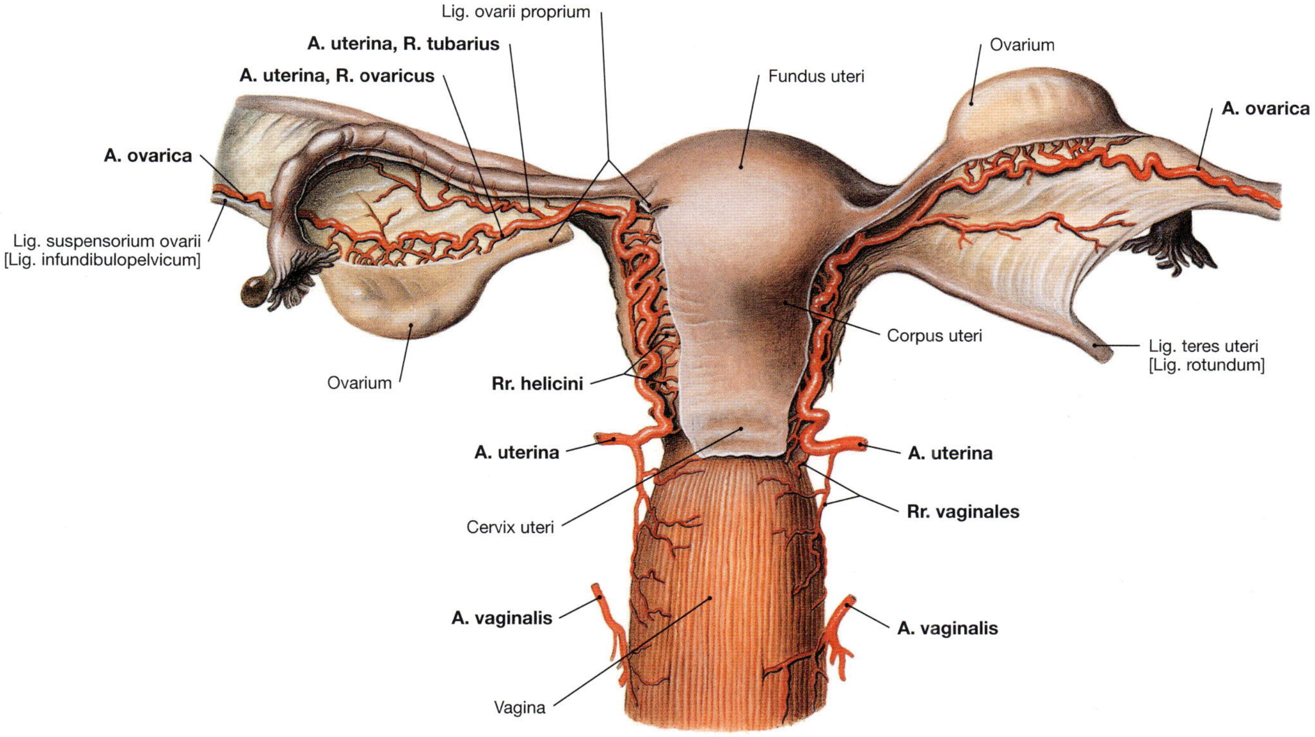

Abb. 7.139 Arterien der inneren weiblichen Geschlechtsorgane; Ansicht von dorsal. [S700]
Die inneren weiblichen Geschlechtsorgane werden von **3 paarigen Arterien** versorgt:
- **Uterus:** A. uterina (aus der A. iliaca interna) mit Rr. helicini
- **Ovar:** A. ovarica (aus Pars abdominalis der Aorta) und A. uterina mit R. ovaricus
- **Tuba uterina [Salpinx]:** A. uterina mit R. tubarius und A. ovarica
- **Vagina:** A. vaginalis (aus A. iliaca interna) und A. uterina mit Rr. vaginales

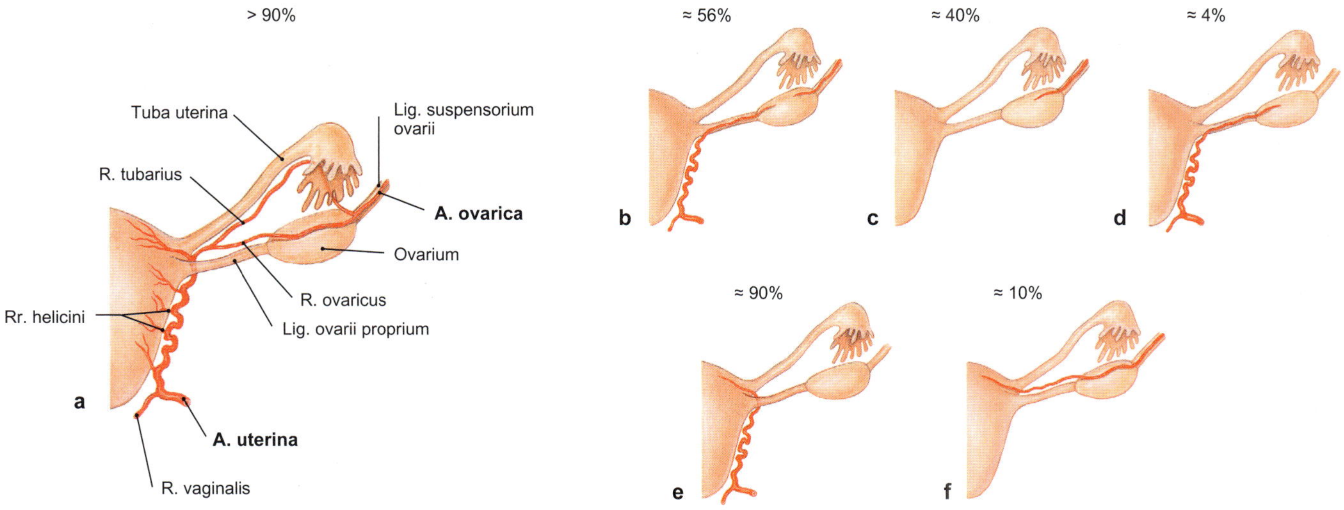

Abb. 7.140 a–f Varietäten der arteriellen Versorgung der inneren weiblichen Geschlechtsorgane; Ansicht von dorsal. [S700]
a Versorgung des Uterus (Lehrbuchfall)
b, c und **d** Versorgung des Ovars (**b** Lehrbuchfall)
e und **f** Versorgung des Fundus uteri (**e** Lehrbuchfall)

Arterien der inneren weiblichen Geschlechtsorgane

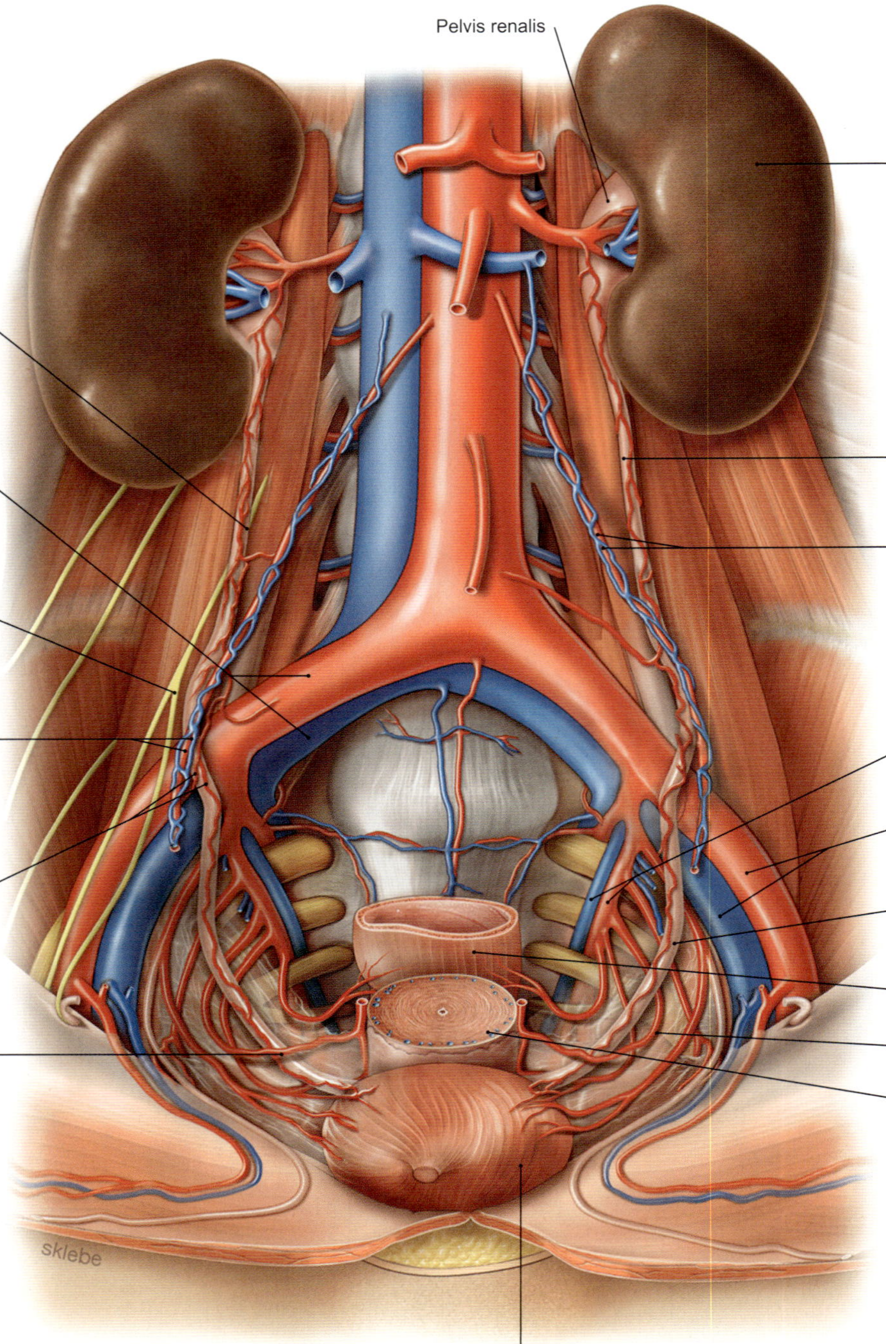

Abb. 7.141 Arterien der inneren weiblichen Geschlechtsorgane; Ansicht von ventral. [S702-L238]
Alle inneren weiblichen Geschlechtsorgane erhalten ihr Blut über **3 paarige Arterien.**
Die **A. ovarica** entspringt aus der Pars abdominalis der Aorta und steigt zunächst im Retroperitonealraum und dann über das Lig. suspensorium ovarii ins kleine Becken ab. Sie versorgt neben dem Ovar auch den angrenzenden Abschnitt des Eileiters. Die **A. uterina** ist ein viszeraler Ast der A. iliaca interna. Sie tritt im Lig. latum uteri an den unteren Abschnitt der Cervix uteri heran, wobei sie über den Harnleiter hinwegzieht. Hier gibt sie die **Rr. vaginales** zur Scheide ab und steigt dann zum Körper des Uterus nach oben, den sie über **Rr. helicini** versorgt. Der Eileiter erhält mit dem **R. tubarius** einen eigenen Ast, bevor der **R. ovaricus** als Endast mit der A. ovarica anastomosiert.

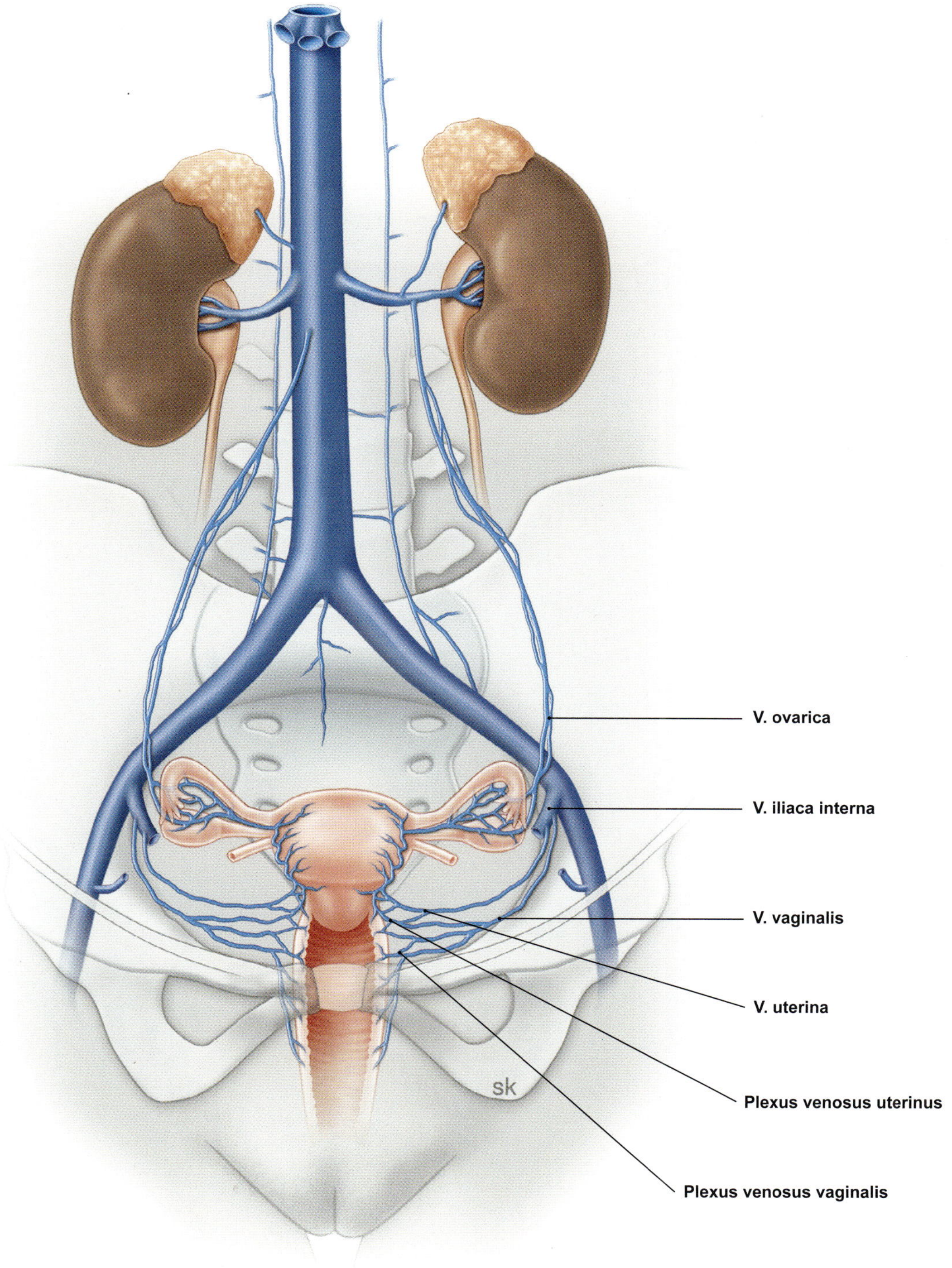

Abb. 7.142 Venen der inneren weiblichen Geschlechtsorgane; schematisierte Darstellung, Ansicht von ventral. [S701-L238]
Der venöse Abfluss der inneren weiblichen Geschlechtsorgane erfolgt über **2 Venensysteme:**

- Venöse Plexus im kleinen Becken **(Plexus venosi uterinus und vaginalis)** mit Anschluss an die V. iliaca interna
- **V. ovarica,** die rechts in die V. cava inferior und links in die V. renalis sinistra mündet

Lymphgefäße der weiblichen Geschlechtsorgane

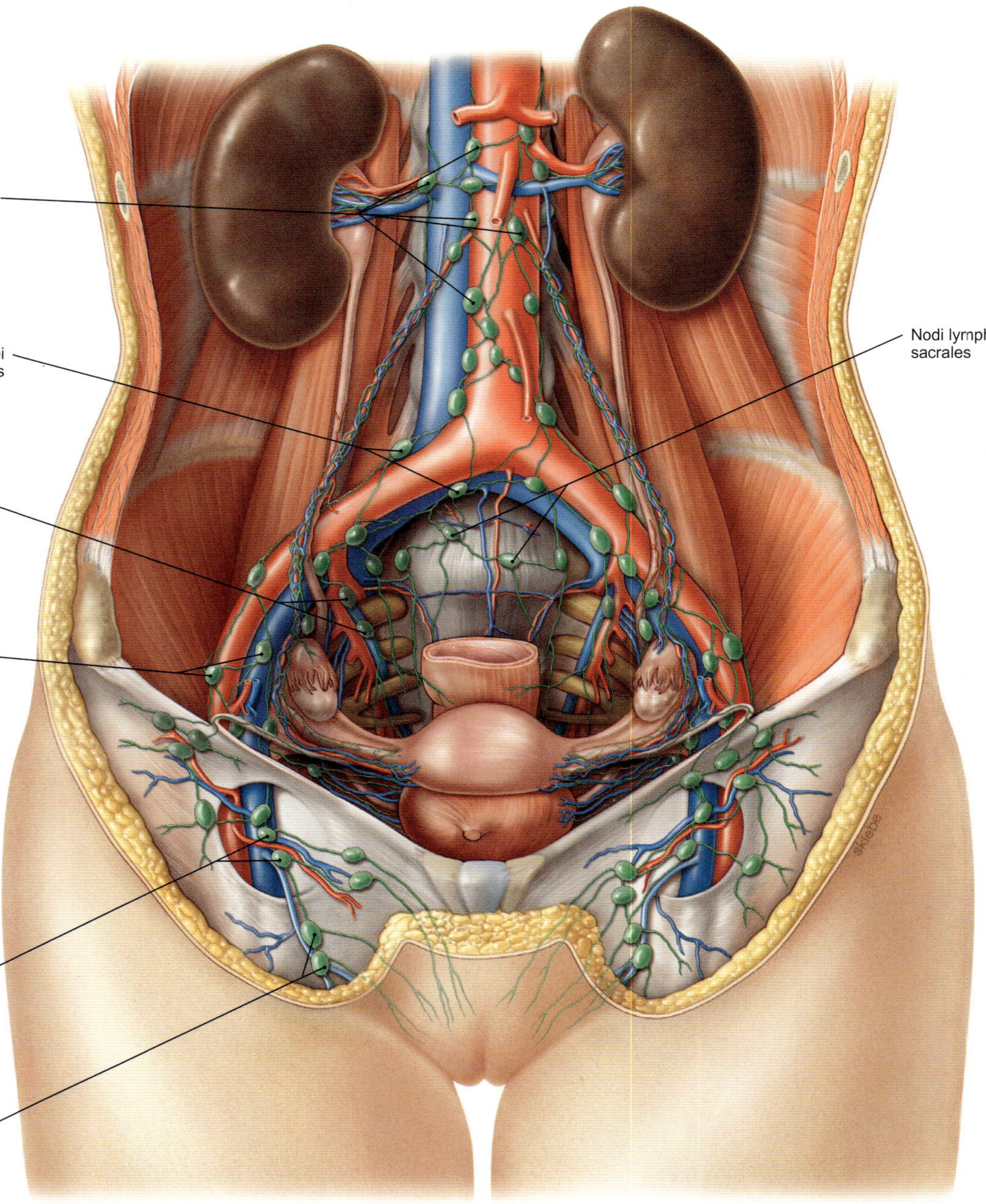

Abb. 7.143 Lymphgefäße und Lymphknoten der äußeren und inneren weiblichen Geschlechtsorgane; Ansicht von ventral. [S700-L238]
Die regionären Lymphknoten für die äußeren Geschlechtsorgane sind die Leistenlymphknoten **(Nodi lymphoidei inguinales).** Dagegen liegt die erste Lymphknotenstation des Ovars retroperitoneal auf Höhe der Nieren **(Nodi lymphoidei lumbales),** und die regionären Lymphknoten des Uterus befinden sich im kleinen Becken **(Nodi lymphoidei iliaci interni).**

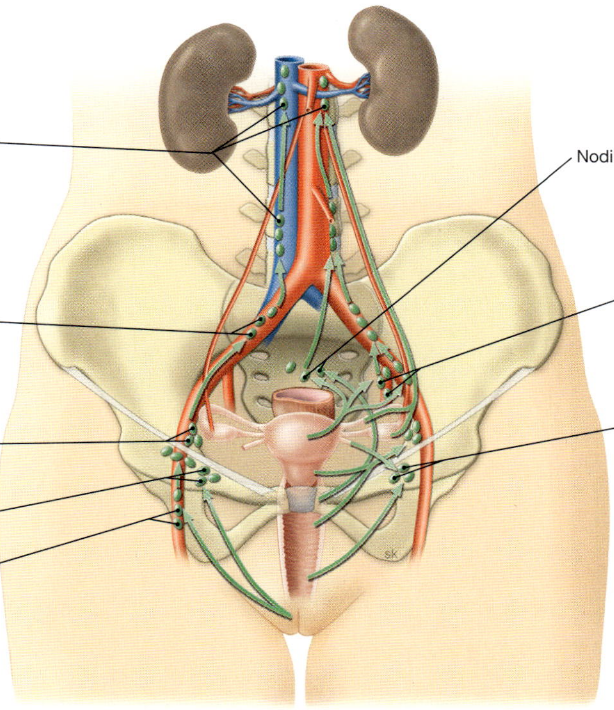

Abb. 7.144 Lymphabflusswege der äußeren und inneren weiblichen Geschlechtsorgane mit Projektion auf das Skelett; Ansicht von ventral. [S700-L238]

Anders als beim Mann haben äußere und innere Geschlechtsorgane bei der Frau nicht völlig getrennte Lymphabflusswege, da auch aus Teilen der inneren Geschlechtsorgane Lymphe in die Lymphknoten der Leiste gelangt.

Der Lymphabfluss erfolgt von den Leistenlymphknoten **(Nodi lymphoidei inguinales)** über die Lymphknoten entlang der A. iliaca externa **(Nodi lymphoidei iliaci externi)** zu den Sammellymphknoten des Beckens **(Nodi lymphoidei iliaci communes),** an die auch die Lymphknoten entlang der A. iliaca interna **(Nodi lymphoidei iliaci interni)** und vorne auf dem Kreuzbein **(Nodi lymphoidei sacrales)** aus dem kleinen Becken angeschlossen sind. Von den Beckenlymphknoten erfolgt die Drainage in die lumbalen Lymphknoten **(Nodi lymphoidei lumbales),** die beidseits neben dem Bauchabschnitt der Aorta und der unteren Hohlvene bis zur Höhe der Nierengefäße aufsteigen. Dort gehen die **Trunci lumbales** als Lymphstämme hervor, die sich unter dem Zwerchfell mit den Trunci intestinales zum **Ductus thoracicus** vereinen.

Abb. 7.145 Lymphdrainagewege der äußeren und inneren weiblichen Geschlechtsorgane; Ansicht von ventral. [S701-L127]

Regionäre Lymphknoten der **äußeren Geschlechtsorgane** sind Nodi lymphoidei inguinales für die Vulva.

Regionäre Lymphknoten der **inneren Geschlechtsorgane** sind:

- **Nodi lymphoidei lumbales** auf Höhe der Nieren: Ovar, Tuba uterina, Uterus (Tubenwinkel), Lymphbahnen im Lig. suspensorium ovarii (eingezeichnet in **gelb**)
- **Nodi lymphoidei iliaci interni/externi** und **Nodi lymphoidei sacrales:** Uterus, obere zwei Drittel der Vagina, Tuba uterina (eingezeichnet in **rot**)
- **Nodi lymphoidei inguinales:** unteres Drittel der Vagina, Uterus (Tubenwinkel), Lymphbahnen im Lig. teres uteri (eingezeichnet in **blau**)

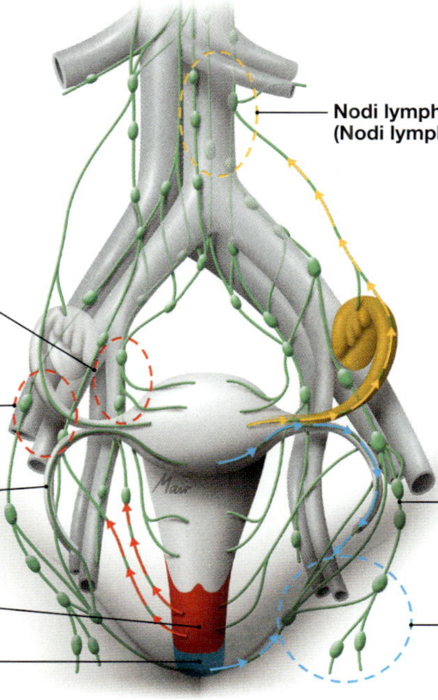

Klinik

Aufgrund der unterschiedlichen Lymphabflusswege befinden sich die ersten **Lymphknotenmetastasen** bei Vulvakarzinomen in der Leiste. Wenn auch die tiefen Leistenlymphknoten **(CLOQUET-Lymphknoten** oder **ROSENMÜLLER-Lymphknoten)** betroffen sind, ist ein Befall auch der Beckenlymphknoten zu befürchten.

Im Unterschied dazu bilden sich bei Endometriumkarzinomen des Uterus und Zervixkarzinomen Lymphknotenmetastasen zunächst im kleinen Becken und bei Ovarialtumoren im Retroperitonealraum.

Innervation der weiblichen Geschlechtsorgane

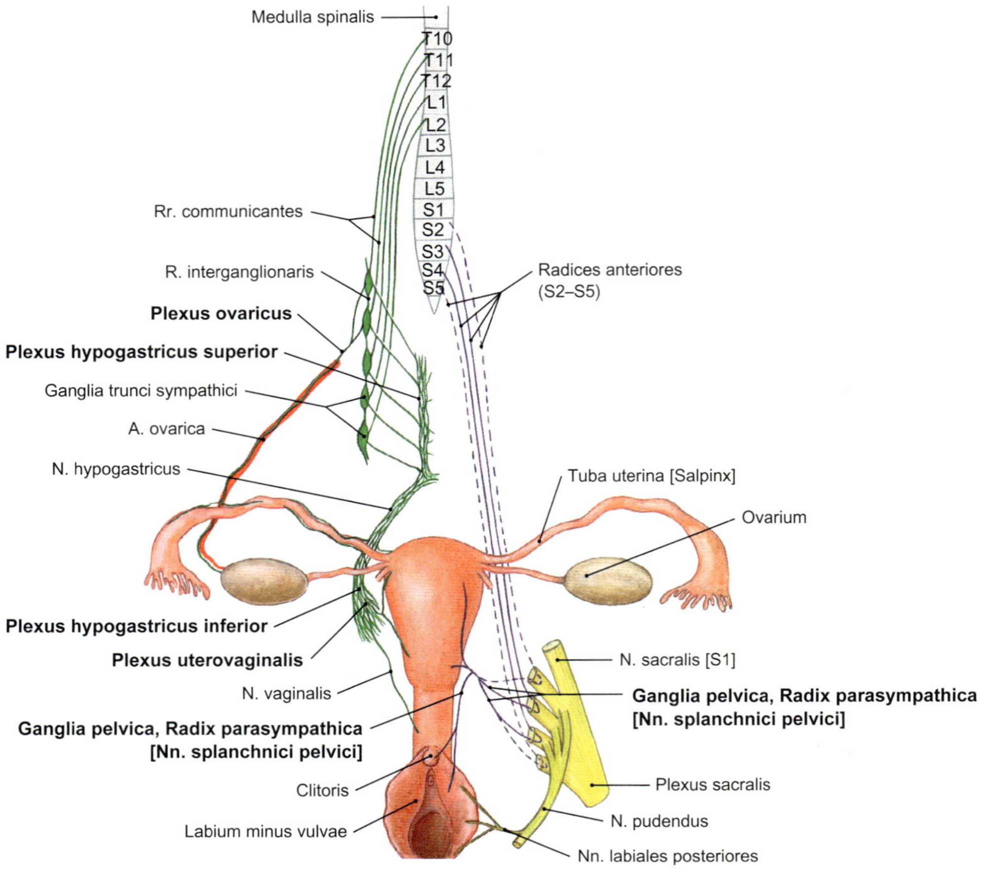

Abb. 7.146 Innervation der weiblichen Geschlechtsorgane; Ansicht von ventral; schematische Darstellung. Plexus hypogastricus inferior und Plexus uterovaginalis enthalten sympathische (grün) und parasympathische (violett) Nervenfasern. [S700]

Die präganglionären **sympathischen Nervenfasern** (T10–L2) steigen vom Plexus aorticus abdominalis über den Plexus hypogastricus superior und aus den sakralen Ganglien des Grenzstrangs (Truncus sympathicus) über die Nn. splanchnici sacrales ab und werden überwiegend im **Plexus hypogastricus inferior** synaptisch auf postganglionäre Neurone verschaltet. Deren Axone erreichen die Beckenorgane und setzen sich in den **Plexus uterovaginalis (FRANKENHÄUSER-Plexus)** fort, der Uterus, Tuba uterina und Vagina innerviert. Die (vorwiegend) postganglionären sympathischen Nervenfasern für das Ovar verlaufen im Plexus ovaricus entlang der A. ovarica, nachdem sie bereits in den Ganglia aorticorenalia oder im Plexus hypogastricus superior umgeschaltet wurden.

Die präganglionären **parasympathischen Nervenfasern** gelangen aus dem sakralen Parasympathicus (S2–S4) über die Nn. splanchnici pelvici in die Ganglien des Plexus hypogastricus inferior. Entweder hier oder in der Umgebung der Organe (hier: Ganglia pelvica) werden sie auf postganglionäre Fasern umgeschaltet, die Uterus, Tuba uterina und Vagina innervieren.

Die somatische Innervation durch den **N. pudendus** versorgt sensorisch den unteren Teil der Vagina, den Scheidenvorhof (Vestibulum vaginae) und die Vulvalippen über Rr. labiales posteriores unc die Clitoris über den N. dorsalis clitoridis.

Klinik

Die **Beckenschmerzlinie** gibt die Grenze zwischen den Innervationsgebieten der Schmerzafferenzen der Beckenorgane an. Intraperitoneale Organe wie Corpus uteri, Ovar und Eileiter sind vom Plexus aorticus abdominalis aus durch sympathische Afferenzen innerviert. Die Cervix uteri und die oberen zwei Drittel der Vagina werden dagegen von parasympathischen Neuronen über den Plexus hypogastricus inferior versorgt. Das untere Drittel der Vagina erhält somatische Afferenzen über den N. pudendus.
Für die Anästhesie bei der Geburt gibt es folgende Optionen (→ Abbildungen):

1. **Spinalanästhesie:** Applikation in den Subarachnoidalraum auf Höhe L4/L5; hebt die Schmerzempfindung aus den Genitalorganen und Beinen auf.
2. **Periduralanästhesie (PDA):** Applikation in den Epiduralraum mit geringerer Ausbreitung. a) Auf Höhe L4/L5 (lumbal); hebt die Schmerzempfindung aus den Genitalorganen und Beinen auf. b) Im Sakralkanal S2–S4 (kaudal); betäubt unteren Geburtskanal, während Uteruskontraktionen oberhalb der Beckenschmerzlinie schmerzhaft wahrgenommen werden.
3. **Pudendusblockade:** Applikation von vaginal, betäubt nur unteres Drittel der Vagina.

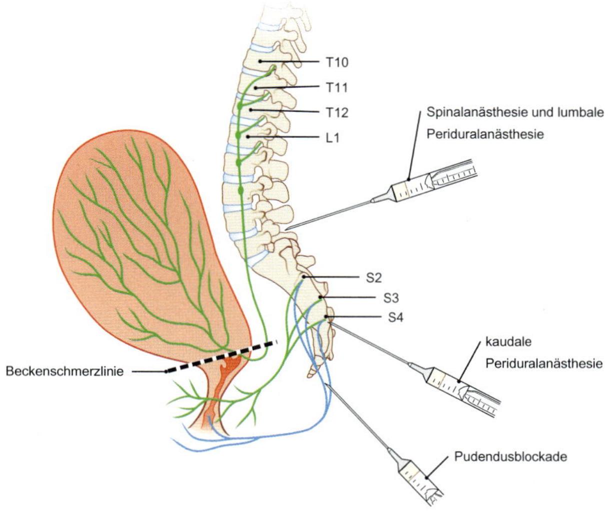

[S701-L126]

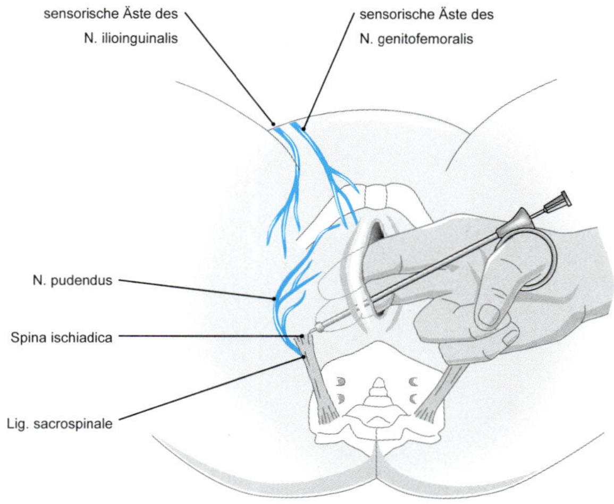

[L157-R388]

Beckenboden bei der Frau

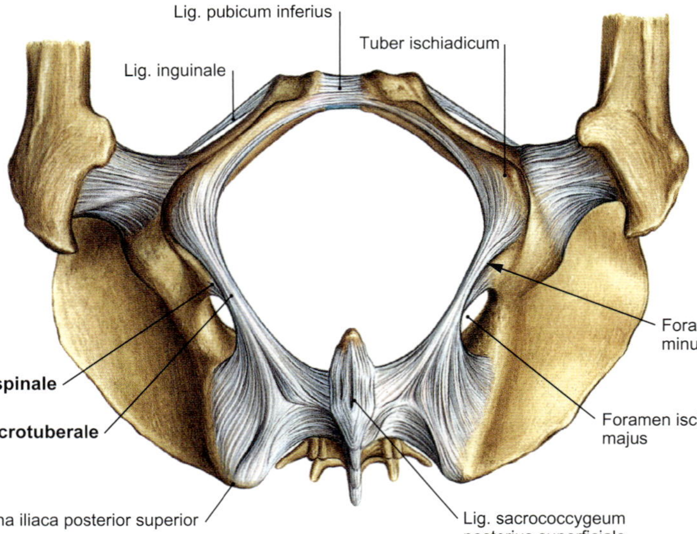

Abb. 7.147 Knochen und Bänder des Beckenausgangs, Apertura pelvis inferior, bei der Frau; Ansicht von kaudal in Steinschnittlage. [S701]
Der **Beckenausgang, Apertura pelvis inferior,** wird durch folgende Knochen und Bänder begrenzt:
- Steißbein, Os coccygis, mit Lig. sacrococcygeum posterius superficiale
- Sitzbeinhöcker, Tuber ischiadicum, beidseits, mit Lig. sacrotuberale
- Schambeinfuge, Symphysis pubica, mit Lig. pubicum inferius

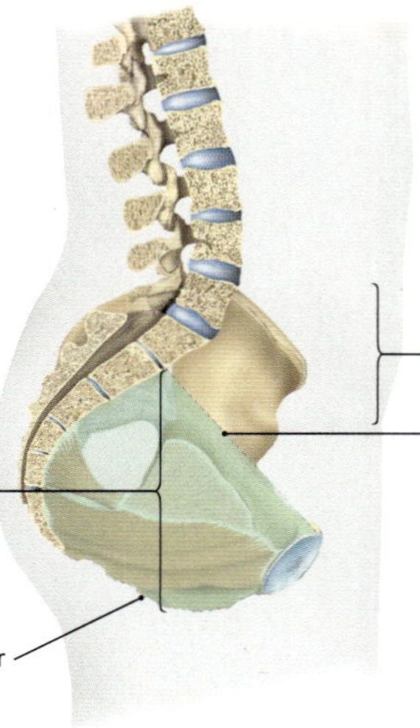

Abb. 7.148 „Echtes" oder „kleines" Becken, Pelvis minor, bei der Frau; schematisierte Darstellung, Ansicht von rechts. [S701-L280]
Das **kleine Becken, Pelvis minor,** beginnt am **Beckeneingang, Apertura pelvis superior**. Dieser wird durch die **Linea terminalis,** vom kranial gelegenen großen Becken, Pelvis major, mit den Beckenschaufeln abgegrenzt (→ Abb. 4.5). Die Linea terminalis verläuft ventral von der Schambeinfuge über den Pecten ossis pubis nach dorsal über die Linea arcuata zum Promontorium. Dies ist der am weitesten nach ventral vorspringende Punkt des Kreuzbeins.

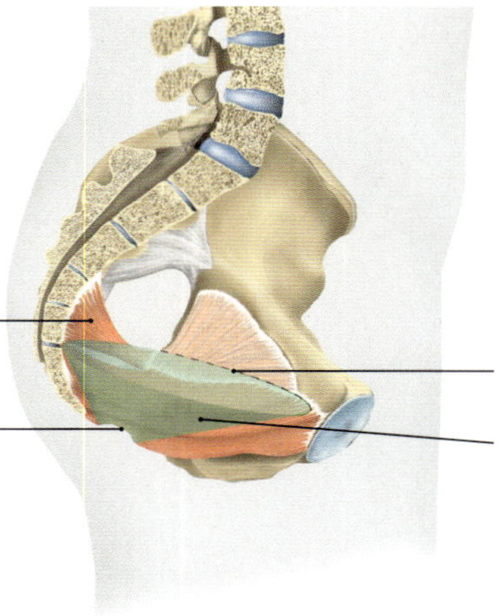

Abb. 7.149 Beckenboden, Diaphragma pelvis, bei der Frau; schematisierte Darstellung in einem median geschnittenen Becken mit Hervorhebung seiner Lage in grün, Ansicht von rechts. [S701-L280]
Der **Beckenboden, Diaphragma pelvis**, ist eine **trichterförmige Muskelplatte** aus quergestreifter Muskulatur mit zugehöriger Faszienhülle, die in der Abb. grün hervorgehoben ist. Er begrenzt die Beckenhöhle nach kaudal.

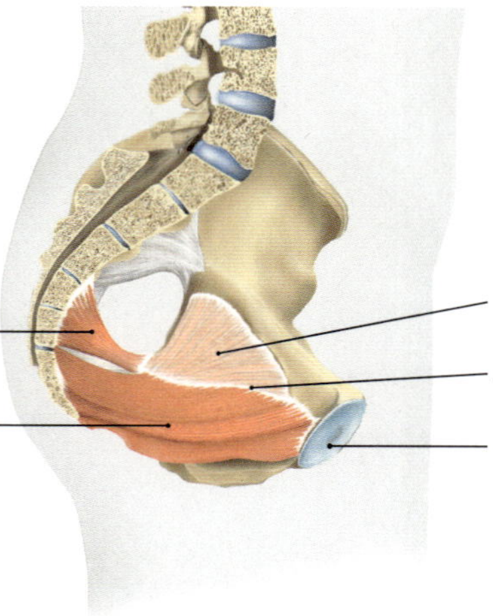

Abb. 7.150 Beckenboden, Diaphragma pelvis, bei der Frau; schematisierte Darstellung in einem median geschnittenen Becken, Ansicht von rechts. [S701-L280]
Der Beckenboden besteht aus dem **M. levator ani** und dem **M. ischiococcygeus** und hält durch seine tonische Dauerkontraktion die Beckenorgane in ihrer Position.

→ T 22.1

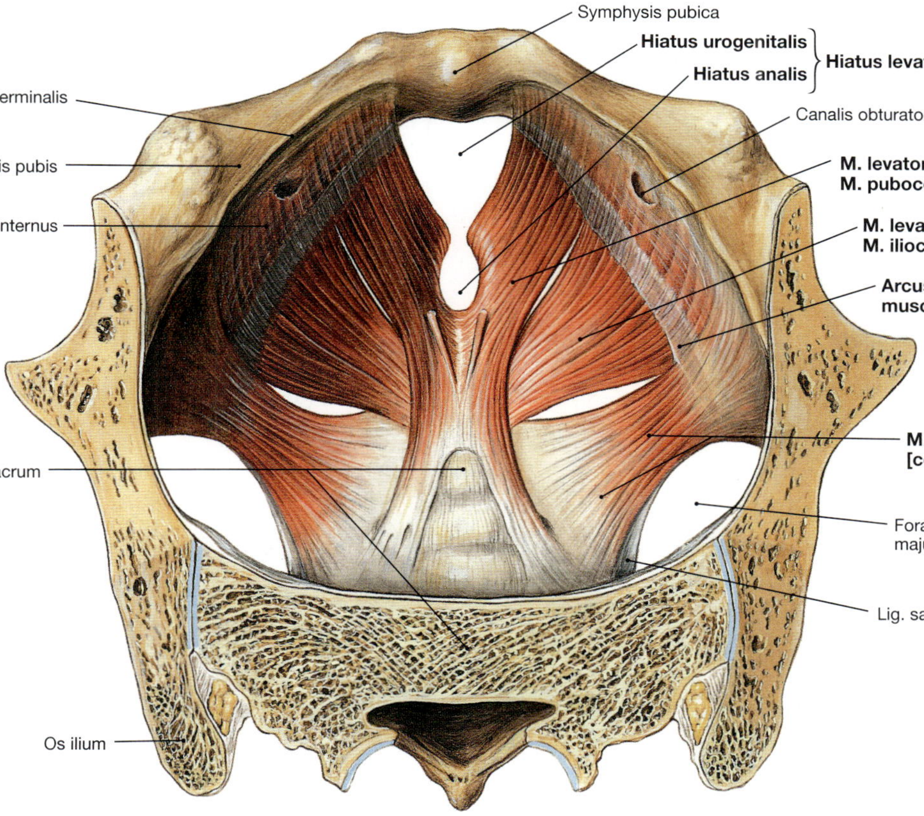

Abb. 7.151 Beckenboden, Diaphragma pelvis, bei der Frau; Ansicht von kranial. [S700]
Der Beckenboden gleicht in seinem Aufbau dem Beckenboden des Mannes und verschließt die Beckenhöhle nach kaudal.
Bau:
- **M. levator ani,** der sich aus M. pubococcygeus, M. iliococcygeus und M. puborectalis zusammensetzt
- **M. ischiococcygeus**

Im Unterschied zu M. pubococcygeus und M. ischiococcygeus entspringt der M. iliococcygeus nicht an den Knochen des Hüftbeins, sondern vom Arcus tendineus musculi levatoris ani, der eine Verstärkung der Faszie des M. obturatorius internus darstellt.
Die Muskeln beider Seiten lassen das **Levatortor (Hiatus levatorius)** zwischen sich frei, das durch das Bindegewebe des Corpus perineale (Centrum perinei) in einen **Hiatus urogenitalis** (vorne) als Durchtritt für Urethra und Vagina und einen **Hiatus analis** (hinten) für das Rectum unterteilt wird.
Der Beckenboden wird von direkten Ästen aus dem Plexus sacralis (S3–S4) innerviert und weist ähnlich wie der M. sphincter ani externus eine konstante Grundaktivität auf.
Funktion: Der Beckenboden stabilisiert die Lage der Beckenorgane wie der Gebärmutter und gewährleistet damit auch Harn- und Stuhlkontinenz.

→ T 22.1

Klinik

Bei der Geburt kann es zur Dehnung der Levator-Muskeln oder sogar zum Abriss einzelner Abschnitte vom knöchernen Becken kommen, was zu einer **Beckenbodeninsuffizienz** führt (→ Abb. 7.153), bei der die Beckenorgane nicht mehr in ihrer Position gehalten werden können.

Beckenboden bei der Frau

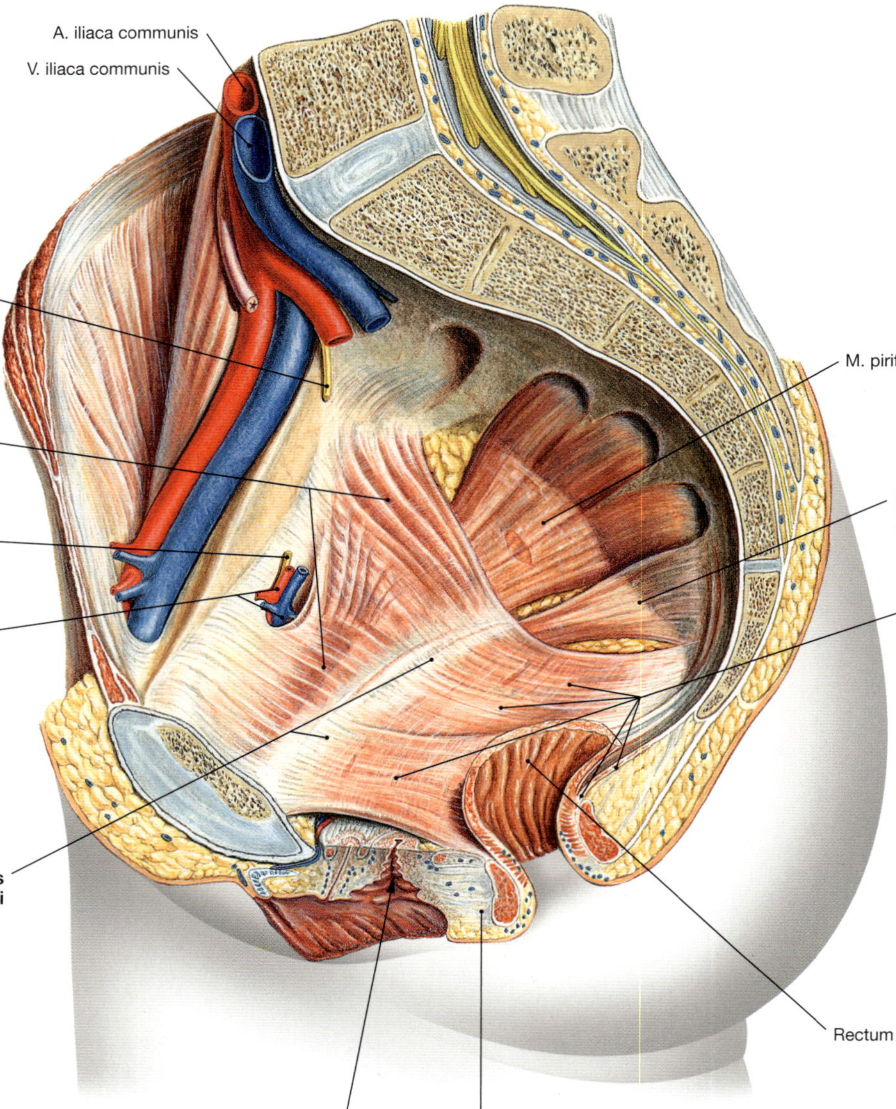

Abb. 7.152 Beckenboden, Diaphragma pelvis, bei der Frau; Ansicht von links. [S700]
Der Beckenboden besteht aus **M. levator ani** und **M. ischiococcygeus.** Der M. iliococcygeus des M. levator ani entspringt vom **Arcus tendineus musculi levatoris ani.** Dieser ist eine Verstärkung der Faszie des M. obturatorius internus. Der M. obturatorius internus entspringt u. a. vorne am oberen Schambeinast, wo er eindeutig zu identifizieren ist, weil er vom Canalis obturatorius mit A. und V. obturatoria sowie N. obturatorius durchbohrt wird. Am Arcus tendineus musculi levatoris ani wendet er sich dann jedoch nach lateral und tritt durch das Foramen ischiadicum minus aus dem Becken aus. Der M. levator ani zieht zu Kreuz- und Steißbein und verschließt so die Beckenhöhle nach unten.

→ T 22.1

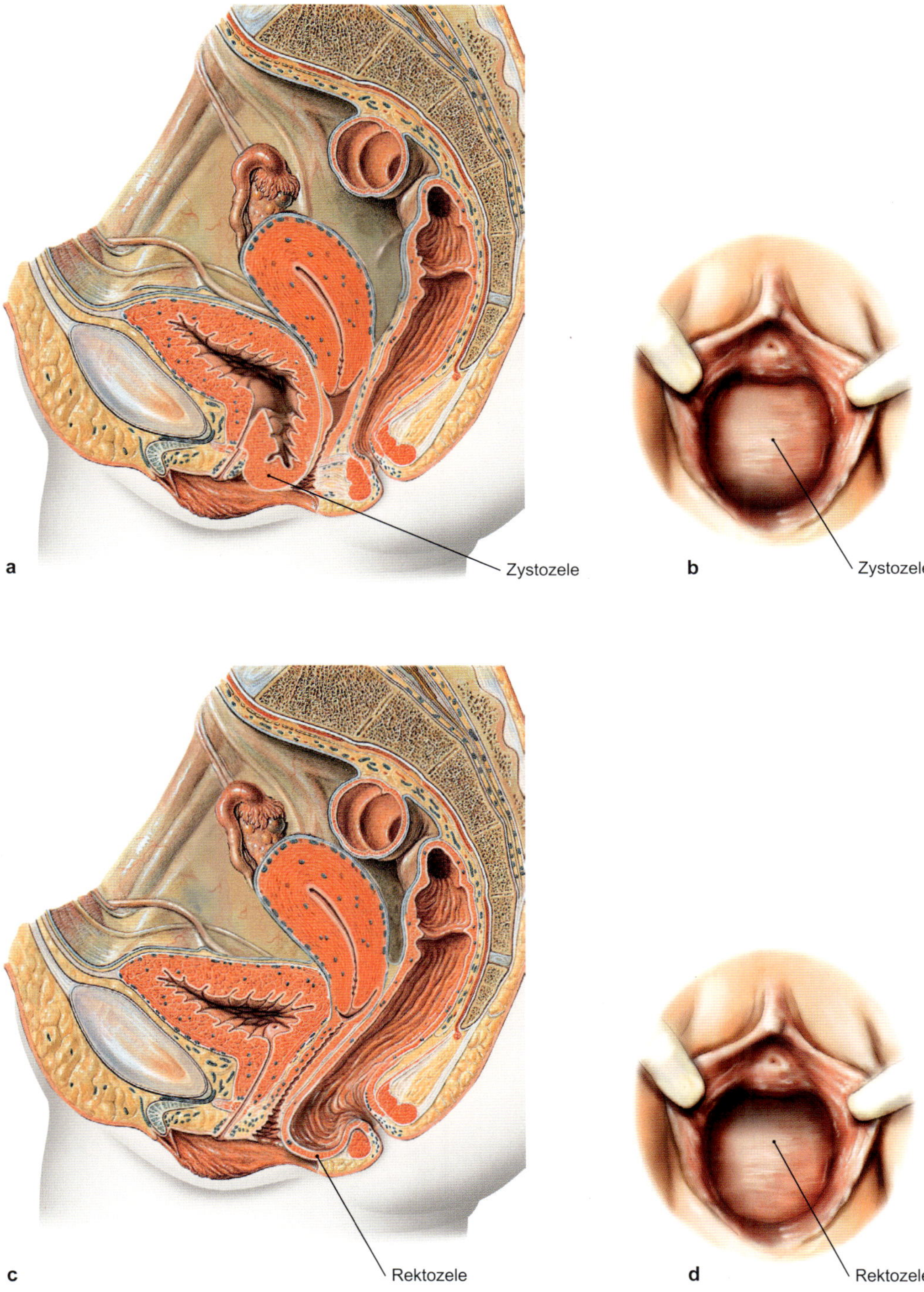

Abb. 7.153 a–d Beckenbodeninsuffizienz bei der Frau; Medianschnitt, Ansicht von links. [S702-L266]
a, b Zystozele.
c, d Rektozele.
Wenn die stabilisierende Funktion des Beckenbodens ausfällt, kommt es zur Beckenbodeninsuffizienz. Dabei kann die Rückwand der Harnblase **(a, b)** oder die Vorderwand des Mastdarms **(c, d)** vorfallen. Sowohl die **Zystozele (b)** als auch die **Rektozele (d)** sind von vaginal als Ausstülpung sichtbar, deren Aspekt nicht immer eindeutig zu unterscheiden ist. Durch einen Schatten, der bei der Zystozele dorsal **(b)** und bei der Rektozele **(d)** ventral des prolabierten Gewebes eingezeichnet ist, sollen die Lageverhältnisse hervorgehoben werden.

Klinik

Bei Frauen ist die Schwäche des Beckenbodens **(Beckenbodeninsuffizienz)** viel häufiger, weil der Beckenboden durch vaginale Geburten, bei denen das Levatortor stark gedehnt wird, strapaziert wird. In der Folge kann es zur **Absenkung** (Descensus) oder zum **Vorfall** (Prolaps) von Uterus und Vagina kommen. Da der Uterus mit der Hinterwand der Harnblase und die Vagina mit der Vorderseite des Rectums in Verbindung stehen, geht dies oft mit einem Vorfall von Harnblase (Zystozele) und Rectum (Rektozele) und damit mit **Harn-** und **Stuhlinkontinenz** einher.

Dammmuskulatur bei der Frau

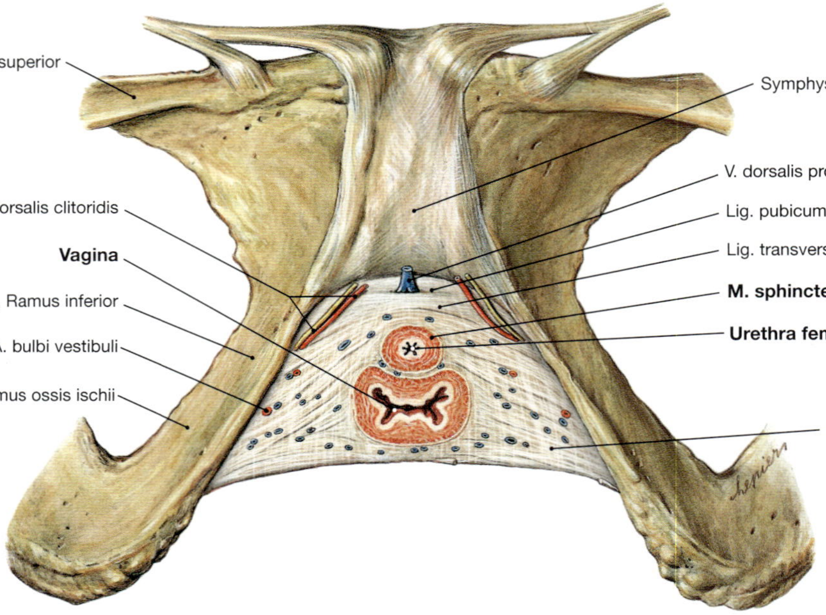

Abb. 7.154 Dammmuskulatur bei der Frau; Ansicht von kaudal; nach Entfernung aller übrigen Muskeln. [S700]
Bei der Frau wird das durch die Levatorschenkel frei gelassene Levatortor (Hiatus levatorius) weitgehend durch Bindegewebe verschlossen, sodass nur der Durchtritt der Scheide (Vagina) und der Harnröhre (Urethra feminina) frei bleibt. Die Dammmuskulatur ist anders als beim Mann relativ schwach ausgebildet (→ Abb. 7.108). Da der **M. transversus perinei profundus,** der nur aus einzelnen in das Bindegewebe eingelagerten Muskelfasern besteht (→ Abb. 7.155), und der dünne **M. transversus perinei superficialis keine Muskelplatte** darstellen, wurde der alte Begriff des „Diaphragma urogenitale" fallengelassen.

Während beim Mann der tiefe Dammraum (Spatium profundum perinei) weitgehend der Ausdehnung des M. transversus perinei profundus entspricht, ist die Abgrenzung der Dammräume bei der Frau schwierig. Nach unten wird der **tiefe Dammraum** (Spatium profundum perinei) jedoch wie beim Mann durch die **Membrana perinei** begrenzt (→ Abb. 7.162). Der Raum enthält bei der Frau neben der Urethra auch die Vagina und wird von den tiefen Ästen des N. pudendus und der A./V. pudenda interna auf ihrem Weg zur Vulva durchquert.

→ T 22.2

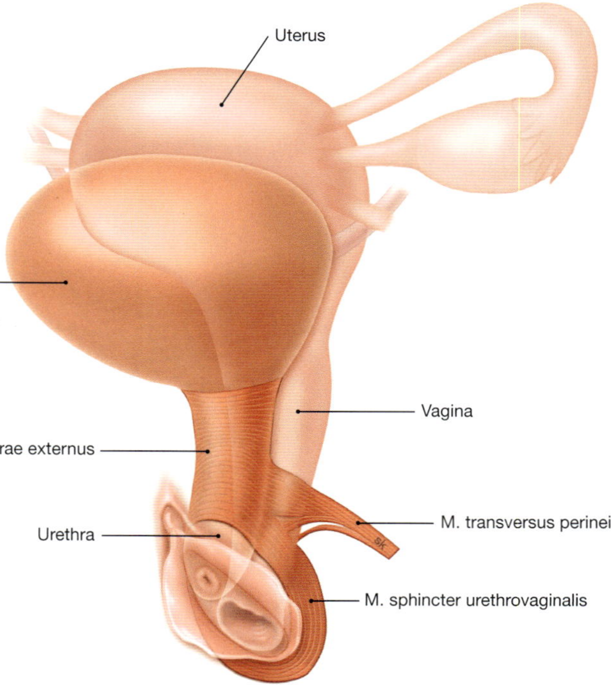

Abb. 7.155 Willkürliche Schließmuskulatur der Harnblase. [S700-L238]
Der M. transversus perinei profundus bildet bei der Frau unterhalb des Beckenbodens keine solide Muskelplatte aus. Dagegen bilden in der Umgebung der Harnröhre einzelne quergestreifte Muskelfasern den **M. sphincter urethrae externus,** der den willkürlichen Schließmuskel der Harnblase darstellt (→ Abb. 7.154). Distal setzen sich einige Fasern auch um die Vagina fort und werden hier als **M. sphincter urethrovaginalis** bezeichnet.

→ T 22.2

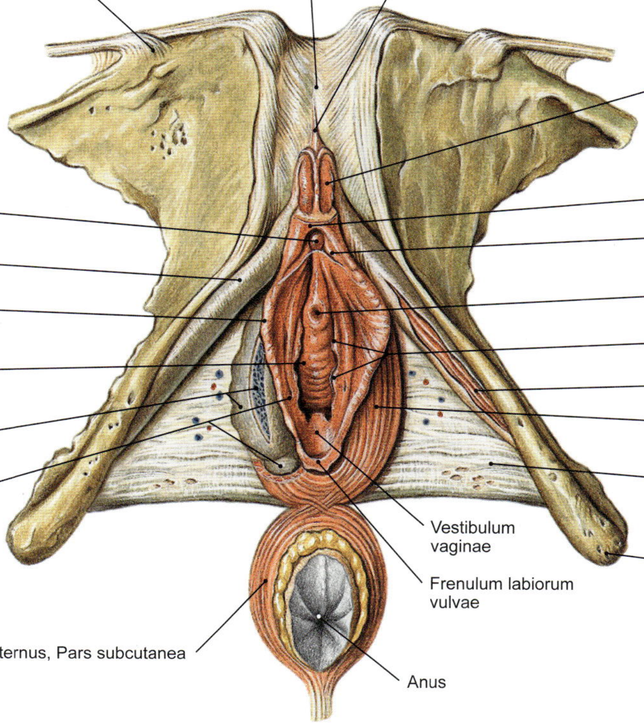

Abb. 7.156 Oberflächliche Dammmuskulatur bei der Frau; Ansicht von kaudal. [S700]
Die **Membrana perinei** begrenzt den tiefen Dammraum nach kaudal. Darunter schließt sich der **oberflächliche Dammraum** (Spatium superficiale perinei) an (→ Abb. 7.162). Dieser enthält den M. transversus perinei superficialis sowie das äußere Genitale, dessen Anteile als Vulva zusammengefasst werden. Die beiden Schwellkörper der Vulva werden ebenfalls von oberflächlichen Dammmuskeln umhüllt: Die Schenkel der Clitoris werden vom **M. ischiocavernosus** am unteren Schambeinast begleitet, der Vorhofschwellkörper (Bulbus vestibuli) wird vom **M. bulbospongiosus** bedeckt.

* klin.: BARTHOLIN-Drüse

→ T 22.2

Dammräume bei der Frau

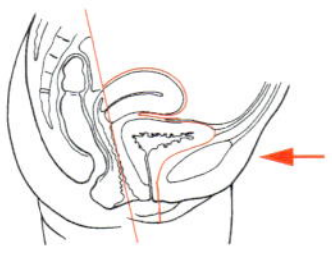

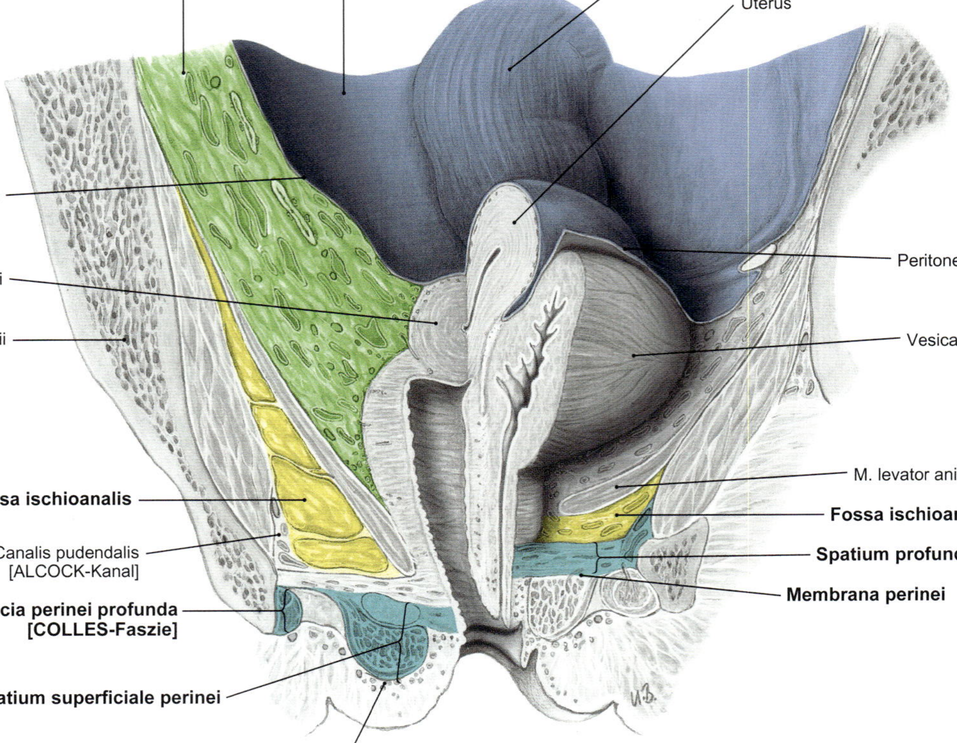

Abb. 7.157 Etagen des Beckens bei der Frau; Medianschnitt und rechts Frontalschnitt; Ansicht von ventral. [S700]
Der Frontalschnitt zeigt die **3 Etagen** des weiblichen Beckens:

- **Peritonealhöhle des Beckens (Cavitas peritonealis pelvis),** die kaudal durch das parietale Peritoneum begrenzt wird
- **Subperitonealraum (Spatium extraperitoneale pelvis),** der nach unten bis zum M. levator ani des Beckenbodens reicht
- **Dammregion (Regio perinealis)** unterhalb des Beckenbodens.

Struktur und Funktion

Der **tiefe Dammraum** (Spatium profundum perinei) hat bei der Frau den folgenden Inhalt:

- Scheide (Vagina)
- Harnröhre (Urethra)
- Tiefe Äste des N. pudendus (N. dorsalis clitoridis)
- Tiefe Äste der A./V. pudenda interna (A. bulbi vestibuli, A. dorsalis clitoridis, A. profunda clitoridis)
- Nn. cavernosi clitoridis
- Soweit vorhanden einzelne Muskelfasern des M. transversus perinei profundus

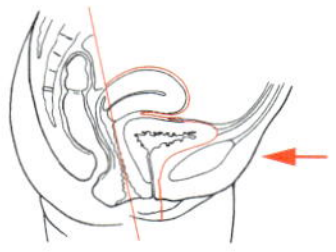

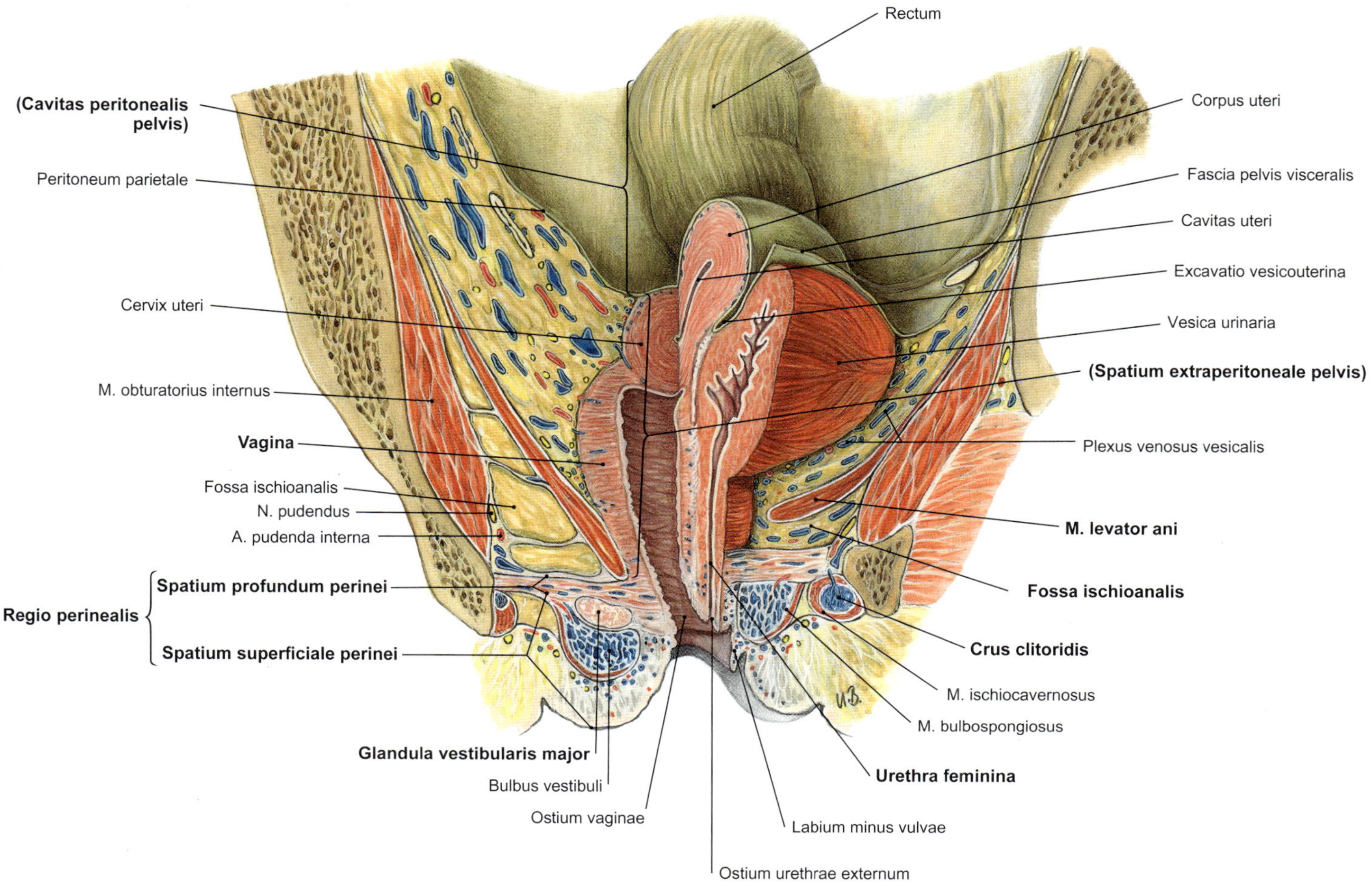

Abb. 7.158 Dammräume bei der Frau; Medianschnitt und rechts Frontalschnitt; Ansicht von ventral. Vergleiche auch den Schnitt in → Abb. 7.175b. [S700]

Der vordere Anteil der **Dammregion, Regio perinealis**, wird im Wesentlichen von den beiden Dammräumen eingenommen, enthält aber darüber hinaus noch die sehr variablen vorderen Ausläufer der Fossa ischioanalis (hier rechts und links unterschiedlich dargestellt).

Der **tiefe Dammraum** (Spatium profundum perinei) wird vor allem von Bindegewebe und von einzelnen Muskelfasern des M. transversus perinei profundus ausgefüllt. Er enthält den Durchtritt von Vagina und Urethra. Außerdem wird er von den tiefen Ästen des N. pudendus und der A. und V. pudenda interna auf ihrem Weg zur Vulva durchquert. Die Nn. cavernosi clitoridis durchbohren den Damm und treten in die Schwellkörper der Clitoris ein.

Der **oberflächliche Dammraum** (Spatium superficiale perinei) erstreckt sich zwischen der Membrana perinei und der Körperfaszie (Fascia perinei). Er enthält neben dem M. transversus perinei superficialis auch die Schenkel der Klitorisschwellkörper, die Glandulae vestibulares majores (BARTHOLIN-Drüsen) und den Vorhofschwellkörper (Bulbus vestibuli). Dieser wird dabei vom M. bulbospongiosus umfasst, die Crura clitoridis beidseits vom M. ischiocavernosus. Außerdem ziehen die oberflächlichen Äste des N. pudendus und der A. und V. pudenda interna durch diesen Raum zu den Vulvalippen.

Struktur und Funktion

Der **oberflächliche Dammraum** (Spatium superficiale perinei) hat bei der Frau den folgenden Inhalt:

- Glandulae vestibulares majores (BARTHOLIN-Drüsen)
- Schenkel des Kitzlers (Crura clitoridis)
- Vorhofschwellkörper (Bulbus vestibuli)
- Oberflächliche Äste des N. pudendus (Nn. perineales mit Nn. labiales posteriores)
- Oberflächliche Äste der A./V. pudenda interna (A./V. perinealis mit Rr. labiales posteriores)
- M. transversus perinei superficialis
- M. bulbospongiosus
- M. ischiocavernosus

Dammräume bei der Frau

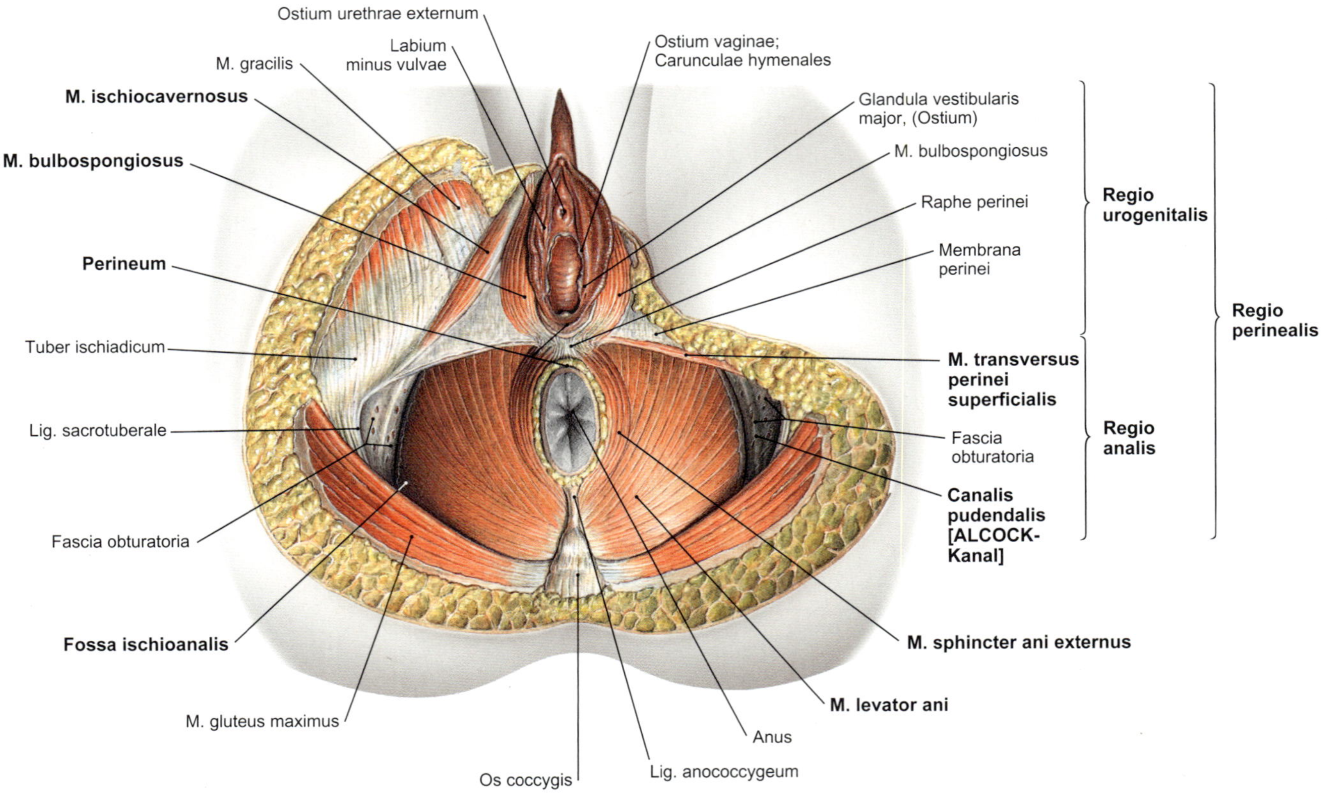

Abb. 7.159 Dammregion, Regio perinealis, bei der Frau; Ansicht von kaudal; nach Entfernung sämtlicher Leitungsbahnen. [S700]

Die **Dammregion** reicht vom Unterrand der Schambeinfuge (Symphysis pubica) bis zur Spitze des Steißbeins (Os coccygis). Im Unterschied dazu beschreibt der Begriff **Damm** (Perineum) bei der Frau nur die schmale Weichteilbrücke zwischen Hinterrand der großen Vulvalippen und Anus. Die Dammregion lässt sich in eine **vordere Regio urogenitalis** mit Geschlechtsorganen und Harnröhre und eine **hintere Regio analis** um den Anus einteilen. Beide Regionen enthalten Räume:

- Die **Regio analis** enthält die **Fossa ischioanalis** (siehe Tabelle), die einen pyramidenförmigen Raum beidseits des Anus darstellt. Die Fossa ischioanalis ist bei Mann und Frau weitgehend gleich ausgebildet. In der lateralen Wand befindet sich in einer Faszienduplikatur des M. obturatorius internus (Fascia obturatoria) der Canalis pudendalis (ALCOCK-Kanal). In diesem verlaufen A. und V. pudenda interna sowie der N. pudendus, die durch das Foramen ischiadicum minus aus der Regio glutealis kommen.
- Die **Regio urogenitalis** enthält die beiden **Dammräume:**
  - Der **tiefe Dammraum** (Spatium profundum perinei) wird kaudal von der Membrana perinei begrenzt und enthält den bei der Frau schwach ausgebildeten M. transversus perinei profundus und den M. sphincter urethrae externus.
  - Im **oberflächlichen Dammraum** (Spatium superficiale perinei) zwischen Membrana perinei und Körperfaszie (Fascia perinei) liegen der M. transversus perinei superficialis, der M. bulbospongiosus und der M. ischiocavernosus, die die Schwellkörper von Vorhof und Clitoris stabilisieren, sowie die Glandulae vestibulares majores (BARTHOLIN-Drüsen).

Begrenzungen der Fossa ischioanalis

Richtung	Begrenzende Struktur
medial und kranial	M. sphincter ani externus und M. levator ani
lateral	M. obturatorius internus
dorsal	M. gluteus maximus und Lig. sacrotuberale
ventral	Hinterrand des oberflächlichen und des tiefen Dammraums, Ausläufer reichen bis zur Symphyse
kaudal	Faszie und Haut des Damms

Klinik

Während der Geburt kann es zu unkontrollierten Einrissen der Haut und der Muskulatur des Damms bis zur Schließmuskulatur des Anus kommen **(Dammrisse),** denen in manchen Fällen durch gezielten Einschnitt nach lateral oder in der Medianebene (Dammschnitt) vorgebeugt werden kann **(Episiotomie).**
[S701-L126]

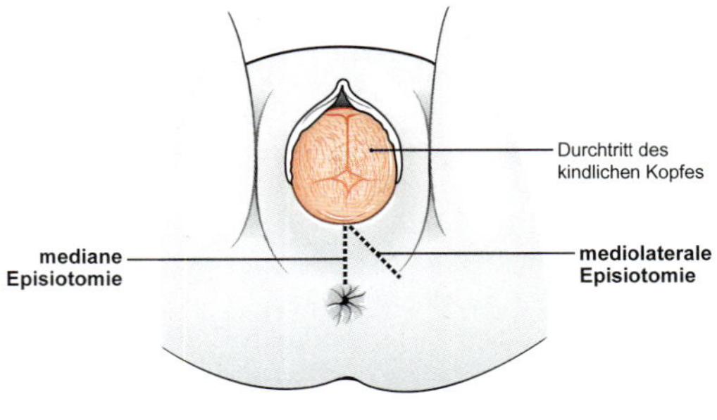

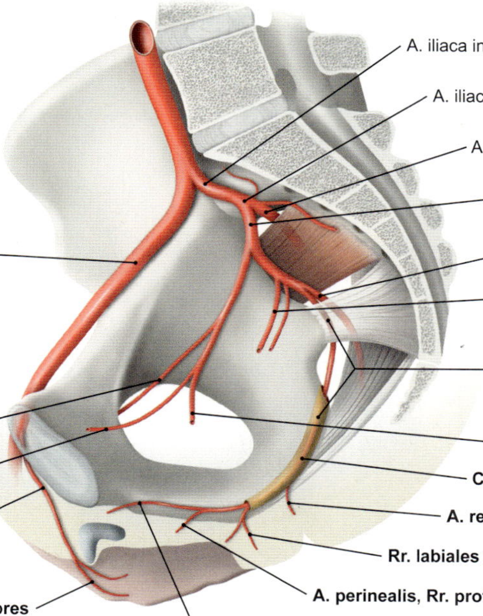

Abb. 7.160 Arterielle Versorgung der Dammregion, Regio perinealis, bei der Frau; schematisierte Darstellung; Ansicht von links. [S701-L275]

Die Dammregion wird von ventral durch die **A. pudenda externa** (aus der A. femoralis und damit Stromgebiet der A. iliaca externa) und von dorsal durch die **A. pudenda interna** (aus der A. iliaca interna) mit Blut versorgt.

Die **A. pudenda externa** geht nach dem Durchtritt der A. femoralis durch die Lacuna vasorum unter dem Leistenband nach medial ab. Sie versorgt das vordere Drittel der Dammregion und Vulvalippen von ventral über die Rr. labiales anteriores.

Die **A. pudenda interna** tritt mit ihrer Begleitvene und dem N. pudendus durch das **Foramen infrapiriforme** aus dem Becken aus. Sie windet sich dann nach medial um das Lig. sacrospinale und gelangt so durch das **Foramen ischiadicum minus** in die Fossa ischioanalis. Dabei werden die Leitungsbahnen zunächst von der kaudalen Faszie des M. obturatorius internus im **Canalis pudendalis (ALCOCK-Kanal)** umhüllt. Sie gibt in der Fossa ischioanalis die **A. rectalis inferior** ab und verzweigt sich dann in den beiden Dammräumen in oberflächliche und tiefe Endäste:

- Die oberflächliche **A. perinealis,** die die hinteren zwei Drittel der Dammregion und mit Rr. labiales posteriores die Vulvalippen versorgt
- Die tiefen Äste, die die **A. bulbi vestibuli** bilden, für den Vulvalippenschwellkörper
- Die **A. dorsalis clitoridis** zur Haut und zur Eichel des Kitzlers
- Die **A. profunda clitoridis** für die Füllung der Corpora cavernosa der Clitoris bei sexueller Erregung

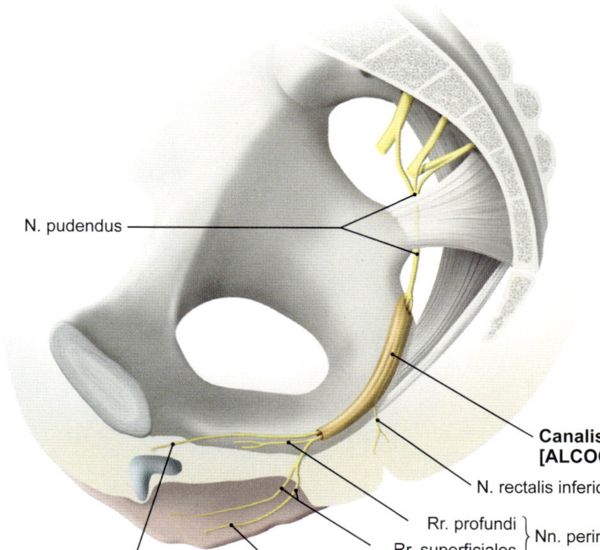

Abb. 7.161 Innervation der Dammregion, Regio perinealis, bei der Frau; schematisierte Darstellung; Ansicht von links. [S701-L275]

Die Dammregion wird von ventral durch den **N. ilioinguinalis** (aus dem Plexus lumbalis, hier nicht gezeigt) und von dorsal durch den **N. pudendus** (aus dem Plexus sacralis) sowie den **N. cutaneus femoris posterior** (Plexus sacralis, hier nicht gezeigt) innerviert.

Der **N. ilioinguinalis** lagert sich dem Lig. teres uteri an und versorgt das vordere Drittel der Dammregion und die Vulvalippen von ventral über die Rr. labiales anteriores.

Der **N. pudendus** tritt mit der A./V. pudenda interna durch das **Foramen infrapiriforme** aus dem Becken aus, windet sich dann nach medial um das Lig. sacrospinale und gelangt so durch das **Foramen ischiadicum minus** in die Fossa ischioanalis. Dabei werden die Leitungsbahnen zunächst von der kaudalen Faszie des M. obturatorius internus im **Canalis pudendalis (ALCOCK-Kanal)** umhüllt. Zunächst geht in der Fossa ischioanalis der **N. rectalis inferior** ab und verzweigt sich dann in den beiden Dammräumen in seine Endäste:

- Die **Nn. perineales** innervieren die Dammmuskulatur und versorgen die hinteren zwei Drittel der Dammregion und mit Rr. labiales posteriores die Vulvalippen.
- Der **N. dorsalis clitoridis** innerviert sensorisch die Clitoris.

Der **N. cutaneus femoris posterior** innerviert nur einen kleinen Teil der Dammregion von lateral (→ Abb. 7.164).

Leitungsbahnen der Dammregion bei der Frau

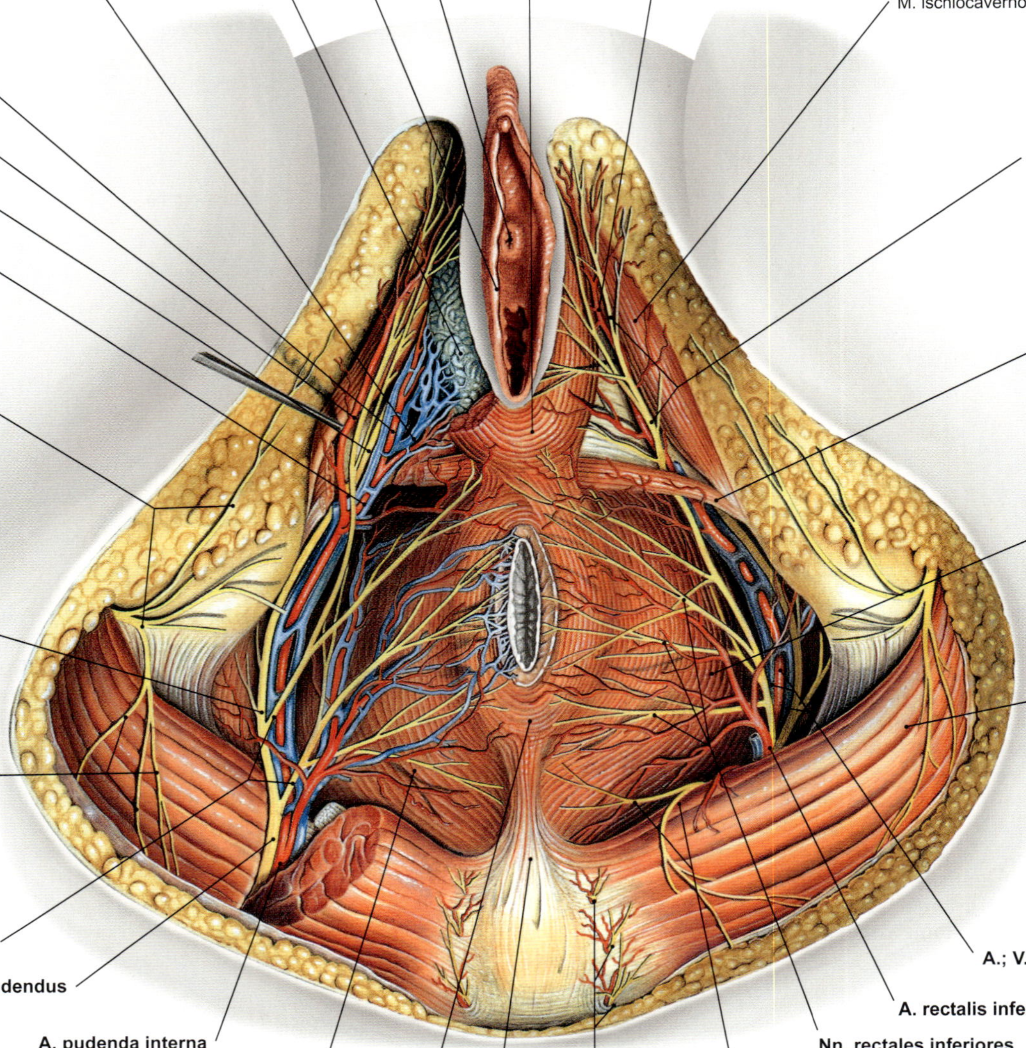

Abb. 7.162 Gefäße und Nerven der Dammregion, Regio perinealis, bei der Frau; Ansicht von kaudal. [S700]
Die **Fossa ischioanalis** ist bei Frau und Mann weitgehend gleich ausgebildet. Die Leitungsbahnen gelangen in dem durch eine Faszienduplikatur des M. obturatorius internus gebildeten Canalis pudendalis (ALCOCK-Kanal) von dorsolateral in die mit Fett ausgefüllte pyramidenförmige Fossa ischioanalis. Sie geben zunächst die Äste zu Anus und Analkanal ab und durchqueren die Fossa ischioanalis, um ventral durch die beiden Dammräume zur Vulva zu gelangen.

Inhalt der Fossa ischioanalis:
- A. und V. pudenda interna und N. pudendus: im Canalis pudendalis (ALCOCK-Kanal)
- A., V. und N. rectalis inferior: zum Analkanal

Klinik

Wie beim Mann hat die Fossa ischioanalis wegen ihrer Ausdehnung beidseits des Anus große klinische Bedeutung. **Eiteransammlungen** (Abszesse), z. B. bei Fisteln aus dem Analkanal, können sich in der gesamten Fossa ischioanalis bis nach vorne zur Symphyse ausdehnen. Sie fallen neben unspezifischen Entzündungssymptomen nur durch einen starken Druckschmerz in der Dammregion auf.

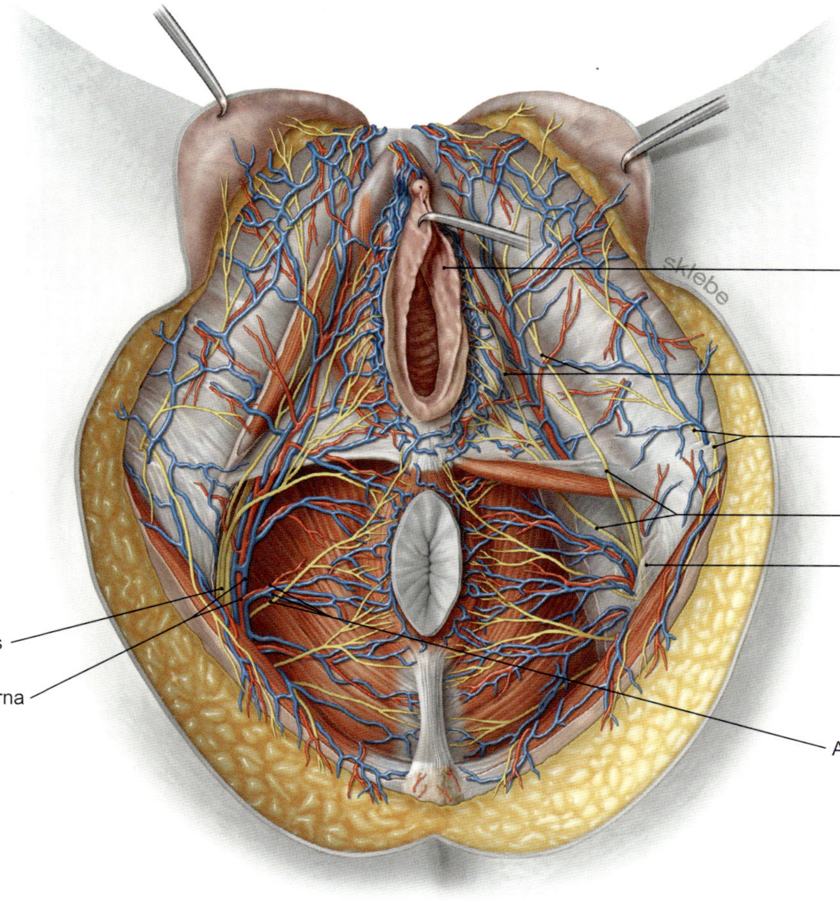

Abb. 7.163 Gefäße und Nerven der Dammregion, Regio perinealis, bei der Frau; die großen Vulvalippen wurden entfernt und der Canalis pudendalis auf der rechten Seite wurden eröffnet, Ansicht von kaudal. [S700-L238]/[Q300]
In Ergänzung zu → Abb. 7.162 zeigt die Abb. auch die die vorderen Leitungsbahnen der Dammregion. Das vordere Drittel der Dammregion wird aus der **A./V. pudenda externa** mit Blut versorgt, die auch Rr. labiales anteriores für die Vulvalippen abgeben. Der **N. ilioinguinalis** innerviert entsprechende Abschnitte und bildet ebenfalls Rr. labiales anteriores. Die laterale Dammregion wird vom N. cutaneus femoris posterior über Rr. perineales innerviert.
Auf der rechten Körperseite ist der durch die Faszienduplikatur des M. obturatorius internus gebildete **Canalis pudendalis (ALCOCK-Kanal)** in der Seitenwand der **Fossa ischioanalis** eröffnet. Man sieht hier den Abgang von A., V. und N. rectalis inferior zum Analkanal.

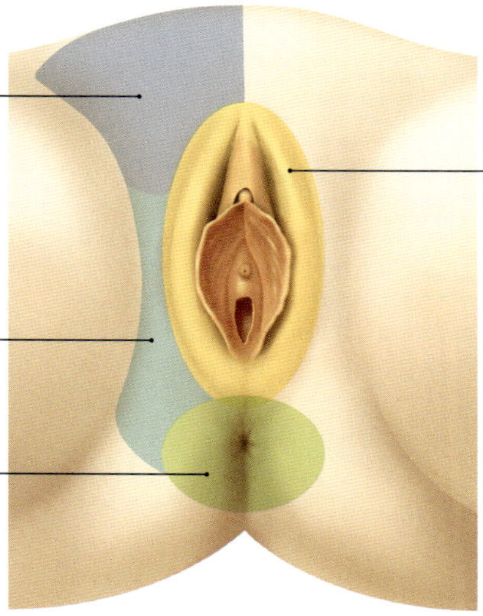

Abb. 7.164 Innervationsgebiete der Dammregion, Regio perinealis, bei der Frau; schematische Darstellung, Ansicht von kaudal. [S701-L275]
Die Dammregion wird von ventral (ein Drittel) durch den **N. ilioinguinalis** (Rr. labiales anteriores) und von dorsal (zwei Drittel) durch den **N. pudendus** (Rr. labiales posteriores) sowie lateral durch den **N. cutaneus femoris posterior** (Rr. perineales) innerviert.
Der **N. rectalis inferior** innerviert die Haut um den Anus.

Männliches Becken, Medianschnitt

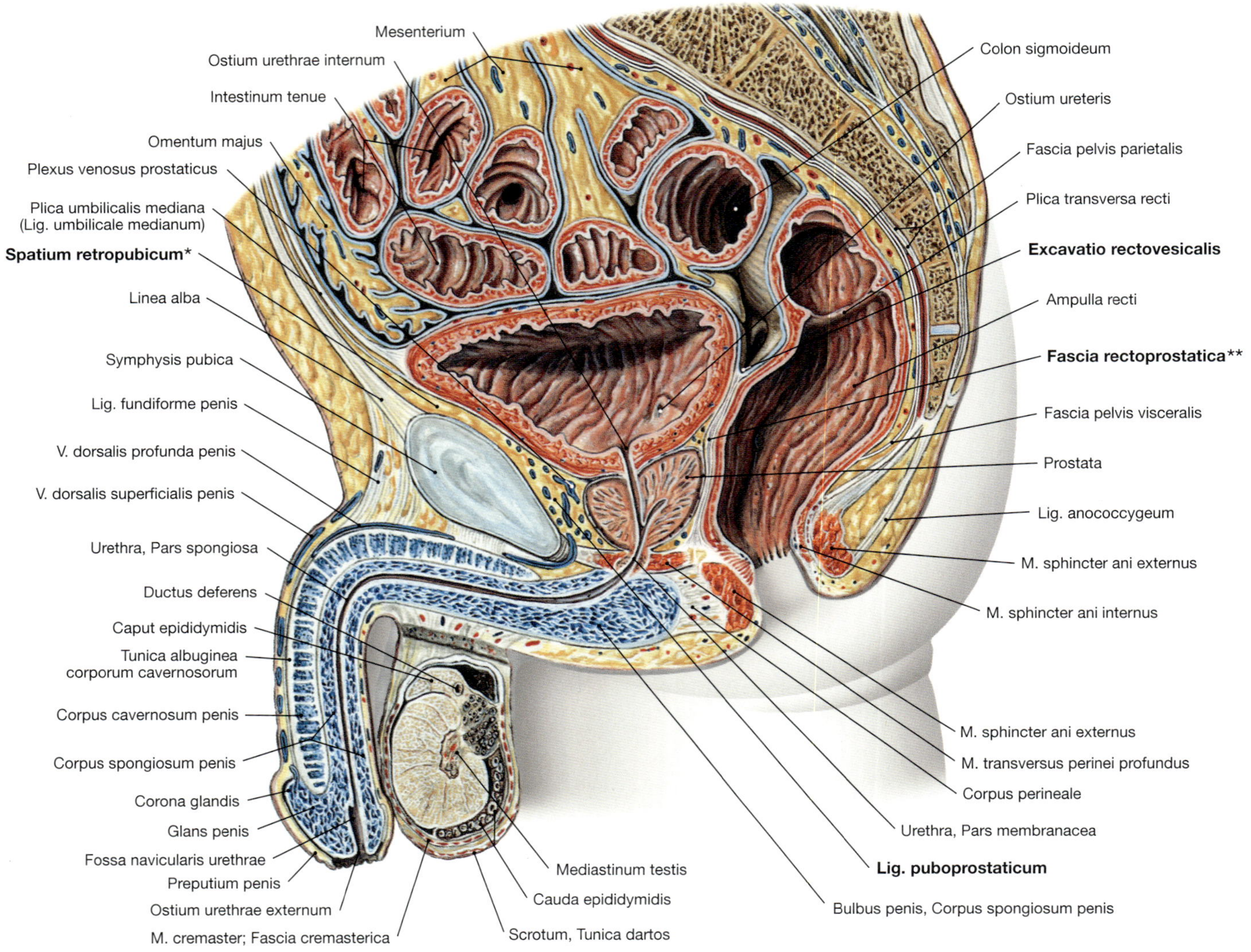

Abb. 7.165 Becken, Pelvis, des Mannes; Medianschnitt; Ansicht von links. [S700]
Der tiefste Punkt der Peritonealhöhle ist beim Mann die **Excavatio rectovesicalis.** Lateral wird diese durch die **Plica rectovesicalis** begrenzt, in der der Plexus hypogastricus inferior liegt. Nach kaudal folgt im Subperitonealraum die **Fascia rectoprostatica** (**klin.: DENONVILLIER-Faszie), die Rectum und Prostata trennt. Hinter der Symphyse befindet sich ein mit Bindegewebe ausgefüllter Raum, das **Spatium retropubicum** (*klin.: RETZIUS-Raum), in dem das Lig. puboprostaticum Prostata und Harnblase am Becken fixiert. Im unteren Abschnitt des Spatium retropubicum mündet die **V. dorsalis profunda penis,** die die Schwellkörper des Penis drainiert, in den **Plexus venosus prostaticus,** der Anschluss an die V. iliaca interna hat.

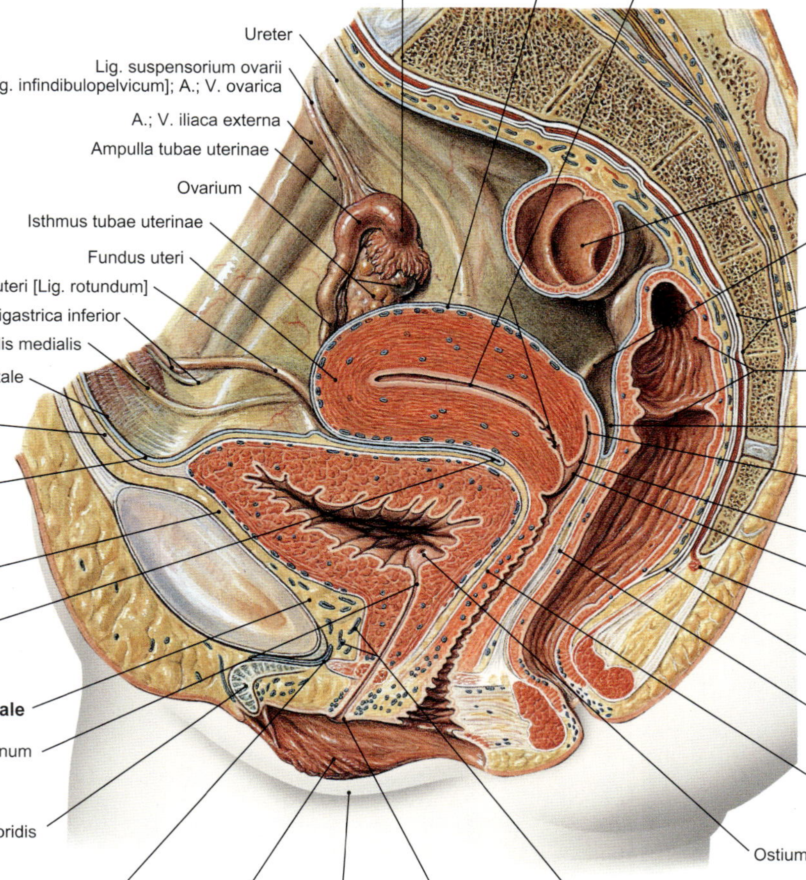

Abb. 7.166 Becken, Pelvis, der Frau; Medianschnitt; Ansicht von links. [S700]

Da der Uterus zwischen Harnblase und Rectum eingeschoben ist, hat die Peritonealhöhle bei der Frau 2 Aussackungen nach kaudal. Der am weitesten nach kaudal sich ausdehnende Bereich der Peritonealhöhle ist die **Excavatio rectouterina** (DOUGLAS-Raum). Sie reicht bis an das hintere Scheidengewölbe (Fornix vaginae, Pars posterior) heran. Lateral wird sie durch die **Plica rectouterina** begrenzt, in der der Plexus hypogastricus inferior liegt. Nach kaudal folgt im Subperitonealraum die **Fascia rectovaginalis,** die Rectum und Vagina trennt. Die **Excavatio vesicouterina** zwischen Harnblase und Uterus reicht nicht ganz so weit nach kaudal. An sie schließt sich im Subperitonealraum das Septum vesicovaginale an. Hinter der Symphyse liegt ein mit Bindegewebe ausgefüllter Raum **(Spatium retropubicum),** in dem das dünne Lig. pubovesicale die Harnblase am Becken fixiert. Im unteren Abschnitt des Spatium retropubicum mündet die **V. dorsalis profunda clitoridis,** die das Blut der Klitorisschwellkörper führt, in den **Plexus venosus vesicalis,** der Anschluss an die V. iliaca interna hat.

* klin.: Septum vesicovaginale

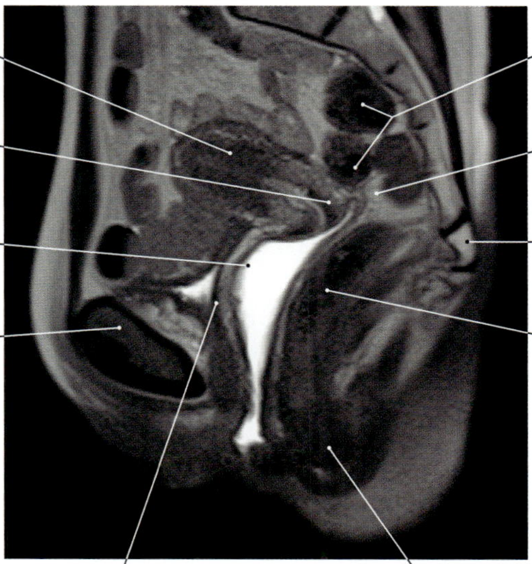

Abb. 7.167 Weibliches Becken; sagittale Schicht, T2w MRT-Sequenz – die Vagina wurde zur besseren Kontrastierung mit Ultraschallgel gefüllt. [S700-T832]

Männliches Becken, Transversalschnitte

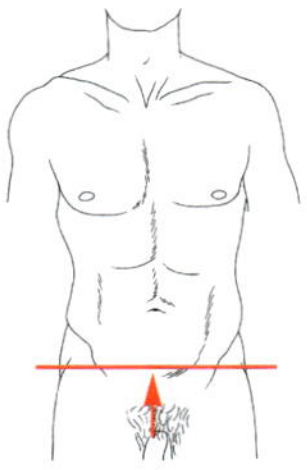

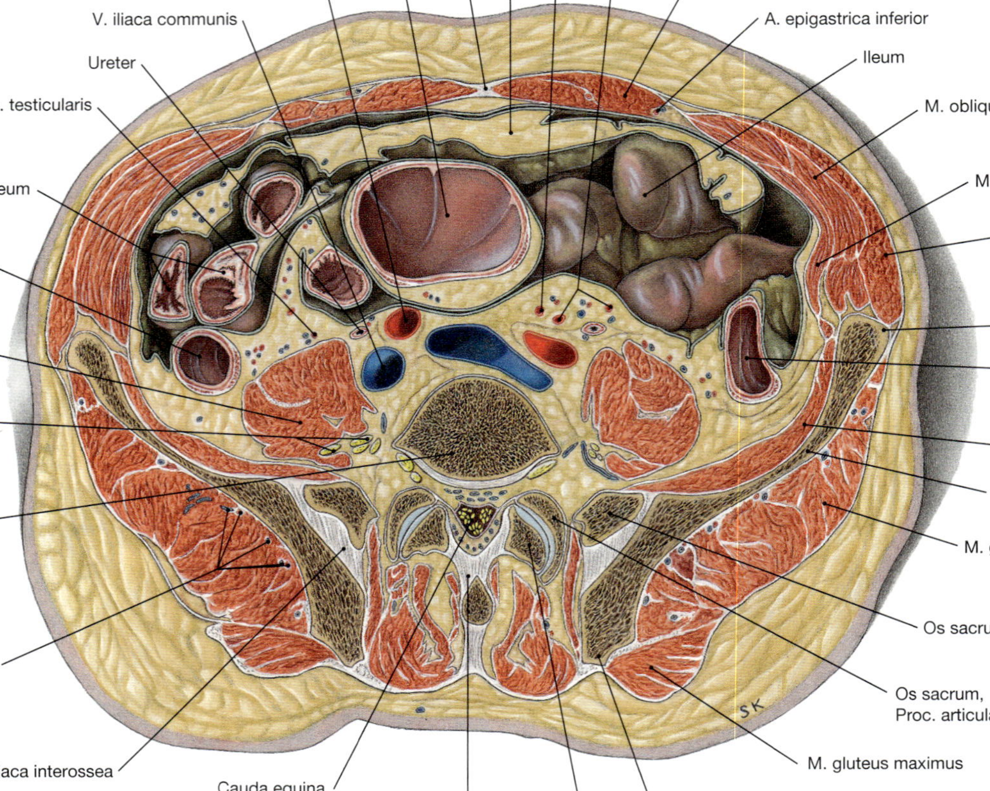

a

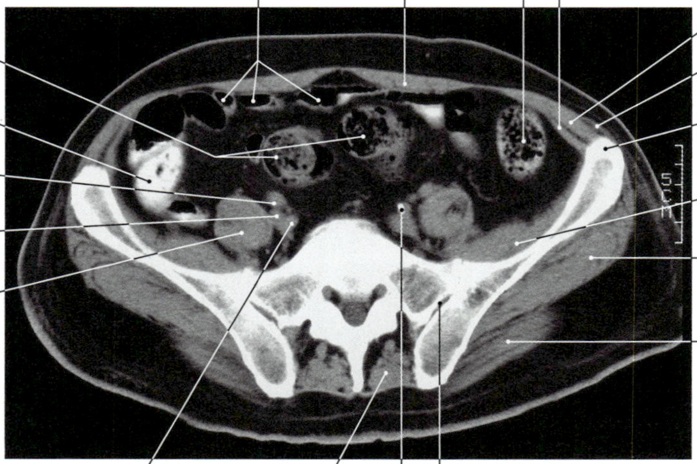

b

Abb. 7.168 a und b Becken, Pelvis, des Mannes; Transversalschnitte; Ansicht von kaudal.
a Transversalschnitt auf Höhe des 5. Lendenwirbels. [S700-L238]
b Korrespondierender computertomographischer Querschnitt (CT). [S700-T893]
Entsprechend einer allgemeinen Konvention werden CT-Aufnahmen **immer mit der Sicht von kaudal** abgebildet. Da der Schnitt auf Höhe **des großen Beckens** durchgeführt wurde, sind die eigentlichen Beckenorgane nicht zu sehen. Es ist aber erkennbar, dass das Darmbein (Os ilium) mit seinen ausladenden Beckenschaufeln (Alae ossis ilii) sowohl die Dünndarmschlingen des Ileums als auch das Colon sigmoideum umfasst, das sich nach seiner S-förmigen Schleife in die Medianebene und dann auf Höhe des 2.–3. Sakralwirbels in den Mastdarm (Rectum) fortsetzt.

* Verkalkung in der Wand der A. iliaca communis

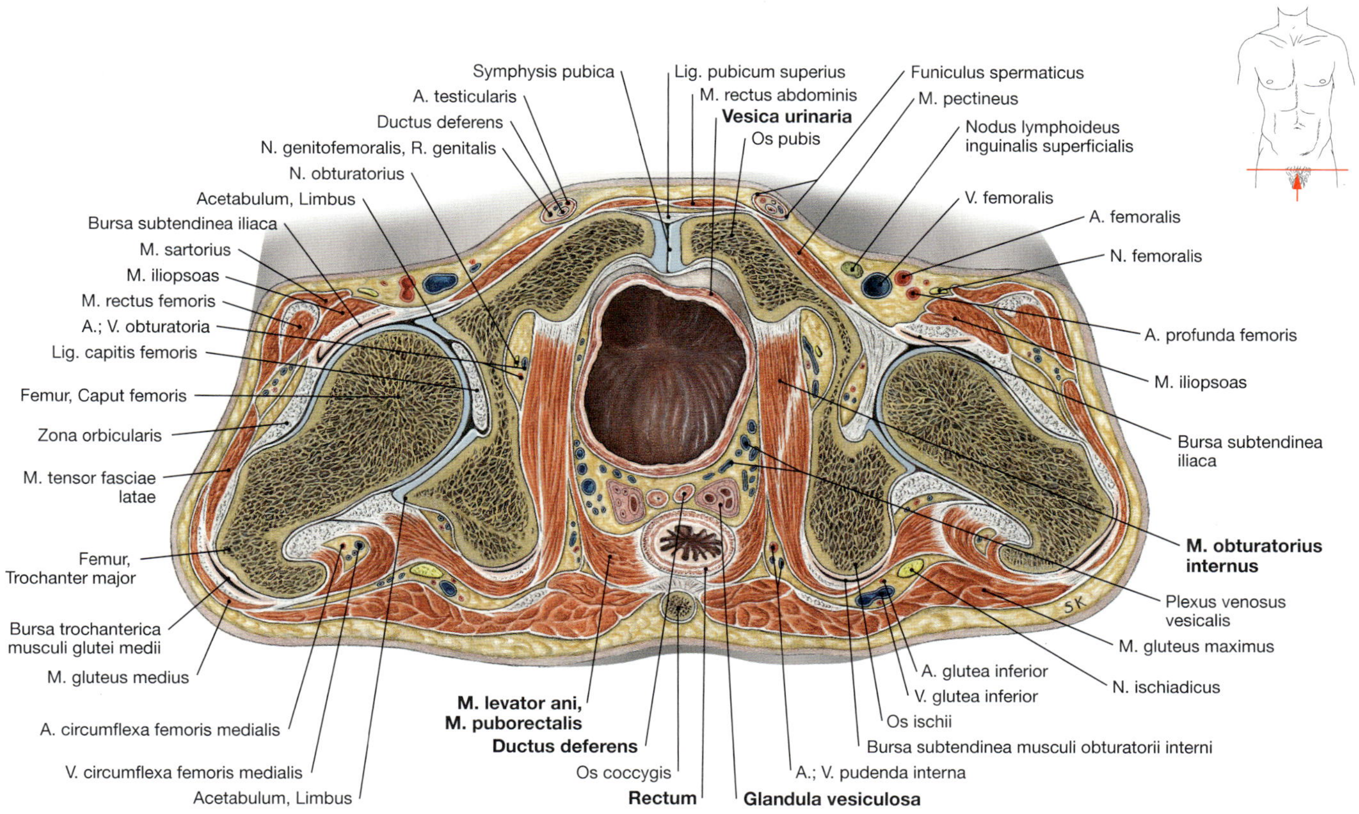

a

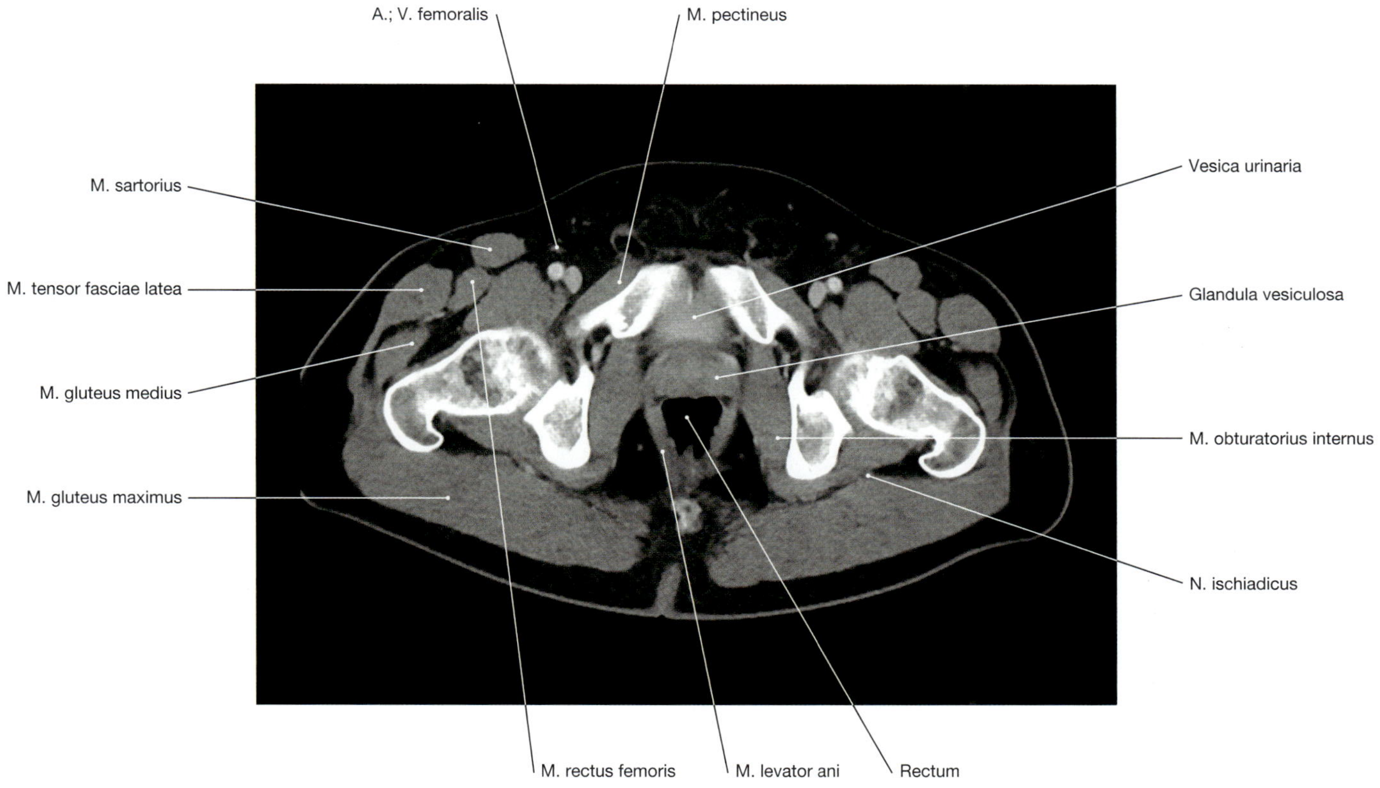

b

Abb. 7.169 a und b Becken, Pelvis, des Mannes; Transversalschnitte; Ansicht von kaudal.
a Transversalschnitt auf Höhe des kleinen Beckens. [S700-L238]
b Korrespondierendes Computertomogramm (CT) des männlichen Beckens in portalvenöser Phase. [S700-T832]
Der Transversalschnitt ermöglicht es, sich den Verlauf verschiedener Muskeln vor Augen zu führen. Beispielsweise ist der M. puborectalis des M. levator ani angeschnitten, der hinter dem Rectum eine Schlinge bildet und es nach vorne zieht. Dadurch entsteht am Rectum die Flexura perinealis. Dieser Mechanismus trägt zum Verschluss des Rectums und damit zur Kontinenz bei. Des Weiteren ist der komplizierte Verlauf des M. obturatorius internus sehr gut nachvollziehbar: Der Muskel entspringt vorne an der Innenseite des knöchernen Beckens und zieht zunächst nach dorsal. Er wird dann durch das Os ischii, das als Hypomochlion wirkt, umgelenkt und setzt schließlich an der Innenseite des Trochanter major an.

Männliches Becken, Transversalschnitte

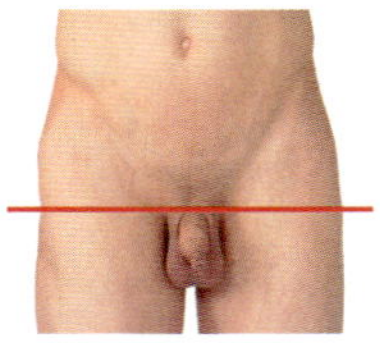

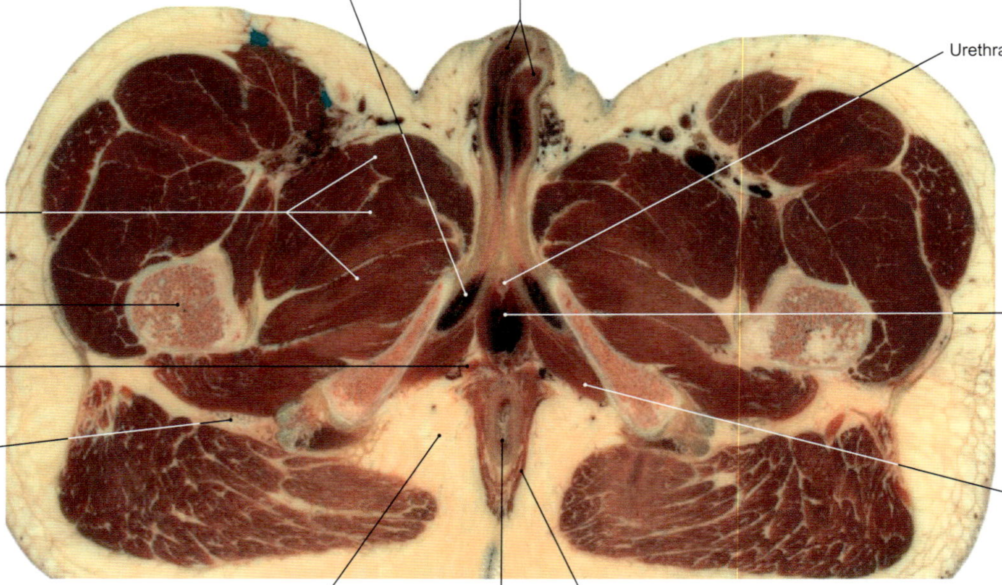

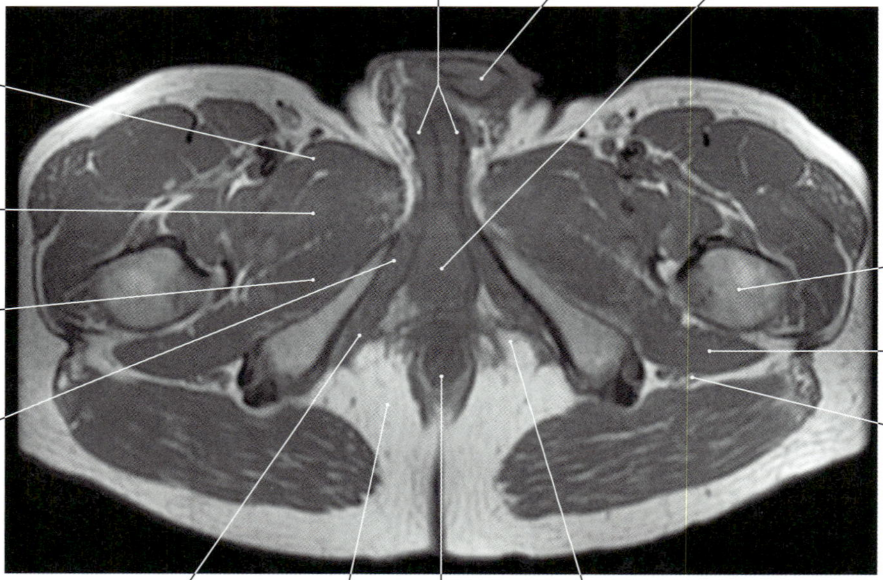

Abb. 7.170 a und b Fossa ischioanalis und Damm beim Mann; Transversalschnitte; Ansicht von kaudal. [X338]

a Transversalschnitt auf Höhe des Caput femoris.
b Magnetresonanztomographie (MRT) auf Höhe des Caput femoris.

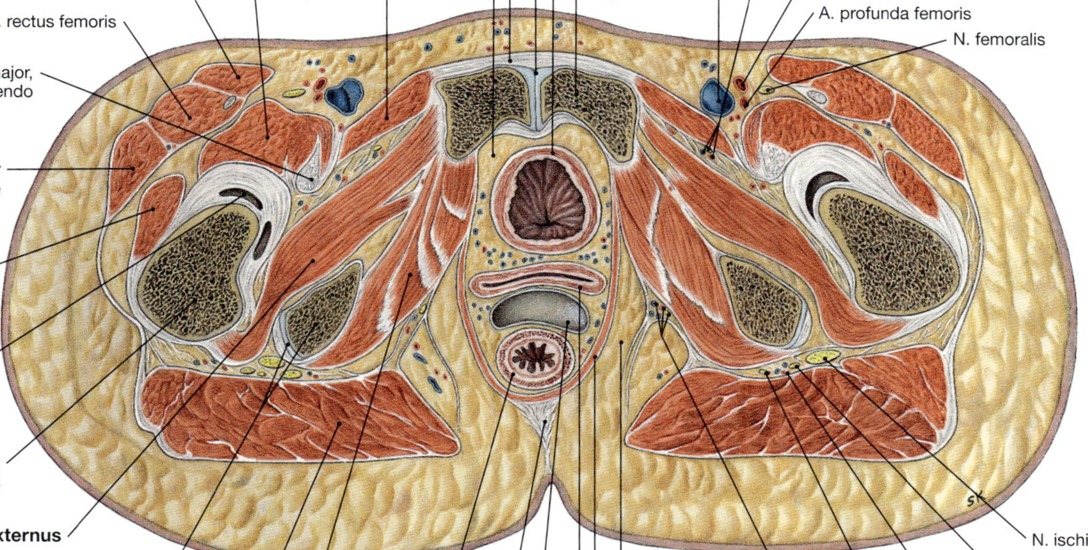

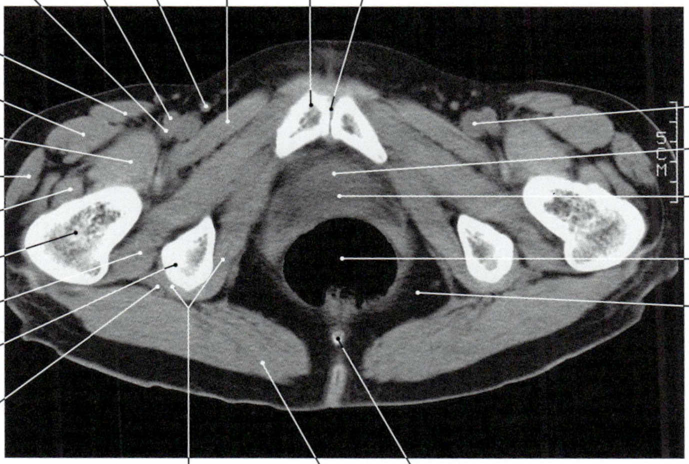

Abb. 7.171 a und b Becken, Pelvis, der Frau; Transversalschnitte; Ansicht von kaudal.
a Transversalschnitt auf Höhe des kleinen Beckens. [S700-L238]
b Korrespondierender computertomographischer Querschnitt (CT). [S700-T893]
Von den Beckeneingeweiden sind Harnblase (Vesica urinaria), Mastdarm (Rectum) und dazwischen die Scheide (Vagina) und die Excavatio rectouterina (DOUGLAS-Raum) als tiefster Abschnitt der Peritonealhöhle angeschnitten. Der Transversalschnitt ist etwas weiter kaudal angelegt als der durch das männliche Becken (→ Abb. 7.168a). Daher ist hier neben dem M. obturatorius internus auch der M. obturatorius externus zu sehen, der diesem vorne auf der Außenseite des Beckens gegenüberliegt.

Weibliches Becken, Transversalschnitte

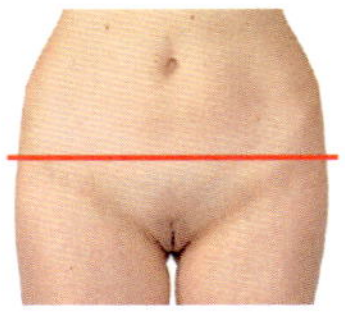

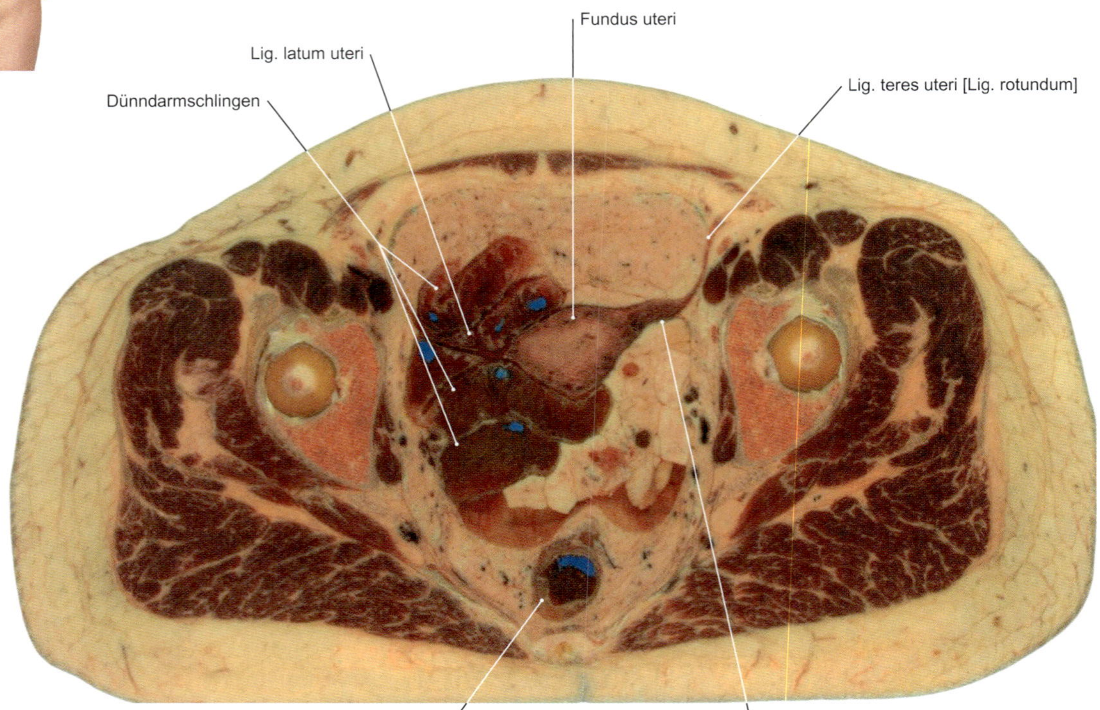

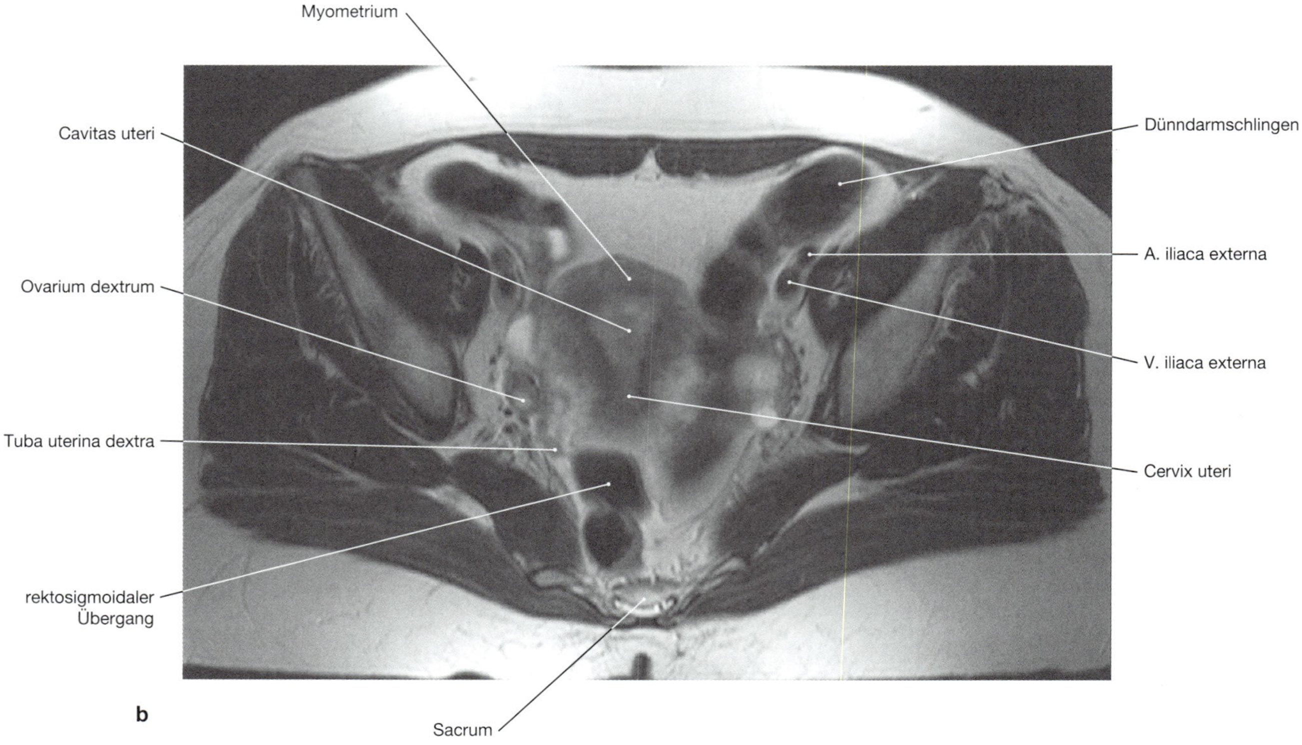

Abb. 7.172 a und b Querschnitt durch die Beckenhöhle bei der Frau; Transversalschnitte; Ansicht von kaudal. [X338]

a Transversalschnitt auf Höhe des Oberrands des Caput femoris.
b Magnetresonanztomographie (MRT) des weiblichen Beckens.

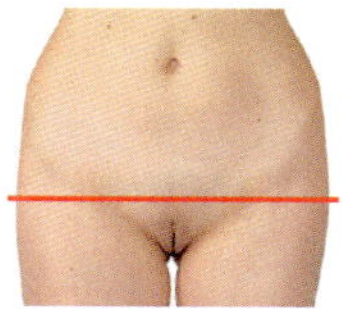

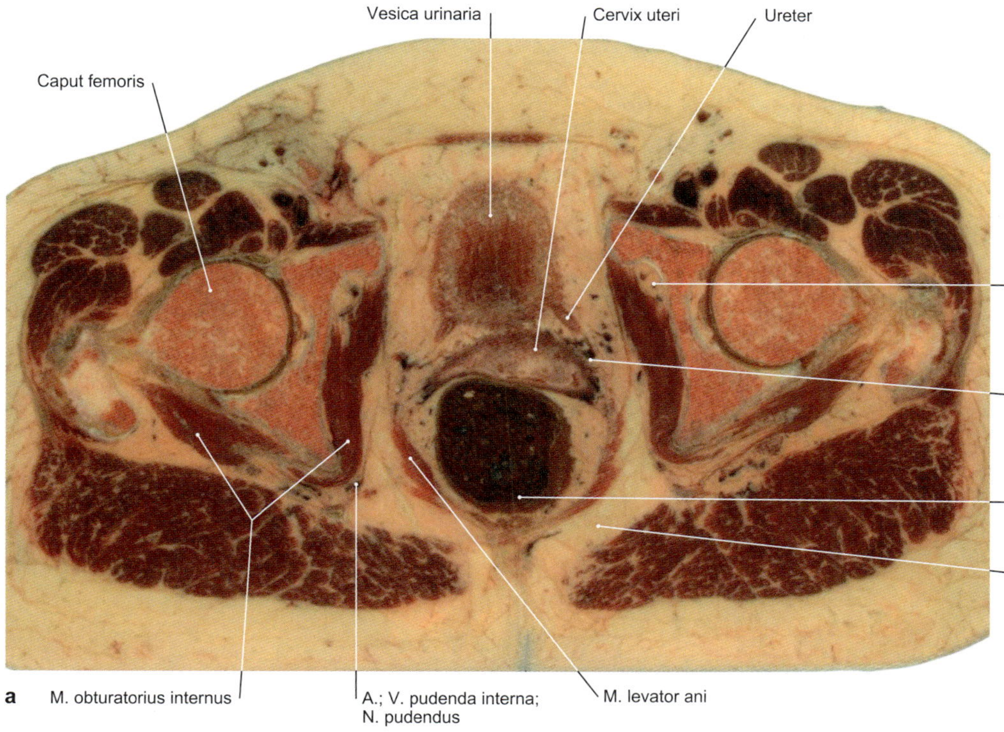

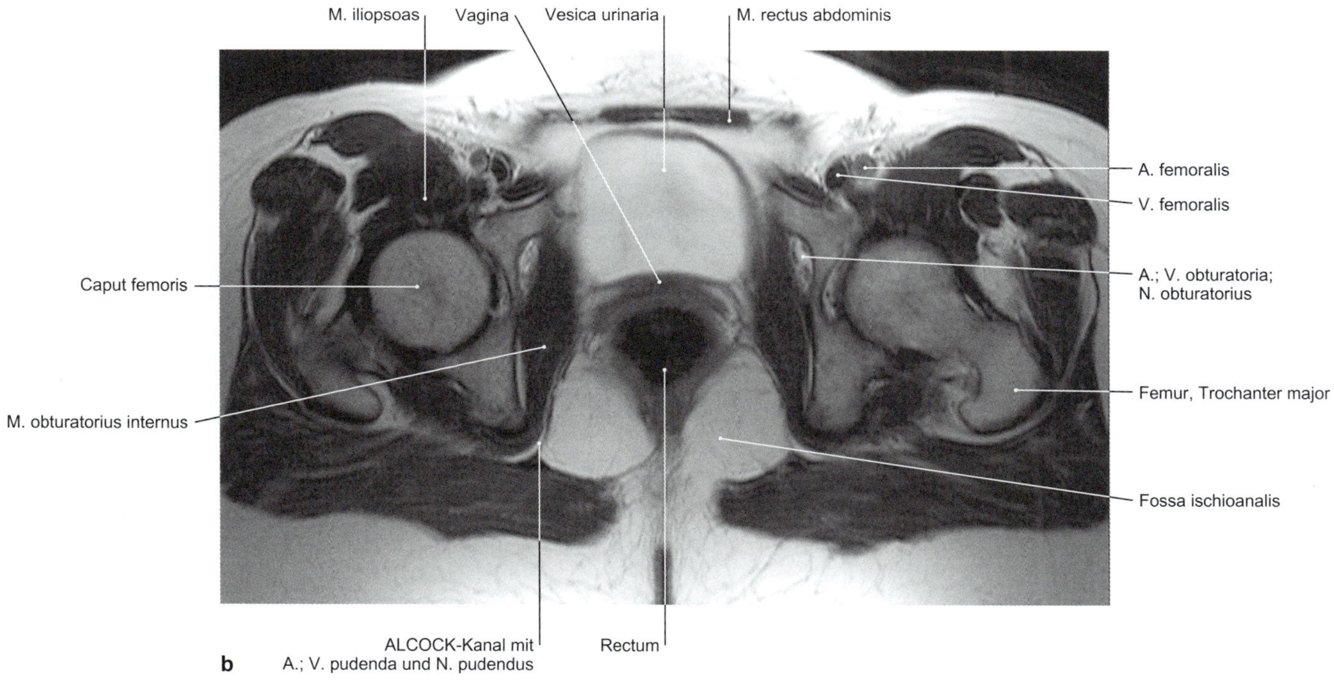

Abb. 7.173 a und b Fossa ischioanalis bei der Frau; Transversalschnitte; Ansicht von kaudal. [X338]
a Transversalschnitt auf Höhe des Hüftgelenks.
b Magnetresonanztomographie (MRT) auf Höhe des Hüftgelenks.

Der Gebärmutterhals, Cervix uteri, mit dem Plexus venosus uterinus und die Einmündung der Harnleiter in die Harnblase, Vesica uterina, sind angeschnitten. Gut sichtbar sind auch die Leitungsbahnen im Canalis obturatorius (A./V. obturatoria und N. obturatorius) und im Canalis pudendalis (ALCOCK-Kanal) (A./V. pudenda interna und N. pudendus).

Weibliches Becken, Transversalschnitte

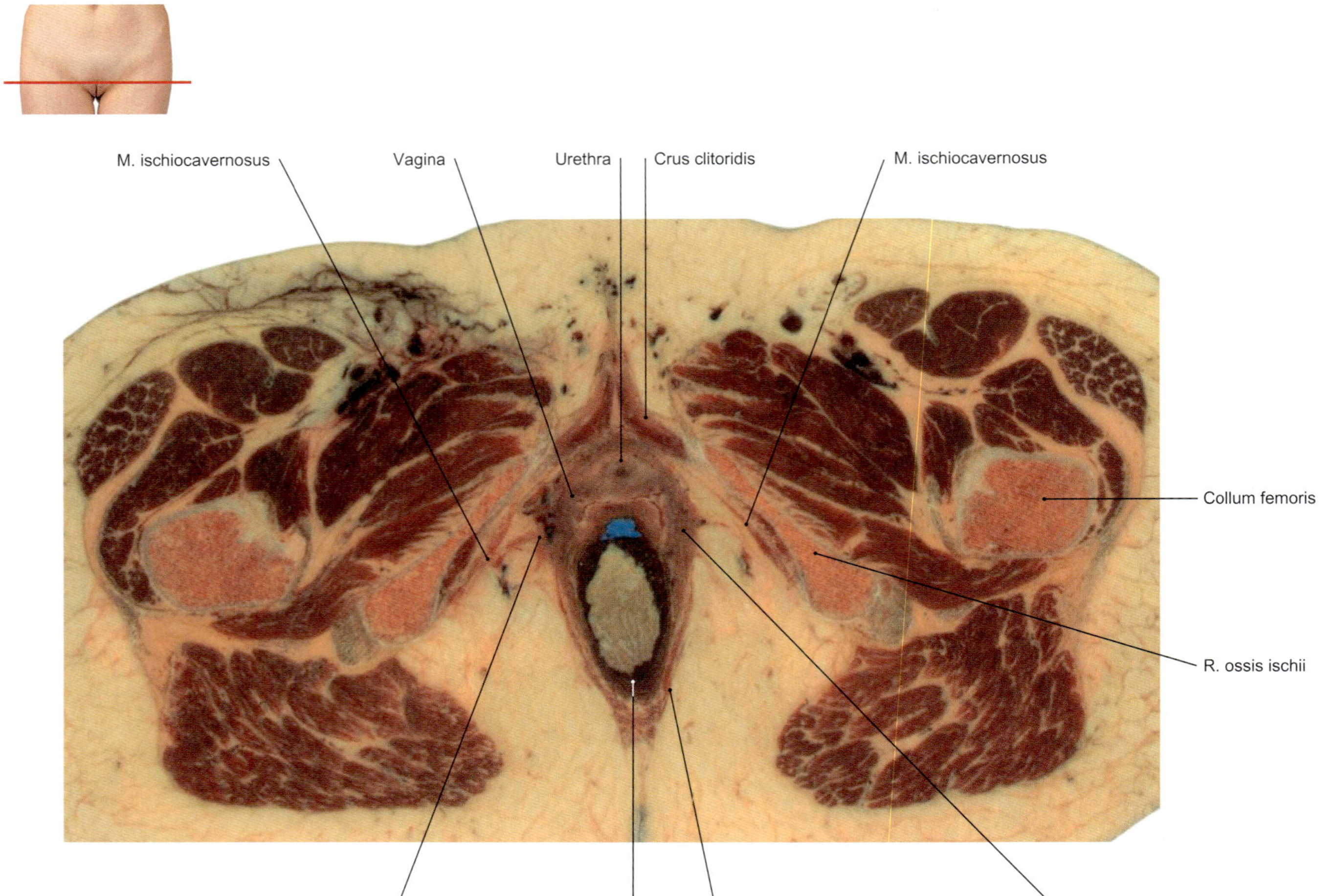

a

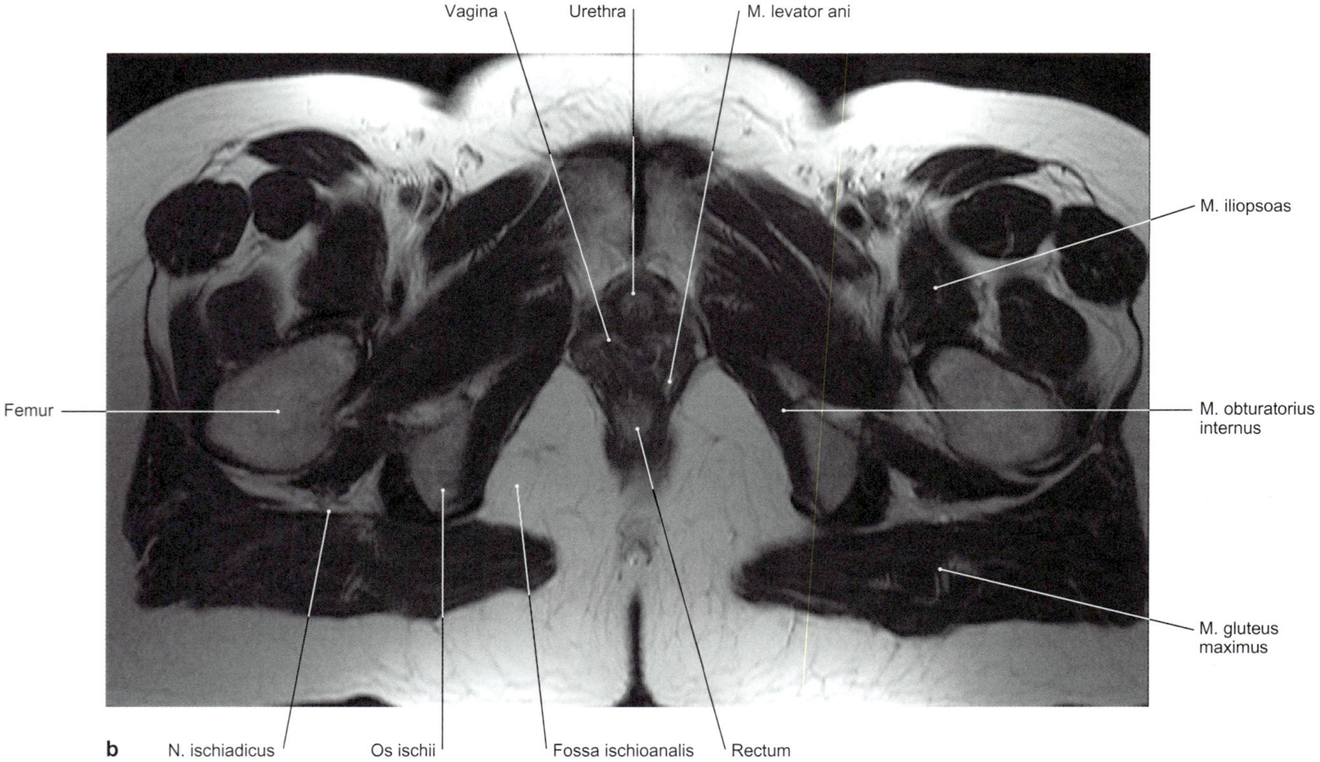

b

Abb. 7.174 a und b Fossa ischioanalis und oberflächlicher Dammraum, Spatium perinei superficiale, bei der Frau; Transversalschnitte; Ansicht von kaudal. [X338]

a Transversalschnitt auf Höhe des Collum femoris. Der M. ischiocavernosus und der M. transversus perinei superficialis auf der rechten Seite sind dargestellt.
b Magnetresonanztomographie (MRT) des weiblichen Beckens.

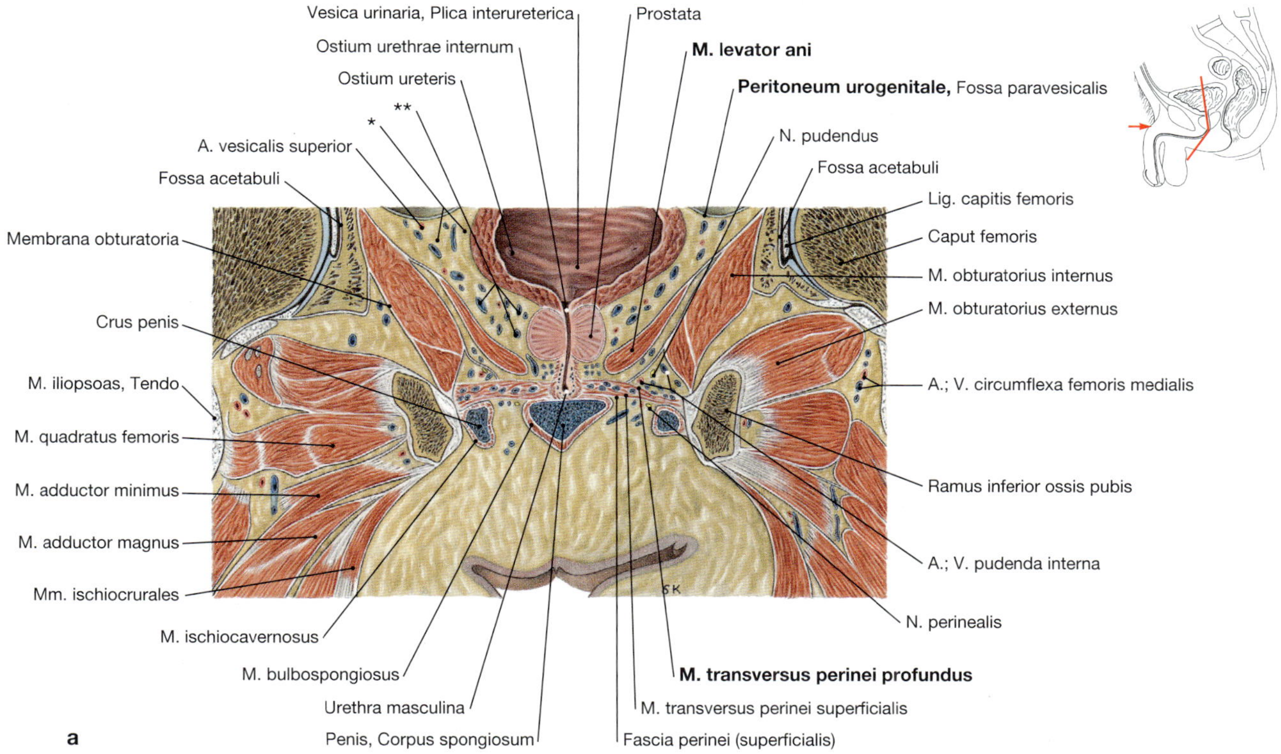

a

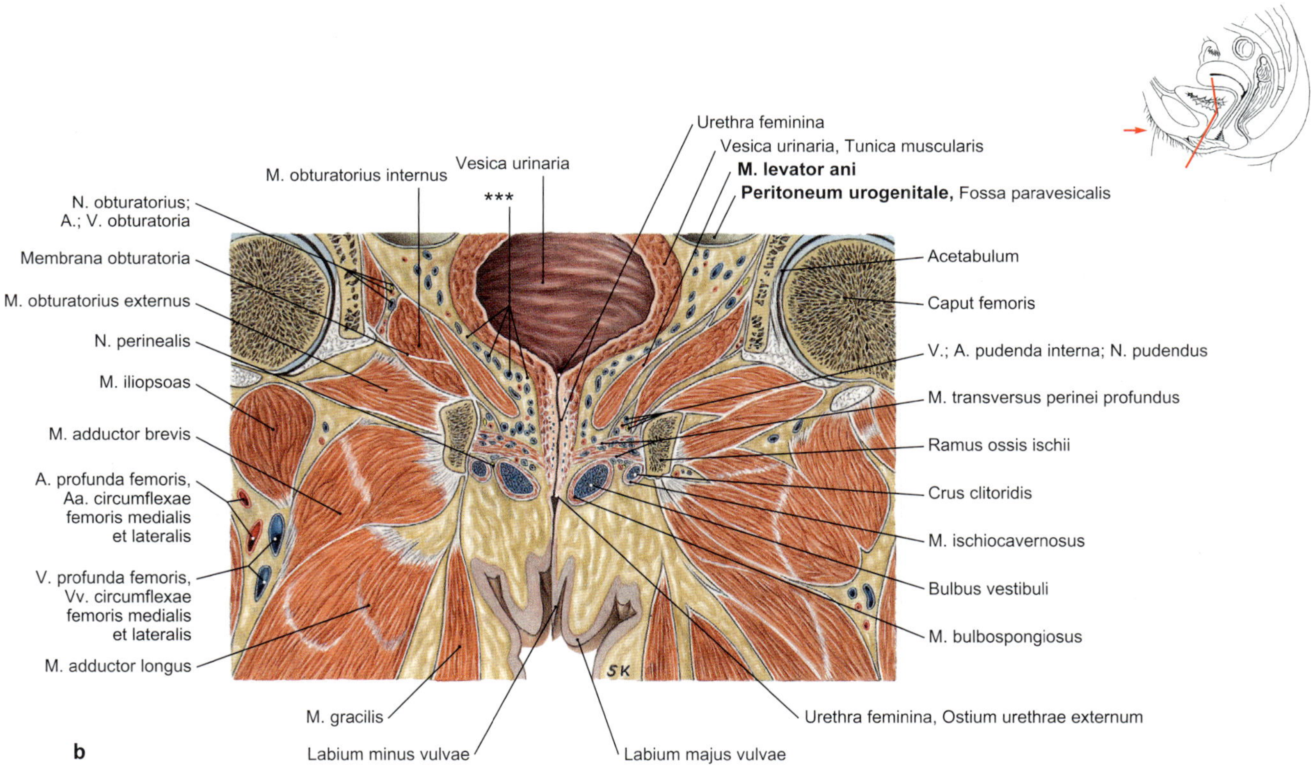

b

Abb. 7.175 a und b Becken, Pelvis, eines Mannes und einer Frau; gewinkelte Frontalschnitte durch die Harnblase. [S700-L238]
a Gewinkelter Frontalschnitt durch das Becken eines Mannes.
b Gewinkelter Frontalschnitt durch das Becken einer Frau.
Die Schnittführung zeigt Beckenboden und Dammmuskulatur mit den Dammräumen an einem männlichen (→ Abb. 7.116) bzw. weiblichen (→ Abb. 7.159) Becken. Es lassen sich gut die unteren beiden Etagen der Beckenhöhle erkennen. Kaudal des **Peritoneum parietale** (hier Peritoneum urogenitale) dehnt sich der **Subperitonealraum** bis zum Beckenboden aus, der hier durch den **M. levator ani** gebildet wird. Darunter schließt sich die **Dammregion** an. **Beim Mann** bildet der M. transversus perinei profundus eine solide Muskelplatte, die den tiefen Dammraum ausfüllt. Kaudal der Membrana perinei auf der Unterseite des Muskels liegt der oberflächliche Dammraum. **Bei der Frau** sind die Dammräume zwar in vergleichbarer Weise angeordnet, der M. transversus perinei profundus ist allerdings überwiegend mit Bindegewebe durchsetzt, sodass meist keine solide Muskelplatte vorhanden ist.

* klin.: Paracystium
** klin.: Plexus venosus prostaticus
*** Paracystium mit Venenplexus

Männliches Becken, Frontalschnitt

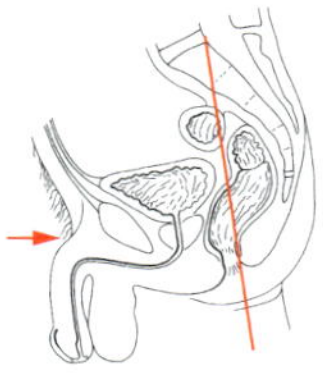

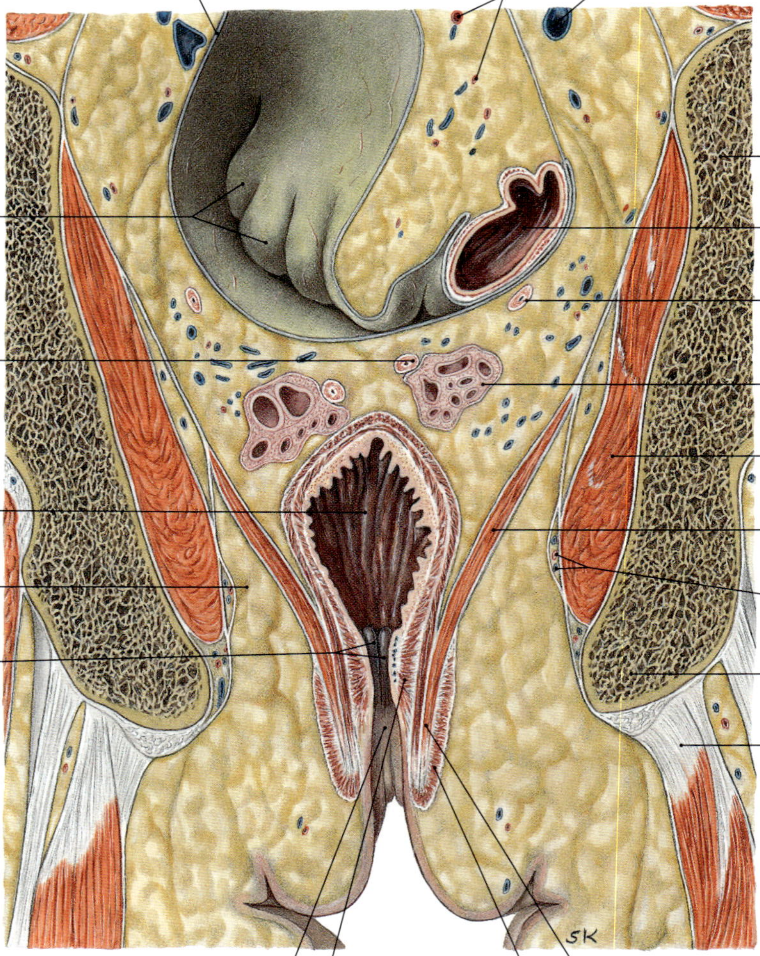

Abb. 7.176 Becken, Pelvis, eines Mannes; schräger Frontalschnitt durch das kleine Becken. [S700-L238]

A. und V. pudenda interna ziehen zusammen mit dem N. pudendus in der Faszienduplikation des M. obturatorius internus (klin.: ALCOCK-Kanal) in die Fossa ischioanalis.

Beispielfragen aus der Prüfung

Damit Sie überprüfen können, ob Sie die Inhalte dieses Kapitels verinnerlicht haben, werden hier exemplarisch Fragen aus einer mündlichen Anatomieprüfung aufgelistet.

Welche Organe liegen im Retroperitoneum?

- Bitte erläutern Sie die **Lageverhältnisse** der Beckeneingeweide.

Wie entwickeln sich die Nieren und wie sind sie aufgebaut?

Woraus entstehen die Teile der Nebenniere und was unterscheidet sie hinsichtlich Funktion und Regulation?

Welche Funktionen haben die Nieren?

Welche Hüllsysteme umgeben sie?

Welche Blutgefäße versorgen Niere und Nebenniere und welche Variationen sind Ihnen bekannt?

Welche Abschnitte haben die ableitenden Harnwege?

- Woraus entwickeln sich diese?

Welche Engstellen weist der Ureter auf?

Wie ist die Harnblase verschlossen?

Wie ist der Analkanal gegliedert?

- Bitte zeigen Sie die Zonen am Präparat.

Wie ist das Kontinenzorgan aufgebaut?

Welche Arterien versorgen Rectum und Analkanal?

Wo sind die regionären Lymphknoten für die einzelnen Abschnitte?

Wie entwickeln sich die inneren weiblichen Geschlechtsorgane und welche Unterschiede zu den männlichen Geschlechtsorganen sind Ihnen bekannt?

Bitte erläutern Sie die Blutgefäße des Penis am Präparat.

Welche Hüllen hat der Samenstrang?

Welche Leitungsbahnen versorgen den Hoden?

- Wo liegen die regionären Lymphknoten?

Welche akzessorischen Geschlechtsdrüsen kennen Sie?

- Bitte zeigen Sie diese am Präparat.

In welche Zonen ist die Prostata gegliedert?

Welche Bänder fixieren den Uterus?

Wo befindet sich der DOUGLAS-Raum und welche Bedeutung hat er?

Wie wird der Uterus mit Blut versorgt?

Wo sind die regionären Lymphknoten des Ovars?

Wie ist der Beckenboden aufgebaut?

- Wie ist er innerviert?

Bitte zeigen Sie die Dammmuskulatur.

- Welche Funktionen hat sie?

Anhang

Erläuterungen zum Glossar

Abkürzungen:

f	femininum
m	masculinum
n	neutrum
(Pl)	Plural
P.p.a.	Partizip Präsens aktiv
P.p.p.	Partizip Präsens passiv
Adj.	Adjektiv
Dim.	Diminutiv (Verkleinerungsform)
Komp.	Komparativ
Sup.	Superlativ
(ahd)	althochdeutsch
(altind)	altindisch
(altiran)	altiranisch
(altnord)	altnordisch
(arab)	arabisch
(etrusk)	etruskisch
(got)	gotisch
(gr)	griechisch
(idg)	indogermanisch
(l)	lateinisch
(lit)	litauisch
(mhd)	mittelhochdeutsch

Allgemeine, d.h. nicht fachspezifische Vorsilben (Präfixe):

a- (gr)	(verneinendes Präfix)
a-, ab-, abs- (l)	von, von...her
ac-, ad-, af- (l)	zu, zu...hin, an, bei, heran
amphi- (gr)	ringsum, herum, zu beiden Seiten
ana- (gr)	auf, hinauf
ante- (l)	vor, vorher
anti- (l)	gegen
apo- (gr)	von...weg, von...her, voran, gleich nach
bi- (l)	zweifach
circum- (l)	rundum, um...herum
co-, col-, con-, com- (l)	mit, zusammen
de- (l)	weg, von, herab
dia- (gr)	durch, hindurch, auseinander
di-, dis- (gr)	zwei
e-, ex- (l)	aus, heraus
en- (gr)	innen, drin, hinein
endo- (gr)	innen, drinnen
ep-, epi- (gr)	auf, drauf, über
hemi- (gr)	halb
hyper- (gr)	über, darüber, oberhalb
hypo- (gr)	darunter, unter, unterhalb
infra- (l)	unterhalb von, unten, gering
in-, im- (l)	hinein
inter- (l)	zwischen
intra-, intro- (l)	innerhalb von
meso- (gr)	mittlere, zwischen; Mitte
meta- (gr)	nach, hinter
ob-, op- (l)	entgegen, gegenüber
par-, para- (gr)	neben, bei
per- (l)	durch, hindurch, ganz, völlig
peri- (gr)	um, herum, ringsum
post- (l)	nach, hinter, hinten
prae-, pre- (l)	vor, vorne, wegen, vor...her
pro- (l)	vorne hin, voran, für
pro-, pros- (gr)	vorwärts, vorne
quadri- (l)	vier(fach)
re- (l)	hinten, wieder
retro- (l)	zurück, dahinter
semi- (gr)	halb
sub- (l)	unter, unterhalb
super- (l)	über, nach oben
supra- (l)	oberhalb, über, darüber
syn-, sym- (gr)	mit, zusammen
tri-, tris- (l)	drei(fach)

Allgemeine, d.h. nicht fachspezifische Nachsilben (Suffixe):

-aris, -e (l), -alis, -e (l), -eus, -a, -um (l): -isch, -ig Herkunft oder Zugehörigkeit ausdrückend)
-ideus, -a, -um (l): -förmig, -artig (Ähnlichkeit ausdrückend)
-icus, -a, -um (l), -ivus, -a, -um (l): (betreffend)
-osus, -a, -um (l): (reich an etwas)
-ulus, -a, -um (l): (Verkleinerungsform)

Glossar anatomischer Begriffe

Abdomen, -inis n *(l)* = Bauch, Unterleib. – abdere (l): wegtun, verbergen.

abducens, -entis *(l)* = wegführend. – P.p.a. von abducere (l): wegführen, wegziehen.

Abductor, -oris m *(l)* = der Abzieher, Wegführer.

aberrans *(l)* = abirrend. – P.p.a. von aberrare (l): abirren, sich irren, abkommen.

accessorius, -a, -um *(l)* = hinzukommend, zusätzlich. – accedere (l): dazugeben, dazutreten; cedere (l): treten, gehen, zuteil werden.

Acetabulum, -i n *(l)* = Hüftgelenkspfanne; urspr. das Essigschälchen.

Achilles, -is m *(l)* = Achilleus: griechischer Held vor Troja; wurde von Paris durch einen von Apoll gelenkten Pfeil an der Ferse tödlich verwundet.

acromialis, -e *(l)* = zur Schulterhöhe gehörend. – Adj. zu Acromion, -ii n *(l)*.

Acromion, -ii n *(l)* = Akrómion *(gr)*: Schulterhöhe, Schulterspitze. – akros *(gr)*: das Äußerste; ōmos *(gr)*: die Schulter, die höchstgelegene Stelle an der Schulter.

acusticus, -a, -um *(l)* = das Hören betreffend. – akoúein *(gr)*: hören.

Adductor, -oris m *(l)* = Heranführer, Hinzuziehender. – adducere *(l)*: heranführen, hinzuziehen; ducere *(l)*: führen, ziehen.

Adhesio, -onis f *(l)* = Anhaften. – adhaerere *(l)*: an etwas hängen, festhängen, angrenzen, anhaften.

adiposus, -a, -um *(l)* = fettreich, fetthaltig. – Adeps, -ipis m u. f *(l)*: weiches Fett.

Aditus, -us m *(l)* = Zugang, Eingang. – adire *(l)*: hinzugehen, herangehen.

Adminiculum, -i n *(l)* = Stütze, Beihilfe. – Minae, -arum f *(l)*: die Zinnen, die Mauern.

Aequator [Equator], -oris m *(l)* = größter Breitenkreis, Äquator.

afferens, -entis *(l)* = herbeitragend. – P.p.a. von afferre (ad-ferre) *(l)*: herbeitragen, herbeibringen, herantragen.

affixus, -a, -um *(l)* = angeheftet, befestigt. – P.p.p. von affigere (ad-figere) *(l)*: anheften.

Agger, -eris m *(l)* = Wall, Damm. – aggerere (adgerere) *(l)*: aufdämmen, vermehren.

aggregatus, -a, -um *(l)* = zusammengeschart, nahe beieinanderliegend. – P.p.p. von aggregare (ad-gregare) *(l)*: zusammenscharen, beigesellen.

Ala, -ae f *(l)* = 1. der Flügel a) als Bewegungsorgan, b) als Ruder der Segelschiffe, c) als Flanken der Legionen; 2. die Achsel: als Reproduktion der Ala (Flügel) des Vogels.

albicans *(l)* = weiß schimmernd. – P.p.a. von albicare *(l)*: weiß sein, schimmern.

albugineus, -a, -um *(l)* = weiß schimmernd. – Adj. zu Albugo, Tunica albuginea: derbe, weiße Bindegewebshülle.

Albugo, -inis f *(l)* = weißer Fleck. – albus *(l)*: weiß.

albus, -a, -um *(l)* = weiß, weißglänzend. – Alphós *(gr)*: weißer Ausschlag (Hautausschlag).

Allantois f *(gr)* = wurstähnliche Haut, Harnsack. – Állas *(gr)*: Wurst.

Alveolus, -i m *(l)* = kleine Mulde, Bienenzelle.

ambiguus, -a, -um *(l)* = sich nach zwei Seiten neigend. – ambigere *(l)*: nach zwei Seiten treiben, schwanken.

Amnion, -ii n oder **Amnios, -ii** m *(l)* = Schafhaut. – Ámnos *(gr)*: Schaf.

Amphiarthrosis, -is f *(l)* = ringsum bebändertes Gelenk. – amphi *(gr)*: ringsum, herum, zu beiden Seiten; Arthron *(gr)*: Glied, Gelenk.

Ampulla, -ae f *(l)* = Gefäß aus Ton/Glas mit engem Hals und blasig aufgetriebenem Bauch; kolbenförmige Verdickung. – Amphora, -ae f *(l)*: zweihenkeliger Krug mit engem Hals; Amphoreús *(gr)*: zweihenkeliges Gefäß; nach Hyrtl von Ampha, -ae f *(l)* (Griff) und Bulla, -ae f *(l)* (Blase).

amygdaloideus, -a, -um *(l)* = mandelähnlich, zu etwas Mandelähnlichem gehörend. – Amýgdale *(gr)*: Mandel.

analis, -e *(l)* = zum After gehörend. – Adj. zu Anus.

Anastomosis, -is f *(l)* = Vereinigung oder Verbindung zweier Kanäle. – anastomóein *(gr)*: eine Mündung herstellen, öffnen, eröffnen.

Anatomia, -ae f *(l)* = die Kunst des Zergliederns. – anatemnein *(gr)*: zerschneiden, zergliedern.

anconeus, -a, -um *(l)* = zum Ellenbogen gehörig. – Ankōn *(gr)*: der gebogene Arm, Ellenbogen.

Angiologia, -ae f *(l)* = Gefäßlehre. – Angeion *(gr)*: (Blut-)Gefäß; Logos *(gr)*: Wort, Sprache, Lehre.

Ansa, -ae f *(l)* = Öse, Schlinge, Henkel. – Hänia oder Ansia *(gr)*: Zügel, der dem Zugvieh durch die Nase gezogene Zügel.

ante *(l)* = 1. Präp.: vor, voran, voraus; 2. Adv.: vorne, vorwärts, vorher.

Angulus, -i m *(l)* = Winkel, Ecke. – Etym. unsicher; ankylos *(gr)*: krumm.

Antebrachium, -ii n *(l)* = Unterarm, Vorderarm. – **Brachium, -ii** n *(l)*: Arm.

anterior, -ius *(l)* = vorderer. – Komp. zu ante *(l)*: vor, vorn gelegen.

Anthelix, -icis f *(l)* = Gegenwindung. – antí *(gr)*: gegen; Hélix *(gr)*: Windung.

Antitragus, -i m *(l)* = kleiner Höcker gegenüber dem Tragus. – Trágos *(gr)*: Bock.

Antrum, -i n *(l)* = Grotte, Höhlung, Höhle. – Ántron *(gr)*: Höhle.

Anulus, -i m *(l)* = kleiner Ring.

Anus, -i m *(l)* = Kreis, Ring, After(ring).

Aorta, -ae f *(l)* = Hauptschlagader. – aéirein *(gr)*: etwas in die Höhe heben, um es zu tragen.

Apertura, -ae f *(l)* = Öffnung, Loch. – aperire *(l)*: öffnen, erschließen, aufdecken.

Apex, -icis m *(l)* = äußerste Spitze.

apicalis, -e *(l)* = zur Spitze gehörend. – Adj. zu Apex.

Aponeurosis, -is f *(l)* = flächenhafte, platte Sehne. – neuróein *(gr)*: die Sehne anspannen.

Appendix, -icis f *(l)* = Anhang, Anhängsel, Zugabe. – pendere: hängen, schweben.

Aqu(a)eductus, -us m *(l)* = Wasserleitung. – Aqua, -ae f *(l)*: Wasser; Ductus, -us m *(l)*: Zug, Leitung.

Arachnoidea, -ae f *(l)* = Spinnwebenhaut. – Aráchne *(gr)*: Spinne.

Arbor, -oris f *(l)* = Baum.

arcuatus, -a, -um u. **arcualis, -e** *(l)* = bogenförmig gekrümmt. – Adj. zu Arcus.

Arcus, -us m *(l)* = Bogen, Kreisbogen.

Area, -ae f *(l)* = Bezirk, freie Fläche, Stelle.

Areola, -ae f *(l)*: Dim. zu Area.

Arteria, -ae f *(l)* = Schlagader, Arterie. – von Áer *(gr)*: Luft u. táreein *(gr)*: enthalten, bewahren.

Articulatio, -onis f *(l)* = Gelenk. – Articulus, -i m *(l)*: Fingerglied, Knoten; Dim. zu Artus, -us m *(l)*: Gelenk, Glied; artýein *(gr)*: zusammenfügen, gliedern; Arthron *(gr)*: Glied, Verbindung.

arytenoideus, -a, -um *(l)* = dem Schnabel einer Gießkanne ähnlich. – Arytaina *(gr)*: Gießbecken, Gießkanne.

ascendens *(l)* = aufsteigend. – P.p.a. von ascendere *(l)*: aufsteigen, sich erheben, emporsteigen.

asper, -era, -erum *(l)* = rau, uneben.

Atlas, -antis m *(l)* = 1. Halswirbel. – Atlas: griechischer Heros, der die Säulen des Himmels trug. – tlas: P.p.a. von tlenai *(gr)*: tragen; der starke Träger.

atrioventricularis, -e *(l)* = zum Vorhof und zur Kammer gehörig. – Atrium, -ii n *(l)*: Vorhof, Vorraum; Ventriculus, -i m *(l)*: Dim. zu Venter: Hohlraum, 1. Magen, 2. Herzkammer, 3. Hirnkammer; ventricularis, -e *(l)*: Adj. zu Ventriculus.

Atrium, -ii n *(l)* = Vorhof, Halle. – etrusk. Ursprungs; Atarr *(etrusk)*: befestigtes Gebäude.

auditivus, -a, -um *(l)* = das Hören betreffend. – audire: hören.

Auricula, -ae f *(l)* = „kleines Ohr". 1. Ohrmuschel, 2. Herzohr. – Dim. zu Auris.

Auris, -is f *(l)* = Ohr. – Ous *(gr)*: Ohr.

autonomicus, -a, -um *(l)* = unabhängig. – autónomos *(gr)*: selbständig, autonom.

Avis, -is f *(l)* = Vogel, Vorbedeutung.

axillaris, -e *(l)* = zur Achselhöhle gehörig. – Adj. zu Axilla, -ae f *(l)*: die Achselhöhle; Dim. zu Ala.

Axis, -is m *(l)* = 1. Achse, 2. zweiter Halswirbel; er gibt die ruhende Achse an, um welche sich der 1. Halswirbel dreht. – Áxon *(gr)*: Wagenachse, Himmelsachse.

azygos, -on *(gr)* = unpaar, nicht gepaart, nicht verbunden.

basalis, -e u. **basilaris, -e** *(l)* = zur Basis gehörend, an der Basis liegend. – Adj. zu Basis.

basilicus, -a, -um *(l)* = königlich. – basilikos *(gr)*: königlich; *(arab)*: innen. – Basileus *(gr)*: König.

Basis, -eos f *(gr)* = Grundfläche, Untergrund, Grundlage, „Basis".

biceps, -itis m *(l)* = zweiköpfig. – Caput, -itis n *(l)*: der Kopf.

Bifurcatio, -onis f *(l)* = Gabelung. – Furca, -ae f *(l)*: Gabel.

bilifer, -fera, -ferum *(l)* = Galle leitend. – Bilis, -is f *(l)*: Galle; ferre (l): tragen, führen.

biliosus, -a, -um *(l)* = reich an Galle.

bipartitus, -a, -um *(l)* = zweigeteilt. – Pars, -tis f *(l)*: Teil.

Brachium, -ii n *(l)* = Arm, Zweig, Stiel. – Brachion *(gr)*: Oberarm, Arm.

Bregma, -atis n *(l)* = Vereinigungsstelle von Kranz- und Pfeilnaht. – Brégma *(gr)*: Vorderkopf.

brevis, -e *(l)* = kurz, klein, schmal. – brachýs *(gr)*: kurz.

bronchialis, -e *(l)* = zum Bronchus gehörend. – Adj. zu Bronchus.

Bronchus, -i m *(l)* = Hauptast der Luftröhre. – Bronchós *(gr)*: Luftröhre, Kehle.

Bucca, -ae f *(l)* = Wange, Backe, Mund. – byktäs *(gr)*: heulend (vom Wind); bu *(idg)*: aufblasen, schwellen.

Buccinator (richtig: **Bucinator**), **-oris** m *(l)* = Hornbläser. – Bucina, -ae f *(l)* = Hirten- und Waldhorn; Bykánä *(gr)*: Horn, Trompete; Bos, bovis m *(l)*: das Rind; canere *(l)*: singen.

buccopharyngeus, -a, -um *(l)* = von der Wange zum Pharynx verlaufend.

bulbospongiosus, -a, -um *(l)* = zum schwammigen Schwellkörper gehörend.

bulbourethralis, -e *(l)* = zum Schwellkörper und zur Harnröhre gehörig.

Bulbus, -i m *(l)* = zwiebel- oder knollenförmige Anschwellung bzw. Verdickung. – Bólbos *(gr)*: Anschwellung.

Bulla, -ae f *(l)* = Blase, Kapsel, Knospe.

Bursa, -ae f *(l)* = Beutel, Tasche, „Börse". – Býrsa *(gr)*: abgezogene Haut, Fell, Schlauch.

Caecum, -i n *(l)* = das Blinde. – caecus, -a, -um *(l)*: blind, dunkel; Kaikias *(gr)*: Nordostwind als der dunkle; kaikos *(idg)*: blind, einäugig.

caeruleus, -a, -um *(l)* = blau, bläulich. – Caelum, -i n *(l)*: Himmel.

Calamus, -i m *(l)* = Rohr, Schreibfeder, Halm, Stängel. – Kálamos *(gr)*: Rohr, Halm.

Calcaneus, -i m, auch Calcaneum, -i n *(l)* = Fersenbein. – Calx, -cis f *(l)*: Ferse, Fuß; calcare *(l)*: mit Füßen treten, stoßen.

calcaneus, -a, -um *(l)* = zum Calcaneus gehörig. – Adj. zu Calcaneus.

Calcar, -aris n *(l)* = Sporn (z.B. des Hahns). – calcare *(l)*: treten, betreten, mit Füßen treten.

callosus, -a, -um *(l)* = schwielig, dickkantig. – Callum, -i n *(l)*: Schwiele, Schwarte.

Calvaria, -ae f *(l)* = Hirnschale, Schädel, Schädeldach. – Calva, -ae f *(l)*: Hirnschale. – calvus, -a, -um *(l)*: kahl, haarlos.

Calyx (richtig: **Calix**), **-icis** f *(l)* = Kelch, Blumenkelch, Knospe. – Kálys *(gr)*: Becher, Trinkbecher.

Camera, -ae f *(l)* = Kammer, Gewölbe. – Kamara *(gr)*: Gewölbe.

Canaliculus, -i m oder Canalicula, -ae f *(l)*: Dim. zu Canalis; urspr.: Kánna *(gr)*: Rohr.

canalis, -e *(l)* = röhrenförmig. – Adj. zu Canna, -ae f *(l)*: die Röhre, der Kanal; ebenso

Canalis, -is m u. f *(l)* = Röhre, Kanal, Rinne.

caninus, -a, -um *(l)* = zum Hunde gehörig. – Canis, -is m u. f. *(l)*: Hund.

capitalis, -e u. **capitatus, -a, -um** *(l)*: Adj. zu Caput.

Capitulum, -i n *(l)* = Köpfchen. – Dim. zu Caput.

Capsula, -ae f *(l)* = kleine Kapsel. – Dim. zu Capsa, -ae f *(l)*: Kapsel (für die Bücherrollen); capere *(l)*: fassen, packen; Kápsa *(gr)*: die Kapsel; káptein *(gr)*: fassen, greifen.

Caput, -itis n *(l)* = Kopf, Haupt, Hauptsache. – Kephalé *(gr)*: Kopf.

Cardia, -ae f *(l)* = Magenmund, Öffnung. – Kardía *(gr)*: 1. Herz, 2. Magenmund.

Carina, -ae f *(l)* = Kiel; vorspringende Leiste. – Káronon *(gr)*: Nuss, Nussbaum.

Carotis, -idis f *(l)* = Kopfschlagader. – Kar(a) *(gr)*: Kopf; Karos *(gr)*: Schwindel; karoein *(gr)*: betäuben.

Carpus, -i m *(l)* = Handgelenk, Handwurzel, urspr.: Abgepflücktes, Frucht. – carpere (l): pflücken, ernten; karpízesthai *(gr)*: ernten; Karpós *(gr)*: Stelle, durch welche die Hand mit dem Vorderarm beweglich zusammenhängt.

Cartilago, -inis f *(l)* = Knorpel am menschlichen und tierischen Körper sowie an Pflanzen.

Caruncula, -ae f *(l)* = Fleischwärzchen, warzenförmige Erhebung. – Dim. zu Caro, carnis f *(l)*: das Fleisch; Kréas *(gr)*: Fleisch.

Cauda, -ae f *(l)* = Schwanz, Schweif; anat.: allgemein Endabschnitt (von allen Organen).

caudalis, -e *(l)* = zum Schwanz (nach unten) weisend. – Adj. zu Cauda.

caudatus, -a, -um *(l)* = geschwänzt.

Caverna, -ae f *(l)* = Höhle, Kaverne. – vgl. Cavum.

cavernosus, -a, -um *(l)* = höhlenreich. – Adj. zu Caverna. Corpus cavernosum penis: Penisschwellkörper.

Cavitas, -atis f *(l)* = Höhlung.

Cavum, -i n, auch Cavus, -i m *(l)* = Hohlraum, Höhlung, Loch. – kóilos *(gr)*: hohl.

centralis, -e *(l)* = im Mittelpunkt liegend, in der Mitte befindlich. – Adj. zu Centrum, -i n *(l)*: Mittelpunkt.

cephalicus, -a, -um *(l)* = den Kopf betreffend.

cerato- *(l)* = anat. in Zusammensetzungen für das große Zungenbeinhorn und für das untere Horn des Schildknorpels gebrauchte Bezeichnung. – Kéras *(gr)*: Horn, Bogen, Geweih.

ceratopharyngeus, -a, -um *(l)* = vom Zungenbein zum Pharynx ziehend.

Cerebellum, -i n *(l)* = kleines Gehirn, Kleinhirn. – Dim. zu Cerebrum.

Cerebrum, -i n *(l)* = Gehirn, Großhirn. – Von Karára und Kára *(gr)*: Kopf.

Cervix, -icis f *(l)* = Hals, Nacken. – Kerbikárion *(gr)*: Kopfbänder, Kopfhalter.

Chiasma, -atis n *(l)* = Zeichen eines schiefen Kreuzes ähnlich dem des griechischen Buchstabens Chi: X. – chiazein *(gr)*: spalten, ritzen.

Choana, -ae f *(l)* = hintere Nasenöffnung. – Choáne *(gr)*: Trichter, Schmelzgrube, Schmelztiegel.

choledochus, -a, -um *(l)* = galleführend. – Chole *(gr)*: Galle; déchesthai *(gr)*: aufnehmen, enthalten.

chondro- *(gr)*: Vorsilbe, von Chondros *(gr)*: Knorpel, Korn, Graupe.

chondropharyngeus, -a, -um *(l)* = vom Zungenbein zum Pharynx ziehend; siehe chondro- u. pharyngeus.

Chorda, -ae f *(l)* = Darmsaite; anat.: Strang, Saite. – Chórde *(gr)*: Darm.

Choroidea, -ae f *(l)* = Aderhaut des Auges. – Chórion *(gr)*: Haut; -eidés *(gr)*: ähnlich; Corium, -i n *(l)*: Haut.

Chylus, -i m *(l)* = Darmlymphe. – Chylos *(gr)*: Saft, Brühe, Feuchtigkeit.

ciliaris, -e *(l)* = zum Augenlid, zu den Wimpern gehörend, wimpernähnlich.

Cilium, -ii n *(l)* = Wimper; urspr. Augenlid.

cinereus, -a, -um *(l)* = aschgrau. – Adj. zu Cinis, -eris m *(l)*: Asche, Totenasche; Konis *(gr)*: Staub.

Cingulum, -i n *(l)* = Gürtel. – Kinklís *(gr)*: Gitter, Umfriedung; cingere *(l)*: gürten.

Circulus, -i m *(l)* = Kreis. – Dim. zu Circus, -i m *(l)*: Kreis, Ring; Kirkos *(gr)*: Ring, Kreis.

Circumferentia, -ae f *(l)* = Umkreis, Umfang. – circum *(l)*: Adv. von Circus: im Kreis; Vorsilbe für: ringsumher, ringsum; ferentia von ferre *(l)* u. pherein *(gr)*: tragen, bringen.

circumflexus, -a, -um *(l)* = umgebogen. – als Subst. (Wölbung) oder als P.p.p. von circumflectere *(l)*: umbiegen, umfahren.

Cisterna, -ae f *(l)* = Zisterne, unterirdischer Behälter für Ansammlung des Regenwassers. – Cista, -ae f *(l)*: die Kiste; Kístä *(gr)*: Korb, Kiste.

Claustrum, -i n *(l)* = Schloß, Riegel, Schranke. – claúdere *(l)*: schließen, zumachen; kleíein *(gr)*: absperren.

Clavicula, -ae f *(l)* = Schlüsselchen; anat.: Schlüsselbein. – Dim. von Clavis, -is f *(l)*: der Schlüssel. Kleis *(gr)*: Riegel, hakenförmige Öse, Ruderrolle, Schlüsselbein; kleíein *(gr)*: verschließen mit einem Riegel, Balken.

clinoideus, -a, -um *(l)* = lagerähnlich, bettlägerig. – klinoeides *(gr)*: lagerähnlich; Klínä: Lager, Bett, Sofa; -eidés: ähnlich, -förmig.

Clitoris, -idis f *(l)* = Kitzler. – Kleitoris *(gr)*: Kitzler.

Clivus, -i m *(l)* = Hügel, Abhang. – clivis *(l)*: ansteigend, abschüssig, geneigt; klinein *(gr)*: neigen, beugen.

Clunis, -is m *(l)* = Hinterbacke. – Clunes, -ium (Pl): Gesäß; Klónis *(gr)*: Steißbein.

coccygeus, -a, -um *(l)* = zum Steißbein gehörend. – Adj. zu Coccyx, -igis m *(l)*: der Kuckuck.

Cochlea, -ae f *(l)* = Schnecke mit gewundener Schale, Wendeltreppe. – Kochlías *(gr)*: Schnecke; Cochlear, -aris m *(l)*; Löffel.

cochlearis, -e *(l)* = zur Schnecke gehörend. – Adj. zu Cochlea.

coeliacus, -a, -um *(l)* = zur Bauchhöhle gehörend. – Koilia *(gr)*: Höhle, jede Höhle im menschlichen Leib, Bauchhöhle, Unterleib; koilíakos *(gr)*: Adj. zu Koilia.

colicus, -a, -um *(l)*: Adj. zu Colon.

collateralis, -e *(l)* = seitlich, zusammen auf einer Seite. – lateralis, -e *(l)*: Adj. zu Latus, -eris n *(l)*: Seite, Flanke.

Colliculus, -i m *(l)* = kleiner Hügel. – Dim. zu Collis.

Collis, -is m *(l)* = Anhöhe, Hügel. – Kolonós *(gr)*: Hügel, Gipfel, Spitze.

Collum, -i n oder Collus, -i m *(l)* = Hals von Menschen und Tieren. – Kýklos *(gr)* u. Colxs *(got)*: Kreis, Hals.

Colon, -i n *(l)* = Hauptteil des Dickdarms: der Grimmdarm. Vielleicht von cholázesthai *(gr)*: winden, krümmen (Kolikschmerz) oder von kohlýein *(gr)*: zurückhalten, wehren.

Columna, -ae f *(l)* = kleine Säule, Fuß, Zäpfchen. – Kylindros *(gr)*: Rundholz, Walze.

comitans, -antis *(l)* = begleitend. – P.p.a. von comitare *(l)*: begleiten; Comes, -itis, m u. f *(l)*: Begleiter; ire *(l)*: gehen.

Commissura, -ae f *(l)* = Verbindung. – committere *(l)*: zusammenfügen, vereinigen, verbinden.

communicans: P.p.a. von communicare *(l)*: verbinden.

communis, -e *(l)* = gemeinsam, mitleistend, mitpflichtend. – Adj. zu Commune, -is n *(l)*: gemeinsames Gut, Gemeingut; co-, com- *(l)*: mit, zusammen; Moenia, -ium n *(l)*: Leistungen, Pflichten.

Compages, -is f *(l)* = Zusammenfügung, Gefüge. – compingere *(l)*: zusammenfügen. Compages thoracis: Brustkorb.

Concha, -ae f *(l)* = Muschel, Höhle. – Kónche *(gr)*: Muschel, Schnecke.

Condylus, -i m *(l)* = Gelenkhöcker, Gelenkkopf. – Kondylos *(gr)*: Fingerknöchel, Gelenkkopf; kondos *(gr)*: rundlich.

condyloideus, -a, -um *(l)* = einem Höcker ähnlich.

condylaris, -e *(l)* = höckerig.

Confluens, -entis m *(l)* = Zusammenfluss. – confluere *(l)*: zusammenfließen, zusammenkommen.

conicus, -a, -um *(l)* = kegelförmig, konisch. – Adj. zu Conus.

Coniotomia, -ae f *(l)* = Querschnitt durch das Lig. cricothyroideum medianum zwischen Schild- u. Ringknorpel in den Conus laryngis hinein.

Conjugatio, -onis m u. Conjugata, -ae f *(l)* = Verbindung. – conjugare = conjungere *(l)*: verbinden, zusammenhängen; con- *(l)*: zusammen, mit; jugare *(l)*: jochen, paaren.

conjunctivus, -a, -um *(l)* = der Verbindung dienend. – conjungere *(l)*: verbinden, vereinigen.

connexus, -a, -um *(l)* = verbunden, verknüpft. – P.p.p. von connectere *(l)*: verbinden; con- *(l)*: zusammen, mit; nectere *(l)*: knüpfen, binden, fassen.

conoideus, -a, -um *(l)* = kegelförmig. – konoides *(gr)*: kegelähnlich; Kónos: Keil; -eidés: ähnlich.

Constrictor, -oris m *(l)* = Zusammenzieher. – constringere *(l)*: zusammenziehen, zusammenschnüren.

contortus, -a, -um *(l)* = gewunden, schwungvoll, kräftig. – P.p.p. von contorquere *(l)*: winden, herumdrehen, schwingen, herumwenden.

Conus, -i m *(l)* = Kegel, Konus. – Kónos *(gr)*: Kegel.

Cor, cordis n *(l)* = Herz als Organ und als Gemüt; anat.: Herz. – Kár *(idg)*: Herz, Gemüt.

coracobrachialis, -e *(l)* = zum Rabenschnabelfortsatz und zum Arm gehörend.

coracoideus, -a, -um *(l)* = rabenschnabelähnlich. – Korax *(gr)*: Rabe; -eidés *(gr)*: ähnlich.

Corium, -i n *(l)* = Haut, Lederhaut, dicke Haut. – Chórion *(gr)*: Haut, Leder, besonders die Haut der Eingeweide.

Cornea (ergänze Membrana ...) = Hornhaut des Auges. – Cornu, -us n *(l)*: Horn.

corniculatus, -a, -um *(l)* = mit einem Hörnchen versehen. – Corniculus, -i m *(l)*: Hörnchen, Dim. zu Cornu.

Corona, -ae f *(l)* = Kranz, Krone, Haken. – Koróne *(gr)*: 1. Krähe; 2. Bezeichnung für verschiedene gekrümmte und gerundete Gegenstände; 3. Haken am Ende des Bogens, an welchem die Bogensehne mittels eines Ringes eingehängt wird.

Corpus, -oris n *(l)* = Körper, Leib, Rumpf.

Corrugator, -oris m *(l)* = Runzeler. – corrugare *(l)*: runzelig machen, zusammenrümpfen; cor-, con- *(l)*: zusammen, mit; Ruga, -ae f *(l)*: Hautfalte.

Cortex, -icis m *(l)* = Rinde, Baumrinde, Schale, Kork.

Costa, -ae f *(l)* = Rippe.

costalis, -e *(l)* = zur Rippe gehörend, die Rippe betreffend. – Adj. zu Costa.

costodiaphragmaticus, -a, -um *(l)* = von der Rippe zum Zwerchfell ziehend.

costomediastinalis, -e *(l)* = von der Rippe zum Mittelfell ziehend.

Coxa, -ae f *(l)* = Hüfte; eigentl. Schenkelbein. – Káksa *(altind)*: Achselgrube.

cranialis, -e *(l)* = kopfwärts, zum Schädel gehörend oder weisend. – Adj. zu Cranium.

Cranium, -ii n *(l)* = Schädel, knöcherner Schädel. – Kránion *(gr)*: Schädel, Hirnschale, eigentl.: Helm.

crassus, -a, -um *(l)* = dick, fett, stark. – Vielleicht von: krátos *(gr)*: stark, hart.

Cremaster, -eris m *(l)* = Aufhänger. – kremánnymi *(gr)*: aufhängen, schweben lassen.

crenatus, -a, -um *(l)* = gekerbt. – Crena, -ae f *(l)*: Kerbe, Spalte, Einschnitt.

cribrosus, -a, -um *(l)* = siebartig, reich an Sieben. – Cribrum, -i m *(l)*: Sieb; cernere *(l)* u. krínein *(gr)*: unterscheiden, scheiden, sich entscheiden.

cricoarytenoideus, -a, -um *(l)* = vom Ringknorpel zum Gießbeckenknorpel verlaufend; siehe cricoideus u. arytenoideus.

cricoideus, -a, -um *(l)* = ringförmig. – Kríkos *(gr)*: Ring.

cricopharyngeus, -a, -um *(l)* = vom Ringknorpel zum Pharynx verlaufend; siehe cricoideus u. pharyngeus.

cricothyroideus, -a, -um *(l)* = vom Ringknorpel zum Schildknorpel verlaufend.

cricotrachealis, -e *(l)* = vom Ringknorpel zur Trachea verlaufend; siehe cricoideus u. trachealis.

Crista, -ae f *(l)* = Leiste, Kante, Kamm auf dem Helm, eigentl.: Federbusch auf dem Kamm.

cruciatus, -a, -um *(l)* = gekreuzt; 1. gemartert; 2. anat.: gekreuzt im Sinne des X. – P.p.p. von cruciare *(l)*: kreuzigen, martern; Crux, crucis f *(l)*: Kreuz sowohl in Form eines T als auch X (meist T), Marterholz.

cruciformis, -e = kreuzähnlich, kreuzförmig. – Crux, crucis f *(l)*: Kreuz; Forma, -ae f *(l)*: Form.

Crus, cruris n *(l)* = 1. Unterschenkel, Bein; 2. Gebilde, die nach Form und Anordnung mit Schenkeln verglichen werden.

Cubitus, -i m *(l)* oder Cubitum, -i n *(l)* = Ellenbogen, Ellenbogengelenk, Unterarm. – cubare *(l)*: liegen; Kybiton *(gr)*: Ellenbogen, Schale, Schüssel, daraus Cubus, -i m *(l)*: Kubus, Würfel (Kubik); Kybos *(gr)*: Höhlung vor der Hüfte beim Vieh, Wirbelknochen, Würfel, eigentl.: Auge auf dem Würfel.

cuboideus, -a, -um *(l)* = würfelförmig.

Culmen, -inis n *(l)* = Gipfel, Spitze, der höchste Punkt. – Columna, -ae f *(l)*: Säule.

Cumulus, -i m *(l)* = Hügel, Masse, Gipfel, Schwall. – cumulare *(l)*: anhäufen, zunehmen, wachsen; Kýma *(gr)*: Wall; Kymelos *(idg)*: Anschwellung, Zuwachs.

cuneiformis, -e *(l)* = keilförmig. – Cuneus, -i m *(l)*: Keil, keilförmige Anordnung; Forma, -ae f *(l)*: Form.

Cuneus, -i m *(l)* = Keil, keilförmige Anordnung.

Cupula, -ae f *(l)* = Kuppel. – Dim. zu Cupa, -ae f *(l)*: die Tonne, das Grab; Kýpae *(gr)*: Grube, Gewölbe, Dach in Form einer Halbkugel, Kuppe.

Curvatura, -ae f *(l)* = Krümmung, Biegung. – curvare *(l)*: krümmen, biegen, beugen; korónos *(gr)*: gekrümmt; kýrtos *(gr)*: krumm.

Cuspis, -idis f *(l)* = Spitze, Spieß, Stachel; anat.: Zipfel, Segel.

cutaneus, -a, -um: Adj. zu Cutis.

Cutis, -is f *(l)* = Haut, Hülle, Oberfläche. – Kýtos *(gr)*: Hülle, Haut, Gefäß, Urne; Skýtos *(gr)*: Haut, Leder; vgl. Corium.

Cymba, -ae f *(l)* = anat.: nachenartige Vertiefung an der Ohrmuschel. – Kymbe *(gr)*: Nachen.

cysticus, -a, -um *(l)* = zur Blase gehörend. – Adj. zu Cystis, -is f *(l)*: Blase, Gallen-, Harnblase; Kýstis *(gr)*: Harnblase.

dartos *(gr)* = anat.: in Tunica dartos: Fleischhaut des Hodensacks. – dartós *(gr)*: abgehäutet, und zwar abgehäutete Haut; dárein *(gr)*: abhäuten, schinden.

deciduus, -a, -um *(l)* = abfallend, hinfällig. – decidere *(l):* abfallen, wegfallen.

Declive, -is n *(l)* = Abhang. – declivis, -e *(l):* abschüssig; de *(l):* ab, herab; Clivus, -i m *(l):* Hügel, Lehne; clinare *(l)* u. klínein *(gr):* lehnen, sich neigen.

Decussatio, -ionis *(l)* = Kreuzung. – decussare *(l):* in die Form eines X bringen.

decussatus, -a, -um *(l)* = X-geformt. – P.p.p. von decussare *(l).*

deferens, -entis *(l)* = herabtragend, herabführend. – P.p.a. von deferre *(l):* herabtragen, herabführen, abführen, wegtragen.

deltoideopectoralis, -e *(l)* = zum M. deltoideus und M. pectoralis gehörend.

deltoideus, -a, -um *(l)* = deltaförmig. – Délta *(gr):* dreieckiger griech. Buchstabe.

Dens, dentis m *(l)* = Zahn, Zinke. – Odoús *(gr):* Zahn, Zinke.

dentalis, -e *(l)* = zum Zahn gehörend. – Adj. zu Dens.

dentatus, -a, -um *(l)* = mit Zähnen versehen.

denticulatus, -a, -um *(l)* = mit Zähnchen bzw. Zacken versehen. – Denticulus: Zähnchen, Zacke; Dim. zu Dens.

Dentinum, -i n *(l)* = Zahnbein. – Dens, dentis m *(l):* der Zahn; Dentinum ist Substantiv. Adj. dentinus, -a, -um *(l):* zum Zahn gehörig.

depellatus, -a, -um *(l)* = hinabgetrieben, weggeführt. – P.p.p. von depellare *(l):* hinabtreiben, weg-, fortleiten; de- *(l):* weg, von, herab; pellere *(l):* treiben.

Depressor, -oris m *(l)* = Herabdrücker. – deprimere *(l):* herabdrücken.

descendens, -entis *(l)* = herabsteigend. – P.p.a. von descendere *(l):* herabsteigen, herabgehen, sich herablassen.

dexter, -tra, -trum *(l)* = rechts, günstig, (der, die, das) Rechte. – dexios *(gr):* rechts, günstig.

diagonalis, -e *(l)* u. Diagonalis, -is f *(l)* = schräg und die Schräge; diá- *(gr):* durch, hindurch; Gōnia *(gr):* Winkel, Ecke.

Diameter, -tri f *(l)* = Durchmesser. – diá- *(gr):* durch, hindurch; Metron *(gr):* Maß.

Diaphragma, -atis n *(l)* = Scheidewand, Grenzwand, Zwerchfell. – diaphrássein *(gr):* durch eine Scheidewand trennen; phrássein: abtrennen, umzäunen.

Diaphysis, -is f *(l)* = Diaphyse, Mittelstück des Röhrenknochens. – diaphýsthai *(gr):* dazwischenwachsen, durchwachsen, auseinander wachsen.

Diarthrosis, -is f *(l)* = freie Gelenkverbindung. – Diárthrosis *(gr):* das Zerlegen in Glieder; Árthron *(gr):* Gelenk, Glied.

Diencephalon, -i n *(l)* = Zwischenhirn. – diá- *(gr):* durch, zwischen; Enképhalos *(gr):* das, was im Kopf ist (Gehirn).

Digastricus, -i m *(l)* = der Zweibäuchige. – Gastär *(gr):* Bauch, Magen.

digitalis, -e *(l)* = zum Finger gehörend. – Adj. zu Digitus.

Digitatio, -onis f *(l)* = finger-, (klauen)artige Bildung. – Digitus, -i m *(l):* Finger, zehenförmige Eindrücke.

digitatus, -a, -um u. **digitus, -a, -um** = mit fingerartigen Gebilden versehen. – Adj. zu Digitus.

Digitus, -i m *(l)* = Finger, Zehe. – Dáktylos *(gr):* Finger, Zehe.

Dilatator [Dilator], -oris m *(l)* = Erweiterer, Auseinanderzieher. – dilatare *(l):* erweitern, ausbreiten, ausdehnen.

Diploe, -oes f *(l)* = Diploë. – Diplóä *(gr):* Doppelteil, das zwischen den Tafeln Liegende.

diploicus, -a, -um *(l)* = zur Diploë gehörend. – Adj. zu Diploë.

Discus, -i m *(l)* = (Wurf-)Scheibe. – Diskos *(gr):* Scheibe, Wurfscheibe.

distalis, -e *(l)* = distal, weiter vom Rumpf entfernt liegend; Gegensatz zu proximal. – di- *(l):* auseinander; stare *(l):* stehen.

Diverticulum, -i n *(l)* = Seitenweg, Abzweigung, Herberge, Divertikel; anat.: Ausstülpung umschriebener Wandteile eines Hohlorgans. – divertere *(l):* abwenden, vom Weg gehen, einkehren.

dorsalis, -e *(l)* = 1. zum Rücken gehörend; 2. dorsal, zum Rücken hin, rückenwärts. – Adj. zu Dorsum.

Dorsum, -i n *(l)* = Rücken, Bergrücken. – De(i)rás *(gr):* Anhöhe, Hügel.

Ductus, -us m *(l)* = Führung, Leitung; anat.: Gang, Kanal. – deuco *(idg)* u. ducere *(l):* führen, leiten, ziehen.

Duodenum, -i n *(l)* = das Zwölffache; anat.: Zwölffingerdarm. – duodenus *(l):* zwölffach; duodeni *(l):* je zwölf; dodekadáktylon *(gr):* zwölf Finger.

durus, -a, -um *(l)* = hart, derb. – Drýs *(gr):* Eiche.

efferens, -entis *(l)* = herausführend, abführend. – P.p.a. von efferre *(l):* herausführen, emporsteigen, hervorbringen, abführen.

ejaculatorius, -a, -um *(l)* = dem Herausschleudern dienend. – eiaculári *(l):* herausschleudern, auswerfen; eicere *(l):* herauswerfen; vgl.: Ejakulat.

elasticus, -a, -um *(l)* = elastisch im Sinne reversibler Dehnbarkeit. – elaúnein *(gr):* treiben, in die Länge ziehen.

emboliformis, -e *(l)* = pfropfenförmig. – Émbolos *(gr):* Pfropf; Forma, -ae f *(l):* Gestalt, Form.

Eminentia, -ae f *(l)* = Erhöhung, das Hervorragende. – eminere *(l):* hervor-, herausragen; Mons, -tis m *(l):* Berg.

Emissarium, -ii n *(l)* = Abflusskanal, Abzugsgraben. – mittere *(l):* schicken, senden.

enamelum, -i n *(l)* = Zahnschmelz. – Enamel *(engl):* Schmelz; willkürliche moderne Wortschöpfung über altfranzösisch: esmail und althochdeutsch: smelzen.

encephalicus, -a, -um: Adj. zu Encephalon.

Encephalon, -i n *(l)* = Gehirn, was im Kopf ist. – Kephalé *(gr):* Kopf.

Endocardium, -ii n *(l)* = Herzinnenhaut, Endokard. – Kardía *(gr):* Herz.

Endolympha, -ae f *(l)* = Flüssigkeit innerhalb des häutigen Labyrinths. – Lympha: Quellwasser, klare Flüssigkeit.

Endometrium, ii n *(l)* = Schleimhaut der Gebärmutter. – Mätra *(gr):* Gebärmutter.

endothoracicus, -a, -um *(l)* = innerhalb des Brustkorbs gelegen. – Thórax *(gr):* Brustharnisch.

entericus, -a, -um *(l)* = zu den Eingeweiden gehörend. – Énteron *(gr):* Darm, Eingeweide.

Ependyma, -atis n *(l)* = gliöse Auskleidung der Binnenräume des Zentralnervensystems. – Epéndyma *(gr):* Oberkleid, Überzug; endýein *(gr):* bekleiden.

Epicardium, -ii n *(l)* = dem Herz aufliegendes, viszerales, seröses Blatt des Herzbeutels. – Kardía *(gr):* Herz.

Epicondylus, -i m *(l)* = der auf dem Condylus liegende Fortsatz. – Kondylos *(gr):* Knorren, Condylus.

epicranius, -a, -um *(l)* = auf dem Schädel befindlich. – Kraníon *(gr):* Kopf, Schädel.

Epidermis, -idis f *(l)* = Oberhaut, epithelialer Anteil der Haut. – Dérma *(gr):* Haut.

Epididymis, -idis f *(l)* = Nebenhoden. – Dídymoi *(gr):* Zwillinge, Hoden.

epiduralis, -e *(l)* = auf der Dura mater liegend.

Epigastrium, -i n *(l)* = Magengrube. – Gastär *(gr):* Magen.

epigastricus, -a, -um *(l)* = auf dem Magen befindlich, zur Bauchwand gehörend. – gastricus *(l):* Adj. zu Gaster.

epiglotticus, -a, -um *(l):* zum Kehldeckel gehörend. – Adj. zu Epiglottis.

Epiglottis, -idis f *(l)* = Kehldeckel. – Glõtta *(gr):* Stimmapparat, Sprache.

Epipharynx, -yngis f *(l)* = Nasenrachen.

Epiphysis, -eos f *(l)* = 1. Gelenkende des Röhrenknochens; 2. Zirbeldrüse. – Epiphýsis *(gr):* Zuwachs, Ansatz; epiphýomai *(gr):* auf etwas wachsen, anwachsen; phýein: wachsen lassen.

epiploicus, -a, -um *(l)* = zum großen Netz gehörend. – Epiplóon *(gr):* das darauf Schwimmende; pleéin *(gr):* schwimmen, segeln.

episcleralis, -e *(l)* = auf der Sclera liegend. – Skléra *(gr):* feste Hülle des Augapfels; skléros *(gr):* hart.

Epistropheus, -ei m *(l)* = 2. Halswirbel, jetzt Axis.– Epistrópheus *(gr):* Umdreher; stréphein *(gr):* wenden.

Epithalamus, -i m *(l)* = auf dem Thalamus liegender Gehirnabschnitt. – Thálamos *(gr):* Schlafgemach, Hohlraum.

epitympanicus, -a, -um *(l)* = auf der Paukenhöhle befindlich. – Týmpanon *(gr):* Handpauke, Tamburin.

Eponychium, -ii n *(l)* = am hinteren Nagelrand liegender Epithelstreifen. – Ónyx *(gr):* Nagel, Nagelbett, Kralle, Klaue.

Epoophóron, -i n *(l)* = Nebeneierstock. – ōophóros *(gr):* Eier tragend; Ōón *(gr):* Ei; phérein *(gr):* tragen, bringen.

equinus, -a, -um *(l)* = zum Pferde gehörend. – Equus, -i m *(l):* Pferd; Híppos *(gr):* Pferd.

Erector, -oris m *(l)* = Aufrichter (Erektion). – erigere *(l):* aufrichten; regere *(l):* lenken, richten (regieren).

ethmoidalis, -e *(l)* = siebähnlich, siebartig. – Éthmos *(gr):* Sieb, Seihetuch.

Excavatio, -onis f *(l)* = Aushöhlung. – excavare *(l):* aushöhlen.

excretorius, -a, -um *(l)* = der Ausscheidung dienend. – excernere *(l):* ausscheiden, aussondern, absondern.

Extensor, -oris m *(l)* = Strecker, Ausspanner. – extendere *(l):* ausstrecken, ausspannen; – tendere *(l):* spannen, strecken, ziehen; teínein *(gr):* spannen, strecken, ziehen.

externus, -a, -um *(l)* = äußere, äußerlich. – exter *(l):* außerhalb, außen.

Extremitas, -atis f *(l)* = äußerster Punkt, Ende. – extremus, -a, -um *(l):* später, äußerstes Ende, Gliedmaße (extrem).

facialis, -e *(l):* Adj. zu Facies.

Facies, -ei f *(l)* = Gestalt, Körperbau, Figur, Aussehen, Erscheinung, Gesicht. – facere *(l):* tun, machen, bewirken, hervorbringen.

falciformis, -e *(l)* = sichelförmig. – Adj. zu Falx.

Falx, falcis f *(l)* = Sichel. – Zánklon *(gr):* Sichel.

Fascia, -ae f *(l)* = Binde, Band. – Fascis, -is m *(l):* Bündel, Rutenbündel; Phákelos *(gr):* Bündel.

Fasciculus, -i m *(l):* Dim. zu Fascia.

fasciolaris, -e *(l)* = zum Band gehörend, bandähnlich. – Adj. zu Fasciola, -ae f *(l):* kleine Binde, Bändchen; Dim. zu Fascia.

Fastigium, -i n *(l)* = Giebel, Steigung, Erhebung. – fastigo *(l)* u. farstigo *(idg):* aufsteigen lassen.

Fauces, faucium f *(l)* = Schlund, Kehle.

felleus, -a, -um *(l)* = gallig. – Adj. zu Fel, Fellis n *(l):* Galle.

femoralis, -e *(l):* Adj. zu Femur.

Femur, -oris n *(l)* = Oberschenkel, Oberschenkelbein.

Fenestra, -ae f *(l)* = Fenster, Öffnung, Loch. – phanerós *(gr):* hell, klar, sichtbar, vor allen Augen sichtbar.

ferrugíneus, -a, -um *(l)* = schwarz, schwärzlich, dunkel, rostfarbig. – Ferrúgo, -inis f *(l):* Eisenrost, rostbraune Farbe; Ferrum *(l):* Eisen; Aerugo, -inis f *(l):* Grünspan.

Fetus, -us m *(l)* = Leibesfrucht, Gebären, Zeugung, Brut, Frucht. – féo *(l):* trächtig sein, ergiebig sein.

Fibra, -ae f *(l)* = Faser (Pflanzen-, Wurzelfaser).

fibrinus, -a, -um *(l):* Adj. zu Fiber, -bri m *(l):* Biber (Fibrin).

Fibrocartilago, -inis m *(l)* = Faserknorpel.

fibrosus, -a, -um *(l)* = faserig, fibrös. – Adj. zu Fibra.

Fibula, -ae f *(l)* = Spange, Klammer, Schnalle, Wadenbein. – fibulare *(l):* heften; Fibulatio: Verbolzung.

filiformis, -e *(l)* = fadenförmig. – Adj. zu Filum: Faden und Forma, -ae f *(l):* Gestalt, Form.

Filum, -i n *(l)* = Faden, Saite.

Fimbria, -ae f *(l)* = Franse, Haargekräusel. – evtl.: Fibra.

fimbriatus, -a, -um *(l):* Adj. zu Fimbria.

Fissura, -ae f *(l)* = Spalte, Ritze, Fissur. – findere *(l):* spalten.

flaccidus, -a, -um *(l)* = schlaff, welk, mit herabhängenden Ohren, schlapp. – bláx *(gr):* schlaff.

Flexor, -oris m *(l)* = Beuger. – flectere *(l):* beugen, biegen.

Flexura, -ae f *(l)* = Biegung, Flexur, Krümmung. – flectere *(l):* beugen, biegen, krümmen.

Flocculus, -i m *(l)* = (kleine) Flocke. – Dim. zu Floccus, -i m *(l):* Flocke; phlázo *(gr):* zerreißen.

Flumen, -inis n *(l)* = Fluss, Strömung, Fluten. – fluere *(l):* fließen, strömen.

foliatus, -a, -um *(l)* = mit Blättern versehen, blattähnlich. – Adj. zu Folium, -ii n *(l):* Blatt, Folie; Phýllon *(gr):* Blatt, Laub.

Folliculus, -i m *(l)* = kleiner Schlauch, Beutel, Ledersack, Bläschen, Knötchen, Follikel. – Dim. zu Follis, -is m *(l):* Blasebalg; Thýllis *(gr):* Blasebalg.

Fonticulus, -i m *(l)* = kleine Quelle. – Dim. zu Fons, fontis m *(l):* Quelle; fundere *(l):* gießen, strömen.

Foramen, -inis n *(l)* = Loch, gebohrte Öffnung. – forare *(l):* durchbohren, graben.

Forceps, -ipis m u. f *(l)* = Zange, Feuerzange. – Formus *(idg)* u. Thérmes *(gr):* Feuerzange.

Formatio, -onis f *(l)* = Bildung; Gestaltung, Formation. – formare *(l):* bilden, gestalten, formen. – anat.: Formatio reticularis.

Fornix, -icis m *(l)* = Bogen, Gewölbe, Wölbung. – fórnikos *(idg):* ofenartig gewölbt; Fornus *(idg):* Ofen, Kuppelform des Ofens.

Fossa, -ae f *(l)* = Graben, Abzugsgraben, Kanal. – fodere *(l):* stechen, graben, stochern.

Fossula, -ae f *(l):* Dim. zu Fossa.

Fovea, -ae f *(l)* = (rundliche) Grube, Fallgrube für Wild.

Frenulum, -i n *(l)* = kleiner Zügel; Bändchen. – Dim. zu Frenum, -i n *(l):* Zaum, Zügel; frénom *(idg):* das, womit man einhält.

Frons, frontis m *(l)* = Stirn, Stirnseite, Vorderseite, Front. – bhront *(idg):* hervorstehen.

frontalis, -e *(l)* = 1. zur Stirn gehörig; 2. stirnwärts, frontal. – Adj. zu Frons.

fundiformis, e *(l)* = schleuderförmig. – Adj. zu Funda, -ae f *(l):* Schleuder, Schleuderriemen; Forma, -ae f *(l):* Form, Gestalt.

Fundus, -i m *(l)* = Boden, Grund (Fundament). – Pythmấn *(gr):* Basis von Körperteilen; Pýndax *(gr):* Grund, Gefäßboden.

fungiformis, -e *(l)* = pilzförmig. – Adj. zu Fungus, -i m *(l):* Pilz u. Forma, -ae f *(l):* Gestalt, Aussehen; Spóngos oder Sphóngos *(gr):* Schwamm, Pilz.

Funiculus, -i m *(l)* = kleiner Strang. – Dim. zu Funis, -is m *(l):* Seil, Tau, Strick; Dhumis *(idg)* u. Thómis *(gr):* Strick, Schnur, Bogensehne.

Galea, -ae f *(l)* = (lederner) Helm, Haube. – Galéä *(gr):* die aus dem Wieselfell gemachte Sturmhaube.

Gallus, -i m *(l)* = Hahn.

Ganglion, -ii n (l) = 1. Überbein; 2. anat.: Nervenknoten. – Ganglíon *(gr):* Überbein, Nervenknoten.

Gaster, gastris f *(l)* = Bauch; anat.: Magen. – Gastấr *(gr):* Magen, Bauch, Unterleib.

gastricus, -a, -um *(l)* = mit dem Magen in Verbindung stehend. – Adj. zu Gaster.

gastrocnemius, -a, -um *(l)* = zur Wade gehörig. – Gastroknẩmion *(gr):* Wadenmuskel; Gastấr *(gr):* Bauch; Knemä *(gr):* Wade.

gelatinosus, -a, -um *(l)* = gallertig. – Gelatina; Gallerte; gelare *(l):* gefrieren; Gelu, -us n *(l)* u. Gelandrón *(gr):* Eis, Frost, Erstarrung.

Gemellus, -i m u. **gemellus, -a, -um** *(l)* = Zwillingsbruder; doppelt. – Dim. zu Geminus: Zwilling, zweifach; geminare *(l):* verdoppeln; Etym. unsicher.

Geniculum, -i n *(l)* = 1. kleines Knie; 2. Knoten. – Dim. zu Genu.

genioglossus, -a, -um *(l)* = vom Kinn zur Zunge verlaufend. – Géneion *(gr):* Kinn u. Glṓssa *(gr):* Zunge, Sprache.

geniohyoideus, -a, -um *(l)* = vom Kinn zum Zungenbein verlaufend. – Géneion *(gr):* Kinn; hyoeidés *(gr):* ypsilonförmig; anat.: zum Zungenbein gehörend.

genitalis, -e *(l)* = zur Zeugung gehörig; anat.: in Zusammensetzungen: genito- = zu den Geschlechtsorganen gehörend. – gignere *(l)* u. gígnomai *(gr):* erzeugen, zeugen, hervorbringen.

genitofemoralis, -e *(l)* = von den Geschlechtsteilen zum Oberschenkel verlaufend.

Genu, genus n *(l)* = Knie. – Góny *(gr):* Knie.

Gingiva, -ae f *(l)* = Zahnfleisch. – Geng *(idg):* Beule, Buckel u. (Sal)iva: Suff.

Glabella, -ae f *(l)* = 1. der unbehaarte Raum zwischen den behaarten Augenbrauen über der Nasenwurzel, 2. Stirnglatze.

Glandula, -ae f *(l)* = kleine Eichel; anat.: Drüse. – Dim. zu Glans, glandis f *(l):* Eichel, eichelähnliche Früchte.

Glia, -ae f *(l)* = Kitt. – Glía *(gr):* Leim, Kitt.

Globus, -i m *(l)* = Ball, Kugel, Klumpen. – Gleba, -ae f *(l):* Erdscholle; globosus, -a, -um *(l):* kugelförmig, kugelrund.

Glomus, -eris n *(l)* = Knäuel. – glomerare *(l):* zu einem Knäuel zusammenrollen, ballen; Glấma *(gr):* Augenbutter.

Glomerulus, -i m u. **Glomerulum, -i** n *(l)* = kleines Knäuel. – Dim. zu Glomus.

glossoepiglotticus, -a, -um *(l)* = von der Zunge zum Kehldeckel verlaufend.

glossopharyngeus, -a, -um *(l)* = von der Zunge zum Pharynx verlaufend.

glossus, -a, -um *(l)* = zur Zunge gehörend. – Glṓssa *(gr):* Zunge.

gluteus, -a, -um *(l)* = zum Gesäß gehörig. – Gloutós *(gr):* Gesäß, Hinterbacke.

gracilis, -e *(l)* = schlank, dünn, zart *(grazil)*. – sicher nicht von Gratia, -ae f *(l):* Anmut.

Granulatio, -onis f *(l)* = Körnelung, Granulation.

Granulum, -i n *(l)* = Körnchen. – Dim. zu Granum, -i n *(l):* Korn, Kern, Granulat.

griseus, -a, -um *(l)* = grau. – gris *(franz):* grau; greis *(mhd):* grau.

Gubernaculum, -i n *(l)* = Steuerruder, Lenkung, Leitung. – gubernare *(l):* steuern, lenken; kybernáein *(gr):* steuern.

gustatorius, -a, -um *(l)* = dem Schmecken dienend. – gustare *(l):* schmecken; geúein *(gr):* u. geúsein *(idg):* kosten lassen.

Gyrus, -i m *(l)* = Windung. – Gýros *(gr):* Krümmung, Kreis, Windung.

Habenula, -ae f *(l)* = kleiner Zügel. – Dim. zu Habena, -ae f *(l):* Zügel, Halter; habere *(l):* halten.

Hallux, -ucis m *(l)* = Großzehe.

hamatus, -a, -um *(l)* = 1. mit Haken versehen; 2. hakenförmig gekrümmt. – Adj. zu Hamus, -i m *(l):* Haken, Angelhaken.

Hamulus, -i m *(l)* = kleiner Haken, Häkchen. – Dim. zu Hamus, -i m *(l):* Haken.

Haustrum, -i n *(l)* = Schöpfrad, Eimer; Ausbuchtung. – haurire *(l):* schöpfen.

helicinus, -a, -um *(l)* = gewunden, geschraubt. – Adj. zu Helix, -icis f *(l):* Spirale, Windung, Schnecke.

Helicotrema, -atis n *(l)* = Schneckenloch; Verbindung zwischen Scala vestibuli und Scala tympani. – Hélix *(gr):* Schnecke; Tréma *(gr):* Loch.

hemiazygos, -on *(gr)* = der halben Vena azygos entsprechend. – hemí- *(gr):* halb; azygos *(gr):* unpaar.

Hemispherium, -i n *(l)* = Halbkugel, Hemisphäre. – Hemisphairion *(gr):* Halbkugel; hemí- *(gr):* halb; Sphaíra *(gr):* Kugel.

hemorrhoidalis, -e *(l)* = zur Hämorrhoide gehörig. – Haimorrhoídes *(gr):* Gefäße, in denen Blut fließt; Haíma *(gr):* das Blut; rhéein *(gr):* fließen.

Hepar, -atis n *(l)* = Leber. – Hẫpar *(gr)*: Leber.

hepaticus, -a, -um *(l)* = zur Leber gehörend. – Adj. zu Hepar.

Hernia, -ae f *(l)* = Leibschaden, Bruch, Eingeweidebruch. – Enterokấlä *(gr):* Darmbruch, Eingeweidebruch; Énteron *(gr):* Darm, Eingeweide; Kấlis *(gr):* Fleck, Schandfleck.

Hiatus, -us m *(l)* = klaffende Öffnung. – hiare *(l):* klaffen, offenstehen; chásko *(gr):* gähnen, klaffen.

Hilus, -i m *(l)* = Eintrittsstelle, Tor. – Wahrscheinlich von Hilum, -i n *(l):* Faser, Fädchen.

Hippocampus, -i m *(l)* = Fabeltier der griechischen Mythologie (mit Pferdevorderleib und geringeltem Fischschwanz). – Híppos *(gr):* Pferd; kámptein *(gr):* biegen.

Hirci, -orum *(Pl)* m *(l)* = Achselhaare – Hircus, -i m *(l):* Bock (wegen des spezifischen Geruchs des Achselschweißes).

horizontalis, -e *(l)* = horizontal, waagerecht. – Adj. zu Horizon *(gr):* Gesichtskreis, Horizont; horízo *(gr):* die Grenze bestimmen, begrenzen.

Humerus, -i m *(l)* = Oberarmbein, Knochen des Oberarms, Oberarm, Schulter. – Ṓmos *(gr):* Schulter, Bergrücken; vgl. Brachium: der ganze Arm.

hyaloideus, -a, -um *(l)* = glasartig, zu etwas Glasartigem gehörend. – Hýalos *(gr):* Glas; -eidés *(gr):* ähnlich.

Hymen, -enis n *(l)* = Haut, dünne Haut; anat.: Jungfernhäutchen. – Hýmen *(gr):* Haut, Häutchen, Band.

hyo- Vorsilbe *(gr)* = anat. in Zusammensetzungen: zum Zungenbein gehörig. – Hŷs *(gr):* Schwein.

hyoepiglotticus, -a, -um *(l)* = vom Zungenbein zum Kehldeckel verlaufend.

hyoideus, -a, -um *(l)* = ypsilonförmig, zum Zungenbein gehörig.

hyothyroideus, -a, -um *(l)* = vom Zungenbein zur Schilddrüse verlaufend.

Hypochondrium, -ii n *(l)* = das unter dem Brustknorpel Befindliche. – hypó- *(gr)* u. sub- *(l):* unter, darunter, unterhalb; Chóndros *(gr):* Knorpel. – Hypochonder: schwermütiger, eingebildeter Kranker.

hypochondriacus, -a, -um *(l)* = zum Hypochondrium gehörig. – Adj. zu Hypochondrium.

Hypogastrium, -i *(l)* = das unter dem Magen Gelegene. – Gastār *(gr)* = Magen.

hypogastricus, -a, -um *(l)* = unterhalb des Magens gelegen, zum Unterbauch gehörend. – hypó- *(gr)*: unter; Gastār *(gr)*: Magen, Bauch, Unterleib.

hypoglossus, -a, -um *(l)* = unter der Zunge liegend. – Glōssa *(gr)*: Zunge.

Hyponychium, -i n *(l)* = Nagelbett. – Ónyx *(gr)*: Nagel.

Hypopharynx, -yngis f *(l)* = der hinter dem Kehlkopf gelegene Schlundanteil, die Pars laryngea pharyngis. – Phárynx *(gr)*: Rachen, Schlund; vgl. auch Epipharynx.

Hypophysis, -eos f *(l)* = Hirnanhangsdrüse, Hypophyse. – phyein *(gr)*: wachsen; Hypophysis *(gr)*: Anhängsel an der Unterseite.

Hypothalamus, -i m *(l)* = unterhalb des Thalamus gelegener Teil des Diencephalon. – hypó- *(gr)*: unter; Thálamos *(gr)*: Schlafgemach, Hohlraum.

Hypothenar, -aris m *(l)* = unterhalb der Handfläche, Kleinfingerballen. – Thénar *(gr)*: Handfläche.

ileocaecalis, -e *(l)* = vom Krummdarm zum Blinddarm verlaufend.

Ileum, -ei n *(l)* = Krummdarm. – Ileus = Darmverschlingung. – eileō *(gr)*: winden, krümmen.

Ilia, ilium *(Pl)* n *(l)* = Weiche, Unterleib, Eingeweide. – Ilii = Ilia = Ilei *(Nom. Pl)* = die breiten Knochen der Bauchweichen. – Íxys *(gr)*: Wechen, Gegend über den Hüften.

iliacus, -a, -um *(l)* = zur Weiche, zum Darmbein gehörend. – Adj. zu Ilia.

Impressio, -onis f *(l)* = Eindruck, Abdruck, Einstellung. – in- *(l)*: hinein; primere *(l)*: drücken, pressen.

imus, -a, -um *(l)* = unterster, letzter.

incisivus, -a, -um *(l)* = zum Schneiden geeignet, zu den Schneidezähnen gehörend.

Incisura, -ae f *(l)* = Einschnitt, Abschnitt. – incidere *(l)*: einschneiden; in- *(l)*: hinein; caedere *(l)*: schneiden, graben, meißeln.

Inclinatio, -onis f *(l)* = Neigung, Biegung, Zuneigung. – inclinere *(l)*: neigen, beugen, hinwenden, hinneigen; klínein *(gr)*: neigen, wenden, beugen.

Incus, -udis f *(l)* = Amboss, das vom Hammer = Malleus getroffene Gehörknöchelchen. – incudere *(l)*: hineinschlagen, hämmern, boxen.

Index, -icis m *(l)* = Angeber, Anzeiger, Verräter; anat.: Zeigefinger. – indicare *(l)*: anzeigen, melden; vgl.: Indikator.

Indusium, -ii n *(l)* = obere Tunika, Schleier. – induere *(l)*: anziehen, anlegen.

inferior, -ius *(l)* = niedriger, tiefer gelegen, geringer, schwächer. – infra *(l)*: unten, unterhalb.

Infundibulum, -i n *(l)* = Trichter. – infundere *(l)*: hineingießen, hineinschütten.

Inguen, -inis m *(l)* = Leistengegend, Schamgegend; eigentl.: die Stelle, wo der Zweig am Stamm sitzt. – inquinare *(l)*: besudeln; unguere *(l)*: beschmieren.

inguinalis, -e *(l)*: Adj. zu Inguen.

Inscriptio, -onis f *(l)* = Aufschrift, Überschrift; anat.: Einzeichnung (figürlich gemeint). – inscribere *(l)*: auf etwas schreiben, betiteln, bezeichnen.

Insertio, -onis f *(l)* = Anzeige, Ansatz, Ansatzstelle eines Muskels.

Insula -ae f *(l)* = Insel, Eiland.

Integumentum, -i n *(l)* = Decke, Hülle. – intégere *(l)*: bedecken; anat.: Integumentum commune: die aus drei Schichten bestehende äußere Haut.

internus, -a, -um *(l)* = innere, innen befindlich. – inter: zwischen.

Intersectio, -onis f *(l)* = Einschnitt; anat.: Zwischensehne. – intersecare *(l)*: ein-, durchschneiden. Intersectiones tendineae: Unterbrechungen des Muskelgewebes (Zwischensehnen).

Intestinum, -i n *(l)* = Darmkanal, Eingeweide. – intus *(l)*: innen, inwendig, innerlich; Énteron *(gr)*: das Innere, Eingeweide.

intimus, -a, -um *(l)* = der Innerste, innerst. – Sup. zu inter.

Intumescentia, -ae f *(l)* = Anschwellung. – intumescere *(l)*: anschwellen; Tumor, -oris m *(l)*: Geschwulst; Týlä *(gr)*: Schwiele, Wulst.

iridicus, -a, -um *(l)*: Adj. zu Iris.

Iris, -idis f *(l)* = Regenbogenhaut des Auges. – Íris *(gr)*: Regenbogen; von Íris: Göttin des Regenbogens.

ischiadicus, -a, -um *(l)* = zum Sitzbein gehörig. – Adj. zu Ischium, -ii n: Gesäß, Sitzhöcker, Sitzbein; Íschion *(gr)*: Gesäß, Sitzbein, Hinterbacke; Íschias *(gr)*: Hüftschmerz.

ischioanalis, -e *(l)* = vom Sitzbein zum After verlaufend.

ischiocavernosus, -a, -um *(l)* = vom Sitzbein zum Schwellkörper verlaufend.

Ischium, -ii n *(l)* = Gesäß, Hüftgelenk. – Íschion *(gr)*: Gesäß, Pfanne des Hüftgelenks, Hinterbacke, Sitzhöcker, Sitzbein.

Isthmus, -i m *(l)* = enge Stelle, enge Verbindung zwischen zwei Räumen. – Isthmós *(gr)*: Landenge, Isthmus, schmale Verbindung.

jejunalis, -e *(l)* = zum Jejunum gehörig; Adj. zu Jejunum.

Jejunum, -i n *(l)* = Leerdarm. – Substant. Adj. von jejunus, -a, -um: nüchtern, leer, hungrig. – Nāstis *(gr)*: Leerdarm.

jugularis, -e *(l)* = zur Drosselgrube gehörend. – Adj. zu Jugulum.

Jugulum, -i n *(l)* = 1. Grube oberhalb des Schlüsselbeins; 2. Schlüsselbein, verglichen mit einem kleinen Joch; 3. vordere Halsgegend, Kehle. – Dim. zu Jugum, -i n *(l)*: Joch; jugulare *(l)*: 1. erstechen (Gefäße); 2. erdrosseln (Luftröhre); Zýgon *(gr)*: Joch.

Junctura, -ae f *(l)* Verbindung. – jungere *(l)*: verbinden.

Labium, -ii n *(l)* oder Labrum, -i n *(l)* = 1. Lippe; 2. glatter, umgebogener Rand eines Gefäßes. – lambo *(l)*: lecken, berühren; láptō *(gr)*: lecken.

Labyrinthus, -i m *(l)* = großes Bauwerk mit vielen verschlungenen Gängen, Ohrlabyrinth. – Labýrinthos *(gr)*: Labyrinth; Etym. unsicher.

lacer, -era, -erum *(l)* = zerrissen, zerfetzt. – Lákis *(gr)*: Felsen, Zipfel; lakízō *(gr)*: zerreißen; lacerare *(l)*: zerreißen.

lacinatus, -a, -um *(l)* = in Zipfel auslaufend. – Lacinia, -ae f *(l)*: Zipfel, Fetzen; siehe lacer.

lacrimalis, -e *(l)* = zu den Tränenorganen gehörend. – Adj. zu Lacrima.

lactifer, -fera, -ferum *(l)* = milchführend. – Lac, lactis n *(l)*: Milch; ferre *(l)*: tragen; Glágos *(gr)*: Milch.

Lacuna, -ae f *(l)* = Lücke, Loch; speziell eine mit Wasser gefüllte Vertiefung.

Lacus, -us m *(l)* = See, Lache. – Lákkos *(gr)*: See, Loch, Grube, Teich.

lambdoideus, -a, -um oder **lambdoides, -is** *(l)* = lambdaähnlich. – Lambda: 11. Buchstabe des griech. Alphabets.

Lamella, -ae f *(l)*: Dim. zu Lamina.

Lamina, -ae f *(l)* = Platte, Schicht, Scheibe; Lamelle.

Lanugo, -inis f *(l)* = Wolle, Wollhaar, Flaum. – Lana, -ae f *(l)*: Wolle; Lānos *(gr)* u. Vlana *(idg)*: Wolle.

Laryngotomia, -ae f *(l)* = Eröffnung des Kehlkopfs durch Schnitt. – Lárynx *(gr)*: Kehlkopf; témnein *(gr)*: schneiden, aufschneiden.

Larynx, -yngis f *(l)* = Kehlkopf. – Lárynx *(gr)*: Kehlkopf.

lateralis, -e *(l)* = seitlich. – Adj. zu: Latus.

latissimus, -a, -um *(l)* = der breiteste. – Sup. zu latus, -a, -um.

latus, -a, -um *(l)* = breit. – Adj. zu Latus.

Latus, -eris n *(l)* = Seite, Breite, Brust.

Lemniscus, -i m *(l)* = Schleife; anat.: Faserzüge im Gehirn. – Lāmnískos *(gr)*: Band.

Lens, lentis f *(l)* = Linse.

lenticularis, -e *(l)*: Adj. zu Lens.

lentiformis, -e = linsenförmig. – Lens, lentis f *(l)*: Linse; Forma, -ae f *(l)*: Gestalt, Form.

Leptomeninx, -ingis f *(l)* = weiche, zarte Hirnhaut; zusammenfassender Begriff für Arachnoidea mater und Pia mater. – leptós *(gr)*: zart; Méninx *(gr)*: Hirnhaut.

Levator, -oris m *(l)* = Heber. – levare *(l)*: heben.

liber, -era, -erum *(l)* = frei, ungebunden, offen. – liberare *(l)*: befreien.

Lien, lienis m *(l)* = Milz.

ligamentosus, -a, -um = bänderreich; anat.: bandartig. – Adj. zu Ligamentum.

Ligamentum, -i n *(l)* = Band, Binde; anat.: 1. bandartige Struktur; 2. häutige Verbindung zweier Gelenke. – ligare *(l)*: binden.

Limbus, -i m *(l)* = Saum, Besatzstreifen, Rand.

Limen, -inis n *(l)* = Schwelle, Grenzwall. – Leímen *(idg)*: Querholz.

limitans, -antis *(l)* = begrenzend. – P.p.a. von limitare *(l)*: begrenzen; Limes, -itis m *(l)*: Grenzrain.

Linea, -ae f *(l)* = 1. Linie, Richtschnur; 2. Strich; 3. anat.: Knochenleiste. – Linus oder Linum, -i n *(l)*: Lein, Flachs, später: leinener Faden, Schnur.

Lingua, -ae f *(l)* = Zunge, Sprache. – lingere *(l)* u. leíchein *(gr)*: lecken, schmecken.

Lingula, -ae f *(l)* = Zünglein, zungenähnliches Gebilde. – Dim. zu Lingua.

Liquor, -oris m *(l)* = Flüssigkeit, flüssiger Zustand. – liquere *(l)* = flüssig, klar sein.

lobaris, -e *(l)* = zum Lappen gehörend. – Adj. zu Lobus.

lobularis, -e *(l)* = zum Läppchen gehörend. – Adj. zu Lobulus.

Lobulus, -i m *(l)* = Läppchen. – Dim. zu Lobus.

Lobus, -i m *(l)* = Lappen, Hülse, Schote. – Lóbos *(gr)*: Lappen.

Locus, -i m *(l)* = Ort, Platz, Stelle. – locare *(l)* = setzen, legen, stellen.

longitudinalis, -e *(l)* = längsgerichtet. – Longitudo, -inis f *(l)*: Länge.

longus, -a, -um *(l)* = lang, weit. – Lónchä *(gr)*: Lanze; laggs *(got)*: lang. longissimus: Superlativ zu longus.

lucidus, -a, -um *(l)* = hell, glänzend, leuchtend. – lucere *(l)*: leuchten; Leukos *(gr)*: Licht, Helle.

lumbalis, -e *(l)* = zur Lende gehörig. – Adj. zu Lumbus *(l)*: Lende; Psóas *(gr)*, Lentin *(ahd)*: Lende.

lunatus, -a, -um *(l)* = mondförmig. – Adj. zu Luna, -ae f *(l)*: Mond; lucere *(l)*: leuchten; Lux *(l)*: Licht.

Lunula, -ae f *(l)* = kleiner Mond. – Dim. zu Luna, -ae f *(l)*: Mond; Luc-sna *(idg)*: Mond, Mondschein.

luteus, -a, -um *(l)* = gelb. – Lutum, -i n *(l)*: Lehm, Kot; luo bzw. polluere (l): verschmutzen.

Lympha, -ae f *(l)* = Quellnymphe, klares Wasser; anat.: Lymphe. – Lýmphä *(gr)*: Wassergöttin, Wasser.

lymphaticus, -a, -um *(l)* = zur Lymphe gehörend. – Adj. zu Lympha.

Macula, -ae f *(l)* = Fleck, Makel. – maculare *(l):* beflecken, besudeln.

maculosus, -a, -um = reich an Flecken, buntgefleckt, besudelt. – Adj. zu Macula.

magnus, -a, -um *(l)* = groß, gewaltig, stark. – mégas *(gr):* groß, gewaltig.

maior, -oris = größer, stärker. – Komp. zu magnus.

Mala, -ae f *(l)* = Wange, Kinnbacken, eigentl.: Oberkiefer.

malaris, -e: Adj. zu Mala.

mallearis, -e *(l)* = zum Hammer gehörend. – Adj. zu Malleus, -ei m *(l):* Hammer.

malleolaris, -e *(l)* = zum kleinen Hammer gehörend, zum Knöchel gehörend. – Adj. zu Malleolus.

Malleolus, -i m *(l)* = 1. kleiner Hammer; 2. Brandpfeil, Ähnlichkeit mit einem rundköpfigen Hammer, Knöchel. – Dim. zu Malleus, -ei m *(l):* 1. Hammer; 2. Gehörknöchelchen.

Mamilla, -ae f *(l)* = Brustwarze, Mamille. – Dim. zu Mamma.

mamillothalamicus, -a, -um *(l)* = zum Corpus mamillare u. zum Thalamus gehörend. – mamillaris, -e *(l):* brustwarzenähnlich; Thalamus, -i m *(l):* Sehhügel.

Mamma, -ae f *(l)* = 1. Mutter, Amme; 2. Mutterbrust, Euter, Zitze; 3. anat.: weibliche Brust(-drüse). – mammare *(l):* säugen, saugen; mammáein *(gr):* nach der Mutterbrust verlangen.

Mandibula, -ae f oder **Mandibulum, -i** n *(l)* = Unterkiefer, Kinnlade als Kauwerkzeug. – mandere *(l):* kauen.

Manubrium, -i n *(l)* = Griff, Stiel, Henkel; der mit der Hand zu fassende Griff, Handgriff. – Manus, -us f *(l):* Hand.

Manus, -us f *(l)* = Hand, eigentl. Arm.

Margo, -inis m *(l)* = Rand, Einfassung. – Marka *(got)* u. *(ahd):* Grenze, Mark.

masculinus, -a, -um *(l)* = männlich, groß. – **Mas, maris** m *(l):* Mann, männlich.

Massa, -ae f *(l)* = Masse, Klumpen. – Máza *(gr):* Teig, Brei aus Gerstenmehl.

Masseter, -eris m *(l)* = anat.: der Kaumuskel. – Massetär *(gr):* der Kauende; mássein *(gr):* kauen, kneten.

masticatorius, -a, -um *(l)* = dem Kauen dienend. – masticare *(l):* kauen; Mastix, -icis f *(l):* wohlriechendes Harz vom Mastixbaum, das zum Kauen benutzt wurde; Masticha *(gr):* Mastixbaum.

mastoideus, -a, -um *(l)* = brustwarzenähnlich. – Mastós *(gr):* Mutterbrust, Brustwarze, Anhöhe, Hügel; -eidés: ähnlich.

Mater, -tris f *(l)* = Mutter, anat.: ernährende u. umschützende Umhüllung. – Mãtär *(gr)* u. Muoter *(ahd):* Mutter; nach ali al abbas *(arab):* die beiden Hüllen, die als Mutter des Gehirns bezeichnet wurden: 1. die dickere als Dura mater, die harte Hirnhaut; 2. die dünne als Pia mater, die weiche Hirnhaut.

Matrix, -icis f *(l)* = Mutterboden, Matrix. – Mater, -tris f *(l):* Mutter; eigentl. Gebärmutter.

Maxilla, -ae f *(l)* = Oberkiefer. – Dim. zu Mala.

maximus, -a, -um *(l)* = größte. – Superlativ zu magnus.

Meatus, -us m *(l)* = Gang, Durchgang. – meare *(l):* gehen, ziehen, fließen.

medialis, -e *(l)* = in der Mitte befindlich, zur Mitte gehörig; anat.: medial, zur Mitte hin; Gegensatz zu lateral. – Mésos *(gr):* mittlerer, Mitte.

medianus, -a, -um *(l)* = in der Mitte befindlich, zur Mitte gehörig. – Mésos *(gr):* mittlerer, Mitte.

Mediastinum, -i n *(l)* = Mittelfell, Raum zwischen rechter und linker Lunge, eigentl. zwei senkrecht stehende Platten (Pleura), welche die Brusthöhle in eine re. u. li. Hälfte teilen und das Herz zwischen sich enthalten.

medius, -a, -um *(l)* = in der Mitte befindlich, zur Mitte gehörig, dazwischenliegend. – Mésos *(gr):* mittlerer, Mitte.

Medulla, -ae f *(l)* = Mark, Innerstes. – Wohl von medius abzuleiten.

Membrana, -ae f *(l)* = zarte Haut, Häutchen. – Substantiviertes Adj. von Membrum, -i n *(l):* 1. das fleischige Körperglied; 2. Glied, Teil, Extremität.

meningeus, -a, -um *(l)* = zur Hirnhaut gehörig. – Adj. zu Meninx.

Meninx, -ingis f *(l)* = Hirnhaut. – Mẫninx *(gr):* Haut.

Meniscus, -i m *(l)* = Halbmond; anat.: Zwischenknorpel. – Meniskos *(gr):* kleiner Mond; Dim. zu Meís *(gr):* runde Bedeckung über Statuen, gebogenes Schirmdach, Monat, Mond. Meniscus articularis: halbmondförmige Gelenkzwischenscheibe.

mentalis, -e *(l)* = zum Kinn gehörend. – Adj. zu Mentum.

Mentum, -i n *(l)* = Kinn, Kinnbart, hervorragende Ecke. – prominere *(l):* hervorragen.

Mesencephalon, -i n *(l)* = Mittelhirn. – Mésos *(gr):* Mitte; Enképhalos *(gr):* das, was im Kopf ist (Gehirn).

Mesenterium, -ii n *(l)* = Dünndarmgekröse. – Mesenterion *(gr):* mittleres Eingeweide; Mésos *(gr):* Mitte; Énteron *(gr):* Eingeweide.

Mesopharynx, -yngis f *(l)* = Mundrachen.

Metacarpus, -i m *(l)* = Mittelhand, Zwischenhand. – meta- *(gr):* nach, hinter, zwischen, inmitten; Karpós *(gr):* Hand.

metatarsalis, -e *(l)* = zum Mittelfuß gehörend. – Adj. zu Metatarsus.

Metatarsus, -i m *(l)* = Mittelfuß, Fußwurzel.

Metencephalon, -i n *(l)* = Hinterhirn.

minor, minus (Gen.: -oris) *(l)* = kleiner, geringer. – Komp. zu parvus *(l):* klein, gering.

mitralis, -e *(l)* = einer Mitra ähnlich. – Adj. zu Mitra, -ae f *(l):* Kopfbinde, Turban; Mítra *(gr):* Leibbinde, Hauptbinde.

Modiolus, -i m *(l)* = die im Innern ausgehöhlte Schneckenachse. – Dim. zu Modius: Hohlkörper, Radnabe, Zylinder, Scheffel.

molaris, -e *(l)* = zum Mahlen gehörend; dem Mahlen dienend. – Adj. zu Mola, -ae f *(l):* Mühlstein, Mühle; molare *(l)* u. mýllein *(gr):* mahlen.

mollis, -e *(l)* = weich, lind, sanft; vgl. mollig. – moldvis *(idg):* weich; molliri *(l):* weich machen, zähmen.

Mons, montis m *(l)* = Berg, Fels. – men *(idg):* emporragen.

motorius, -a, -um *(l)* = anat.: zur Bewegung gehörend, der Bewegung dienend. – movere *(l)* = bewegen, in Bewegung setzen.

mucosus, -a, -um *(l)* = schleimig, mukös. – Adj. zu Mucus, -i m oder Muccus, -i m *(l):* Schleim, Rotz; mýssein *(gr):* schneuzen.

multifidus, -a, -um *(l)* = vielfach gespalten. – multus, -a, -um *(l):* viel u. findere *(l):* spalten.

muscularis, -e *(l)* = zum Muskel gehörend. – Adj. zu Musculus.

musculocutaneus, -a, -um *(l)* = zum Muskel und zur Haut gehörend.

musculotubarius, -a, -um *(l)* = zum Musculus tensor tympani und zur Ohrtrompete gehörend.

Musculus, -i m *(l)* = kleine Maus, Mäuschen, Muskel. – Dim. zu Mus, muris m *(l)* u. Mýs *(gr):* Maus.

Myelencephalon, -i n *(l)* = Markhirn, verlängertes Mark; Bezeichnung für Medulla oblongata. – Myelós *(gr):* Mark, Rückenmark.

myentericus, -a, -um *(l)* = zur Darmmuskulatur gehörend. – Mýs *(gr):* Maus, Muskel; enterikós *(gr):* zu den Eingeweiden gehörend.

mylohyoideus, -a, -um *(l)* = vom Unterkiefer zum Zungenbein verlaufend. – Mýlos *(gr):* Mahlstein, Backenzahn.

mylopharyngeus, -a, -um *(l)* = vom Unterkiefer zum Pharynx verlaufend. – Mýlos *(gr):* Mahlstein; Phárynx *(gr):* Rachen.

myo- *(gr)* = anat. in Zusammensetzungen: Muskel-. – Mýs *(gr):* Maus, Muskel.

Myocardium, -ii n *(l)* = Herzmuskulatur.

Myologia, -ae f *(l)* = Muskellehre. – myo- *(gr):* Muskel-; Lógos (gr): Wort, Sprache, Lehre.

Myometrium, -ii n *(l)* = Gebärmuttermuskulatur. – myo- *(gr):* Muskel- u. Mãtra *(gr):* Gebärmutter.

Naris, -is f *(l)* = Nasenloch.

nasalis, -e *(l)* = zur Nase gehörend. – Adj. zu Nasus.

Nasus, -i m *(l)* = äußere Nase. – Nasos *(idg)* u. Naris *(l):* Nasenloch.

navicularis, -e *(l)* = kahnförmig, schiffförmig. – Adj. zu Navicula, -ae f *(l):* kleines Schiff; Dim. zu Navis, -is f (l): Schiff.

neonatus, -a, -um *(l)* = neugeboren. – néos *(gr):* neu; nasci *(l):* geboren werden, entstehen.

nervosus, -a, -um *(l)* = nervenreich, zum Nerven gehörig; früher: sehnig, kraftvoll. – Adj. zu Nervus.

Nervus, -i m *(l)* = Nerv; früher für alles weißliche Faserige: Sehne, Band, Flechse verwendet. – Neũron *(gr):* Sehne, Band, Nerv.

Nidus, -i m *(l)* = Nest, Wohnsitz, Ursprung. – Nidos *(idg):* Ruheplatz.

niger, -gra, -grum *(l)* = schwarz, dunkel.

Nodulus, -i m *(l)* = kleiner Knoten. – Dim. zu Nodus.

Nodus, -i m *(l)* = Knoten, Gelenk, Knorren, Verbindung. – nodere *(l):* in einen Knoten knüpfen; Nódes *(idg):* großes Netz.

Norma, -ae f *(l)* = Winkelmaß.

Nucha, -ae f *(l)* = Nacken. – Nugrah *(arab):* Nacken, Nackengrube.

Nucleus, -i m *(l)* = Nuß, kleiner Kern; 1. Zellkern; 2. Anhäufung von Nervenzellen im ZNS. – Dim. zu Nux, nucis f *(l):* Nuß, Kern.

nutricius [nutritius], -a, -um *(l)* = ernährend, aufziehend. – nutrire *(l):* säugen, nähren, aufziehen.

Obex, -icis m *(l)* = Riegel, Querbalken, Damm. – obicere *(l):* entgegenwerfen, entgegentreten.

obliquus, -a, -um *(l)* = schräg, tief, seitwärts gerichtet. – ob-, op- *(l):* entgegen, gegen, hin; Limen, -inis n (l): Schwelle.

oblongatus, -a, -um *(l)* = verlängert.

oblongus, -a, -um *(l)* = länglich.

obturatorius, -a, -um *(l)* = dem Verstopfen dienend. – obturare *(l):* verstopfen.

obturatus, -a, -um *(l)* = verstopft. P.p.p. zu obturare *(l):* verstopfen.

obtusus, -a, -um *(l)* = stumpf, schwach. – P.p.p. zu obtúndere *(l):* stumpf machen, stumpf werden.

occipitalis, -e *(l)* = zum Hinterhaupt gehörig. – Adj. zu Occiput.

Occiput, -itis n *(l)* = Hinterhaupt. – ob- *(l):* entgegen, gegenüber; Caput, -itis n *(l):* Haupt, Kopf.

octavus, -a, -um *(l)* = der (die, das) achte (Hirnnerv). – ógodes *(idg):* der Achte.

oculomotorius, -a, -um *(l)* = die Augenbewegung betreffend.

Oculus, -i m *(l)* = Auge. – Wahrscheinlich Dim. zu Ocus *(idg)*, Okje *(idg)* u. Óktallos oder Ophthalmós *(gr):* Auge, Augenhöhle.

Oesophagus, -i m *(l)* = Speiseröhre. – oíso *(gr):* Futur zu phérein: tragen, transportieren; phageîn *(gr):* essen, verdauen.

Olecranon, -i n *(l)* = (Haken-)Fortsatz der Elle, Ellenbogen. – Olékranon *(gr):* Ellenbogenkopf; Olenä/olän *(gr):* Ellenbogen, Unterarm; Kranon *(gr):* Kopf.

olfactorius, -a, -um *(l)* = dem Riechen dienend. – ólfacere *(l)*: riechen, wittern; olere *(l)* u. ozein *(gr)*: riechen.

Oliva, -ae f *(l)* = Olive. – Elaía *(gr)*: Olive, Ölbaum.

Omentum, -i n *(l)* = Netzhaut um die Eingeweide, Fette; Eingeweidenetz.

omentalis, -e *(l)* = zum großen Netz gehörig. – Adj. zu Omentum.

omoclavicularis, -e *(l)* = von der Schulter zur Clavicula ziehend. – Ômos *(gr)*: Schulter; Clavicula: Schlüsselbein.

omohyoideus, -a, -um *(l)* = von der Schulter zum Zungenbein ziehend. – Ômos *(gr)*: Schulter.

omphaloentericus, -a, -um *(l)* = zum Dottergang gehörig. – Omphalós *(gr)*: Nabel; Énteron *(gr)*: Därme, Eingeweide.

oóphorus, -a, -um *(l)* = eitragend. – Ōón *(gr)*: Ei; phérein *(gr)*: tragen, bringen.

Operculum, -i n *(l)* = Deckel; anat.: die die Insula bedeckenden Gehirnlappenteile. – operire *(l)*: bedecken, verhüllen, zudecken.

opercularis, -e *(l)*: Adj. zu Operculum.

ophthalmicus, -a, -um *(l)* = zum Auge gehörig. – Ophthalmós *(gr)*: Auge.

opponens, -entis *(l)* = gegenüberstehend, gegenüberstellend. – P.p.a. von opponere *(l)*: entgegenstellen, entgegensetzen; ob-, op- *(l)*: entgegen, gegenüber; ponere *(l)*: legen, setzen, stellen.

opticus, -a, -um *(l)* = das Sehen betreffend. – Ópsis *(gr)*: Sehen.

Ora, -ae f *(l)* = Rand, Saum, Küste. – Mit Os, oris n *(l)*: Mund verwandt.

orbicularis, -e *(l)* = kreisförmig. – Adj. zu Orbiculus, -i m *(l)*: kleiner Kreis; Dim. zu Orbis, -is m *(l)*: Kreis.

Orbita, -ae f *(l)* = Augenhöhle; eigentl.: Kreisbahn, Wagengleis, Rad, Kreisfurche.

Orificium, -ii n *(l)* = Öffnung, eigentl.: etwas, das das Aussehen des Mundes hat. – Os, oris n *(l)*: der Mund; Facies, -ei f *(l)*: Gestalt, Aussehen.

Os, oris n *(l)* = Mund, Eingang, Mündung. – ah, asan, ayam *(altind)*: Mund, Öffnung.

Os, ossis n *(l)* = Knochen, Bein, Gebein. – Ostéon oder Óstion *(gr)*: Bein, Knochen.

Osteologia, -ae f *(l)* = Knochenlehre. – Ostéon *(gr)*: Knochen; Lógos *(gr)*: Wort, Lehre.

Ostium, -ii n *(l)* = Mündung, Eingang, Tür. – Os, oris n *(l)*: der Mund.

oticus, -a, -um *(l)* = zum Ohr gehörend. – Oús, otós *(gr)*: Ohr.

ovalis, -e *(l)* = eiförmig, oval. – Adj. zu Ovum.

Ovarium, -ii n *(l)* = Eierstock. – Substant. Adj. zu Ovum.

Ovum, -i n *(l)* = Ei. – Ōón *(gr)*: Ei.

Pachymeninx, -ingis f *(l)* = derbe, faserreiche Hirnhaut. – pachýs *(gr)*: dick, derb; Mâninx *(gr)*: Hirnhaut.

palatinus, -a, -um: *(l)* = zum Gaumen gehörend. – Adj. zu Palatum.

Palato- *(l)* = vom Gaumen entspringend.

Palatum, -i n *(l)* = Gaumen. – Pala *(idg)*: Wölbung.

pallidus, -a, -um *(l)* = blass, bleich. – pallére *(l)*: blass sein, fahl sein; poliós *(gr)*: grau.

Pallium, -ii n *(l)* = Hülle, Mantel; anat.: Hirnmantel. – Palla, -ae f *(l)*: das mantelartige Gewand römischer Frauen.

Palma, -ae f *(l)* = Handfläche. – Pálamä *(gr)*: flache Hand, Hohlhand.

palmaris, -e *(l)* = zur Handfläche gehörend. – Adj. zu Palma.

palmatus, -a, -um *(l)* = palmenzweigähnlich. – Palma, -ae f *(l)*: flache Hand, Palme; Pálamä *(gr)*: flache Hand, Hohlhand.

Palpebra, -ae f *(l)* = Augenlid. – palpitare *(l)*: zucken (wegen des Lidschlags) oder palpari *(l)*: streicheln (das Lid streichelt sanft über den Augapfel).

pampiniformis, -e *(l)* = rankenförmig. – Pampinus, -i m *(l)*: die Weinranke; Forma, -ae f *(l)*: Gestalt, Form.

Pancreas, -atis f *(l)* = Bauchspeicheldrüse. – pân *(gr)*: alles, ganz; Kréas *(gr)*: Fleisch, Drüsensubstanz.

Panniculus, -i m *(l)* = Haut, Schicht. – Dim. zu Pannus, -i m *(l)*: Kleid, Tuch, Lappen; Pânos *(gr)*: Zeug, Tuch.

Papilla, -ae f *(l)* = warzenförmige Erhebung, Papille (der Haut, Niere und Zunge), urspr. nur Brustwarze. – Papula, -ae f *(l)*: Blatter, Bläschen.

Paradidymis, -idis f *(l)* = neben dem Hoden liegendes rudimentäres Organ (Urnierenrest), anat.: beiderseits blind endende Kanälchen oberhalb des Nebenhodenkopfs vor dem Samenstrang. – pará *(gr)*: neben; Dídymoi *(gr)*: Zwillinge, Hoden.

Parametrium, -i n *(l)* = Bereich neben der Gebärmutter. – Mâtra *(gr)*: Gebärmutter.

parasympathicus, -a, -um *(l)* = der Pars sympathica des autonomen oder vegetativen Nervensystems entgegenwirkend.

Parenchyma, -atis n *(l)* = organspezifisches Gewebe. – Parénchyma *(gr)*: das daneben Hineingegossene; chéein *(gr)*: gießen.

Paries, -etis m *(l)* = Wand. – Etym. unsicher.

parietalis, -e *(l)* = parietal, seitwärts; anat.: zum Os parietale (Scheitelbein) gehörend. – Adj. zu Paries.

Paroóphoron *(gr)* = medial vom Eierstock liegendes rudimentäres Organ (Urnierenrest).

parotideus, -a, -um *(l)* = zur Ohrspeicheldrüse gehörend. – Adj. zu Parotis.

Parotis, -idis f *(l)* = Anschwellung neben dem Ohr (urspr. Mumps); Glandula parotidea = Ohrspeicheldrüse. – Oús *(gr)*: Ohr.

Pars, partis f *(l)* = Teil, Anteil, Stück, Körperteil, Seite. – partiri *(l)*: teilen.

parvus, -a, -um *(l)* = klein. – pauros *(gr)*: klein, gering, wenig.

Patella, -ae f *(l)* = Schale, Opferschale; anat.: Kniescheibe. – Dim. zu Patera, -ae f *(l)*: flache Schale; patere *(l)*: offenstehen.

Pecten, pectinis m *(l)* = Kamm, Grat. – pectare *(l)* u. pékein *(gr)*: kämmen.

pectinatus, -a, -um u. **pectineus, -a, -um** *(l)*: Adj. zu Pecten.

pectoralis, -e = zur Brust gehörig. – Adj. zu Pectus.

Pectus, -oris n *(l)* = Brust, Herz, Sinn. – Paksa *(altind)*: Flügel, Achsel.

Pedunculus, -i m u. **Pediculus, -i** m *(l)* = Füßchen, Stiel. – Dim. zu Pes, pedis m *(l)*: Fuß.

pellucidus, -a, -um *(l)* = durchsichtig. – perlucere *(l)*: hervorschimmern, durchsichtig sein; per- *(l)*: völlig, hindurch; lucere *(l)*: scheinen, leuchten.

pelvinus, -a, -um *(l)*: Adj. zu Pelvis.

Pelvis, ís f *(l)* = Becken, Schüssel. – Pellís *(gr)*: Schüssel, Becken; Pélla *(gr)* u. Palavi *(altind)*: Geschirr.

Penis, -is m *(l)* = Schwanz, männliches Glied. – Pés *(gr)*: männl. Glied.

perforans, -tis *(l)* = durchbohrend. – P.p.a. von perforare *(l)*: durchbohren; per- *(l)*: durch, hindurch; forare *(l)*: bohren, graben.

perforatus, -a, -um *(l)* = durchbohrt. – P.p.p. von perforare *(l)*: durchbohren.

Pericardium, -ii n *(l)* = Herzbeutel.

Perilympha, -ae f *(l)* = die das häutige Gehörlabyrinth umgebende Flüssigkeit. – perí- *(gr)*: um, herum; Lympha *(l)*: Quellwasser.

Perimetrium, -ii n *(l)* = Bauchfellüberzug der Gebärmutter. – Mâtra *(gr)*: Gebärmutter.

perinealis, -e *(l)*: Adj. zu Perinéum.

Perinéum, -i n *(l)* = Damm, Mittelfleisch, Gegend zwischen After und Scheide bzw. Hodensack. – Vielleicht von perinéin *(gr)*: anhäufen, aufschichten.

Periodontium, -ii n *(l)* = Wurzelhaut des Zahnes. – Odoús, odóntos *(gr)*: Zahn.

Periorbita, -ae f *(l)* = das die Augenhöhle auskleidende Periost.

Periorchium, -ii n *(l)* = parietales Peritonealblatt des Hodens. – Órchis *(gr)*: Hoden.

Periosteum, -i n *(l)* = Knochenhaut, Periost. – Os, ossis m *(l)*: Knochen.

Peritoneum, -ii n *(l)* = Bauchfell. – Peritonáion *(gr)*: die über die Därme gespannte Haut; teínein *(gr)*: spannen.

permanens, -entis *(l)* = bleibend, verbleibend. – P.p.a. von permanere *(l)*: bleiben, verbleiben, fortdauern.

peroneus, -a, -um u. peronealis, -e *(l)* = zum Wadenbein gehörend, auf der Seite des Wadenbeins gelegen. – Pero, -onis m *(l)*: Stiefel aus rohem Leder; Perónä *(gr)*: Spange, Stachel.

perpendicularis, -e *(l)* = senkrecht, lotrecht. – Perpendiculum, -i n *(l)*: Richtblei, Lot; perpendere *(l)*: genau abwägen.

Pes, pedis m *(l)* = Fuß, Bein. – Poús *(gr)*: Fuß, Bein.

Petiolus, -i m *(l)* = Stiel, Füßchen. – Dim. zu Pes; statt Pediolus später Petiolus.

petrosus, -a, -um *(l)* = felsig, steinig. – Pétra *(gr)*: Fels, Stein.

petrotympanicus, -a, -um *(l)* = vom Felsenbein zur Paukenhöhle ziehend.

Phalanx, -angis f *(l)* = Walze, Stamm, Ballen, Schlachtreihe; anat.: Phalanx, Finger-, Zehenglied. – Phálanx *(gr)*: 1. Rundholz, Balken; 2. Finger-, Zehenglied; 3. Schlachtreihe.

pharyngeus, -a, -um *(l)* = zum Rachen gehörend. – Adj. zu Pharynx.

Pharynx, -ngis m u. f *(l)* = Rachen, Schlund. – Phárynx *(gr)*: Rachen, Kehle, Schlund.

Philtrum, -i n *(l)* = Nasen-Lippen-Rinne. – Phíltron *(gr)*: Liebeszauber, Liebestrunk.

phrenicus, -a, -um *(l)* = zum Zwerchfell gehörend. – Phrenes, -um f *(l)*: Zwerchfell; Phrän *(gr)*: Zwerchfell, Sitz des Gemüts.

Pigmentum, -i n *(l)* = Farbstoff; Schminke. – pingere *(l)*: malen; poíkilos *(gr)*: bunt.

Pilus, -i m *(l)* = einzelnes Haar. – Pîlos *(gr)*: Filz.

pinealis, -e (l) = zum Fichtenzapfen gehörend, fichtenzapfenähnlich. – Pinus, -us f *(l)* und picsmus *(idg)*: Fichte.

piriformis, -e *(l)* = birnenförmig. – Pirum, -i n *(l)*: Birne; Forma, -ae f *(l)*: Form, Gestalt.

pisiformis, -e *(l)* = erbsenförmig. – Pisum, -i n *(l)* u. Píson *(gr)*: Erbse; Forma, -ae f *(l)*: Form, Gestalt.

pituitarius, -a, -um *(l)* = schleimig. – Pituita, -ae f *(l)*: der Schleim. – Glandula pituitaria.

pius, -a, -um *(l)* = fromm, zart. – Pia mater: weiche Hirnhaut.

Placenta, -ae f *(l)* = Mutterkuchen, Nachgeburt, Plazenta. – Plakoûs *(gr)*: Kuchen, eigentl.: mit Fläche versehen.

Planta pedis *(l)* = Fußsohle. – Planta, -ae f *(l)*: Fußfläche; Pes, pedis m *(l)*: Fuß; Plátos *(gr)*: Breite; platýs *(gr)*: breit, weit.

Planum, -i n *(l)* = Fläche, Ebene. – placére *(l)*: ebnen, glätten; planare *(l)*: platzieren, planieren.

planus, -a, -um *(l)* = flach, eben, plan.

Platysma, -atis n *(l)* = Platte, ausgebreiteter Körper; anat.: großflächiger Hautmuskel am Hals. – platýs *(gr)*: breit, weit.

Pleura, -ae f *(l)* = Seite, Rippe; anat.: Rippenfell, Brustfell. – Pleurá *(gr)*: die Seite eines Gegenstands.

Plexus, -us m *(l)* = Geflecht. – plectere *(l)* u. plékein *(gr)*: flechten.

Plica, -ae f *(l)* = Falte, alle Faltenbildungen. – plicare *(l):* falten; plékein *(gr):* flechten, schlingen oder ptýssein *(gr):* falten.

Pollex, -icis m *(l)* = Daumen. – pollere *(l):* vermögen, ausrichten.

Pons, pontis m *(l)* = Brücke, Steg. – Paíos *(gr):* Pfad.

pontinus, -a, -um = zur Brücke gehörig. – Adj. zu Pons.

Poples, -itis m *(l)* = Kniekehle, Kniebeuge.

popliteus, -a, -um *(l):* Adj. zu Poples.

Porta, -ae f *(l)* = Pforte, Tür, Eingang. – Póros *(gr):* Durchgang; peírein *(gr):* durchdringen.

Portio, -ionis f *(l)* = Teil, Abschnitt, Anteil, Portion. – Pars *(l)* u. Époron *(gr):* zugemessener Anteil.

Porus, -i m *(l)* = Gang, Kanal, Röhre; anat.: Öffnung eines Gangs. – Póros *(gr):* Öffnung, Weg, Durchgang; peírein *(gr):* durchdringen.

postcentralis, -e *(l)* = anat.: hinter der Zentralfurche des Gehirns liegend.

posterior, -ius *(l)* = hinterer, späterer, folgender. – Komp. zu post *(l):* hinten, hernach.

posterolateralis, -e *(l)* = weiter hinten seitlich.

praecentralis [precentralis], -e *(l)* = vor der Zentralfurche des Gehirns gelegen.

Praeputium [Preputium], -i n *(l)* = Vorhaut. – Pósthion *(gr)* als Dim. zu Pósthä *(gr):* männliches Glied oder prae- *(l):* vorne u. putare *(l):* beschneiden, ins Reine bringen.

Princeps, -ipis m *(l)* = Erster, Wichtigster. – aus primi-ceps: die erste Stelle einnehmend; primus *(l):* Erster; capere (l): nehmen.

principalis, -e *(l)* = ursprünglich, Erster. – Adj. zu Princeps.

procerus, -a, -um *(l)* = hoch, schlank, gestreckt, lang. – crescere *(l):* wachsen, entstehen.

Processus, -us m *(l)* = Fortschritt, Fortgang; anat.: Fortsatz. – procedere *(l):* vorgehen, hervortreten, vorrücken; cedere *(l):* weichen, gehen.

profundus, -a, -um *(l)* = tief, bodenlos. – siehe pro- *(l)* u. Fundus, -i m *(l):* in der Nähe des Bodens, in der Tiefe.

Prominentia, -ae f *(l)* = Vorsprung, Erhebung, Prominenz. – prominere *(l):* hervorspringen, hervorragen; minere *(l):* ragen, drohen.

Promontorium, -i n *(l)* = Vorgebirge, Vorwölbung.

Pronator, -oris m *(l)* = Neiger; anat.: Muskeln, die bei Drehung des Unterarms die Handfläche nach unten bzw. dorsal richten. – pronare *(l):* vornüberneigen.

Pronephros, -i m *(l)* = Vorniere, die zuerst gebildete Niere. – Néphros *(gr):* Niere.

pronus, -a, -um u. **pronatus, -a, -um** = abschüssig, vornüber geneigt. – Adj. zu Pronator.

proprius, -a, -um *(l)* = beständig, dauernd, eigen, wesentlich.

Prosencephalon, -i n *(l)* = Vorderhirn. – Enképhalos *(gr):* Gehirn.

Prostata, -ae f *(l)* = Vorsteherdrüse. – Prostátäs *(gr):* Vordermann, Beschützer, Vorsteher.

prostaticus, -a, -um *(l):* Adj. zu Prostata.

Protuberantia, -ae f *(l)* = Arten von Hervorragungen u. Erhabenheiten, Protuberanz. – protuberare *(l):* hervorragen.

proximalis, -e *(l)* = anat.: näher zum Rumpf gelegen, rumpfwärts, proximal. – proximus, -a, -um *(l):* nächster; Sup. zu prope *(l):* nahe, bei.

Psoas, psoae m *(l)* = Lende. – Psóa *(gr):* Lende, Lendengegend, Lendenfleisch.

pterygoideus, -a, -um *(l)* = flügelförmig. – Pteryx *(gr):* Flügel: -eidés *(gr):* ähnlich in Gestalt, Form.

pudendus, -a, -um *(l)* = zur Scham gehörend, schimpflich, schändlich. – pudére *(l):* sich schämen.

Pulmo, -onis m *(l)* = Lunge. – Pleumon, Pneumon *(gr):* die Lunge.

pulmonalis, -e *(l):* Adj. zu Pulmo.

Pulpa, -ae f *(l)* = Weichheit; anat.: weiche Substanz, Mark, Parenchym.

Pulvinar, -aris n *(l)* = Kissen, Polster.

Pupilla, -ae f *(l)* = Pupille, Augenstern, Sehloch. – Dim. zu Pupa, -ae f *(l):* Mädchen, Puppe; eigentl.: das verkleinerte Spiegelbild, das man im Auge eines anderen sieht.

Putamen, -inis n *(l)* = Schale; anat.: äußerer Teil des Nucleus lentiformis = Linsenkern. – putare *(l):* beschneiden, ins Reine bringen, ordnen.

Pýelos *(gr)* = Trog, Mulde, Wanne; anat.: Nierenbecken.

pyloricus, -a, -um *(l):* Adj. zu Pylorus.

Pylorus, -i m *(l)* = Pförtner, Magenausgang; anat.: Übergang zwischen Magen u. Dünndarm. – Pylōrós *(gr):* Pförtner, Torhüter.

pyramidalis, -e *(l):* Adj. zu Pyramis.

Pyramis, -idis f *(l)* = Pyramide; anat.: pyramidenähnl. Gebilde. – Pyramís *(gr):* Pyramide.

quadrangularis, -e *(l)* = vierwinklig, viereckig. – quattuor *(l):* vier; Angulus, -i m *(l):* Winkel.

quadratus, -a, -um *(l)* = viereckig. – quadrare *(l):* rechteckig machen.

quadriceps, -cipitis *(l)* = vierköpfig.

radialis, -e *(l)* = zur Speiche (Unterarmknochen) gehörig. – Adj. zu Radius.

Radiatio, -onis f *(l)* = Ausstrahlung. – Radius, -ii m *(l):* Strahl, Lichtstrahlung.

radicularis, -e *(l)* = zur Wurzel gehörend. – Adj. zu Radicula, -ae f *(l):* kleine Wurzel.

Radius, -ii m *(l)* = Radspeiche, Halbmesser des Kreises, Sonnenstrahl; anat.: Unterarmknochen: Speiche.

Radix, -icis f *(l)* = Wurzel. – Radix *(gr):* Zweig, Rute, Wurzel.

Ramus, -i m *(l)* = Ast, Zweig.

Raphe, -es f *(l)* = Naht, Hautnaht. – Raphä *(gr):* Naht, Kleidernaht; ráptō *(gr):* zusammennähen.

Recessus, -us m *(l)* = Zurückgehen, Einbiegung, Vertiefung, Winkel, Nische. – recedere *(l):* zurückweichen; re-: zurück; cedere: weichen, gehen.

Rectum, -i n *(l)* = Enddarm, Mastdarm. – rectus *(l):* gerade.

rectus, -a, -um *(l)* = gerade. – regere *(l):* richten, lenken.

recurrens, -entis *(l)* = zurücklaufend, kreisend. – P.p.a. von recurrere *(l):* zurücklaufen, zurückkommen, kreisen.

Regio, -onis f *(l)* = Gegend, Lage, Richtung. – regere *(l):* lenken, richten, regieren; orégō *(gr):* recken, sich recken.

Ren, renis m *(l)* = Niere.

renalis, -e *(l):* Adj. zu Ren.

respiratorius, -a, -um *(l)* = der Atmung dienend. – respirare *(l):* atmen.

Rete, retis n *(l)* = Netz, Fischnetz. – ére *(idg)* u. rarus, -a, -um *(l):* dünn, locker, undicht.

Retina (ergänze tunica) *(l)* = die Netzhaut des Auges. – evtl.: retinere *(l):* zurückhalten; oder: Rete, retis n *(l):* Netz; retinus *(l):* netzartig.

Retinaculum, -i n *(l)* = Halter, Klammer, Seil, das zum Halten dienende Band; anat.: 1. Werkzeug zum Aufheben und Festhalten von Weichteilen; 2. fibröse Gebilde, welche andere festhalten, damit sie nicht aus der Lage abweichen. – retinere *(l):* zurückhalten, festhalten.

retroperitonealis, -e *(l)* = hinter dem Bauchfell gelegen.

Rhinencephalon, -i n *(l)* = Riechhirn. – Rhís *(gr):* Nase; Enképhalos *(gr):* das, was im Kopf ist (Gehirn).

Rhombencephalon, -i n *(l)* = Rautenhirn; nach der Rautengrube benannt. – Rhómbos *(gr):* Raute; Enképhalos *(gr):* das, was im Kopf ist (Gehirn).

rhomboideus, -a, -um *(l)* = rautenähnlich. – Rhómbos *(gr):* kreisförmiger Körper, Kreisel, später: Raute; -eidés *(gr):* ähnlich.

Rima, -ae f *(l)* = Spalte, Riss, Strich, Ritze. – Rícoma *(idg):* Riss; ereíkein *(gr):* aufreißen.

risorius, -a, -um *(l)* = zum Lachen dienend. – ridere *(l):* lachen, grinsen; Risor, -oris m *(l):* Lacher, Spötter.

rostralis, -e *(l)* = zum vorderen Körperende hin gelegen.

Rostrum, -i n *(l)* = Schnabel, Rüssel. – rodere *(l):* nagen, verzehren.

Rotator, -oris m *(l)* = der (Herum-)Dreher; vgl. Rotation. – rotare *(l):* herumdrehen, rotieren; Rota, -ae f *(l):* Rad, Wagenrad.

rotundus, -a, -um *(l)* = rund, kugelrund. – Rota, -ae f *(l):* Rad; siehe Rotator.

ruber, -bra, -brum *(l)* = rot. – erythrós *(gr):* rot; rubére *(l):* rot sein.

Ruga, -ae f *(l)* = Runzel, Hautfalte, Falte. – rúksas *(altind):* rau; rysós *(gr):* runzelig.

Saccus, -i m *(l)* = Sack, Tasche. – Sák(k)os *(gr):* Sack.

sacer, sacra, sacrum *(l)* = heilig. – Sacrum, -i n *(l):* Heiligtum. – Os sacrum: Kreuzbein.

sacralis, e *(l)* = zum Kreuzbein gehörig. – Adj. zu Sacrum.

sagittalis, -e *(l)* = in Pfeilrichtung, sagittal, von ventral nach dorsal. – Adj. zu Sagitta, -ae f *(l):* Pfeil.

salivatorius, -a, -um *(l)* = zum Speichel gehörig. – Saliva, -ae f *(l):* Speichel, Schleim.

Salpinx, -ingis f *(l)* = Trompete; anat.: 1. Eileiter (Tuba uterina [Salpinx]); 2. Ohrtrompete (Tuba auditiva). – Salpinx *(gr):* Trompete.

saphenus, -a, -um *(l)* = verborgen. – al safin *(arab):* verborgen, der Verbergende; nicht von saphås *(gr):* deutlich, sichtbar.

sartorius, -a, -um *(l)* = zum Schneidern dienlich. – Sartor, -oris m *(l):* Schneider; sarcire *(l):* ausbessern.

Scala, -ae f *(l)* = Treppe, Stufe. – Scalae, -arum *(Pl):* Treppe, Leiter, Stiege; scand-sla *(idg):* steigen.

scalenus, -a, -um *(l)* = schief, ungleichseitig, dreieckig. – skalänós *(gr):* ungerade, schief.

Scapha, -ae f *(l)* = Nachen; anat.: die zwischen Helix und Anthelix liegende Furche der Ohrmuschel. – Skáphä *(gr):* ausgehöhlter Körper, Kahn, Boot.

scaphoideus, -a, -um *(l)* = kahnförmig. – Skáphä *(gr):* ausgehöhltes, muldenartiges Gefäß, Wanne, Boot; skáptō *(gr):* graben.

Scapula, -ae f *(l)* = Schulterblatt, Schulter, Rücken. – Kápetos *(gr):* Grube, Graben.

Sclera (ergänze tunica oculi) *(l)* = harte oder feste Augenhaut. – sklärós *(gr):* hart, derb.

scriptorius, -a, -um *(l)* = zum Schreiben dienend. – scribere *(l):* schreiben, zeichnen.

scrotalis, -e *(l):* Adj. zu Scrotum.

Scrotum, -i n *(l)* = Sack, Hodensack. – skrýdda *(altnord):* geschrumpfte Haut.

secundarius, -a, -um *(l)* = der (die, das) Zweite. – secundus, -a, -um *(l):* der (die, das) Zweite, Folgende; sequi *(l):* folgen, nachfolgen, nachsetzen.

segmentalis, -e *(l):* Adj. zu Segmentum.

Segmentum, -i n *(l)* = Abschnitt, Teilbereich, Segment. – secare *(l):* schneiden, teilen.

Sella, -ae f *(l)* = Sattel, Stuhl, Sessel. – sedere *(l):* sitzen, setzen; Hélla *(gr):* Sitz.

Semicanalis, -is m *(l)* = Halbkanal, Rinne.

semicircularis, -e *(l)* = halbkreisförmig.

semilunaris, -e *(l)* = halbmondförmig. – semi- *(l):* halb; Luna, -ae f *(l):* Mond.

semimembranosus, -a, -um *(l)* = halbhäutig.

seminalis, -e *(l)* = zum Samen gehörig. – Adj. zu Semen,-inis n *(l)*: Same, Stamm; se, saen *(idg)* u. serere *(l)*: säen, pflanzen.

semiovalis, -e *(l)* = halbeiförmig.

semispinalis, -e *(l)* = zur Hälfte zum Dorn(fortsatz der Wirbel) gehörend; Bezeichnung für Muskeln, die von den Querfortsätzen der Wirbel zu Dornfortsätzen anderer Wirbel ziehen.

semitendinosus, -a, -um *(l)* = halbsehnig.

septalis, -e *(l)*: Adj. zu Septum.

Septum, -i n *(l)* = Scheidewand, eigentl. Umzäunung, Einfriedung. – saepire *(l)*: umzäunen, umhegen, einfrieden.

serratus, -a, -um *(l)* = gezähnt, gesägt. – P.p.p. von serrare *(l)*: sägen; Serra,-ae f *(l)*: Säge.

sesamoideus, -a, -um *(l)* = sesamkornähnlich. – Sȃsamon *(gr)*: Schotenfrucht der aus Ägypten und Arabien stammenden Sesampflanze.

sigmoideus, -a, -um *(l)* = sigmaähnlich. – Sígma *(gr)*: halbmondförmiges Gebilde.

simplex, -icis *(l)* = einfach, unvermischt, einzeln. – sém *(idg)*: eins.

sinister, -tra, -trum *(l)* = links, ungünstig.

sinuatrialis, -e *(l)* = zum Sinus venarum cavarum u. zum Vorhof des Herzens gehörend.

Sinus, -us m *(l)* = Busen, Vertiefung, Bucht, Biegung, Krümmung. – sinuáre *(l)*: krümmen, bogenförmig machen.

soleus, -a, -um *(l)* = seezungenähnlich, schollenähnlich. – Solea,-ae f *(l)*: Seezunge, Scholle; urspr.: Sandale, Sohle.

solitarius, -a, -um *(l)* = alleinstehend, abgesondert, einsam. – solus,-a,-um *(l)*: allein.

Spatium, -ii n *(l)* = Zwischenraum, Raum, Bahn, Rennbahn. – Spádion, Stadion *(gr)*: Rennbahn.

spermaticus, -a, -um *(l)* = zum Samen gehörig. – Adj. zu Spérma *(gr)*: Same, Keim; speírein *(gr)*: aussäen, ausstreuen.

sphenoidalis, -e *(l)* = keilförmig. – Sphȃn *(gr)*: Keil.

Sphincter, -eris m *(l)* = Schnürer, Schnürmuskel. – sphingein *(gr)*: zusammenschnüren, würgen, zusammenziehen; Sphinx: zusammenschnürende Todesdämonin.

Spina, -ae f *(l)* = Dorn, Rückgrat, Wirbelsäule.

spinalis, -e u. **spinosus, -a, -um** *(l)*: Adj. zu Spina.

spinocostalis, -e *(l)* = vom Rückgrat zur Rippe verlaufend.

spiralis, -e *(l)* = gewunden. – Adj. zu Spira,-ae f *(l)*: Windung, Spirale; Speîra *(gr)*: Windung.

splanchnicus, -a, -um *(l)* = zu den Eingeweiden gehörend. – Splánchnon *(gr)*: Eingeweide.

Splanchnologia, -ae f *(l)* = Eingeweidelehre. – Splánchnon *(gr)*: Eingeweide; Lógos *(gr)*: Wort, Sprache, Lehre.

Splen, -enis m *(l)* = Milz. – Splȃn *(gr)*: Milz.

Splenium, -ii n *(l)* = Wulst, Bausch, Schönheitspflästerchen. – Splenion *(gr)*: Wundverband, Pflasterstreifen, Kompresse.

splenius, -ia, -ium *(l)* = pflasterförmig, bauschig.

spongiosus, -a, -um *(l)* = schwammig, porös. – Spongiá *(gr)*: Schwamm.

Squama, -ae f *(l)* = Schuppe (des Fisches, der Schlange). – squaleo *(l)*: schuppig, rau sein.

squamosus, -a, -um *(l)*: Adj. zu Squama.

stapedius, -a, -um *(l)*: Adj. zu Stapes.

Stapes, -edis m *(l)* = Steigbügel, das kleinste der drei Gehörknöchelchen.

stellatus, -a, -um *(l)* = sternförmig. – Stella,-ae f *(l)*: Stern, Gestirn; Astȃr *(gr)*: Stern.

sternalis, -e *(l)*: Adj. zu Sternum.

sternoclavicularis, -e *(l)* = vom Brust- zum Schlüsselbein verlaufend.

sternocleidomastoideus, -a, -um *(l)* = Brustbein und Schlüsselbein mit dem Warzenfortsatz verbindend. – Sternum, -i n *(l)*: Brustbein; Kleís *(gr)*: Riegel, Schlüssel, Schlüsselbein; mastoideus *(l)*: brustwarzenähnlich.

sternocostalis, -e *(l)* = vom Brustbein zur Rippe verlaufend.

sternohyoideus, -a, -um *(l)* = vom Brust- zum Zungenbein verlaufend.

sternothyroideus, -a, -um *(l)* = vom Brustbein zur Schilddrüse ziehend.

Sternum, -i n *(l)* = Brustbein. – sternere *(l)*: ausbreiten, glätten; Stérnon *(gr)*: Brust, Brustbein.

Stratum, -i n *(l)* = Zone, Decke, Ausgebreitetes, Schicht. – sternere *(l)* u. stórnymi *(gr)*: ausbreiten, bedecken.

Stria, -ae f *(l)* = Streifen, Furche.

striatus, -a, -um *(l)* = gestreift. – Adj. zu Stria.

styloglossus, -a, -um *(l)* = vom Griffelfortsatz zur Zunge verlaufend.

stylohyoideus, -a, -um *(l)* = vom Griffelfortsatz zum Zungenbein verlaufend.

styloideus, -a, -um *(l)* = griffelförmig. – Stŷlos *(gr)*: Griffel, Stiel.

stylomastoideus, -a, -um *(l)* = vom Griffel- zum Warzenfortsatz verlaufend.

stylopharyngeus, -a, -um *(l)* = vom Griffelfortsatz zum Rachen verlaufend.

subcutaneus, -a, -um *(l)* = unter der Haut gelegen.

submucosus, -a, -um *(l)* = unter der Schleimhaut gelegen.

Substantia, -ae f *(l)* = Wesen, Beschaffenheit; anat.: Substanz, stoffliche Grundlage. – substare *(l)*: darunter sein, existieren, standhalten.

Sulcus, -i m *(l)* = Furche, Einschnitt. – Holkós *(gr)*: Zug, Zügel, gezogene Furche; hélkō *(gr)*: ziehen.

Supercilium, -ii n *(l)* = Augenbraue, das über dem Augenlid Befindliche.

superficialis, -e *(l)* = an der Oberfläche liegend, oberflächlich. – Facies,-ei f *(l)*: äußere Gestalt.

superior, -ius *(l)* = oberer, höher, weiter oben gelegen. – Komp. zu super.

Supinator, -oris m *(l)* = Aufwärtsdreher. – supinare *(l)*: rücklings beugen, nach oben drehen; durch Drehung des Unterarms wird die Handfläche nach oben bzw. vorne gerichtet; hýptios *(gr)*: zurückgelehnt, rücklings.

supremus, -a, -um *(l)* = der Oberste, Äußerste, Höchste. – Sup. zu super.

suralis, -e *(l)* = zum Wadenbein gehörig. – Adj. zu Sura,-ae f *(l)*: Wade, Unterschenkel.

suspensorius, -a, -um *(l)* = zum Aufhängen dienend. – suspéndere *(l)*: aufhängen, emporheben.

Sustentaculum, -i n *(l)* = Stütze, Hilfe, Unterstützung. – sustenare *(l)*: unterstützen, aufrechthalten, stützen, helfen.

Sutura, -ae f *(l)* = Naht, chirurg. Naht, Nahtverbindung zweier Schädelknochen, Wundnaht.

sympathicus, -a, -um *(l)* = sympathisch; anat.: sympathischer Teil des autonomen oder vegetativen Nervensystems. – Páthōs *(gr)*: Leiden, Empfindung.

Symphysis, -eos u. **-is** f *(l)* = Knochenverbindung durch Faserknorpel, vgl. Junctura cartilaginea. – symphýein *(gr)*: zusammenwachsen, vereinigen.

Synarthrosis, -eos u. **-is** f *(l)* = Knochenfuge. – Árthron *(gr)*: Gelenk.

Synchondrosis, -eos u. **-is** *(l)* = knorpelige Knochenverbindung. – Chóndros *(gr)*: der Knorpel.

Syndesmosis, -eos u. **-is** *(l)* = bindegewebige Knochenverbindung. – Desmós *(gr)*: Band, Verbindung.

Synostosis, -eos u. **-is** *(l)* = knöcherne Verbindung zweier Knochen. – Ostéon *(gr)*: Knochen.

Synovia, -ae f *(l)* = Gelenkschmiere.

Taenia, -ae f *(l)* = Streifen, schmales Band, Binde. – Tainía *(gr)*: Band, Binde; teínein *(gr)*: drehen, spannen, strecken.

talaris, -e *(l)*: Adj. zu Talus.

talocalcaneonavicularis, -e *(l)* = vom Sprung- u. Fersenbein zum Kahnbein verlaufend.

talocruralis, -e *(l)* = vom Sprungbein zum Unterschenkel ziehend.

talonavicularis, -e *(l)* = vom Sprung- zum Kahnbein verlaufend.

Talus, -i m *(l)* = Sprungbein; urspr.: der Würfel.

Tapetum, -i n *(l)* = Teppich, Vorhang. – Tapes, -itis m *(l)* u. Tápäs *(altiran)*: Teppich.

tarseus, -a, -um *(l)*: Adj. zu Tarsus.

tarsometatarsalis, -e *(l)* = von der Fußwurzel zum Mittelfuß verlaufend.

Tarsus, -i m *(l)* = 1. Fußwurzel; 2. Lidplatte. – Tarsós *(gr)*: flach ausgebreiteter Gegenstand.

tectorius, -a, -um *(l)* = dem Bedecken dienend; zum Decken. – Adj. zu Tectum.

Tectum, -i n *(l)* = Dach. – tegere *(l)* u. stégein *(gr)*: decken; Tégos *(gr)*: Dach; Stégä *(gr)*: Haus, Dach; Decchin *(ahd)*: Decke.

Tegmen, -inis n u. **Tegmentum, -i** n *(l)* = Decke, Haube, Dach. – tegere *(l)*: bedecken u. stégein *(gr)*: decken, bedecken, verbergen.

tegmentalis, -e *(l)*: Adj. zu Tegmentum.

Tela, -ae f *(l)* = Gewebe, Gewebeschicht. – téxere *(l)*: weben, flechten; Téxla *(idg)*: Gewebe.

Telencephalon, -i n *(l)* = Endhirn. – Télos *(gr)*: Ende; Enképhalos *(gr)*: das, was im Kopf ist (Gehirn).

temporalis, -e *(l)*: Adj. zu Tempus.

Tempus, -oris n *(l)* = Schläfe; Zeit.

tendineus, -a, -um *(l)*: Adj. zu Tendo.

Tendo, -inis m *(l)* = Sehne. – téndere *(l)* u. teínein *(gr)*: ziehen, spannen, strecken.

Tensor, -oris m *(l)* = Spanner, Strecker. – téndere *(l)* u. teínein *(gr)*: strecken, ziehen, spannen.

Tentorium, -i n *(l)* = Zelt. – téndere *(l)*: spannen, straff anziehen, zelten, lagern.

tenuis, -e *(l)* = dünn, fein. – téndere *(l)*: spannen, auseinanderziehen; tánus *(altind)* u. dúnni *(ahd)*: dünn, ausgedehnt.

teres, -etis *(l)* = rund, gedreht, länglich rund. – terere *(l)*: reiben, zerreiben; teírō u. tríbō *(gr)*: reiben, zerreiben.

terminalis, -e *(l)* = zur Grenze gehörig, die Grenze bzw. das Ende bezeichnend; vgl. Termin. – terminare *(l)*: begrenzen, abgrenzen, bestimmen.

testicularis, -e *(l)*: Adj. zu Testis.

Testis, -is m *(l)* = anat.: Hoden.

thalamicus, -a, -um *(l)*: Adj. zu Thalamus.

Thalamus, -i m *(l)* = anat.: sog. Sehhügel. – Thálamos *(gr)*: Gemach, Höhle, Schlafgemach.

Theca, -ae f *(l)* = Kapsel, Hülle, Kuppel. – Thȃkä *(gr)* = Behälter.

Thenar, -aris n *(l)* = Daumenballen. – Thénar *(gr)*: Handfläche, flache Hand, auch Vertiefung; theínō *(gr)*: schlagen.

thoracicus, -a, -um *(l)*: Adj. zu Thorax.

thoracoacromialis, -e *(l)* = vom Brustkorb zur Schulterhöhe verlaufend.

thoracolumbalis, -e *(l)* = vom Brustkorb zur Lende ziehend.

Thorax, -acis m *(l)* = Brustkorb. – Thṓrax *(gr)*: Brustkorb, Brustharnisch, Rüstung, die Brust und Bauch bedeckt.

thymicus, -a, -um *(l)*: Adj. zu Thymus.

Thymus, -i m *(l)* = Thymusdrüse, Bries. – Thymós *(gr)*: Leben, Lebenskraft, Gemüt, Mut, Herz, Geist, Verstand.

thyroarytenoideus, -a, -um *(l)* = von der Schilddrüse zu den Gießbeckenknorpeln verlaufend.

thyroepiglotticus, -a, -um *(l)* = von der Schilddrüse zum Kehldeckel verlaufend.

thyrohyoideus, -a, -um *(l)* = von der Schilddrüse zum Zungenbein verlaufend.

thyroideus,-a,-um *(l)* = schildförmig. – thyreoídes *(gr)*: schildähnlich; Thyreós *(gr)*: der lange, viereckige türähnliche Schild.

thyropharyngeus,-a,-um *(l)* = von der Schilddrüse zum Pharynx verlaufend.

Tibia,-ae f *(l)* = Pfeife, Flöte; anat.: Schienbein.

tibialis,-e *(l)*: Adj. zu Tibia.

Tonsilla,-ae f *(l)* = Mandel im Halse. – Dim. zu Toles, -ium f *(l)*: Kropf am Halse; tónsles *(idg)*: dehnen, ausdehnen.

Torus, -i m *(l)* = Wulst, Polster; ein Teilstrick, aus deren mehreren das Tau zusammengedreht wird.

Trabecula,-ae f *(l)* = Bälkchen. – Dim. zu Trabs, -is f *(l)*: der Balken.

Trachea,-ae f *(l)* = Luftröhre. – trachýs *(gr)*: rau.

tracheobronchialis, -e *(l)* = zur Luftröhre u. ihren (Haupt-)Ästen gehörig.

Tractus, -us m *(l)* = Verlauf, Strang, Bahn; vgl. Traktor. – trahere *(l)*: ziehen, schleifen, schleppen.

Tragus,-i m *(l)* = anat. die vor der Öffnung des äußeren Gehörgangs liegende Erhebung. – Trágos *(gr)*: Bock, Ziegenbock, vgl. Tragi: Ohrhaare.

transversus,-a,-um *(l)* = querverlaufend, querliegend. – transvertere *(l)*: wenden, sich wenden, hinwenden, von einem zum anderen wenden, hinüberwenden.

trapezius, -a, -um *(l)* = trapezförmig, tischförmig. – Trápeza *(gr)*: Tisch, Speise, Tafel.

triangularis, -e *(l)* = dreieckig. – tres, tri- *(l)*: drei; angularis,-e *(l)*: winkelig, eckig.

Triceps, -itis m *(l)* = dreiköpfig. – tres, tri- *(l)*: drei; Caput,-itis n *(l)*: Kopf.

tricuspidalis, -e *(l)* = mit drei Spitzen oder Zipfeln versehen. – tres, tri- *(l)*: drei; Cuspis,-idis f *(l)*: Spitze, Zipfel; anat.: Klappensegel einer Segelklappe.

trigeminus, -a, -um *(l)* = dreifach; anat.: aus drei Teilen bestehend. – tres, tri- *(l)*: drei; geminus *(l)*: doppelt, Zwilling.

Trigonum,-i n *(l)* = Dreieck. – tres, tri- *(l)*: drei; Gōnía *(gr)*: Winkel, Ecke.

Tripus,-odis m *(l)* = Dreifuß. – tres, tri- *(l)*: drei; Poús *(gr)*: Fuß.

triquetrus,-a,-um *(l)* = dreieckig. – tres, tri- *(l)*: drei; quartus bzw. quadrus *(l)*: eckig, eigentl.: viereckig.

triticeus, -a, -um *(l)* = weizenkornähnlich. – Adj. zu Triticum,-i n *(l)*: Weizen.

Trochanter,-eris m *(l)* = Rollhügel. – Trochus,-i m *(l)*: Rad; Tróchos *(gr)*: Lauf, Umlauf; trochazo *(gr)*: laufen, rennen, sich im Kreise drehen.

Trochlea, -ae f *(l)* = Rolle, Winde. – Trochilía *(gr)*: Rolle, Walze, Winde.

Truncus,-i m *(l)* = Stamm, Stock, Rumpf eines Menschen. – truncáre *(l)*: verstümmeln, der Glieder berauben.

Tuba,-ae f *(l)* = Trompete, Tuba.

tubarius,-a,-um *(l)*: Adj. zu Tuba.

Tuber, -eris n *(l)* = Höcker, Knorren, Beule. – tumére *(l)*: anschwellen.

Tuberculum,-i n *(l)*: Dim. zu Tuber.

Tuberositas, -atis f *(l)* = Vorsprung, Rauigkeit am Knochen.

Tunica, -ae f *(l)* = Hemd, Unterkleid, Tunica, Haut, Hülle; anat.: Gewebeschicht.

turcicus, -a, -um *(neulat)* = türkisch. – Sella turcica: Türkensattel.

tympanicus, -a, -um *(l)* = zum Trommelfell (Membrana tympanica) oder zur Paukenhöhle (Cavitas tympani) gehörend. – Adj. zu Tympanum.

Tympanum,-i n *(l)* = Trommel, Handpauke. – Týmpanon *(gr)*: Handpauke, Tamburin.

Ulna, -ae f *(l)* = Elle, einer der Unterarmknochen. – Ōlénä *(gr)*: ganzer Arm, Elle als Maß, Unterarm.

umbilicalis,-e *(l)*: Adj. zu Umbilicus.

Umbilicus, -i m *(l)* = Nabel, Mittelpunkt. – Omphalós *(gr)*: Nabel, nabelähnliche Erhöhung, Mittelpunkt.

Umbo,-onis m *(l)* = Buckel, Nabel. – Umbalus *(idg)* u. Omphalós *(gr)*: Nabel, Mittelpunkt.

uncinatus,-a,-um *(l)*: Adj. zu Uncus.

Uncus, -i m *(l)* = Haken, Klammer. – Ónkos *(gr)*: Haken, Widerhaken.

unguicularis, -e *(l)*: Adj. zu Unguis (auch unguliformis = hufeisenförmig).

Unguis, -is m *(l)* = Nagel, Kralle. – Onyx *(gr)*: Kralle, Klaue, Fingernagel.

Urachus, -i m *(l)* = Harngang, Verbindung zwischen Blase und Allantois. – Oûron *(gr)*: Harn; chéein *(gr)*: gießen oder écheín *(gr)*: enthalten.

Ureter, -eris m *(l)* = Harnleiter. – ouréein *(gr)*: Harn lassen.

Urethra,-ae f *(l)* = Harnröhre. – Ouréthra *(gr)*: Harnröhre.

urethralis,-e *(l)*: Adj. zu Urethra.

urinarius,-a,-um *(l)* = zum Harn gehörend. – Adj. zu Urina,-ae f *(l)*: Harn.

urogenitalis,-e *(l)* = die Harn- und Geschlechtsorgane betreffend. – Oûron *(gr)*: Harn, Urin; genitalis *(l)*: die Geschlechtsorgane betreffend; genere u. gignere *(l)*: zeugen, erzeugen.

uterinus, -a, -um *(l)* = zur Gebärmutter gehörend. – Adj. zu Uterus.

Uterus, -i m *(l)* = Gebärmutter, Unterleib. – Udáram *(altind)*: Bauch.

Utriculus,-i m *(l)* = kleiner Schlauch; anat. z. B. Teil des häutigen Labyrinths. – Dim. zu Uter, utris m *(l)* = Schlauch; Hydría *(gr)*: Wasserkrug.

Uvula,-ae f *(l)* = Zäpfchen. – Dim. zu Uva,-ae f *(l)*: Traube; Ů́ga *(lit)*: Beere.

Vagina, -ae f *(l)* = Scheide des Schwertes, Hülle; anat.: weibl. Scheide.

vagus, -a, -um *(l)* = umherschweifend, ungenau, vage.

vallatus, -a, -um *(l)* = von einem Wall umgeben. – Adj. zu Vallum, -i n *(l)*: Wall; vallare *(l)*: umwallen, verschanzen.

Vallecula, -ae f *(l)* = kleines Tal; anat.: 1. Einsenkung zwischen Zunge u. Kehldeckel, 2. Einsenkungen am Gehirn. – Dim. zu Vallis,-is f *(l)*: das Tal.

Valvula,-ae f *(l)* = kleine Klappe. – Dim. zu Valva, -ae f *(l)*: Klappe, im Plural Türflügel, Doppeltür.

Vas, vasis n *(l)* = Gefäß, Gerät.

vascularis,-e *(l)* = zum Gefäß gehörend. – Adj. zu Vasculum,-i n *(l)*: kleines Gefäß;– Dim. zu Vas.

vastus, -a, -um *(l)* = groß, weit, gewaltig, plump. – vastare *(l)*: verwüsten.

Velum,-i n *(l)* = Segel, Tuch, Hülle. – velare *(l)*: verbergen, verhüllen.

Vena,-ae f *(l)* = Blutader, Vene; Blutgefäß, das Blut zum Herzen hinführt.

Venter,-tris m *(l)* = Bauch, Magen, Leib, Wanst.

ventralis, -e *(l)* = 1. zum Bauch gehörend; 2. bauchwärts liegend, ventral (Gegensatz zu dorsalis). – Adj. zu Venter.

Ventriculus,-i m *(l)* = kleiner Magen; anat.: 1. Magen, 2. Herzkammer, 3. Hirnkammer, 4. als Ventriculus laryngis: seitliche Aussackung des Kehlkopfraumes. – Dim. zu Venter.

vermiformis,-e *(l)* = wurmförmig. – Vermis,-is f *(l)*: Wurm; Forma,-ae f *(l)*: Gestalt, Form.

Vermis, -is f *(l)* = Wurm; anat.: mittlerer Abschnitt des Kleinhirns.

Vertebra, -ae f *(l)* = Wirbel; urspr.: Gelenk. – vertere *(l)*: drehen, wirbeln, sich im Kreise drehen.

verticalis,-e *(l)* = vertikal, senkrecht, scheitelrecht. – Vertex, -icis f *(l)*: Scheitel, Wirbel, Haarwirbel des Hauptes; vertere *(l)*: drehen, kreisen.

Vesica, -ae *(l)* = Blase. – vesicare *(l)*: Blasen werfen.

vesicalis,-e *(l)*: Adj. zu Vesica.

Vesicula,-ae f *(l)* = Bläschen. – Dim. zu Vesica.

vestibularis, -e *(l)* = zum Vorhof des knöchernen Labyrinths gehörend. – Adj. zu Vestibulum.

vestibulocochlearis, -e *(l)* = zum Gleichgewichts- und Hörorgan gehörend.

Vestibulum,-i n *(l)* = Vorhof, Vorplatz, Vorraum, Eingang.

Vibrissae, -arum *(Pl)* f *(l)* = Schnurrhaare; anat.: Haare im Vestibulum nasi. – vibrare *(l)*: zittern, schnurren.

villosus,-a,-um *(l)* = zottenreich, zottig. – Adj. zu Villus.

Villus,-i m *(l)* = Zotte, zottiges Haar. – Vellus, -eris n *(l)*: Wolle, Vlies; vellere (l): zupfen, rupfen.

Vinculum,-i n *(l)* = Band, Fessel. – vincire *(l)*: binden, fesseln.

visceralis, -e *(l)* = zu den Eingeweiden gehörend. – Adj. zu Viscera: Eingeweide.

Viscus, -eris (meist im Plural: Viscera) n *(l)* = Eingeweide, die edlen Eingeweide, das Innerste.

vitreus, -a, -um *(l)* = gläsern, glasartig. – Adj. zu Vitrum,-i n *(l)*: Glas.

vocalis,-e *(l)* = tönend, zur Stimme gehörend. – Adj. zu Vox, vocis f *(l)*: Stimme, Ton, Laut; Vac *(altind)*: Stimme, Sprache; vocare *(l)*: rufen, nennen.

Vomer,-eris m *(l)* = Pflugscharbein.

vomeronasalis, -e *(l)* = vom Pflugscharbein zur Nase verlaufend.

Vulva, -ae f *(l)* = 1. Hülle, 2. Gebärmutter; anat.: äußeres weibliches Genitale. – Volva,-ae f *(l)*: die Gebärmutter eines zum ersten Mal trächtigen Schweins; vólvere *(l)*: wälzen, rollen; letzteres bezieht sich auf die Eihäute.

xiphoideus, -a, -um *(l)* = schwertförmig. – Xíphos *(gr)*: Schwert.

Zona, -ae f *(l)* = Gürtel, Zone. – Zṓnä *(gr)*: Gürtel, der das Untergewand am Leibe festhält, Zone.

Zonula,-ae *(l)* = kleiner Gürtel. – Dim. zu Zona.

zygomaticus,-a,-um *(l)* = zum Jochbogen gehörig. – Adj. zu Zygón *(gr)*: Joch, Jochbein.

Seitenzahlen sind **fett** ausgezeichnet, wenn auch die entsprechenden Einträge in der Abbildung fett ausgezeichnet sind.

A

D

G

H

I

J

K

L

N

Q

R

W

Z